元白詩箋證稿

陳寅恪 著

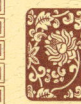

中華現代學術名著叢書

商務印書館

圖書在版編目(CIP)數據

元白詩箋證稿/陳寅恪著.—北京:商務印書館,2015
(中華現代學術名著叢書)
ISBN 978-7-100-11034-1

Ⅰ.①元… Ⅱ.①陳… Ⅲ.①元稹(779～831)—唐詩—詩歌研究②白居易(772～846)—唐詩—詩歌研究 Ⅳ.①I207.22

中國版本圖書館CIP數據核字(2015)第013968號

所有權利保留。
未經許可,不得以任何方式使用。

本書據生活・讀書・新知三聯書店2001年版影印

中華現代學術名著叢書
元 白 詩 箋 證 稿
陳寅恪 著

商務印書館出版
(北京王府井大街36號 郵政編碼 100710)
商務印書館發行
北京冠中印刷廠印刷
ISBN 978-7-100-11034-1

| 2015年5月第1版 | 開本 880×1240 1/32 |
| 2015年5月北京第1次印刷 | 印張 12¼ 插頁4 |

定價:38.00元

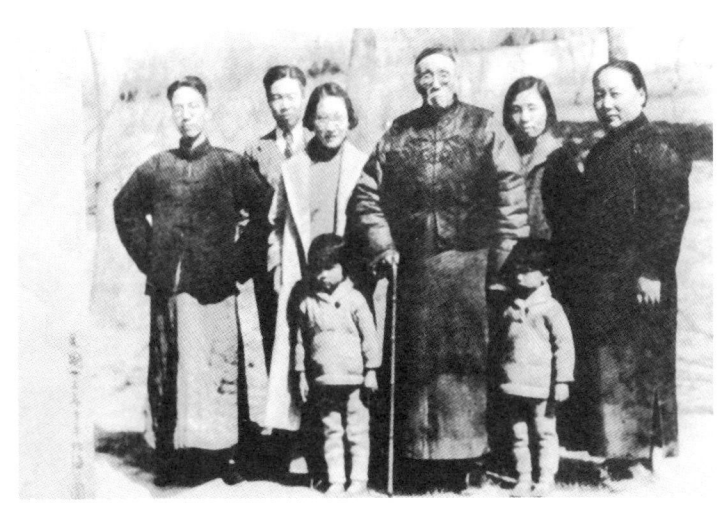

陳寅恪與家人陪同父親游北平北海公園時留影

一九三四年春

左起：陳寅恪、侄封懷、侄媳張夢莊、長女流求、父親陳散原、夫人唐篔、次女小彭、長嫂黃國巽

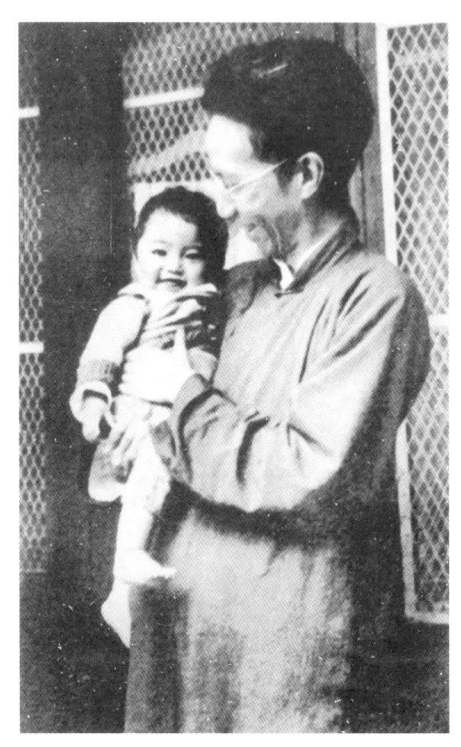

懷抱幼女美延,攝於香港羅便臣道一九三八年初春

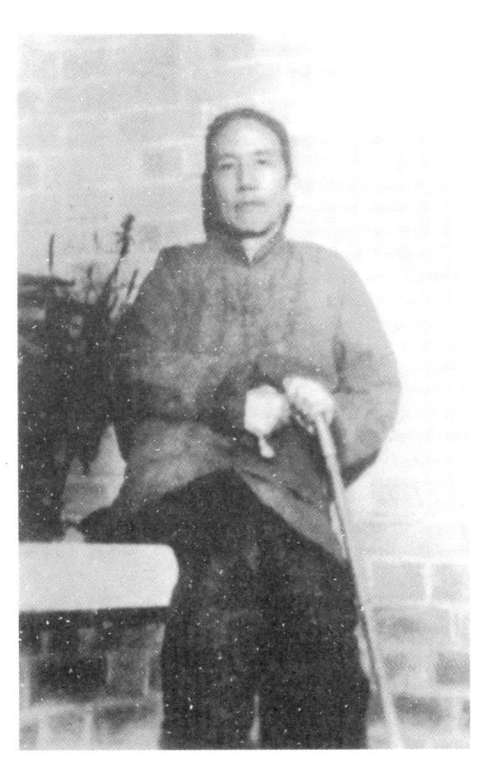

手持黃籐手杖,攝於北平清華大學新林院五二號院內陽臺

一九四八年春

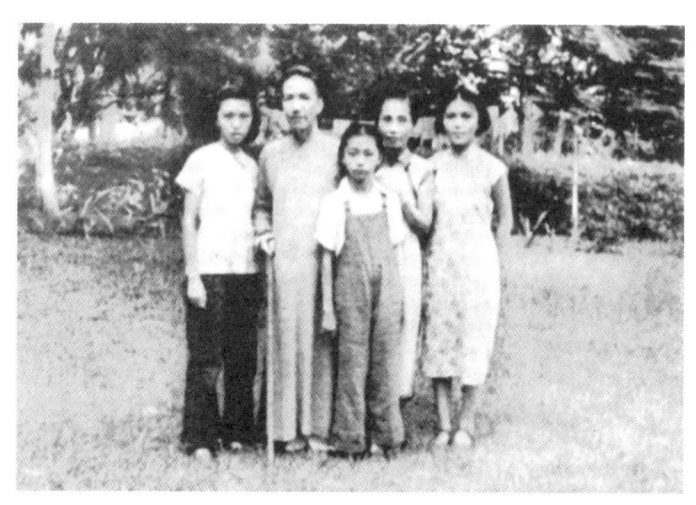

全家合影於廣州嶺南大學東南區十號寓所院內南草坪

一九五〇年暑假

左起：小彭、寅恪、美延、唐篔、流求

「元白新樂府」初稿，後經修改，收入「元白詩箋證稿」第五章

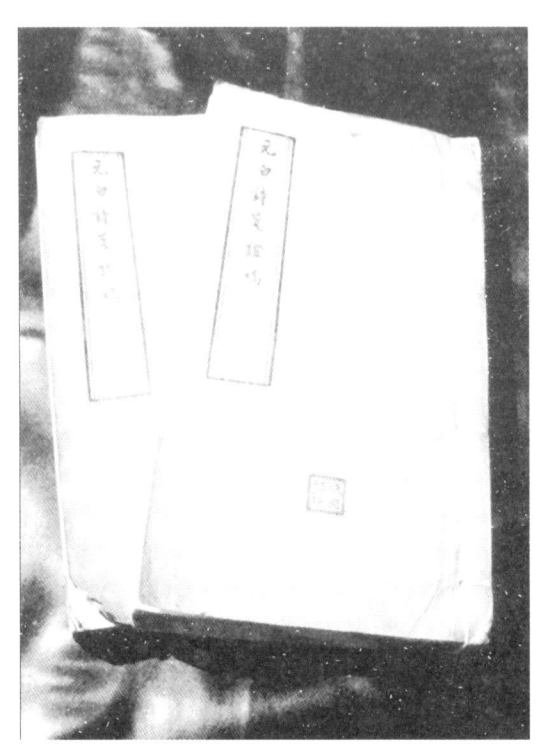

綫裝本「元白詩箋證稿」封面

一九五〇年嶺南大學出版

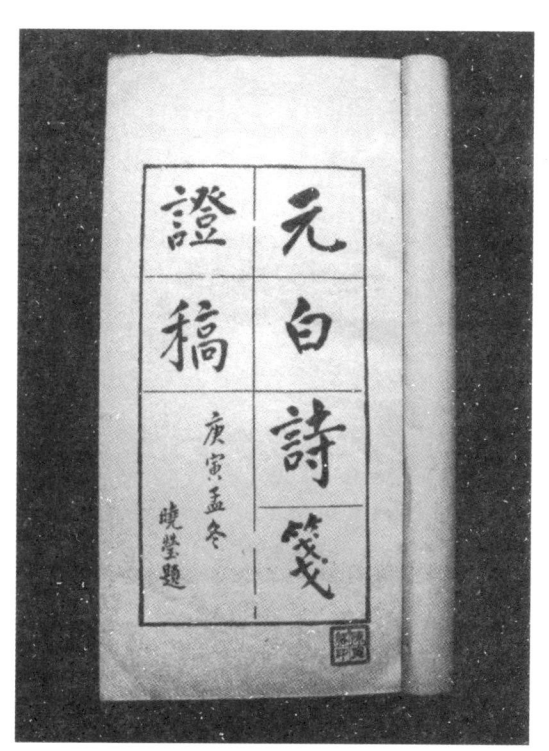

綫裝本「元白詩箋證稿」扉頁

讀唐人小說「鶯鶯傳」時，陳寅恪
所寫批語

出版説明

百年前,張之洞嘗勸學曰:「世運之明晦,人才之盛衰,其表在政,其裏在學。」是時,國勢頽危,列強環伺,傳統頻遭質疑,西學新知亟亟而入。一時間,中西學并立,文史哲分家,經濟、政治、社會等新學科勃興,令國人亂花迷眼。然而,淆亂之中,自有元氣淋漓之象。中華現代學術之轉型正是完成於這一混沌時期,於切磋琢磨、交鋒碰撞中不斷前行,涌現了一大批學術名家與經典之作。而學術與思想之新變,亦帶動了社會各領域的全面轉型,爲中華復興奠定了堅實基礎。

時至今日,中華現代學術已走過百餘年,其間百家林立、論辯蜂起,沉浮消長瞬息萬變,情勢之複雜自不待言。温故而知新,述往事而思來者。『中華現代學術名著叢書』之編纂,其意正在於此,冀辨章學術,考鏡源流,收納各學科學派名家名作,以展現中華傳統文化之新變,探求中華現

〔一〕

出版説明

『中華現代學術名著叢書』收錄上自晚清下至二十世紀八十年代末中國大陸及港澳臺地區、海外華人學者的原創學術名著（包括外文著作），以人文社會科學爲主體兼及其他，涵蓋文學、歷史、哲學、政治、經濟、法律和社會學等衆多學科。

出版『中華現代學術名著叢書』，爲本館一大夙願。自一八九七年始創起，本館以『昌明教育，開啓民智』爲己任，有幸首刊了中華現代學術史上諸多開山之著、扛鼎之作；於中華現代學術之建立與變遷而言，既爲參與者，也是見證者。作爲對前人出版成績與文化理念的承續，本館傾力謀劃，經學界通人擘畫，并得國家出版基金支持，終以此叢書呈現於讀者面前。唯望無論多少年，皆能傲立於書架，并希冀其能與『漢譯世界學術名著叢書』共相輝映。如此宏願，難免汲深綆短之憂，誠盼專家學者和廣大讀者共襄助之。

商務印書館編輯部
二〇一〇年十二月

凡例

一、『中華現代學術名著叢書』收錄晚清以迄二十世紀八十年代末，爲中華學人所著，成就斐然、澤被學林之學術著作。入選著作以名著爲主，酌量選錄名篇合集。

二、入選著作內容、編次一仍其舊，唯各書卷首冠以作者照片、手迹等。卷末附作者學術年表和題解文章，誠邀專家學者撰寫而成，意在介紹作者學術成就、著作成書背景、學術價值及版本流變等情況。

三、入選著作率以原刊或作者修訂、校閱本爲底本，參校他本，正其訛誤。前人引書，時有省略更改，倘不失原意，則不以原書文字改動引文；如確需校改，則出腳注說明版本依據，以『編者注』或『校者注』形式說明。

凡　例

四，作者自有其文字風格，各時代均有其語言習慣，故不按現行用法、寫法及表現手法改動原文；原書專名（人名、地名、術語）及譯名與今不統一者，亦不作改動。如確係作者筆誤、排印舛誤、數據計算與外文拼寫錯誤等，則予徑改。

五，原書爲直（横）排繁體者，除個別特殊情況，均改作横排簡體。其中原書無標點或僅有簡單斷句者，一律改爲新式標點，專名號從略。

六，除特殊情況外，原書篇後注移作脚注，雙行夾注改爲單行夾注。文獻著録則從其原貌，稍加統一。

七，原書因年代久遠而字迹模糊或紙頁殘缺者，據所缺字數用『□』表示；字數難以確定者，則用『（下缺）』表示。

〔四〕

元白詩箋證稿

唐篔題寫

目次

第一章　長恨歌 .... 一

第二章　琵琶引 .... 四六

第三章　連昌宮詞 .... 六三

第四章　豔詩及悼亡詩 .... 八四

　　　　附：讀鶯鶯傳

第五章　新樂府 .... 一一〇

　　七德舞 .... 一三四

　　法曲 .... 一四八

　　二王後　海漫漫 .... 一五〇

　　立部伎 .... 一五五

　　華原磬 .... 一六五

上陽〔白髮〕人	一六七
胡旋女	一七四
新豐折臂翁	一七七
太行路	一八一
司天臺	一八四
捕蝗	一八七
昆明春	一八九
城鹽州	一九三
道州民	一九九
馴犀	二〇二
五絃彈	二〇七
蠻子朝	二〇九
驃國樂	二一四
縛戎人	二一七
驪宮高	二二三

篇名	頁碼
百鍊鏡	二二六
青石	二二七
兩朱閣	二二九
西涼伎	二三〇
八駿圖	二三九
澗底松	二四〇
牡丹芳	二四二
紅線毯	二四七
杜陵叟	二四九
繚綾	二五一
賣炭翁	二五五
母別子	二六〇
陰山道	二六一
時世妝	二六七
李夫人	二七〇

陵園妾 …………………… 二七四
鹽商婦 …………………… 二七八
杏爲梁 …………………… 二八一
井底引銀瓶 ……………… 二八六
官牛 ……………………… 二八八
紫毫筆 …………………… 二九〇
隋堤柳 …………………… 二九二
草茫茫 …………………… 二九三
古冢狐 …………………… 二九五
黑潭龍 …………………… 二九七
天可度 …………………… 二九九
秦吉了 …………………… 三〇一
鴉九劍 …………………… 三〇三
采詩官 …………………… 三〇五

第六章　古題樂府 ………… 三〇九

附論 ……………………………………………………… 三一六

（甲）白樂天之先祖及後嗣 ……………………… 三一六

（乙）白樂天之思想行為與佛道關係 …………… 三二一

（丙）論元白詩之分類 …………………………… 三三一

（丁）元和體詩 …………………………………… 三四五

（戊）白樂天與劉夢得之詩 ……………………… 三五〇

附校補記 ………………………………………………… 三五六

第一章 長恨歌

白氏長慶集貳捌與元九書云:

及再來長安,又聞有軍使高霞寓者,欲聘倡妓。妓大誇曰,我誦得白學士長恨歌,豈同他妓哉!由是增價。

全唐詩第壹陸函白居易壹陸編集拙詩成一十五卷因題卷末戲贈元九李二十云:

一篇長恨有風情。十首秦吟近正聲。每被老元偷格律,苦教短李伏歌行。世間富貴應無分,身後文章合有名。莫怪氣粗言語大,新排十五卷詩成。

寅恪案:自來文人作品,其最能為他人所欣賞,最能於世間流播者,未必即是其本身所最得意,最自負自誇者。若夫樂天之長恨歌,則據其自述之語,實係自許以為壓卷之傑構,而亦當時之人所極欣賞,且流播最廣之作品。此無怪乎歷千歲之久至於今日,仍熟誦於赤縣神州及鷄林海外「王公妾婦牛童馬走之口」(元微之白氏長慶集序中語。)也。

雖然,古今中外之人讀此詩者衆矣,其瞭解之程度果何如?「王公妾婦牛童馬走」固不足論,即所

謂文人學士之倫,其詮釋此詩形諸著述者,以寅恪之淺陋,尚未見有切當之作。故姑試爲妄說,別進一新解焉。

鄙意以爲欲瞭解此詩,第一,須知當時文體之關係。第二,須知當時文人之關係。

何謂文體之關係?宋趙彥衛雲麓漫鈔捌云:

唐之舉人,先藉當世顯人以姓名達之主司,然後以所業投獻。踰數日又投,謂之溫卷,如幽怪錄傳奇等皆是也。蓋此等文備衆體,可以見史才,詩筆,議論。至進士則多以詩爲贄。今有唐詩數百種行於世者是也。

寅恪案:趙氏所述唐代科舉士子風習,似與此詩絕無關涉。然一考當日史實,則不能不於此注意。蓋唐代科舉之盛,肇於高宗之時,成於玄宗之代,而極於德宗之世。德宗本爲崇獎文詞之君主,自貞元以後,尤欲以文治粉飾苟安之政局。就政治言,當時藩鎮跋扈,武夫橫恣,固爲紛亂之狀態。然就文章言,則其盛況殆不止追及,且可超越貞觀開元之時代。此時之健者有韓柳元白,所謂「文起八代之衰」之古文運動,即發生於此時,殊非偶然也。又中國文學史中別有一可注意之點焉,即今日所謂唐代小說者,亦起於貞元元和之世,與古文運動實同一時,而其時最佳小說之作者,實亦即古文運動中之中堅人物是也。此二者相互之關係,自來未有論及之者。寅恪嘗草一文略言之,題曰韓愈與唐代小說,載哈佛大學亞細亞學報第壹卷第壹期。其要旨以爲古文之

興起,乃其時古文家以古文試作小說,而能成功之所致,而古文乃最宜於作小說者也。拙文所以得如斯之結論者,因見近年所發現唐代小說,如敦煌之俗文學,及日本遺存之遊仙窟等,與洛陽出土之唐代非士族之墓誌等,其著者大致非當時高才文士,(張文成例外。)而其所用以著述之文體,骿文固已腐化,即散文亦極端公式化,實不勝敍寫表達人情物態世法人事之職任。其低級骿體之敦煌俗文學及燕山外史式之遊仙窟等,皆世所習見,不復具引。茲節錄公式化之墓誌文二通以供例證如下。

芒洛冢墓遺文肆編叄安師墓誌云:

君諱師,字文則,河南洛陽人也。十六代祖西華國君,東漢永平中,遣子仰入侍,求爲屬國,乃以仰爲幷州刺史,因家洛陽焉。

又康達墓誌云:

君諱達,自(字?)文則,河南伊闕人也。

□以□

因家河□焉。

今觀兩誌文因襲雷同公式化之可笑,一至若此,則知非大事創革不可。是昌黎河東集中碑誌傳記之文所以多創造之傑作,而諛墓之金爲應得之報酬也。夫當時敍寫人生之文衰弊至極,欲事改

進，一應革去不適描寫人生之已腐化之駢文，二當改用便於創造之非公式化之古文，則其初必須嘗試爲之。然碑誌傳記爲敍述眞實人事之文，其體尊嚴，實不合於嘗試之條件。而小說則可爲駁雜無實之說，既能以俳諧出之，又可資雅俗共賞，實深合嘗試且兼備宣傳之條件。此韓之所以爲愛好小說之人，致爲張籍所譏。觀於文昌遺書退之之事，如唐摭言伍切磋條（參韓昌黎集壹肆答張籍書注，重答張籍書注，及全唐文陸捌肆張籍上韓昌黎書，上韓昌黎第二書。）云：

韓文公著毛穎傳，好博簺之戲。張水部以書勸之。其一曰，比見執事多尚駁雜無實之說，使人陳之於前以爲歡，此有以累於令德。其二曰，君子發言舉足，不遠於理，未嘗聞以駁雜無實之說爲戲也。執事每見其說，亦拊抃呼笑，是撓氣害性，不得其正矣。

可知也。

是故唐代貞元元和間之小說，乃一種新文體，不獨流行當時，復更輾轉爲後來所則效，本與唐代古文同一原起及體製也。唐代舉人之以備具衆體之小說之文求知於主司，即與以古文詩什投獻者無異。元稹李紳撰鶯鶯傳及歌於貞元時，白居易與陳鴻撰長恨歌及傳於元和時，雖非如趙氏所言是舉人投獻主司之作品，但實爲貞元元和間新興之文體。此種文體之興起與古文運動有密切關係，其優點在便於創造，而其特徵則尤在備具衆體也。

既明乎此，則知陳氏之長恨歌傳與白氏之長恨歌非通常序文與本詩之關係，而爲一不可分離之共

同機構。趙氏所謂「文備衆體」中,「可以見詩筆」(趙氏所謂詩筆係與史才幷舉者。史才指小說中敍事之散文言。詩筆即謂詩之筆法,指韻文而言。其筆字與六朝人之以無韻之文爲筆者不同。)之部分,白氏之歌當之。其所謂「可以見史才」「議論」之部分,陳氏之傳當之。後人昧於此義,遂多妄說,如沈德潛唐詩別裁捌選長恨歌評云:

迷離恍惚,不用收結,此正作法之妙。

又唐宋詩醇貳貳云:

結處點清長恨,爲一詩結穴。戛然而止,全勢已足,不必另作收束。

初視之,其言似皆甚允當。詳繹之,則白氏此歌乃與傳文爲一體者。其眞正之收結,即議論與夫作詩之緣起,乃見於陳氏傳文中。傳文略云:

〔王〕質夫舉酒於樂天前曰,樂天深於詩,多於情者也。試爲歌之如何?樂天因爲長恨歌。意者不但感其事,亦欲懲尤物,窒亂階,垂於將來也。歌既成,使鴻傳焉。世所不聞者,予非開元遺民,不得知。世所知者,有玄宗本紀在。今但傳長恨歌云爾。

此節諸語正與元氏鶯鶯傳末結束一節所云:

時人多許張爲善補過者。予嘗於朋會之中,往往及此意者,使夫知者不爲,爲之者不惑。貞元歲九月,執事(?)李公垂宿於予靖安里第,語及於是。公垂卓然稱異,遂爲鶯鶯歌以傳

之。崔氏小名鶯鶯,公垂以命篇。

適相符合。而李氏之鶯鶯歌,其詩最後數語亦爲:

詩中報郎含隱語。郎知暗到花深處。三五月明當戶時,與郎相見花間語。(語字從董解元西廂本,他本作路。)

然則鶯鶯歌雖不似長恨歌之迷離恍惚,但亦不用所謂收結者,其故何耶?蓋鶯鶯傳旣可謂之會眞記,(見拙著讀鶯鶯傳,載歷史語言研究所集刊第拾本第壹分。今附於第四章後。)故鶯鶯歌亦可謂之會眞歌。鶯鶯歌以「與郎相見」即會眞結,(會眞之義與遇仙同,說詳拙著讀鶯鶯傳。)與長恨歌以長恨結,正復相同。至於二詩之眞正收結,則又各在其傳文之中也。後世評長恨歌者,如前所引二例,於此全未明瞭,宜乎其贊美樂天,而不得其道矣。

二詩作者不同,價值亦異,而其體裁實無一不合。蓋二者同爲具備衆體之小說中之歌詩部分也。

更取韓退之小說作品觀之,(詳見拙著韓愈與唐代小說,載哈佛亞細亞學報第壹卷第壹期。)即當時流行具備衆體之小說文也。其序略云:

黎集貳壹石鼎聯句序及詩,(侯喜劉師服。)非世人也,其伏矣,願爲弟子,不敢更論詩。道士奮曰,不然,章不可以不成也。又謂劉曰,把筆來,吾與汝就之。即又唱出四十字爲八句,書訖便讀。讀畢,謂二子曰,章不已就乎。二子齊應曰,就矣。

二子(侯喜劉師服。)因起謝曰,尊師(軒轅彌明。)如昌

第一章 長恨歌

寅恪案：此八句四十字，即石鼎聯句之末段。其詞云：

全勝瑚璉貴，空有口傳名。豈比俎豆古，不爲手所撐。磨聾去圭角，浸潤著光精。顧君莫嘲誚，此物方施行。

此篇結句「此物」二字，即「石鼎」之代稱。亦正與李公垂之鶯鶯歌，即會眞歌之「與郎相見」，白樂天長恨歌之「此恨綿綿」，皆以結局之詞義爲全篇之題名，結構全同。於此可以知當時此種文章之體制，而不妄事評贊矣。復次，洪氏韓公年譜云：

或謂軒轅寓公姓，彌明寓公名，蓋以文滑稽耳。是不然，劉侯雖皆公門人，然不應譏誚如是之甚。且言彌明形貌聲音之陋，亦豈公自詞耶？而列仙傳又有彌明傳，要必有是人矣。

朱子考異云：

今按此詩句法全類韓公。而或者所謂寓公姓名者。蓋軒轅反切近韓字，彌字之意又與愈字相類，即張籍所譏與人爲無實駁雜之說者也。故竊意或者之言近是。洪氏所疑容貌聲音之陋，乃故爲幻詭，以資笑謔，又以亂其事實，使讀者不之覺耳。若列仙傳，則又好事者，因此序而附著之，尤不足以爲據也。

寅恪案：朱子說甚諦，其深識當時文章體裁，殊非一般治唐文者所及。故不嫌駢贅，幷附於此，以資參校。

七

何謂文人之關係？白氏長慶集貳捌與元九書云：

與足下小通，則以詩相勉。小窮，則以詩相慰。同處，則以詩相娛。

元白二人作詩，相互之密切關係，此數語已足以盡之，不必更別引其他事實以為證明。然元白二人之作詩，亦各受他一人之影響，自無待論。如前引全唐詩第壹陸函白居易壹陸編集拙詩成一十五卷因題卷末戲贈元九李二十詩「每被老元偷格律」句樂天自注云：

元九向江陵日，嘗以拙詩一軸贈行，自後格變。

又「苦教短李伏歌行」句自注云：

李二十嘗自負歌行，近見予樂府五十首，默然心伏。

蓋白氏長慶集貳和答詩十首序略云：

〔元和〕五年春，微之左轉為江陵士曹掾。僕職役不得去，命季弟送行，且奉新詩一軸致於執事，凡二十章，欲足下在途諷讀。及足下到江陵，寄在路所為詩十七章，皆得作者風所奉者二十章，遽能開足下聰明使之然耶？何立意措辭與足下前時詩，如此之相遠也。

又元氏長慶集貳肆和李校書新題樂府二十首序云：

予友李公垂，貺予樂府新題二十首。雅有所謂，不虛為文。予取其病時之尤急者，列而和之，蓋十二而已。

第一章 長恨歌

今白氏長慶集叁肆兩卷所載新樂府五十首,即因公垂微之所詠而作也。其所以使李氏心伏者,乃由當時文士各出其所作互事觀摩,爭求超越,如白氏長慶集貳和答詩十首序云::
旬月來多乞病假,假中稍閒,且摘卷中尤者,繼成十章,亦不下三千言。其間所見,同者固不能自異,異者亦不能強同。同者謂之和,異者謂之答。

今并觀同時諸文人具有互相關係之作品,知其中於措辭(即文體。)則非徒沿襲,亦有增創。蓋仿效沿襲即所謂同,改進增創即所謂異。苟今世之編著文學史者,能盡取當時諸文人之作品,考定時間先後,空間離合,而總匯於一書,如史家編著之所爲,則其間必有啓發,而得以知當時文士之各竭其才智,競造勝境,爲不可及也。

據上所論,則知白陳之長恨歌及傳,實受李元之鶯鶯歌及傳之影響。其間因革演化之跡,顯然可見。茲釋長恨歌,姑就鶯鶯歌及傳與長恨歌及傳言之,暫置連昌宮詞不論焉。

據鶯鶯傳云:

> 貞元歲九月,執事(?)李公垂宿於予靖安里第,語及於是。公垂卓然稱異,遂爲鶯鶯歌以傳之。(此節上已引。)

貞元何年,雖闕不具。但貞元二十一年八月即改元永貞,是傳文之貞元歲,決非貞元二十一年可

知。

又鶯鶯傳有：

後歲餘，崔已委身於人，張亦有所娶。

之語。則據才調集伍微之夢遊春七十韻云：

一夢何足云，良時事婚娶。當年二紀初，佳節三星度。朝蕣玉佩迎，高松女蘿附。韋門正全盛，出入多歡裕。

韓昌黎集貳肆監察御史元君妻京兆韋氏夫人墓誌銘云：

夫人於〔韋〕僕射〔夏卿〕爲季女。愛之，選婿得今御史河南元稹。稹時始以選校書秘書省中。

及白氏長慶集陸壹河南元公墓誌銘（舊唐書壹陸陸元稹傳同。）云：

〔貞元十八年〕年二十四，試判入四等，署秘省校書。

是又必在貞元十八年微之婚于韋氏之後（微之時年二紀，即二十四。）而鶯鶯傳復有：

自是絕不復知矣。

一言，則距微之婚期必不甚近。然則貞元二十年乃最可能者也。又據長恨歌傳略云：

元和元年冬十二月，太原白樂天自校書郎尉於盩厔。鴻與琅琊王質夫家於是邑，暇日相攜遊仙遊寺，話及此事。樂天因爲長恨歌。

此則長恨歌及傳之作成在鶯鶯歌及會眞等詩，是其因襲相同之點也。至其不同之點，不僅文句殊異，乃特在一爲人世，一爲仙山。一爲生離，一爲死別。一爲生而負情，一爲死而長恨。其意境宗旨，迥然分別，俱可稱爲超妙之文。若其關於帝王平民(鶯鶯非出高門，說詳拙著讀鶯鶯傳。)貴賤高下所寫之各殊，要微末而不足論矣。復次，就文章體裁演進之點言之，則長恨歌者，雖從一完整機構之小說，即長恨歌傳中分出別行，爲世人所習誦，久已忘其與傳文本屬一體。然其本身無眞正收結，無作詩緣起，實不能脫離傳文而獨立也。至若元微之之連昌宮詞，則雖深受長恨歌之影響，然已更進一步，脫離備具衆體詩文合併之當日小說體裁，俾史才詩筆議論諸體皆匯集融貫於一詩之中，(其詳俟於論連昌宮詞章述之。)使之自成一獨立完整之機構矣。此固微之天才學力之所致，然亦受樂天新樂府體裁之暗示，而有所摹仿。故樂天於「每被老元偸格律，苦敎短李伏歌行。」之句及自注「元九向江陵日，嘗以拙詩一軸贈行，自後格變。」「李二十嘗自負歌行，近見吾樂府五十首，默然心伏。」之語，明白言之。世之治文學史者可無疑矣。又宋人論詩，如魏泰臨漢隱居詩話，張戒歲寒堂詩話之類，俱推崇杜少陵而貶斥白香山。謂樂天長恨歌詳寫燕昵之私，不曉文章體裁，造語蠢拙，無禮於君。喜擧老杜北征詩「未聞夏殷衰，中自誅襃妲。」一節，及哀江頭「昭陽殿裏第一人，同輦隨君侍君側。」一節，以爲例證。殊不知長

恨歌本爲當時小說文中之歌詩部分，其史才議論已別見於陳鴻傳文之內，歌中自不涉及。而詳悉敍寫燕昵之私，正是言情小說文體所應爾，而爲元白所擅長者。(見拙著讀鶯鶯傳。)如魏張之妄論，眞可謂「不曉文章體裁，造語蠢拙。」也。又汪立名駁隱居詩話之言(見汪本壹貳。)云：

此論爲推尊少陵則可，若以此貶樂天則不可。論詩須論相題，長恨歌本與陳鴻王質夫話楊妃始終而作，猶慮詩有未詳，陳鴻又作長恨歌傳，所謂不特感其事，亦欲懲尤物，窒亂階，垂於將來也。自與北征詩不同。若諱馬嵬事實，則長恨二字便無着落矣。

是以陳鴻作傳爲補長恨歌之所未詳，即補充史才議論之部分，則不知此等部分，爲詩中所不應及，不必詳者。然則汪氏不解當日小說體裁之爲何物，猶有強作解事之嫌也。(見校補記第四則)

容齋續筆貳唐詩無諱避條略云：

唐人歌詩，其於先世及當時事，直詞詠寄，略無隱避。至宮禁嬖昵，非外間所應知者，皆反覆極言，而上之人亦不以爲罪。如白樂天長恨歌諷諫諸章，元微之連昌宮詞始末，皆爲明皇而發。杜子美尤多。此下如張祐賦連昌宮等三十篇，大抵詠開元天寶間事。李義山華清宮等

第一章 長恨歌

諸詩亦然。今之詩人不敢爾也。

寅恪案：洪氏之說是也。唐人竟以太眞遺事爲一通常練習詩文之題目，此觀於唐人詩文集即可瞭然。但文人賦詠，本非史家紀述。故有意無意間逐漸附會修飾，歷時既久，益復曼衍滋繁，遂成極富興趣之物語小說，如樂史所編著之太眞外傳是也。

若依唐代文人作品之時代，一考此種故事之長成，在白歌陳傳之前，故事大抵尚局限於人世，而不及於靈界，其暢述人天生死形魂離合之關係，似以長恨歌及傳爲創始。此故事既不限現實之人世，遂更延長而優美。然則增加太眞死後天上一段故事之作者，即是白陳諸人，洵爲富於天才之文士矣。雖然，此節物語之增加，亦極自然容易，即從漢武帝李夫人故事附益之耳。陳傳所云「如漢武帝李夫人。」者，是其明證也。故人世上半段開宗明義之「漢皇重色思傾國」一句，已暗啓天上下半段之全部情事。文思貫澈鉤結如是精妙。特爲標出，以供讀者之參考。寅恪於此，雖不免有金人瑞以八股文法評西廂記之嫌疑，然不敢辭也。（可參新樂府章李夫人篇。）

趙與旹賓退錄玖云：

白樂天長恨歌書太眞本末詳矣，殊不爲魯諱。然太眞本壽王妃，顧云楊家有女云云。蓋宴昵之私，猶可以書，而大惡不容不隱。陳鴻傳則略言之矣。（見校補記第一則）

又史繩祖學齋佔畢壹云：

唐明皇納壽王妃楊氏,本陷新臺之惡,而白樂天所賦長恨歌,則深沒壽邸一段,蓋得孔子答陳司敗遺意矣。春秋爲尊者諱,此歌深得之。

寅恪案:關於太眞入宮始末爲唐史中一重公案,自來考證之作亦已多矣。清代論茲事之文,如朱彝尊曝書亭集伍伍書楊太眞外傳後,杭世駿訂譌類編貳楊氏入宮并竊笛條,章學誠章氏遺書外編叁丙辰劄記等,似俱能持之有故,言之成理,而以朱氏之文爲最有根據。蓋竹垞得見當時不甚習見之材料,如開元禮及唐大詔令集諸書,大宗實齋不過承用竹垞之說,而推衍之耳。今止就朱氏所論辨證其誤,雖於白氏之文學無大關涉,然可藉以了却此一重考據公案也。

曝書亭集伍伍書楊太眞外傳後略云:

太眞外傳,宋樂史所撰。稱妃以開元二十二年十一月歸於壽邸,使高力士取於壽邸,度爲女道士,住内太眞宮。此傳聞之謬也。按唐大詔令(集)載開元二十三年十二月二十四日遣户部尚書同中書門下(平章事)李林甫,副以黄門侍郎陳希烈,册河南府士曹參軍楊玄璬長女爲壽王妃。考之開元禮,皇太子納妃,將行納采,皇帝臨軒命使。降而親王,禮儀有殺,命使則同。由納采而問名,而納吉,而納徵,而請期,然後親迎,同牢。備禮動需卜日,無納采受册即歸壽邸之禮也。越明年,武惠妃薨,後宮無當帝意者。或奏妃姿色冠代,乃度爲女道士。勅曰,壽王瑁妃楊氏,素以端毅,(寅恪案:毅章氏

引作懺。)作嬪藩國。雖居榮貴,每在清修。屬太后忌辰,永懷追福,以茲求度。雅志難違,用敦弘道之風,特遂由衷之請,宜度爲女道士。蓋帝先注意於妃,顧難奪之朱邸,思納諸禁中,乃言出自妃意。所云作嬪藩國者,據妃曾受册云然。其曰太后忌辰者,昭成竇后以長壽二年正月二日受害,則天后以建子月爲歲首,中宗復舊用夏正,即正月行香廢務,直至順宗永貞元年,方改正以十一月二日爲忌辰。開元中猶循中宗行香之舊,是妃入道之期當在開元二十五年正月二日也。妃既入道,衣道士服入見,號曰太眞。史稱不暮歲禮遇如惠妃。然則妃由道院入宮,不由壽邸。陳鴻長恨傳謂高力士潛搜外宮,得妃於壽邸,與外傳同其謬。張俞驪山記謂妃以處子入宮,似得其實。而李商隱碧城三首,一詠妃入道,一詠妃未歸壽邸,一詠帝與妃定情係七月十六日,證以武皇内傳分明在,莫道人間總不知。是足當詩史矣。

寅恪案:朱氏考證之文,似極可信賴。然一取其他有關史料覈之,其誤即見。其致誤之由,在不加詳考,據信舊唐書伍壹后妃傳玄宗楊貴妃所云:

(開元)二十四年(武)惠妃薨。

一語,但同書同卷與玄宗楊貴妃傳連接之玄宗貞順皇后武氏傳云:

惠妃以開元二十五年十二月薨。

而竹垞所以未及注意此二傳紀載之衝突者,殆由新唐書柒陸后妃傳玄宗楊貴妃傳亦承用舊傳「開元二十四年武惠妃薨。」之文。朱氏當日僅參取新書楊妃傳,而未別考他傳及他書。不知新書柒陸后妃傳於玄宗貞順皇后武氏傳,特刪去舊傳「開元二十五年薨。」之語。豈宋子京亦覺其矛盾耶?夫武惠妃薨年為開元二十五年,非二十四年,可以兩點證明。第一,舊唐書武惠妃傳於開元二十四年之紀載與其他史料俱不合。第二,武惠妃於開元二十四年於當時情事為不可能。先就第一點言之,如:

舊唐書玖玄宗紀下云:

　(開元二十五年)十二月丙午,惠妃武氏薨,追諡為貞順皇后。

新唐書伍玄宗紀云:

　(開元二十五年)十二月丙午,惠妃薨。丁巳追冊為皇后。

唐會要叁皇后門略云:

　玄宗皇后武氏。后幼入宮,賜號惠妃。開元二十五年十二月七日薨。(年四十。)贈皇后,諡曰貞順。

通鑑貳壹肆唐紀叁拾玄宗紀云:

　(開元二十五年)十二月丙午,惠妃武氏薨,贈諡貞順皇后。

大唐新語壹壹懲戒篇云：

三庶以（開元）二十五年四月二十三日死。武妃以十二月薨。（薨？）

可知武惠妃開元二十五年薨說，幾為全部史料之所同，而舊唐書楊貴妃傳武惠妃開元二十四年薨說，雖為新唐書楊貴妃傳所沿襲誤用，實仍是孤文單紀之所以，可不置辨。（今本樂史楊太真外傳上云：「（開）元二十一年十一月（武）惠妃即世。」乃數字傳寫譌誤，可不置辨。又可參劉文典先生群書斠補。）

再就第二點言之，舊唐書壹柒廢太子瑛傳敘玄宗之殺三庶人即太子瑛鄂王瑤光王琚事略云：

及武惠妃寵幸，（瑛生母趙）麗妃恩乃漸弛。時鄂王瑤母皇甫德儀，光王琚母劉才人亦漸疏薄。瑛於內第與鄂光王等自謂母氏失職，嘗有怨望。惠妃女咸宜公主出降於楊洄。（開元）二十五年四月，楊洄又構於惠妃。言瑛兄弟三人，常構異謀。玄宗使中官宣詔於宮中，并廢為庶人，俄賜死於城東驛。其年，武惠妃數見三庶人為祟，怖而成疾，巫者祈請彌月，不痊而殪。

傳文之神話附會姑不論，但若武惠妃早薨於開元二十四年，則三庶人將不致死於二十五年四月矣。此武惠妃薨於開元二十四年，所以於當時情事，為不可能。而依朱氏所考，楊妃於開元二十五年正月二日即已入宮，實則其時武惠妃尚在人間。豈不成為尹邢覿面？是朱氏所謂：

武惠妃薨，後宮無當帝意者。或奏妃姿色冠代，乃度為女道士。

即謂楊貴妃爲武惠妃之替身者,亦絕對不可能矣。

又朱氏所根據之材料,今見適園叢書本唐大詔令集肆拾,其册壽王楊妃文年月爲開元二十三年歲次乙亥十二月壬子朔二十四日乙亥。册壽王韋妃文爲天寶四載歲次乙酉七月丁卯朔二十六日壬辰。至度壽王妃(楊氏)爲女道士敕文,則不載年月。全唐文叁伍及叁捌均同。通鑑貳壹肆唐紀叁開元二十三年十二月乙亥册故蜀州司戶楊玄琰女爲壽王妃。此條考異云:「實錄載册文云楊玄琰長女。」蓋唐大詔令集之所載,乃宋次道采自唐實錄也。又通鑑貳壹伍唐紀天寶四載秋七月壬午册韋昭訓女爲壽王妃。八月壬寅册楊太眞爲貴妃。其考異云:

統紀八月册女道士楊氏爲貴妃。本紀甲辰。唐曆甲寅。今據實錄,壬寅,贈太眞妃父玄琰等官。甲辰甲寅皆在後,恐册妃在贈官前。新本紀亦云,八月壬寅,立太眞爲貴妃。今從之。

寅恪案:楊氏之度爲女道士與册爲貴妃本爲先後兩事。其度爲女道士,實無詳確年月可尋。而章實齋考此事文中「天寶四載乙酉有度壽王妃楊氏入道册文。」云云,豈司馬君實朱錫鬯所不能見之史料,而章氏尚能知之耶?實誤會臆斷所致,轉以「朱竹垞所考入宮亦未確。」爲言,恐不足以服朱氏之心。至杭大宗之文,亦不過得見錢曾讀書敏求記肆集部唐大詔令集提要,及曝書亭集敷衍而爲之說,未必眞見第一等材料而詳考之也。

復次,朱氏唐代典禮制度之說,似極有根據,且依第一等材料開元禮爲說。在當時,開元禮尚非

甚習見之書，或者使人不易辨別其言之當否。獨不思世人最習見之通典，其書壹佰陸至壹肆拾爲開元禮纂類，其五禮篇目下注云：

謹按斯禮，開元二十年撰畢。本百五十卷，類例成三十五卷，冀尋閱易周，覽之者幸察焉。自後儀法續有變改，並具沿革篇。爲是國家修纂，今則悉依舊文，敢輒有刪改。

足徵杜氏悉依開元禮舊文，節目並無更改。其書壹貳禮典捌玖開元禮纂類貳肆嘉禮捌親王納妃條所列典禮先後次第，爲（一）納采。（二）問名。（三）納吉。（四）納徵。（五）請期。（六）冊妃。（七）親迎。（八）同牢。（九）妃朝見。（一〇）婚會。（一一）婦人禮會。（一二）饗丈夫送者。（一三）饗婦人送者。其冊妃之前爲請期，其後即接親迎，同牢。是此三種典禮之間，雖或有短期間之距離，然必不致太久。即如朱氏所考楊氏之受冊爲壽王妃在開元二十三年十二月二十四日，頗已有舉行親迎同牢之危險矣。何況開元道士在開元二十五年正月二日，則其間相隔已逾一歲，豈有距離如是長久，既已請期而不親迎同牢者乎？由此觀二十五年正月二日武惠妃尚在人間，其薨年實在開元二十五年十二月七日。（朱氏所考壽王妃楊氏爲開元二十六爲正月二日，乃依據唐會要貳叄忌日門永貞元年十二月中書門下之奏。及冊壽王妃楊氏爲開元二十三年十二月二十四日，乃依唐大詔令集。皆甚精確。）是楊氏入宫，至早亦必在開元二十六年正月二日。其間相隔至少已越兩歲，既已請期而不親迎同牢者乎？由此觀之，朱氏「妃以處子入宫似得其實」之論，殊不可信從也。

一九

至楊氏究以何時入宮,則度壽王妃楊氏為女道士敕文雖無年月,然必在開元二十五年十二月七日武惠妃薨以後,天寶四載八月壬寅日即十七日冊楊太眞為貴妃以前。新唐書伍玄宗紀云:

開元二十八年十月甲子,幸溫泉宮。以壽王妃楊氏為道士,號太眞。

南部新書辛云:

楊妃本壽王妃,(開元)二十八年,度為道士入內。

楊太眞外傳上云:

(開元)二十八年十月,玄宗幸溫泉宮。使高力士取楊氏女於壽邸。度為女道士,號太眞,住內太眞宮。

正史小說中諸紀載何所依據,今不可知。以事理察之,所記似最為可信。姑假定楊氏以開元二十八年十月為玄宗所選取,其度為女道士敕文中之太后忌辰,乃指開元二十九年正月二日睿宗昭成寶后之忌日。雖不中,不遠矣。又資治通鑑紀度壽王妃楊氏為女道士入宮事於天寶三載之末,亦有說焉。通鑑紀事之例,無確定時間可稽者,則依約推測,置於某月,或某年,或某帝紀之末,或與某事有關者之後。司馬君實蓋以次年即天寶四載有冊壽王妃韋氏及立太眞妃楊氏為貴妃事,因追書楊氏入道於前一歲,即天寶三載裴敦復賂楊太眞姊致裴寬貶官事之後耳。其實非有確定年月可據也。

但讀者若以楊氏入宮即在天寶三載,則其時上距武惠妃之薨已逾六歲,於事理不合。至册韋昭訓女爲壽王妃事,竟遲至天寶四載者,則以其與册楊太眞爲貴妃,互爲關聯。喜劇之一幕,至此始公開揭露耳。宮闈隱秘,史家固難深悉,而通鑑編撰時,此度壽王妃楊氏爲女道士敕文已無年月日可考,亦可因而推知也。

歌云:

春寒賜浴華清池。溫泉水滑洗凝脂。侍兒扶起嬌無力,始是新承恩澤時。

關於玄宗臨幸溫泉之時節,俟於下文考釋「七月七日長生殿,夜半無人私語時。」句時詳辨之,姑不贅言。

茲止論賜浴華清池事。按唐六典壹玖溫湯監一人正七品下注略云:

辛氏三秦紀云,驪山西有溫湯,漢魏以來相傳能蕩邪蠲疫。今在新豐縣西。後周庾信有溫泉碑。皇朝置溫泉宮,常所臨幸。又天下諸州往往有之,然地氣溫潤,殖物尤早,卉木凌冬不凋,蔬果入春先熟,比之驪山,多所不逮。

又丞一人從八品下注云:

凡王公以下至於庶人,湯泉館室有差,別其貴賤而禁其踰越。凡近湯之地,潤黷(澤?)所及,瓜果之屬,先時而育者,必爲之園畦,而課其樹藝。成熟,則苞匭而進之,以薦陵廟。

寅恪案：溫泉之浴，其旨在治療疾病，除寒袪風，非若今世習俗，以為消夏逭暑之用者也。此旨即玄宗亦嘗自言之，如全唐詩第壹函明皇帝詩中有：

惟此溫泉，是稱愈疾。豈予獨受其福，思與兆人共之。

桂殿與山連。蘭湯湧自然。陰崖含秀色，溫谷吐潺湲。績為鏪邪著，功因養正宣。願言將億兆，同此共昌延。（此條失之眉睫，友朋中夏承燾先生首舉以見告，甚感愧也。）

及幸鳳泉湯五言排律云：

益齡仙井合，愈疾醴源通。

皆可為例證也。中唐以後以至宋代之文人，似已不盡瞭解斯義。故有荔枝香曲名起原故事之創造，及七夕長生殿私誓等物語之增飾。今不得不略為辨正。蓋漢代宮中即有溫室，如漢書孔光傳所謂，「不言溫室樹。」者是也。倭名抄佛塔具之部云：

溫室，內典有溫室經。今按溫室，即浴室也。俗名由夜。溫泉一名湯泉。百病久病人入此水多愈矣。

寅恪案：今存內典中有北周惠遠撰溫室經義記一卷，（大正藏壹柒玖叁號。）又近歲發見敦煌石室寫本中亦有唐惠淨撰溫室經疏一卷，（倫敦博物院藏斯坦因號貳肆玖柒。）此經為東漢中亞佛教徒安世高所譯。（即使出自依託，亦必六朝舊本。）其書託之天竺神醫耆域，廣張溫湯療疾之功用，

乃中亞所傳天竺之醫方明也。頗疑中亞溫湯療疾之理論及方法，尚有更早於世高之時者，而今不可詳知矣。由北周惠遠爲此經作疏及同時庾信王褒爲溫湯作碑文事等（庾子山集壹叁藝文類聚玖初學集柒。）觀之，固可窺知其時溫湯療疾之風氣。但子山之文作於北周明帝世任弘農太守時，實在「武帝天和三年三月皇后阿史那氏至自突厥。」（見周書伍武帝紀。）以前，故此風氣亦不必待締婚突厥方始輸入。考之北朝史籍如魏書肆源賀傳（北史貳捌源賀傳同。）云：

太和元年二月，療疾於溫湯。高祖文明太后遣使者屢問消息，太醫視疾。患篤，還京師。

北齊書叁肆楊愔傳（北史肆壹楊播傳附愔傳同。）云：

後取急，就雁門溫湯療疾。

魏書捌肆儒林傳常爽傳（北史肆貳常爽傳同。）云：

爽置館溫水之右，教授門徒七百餘人。京師學業，翕然復興。

水經注壹叁灅水篇引魏土地記云：

代城北九十里有桑乾城。城西渡桑乾水。去城十里有溫湯，療疾有驗。

可知溫湯療疾之風氣，本盛行於北朝貴族間。唐世溫泉宮之建置，不過承襲北朝習俗之一而已。歷代宮殿中如漢代之溫室，唐代紫宸殿東之浴堂殿，（可參考通鑑貳叁柒唐紀元和二年上召李絳對於浴堂條胡注。）雖不必供洗浴之用，但其名號疑皆從溫湯療疾之胡風輾轉嬗蛻而來。今北京

故宮武英殿之浴室,世所妄傳為香妃置者,殆亦明清因沿前代宮殿建築之舊稱耶?又今之日本所謂風呂者,原由中國古代輸入,或與今歐洲所謂土耳其浴者,同為中亞故俗之遺。寅恪淺陋,姑妄言之,以俟當世博識學人之教正焉。

總而言之,溫湯為療疾之用之主旨既明,然後玄宗之臨幸華清,必在冬季或春初寒冷之時節,始可無疑。而長生殿七夕私誓之為後來增飾之物語,並非當時真確之事實一點,亦易證明矣。

歌云:

雲鬢花顏金步搖。芙蓉帳暖度春宵。

太真外傳上云:

上(玄宗)又自執麗水鎮庫紫磨金琢成步搖,至妝閣,親與插鬢上。

寅恪案:樂史所載,未詳其最初所出。或者即受長恨歌之影響,而演成此物語,亦未可知。但依安祿山事蹟下及新唐書叁肆五行志所述,天寶初婦人時世妝有步搖釵。(見下新樂府章上陽白髮人篇。)楊妃本以開元季年入宮,其時間與姚歐所言者連接。然則樂天此句不僅為詞人藻飾之韻語,亦是史家紀事之實錄也。

歌云:

姊妹弟兄皆列土。可憐光彩生門戶。遂令天下父母心,不重生男重生女。

寅恪案：唐黃〔滔〕先生文集柒答陳磻隱論詩書云：

大唐前有李杜，後有元白。信若滄溟無際，華嶽干天。然自李飛數賢，多以粉黛為樂天之罪。殊不謂三百五篇多乎女子，蓋在所指說如何耳。至如長恨歌云，遂令天下父母心，不重生男重生女。此刺以男女不常，陰陽失倫。其意險而奇，其文平而易。所謂言之者無罪，聞之者足以自戒哉。

寅恪案：黃氏所言，亦常談耳。但唐人評詩，殊異於宋賢苛酷迂腐之論，於此可見。故附錄之。

歌云：

驪宮高處入青雲。仙樂風飄處處聞。緩歌慢舞凝絲竹。盡日君王看不足。漁陽鞞鼓動地來，驚破霓裳羽衣曲。

寅恪案：全唐詩第壹陸函白居易貳壹霓裳羽衣（原注：一有舞字。）歌（原注：和微之。）云：

飄然轉旋迴雪輕。嫣然縱送游龍驚。小垂手後柳無力，斜曳裾時雲欲生。

樂天自注云：

四句皆霓裳舞之初態。

此可供慢舞義之參考。又白氏長慶集伍肆早發赴洞庭舟中作云：

出郭已行十五里,唯銷一曲慢霓裳。

寅恪案:此亦可與緩歌之義相證發。故並附錄之。但有可疑者,霓裳羽衣舞歌云:

繁音急節十二遍,跳珠撼玉何鏗錚。

則謂中序以後至終曲十二遍皆繁音急節,似與緩歌慢舞不合。豈樂天作長恨歌時在入翰林之前。非如後來作「霓裳羽衣歌」所云::

我昔元和侍憲皇。曾陪內宴宴昭陽。

者,乃依據在翰林時親見親聞之經驗。致有斯歧異耶?姑記此疑,以俟更考。又「看不足」別本有作「聽不足」者,非是。蓋白公霓裳羽衣舞歌云::

千歌萬舞不可數。就中最愛霓裳舞。舞時寒食春風天。玉鈎欄下香案前。案前舞者顏如玉。不著人家俗衣服。虹裳霞帔步搖冠。鈿瓔累累珮珊珊。娉婷似不任羅綺。顧聽樂懸行復止。

皆形容舞者。既著重於舞,故以作「看」為允。

自來考證霓裳羽衣舞之作多矣。其中宋王灼碧雞漫志所論頗精。近日遠籐實夫長恨歌之研究一書,徵引甚繁。總而言之,其重要材料有二,一為唐會要,一為全唐詩第壹陸函白居易貳壹霓裳羽衣舞歌。茲請據此兩者略論之。唐會要叁叁諸樂條天寶十三載七月十日太樂署供奉曲名及改諸樂名黃鐘商時號越調下有::

婆羅門改爲霓裳羽衣。是此霓裳羽衣本名婆羅門，可與樂天霓裳羽衣舞歌「楊氏創聲君造譜」句自注所言之紀載。開元中，西涼府節度楊敬述造。又舊唐書捌玖肆突厥傳上新唐書伍玄宗紀貳壹伍突厥傳上通鑑貳壹貳唐紀貳捌玄宗紀開元八年十一月九年正月等條略同。者相印證。

（開元八年）秋九月，突厥（暾）欲谷寇甘源（源通鑑作涼。）等州。涼州都督楊敬述爲所敗，掠契苾部落而歸。

其所紀時代，姓名，官職與白氏所言均相符同，足證白氏此說必有根據。然則此曲本出天竺，經由中亞、開元時始輸入中國。（遠籐氏取印度祀神，舞於香案鈎欄前者，以相比擬。或不致甚謬，而劉禹錫望女几山詩序，鄭嵎津陽門詩注，及逸史，龍城錄，諸書所述神話之不可信，固無待辨。）據歐陽修六一詩話云：

霓裳羽衣曲，今教坊尚能作其聲，其舞則廢而不傳矣。

則北宋時，其舞久已不傳，今日自不易考知也。又冊府元龜伍陸玖掌禮部作樂類伍（參看同書同卷大和三年九月庚辰條，大和九年五月丁巳條，舊唐書壹陸捌新唐書壹柒柒馮定傳新唐書貳貳禮樂志等。）云：

〔文宗〕開成元年七月,教坊進霓裳羽衣舞女十五以下者三百人。帝絕畋遊馳騁之事,思玉帛鐘鼓之本。語及音律,每謂絲竹自有正聲,人但趣于鄭衛。乃造雲韶等法曲,遇內宴奏之。顧大臣曰,笙磬同音,沈吟忧味,不圖爲樂至於斯。十月,太常奏成雲韶樂。

唐闕史下李可及戲三教條(參雲谿友議上古製興條。)略云:

參寥子曰,開成初,文宗皇帝躭玩經典,好古博雅。嘗欲黜鄭衛之樂,復正始之音。有太寺樂官尉遲璋者,善習古樂爲法曲。笙磬琴瑟,戞擊鏗拊,咸得其妙,遂成霓裳羽衣曲以獻。詔中書門下及諸司三品以上,具朝服班坐以聽。因以曲名宣賜貢院,充試進士賦題。

(寅恪案:開成二年高鍇知貢舉,恩賜詩題曰霓裳羽衣曲。三年復以前詩題爲賦。見唐摭言壹伍雜記條。今雲谿友議所載李肱之詩,是其於開成二年舉進士所作也。文苑英華柒肆所載沈朗陳嘏及闕名之霓裳羽衣曲賦三篇,則開成三年進士之文之留存於今日者也。)

文苑英華柒肆陳嘏霓裳羽衣曲賦云:

爾其絳節迴互,霞袂飄颺。

唐語林柒補遺略云:

宣宗妙于音律。每賜宴前,必製新曲。其曲有霓裳者,率皆執幡節,被羽服,飄然有翔雲飛鶴之勢。

是文宗宣宗之世,並有霓裳羽衣曲之名。然唐闕史以爲開成時之霓裳羽衣曲乃尉遲璋所創。唐語林亦目大中時之霓裳爲新曲。又二者於舞時皆執「節」,亦爲樂天詩中所未及。或後來所製者,已非復玄宗時之舊觀耶?今就樂天霓裳羽衣舞歌所言此曲散序云:

> 磬簫箏笛遞相攙,擊擫彈吹聲邐迤。

自注云:

> 凡法曲之初,衆樂不齊,惟金石絲竹,次第發聲。霓裳序初亦復如此。

又云:

> 散序六曲未動衣。陽臺宿雲慵不飛。

自注云:

> 散序六遍無拍,故不舞也。

又白氏長慶集伍捌王子晉廟詩云:

> 鸞吟鳳唱聽無拍,多似霓裳散序聲。

自注云:

> 散序六遍無拍,故不舞也。

可以窺見霓裳散序之大概。今日本樂曲有所謂「清海波」者,據云即霓裳散序之遺音,未知然否也。

樂天又敘寫霓裳中序云:

> 中序擘騞初入拍。秋竹竿裂春冰拆。

自注云：

中序始有拍，亦名拍序。

又敘寫中後十二遍云：

繁音急節十二徧，跳珠撼玉何鏗錚。

自注云：

霓裳破凡十二徧而終。

寅恪案：他本有作「霓裳曲」者，但全唐詩第壹陸函作「霓裳破凡十二徧而終。」是。蓋全曲共十八遍，非十二遍。白氏長慶集伍陸臥聽法曲霓裳詩所謂：

宛轉柔聲入破時。

者是也。至樂天於：

漁陽鞞鼓動地來，驚破霓裳羽衣曲。

句中特取一「破」字者，蓋破字不僅含有破散或破壞之意，且又為樂舞術語，用之更覺渾成耳。又霓裳羽衣「入破時」，本奏以緩歌柔聲之絲竹。今以驚天動地急迫之鞞鼓，與之對舉。相映成趣，乃愈見造語之妙矣。

樂天又述終曲云：

第一章 長恨歌

翔鸞舞了却收翅,唳鶴曲終長引聲。

自注云:

凡曲將畢,皆聲拍促速。唯霓裳之末,長引一聲也。

據上所引,可以約略窺見此曲之大概矣。

又國史補作者李肇,爲樂天同時人,且曾爲翰林學士,(見翰苑羣書重修承旨學士壁記附錄翰林學士題名及新唐書伍捌藝文志史部雜史類。)何以有此誤,豈肇未嘗親見此舞耶,或雖親見此舞,錄此條時曾未注意耶?殊不可解,姑記此疑,以俟詳考。

又樂天平生頗以長恨歌之描寫霓裳羽衣舞曲自詡,即如此詩云:

我愛霓裳君合知。發於歌詠形於詩。君不見我歌云,驚破霓裳羽衣曲。

自注云:

長恨歌云。

是也。

歌云:

九重城闕煙塵生。千乘萬騎西南行。翠華搖搖行復止。西出都門百餘里。六軍不發無奈何,宛轉蛾眉馬前死。

寅恪案:唐人類以玄宗避羯胡入蜀為南幸。元和郡縣志貳關內道京兆府興平縣條云:

馬嵬故城在縣西北二十三里。

又:

興平縣東至府九十里。

即此詩所謂「千乘萬騎西南行。」「西出都門百餘里。」者也。

岑建功舊唐書校勘記叄貳(卷五壹。)玄宗楊貴妃傳「既而四軍不散」條略云:

御覽壹肆壹作六軍。按張氏宗泰云,以新書兵志考之,大抵以左右龍武左右羽林軍合成四軍。及至德二載,始置左右神武軍。是至德以前有四軍無六軍明矣。白居易長恨歌傳曰,六軍徘徊。歌曰,六軍不發無奈何。蓋詩人沿天子六軍舊說,未考盛唐之制耳。此作四軍,是。因附辨於此。

寅恪案:張氏說是也。不僅詩人有此誤,即唐李繁鄴侯家傳(玉海壹叄捌兵制。)云:

又云:

〔玄宗〕後以左右神武軍與龍武羽林備六軍之數。

宋史家司馬君實之通鑑貳捌唐紀云：

玄宗幸蜀，六軍扈從者千人而已。

〔至德元載〕（即天寶十五載，司馬君實用後元，於此等處殊不便。）〔六月壬辰〕（即初十日）既夕，命龍武大將軍陳玄禮整比六軍。

亦俱不免於六軍建置之年月有所疏誤。考舊唐書玖玄宗紀下云：

〔天寶十五載〕六月壬寅（即二十日），次散關，分部下爲六軍。潁王璬先行，壽王瑁等分統六軍，前後左右相次。

是天寶十五載六月二十日以後，似亦可云六軍。而在此以前即唐玄宗與楊貴妃在馬嵬頓時，自以作四軍爲是。但舊唐書拾肅宗紀亦云：

〔天寶十五載六月〕丁酉，至馬嵬頓。六軍不進。

是李唐本朝實錄尚且若此，則詩人沿襲天子六軍舊說，未考盛唐之制，又何足病哉？

又劉夢得文集捌馬嵬行云：

貴人飲金屑，倏忽舜英暮。（見校補記第五則）

則以楊貴妃爲吞金而非縊死，斯則傳聞異詞，或可資參考者也。（見校補記第六則）

歌云：

第一章 長恨歌

三三

《夢溪筆談》貳叄譏謔附謬誤類云：

白樂天峨嵋山下少人行，旌旗無光日色薄。峨嵋山在嘉州，與幸蜀路並無交涉。

寅恪案：元氏長慶集壹柒東川詩好時節絕句云：

身騎驄馬峨嵋下，面帶霜威卓氏前。虛度東川好時節，酒樓元被蜀兒眠。

按微之以元和四年三月以監察御史使東川，按故東川節度使嚴礪罪狀。（詳見舊唐書壹陸陸元稹傳，白氏長慶集陸壹元稹墓誌銘，元氏長慶集壹柒及叄柒等。）考東川所領州，屢有變易。至元和四年時為梓，遂，綿，劍，龍，普，陵，瀘，榮，資，簡，昌，合，渝，十四州。是年又割資簡二州隸西川。（見新唐書陸捌方鎮表東川表及元和郡縣圖志叄東川節度使條。）微之固無緣騎馬經過峨嵋山下也。夫微之親到東川，尚復如此，何況樂天之泛用典故乎？故此亦不足為樂天深病。

歌云：

蜀江水碧蜀山青。聖主朝朝暮暮情。行宮見月傷心色，夜雨聞鈴腸斷聲。

寅恪案：段安節樂府雜錄（據守山閣叢書本。又可參教坊記曲名條。）云：

雨霖鈴

第一章 長恨歌

雨淋鈴者，因唐明皇駕迴至駱谷，聞雨淋鑾鈴，因令張野狐撰爲曲名。（依御覽補。）

全唐詩第壹玖函張祜貳雨霖鈴七絕云：

雨霖鈴夜却歸秦。猶見（見一作是。）張徽一曲新。長說上皇和淚敎，月明南內更無人。

鄭處誨明皇雜錄補遺（據守山閣本又可參楊太眞外傳下。）略云：

明皇既幸蜀，西南行。初入斜谷，屬霖雨涉旬，於棧道雨中聞鈴音與山相應。上既悼念貴妃，採其聲爲雨霖鈴曲，以寄恨焉。時梨園子弟善吹篳篥者，張野狐爲第一。此人從至蜀，上因以其曲授野狐。洎至德中，車駕復幸華淸宮。上於望京樓中命野狐奏雨霖鈴曲。未半，上四顧淒涼，不覺流涕。左右感動，與之歔欷。其曲今傳於法部。

若依樂天詩意，玄宗夜雨聞鈴，製曲寄恨，其事在天寶十五載赴蜀途中，與鄭書合，而與張詩及段書之以此事屬之至德二載由蜀返長安途中者，殊不相同。但據舊唐書玖玄宗紀下略云：

〔至德二載〕九月丙申次鳳翔郡。十二月丙午肅宗具法駕至咸陽望賢驛迎奉。丁未至京師。十月肅宗遣中使啖廷瑤入蜀奉迎。丁卯上皇發蜀都。十一月丙申次鳳翔郡。十二月丙午肅宗具法駕至咸陽望賢驛迎奉。丁未至京師。

是玄宗由蜀返長安，其行程全部在冬季，與製曲本事之氣候情狀不相符應。故樂天取此事屬之赴蜀途中者，實較合史實，非僅以「見月」「聞鈴」兩事相對爲文也。

歌云：

天旋日轉迴龍馭。到此躊躇不能去。馬嵬坡下泥土中,不見玉顏空死處。

高彥休闕史上鄭相國(畋)題馬嵬詩條云:

肅宗迴馬楊妃死,雲雨雖亡日月新。終是聖明天子事,景陽宮井又何人。

吳曾能改齋漫錄捌馬嵬詩條載臺文此詩,「肅宗」作「明皇」,「聖明」作「聖朝」。

陸亦載此詩,惟改「肅」字爲「玄」字(又聖明作聖朝),今通行坊本選錄臺文此詩,則並改「雖亡」爲「難忘」,此後人逐漸改易,尚留痕跡者也。但臺文所謂「肅宗迴馬」者,據舊唐書拾肅宗紀略云:

於是玄宗賜貴妃自盡。車駕將發,留上(肅宗)在後宣諭百姓。衆泣而言曰,請從太子收復長安。玄宗聞之,令(高)力士口宣曰,汝好去。上(肅宗)迴至渭北,時從上惟廣平建寧二王,及四軍(寅恪案:此言四軍,可與舊唐書伍壹后妃傳楊貴妃傳參證。)將士纔二千人,自奉天而北。

蓋肅宗迴馬及楊貴妃死,乃啓唐室中興之二大事,自宜大書特書,此所謂史筆卓識也。「雲雨」指楊貴妃而言,謂貴妃雖死而日月重光,王室再造。其意義本至明顯平易。今世俗習誦之本易作:

玄宗迴馬楊妃死,雲雨難忘日月新。

固亦甚妙而可通,但此種改易,必受長恨歌此節及玄宗難忘楊妃令方士尋覓一節之暗示所致,殊與臺文元詩之本旨絕異。斯則不得不爲之辨正者也。(又李義山馬嵬七律首二句,「海外徒聞更九

州。他生未卜此生休。」實為絕唱,然必係受長恨歌「忽聞海上有仙山。」一節之暗示無疑。否則義山雖才思過人,恐亦不能構想及此。故寅恪嘗謂此詩乃長恨歌最佳之縮本也。(見校補記第七則)

歌云:

夕殿螢飛思悄然,孤燈挑盡未成眠。

邵博聞見後錄壹玖云:

白樂天長恨歌有夕殿螢飛思悄然,孤燈挑盡未成眠。之句,寧有興慶宮中,夜不燒蠟油,明皇帝自挑燈者乎?書生之見可笑耳。

寅恪案:南史叄柒沈慶之傳附沈攸之傳云:

富貴擬於王者,夜中諸廂廊爇然燭達旦。

歐陽修歸田錄壹(參考宋史貳捌壹寇準傳,及陸游「燭淚成堆又一時」之句。)云:

鄧州花蠟燭名著天下,雖京師不能造。相傳云是寇萊公燭法。公嘗知鄧州,而自少年富貴,不點油燈。尤好夜宴劇飲,雖寢室亦然燭達旦。每罷官去後,人至官舍,見溷廁間燭淚在地,往往成堆。杜祁公為人清儉,在官未嘗然官燭,油燈一炷,熒然欲滅,與客相對,清談而已。

夫富貴人燒蠟燭而不點油燈,自昔已然。北宋時又有寇平仲一段故事,宜乎邵氏以此笑樂天也。考樂天之作長恨歌在其任翰林學士以前,宮禁夜間情狀,自有所未悉,固不必爲之諱辨。惟白氏長慶集壹肆禁中夜作書與元九云:

心緒萬端書兩紙,欲封重讀意遲遲。五聲鐘漏初鳴後,一點窗燈欲滅時。

此詩實作於元和五年樂天適任翰林學士之時,而禁中乃點油燈,殆文學侍從之臣止宿之室,亦稍從樸儉耶?(參劉文典先生羣書斠補。)至上皇夜起,獨自挑燈,則玄宗雖幽禁極淒涼之景境,諒或不至於是。文人描寫,每易過情,斯固無足怪也。

歌云:

上窮碧落下黃泉,兩處茫茫皆不見。

寅恪案:太平廣記貳伍壹詼諧類張祜條(參孟棨本事詩嘲戲類。)云:

〔張祜〕曰,祜亦嘗記得舍人目蓮變。白曰,何也?曰,上窮碧落下黃泉,兩處茫茫皆不見,非目蓮變何邪?(出撫言。)

此雖一時文人戲謔之語,無關典據,以其涉及此詩,因并附錄之,藉供好事者之談助,且可取與敦煌發見之目蓮變文寫本印證也。

歌云:

《楊太眞外傳上》云：

中有一人字太眞，雪膚花貌參差是。

〔開元〕二十八年十月，玄宗幸溫泉宮，使高力士取楊氏女於壽邸，度爲女道士，號太眞，住內太眞宮。

寅恪案：此有二問題，即長安禁中是否實有太眞宮，及太眞二字本由何得名，是也。考唐會要壹玖儀坤廟條略云：

先天元年十月六日，祔昭成肅明二皇后於儀坤廟。〔廟在親仁里。〕

開元四年十一月十六日，昭成皇后祔於太廟。至八月九日勅，肅明皇后，依前儀坤廟安置。于是遷昭成皇后神主于睿宗之室，惟留肅明皇后神主于儀坤廟。八月二日勅，儀坤廟隸入太廟，不宜頓置官屬。至二十一年正月六日，遷祔肅明皇后神主于太廟，其儀坤廟爲肅明觀。

又同書伍拾觀條云：

咸宜觀，親仁坊，本是睿宗藩國地。開元初置昭成肅明皇后廟，號儀坤。後昭成遷入太廟。開元四年八月九日勅，肅明皇后〔依〕前於儀坤廟安置。二十一年五月六日肅明皇后祔入太廟，遂爲道士觀。寶曆元年（據宋敏求長安志捌引，應作寶應元年。）五月，以咸宜公主入

道，與太眞觀換名焉。

太眞觀，道德坊，本隋秦王浩宅。

夫長安城中於宮禁之外，實有祀昭成太后之太眞宮，可無論矣。而禁中亦或有別祀昭成竇后之處，與後來帝王於宮中別建祠廟以祀其先世者相類，（梁武帝亦於宮內起至敬殿以祀其親。見廣弘明集貳玖上梁武帝孝思賦序及梁書叁高祖紀下南史柒梁本紀中武帝下。）即所謂內太眞宮。否則楊妃入宮，無從以竇后忌辰追福爲詞，且無因以太眞爲號。恐未可以傳世唐代宮殿圖本中無太眞宮之名，而遽疑之也。

又據舊唐書柒新唐書伍睿宗紀，睿宗之諡爲大聖眞皇帝。肅明，昭成，皆睿宗之后妃，玄宗之嫡母生母俱號太后，故世俗之稱祀兩太后處爲太眞宮者，殆以此故。不僅眞字在道家與仙字同義也。

歌云：

　　風吹仙袂飄飄舉。猶似霓裳羽衣舞。

寅恪案：舊唐書伍壹玄宗楊貴妃傳云：

　　太眞姿質豐豔，善歌舞，通音律。

則楊妃親舞霓裳亦是可能之事。歌中所詠或亦有事實之依據，非純屬詞人迴映前文之妙筆也。

又楊太眞外傳上云：

上又宴諸王於木蘭殿。時木蘭花發，皇情不悅。妃醉中舞霓裳羽衣一曲，天顏大悅。

寅恪案：太眞親舞霓裳，未知果有其事否？但樂天新樂府胡旋舞篇云：

天寶季年時欲變，臣妾人人學圓轉。中有太眞外祿山，二人最道能胡旋。

胡旋舞雖與霓裳羽衣舞不同，然俱由中亞傳入中國，同出一源，乃當時最流行之舞蹈。太眞既善胡旋舞，則其親自獨舞霓裳，亦爲極可能之事。所謂「盡日君王看不足」者，殆以此故歟？

歌云：

臨別殷勤重寄詞。詞中有誓兩心知。七月七日長生殿，夜半無人私語時。在天願爲比翼鳥，在地願爲連理枝。天長地久有時盡，此恨綿綿無絕期。

寅恪案：此節有二問題，一時間，二空間。關於時間之問題，則前論溫湯療疾之本旨時已略言之矣。夫溫泉袪寒去風之旨既明，則玄宗臨幸溫湯必在冬季春初寒冷之時節。今詳檢兩唐書玄宗紀無一次於夏日炎暑時幸驪山，而其駐蹕溫泉，常在冬季春初，可以證明者也。（參劉文典先生輯書斠補。）夫君舉必書，唐代史實，武宗以前大抵完具。若玄宗果有夏季臨幸驪山之事，斷不致漏而不書。然則決無如長恨歌傳所云，天寶十載七月七日玄宗與楊妃在華清宮之理，可以無疑

矣。此時間之問題也。

若以空間之問題言,則舊唐書玖玄宗紀下略云:

天寶元年冬十月丁酉,幸溫泉宮。辛丑,新成長生殿,名曰集靈臺,以祀天神。

唐會要叁拾華清宮條云:

天寶元年十月造長生殿,名爲集靈臺,以祀神。

唐詩紀事陸貳(全唐詩第貳壹函。)鄭嵎津陽門詩注云:

飛霜殿即寢殿,而白傅長恨歌以長生殿爲寢殿,殊誤矣。

又云:

有長生殿,乃齋殿也。有事於朝元閣,即御長生殿以沐浴也。

據此,則李三郎與楊玉環乃於祀神沐浴之齋宮,夜半曲敍兒女私情。揆之事理,豈不可笑?推其所以致誤之由,蓋因唐代寢殿習稱長生殿,如通鑑貳佰柒長安四年太后寢疾居長生院條胡梅磵注云:

長生院即長生殿。明年五王誅二張,進至太后所寢長生殿,同此處也。蓋唐寢殿皆謂之長生殿。此武后寢疾之長生殿,洛陽宮寢殿也。肅宗大漸,越王係授甲長生殿,長安大明宮之寢殿也。

白居易長恨歌所謂七月七日長生殿,夜半無人私語時。華清宮之長生殿也。

寅恪案：唐代宮中長生殿雖爲寢殿，獨華清宮之長生殿爲祀神之齋宮。神道清嚴，不可闌入兒女猥瑣。樂天未入翰林，猶不諳國家典故，習於世俗，未及詳察，遂致失言。胡氏史學顓家，亦混雜徵引，轉以爲證，疏矣。

復次，涵芬樓本說郛叄貳范正敏遯齋閒覽論杜牧「一騎紅塵妃子笑，無人知是荔枝來。」句云：

據唐紀，明皇常以十月幸華清，至春即還宮，未嘗六月在驪山也。荔枝盛暑方熟，失事實。

但程大昌考古編駁之云：

說者謂明皇以十月幸華清，涉春即回，是荔枝熟時，未嘗在驪山。然咸通中有袁郊作甘澤謠，載許雲封所得荔枝香曲曰，天寶十四載六月一日是貴妃誕辰，命小部音聲奏樂長生殿。進新曲，未有名。會南海獻荔枝，因名荔枝香。開天遺事，帝與妃每至七月七日夜在華清遊宴。而白香山長恨歌亦言，七月七日長生殿，夜半無人私語時。則知牧之乃當時傳信語也。

世人但見唐史所載，遽以傳聞而疑傳信，大不可也。

寅恪案：據唐代可信之第一等資料，時間空間，皆不容明皇與貴妃有夏日同在驪山之事實。杜牧袁郊之說，皆承譌因俗而來，何可信從？而樂天長恨歌「七月七日長生殿」之句，更不可據爲典要。歐陽永叔博學通識，乃於新唐書貳貳禮樂志壹云：

帝幸驪山。楊貴妃生日，命小部張樂長生殿。因奏新樂，未有名。會南方進荔枝，因名曰荔

枝香。

是亦采甘澤謠之謬說,殊爲可惜。故特徵引而略辨之如此,庶幾世之治文史者不致爲所惑焉。又全唐詩第拾函顧況宿昭應七絕云:

武帝祈靈太乙壇。新豐樹色繞千官。那知今夜長生殿,獨閉空山月影寒。

似比之樂天詩語病較少,故附寫於此,以供參讀。

翁方綱石州詩話貳云::

白公之爲長恨歌霓裳羽衣曲諸篇,自是不得不然,不但不蹈杜公韓公之轍也。是乃瀏灕頓挫,獨出冠時,所以爲豪傑耳。始悟後之欲復古者,眞強作解事。

寅恪案:覃溪之論,雖未解當時文章體制,不知長恨歌乃唐代「駁雜無實」「文備衆體」之小說中之歌詩部分,尚未免未達一間,但較趙宋以來尊杜抑白強作解事之批評,猶勝一籌。因附錄於此。

論長恨歌既竟,茲於長恨歌傳,略綴一言。今所傳陳氏傳文凡二本,其一即載於白氏長慶集壹貳長恨歌前之通行本。他一爲文苑英華柒玖肆附錄麗情集中別本。而麗情集本與通行本差異頗多,其文句往往溢出於通行本之外。所最可注意者,通行本傳末雖有「意者不但感其事,亦欲懲尤物,窒亂階,垂於將來也。」一節小說體中不可少之議論文字,但據與此傳及歌極有關係之作品,如鶯鶯傳者觀之,終覺分量較少。至麗情集本傳文,則論議殊繁於通行本,如::

嘻！女德無極者也。死生大別者也。故聖人節其慾，制其情，防人之亂者也。生惑其志，死溺其情，又如之何？

又如通行本只有「如漢武帝李夫人」一語，而麗情集本則於敍貴妃死後別有：叔向母云，其（其當作甚）美必甚惡。李延年歌曰，傾國復傾城。此之謂也。皆是其例。而觀麗情本詳及李夫人故事，亦可旁證鄙說「漢皇重色思傾國」一句，實暗啓此歌下半段故事之非妄。又取兩本傳文讀之，即覺通行本之文較佳於麗情本。頗疑麗情本爲陳氏原文，通行本乃經樂天所刪易。議論逐漸減少，此亦文章體裁演進之跡象。其後卒至有如連昌宮詞一種，包括議論於詩中之文體，而爲微之天才之所表現者也。寅恪嘗以爲搜神後記中之桃花源記，乃淵明集中桃花源記之初本。（見清華學報第拾壹卷第壹期拙著桃花源記旁證。）此傳或亦其比歟？儻承當世博識通人，並垂敎正，則幸甚矣。

綜括論之，長恨歌爲具備衆體體裁之唐代小說中歌詩部分，與長恨歌傳爲不可分離獨立之作品。故必須合併讀之，賞之，評之。明皇與楊妃之關係，雖爲唐世文人公開共同習作詩文之題目，而增入漢武帝李夫人故事，乃白陳之所特創。詩句傳文之佳勝，實職是之故。此論長恨歌者不可不知也。（見校補記第八則）

第二章 琵 琶 引

唐摭言壹伍雜記條云：

白樂天去世，大中皇帝以詩弔之曰，綴玉聯珠六十年。誰教冥路作詩仙。浮雲不繫名居易，造化無爲字樂天。童子解吟長恨曲，胡兒能唱琵琶篇。文章已滿行人耳，一度思卿一愴然。

寅恪案：此詩是否眞爲宣宗所作，姑不置論。然樂天之長恨歌琵琶引兩詩相提並論，其來已久，據此可知也。故茲箋證長恨歌訖，乃次及琵琶引焉。

寅恪於論長恨歌篇時，曾標舉文人之關係一目。其大旨以爲樂天當日之文雄詩傑，各出其作品互事觀摩，各竭其才智競求超勝。故今世之治文學史者，必就同一性質題目之作品，考定其作成之年代，於同中求異，異中見同，爲一比較分析之研究，而後文學演化之蹟象，與夫文人才學之高下，始得明瞭。否則模糊影響，任意批評，恐終不能有眞知灼見也。今請仍以比較之研究論樂天之琵琶引。

張戒歲寒堂詩話上云：

第二章 琵琶引

長恨歌元和元年(樂天)尉盩厔時作,是時年三十五。謫江州,十一年作琵琶行。二詩工拙遠不侔矣。如琵琶行,雖未免於煩悉,然其語意甚當,後來作者,未易超越也。

寅恪案:樂天於長慶末年所作,編集拙詩成一十五卷因題卷末戲贈元九李二十。七律(白氏長慶集壹陸。)中,自述其平生得意之詩,首舉長恨歌而不及琵琶。若據以謂樂天不自以琵琶引為佳,固屬不可。然樂天心中絕不以長恨歌為拙,而琵琶引為較工,則斷斷可知。此張氏琵琶引工於長恨歌之論,不可依據者也。然張氏謂琵琶引「語意甚當,後來作者,未易超越。」其言甚允。蓋樂天之作此詩,亦已依其同時才士,即元微之,所作同一性質題目之詩,即琵琶歌,加以改進。今取兩詩比較分析,其因襲變革之詞句及意旨,固歷歷可覩。後來作者能否超越,所不敢知,而樂天當日實已超越微之所作,要為無可疑者。至樂天詩中疑滯之字句,不易解釋,或莫知適從者,亦可因比較研究,而取決一是。斯又此種研究方法之副收穫品矣。茲先考定微之作品年代,然後詮論樂天之詩。元氏長慶集貳陸琵琶歌(原注云:寄管兒兼誨鐵山。)云:

去年御史留東臺。公私憃促顏不開。今春制獄正撩亂,晝夜推囚心似灰。

寅恪案:舊唐書壹肆憲宗紀上(參同書壹陸陸元稹傳。)云:

〔元和五年二月〕東臺監察御史元稹攝河南尹房式於臺,擅令停務。貶江陵府士曹參軍。

同書壹陸陸元稹傳略云:

微之此詩既有去年東臺及今春制獄之句,明琵琶歌作於元和五年也。又依白氏長慶集壹貳琵琶引序云:

元和十年予左遷九江郡司馬。明年秋,送客溢浦口。

是樂天琵琶引作於元和十一年。元作先而白作後,此樂天所以得見元作,加以改進也。

以作詩意旨言之,兩詩雖同贊琵琶之絕藝,且同爲居貶謫閒散之地所作,然元詩云:

我爲含悽歎奇絕。許作長歌始終説。藝奇思寡塵事多。許來寒暑又經過。如今左降在閒處,始爲管兒歌此歌。歌此歌,寄管兒,管兒管兒憂爾衰。爾衰之後繼者誰。繼之無乃在鐵山。鐵山已近曹穆間。性靈甚好功猶淺,急處未得臻幽閒。努力鐵山勤學取。莫遣後來無所祖。

則微之盛贊管兒之絕藝,復勉鐵山以精進,似以一題而兼二旨。雖二旨亦可相關,但終不免有一間之隔。故不及樂天之一題一意之明白曉暢也。此點當於研究兩家所作新題樂府時詳論之。又微之詩中所說,不過久許管兒作一詩,以事冗未暇,及謫官得閒,乃償宿諾,其旨似嫌庸淺,而白詩云:

我聞琵琶已歎息。又聞此語重唧唧。同是天涯淪落人,相逢何必曾相識。

則旣專爲此長安故倡女感今傷昔而作,又連綰己身遷謫失路之懷,直將混合作此詩之人與此詩所詠之人,二者爲一體。眞可謂能所雙亡,主賓俱化,專一而更專一,感慨復加感慨。豈微之浮泛之作,所能企及者乎?琵琶引序云:

予出官二年,恬然自安。感斯人言,是夕始覺有遷謫意。因爲長句,歌以贈之。

是樂天此詩自抒其遷謫之懷,乃有眞實情感之作。與微之之僅踐宿諾,償文債者,大有不同。其工拙之殊絕,復何足怪哉。

復次,樂天晚歲之詩友劉夢得,亦有泰娘歌一篇。(劉夢得文集玖。)其引略云:

泰娘本韋尚書(夏卿)家主謳者。初尚書爲吳郡得之,命樂工誨之琵琶,使之歌舞。無幾何,盡得其術。居一二歲,攜之以歸京師。京師多新聲善工,于是又損(捐)去故技,以新聲度曲,而泰娘名字往往見稱于貴遊之間。元和初,尚書薨于東京,泰娘出居民間。久之,爲蘄州刺史張愻所得。其後愻坐事謫居武陵郡(朗州。)卒。泰娘無所歸。地荒且遠,無有能知其容與藝者。維客聞之,爲歌其事。

則泰娘事頗與樂天所詠者相類。而詩云:

朱絃已絕爲知音,雲鬟未秋私自惜。舉目風煙非舊時。夢尋歸路多參差。

乃以遺妾比逐臣,其意境尤與白詩「同是天涯淪落人,相逢何必曾相識。」之句近似。惟劉詩多述

泰娘遭遇之經過，雖甚稱其絕藝，而不詳寫琵琶之音調。此則與元之琵琶歌白之琵琶引不同者。且劉詩特以簡鍊勝，亦可據見也。劉詩固爲佳作，讀琵琶引者，不可不參讀。所成爲問題者，乃樂天於作琵琶引以前，曾見夢得泰娘歌與否耳。考夢得此詩爲任朗州司馬時（劉夢得于永貞元年十一月己卯貶朗州司馬。至元和十年二月召至京師。三月，以爲連州刺史。）即元和十年二月以前所作。而夢得於元和十年春，曾與柳子厚元微之諸逐客，同由貶所召至長安。時樂天爲左贊善大夫，亦在京師。（參舊唐書壹陸拾新唐書壹陸捌劉禹錫傳，通鑑貳叁玖唐紀憲宗紀元和十年二月王叔文之黨坐謫官者十年不量移條及下連昌宮詞章。）固有得見此詩之可能。惟劉白二公晚歲雖至親密，而此時却未見有交際往復之跡象，且二詩之遭詞亦絕不相似。然則二公之藉題自詠，慨有所冥會也。是知白之琵琶引與劉之泰娘歌，其關係殆非如其與元之琵琶歌實有密切聯繫者可比矣。

又李公垂悲善才一詩（全唐詩第壹捌函李紳壹。）亦與元白二公之琵琶歌琵琶引性質類似。其詩中叙述國事己身變遷之故。撫今追昔，不勝惆悵。取與微之所作相較，自爲優越。但若與樂天之作參互並讀，則李詩未能人我雙亡，其意境似嫌稍遜。又考公垂此詩有：

南譙寂寞三春晚。（南譙即滁州之舊稱。可參通典壹捌壹州郡典古揚州上滁州永陽郡條。）

第二章 琵琶引

之句，當是任滁州刺史時所作。公垂於元和十五年閏正月，自山南幕召為右拾遺充翰林學士。（參新唐書壹捌壹李紳傳及翰苑題名。）其年冬，樂天亦自忠州召還，拜司門員外郎，轉主客郎中，知制誥。二公同在長安者，約歷二年之久。此後公垂于長慶四年二月流貶端州，至寶曆元年四月量移江州長史。（參舊唐書壹柒上敬宗紀及壹伍玖韋處厚傳等。）復遷滁州刺史，於大和四年二月轉壽州刺史。（參全唐詩第壹捌函李紳轉壽春守七律。）則悲善才一詩作成之時間，遠在琵琶引以後。且其間李公垂似已因緣窺見樂天之詩，而所作猶未能超越。然後知樂天所謂，「苦教短李伏歌行。」及「李二十常自負歌行，近見吾樂府五十首，默然心伏。」（見附論戊白樂天與劉夢得之詩。參長恨歌章。）者，非虛語，而元和時代同時詩人，如白樂天之心伏劉夢得，李公垂之心伏白樂天，皆文雄詩傑，歷盡甘苦，深通彼己之所致。後之讀者所涉至淺，既不能解，乃妄為之者，何其謬耶！古今讀此詩者衆矣，雖所得淺深，各有不同，而於詩中所敍情事，多無疑及之者。惟南宋之洪邁，博學通識之君子也。其人讀樂天詩至熟，觀所著容齋隨筆論白詩諸條，可以為證。其涉及此詩而致疑于實無其事，樂天藉詞以抒其天涯淪落之感者，凡二條。茲逐寫於下，並附鄙見以辨釋之。

容齋三筆陸白公夜聞歌者條云：

白樂天琵琶行，蓋在尋陽江上為商人婦所作。而商乃買茶於浮梁，婦對客奏曲，樂天移船，

又容齋五筆柒琵琶行海棠詩條云：

白樂天琵琶行一篇，讀者但羨其風致，敬其詞章，至形於樂府，詠歌之不足，遂以謂眞爲長安故倡所作。予竊疑之。唐世法網雖于此爲寬，然樂天嘗居禁密，且謫宦未久，必不肯乘夜入獨處婦人船中，相從飲酒，至於極絲彈之樂，中夕方去。豈不虞商人者，它日議其後乎？樂天之意，直欲攄寫天涯淪落之恨爾。東坡謫黃州，賦定惠院海棠詩，有陋邦何處得此花，無乃好事移西蜀。天涯流落俱可念，爲飲一尊歌此曲之句，其意亦爾也。或謂殊無一話一言，與之相似。是不然，此眞能用樂天之意者，何必效常人章摹句寫而後已哉。洪氏謂「樂天夜登其

夜登其舟與飲，了無顧忌。豈非以其爲長安故倡女，不以爲嫌耶？集中又有一篇題云，夜聞歌者。（寅恪案，在白氏長慶集拾。）時自京城謫尋陽，宿于鄂州，又在琵琶行之前。其詞曰，夜泊鸚鵡洲，秋江月澄澈。鄰船有歌者，發調堪悲絕。歌罷繼以泣，泣聲通復咽。尋聲見其人，有婦顏如雪。獨依帆檣立，娉婷十七八。夜淚似眞珠，雙雙墮明月。借問誰家婦，歌泣何凄切。一問一霑襟，低眉終不說。陳鴻長恨歌傳云，樂天深於詩，多於情者也。故所遇必寄之吟詠，非有意於漁色。然鄂州所見亦一女子獨處，夫不在焉。瓜田李下之疑，唐人不議也。今詩人罕談此章，聊復表出。

寅恪案：容齋之論，有兩點可商。一爲文字敍述問題，一爲唐代風俗問題。洪氏謂「樂天夜登其

舟與飲，了無顧忌。」及「乘夜入獨處婦人船中，相從飲酒，至於極絲彈之樂，中夕方去。」然詩云：

移船相近邀相見。添酒回燈重開宴。千呼萬喚始出來，猶抱琵琶半遮面。

則「移船相近邀相見」之「船」，乃「主人下馬客在船」之「船」，非「去來江口守空船」之「船」。蓋江州司馬移其客之船，以就浮梁茶商外婦之船，而邀此長安故倡從其所乘之船出來，進入江州司馬送客之船中，故能添酒重宴。否則江口茶商外婦之空船中，恐無如此預設之盛筵也。且樂天詩中亦未言及其何時從商婦船中出來，洪氏何故臆加「中夕方去」之語？蓋其意以爲樂天賢者，既夜入商婦船中，若不中夕出去，豈非此夕逕留止於其中耶？讀此詩而作此解，未免可驚可笑。此文字敍述問題也。夫此詩所敍情事，既不中洪氏之詮解，則洪氏抵觸法禁之疑問可以消釋，即本無其事之假設，亦爲贅贅矣。然容齋所論禮法問題，實涉及吾國社會風俗古今不同之大限，故不能不置一言。考吾國社會風習，如關於男女禮法等問題，唐宋兩代實有不同。此可取今日日本爲例，蓋日本往日雖曾效則中國無所不至，如其近世之於德國及最近之於美國者然。但其所受影響最深者，多爲華夏唐代之文化。故其社會風俗，與中國今日社會風氣經受宋以後文化之影響，自有差別。斯事顯淺易見，不待詳論也。惟其關於樂天此詩者有二事可以注意：一即此茶商之娶此長安故倡，特不過一尋常之外婦。其關係本在可離可合之間，以今日通行語言之，直「同居」而已。

元微之於鶯鶯傳極誇其自身始亂終棄之事，而不以為慚疚。其友朋亦視其為當然，而不非議。此即唐代當時士大夫風習，極輕賤社會階級低下之女子。視其去留離合，所關至小之證。是知樂天之於此故倡，茶商之於此外婦，皆當日社會輿論所視為無足重輕，不必顧忌者也。此點已於拙著讀鶯鶯傳文中論及之矣。二即唐代自高宗武則天以後，由文詞科舉進身之新興階級，大抵放蕩而不拘守禮法，與山東舊日士族甚異。寅恪于拙著唐代政治史述論稿中篇論黨派分野時已言之。樂天亦此新興階級之一人，其所為如此，固不足怪也。其詳當別於論樂天之先世時更述之。

序云：

凡六百一十二言。

盧校本作六百一十六言。注云：

二訛。

寅恪案：盧抱經之勘校甚是。惟諸本皆作六百一十二言，故為標出之。

詩云：

間關鶯語花底滑，幽咽泉流冰下難。

寅恪案：汪本及全唐詩本俱作「幽咽泉流水下灘」而于水字下注云：「一作冰。」灘字下注云：「一作難。」盧校本作「水下難」，於難字下注灘字。那波本作「冰下灘」。

段玉裁經韻樓集捌與阮芸臺書云：

> 白樂天間關鶯語花底滑，幽咽泉流水下難。泉流水下難不成語，且何以與上句屬對？昔年曾謂當作泉流冰下難，故下文接以冰泉冷澀。難與滑對，難者，滑之反也。鶯語花底，泉流冰下，形容澀滑二境，可謂工絕。

其說甚是。今請更申證其義。

一與本集互證。白氏長慶集陸肆箏云：

> 霜珮鏘還委，冰泉咽復通。

正與琵琶引此句章法文字意義均同也。

二與此詩有關之微之詩互證。元氏長慶集貳陸琵琶歌中詞句與樂天此詩同者多矣。如「霓裳羽衣偏宛轉。」「六么散序多籠撚。」「斷弦砉騞層冰裂。」諸句，皆是其例。惟其中：

> 冰泉嗚咽流鶯澀。（可參元氏長慶集壹柒贈李十二牡丹花片因以餞行七絕，鶯澀餘聲絮墮風之句。）

一句實為樂天「間關鶯語花底滑，幽咽泉流冰下難。」二句演變擴充之所從來。取元詩以校白句，段氏之說，其正確可以無疑。然則讀樂天琵琶引，不可不竝讀微之琵琶歌，其故不僅在兩詩意旨之因革，可藉以窺見。且其字句之校勘，亦可取決一是也。

又微之詩作「流鶯澀」，而樂天詩作「間關鶯語花底滑」者，蓋白公既擴一而成二句，若仍作澀，未免兩句同說一端，殊嫌重複。白詩以滑與難反對爲文，自較元作更精進矣。

又元氏長慶集貳陸何滿子歌（原注云：張湖南座爲唐有熊作。）略云：

　我來湖外拜君侯，正值灰飛仲春琯。纏綿疊破最慇懃，整頓衣裳頗閑散。冰含遠溜咽還通，鶯泥晚花啼漸嬾。

又同集壹捌盧頭陀詩序云：

　元和九年，張中丞領潭之歲，予拜張公于潭。

舊唐書壹伍憲宗紀下云：

　（元和八年冬十月己巳）以蘇州刺史張正甫爲湖南觀察使。

據此，微之何滿子歌作於元和九年春，而樂天琵琶引作於元和十一年秋，是樂天必已見及微之此詩。然則其擴琵琶歌「冰泉嗚咽流鶯澀。」之一句爲琵琶引「間關鶯語花底滑，幽咽泉流冰下難。」之二句，蓋亦受微之詩影響。而樂天箏詩之「冰泉咽復通。」乃作於大和七年。在其後，不必論矣。

復次，元氏長慶集貳肆新題樂府五絃彈云：

　風入春松正凌亂，鶯含曉舌憐嬌妙。嗚嗚暗溜咽冰泉，殺殺霜刀澀寒鞘。

白氏長慶集貳秦中吟五絃云：

　大聲矗若散，颯颯風和雨。小聲細欲絕，切切鬼神語。

同集叁新樂府五絃彈云：

　第五絃聲最掩抑。隴水凍咽流不得。（李公垂悲善才，寒泉注射隴水開。句，可與此參證。）淒淒切切復錚錚。鐵擊珊瑚一兩曲，冰寫玉盤千萬聲。殺聲入耳膚血慘。寒氣中人肌骨酸。曲終聲盡欲半日，四座相對愁無言。座中有一遠方士，唧唧咨咨聲不已。

寅恪案：元白新樂府此兩篇皆作於元和四年，（見新樂府章。）白氏秦中吟亦是樂天於任諫官即左拾遺時所作，（見白氏長慶集壹傷唐衢二首之貳。）俱在樂天作琵琶引以前，亦可供樂天琵琶引中摹寫琵琶音調一節之參考者也。

詩云：

　此時無聲勝有聲。

唐詩別裁捌選錄此詩，並論此句云：

　諸本此時無聲勝有聲。宋本無聲復有聲，謂住而又彈也。古本可貴如此。

寅恪案：詩中「此時無聲勝有聲。」句上有「冰泉冷澀弦疑絕。疑絕不通聲暫歇。」之語。夫既曰

「聲暫歇」,即是「無聲」也。聲暫歇之後,忽起「銀瓶乍破」「鐵騎突出」之聲,何爲不可接出?沈氏之疑滯,誠所不解。且遍考今存白集諸善本,未見有作「此時無聲復有聲」者,不知沈氏所見是何古本,深可疑也。

詩云:

　　自言本是京城女,家在蝦蟇陵下住。

國史補下略云:

　　舊說,董仲舒墓,門人過,皆下馬。故謂之下馬陵。後人語訛爲蝦蟆陵,皆訛謬所習。亦曰坊中語也。

寅恪案:樂天此節所詠乃長安故倡自述之言,宜其用坊中語也。又同書同卷略云:

　　酒〔之名品,〕則有京城之西市腔蝦蟆陵郎官清阿婆清。

此長安故倡,其幼年家居蝦蟆陵,似本爲酒家女。又自漢以來,旅居華夏之中亞胡人,頗以善釀著稱,而吾國中古傑出之樂工亦多爲西域胡種。則此長安故倡,既居名酒之產區,復具琵琶之絕藝,豈即所謂「酒家胡」者耶?

又樂府雜錄上琵琶條略云:「貞元中有王芬,曹保保,其子善才,其孫曹綱,皆襲所藝,次有裴興奴,與綱同時。曹綱善運撥,若風雨,而不事叩絃。興奴長於攏撚,不撥,稍軟。時人謂曹綱

有右手,興奴有左手。」故後世劇曲中或以裴興奴當此長安故倡女。裴固西域胡姓,「奴」字亦可為女子之名,如元微之連昌宮詞中之念奴是。然則裴興奴不必是女子也。劇曲家之說,未知所本,恐不可據。俟考。

詩云:

妝成每被秋娘妒。

寅恪案:元氏長慶集壹柒贈呂三(寅恪案:元氏長慶集壹陸全唐詩第壹伍函元稹壹陸酬哥舒大少府寄同年科第詩自注俱作「呂二炅」。復證以下引樂天詩題,則三當為二之誤。)校書云:

競添錢貫定秋娘。

白氏長慶集壹肆和元九與呂二同宿話舊感贈云:

聞道秋娘猶且在,至今時復問微之。

又韋縠才調集壹載樂天江南喜逢蕭九徹因話長安舊遊戲贈五十韻云:

多情推阿軟,巧語許秋娘。

即此琵琶引中之秋娘,蓋當時長安負盛名之倡女也。樂天天涯淪落,感念昔遊,遂取以入詩耳。而坊本釋此詩,乃以杜秋娘當之,妄謬極矣。(杜秋娘始末,可參杜牧樊川集壹杜秋娘詩幷序。)

詩云:

商人重利輕別離,前月浮梁買茶去。

寅恪案:據元和郡縣圖志貳捌江西觀察使饒州浮梁縣條云:

每歲出茶七百萬馱,稅十五餘萬貫。

國史補下略云:

風俗貴茶,茶之名品益衆,而浮梁之商貨不在焉。

則知此商人所以往浮梁之故。蓋浮梁之茶,雖非名品,而其產量極豐也。

詩之結語云:

江州司馬青衫濕。

寅恪案:此句爲世人習誦,已爲一口頭語矣。然一考唐代文獻,則不免致疑。元和郡縣圖志貳捌江西觀察使江州條云:

江州,上。(寅恪案,新唐書肆壹地理志云,江州潯陽郡,上。與此同。舊唐書肆拾地理志云,江州,中。與此異。據白氏長慶集貳陸江州司馬廳記云,上州司馬,秩五品。知元和時江州實爲上州。舊志所記,蓋舊制也。)

蓋江州乃上州也。唐六典叁拾上州條(舊唐書肆貳職官志新唐書肆玖下百官志同。)云:

上州,司馬一人,從五品下。

舊唐書肆伍輿服志（參唐會要叁壹章服品第目，新唐書貳肆輿服志。）略云：

上元元年，八月，又制文武三品已上服紫，四品服深緋，五品服淺緋，六品服深綠，七品服淺綠，八品服深青，九品服淺青。

唐六典肆禮部郎中員外郎條略云：

親王三品已上二王後服用紫，五品已上服用朱，七品已上服用綠，九品已上服用青，流外庶人服用黃。

然則樂天此時適任江州上州司馬之職，何以不著緋而著青衫耶？錢竹汀十駕齋養新錄拾唐人服色視散官條云：

野客叢書（貳柒）云，唐制服色不視職事官，而視階官之品。至朝散大夫方換五品服色，衣銀緋。（寅恪案，此說甚是。可參尚書故實公自言四世祖河東公為中書令著緋條及唐會要叁壹內外官章服目。）

唐制服色既視階官之品，考白氏長慶集貳叁祭匡山文云：

維元和十二年歲次丁酉二月辛酉朔二十一日，將仕郎守江州司馬白居易。

是元和十二年樂天之散官為將仕郎，而據舊唐書肆貳職官志（通典肆拾職官典同。）云：

從第九品下階將仕郎。（文散官。）

是將仕郎爲最低級之文散官。樂天於元和十一年秋作此詩時,其散官之品亦必爲將仕郎無疑,蓋無從更低於此品也。唐會要叁壹內外官章服目云:

開元八年二月二十日勅,都督刺史品卑者,借緋及魚袋,永爲常式。

樂天此時止爲州佐,固唯應依將仕郎之階品著青衫也。(見校補記第九則)

第三章　連昌宮詞

元微之連昌宮詞實深受白樂天陳鴻長恨歌及傳之影響，合併融化唐代小說之史才詩筆議論爲一體而成。其篇首一句及篇末結語二句，乃是開宗明義及綜括全詩之議論。又與白香山新樂府序（白氏長慶集叁。）所謂「首句標其目，卒章顯其志。」者，有密切關係。樂天所謂「每被老元偸格律。」（白氏長慶集壹陸編集拙詩成一十五卷因題卷末戲贈元九李二十詩。）殆指此類歟？至於讀此詩必與樂天長恨歌詳悉比較，又不俟論也。總而言之，連昌宮詞者，微之取樂天長恨歌之題材依香山新樂府之體制改進創造而成之新作品也。

凡論連昌宮詞者，有一先決問題，即此詩爲作者經過行宮感時撫事之作，抑但爲作者閉門伏案依題懸擬之作。若屬前者，則微之一生可以作此詩之年月，共計有五，悉條列於下，論其可否。

第一說　討淮蔡時作

洪邁容齋隨筆壹伍（容齋詩話肆。）連昌宮詞條云：

其末章及官軍討淮西乞廟謨休用兵之語，蓋元和十一二年間所作，殊得風人之旨，非長恨

〔歌〕比云。

寅恪案：容齋以連昌宮詞作於元和十二年間，未知是否僅依詩中詞旨論斷，抑或更別有典據。若僅依詞旨論斷，則為讀者普通印象，無論何人，皆具同感。匪特容齋一人如是也。元氏長慶集貳肆連昌宮詞（全唐詩第壹伍函元稹貳肆）云：：

今皇神聖丞相明。詔書纔下吳蜀平。官軍又取淮西賊，此賊亦除天下寧。

詩中所言，皆憲宗時事。今皇明指憲宗，故此詩之作必在憲宗之世。據讀者普通印象論，此四句似謂，「憲宗既平蜀之劉闢，吳之李錡，今又討淮西之吳元濟，若復除之，則天下寧矣。」後二句為希望語氣。故此詩之作應在方討淮西，而尚未竟功之時。洪氏此詩作於元和十二年間之說，殆即依此立論。考憲宗討淮蔡，前後共歷三年之久，自元和九年冬起，至十二年冬止。即資治通鑑自卷貳叁玖唐紀憲宗紀所載：

元和九年冬十月甲子，以嚴綬為申光蔡招撫使，督諸道兵討吳元濟。

至卷貳肆拾唐紀憲宗紀所載：：

元和十二年冬十月甲戌，〔李〕愬以檻車送吳元濟詣京師。己卯，淮西行營奏獲吳元濟。十一月〔丙戌朔〕上御興安門受俘，遂以吳元濟獻廟社，斬於獨柳之下。

是也。（參閱舊唐書壹伍新唐書柒憲宗紀等。）其實即此數年中真與此詩之著作有關者，止元和十

年十一年及十二年,而九年不能在內,以詩中有:

又有牆頭千葉桃,風動落花紅蔌蔌。

寫實之句,為暮春景物,不能屬於其他節候。元和九年之暮春尚未出兵討淮蔡,故不能計入也。

新唐書叁捌地理志云:

河南道河南府河南郡壽安縣。(原注云:西一十九里有連昌宮,顯慶三年置。)

寅恪案:壽安約當今河南省宜陽縣地。連昌宮所在之地既已確定,連昌宮詞如為憲宗討淮蔡而未竟功時所作,則在元和十年十一年或十二年暮春之時,微之至少必須經過壽安,然後始有賦此詩之可能。茲逐年考之於下:

(甲)元和十年暮春

舊唐書壹肆憲宗紀(通鑑貳叁捌唐紀憲宗紀元和五年亦紀此事。)云:

元和五年二月,東臺監察御史元稹攝河南尹房式於臺,擅令停務。貶江陵府士曹參軍。

元和五年貶謫出長安後,至十年春始由唐州還京,復出京至通州。兩唐書本傳及白香山所為墓誌皆紀述簡略。今摘錄其集中諸詩句及其題目自注等,與十年還京出京之道途時日有關者,以資參證。

元氏長慶集壹玖載:

桐孫詩幷序。（原注云：此後元和十年詔召入京及通州司馬已後詩。）

元和五年予貶掾江陵。三月二十四日宿曾峯館，山月曉時，見桐花滿地，因有八韻寄白翰林詩。當時草處，未暇紀題。及今六年，詔許西歸，去時桐樹上孫枝已拱矣。予亦白鬚兩莖，而蒼然班鬢，感念前事，因題舊詩，仍賦桐孫詩一絕。又不知幾何年復來商山道中。元和十年正月題。

去日桐花半桐葉，別來桐樹老桐孫。城中過盡無窮事，白髮滿頭歸故園。

西歸絕句

五年江上損容顏。今日春風到武關。兩紙京書臨水讀，小桃花樹滿商山。（原注云：得復言樂天書。）

只去長安六日期。多應及得杏花時。春明門外誰相待，不夢閑人夢酒卮。

今朝西渡丹河水，心寄丹河無限愁。若到莊前竹園下，殷勤爲繞故山流。（原注云：丹浙，莊之東流。）

寒窻風雪擁深爐。彼此相傷指白鬚。一夜思量十年事，幾人強健幾人無。（原注云：宿寶十二藍田宅。）

雲覆藍橋雪滿溪。須臾便與碧峯齊。風回麵市連天合，凍壓花枝著水低。

寒花帶雪滿山腰。着柳冰珠滿碧條。天色漸明回一望，玉塵隨馬度藍橋。

留呈夢得子厚致用（原注云：題藍橋驛。）（詩略。）

寅恪案：以上皆微之由唐州至長安途中所作。

澧西別樂天博載樊宗憲李景信兩秀才姪谷三月三十日相餞送今朝相送自同遊。酒語詩情替別愁。忽到澧西總回去，一身騎馬向通州。

寅恪案：以上爲微之出長安至通州時所作。

又元氏長慶集壹貳載：

酬樂天東南行詩一百韻并序

樂天東南行詩

元和十年三月二十五日予司馬通州。二十九日與樂天於鄠東蒲池村別。十三年予以赦當遷。

我病方吟越，君行已過湖。（原注云：元和十年閏六月至通州，染瘴危重。八月，聞樂天司馬江州。）

又云：

重喜登賢苑，方看佐伍符。（原注云：九年樂天除太子贊善，予從事唐州也。）

又云：

因教罷飛檄，便許到皇都。（原注云：十年春自唐州詔予召入京。）

寅恪案：以上諸句爲微之追述元和十年春由唐州至長安，又由長安至通州事。據上引諸詩，知微之於元和十年春由唐州入長安，實取藍武大道，證以韓退之貶潮州刺史，其出長安途中所賦詩，如左遷至藍關示姪孫湘七律及武關西逢配流吐蕃七絕等，（悉見昌黎集拾。）與微之此次行程適合，不過有去國還京之別耳。微之此役，西渡丹淅，北經武藍，距連昌宮所在之壽安殊遠，似難迂道經過。即使經過，其時之景物亦與連昌宮詞所言者不符，自不可能。其桐孫詩序雖記元和十年正月，繹其文意，乃補題元和五年三月二十四日之舊作者。本草綱目叁伍桐下引陶弘景說云：

二月開花，紅紫色。禮云，三月桐始華者也。

是正月時桐尚未開花。微之取元和十年正月詠桐孫詩附題於元和五年三月詠桐花詩後，不可因此誤疑商山道中氣候不同，花事特早也。西歸絕句言：「小桃花樹滿商山。」又言：「只去長安六日期。多應及得杏花時。」則此商山之「小桃花」必爲先杏開花之桃，而與千葉桃之較後開者不同類。考陸游老學庵筆記肆云：

歐陽公梅宛陵王文恭（寅恪案，文恭王珪謚也。）集皆有小桃詩。歐詩云，雪裏花開人未知。摘來相顧共驚疑。便當索酒花前醉，初見今年第一枝。但謂桃花有一種早開者耳。及遊成都，始識所謂小桃者，上元前後即著花，狀如垂絲海棠。曾子固雜識云，正月二十間天章閣

賞小桃。正謂此也。

是微之元和十年正月間於商山途中所見之小桃花正是此種植物，確無可疑矣。又據微之題藍橋驛留呈子厚諸人七律，證以柳子厚集肆貳所載：

詔追赴都二月至灞亭上

十一年前南渡客，四千里外北歸人。詔書許逐陽和至，驛路開花處處新。

之七絕，是微之略前行而子厚後隨。子厚於二月達灞亭，即長安近傍。時微之已先到長安。故綜合推計之，謂微之元和十年到長安之時，約在正月下旬或二月初旬，諒不甚遠於事實也。是年三月末，微之即取道灃鄂，折向西南，（元和郡縣圖志貳關內道京兆府鄠縣，東北至府六十五里，豐水出縣東南終南山，自發源北流至縣東二十八里北流入渭。）由秦至巴赴通州司馬之任。然則微之於元和十年春季正月一小部分或二月之全部分及三月幾全部分之時日，悉在長安。夏季自四月至六月之時間，又在由長安至通州之途中。連昌宮牆頭之千葉桃花，自開自謝，微之關山遠隔，王程有限，（白氏長慶集壹柒夷陵贈微之詩云：「各限王程須去住。」此借用。）亦無從得而賞之詠之。此連昌宮詞不能作於元和十年暮春之證也。

(乙) 元和十一年暮春

(丙) 元和十二年暮春

元氏長慶集壹貳獻滎陽公詩五十韻云：

自傷魂慘沮，何暇思幽玄。（積病瘵二年，求醫在此，滎陽公不忍歸之瘴鄉。）

寅恪案：舊唐書壹伍捌鄭餘慶傳云：

（元和）九年拜檢校右僕射兼興元尹，充山南西道節度觀察使。三歲受代，十二年除太子少師。

又舊唐書壹伍憲宗紀下云：

（元和）九年三月辛酉以太子少傅鄭餘慶檢校右僕射興元尹山南西道節度使。

同書同卷（參吳廷燮唐方鎮年表肆。）又云：

（元和十一年）冬十月丁巳以刑部尚書權德輿檢校吏部尚書兼興元尹，充山南西道節度使。

又白氏長慶集壹柒題詩屏風絕句並序云：

（元和）十二年冬微之猶滯通州，予亦未離湓上。（詩略。）

據此可知微之自元和十年六月至十二年冬，皆在山南西道區域。興元為山南西道節度使治所，鄭權俱為當時之文儒大臣，而載之尤負盛名。微之之能久留興元，要非無因。且通州即在山南西道管內，故微之因病求醫，得至其地。若連昌宮所在之壽安縣，則隸屬河南道。微之非有公務，不能越道境而遠遊。今既無微之奉使越境之事，此連昌宮詞不能作於元和十一年或十二年暮春之

第二說　淮蔡平後作

連昌宮詞既不能作於元和十年十一年十二年暮春,即不作於淮蔡用兵之時。元和紀年凡十五歲,憲宗暴崩於十五年正月庚子,(見舊唐書壹伍憲宗紀等。)則僅十三年十四年暮春,與此詩之著作有關。復依前例條辨之於下:

(丁)元和十三年暮春

白氏長慶集貳陸三遊洞序云:

平淮西之明年(即元和十三年)冬,予自江州司馬授忠州刺史。微之自通州授虢州長史。又明年(即元和十四年)春祗命之郡,與知退偕行。三月十日參會於夷陵。翌日(即三月十一日)微之反權送予至下牢戌。又翌日(即三月十二日)將別未忍,引舟上下者久之。

又白氏長慶集壹柒載七言十七韻詩贈微之序云:

十年三月三十日別微之於澧上。十四年三月十一日夜,(三遊洞序言,三月十日參會於夷陵。微不同。)遇微之於峽中,停舟夷陵,三宿而別。

據此,則微之雖於元和十三年冬自通州司馬授虢州長史。至十四年春,始下峽赴新任。則十三年暮春仍在山南西道管內,無由得至壽安。此連昌宮詞不能作於元和十三年暮春之證也。

(戊)元和十四年暮春

舊唐書壹陸陸元稹傳云：

〔元和〕十四年，自虢州長史徵還，爲膳部員外郎。

新唐書壹柒肆元稹傳云：

〔元和〕末召拜膳部員外郎。

寅恪案：憲宗崩於元和十五年正月。微之於十四年已由虢州長史徵還長安，爲膳部員外郎，則連昌宮詞之作，似即在元和十四年暮春，自通州赴虢州，就長史新任，便道經過壽安之時。

元和郡縣圖志伍云：

河南道河南府壽安縣，東北至府七十六里。

同書陸云：

河南道虢州，東至東都四百五十里。

是微之未至虢州之前，必先經東都。而東都與壽安，僅七十六里之隔，便道經行，亦頗意中之事。北地通常桃花開放之時，約値舊曆清明節時。唐孟棨本事詩崔護「人面桃花」之句，爲世所習知，其所謂「去年今日」即清明日也。然考是年清明在三月三日，（此係據陳垣先生中西回史日曆，未知與當時實用之曆如何？即使不同，要不過相差一二日，於本文論證之主旨無關也。）微之發夷

陵時,已爲三月十二或十三日,據通典壹捌叁州郡典壹叁云:

夷陵郡南至江陵水路二百三十七里。

江陵郡北至襄陽郡四百四十五里。

又同書壹柒柒州郡典柒云:

襄陽郡去東京八百五十七里。

今復加計自東京至壽安七十六里,共爲一千六百一十五里。縱唐代里度較今略短,又微之行程較前元和十年由唐州至長安由長安至通州二役爲迅速,然亦非四月初不能到壽安,是距清明已一月之久,恐不及見連昌宮牆頭千葉桃落紅蔌蔌之狀矣。且元和十四年二月憲宗平定淄青最爲當時一大事,通鑑貳肆壹唐紀憲宗紀元和十四年條(參閱舊唐書壹肆新唐書貳壹叁李正己傳等。)云:

元和十四年二月壬戌,田弘正捷奏至。乙丑命户部侍郎楊於陵爲淄青宣撫使。己巳李師道首函至。自廣德以來,垂六十年,藩鎮跋扈,河南北三十餘州自除官吏,不供貢賦。至是盡遵朝廷約束。

據此,微之即行色忽忽,所經過之大都邑如洛陽等,似不能不稍作淹留,與當地官吏及平生親故相見,因從得知平齊消息。連昌宮詞若適作於是年暮春,則雖不必如劉夢得平齊行(劉夢得文集壹伍。)之誇大其事,亦不能僅敍至淮西平定而止,絕不道及淄青一字。於此轉得一強有力之反

證。此連昌宮詞不能作於十四年暮春之證也。

總而言之，連昌宮詞若爲作者經過行宮感時撫事之作，則其著作之時日，用地理行程以相參校，僅有元和十年暮春及元和十四年暮春二者之可能。而元和十年微之所取之道，即韓退之「雲橫秦嶺家何在，雪擁藍關馬不前。」之道也。故不可能。元和十四年其所取之道，即杜子美「即從巴峽穿巫峽，便下襄陽向洛陽。」之道也。故似可能。但一考當年節候與花事之關係，又爲不可能。二者既皆不可能，則連昌宮詞非作者經過其地之作，而爲依題懸擬之作，據此可以斷定也。

連昌宮詞既爲依題懸擬之作，然則作於何時何地乎？考元氏長慶集壹貳見人詠韓舍人新律詩因有戲贈略云：

喜聞韓古調，兼愛近詩篇。好去老通川。（原注云：自謂。）

是微之在通州司馬任內曾有機緣得見韓退之詩之證也。又考韓昌黎文集拾和李司勳勳過連昌宮七絕云：

夾道疏槐出老根。高甍巨桷壓山原。宮前遺老來相問，今是開元幾葉孫。

此爲退之和李正封之詩，李氏原作，今不可得見。退之作詩之時，爲元和十二年冬淮西適平之後。頗疑李氏原詩或韓公和作，遠道流傳，至次年即十三年春間遂爲微之所見，因依題懸擬，亦賦一篇。其時微之尙在通州司馬任內，未出山南西道之境。觀其託諸宮邊遺老問對之言，以抒開

壹陸陸 元稹傳云：

元稹河南人，元和元年四月除右拾遺。出爲河南縣尉。四年奉使東蜀，使還分務東臺。

夫河南雖是郡望，但洛陽則爲微之仕宦居遊之地。元和五年未貶江陵以前，至少亦當一度經過壽安，連昌宮門內之竹，牆頭之桃，俱所目見。故依題懸擬，亦能切合。李正封之作，其藝術高下未審如何。若微之此篇之波瀾壯闊，決非昌黎短句所可並論，又不待言也。至唐詩紀事陸貳鄭嵎津陽門詩，雖亦託之旅邸主翁之口，爲道承平故實，抒寫今昔盛衰之感。然不過塡砌舊聞，祝願頤養而已。才劣而識陋，較之近人王湘綺之圓明園詞，王觀堂之頤和園詞，或猶有所不逮。以文學意境衡之，誠無足取。其所以至今仍視爲敍述明皇太眞物語之鉅製者，殆由詩中子注搜采故實頗備，可供參考之資耳。

綜合此詩末章前後文意言之，「官軍又取淮西賊，此賊亦除天下寧。」二句，意謂今年不依往年之例，耕種宮前御道，以待天子臨幸。「今年」爲淮西始平，天下遂寧之年，文意甚明。是此詩實成於元和十三年暮春。洪氏作於元和十一二年間之說，即以依題懸擬言，猶有未諦也。

故「年年耕種宮前道，今年不遣子孫耕。」二句，意謂今年不依往年之例，耕種宮前御道，語氣。

連昌宮詞末章「老翁此意深望幸，努力廟謨休用兵。」之語，與後來穆宗敬宗兩朝之政治尤有關係，略徵舊史述之於下：

舊唐書壹柒貳蕭俛傳（參舊唐書壹陸穆宗紀長慶元年二月乙酉馬總奏條。）云：

穆宗乘章武恢復之餘，即位之始，兩河廓定，四鄙無虞，而俛與段文昌屢獻太平之策，以爲兵以靜亂，時已治矣，不宜黷武。勸穆宗休兵偃武。又以兵不可頓去，請密詔天下軍鎮有兵處，每百人之中限八人逃死，謂之消兵。帝既荒縱，不能深料，遂詔天下軍鎮行之。而藩鎮之卒，合而爲盜，伏於山林。明年朱克融王庭湊復亂河朔，一呼而遣卒皆至。朝廷方徵兵諸藩，籍既不充，尋行招募。烏合之徒，動爲賊敗。由是再失河朔，蓋消兵之失也。

舊唐書壹陸陸元稹傳云：

荆南監軍崔潭峻甚禮接稹，不以掾吏遇之，常徵其詩什諷誦之。長慶初潭峻歸朝，（新唐書壹柒肆元稹傳作，長慶初潭峻方親幸，較妥。蓋新唐書壹柒玖李訓傳明言潭峻爲元和逆黨，即弑憲宗之黨，而憲宗於元和十五年正月二十七日被弑，穆宗嗣位。次年，方改元長慶。是潭峻歸朝當在長慶以前也。）出稹連昌宮詞等百餘篇奏御。無何，召入翰林，爲中書舍人承旨南宮散郎。即日轉祠部郎中，尋知制誥。由是極承恩顧。而知樞密魏弘簡尤與稹相善。穆宗愈深知重。河東節度學士。中人以潭峻之故，爭與稹交。

使裴度三上疏，言稹與弘簡爲刎頸之交，謀亂朝政。言甚激訐。穆宗顧中外人情，乃罷積內職，授工部侍郎。上恩顧未衰，長慶二年拜平章事。詔下之日，朝野無不輕笑之。

當憲宗之世，主持用兵者，宰相中有李吉甫武元衡裴度之諸人，宦官中則有吐突承璀。此逆黨中之一人。與士大夫相似。其弑憲宗立穆宗及殺吐突承璀之諸宦官，世號爲「元和逆黨」。崔潭峻者，朋黨，此逆黨中之一人。故「消兵」之說，爲「元和逆黨」及長慶初得志於朝之士大夫所主持。此事始末，非本文所能詳盡。但連昌宮詞末章之語，同於蕭俛段文昌「消兵」之說，宜其特承穆宗知賞，而爲裴晉公所甚不能堪。此則讀是詩者，於知人論世之義，不可不留意及之也。

又白氏長慶集肆伍策林序略云：

元和初予罷校書郎，與元微之將應制舉。揣摩當代之事，構成策目七十五門。

四十四　銷兵數

若使逃不捕，死不填，則十年之間，十又銷其三四矣。故不散棄之，則軍情無怨也。不增加之，則其數自銷也。

然則「銷兵」之說，本爲微之少日所揣摩當世之事之一。作連昌宮詞時，不覺隨筆及之。此則當日政治之環境實爲之也。殊不意其竟與己身之榮辱升沈，發生如是之關係。

又微之賦此詩述玄宗時事託諸宮邊野老之口，如「弄權宰相不記名，依稀憶得楊與李。」之例，其

有與史實不甚符合者，可置不論。然今日流傳之本，亦有後人妄加注解者，則不得不亟為刪訂。如「明年十月東都破，御路猶存祿山過。」之句，今全唐詩本第壹伍函元稹貳肆此句下注云：

天寶十三年祿山破洛陽。

寅恪案：舊唐書玖新唐書伍玄宗紀及通鑑貳壹柒同記天寶十四載十二月丁酉安祿山陷洛陽，「十月」自是微之誤記，至「十三年」之誤，更不待言也。（又元氏長慶集貳肆新題樂府立部伎亦有「明年十月燕寇來，九廟千門虜塵涴。」之句。）其最可異者，莫如「爾後相傳六皇帝，不到離宮門久閉。」之句下注云：

肅代德順憲穆。

六字。據詩中文義，謂「今皇」平吳蜀，取淮西，諭淮西書參證。則「今皇」自是指憲宗而言，自玄宗不到離宮之後，順數至「今皇」即憲宗，只有五帝，何能預計穆宗或加數玄宗而成「六皇帝」？嘗徧考諸本，俱作「六」，無作「五」者，可知此誤字相傳已久。頗疑微之於本朝君主傳代之數，似不應譌誤至此，而諉為野老記憶不眞之言。如元氏長慶集伍貳沂國公魏博德政碑所云：

長慶集伍貳沂國公魏博德政碑所云：

五紀四宗，容受隱忍。

其「四宗」自指肅代德順四宗而言，所言既無譌舛，以彼例此，則應亦不致誤迹也。或者此詩經崔

七八

潭峻之手進御於穆宗,閹豎小人,未嘗學問,習聞當日「消兵」之說,圖復先朝巡幸之典,殊有契於「老翁此意深望幸,努力廟謨休用兵。」之句,遂斷章取義,不顧前後文意,改「五」為「六」,藉以兼指穆宗歟?此言出於臆測,別無典據,姑備一說於此,以待他日之推證可也。然其後敬宗欲幸東都,殆亦受宦官之誘惑者,經羣臣極諫,並畏藩鎮稱兵,不得已中止。其事本末見舊唐書壹柒拾新唐書壹柒叁裴度傳,茲迻錄通鑑原文及胡三省注於下,似亦與「望幸」句意關涉,讀此詩者可併取以參證焉。

通鑑貳肆叄唐紀敬宗寶曆二年條云:

上(敬宗)自即位以來,欲幸東都。宰相及朝臣諫者甚衆,上皆不聽,決意必行。已令度支員外郎盧貞,按視修東都宮闕及道中行宮,(胡注,自長安歷華陝至洛,沿道皆有行宮。如壽安之連昌宮是也。)裴度從容言於上曰,國家本設兩都,以備巡幸。自多難以來,茲事遂廢。今宮闕營壘,百司廨舍,率已荒陁。陛下儻欲巡幸,宜命有司歲月間徐加完葺,然後可往。上曰,從來言事者,皆言不當往。如卿言,不往亦可。會朱克融王庭湊皆請以兵匠助修東都。三月丁亥,敕以修東都煩擾,罷之。(胡注,史言修東都之役,非以羣臣論諫而罷,特畏幽鎮之稱兵而罷耳。)

復有傳本譌寫應即校改者,如「往來年少說長安,玄武樓成花萼廢。」之句,唐詩紀事本(卷貳柒。)

作「玄武樓前花萼廢。」全唐詩本「成」字下亦有「一作前」之注,案唐六典柒云:

興慶宮在皇城之東南,東距外郭城東垣。(原注云:即今上龍潛舊宅也。開元初以爲離宮。至十四年又取永嘉勝業坊之半以置朝。宮之南曰通陽門,通陽之西曰花萼樓。(原注云:樓西即寧王第,故取詩人棠棣之義以名樓焉。)

宋敏求長安志陸大明宮條(參考徐松唐兩京城坊考壹。)云:

北面一門曰玄武門。(原注云:德宗造門樓,外設兩廊,持兵宿衞,謂之北衙。)

據此,玄武樓在大明宮之北面,興慶宮遠在大明宮之東南,而花萼樓又在興慶宮之西南隅,則花萼樓準諸地望,決無在玄武樓前之理。昔人譏白香山長恨歌「峨嵋山下少人行,旌旗無光日色薄。」之句爲誤,以峨嵋山在唐代嘉州境內,明皇由長安至成都不經過其下也。(見夢溪筆談貳叁譏譇附謬誤類及詩人玉屑壹壹。)殊不知微之使東川,作好時節絕句,(元氏長慶集壹柒。)亦有「身騎驄馬峨嵋下,面帶霜威卓氏前。」之語。(並見長恨歌箋。)此皆詩人泛用典故率意牽附之病,不足深責。獨此詩說長安今昔之變遷,託諸往來年少之口,乃寫實之詞,與泛用典故者不同。其於城坊宮苑之方位,豈能顛倒錯亂至此。若斯之類,自屬後人傳寫之誤。況花萼樓建於玄宗之世,爲帝王友愛之美談。玄武樓造於德宗之時,成神策宿衞之禁域。一成一廢,對舉並陳。而今昔盛衰之感,不明著一字,即已在其中。若非文學之天才,焉能如是。此微之所以得稱「元才子」而無

愧者耶?又五代會要壹捌前代史條載賈緯之語,謂「自唐高祖至代宗,紀傳已具。」則今舊唐書玄宗紀實本之舊文,夫君舉必書,巡幸陪都之大典,決無漏載之理。考舊唐書玄宗自開元二十四年十月丁丑自東都還西京之後,(新唐書伍玄宗紀及通鑑貳壹肆俱作丁丑。當依張宗泰校記改爲丁卯。)遂未重到洛陽。是後率以冬季十月或十一月幸華清宮,從未東出崤函一步。故通鑑貳壹肆開元二十五年九月條(參閱新唐書伍叁食貨志)云:

先是西北邊數十州多宿重兵,地租營田皆不能贍,始用和糴之法。有彭果者,因牛仙客獻策,請行糴法於關中。戊子敕以歲稔穀賤傷農,命增時價什二三和糴東西畿粟各數百萬斛,停今年江淮所運租。自是關中蓄積羨溢,車駕不復幸東都矣。癸巳敕河南河北租應輸含嘉倉者皆留輸本州。

國史補上略云:

玄宗開元二十四年時在東都,因宮中有怪,明日召宰相欲西幸。裴耀卿張曲江諫。是時李林甫初拜相,竊知上意,乃言,兩京陛下東西宮也。臣請宣示有司,即日西幸。上大悅。自此駕至長安,不復東矣。

雖冊壽王妃楊氏在開元二十三年十二月乙亥,(見通鑑貳壹肆及考異並唐大詔令集肆拾全唐文叁捌冊壽王楊妃文。)其時玄宗尚在東都,未還西京。然自楊妃於開元二十九年正月二日入道,即入

宮之後,(詳見長恨歌章辨曝書亭集伍伍書楊太眞外傳後。)明皇旣未有巡幸洛陽之事,則太眞更無以皇帝妃嬪之資格從遊連昌之理,是太眞始終未嘗伴侍玄宗一至連昌宮也。詩中「上皇正在望仙樓,太眞同凭欄干立。」及「寢殿相連端正樓。太眞梳洗樓上頭。」等句,皆傅會華淸舊說,(樂史楊太眞外傳下云∴「華淸宮有端正樓,卽貴妃梳洗之所。」)構成藻飾之詞。才人故作狡獪之語,本不可與史家傳信之文視同一例,恐讀者或竟認爲實有其事,特爲之辨正如此。

至元氏長慶集壹柒燈影七絕云∴

洛陽晝夜無車馬,漫掛紅紗滿樹頭。見說平時燈影裏,玄宗潛伴太眞遊。

則亦微之依據世俗傳說,姑妄聽之,姑妄言之。旣有「見說」之語,則更不足辨。而全唐詩第壹玖函張祜貳連昌宮七絕所謂∴「玄宗上馬太眞去」者,又在微之之後,尤可不論矣。又詩中「百官隊仗避岐薛,楊氏諸姨車鬬風。」之句,容齋續筆貳開元五王條已言其非事實,故茲不再辨。惟洪氏以「楊太眞以(天寶)三載方入宮。」之說,殆誤會通鑑書法所致。寅恪別於長恨歌章詳論之矣。

更有可論者,詩云∴

明年十月東都破。御路猶存祿山過。驅令供頓不敢藏,萬姓無聲淚潛墮。

寅恪案∴通鑑貳壹捌唐紀叁肆至德元載六月(安祿山)遣孫孝哲將兵入長安條考異略云∴

新傳又云(安)祿山至(長安),怒,大索三日。按舊傳(張)通儒爲西京留守編檢諸書,祿山自

反後未嘗至長安,新傳誤也。

是祿山自反後未嘗至長安。連昌宮為長安洛陽間之行宮,祿山既自反後未嘗至長安,則當無緣經過連昌宮前之御路,故此事與楊貴妃之曾在連昌宮之端正樓上梳洗者,同出於假想虛構。宋子京為史學名家,尚有此失,特附論及之,庶讀此詩者不至沿襲宋氏之誤也。

此詩復有唐代當時術語須略加詮釋者,如「賀老琵琶定場屋。」之定,及樂府雜錄敍貞元時長安東西兩市互鬭聲樂事中,「西市豪族厚賂莊嚴寺僧善本,以定東廊之勝。」之定,其義為「壓」及「壓場」之意也。又如「蛇出燕巢盤鬭拱。」之「鬭拱」,即近日營造學者所盛稱之「斗拱」。斗字義不可通,蓋古代工匠用以代鬭字之簡寫,殊非本字。然今知此者鮮矣。(見校補記第十則)

第四章　豔詩及悼亡詩　附：讀鶯鶯傳

元氏長慶集叄拾敍詩寄樂天書云：

不幸少有伉儷之悲，撫存感往，成數十詩，取潘子悼亡爲題。又有以干敎化者，近世婦人暈淡眉目，縮約頭鬢，衣服脩廣之度及匹配色澤尤劇怪豔，因爲豔詩百餘首。詞有今古，又兩體。

寅恪案：今存元氏長慶集爲不完殘本。其第玖卷中夜閒至夢成之等詩，皆爲悼亡詩，韋縠才調集第伍卷所錄微之詩五十七首，雖非爲一人而詠，但所謂豔詩者，大抵在其中也。微之自編詩集，以悼亡詩與豔詩分歸兩類。其悼亡詩即爲元配韋叢而作。其豔詩則多爲其少日之情人所謂崔鶯鶯者而作。微之以絕代之才華，抒寫男女生死離別悲歡之情感。其哀豔纏綿，不僅在唐人詩中不可多見，而影響及於後來之文學者尤巨。如鶯鶯傳者，初本微之文集中附庸小說，其後竟演變流傳成爲戲曲中之大國鉅製，即是其例。夫此二婦人與微之之關係，既須先後比較觀察之，則微之此兩類詩，亦不得不相校並論也。

夫此兩類詩本為男女夫婦而作。故於（一）當日社會風習道德觀念。（二）微之本身及其家族在當日社會中所處之地位。（三）當日風習道德二事影響及於微之之行為者。必先明其梗概，然後始可瞭解。寅恪前著讀鶯鶯傳一文，已論及之。此文即附於後幅，雖可取而並觀，然為通曉元氏此兩類詩，故不憚重複煩悉之譏，仍為總括序論於此，以供讀此兩類詩者之參考焉。

縱覽史乘，凡士大夫階級之轉移升降，往往與道德標準及社會風習之變遷有關。當其新舊蛻嬗之間際，常呈一紛紜綜錯之情態，即新道德標準與舊道德標準，新社會風習與舊社會風習並存雜用。各是其是，而互非其非也。斯誠亦事實之無可如何者。雖然，值此道德標準社會風習紛亂變易之時，此轉移升降之士大夫階級之人，有賢不肖拙巧之分別，其賢而拙者，常感受苦痛，終於消滅而後已。其不肖者巧之徒，則多享受歡樂，往往富貴榮顯，身泰名遂。其故何也？由於善利用或不善利用此兩種以上不同之標準及習俗，以應付此環境而已。譬如市肆之中，新舊不同之度量衡並存雜用，則其巧詐不肖之徒，以長大重之度量衡購入，而以短小輕之度量衡售出。其賢而拙者之所為適與之相反。於是兩者之得失成敗，即決定於是矣。

人生時間約可分為兩節，一為中歲以前，一為中歲以後。人生本體之施受於外物者，亦可別為情感及事功之二部。若古代之士大夫階級，關於社會政治者言之，則中歲以前，情感之部為婚姻，中歲以後，事功之部為仕宦。故白氏長慶集壹肆和夢遊春詩一百韻序略云：

微之既到江陵,又以夢遊春七十韻寄予,且題其序曰,斯言也,不可使不知吾者知,亦不可使不知。樂天知吾〔者〕也,不敢不使吾子知。故廣足下七十韻爲一百韻,重爲足下陳夢遊之中所以甚感者,敍婚仕之際所以至感者。微之微之,予斯文也,尤不可使不知吾者知。幸藏之云爾。

夫婚仕之際,豈獨微之一人之所至感,實亦與魏晉南北朝以來士大夫階級之一生得失成敗至有關係。而至唐之中葉,即微之樂天所生值之世,此二者已適在蛻變進行之程途中,其不同之新舊道德標準社會風習並存雜用,正不肖者用巧得利,而賢者以拙而失敗之時也。故欲明乎微之之所以爲不肖爲巧爲得利成功,無不繫於此仕婚之二事。以是欲瞭解元詩,依論世知人之旨,固不可不研究微之之仕宦與婚姻問題,而欲明當日士大夫階級之仕宦與婚姻問題,則不可不知南北朝以來,至唐高宗武則天時,所發生之統治階級及社會風習之變動。請略述之,以供論證焉。

南北朝之官有清濁之別,如隋書貳陸百官志中所述者,即是其例。至於門族與婚姻之關係,其例至多,不須多舉。故士大夫之仕宦苟不得爲清望官,婚姻苟不結高門第,則其政治地位,社會階級,即因之而低降淪落。茲僅引一二事於下,已足資證明也。

晉書捌肆楊佺期傳云:

自云門戶承籍,江表莫比。有以其門第比王珣者猶恚恨。而時人以其晚過江,婚宦失類,每

八六

南史叁陸江夷傳附斅傳云：

中書舍人紀僧眞幸於（齊）武帝，稍歷軍校，容表有士風。謂帝曰，臣小人，出自本縣武吏，邀逢聖時，階榮至此。爲兒婚得荀昭光女，即時無復所須，唯就陸下乞作士大夫。帝曰，由江斅謝瀹。我不得措此意。可自詣之。僧眞承旨詣斅，登榻坐定，斅便命左右曰，移吾牀讓客。僧眞喪氣而退，告武帝曰，士大夫故非天子所命。

據此，可知當時人品地位，實以仕宦婚姻二事爲評定之標準。唐代政治社會雖不盡同於前代，但終不免受此種風習之影響。故婚仕之際，仍爲士大夫一生成敗得失之所關也。若以仕之一事言之，微之雖云爲隋兵部尚書元巖之六世孫，然至其身式微已甚，觀其由明經出身一事可證。如康騈劇談錄（參唐語林陸補遺。）略云：

元和中李賀善爲歌篇，爲韓愈所知，重於縉紳。時元稹年少，以明經擢第，亦工篇什。嘗交結於賀，日執贄造門。賀覽刺不答。遽入，僕者謂曰，明經及第，何事看李賀？稹慚恨而退。

裴廷裕東觀奏記上（參新唐書壹捌貳李珏傳唐語林叁識鑒類。）略云：

李珏趙郡贊皇人。早孤，居淮陰，舉明經。李絳爲華州刺史，一見謂之曰，日角珠庭，非常

人也。當掇進士科,明經碌碌,非子發跡之路。

新唐書壹捌叁崔彥昭傳(參尉遲偓中朝故事。)云:

彥昭與王凝外昆弟也。凝大中初先顯,而彥昭未仕。嘗見凝,凝倨不冠帶,慢言曰,不若從明經舉。彥昭爲憾。

王定保摭言壹序進士條云:

其艱難謂之三十老明經,五十少進士。

據此得見唐代當日社會風尚之重進士輕明經。微之年十五以明經擢第,而其後復舉制科者,乃改正其由明經出身之途徑,正如其棄寒族之雙文,而婚高門之韋氏。於仕於婚,皆不憚改轍,以增高其政治社會之地位者也。

又元氏長慶集伍玖告贈皇祖妣文云:

蔭籍胺削,龜繩用稀。我曾我祖,仍世不偶。先尚書盛德大業,屈於郎署。

同集同卷告贈皇考皇妣文云:

惟積洎積,幼遭閔凶,積未成童,積生八歲,蒙駿孩稚,昧然無識,遺有清白,業無樵蘇。先夫人備極勞苦,躬親養育,截長補敗,以禦寒凍。質價市米,以給晡旦。依倚舅族,分張外姻。(元氏長慶集壹壹答姨兄胡靈之見寄五十韻序云,九歲解賦詩,飲酒至斗餘乃醉,時

第四章 豔詩及悼亡詩

案白氏長慶集陸壹河南元公墓誌銘及新唐書柒伍下宰相世系表等,微之曾祖延景,岐州參軍。祖悱,南頓丞。即告祭文所謂「我曾我祖,仍世不偶」者。父寬,比部郎中,即告祭文所謂「屈於郎署」者。(後悱復以罪降虢州別駕,累遷舒王府長史。見元氏長慶集伍捌陸翰妻元氏墓誌銘。)觀微之幼年家庭寒苦之情況,其告祭考妣文詳述無遺。故微之縱是舊族,亦同化於新興階級,即高宗武后以來所拔起之家門,用進士詞科以致身通顯,由翰林學士而至宰相者。此種社會階級重詞賦而不重經學,(微之雖以明經舉,然當日此科記誦字句而已,不足言通經也。)尙才華而不尙禮法,以故唐代進士科,爲浮薄放蕩之徒所歸聚,與倡伎文學殊有關聯。觀孫棨北里志,及韓偓香奩集,即其例證。宜乎鄭覃李德裕以山東士族禮法家風之立場,欲廢其科,而斥其人也。夫進士詞科之放佚恣肆,不守禮法,固與社會階級出身有關。然其任誕縱情,毫無顧忌,則北里志序略云:

自大中皇帝好儒術,特重科第。故進士自此尤盛,曠古無儔。僕馬豪華,宴遊崇侈。以同年俊少年爲兩街探花使,鼓扇輕浮,仍歲滋甚。予頻隨計吏,久寓京華,時亦偷遊其中。俄逢喪亂,鑾輿巡蜀,崤函鯨鯢。向來聞見,不復盡記。聊以編次,爲太平遺事云。

(方依倚舅族。)

孫棨序。

香奩集序略云:

自庚辰辛巳之際,迄辛丑庚子之間,所著歌詩,不啻千首。其間以綺麗得意,亦數百篇。往往在士大夫之口,或樂工配入聲律,粉牆椒壁,斜行小字,竊詠者不可勝記。大盜入關,緗帙都墜。

寅恪案:孫序作於中和甲辰,即僖宗中和四年。韓序中所謂庚辰辛巳,即懿宗咸通元年及二年,庚子辛丑即僖宗廣明元年及中和元年。然則進士科舉者之任誕無忌,乃極於懿僖之代。微之生世較早,猶不敢公然無所顧忌。蓋其時士大夫階級山東士族,尚保有一部分殘餘勢力。其道德標準,與詞科進士階級之新社會風氣,並存雜用。而工於投機取巧之才人如微之者,乃能利用之也。明乎此,然後可以論微之與韋叢及鶯鶯之關係焉。

貞元之時,朝廷政治方面,則以藩鎭暫能維持均勢,德宗方以文治粉飾其苟安之局。民間社會方面,則久經亂離,略得一喘息之會,故亦趨於嬉娛遊樂。因此上下相應,成為一種崇尚文詞,矜詡風流之風氣。國史補下云:

長安風俗,自貞元侈於遊宴。

又杜牧之感懷詩(樊川集壹。)所謂:

至於貞元末,風流恣綺靡。

者，正是微之少年所遭遇之時代也。微之幼時，依其姊婿陸翰，居於鳳翔西北邊境荒殘之地。(見元氏長慶集叁拾誨姪等書，又白氏長慶集肆新樂府西涼伎云：「平時安西萬里疆，今日邊防在鳳翔。」之句。)雖駐屯軍將，奢僭恬嬉。要之，其一般習俗，仍是樸儉。與中州之名都大邑相較，實有不侔。蒲州爲當日之中都河中府，去長安三百二十四里，洛陽五百五十里，(見舊唐書叁玖及新唐書叁玖地理志等。)爲東西兩京交通所常經繁盛殷闐之都會也。微之以甫逾弱冠之歲，出遊其地，其所聞見，與昔迥殊，自不能不被誘惑。其所撰鶯鶯傳所云：

內秉堅孤，非禮不可入，以是年二十二，未嘗近女色。(寅恪案，通行本鶯鶯傳皆作年二十三。茲依王性之微之年譜改作二十二。)

者，鳳翔之誘惑力，不及河中，因得以自持。而以守禮誇詡，欺人之言也。及其遭遇雙文以後之沈溺聲色，見其前之堅貞，亦不可信。何以言之？姑不必論其始亂終棄之非多情者所爲，即於韋叢，其三遣悲懷詩之叁云：

唯將終夜常開眼，報答平生未展眉。

唯韋氏亡後未久，裴氏未娶以前，已納妾安氏。元氏長慶集伍捌葬安氏誌云：

所謂常開眼者，自比鰥魚，即自誓終鰥之義。其後娶繼配裴淑，已違一時情感之語，亦可不論。

始辛卯歲，予友致用憫予愁，爲予卜姓而授之。

考成之卒於元和四年七月九日，(見昌黎集貳肆監察御史元君妻京兆韋氏夫人墓誌銘。)所謂辛卯歲者，即元和六年。是韋氏亡後不過二年，微之已納妾矣。夫唐世士大夫之不可一日無媵之侍，乃關於時代之習俗，自不可以今日之標準爲苛刻之評論。但微之本人與韋氏情感之關係，決不似其自言之永久篤摯，則可以推知。然則其於韋氏，亦如其於雙文，兩者俱受一時情感之激動，言行必不能始終相符，則無疑也。又微之自言眷念雙文之意，形之於詩者，如才調集伍雜思之四云：

取次花叢懶回顧，半緣修道半緣君。

及白樂天轉述其友之事，如全唐詩第壹陸函白居易壹伍和夢遊春詩一百韻云：

存誠期有感，誓志貞無黷。京洛八九春，未曾花裏宿。

似微之眞能「內秉堅孤 非禮不可入。」者，其實唐代德憲之世，山東舊族之勢力尚在，士大夫社會禮法之觀念仍存，詞科進士放蕩風流之行動，猶未爲一般輿論所容許，如後來懿僖之時者，故微之在鳳翔之未宿花叢，乃地爲之。而其在京洛之不宿花叢，則時爲之。是其自誇守禮多情之語，亦不可信也。抑更推言之，微之之貶江陵，實由忤觸權貴閹宦。及其淪謫既久，忽爾變節，干謁近倖，致身通顯。則其仕宦，亦與婚姻同一無節操之守。惟窺時趨勢，以取利自肥耳。茲節錄舊史，以資證明。舊唐書壹陸陸元稹傳(新唐書壹柒肆元稹傳略同。)略云：

〔元和〕四年，奉使東蜀，劾奏故劍南東川節度使嚴礪違制擅賦。積雖舉職，而執政有與礪厚者，惡之。使還，令分務東臺。河南尹房式爲不法事，積欲追攝，擅令停務。既飛表聞奏，罰式一月俸，仍召積還京。宿敷水驛，內官劉士元後至，爭廳。士元怒，排其戶，積襪而走廳後。士元追之，復以筆擊積，傷面。執政以積少年後輩，務作威福，貶爲江陵府士曹參軍。荆南監軍崔潭峻甚禮接積，不以掾吏遇之。長慶初，潭峻歸朝，（新唐書歸朝作方親幸。是。）出積連昌宮辭等百餘篇奏御，穆宗大悅，由是極承恩顧。中人以潭峻之故，爭與積交，而知樞密魏弘簡尤與積相善。穆宗愈知重。河東節度使裴度三上疏，言積與弘簡爲刎頸之交，謀亂朝政，言甚激訐。穆宗顧中外人情，乃罷積內職，授工部侍郎。上恩顧未衰，長慶二年拜平章事，詔下之日，朝野無不輕笑之。出積爲同州刺史，改授浙東觀察使。〔大和〕三年九月，入爲尚書左丞。振舉綱紀，出郎官頗乖公議者七人。然以積素無檢操，人情不厭服。會宰相王播倉卒而卒，積大爲路岐經營相位。四年正月（拜）武昌軍節度使，卒於鎮。

故觀微之一生仕宦之始末，適與其婚姻之關係正復符同。南北朝唐代之社會，以仕婚二事衡量人物。其是非雖可不置論，但今日吾儕取此二事以評定當日士大夫之操守品格，則賢不肖巧拙分別，固極瞭然也。

雖然，微之絕世之才士也。人品雖不足取，而文采有足多者焉。關於鶯鶯傳，寅恪已別撰一文專

論其事,故此從略,惟取豔詩及悼亡諸作略詮論之如下。所以先豔詩而後悼亡諸作者,以雙文成之二女與微之本人關係之先後爲次序,而更以涉於裴柔之者附焉。至夢遊春一詩,乃兼涉雙文成之者,故首論之。

元氏長慶集伍陸唐故工部員外郎杜君墓係銘幷序略云:

至若舖陳終始,排比聲韻,大或千言,次猶數百。詞氣豪邁,而風調清深。屬對律切,而脫棄凡近。則李(白)尚不能歷其藩翰,況堂奧乎?

取此與微之上令狐楚啓(見舊唐書壹陸陸元稹傳。)所謂「思深語近,韻律調新。屬對無差,而風情宛然。」及樂天「或爲千言或五百言律詩以相投寄」者相參校。則知元白夢遊春詩,實非尋常遊戲之偶作,乃心儀浣花草堂之鉅製,而爲元和體之上乘,且可視作此類詩最佳之代表者也。(見附論丁元和體詩篇。)

微之夢遊春詩傳誦已逾千載。其間自不免有所譌誤。茲舉一例言之,如「嬌娃睡猶怒」之「嬌娃」二字,甚難通解。據爾雅釋畜云:「短喙,獢獢。」全唐詩第壹伍函元稹貳柒春曉云:

半欲天明半未明。醉聞花氣睡聞鶯。狌兒(寅恪案,今所見才調集諸本俱作娃兒。殷元勳宋邦綏箋注本引述異記云,美女曰娃。殊可笑也。)撼起鐘聲動,二十年前曉寺情。

及楊太眞外傳下(參酉陽雜俎前集壹忠志類天寶末交趾貢龍腦條及開元天寶遺事下。)略云:

昔上夏日與親王棋。貴妃立於局前觀之。上數枰子將輸。貴妃放康國猧子上局亂之。上大悅。

然則「猓兒」及「猧子」，「嬌娃」即「猶狌」之譌。此種短喙小犬，乃今俗稱「哈叭狗」者，原為閨閣中玩品。按之夢游春詩中所言情事，實相符合。又「嬌娃睡猶怒」句，與上「鸚鵡飢亂鳴」句為對文。即以能言麗羽之慧禽與善怒短喙之小犬，相映成趣。故「嬌娃」為「猶狌」之譌之寫明矣。否則女娃何故睡時猶發怒耶？更有可注意者，雙文所服之「夾纈」(詳見下文。)及所玩之猓兒，在玄宗時為宮禁珍貴希有之物品，非民間所能窺見。今則社會地位如雙文者，在貞元間亦得畜用之。唐代文化之流佈，與時代先後及社會階層之關係，於此可見一斑矣。其餘詳見論樂天新樂府牡丹芳篇。茲不多及。

夢遊春詩(才調集伍。)中所述鶯鶯之妝束，如…

叢梳百葉髻，(原注云：時勢頭。)金蹙重臺履。(原注云：踏殿樣。)紕軟鈿頭裙，(原注云：瑟瑟色。)玲瓏合歡袴。(原注云：夾纈名。)鮮妍脂粉薄，暗淡衣裳故。

而全唐詩第壹陸函白居易壹伍樂天和之云…

風流薄梳洗，時世寬妝束。袖輕異文綾，裾輕單絲縠。裙腰銀線壓，梳掌金筐蹙。帶繚紫葡萄，綺花紅石竹。

及才調集壹白居易詩：江南喜逢蕭九徹，因話長安舊遊，戲贈五十韻。其中摹寫貞元間京師婦人妝飾諸句云：

時世高梳髻，風流澹作妝。戴花紅石竹，帔暈紫檳榔。鬢動懸蟬翼，釵垂小鳳行。拂胸輕粉絮，煖手小香囊。

乃有時代性及寫實性者，非同後人豔體詩之泛描，斯即前引微之敘詩寄樂天書所謂：

近世婦人暈淡眉目，綰約頭鬢，衣服修廣之度及匹配色澤，尤劇怪豔者。

又白氏長慶集貳和答詩序云：

頃在科試間，常與足下同筆硯。每下筆時，輒相顧語。患其意太切，而理太周。故理太周，則辭繁。意太切，則言激。然與足下為文，所長在於此，所病亦在於此。足下來序，果有辭犯文繁之說。今僕所和者，猶前病也。待與足下相見日，各引所作，稍刪其繁而晦其義焉。

夫長於用繁瑣之詞，描寫某一時代人物妝飾，正是小說能手。後世小說，凡敘一重要人物出現時，必詳述其服妝，亦猶斯義也。原注所云，實貞元年間之時世妝。足見微之觀察精密，記憶確切。若取與白香山新樂府上陽人中所寫之「天寶末年時世妝。」之「小頭鞋履窄衣裳。青黛點眉眉細長。」者，固自不侔。即時世妝中所寫「元和妝梳」之「顒不施朱面無粉，烏膏注唇唇似泥。雙眉畫作八字低」。」「圓鬟無鬢椎髻樣。斜紅不暈赭面狀。」者，亦仍有別。然則即此元白數句詩，亦可作

社會風俗史料讀也。

又時勢頭者,才調集伍微之有所教詩云:

人人總解爭時勢,都大須看各自宜。

則時勢者,即今日時髦之義,乃當日習用之語。但「時勢頭」則專指貞元末流行之一種時式頭樣也。

又重臺履者,取義於重臺花瓣,此處則專指蓮花而言。如李德裕會昌一品集別集壹有重臺芙蓉賦,芙蓉即蓮花也。國史補下蘇州進藕條云:

近多重臺荷花,荷花上復生一花。

故取作履樣之名,與潘妃步步生蓮花之典相關,更爲適合也。

又唐語林肆賢媛篇引因話錄云:

玄宗柳婕妤,有才學,上甚重之。婕妤妹適趙氏,性巧慧,因使工鏤板爲雜花象之,而爲夾結。因婕妤生日,獻王皇后一匹。上見而賞之,因敕宮中依樣製之。當時甚秘,後漸出,遍於天下,乃爲至賤所服。

寅恪案:雙文在貞元時,亦服夾纈袴。可徵此種著品已流行一世,雖賤者亦得服之矣。

又夢遊春詩中先後述雙文成之二女事,微之既云:

覺來八九年，不向花迴顧。

及：

近作夢仙詩，（此指才調集伍全唐詩第壹伍函元稹貳柒夢昔時詩言。）亦知勞肺腑。一夢何足云，良時事婚娶。

及：

雖云覺夢殊，同是終難駐。

而樂天亦云：

心驚睡易覺，夢斷魂難續。

是俱以雙文之因緣爲夢幻不眞，殊無足道。其所謂「存誠」「誓志」，亦徒虛言耳。故樂天和句云：

韋門女清貴，裴氏甥賢淑。

及：

劉阮心漸忘，潘楊意方睦。

乃眞實語也。微之所以棄雙文而娶成之，及樂天公垂諸人之所以不以其事爲非，正當時社會輿論道德之所容許，已於拙著讀鶯鶯傳詳論之。茲所欲言者，則微之當日貞元元和間社會，其進士詞科之人，猶不敢如後來咸通廣明之放蕩無忌，盡決藩籬。此所以「不向花迴顧」及「未曾花裏宿」者

也。但微之因當時社會一部分尚沿襲北朝以來重門第婚姻之舊風,故亦利用之,而樂於去舊就新,名實兼得。然則微之乘此社會不同之道德標準及習俗並存雜用之時,自私自利。綜其一生行迹,巧宦固不待言,而巧婚尤為可惡也。

復次,其最言之無忌憚,且為與雙文關係之實錄者,莫如才調集伍所錄之古決絕詞,(參全唐詩第壹伍函元積貳柒。)其壹云:

春風撩亂百勞語,況是此時拋去時。

借如死生別,安得長苦悲。

據此,雙文非負微之,微之實先負之,而微之所以敢言之無忌憚者,當時社會不以棄絕此類婦人如雙文者為非,所謂「一夢何足云」者也。

其貳云:

覷桃李之當春,競衆人而攀折。我自顧悠悠而若雲,(雲溪友議下豔陽詞條,引微之贈裴氏詩云,嫁得浮雲塿,相隨即是家。微之一生對於男女關係之觀念,無論何人,終不改易其悠悠若雲之意也,噫。)又安能保君皚皚(全唐詩作皚皚)之如雪。

又云:

幸它人之(全唐詩之字下多既字。)不我先,又安能後(全唐詩作使。)它人之(全唐詩之字下

多終字。)不我奪。已焉哉,織女別黃姑。一年一度暫相見,彼此隔河何事無。

嗚呼,微之之薄情多疑,無待論矣。然讀者於此詩,可以決定鶯鶯在當日社會上之地位,微之之所以敢始亂而終棄之者,可以瞭然矣。

其叁云:

一去又一年,一年何可徹。有此迢遞期,不如死生別。天公隔是妬相憐,何不便教相決絕。

觀於此詩,則知微之之所以棄雙文,蓋籌之熟思之精矣。然此可以知微之之為忍人也。其後來巧宦熱中,位至將相,以富貴終其身,豈偶然哉。

復次,微之夢遊春自傳之詩,與近日研究紅樓夢之「微言大義」派所言者,有可參證者焉。昔王靜安先生論紅樓夢,其釋「秉風情,擅月貌,便是敗家的根本。」意謂風情月貌為天性所賦,而終不能不敗家者,乃人性與社會之衝突。其旨與西土亞歷斯多德之論悲劇,及盧梭之第雄論文暗合。其實微之之為人,乃合甄賈寶玉於一人。其婚姻則同於賈,而仕宦則符於甄。觀夢遊春詩自述其仕宦云:

寵榮非不早,遭迴亦云屢。直氣在膏肓,氛氳日沈痼。不言意不快,快意言多忤。忤誠人所賊,性亦天之付。乍可沈為香,不能浮作瓠。

是亦謂己之生性與社會衝突,終致遭迴而不自悔。推類而言,以仕例婚,則委棄寒女,締姻高

門。雖繾綣故歡，形諸吟咏。然卒不能不始亂終棄者，社會環境，實有以助成之。是亦人性與社會之衝突也。惟微之於仕則言性與人忤，而於婚則不語，而視爲當然之事，遂不見其性與人之衝突故也。蓋棄寒女婚高門，乃當時社會道德輿論之所容許，與社會之關係，要不出微之此詩範圍，吾國小說之言男女愛情生死離合，與社會之關係，要不出微之此詩範圍，因併附論之於此，或者可供好事者之研討耶？

才調集伍所錄微之豔詩中如恨粧成云：

曉日穿隙明，開惟理粧點。傅粉貴重重，施朱憐冉冉。柔鬟背額垂，叢鬢隨釵歛。凝翠暈蛾眉，輕紅拂花臉。滿頭行小梳，當面施圓靨。最恨落花時，妝成猶披掩。

離思六首之貳云：

自愛殘粧曉鏡中。鐶釵慢篸綠絲叢。須臾日射燕脂頰，一朵紅酥旋欲融。

及其叁云：

紅羅著壓逐時新。吉了花紗嫩麴塵。第一莫嫌材地弱，些些紕慢最宜人。

又有敎云：

莫畫長眉畫短眉。斜紅傷豎莫傷垂。人人總解爭時勢，都大須看各自宜。（寅恪案，此兩句乃當日時勢妝，即時世妝之敎條也。）

皆微之描寫其所謂

近世婦人暈淡眉目,縮約頭鬢。衣服脩廣之度及匹配色澤,尤劇怪豔。至恨粧成所謂「輕紅拂花臉」及有所教所謂「斜紅傷豎莫傷垂」者,與元和時世粧之「斜紅不暈赭面(赭面即吐蕃。見新樂府章時世粧篇。)狀」者,人人雖爭爲入時之化粧,然非有雙文之姿態,復較天寶宮人之細畫長眉者有異矣。「人人總解爭時勢」者,亦美術化粧之能手,言情小說之名家。「元才子」之稱,足以當之無愧也。

復次,樂天和夢遊春詩結句云:

法句與心王,期君日三復。

自注云:

心付頭陀經。

寅恪案:白氏長慶集貳和答詩思歸樂云:

法句與心王,期君日三復。

即此詩自注所謂心王頭陀經者也。寅恪少讀樂天此詩,遍檢佛藏,不見所謂心王頭陀經者,頗以爲恨。近歲始見倫敦博物院藏斯坦因號貳肆柒肆,佛爲心王菩薩說投陀經卷上,五陰山室寺惠辨禪師注殘本,(大正續藏貳捌捌陸號。)乃一至淺俗之書,爲中土所僞造者。至於法句經,亦非吾

第四章　豔詩及悼亡詩

國古來相傳舊譯之本，乃別是一書，即倫敦博物院藏斯坦因號貳仟壹佰佛說法句經，（又中村不折藏敦煌寫本，大正續藏貳玖零壹號。）及巴黎國民圖書館藏伯希和號貳叁貳伍法句經疏，（大正續藏貳玖零貳號。）此書亦是淺俗偽造之經。夫元白二公自許禪梵之學，叮嚀反復於此二經。今日得見此二書，其淺陋鄙俚如此，則二公之佛學造詣，可以推知矣。

吾國文學，自來以禮法顧忌之故，不敢多言男女間關係，而於正式男女關係如夫婦者，尤少涉及。蓋閨房燕昵之情意，家庭米鹽之瑣屑，大抵不列載於篇章，惟以籠統之詞，概括言之而已。此後來沈三白浮生六記之閨房記樂，所以為例外創作，然其時代已距今較近矣。微之天才也。文筆極詳繁切至之能事。既能於非正式男女間關係如與鶯鶯之因緣，詳盡言之於會眞詩傳，則亦可推之於正式男女間關係如韋氏者，抒其情，寫其事，纏綿哀感，遂成古今悼亡詩一體之絕唱。實由其特具寫小說之繁詳天才所致，殊非偶然也。（見校補記第十一則）

今本元氏長慶集玖第壹首夜閑題下注云：

此後並悼亡。

考程大昌演繁露陸云：

元稹集十三聽庾及之彈烏夜啼引云云。

程氏所見元集卷帙，雖與今本次第不同，然實與宋建本符合。（詳見涵芬樓影印明本後所附校文。）

南宋乾道四年洪适重刊北宋宣和六年劉麟編輯之六十卷本跋云：

今之所編，又律呂乖次。惜矣，舊規之不能存也。

新唐書陸拾藝文志別集類所著元氏長慶集一百卷，又小集十卷，傳至宋代，亡佚已多。故韋縠才調集伍所收微之詩，俱在六十卷本外也。今日本內閣文庫所藏元氏長慶集僅有殘葉，不知如何，亦未能取校。但詳繹今本第玖卷內諸詩所言節候景物，似亦與微之當日所賦之年月先後頗相符合，諒此卷諸作，猶存舊規。此點殊爲重要，蓋與解釋疑滯有關故也。

如此卷第壹首夜閑云：

秋月滿床明。

第貳首感小株夜合云：

不分秋同盡，深嗟小便衰。傷心落殘葉，猶識合昏期。

第叁首醉醒不涉節候景物，未能有所論斷，第肆首追昔遊云：

再來門館唯相弔，風落秋池紅葉多。

皆秋季景物也。昌黎集貳肆監察御史元君妻京兆韋氏夫人墓誌銘云：

〔夫人〕以元和四年七月九日卒。

知此數詩,皆韋氏新逝後,即元和四年秋季所作也。

又第伍首空屋題(原注云:十月十四日夜。)云:

朝從空屋裏,騎馬入空臺。盡日推閒事,還歸空屋來。月明穿暗隙,燈燼落殘灰。更想咸陽道,魂車昨夜回。

白氏長慶集壹肆感元九悼亡詩,因爲代答三首之二答騎馬入空臺云:

君入空臺去,朝往暮還來。我入泉臺去,泉門無復開。鰥夫仍繫職,稚女未勝哀。寂寞咸陽道,家人覆墓迴。

昌黎韋氏墓誌云:

其年(元和四年。)十月十三日葬咸陽,從先舅姑兆。

故微之於元和四年十月十四日夜賦詩云:

更想咸陽道,魂車昨夜回。

也。白樂天代答詩云:

鰥夫仍繫職。

又云:

微之琵琶歌（元氏長慶集貳陸。）云：

去年御史留東臺。公私處促顏不開。

可知韋氏之葬於咸陽，微之尙在洛陽，爲職務羈絆，未能躬往，僅遣家人營葬也。

其第陸首爲初寒夜寄子蒙。其第柒首城外回謝子蒙見諭有句云：

寒煙半床影，爐火滿庭灰。

第捌首諭子蒙及第玖第拾壹三遣悲懷三首，俱無專言季候景物之句，不易推定其作成之時日。而第拾貳首旅眠云：

夜眠兼客坐，同在火爐床。

及第拾叁首除夜云：

憶昔歲除夜，見君花燭前。今宵祝文上，重疊斂新年。閑處低聲哭，空堂背月眠。傷心小男女，撩亂火堆邊。

則皆微之於元和四年所作之悼亡詩也。

其第拾肆首感夢云：

行吟坐歎知何極，影絕魂銷動隔年。今夜商山館中夢，分明同在後堂前。

家人覆墓迴。

案元氏長慶集壹玖桐孫詩序略云：

元和五年予貶掾江陵，三月二十四日宿曾峰館。山月曉時，見桐花滿地，因有八韻寄白翰林詩。及今六年，詔許西歸，感念前事，因題舊詩，仍賦桐孫詩一絕。又不知幾何年，復來商山道中。元和十年正月題。

故此詩爲元和五年三月貶江陵道中所作。

其第拾伍首合衣寢，第拾陸首竹簟，第拾柒首聽庾及之彈烏夜啼引，第拾捌首夢井，第拾玖首第貳拾首第貳拾壹首江陵三夢三首，第貳拾貳首張舊蚊幬，第貳拾叁首獨夜傷懷贈呈張侍御，疑皆微之在江陵所作。其第貳拾肆首至第叁拾壹首春遣懷六首，則元和六年在江陵所作。其第叁拾貳首答友封見贈，疑亦此時所作。至第叁拾叁首夢成之云：

燭暗船風獨夢驚。夢君頻問向南行。覺來不語到明坐，一夜洞庭湖水聲。

則疑是元和九年春之作。何以言之，元氏長慶集壹捌盧頭陀詩序云：

元和九年張中丞（正甫）領潭之歲，予拜張公於潭。

同集貳陸何滿子歌云：

我來湖外拜君侯，正値灰飛仲春琯。

蓋微之於役潭州，故有「船風」「南行」及「洞庭湖水」之語也。

以上所列元氏長慶集第玖卷悼亡詩中有關韋氏之作，共三十三首。就其年月先後之可考知者言之，似其排編之次第與作成之先後均甚相符，此可注意者也。夫微之悼亡詩中其最爲世所傳誦者，莫若三遣悲懷之七律三首。寅恪昔年讀其第壹首「今日俸錢過十萬」之句，而不得其解，因妄有考辨。由今觀之，所言實多謬誤。（見一九三五年清華學報拙著元微之遣悲懷詩之原題及其次序。）然今日亦未能別具勝解。故守「不知爲不知」之訓，姑闕疑以俟再考。

復次，取微之悼亡詩中所寫之成之，與其豔體詩中所寫之雙文相比較，則知成之爲治家之賢婦，而雙文乃絕藝之才女，其鶯鶯傳云：

　　崔氏甚工刀札，善屬文。求索再三，終不可見。往往張生自以文挑，亦不甚覩覽。

雖傳中所載雙文之一書二詩，或不免經微之之修改，但以辭旨觀之，必出女子之手，微之不能盡爲代作，故所言却可信也。其於成之，則元氏長慶集陸六年春遣懷八首之貳云：

　　檢得舊書三四紙，高低闊狹粗成行。

可知成之非工刀札善屬文者。故白氏長慶集陸壹河南元公墓誌銘亦止云：

　　前夫人韋氏懿淑有聞。

而已。即善於誄墓之韓退之，其昌黎集貳肆成之墓誌銘，但誇韋氏姻族門第之盛，而不及其長於文藝，成之爲人，從可知矣。又元氏長慶集玖聽庾及之彈烏夜啼引云：

四五年前作拾遺。諫書不密丞相知。謫官詔下吏驅遣。身作囚拘妻在遠。歸來相見淚如珠。唯說閑宵長拜烏。今君到舍是烏力，粧點烏盤邀女巫。

夫拜烏迷信，固當時風俗，但成之如此，實不能免世俗婦女之譏。觀元氏長慶集大觽烏詩，極論巫假烏以惑人之害，則微之本亦深鄙痛惡此迷信。其不言韋氏之才識，以默證法推之，韋氏殆一尋常婦女，非雙文之高才絕豔可比，自無疑義也。惟其如是，凡微之關於韋氏悼亡之詩，皆只述其安貧治家之事，而不旁涉其他。專就貧賤夫妻實寫，而無溢美之詞，所以情文並佳，遂成千古之名著。非微之之天才卓越，善於屬文，斷難臻此也。若更取其繼配裴氏，以較韋氏，則裴氏稍知文墨，如元氏長慶集壹貳酬樂天東南行詩一百韻序云：

通之人莫知言詩者，唯妻淑在旁，知狀。

蓋語外之意，裴柔之亦可與言詩也。至范氏又以爲韋裴二夫人俱有才思，則未可盡信。

而范攄雲溪友議下豔陽詞條亦載微之於出鎮武昌時曾與柔之相爲贈答，亦是一證。

又樂天於微之墓誌銘雖亦云：

今夫人河東裴氏，賢明有禮，有輔佐君子之勞，封河東郡君。

而元氏長慶集貳貳初除浙東妻有阻色因以四韻曉之云：

嫁時五月歸巴地，今日雙旌上越州。輿慶首行千命婦，（自注云：予在中書日，妻以郡君朝

太后於興慶宮，猥爲班首。）會稽旁帶六諸侯。海樓翡翠閑相逐，鏡水鴛鴦暖共游。我有主恩羞未報，君於此外更何求。

案微之此詩，詞雖美而情可鄙，夫不樂去近旬而就遐藩，固亦人情之恆態，何足深責。而裴氏之渴慕虛榮，似不及韋氏之能安守貧賤，自可據此推知。然則微之爲成之所作悼亡諸詩，所以特爲佳作者，直以韋氏之不好虛榮，微之之尚未富貴。貧賤夫妻，關係純潔。因能措意遣詞，悉爲眞實之故。夫唯眞實，遂造詣獨絕歟？

附：讀鶯鶯傳

太平廣記肆捌捌雜傳記類載有元稹鶯鶯傳，即世稱爲會眞記者也。會眞記之名由於傳中張生所賦及元稹所續之會眞詩。其實「會眞」一名詞，亦當時習用之語。今道藏夜字號有唐元和十年進士洪州施肩吾（字希聖）西山群仙會眞記五卷，李竦所編。（又有會眞集五卷，超然子王志昌撰。）姚鼐以爲書中引海蟾子劉操，而操乃遼燕山人，故其書當是金元間道流依託爲之者。（見所撰四庫書目提要。）鄙意則謂其書本非肩吾自編，其中雜有後人依託之處，固不足怪，但其書實無甚可觀，因亦不欲多論。茲所欲言者，僅爲「會眞」之名究是何義一端而已。莊子稱關尹老聃爲博大眞人，（天下篇語。）後來因有眞誥眞經諸名。故眞字即與仙字同義，而「會眞」即遇仙或遊仙之謂也。又

六朝人已侈談仙女杜蘭香萼綠華之世緣，流傳至於唐代，遂多用作妖豔婦人，或風流放誕之女道士之代稱，亦竟有以之目倡伎者。其例證不遑悉舉，即就全唐詩壹捌所收施肩吾詩言之，如及第後夜訪月仙子云：

自喜尋幽夜，新當及第年。還將天上桂，來訪月中仙。

及贈仙子云：

欲令雪貌帶紅芳。更取金瓶瀉玉漿。鳳管鶴聲來未足，懶眠秋月憶蕭郎。

即是一例。而唐代進士貢舉與倡伎之密切關係，觀孫棨北里志及韓偓香奩集之類，又可證知（致堯自序中「大盜入關」之語，實指黃巢破長安而言，非謂朱全忠也。震鈞所編之年譜殊誤，寅恪別有辨證，茲不贅論。）然則仙（女性）字在唐人美文學中之涵義及「會眞」二字之界說，既得確定，於是鶯鶯傳中之鶯鶯，究爲當時社會中何等人物，及微之所以敢作此文自敍之主旨，與夫後人所持解釋之妄謬，皆可因以一一考實辨明矣。

趙德麟侯鯖錄伍載王性之辨傳奇鶯鶯事略云：

清源莊季裕爲僕言，友人楊阜公嘗得微之所作姨母鄭氏墓誌云，其既喪夫，遭軍亂，微之爲保護其家備至。則所謂傳奇者，蓋微之自敍，特假他姓以自避耳。僕退而考微之長慶集，不見所謂鄭氏誌文。豈僕家所收未完，或別有他本爾。又微之作陸氏姊誌云，予外祖父授睦州

刺史鄭濟。白樂天作微之母鄭夫人誌，亦言鄭濟女。而唐崔氏譜，永甯尉鵬亦娶鄭濟女。則鶯鶯者，乃崔鵬之女，於微之爲中表。正傳奇所謂鄭氏爲異派之從母者也。可驗決爲微之無疑。然必更以張生者，豈元與張受命姓氏本同所自出耶？（原注云：張姓出黃帝之後，元姓亦然。後爲拓拔氏。後魏有國，改號元氏。）

寅恪案：鶯鶯傳爲微之自敍之作，其所謂張生即微之之化名，此固無可疑。然微之之所以更爲張姓，則殊不易解。新唐書壹貳伍張說傳云：

（武）后嘗問，諸儒言氏族皆本炎黃之裔，則上古乃無百姓乎？武后之語頗爲幽默。夫後世氏族之託始于黃帝者亦多矣。元氏之易爲張氏，若僅以同出黃帝之故，則可改之姓甚衆，不知微之何以必有取於張氏也。故王性之說之不可通，無俟詳辨。鄙意微之文中男女主人之姓氏，皆仍用前人著述之舊貫。此爲會眞之事，故襲取微之以前最流行之「會眞」類小說，即張文成遊仙窟中男女主人之舊稱。夫遊仙窟之作者張文成，自謂奉使河源，於積石山窟得遇崔十娘。如後來劇曲中王魁梅香，小說張千李萬之比。此本古今文學中之常例也。

其故事之演成，實取材於博望侯舊事，故文成不可改易其眞姓。且遊仙窟之書，乃直述本身事實之作。如：

下官答曰，前被賓貢，已入甲科。後屬搜揚，又蒙高第。奉勑授關内道小縣尉。（寅恪案，

即指寧州襄樂尉而言。)

等語,即是其例。但崔十娘等則非眞姓,而其所以假託爲崔者,蓋由崔氏爲北朝隋唐之第一高門。故崔娘之稱,實與其他文學作品所謂蕭娘者相同。不過一屬江左高門,一是山東甲族。南北之地域雖殊,其爲社會上貴婦人之泛稱,則無少異也。又楊巨源詠元微之「會眞」事詩(全唐詩第壹貳函楊巨源崔娘詩,當即從鶯鶯傳錄出)云:

清潤潘郎玉不如。中庭蕙草雪消初。風流才子多春思,腸斷蕭娘一紙書。

楊詩之所謂蕭娘,即指元傳之崔女,兩者俱是使實典故也。儻泥執元傳之崔姓,而穿鑿搜尋一崔姓之婦人以實之,則與拘持楊詩之蕭姓,以爲眞是蘭陵之貴女者,豈非同一可笑之事耶?(鶯鶯雖非眞名,然其眞名爲複字,則可斷言。鄙意唐代女子頗有以「九九」爲名者。如才調集伍及全唐詩第壹伍函元稹貳柒詩中有「代九九」一題,即是其例。「九九」二字之古音與鶯鳥鳴聲相近,又爲複字,故微之取之,以暗指其情人,自是可能之事。惜未得確證,姑妄言之,附識於此,以博通人之一笑也。)

又觀於微之自敍此段因緣之別一詩,即才調集伍夢遊春云:

昔歲夢遊春,夢遊何所遇。夢入深洞中,果遂平生趣。清泠淺漫流,畫舫蘭篙渡。過盡萬株桃,盤旋竹林路。

及白樂天和此詩(白氏長慶集壹肆。)云:

昔君夢遊春,夢遊仙山曲。悅若有所遇,似愜平生欲。因尋昌蒲水,漸入桃花谷。

則似與張文成所寫遊仙窟之窟及其桃李潤之桃亦有冥會之處。蓋微之襲用文成舊本,以作傳文,固樂天之所諗知者也,然則世人搜求崔氏家譜以求合,僞造鄭氏墓誌以證妄,不僅癡人說夢爲可憐,抑且好事欺人爲可惡矣。

夫鶯鶯雖不姓崔,或者眞如傳文所言乃鄭氏之所出,而微之異派從母之女耶?據白氏長慶集貳伍唐河南元府君夫人滎陽鄭氏(則微之之母。)墓誌銘略云:

夫人父諱濟,睦州刺史,夫人睦州次女也。其出范陽盧氏。天下有五甲姓,滎陽鄭氏居其一。鄭之勳德官爵有國史在,鄭之源流婚媾有家牒在。

夫諛墓之文縱有溢美,而微之母氏出於士族,自應可信。然微之夢遊春詩敍其與鶯鶯一段因緣有::

我到看花時,但作懷仙句。(此指才調集伍全唐詩第壹伍函元稹貳柒雜憶五首詩言。)浮生轉經歷,道性尤堅固。近作夢仙詩,(寅恪案,此指才調集伍全唐詩第壹伍函元稹貳柒夢昔時詩言。所謂仙者,其定義必如上文所言乃妖冶之婦人,非高門之莊女可知也。)亦知勞肺腑。一夢何足云,良時事婚娶。

之語,白樂天和此詩其序亦云:

重爲足下陳夢遊之中所以甚感者,敍婚仕之際所以至感者。

其詩復略云:

心驚睡易覺,夢斷魂難續。鶯歌不重聞,鳳兆從茲卜。韋門女清貴,裴氏甥賢淑。

又韓昌黎集貳肆監察御史元君妻京兆韋氏夫人(即微之元配)墓誌銘略云:

僕射〔韋夏卿〕娶裴氏皐女,皐父宰相耀卿。夫人於僕射爲季女,愛之,選壻得今御史河南元稹。銘曰:

詩歌碩人。爰敍宗親。女子之事,有以榮身。夫人之先,累公累卿。有赫外祖,相我唐明。

據元白之詩意,俱以一夢取譬於鶯鶯之因緣,而視爲不足道。復觀昌黎之誌文,盛誇韋氏姻族之顯赫,益可見韋叢與鶯鶯之差別,在社會地位門第高下而已。然則鶯鶯所出必非高門,實無可疑也。

唐世倡伎往往謬託高門,如太平廣記肆柒雜傳記類蔣防所撰霍小玉傳略云:

大歷中隴西李生名益,以進士擢第。其明年拔萃,俟試於天官。夏六月至長安,每自矜風調,思得佳偶,博求名妓,久而未諧。長安有媒鮑十一娘者曰,有一仙人(寅恪案,此即唐代社會之所謂仙人也。)謫在下界。生問其名居,鮑具説曰,故霍王小女,字小玉,王甚愛之。母曰淨持,即王之寵婢也。王之初薨,諸弟兄以其出自賤庶,不甚收錄。因分與資財,

遺居於外,易姓爲鄭氏。

及范攄雲溪友議上舞娥異條(參唐語林肆豪爽類。)略云:

李八座翺潭州席上有舞柘枝者,匪疾而顏色憂悴。詰其事,乃故蘇臺韋中丞愛姬所生之女李八座翺潭州席上有舞柘枝者,匪疾而顏色憂悴。詰其事,乃故蘇臺韋中丞愛姬所生之女也。(原注,夏卿之胤,正卿之姪。寅恪案,微之妻父韋夏卿事蹟可參呂和叔文集陸公神道碑,而兩唐書韋夏卿本傳俱不甚詳也。考韋夏卿卒於元和元年,李翺之爲湖南觀察使在大和七八年,相去二十八九年,即使此人員爲夏卿之遺腹女,其年當近三十矣。豈唐代亦多如是之老大舞女耶?可發一笑。)亞相(李翺)曰,吾與韋族其姻舊矣。遂於賓榻中選士而嫁之也。

皆是其例。蓋當日之人姑妄言之,亦姑妄聽之。並非鄭重視之,以爲實有其事也。

若鶯鶯果出高門甲族,則微之無事更婚韋氏。惟其非名家之女,舍之而別娶,乃可見諒於時人。蓋唐代社會承南北朝之舊俗,通以二事評量人品之高下。此二事,一曰婚。二曰宦。凡婚而不娶名家女,與仕而不由淸望官,俱爲社會所不齒。此類例證甚衆,且爲治史者所習知,故茲不具論。但明乎此,則微之所以作鶯鶯傳,直敘其自身始亂終棄之事跡,絕不爲之少懟,或略諱者,即職是故也。其友人楊巨源李紳白居易亦知之,而不以爲非者,舍棄寒女,而別婚高門,當日社會所公認之正當行爲也。否則微之爲極熱中巧宦之人,值其初具羽毛,欲以直聲升朝之際,豈肯

作此貽人口實之文，廣為流播，以自阻其進取之路哉？（見校補記第十二則）

復次，此傳之文詞亦有可略言者，即唐代貞元元和時小說之創造，實與古文運動有密切關係是也。其關於韓退之者，已別有論證，茲不重及。其實當時致力古文，而思有所變革者，並不限於昌黎一派。元白二公，亦當日主張復古之健者。不過宗尚稍不同，影響亦因之有別，後來遂湮沒不顯耳。

舊唐書壹陸陸元稹白居易合傳論略云：

史臣曰，國初開文館，高宗禮茂才。虞許擅價於前，蘇李馳聲於後。或位昇台鼎，學際天人，潤色之文，咸布編集。然而向古者，傷於太僻。徇華者，或至不經。齷齪者，局於宮商。放縱者，流於鄭衛。若品調律度，揚搉古今，賢不肖皆賞其文，未如元白之盛也。昔建安才子，始定霸於曹劉。永明辭宗，先讓功於沈謝。元和主盟，微之樂天而已。臣觀元之制策，白之奏議，極文章之壺奧，盡治亂之根荄。

贊曰，文章新體，建安永明。沈謝既往，元白挺生。

寅恪案：舊唐書之議論，乃代表通常意見。觀於韓愈，雖受裴度之知賞，而退之之文轉不能滿晉公之意。（見唐文粹捌肆裴度寄李翱書。）及舊唐書壹陸拾韓愈傳，於其為文，頗有貶詞者，其故可推知矣。是以在當時一般人心目中，元和一代文章正宗，應推元白，而非韓柳。與歐宋重修唐

書時,其評價迥不相同也。

又元氏長慶集肆拾制誥序云:

元和十五年余始以祠部郎中知制誥,初約束不暇及。又明年召入禁林,專掌內命。上好文,一日從容議及此。上曰,通事舍人不知書,便其宜,宣贊之外無不可。自是司言之臣,皆得追用古道,不從中覆。然而余所宣行者,文不能自足其意,率皆淺近,無以變例,追而序之,蓋所以表明天子之復古,而張後來者之趣向耳。

全唐詩第壹陸函白居易貳叁(注立名本白香山詩後集陸。)微之整集舊詩及文筆為百軸,以七言長句酬樂天,樂天次韻酬之。餘思未盡,加為六韻詩。云:

制從長慶詞高古。

自注云:

微之長慶初知制誥,文格高古。始變俗體,繼者效之也。

恪案:今白氏長慶集中書制誥有「舊體」「新體」之分別。其所謂「新體」,即微之所主張,而天所從同之復古改良公式文字新體也。

唐摭言伍切磋條略云:

韓文公著毛穎傳,好博簺之戲。張水部以書勸之曰,比見執事多尚駁雜無實之説,使人陳之

第四章 艷詩及悼亡詩

於前以爲歡。此有累於令德。

毛穎傳者,昌黎摹擬史記之文,蓋以古文試作小說,而未能甚成功者也。微之鶯鶯傳,則似摹擬左傳,亦以古文試作小說,而真能成功者也。蓋鶯鶯傳乃自敍之文,有真情實事。毛穎傳則純爲遊戲之筆,其感人之程度本應有別。夫小說宜詳,韓作過簡。毛穎傳之不及鶯鶯傳,此亦爲一主因。觀昌黎集中尙別有一篇以古文作小說而成功之絕妙文字,即石鼎聯句詩序。(昌黎集貳壹。)

朱子韓文考異陸論此篇云:

今按方本簡嚴,諸本重複。然簡嚴者,似於事理有所未盡,而重複者,乃能見其曲折之詳。

白氏長慶集貳和答詩序云:

頃者在科試間常與足下(微之)同筆硯。每下筆時,輒相顧語,患其意太切,而理太周則辭繁,意太切則言激。然與足下爲文,所長在於此,所病亦在於此。足下來序果有詞犯文繁之說。今僕所和者,猶前病也。待與足下相見日,各引所作,稍刪其繁而晦其義焉。

據此,微之之文繁,則作小說正用其所長,宜其優出退之之上也。

唐代古文運動鉅子,雖以古文試作小說,而能成功,然公式文字,六朝以降,本以駢體爲正宗。西魏北周之時,曾一度復古,旋即廢除。在昌黎平生著作中,平淮西碑文(昌黎集叁拾。)乃一篇極意寫成之古文體公式文字,誠可稱勇敢之改革,然此文終遭廢棄。夫段墨卿之改作,(唐文粹

一一九

伍玖。）其文學價值較原作如何及韓文所以磨易之故，乃屬於別種問題，茲不必論。惟就改革當時公式文字一端言，則昌黎失敗，而微之成功，可無疑也。至於北宋繼昌黎古文運動之歐陽永叔爲翰林學士，亦不能變公式文之騈體。司馬君實竟以不能爲四六文，辭知內制之命。然則朝廷公式文體之變革，其難若是。微之於此，信乎卓爾不群矣。

復次，鶯鶯傳中張生忍情之說一節，今人視之旣最爲可厭，亦不能解其眞意所在。夫微之善爲文者，何爲著此一段迂矯議論耶？考趙彥衛雲麓漫鈔捌云：

唐之舉人先藉當世顯人，以姓名達之主司，然後以所業投獻，踰數日又投，謂之溫卷。如幽怪錄傳奇等文皆是也。蓋此等文備衆體，可以見史才，詩筆，議論。

據此，小說之文宜備衆體。鶯鶯傳中忍情之說，即所謂議論。會眞等詩，即所謂詩筆。敍述離合悲歡，即所謂史才。皆當日小說之文中，不得不備具者也。

至於傳中所載諸事跡經王性之考證者外，其他若普救寺，寅恪取道宣續高僧傳貳玖興福篇唐蒲州普救寺釋道積傳。又渾瑊及杜確事，取舊唐書壹叁德宗紀貞元十五年十二月庚午及丁酉諸條參校之，信爲實錄。然則此傳亦是貞元朝之良史料，不僅爲唐代小說之傑作已也。

第五章 新樂府

元白集中俱有新樂府之作，而樂天所作，尤勝於元。洵唐代詩中之鉅製，吾國文學史上之盛業也。以作品言，樂天之成就造詣，不獨非微之所及，且爲微之後來所仿效。（見白氏長慶集壹陸編集拙詩成一十五卷因題卷末戲贈元九李二十詩自注。）以創造此體詩之理論，則見於元氏長慶集者，似尙較樂天自言者爲詳。故茲先略述兩氏共同之理論，然後再比較其作品焉。

元氏長慶集貳叁樂府古題序略云：

況自風雅至於樂流，莫非諷興當時之事，以貽後代之人。沿襲古題，唱和重複，於文或有短長，於義咸爲贅賸，尙不如寓意古題刺美見事，猶有詩人引古以諷之義焉。曹劉沈鮑之徒時得如此，亦復稀少。近代唯詩人杜甫悲陳陶哀江頭兵車麗人等，凡所歌行，率皆即事名篇，無復依傍。予少時（寅恪案，此序題下題丁酉二字，知是元和十二年微之年三十九時所作。其和李紳樂府新題詩，作於元和四年。是時微之實已三十一歲，不得云少時。此乃屬文之際，率爾而言，未可拘泥也。）與友人樂天李公垂輩謂是爲當，遂不復擬賦古題。

同集叁拾敘詩寄樂天書略云：

又久之，得杜甫詩數百首，愛其浩蕩津涯，處處臻到。始病沈宋之不存寄興，而訝子昂之未暇旁備矣。

又同集伍陸唐故工部員外郎杜君墓係銘并序云：

詩人以來未有如子美者。

白氏長慶集貳捌與元九書略云：

又詩之豪者，世稱李杜。李之作才矣，奇矣，人不逮矣，索其風雅比興，十無一焉。杜詩最多，可傳者千餘首，然撮其新安吏，石壕吏，潼關吏，塞蘆子，留花門之章，朱門酒肉臭，路有凍死骨。之句，亦不過三四首。

寅恪案：元白二公俱推崇少陵之詩，則新樂府之體，實爲摹擬杜公樂府之作品，自可無疑也。

白氏長慶集肆伍策林序略云：

元和初，予罷校書郎，與元微之將應制舉，閉戶累月，揣摩當代之事，構成策目七十五門。及微之首登科，予次焉。

其第陸捌目議文章（碑碣詞賦。）略云：

古之爲文者，上以紐王教，繫國風，下以存炯戒，通諷諭。故懲勸善惡之柄，執於文士襃貶

第陸玖目 採詩以補察時政略云：

臣聞聖王酌人之言，補己之過，所以立理本，導化源也。將在乎選觀風之使，建採詩之官，俾乎歌詠之聲，諷刺之興，日採於下，歲獻於上者也。所謂言之者無罪，聞之者足以自誡。聞之者深誡也。

之詩不稽政，則補察之義廢矣。雖雕章鏤句，將焉用之。伏維陛下詔主文之司，諭養文之旨，但辭賦合炯戒諷諭者，雖質雖野，採而獎之。碑誄有虛美愧辭者，雖華雖麗，禁而絕之。

之際焉。補察得失之端，操於詩人美刺之間焉。今褒貶之文無覈實，則懲勸之道缺矣。美刺

寅恪案：元白二公作新樂府在元和四年，距構策林之時甚近。故其作新樂府之理論，與前數年揣摩之思想至有關係。觀於策林中議文章及採詩二目所言，知二公於採詩觀風之意，蓋蘊之胸中久矣。然則二公新樂府之作，乃以古昔採詩觀風之傳統理論為抽象之鵠的，而以唐代杜甫即事命題之樂府，如兵車行者，為其具體之模楷，固可推見也。至於樂天之新樂府，據其總序云：

首句標其目，卒章顯其志，詩三百之義也。其辭質而徑，欲見之者易諭也。其言直而切，欲聞之者深誡也。其事覈而實，使采之者傳信也。其體順而肆，可以播於樂章歌曲也。總而言之，為君為臣為民為物為事而作，不為文而作也。

雖然，微之之作，似尚無摹擬詩經之迹象。

則已標明取法於詩三百篇矣。是以樂天新樂府五十首,有總序,即摹毛詩之大序。每篇有一序,即仿毛詩之小序。又取每篇首句尚與詩題不同,疑李氏原作當亦不異微之。)全體結構,無異古經。質而言之,乃一部唐代詩經,誠韓昌黎所謂「作唐一經」者。不過昌黎志在春秋,而樂天體擬三百。韓書未成,而白詩特就耳。樂天元和之初撰策林時,即具采詩匡主之志。不數年間,遂作此五十篇之詩。語云,有志者事竟成。樂天亦足以自豪矣。此外,尚有可論者,嚴震白氏諷諫本及日本嘉承(相當中國北宋元祐時。)重鈔建永(相當慶曆時。)本,於「首句標其目」之下有「古詩十九首之例也。」一句,鈴木虎雄業間錄校勘記云:

有者,是也。

寅恪案:毛詩大序,關雎后妃之德也。孔穎達正義云:關雎舊解云,三百二十一篇皆作者自爲名。

舊說之是非,別爲一問題,茲可不置論。唯據其說,則詩經篇名,皆作者自取首句爲題。樂天實取義於此。故新樂府序文中「詩三百之義也」一語,乃兼括前文「首句標其目」而言。鈴木之說殊未諦。夫樂天作詩之意,直上擬三百篇,陳義甚高。其非以古詩十九首爲楷則,而自同於陳子昂李太白之所爲,固甚明也。

復次,關於新樂府之句律,李公垂之原作不可見,未知如何。恐與微之之作無所差異,即以七字之句爲其常則是也。至樂天之作,則多以重疊兩三字句,後接以七字句,或三字句後接以七字句。此實深可注意。考三三七之體,雖古樂府中已不乏其例,即如杜工部兵車行,亦復如是。但樂天新樂府多用此體,必別有其故。蓋樂天之作,雖於微之原作有所改進,然於此似不致特異其體也。寅恪初時頗疑其與當時民間流行歌謠之體制有關,然苦無確據,不敢妄說。後見敦煌發見之變文俗曲殊多三三七句之體,始得其解。關於敦煌發見之變文俗曲,詳見敦煌掇瑣及鳴沙餘韻諸書所載,茲不備引。然則樂天之作新樂府,乃用毛詩、樂府古詩,及杜少陵詩之體制,改進當時民間流行之歌謠。實與貞元和時代古文運動鉅子如韓昌黎元微之之流,以太史公書,左氏春秋之文體試作毛穎傳,石鼎聯句詩序,鶯鶯傳等小說傳奇者,其所持之旨意及所用之方法,適相符同。其差異之點,僅爲一在文備衆體小說之範圍,一在純粹詩歌之領域耳。由是言之,樂天之作新樂府,實擴充當時之古文運動,而推及之於詩歌,斯本爲自然之發展。惟以唐代古詩,前有陳子昂李太白之復古詩體。故白氏新樂府之創造性質,乃不爲世人所注意。實則樂天之作,乃以改良當日民間口頭流行之俗曲爲職志。與陳李輩之改革齊梁以來士大夫紙上摹寫之詩句爲標榜者,大相懸殊。其價值及影響,或更較爲高遠也。此爲吾國中古文學史上一大問題,即「古文運動」本由以「古文」試作小說而成功之一事。寅恪曾於韓愈與唐代小說一文中論證之。而白樂天之

新樂府,亦是以樂府古詩之體,改良當時民俗傳誦之文學,正同於以「古文」試作小說之旨意及方法。此點似尚未見有言及之者,茲特略發其凡於此,俟他日詳論之,即元氏諸篇所詠,似有繁複與龐雜之病,而白氏每篇則各具事旨,不雜亦不複是也。請先舉數例以明之。

元氏長慶集貳肆「上陽白髮人」,本憫宮人之幽閉,而其篇末乃云:

此輩賤嬪何足言,帝子天孫古稱貴。諸王在閣四十年,七(七當作十。見舊唐書壹佰柒玄宗諸子傳,新唐書捌貳十一宗諸子傳。)宅六宮門戶閉。隋煬枝條襲封邑,肅宗血胤無官位。王無妃媵主無婿,陽亢陰淫結災累。何如決壅順衆流,女遣從夫男作吏。

可與同集叁貳獻事表所陳十事中:

二曰任諸王以固磐石。三曰出宮人以消水旱。四曰嫁諸女以遂人倫。

參證。此為微之前任拾遺時之言論,於作此詩時不覺連類及之,本不足異,亦非疵累。但樂天上陽白髮人之作,則截去微之詩末題外之詩,似更切徑而少支蔓。或者樂天復受「隋煬枝條襲封邑。」句之暗示,別成「二王後」一篇,亦未可知也。又如元氏長慶集貳肆法曲云:

又云:

漢祖過沛亦有歌,秦王破陣非無作。作之宗廟見艱難,作之軍旅傳糟粕。

胡音胡騎與胡妝，五十年來競紛泊。

樂天所作，則析此詩所言者為三題，即七德舞，法曲，時世妝三首。一題各言一事，意旨專而一，詞語明白，鄙意似勝微之所作。蓋新樂府之作，其本旨在備風謠之採擇，自以簡單曉暢為尚。若微之之詩，一題數意，端緒繁雜。例若元氏長慶集貳肆陰山道既云：

費財為馬不獨生，耗帛傷工有他盜。

之以迴鶻馬價縑為非矣。其詩後段忽因絲織品遂至旁及豪貴之踰制，如言：

挑紋變縷力倍費，棄舊從新人所好。越縠撩綾織一端，十四素縑功未到。豪家富貴踰常制，令族親班無雅操。從騎愛奴絲布衫，臂鷹小兒雲錦韜。群臣利己要差僭，天子深衷空閔悼。

不免稍近支蔓。而樂天新樂府則於陰山道題下仿毛詩小序云：

疾貪虜也。

全詩只斥迴鶻之貪黠，而又別為繚綾一題，其小序云：

念女工之勞也。

全詩之中，痛惜勞工，深斥奢靡。其意既專，故其言能盡。其言能盡，則其感人也深。此殆樂天所謂「苦敎短李伏歌行」，遂使「每被老元偸格律」者耶？

以上所列為元詩中之一篇雜有數意者，至於一意而復見於兩篇者，則如秦王破陣樂既已詠之於法

曲云：

　　漢祖過沛亦有歌，秦王破陣非無作。作之宗廟見艱難，作之軍旅傳糟粕。

復又見於立部伎中，而有：

　　太宗廟樂傳子孫，取類群凶陣初破。

之句，即其例也。

至樂天之作，則白氏長慶集壹傷唐衢二首之貳云：

　　遂作秦中吟，一吟悲一事。

寅恪案：一吟詠一事，雖爲樂天秦中吟十首之通則，實則新樂府五十篇亦無一篇不然。其每篇之篇題，即此篇所詠之事。每篇下之小序，即此篇所持之旨也。每篇唯詠一事，持一旨，而不雜以他事及他旨，此之謂不雜。此篇所詠之事，所持之旨，又不復雜入他篇，此之謂不複。若就其非和微之篇題言之，此特點尤極顯明。如紅線毯與繚綾者，俱爲外州精織進貢之品，宜其詩中所持之旨相同矣。但紅線毯篇之小序云：

　　憂農桑之費也。

篇中痛斥宣州刺史之加樣進貢，而繚綾篇之小序則云：

　　念女工之勞也。

篇中深憫越溪寒女之費工耗力,是絕不牽混也。又如李夫人,井底引銀瓶,古冢狐三篇,所詠者皆為男女關係之事,而李夫人以:

鑒嬖惑也。

為旨,自是陳諫於君上之詞。井底引銀瓶以:

止淫奔也。

為旨,則力勸癡小女子,勿為男子所誘。古冢狐則以:

戒豔色也。

為旨,乃深戒民間男子勿為女子所惑者。是又各有區別也。又如紫毫筆所指斥者,乃起居郎與侍御史之失職。秦吉了所致譏者,乃言官之不言。雖俱為譏斥朝官之尸位,而其針對之人事,又不相侔也。即此所舉,亦足概見其餘矣。至其和微之諸篇則稍有別。蓋微之之作,既有繁複與龐雜之病,樂天酬和其意,若欲全行避免,殆不甚可能。如微之於華原磬,西涼伎,法曲,立部伎,胡旋女,縛戎人六篇中俱涉及天寶末年祿山之反,而樂天於法曲,華原磬,胡旋女,西涼伎等篇中亦均及其事,是其證也。然樂天大抵仍持每篇一旨之通則,如法曲篇云:

華原磬云:

苟能審音與政通

始知樂與時政通。

是其遣詞頗相同矣。但法曲之主旨在正華聲,廢胡音。華原磬之主旨在崇古器,賤今樂。則截然二事也。又如華原磬五絃彈二篇,俱有慨於雅樂之不興矣。但立部伎言太常三卿之失職,以刺雅樂之陵替。五絃彈寫趙璧五絃之精妙,以慨鄭聲之風靡,則自不同之方面立論也。又如華原磬立部伎二篇,並於當日之司樂者有所譏刺矣。但立部伎所譏者,乃清職之樂卿也。華原磬所譏者,乃愚賤之樂工。則又為各別之針對也。他若唐代之立部伎,其包括之範圍極廣,舉凡破陣樂太平樂皆在其內,而樂天則以破陣樂既已詠之於七德舞一篇,太平樂又有西涼伎一篇專言其事,故立部伎篇中所述者,唯限於散樂,即自昔相傳之百戲一類。此皆足徵其經營結構,實具苦心也。

又微之所作,其語句之取材於經史者,如立部伎之用小戴樂記史記樂書,乃蠻子朝之用春秋定八年公羊傳疏之例,而有⋯⋯及:

　　雲蠻通好蠻長騃。

等句之類,頗嫌硬澀未融。(蠻長騃之騃字似即由公羊傳定八年注之狧字而來。)樂天作中固無斯類,即微之晚作,亦少見此種聱牙之語。然則白詩即元詩亦李詩之改進作品。是乃比較研究所獲

第五章 新樂府

之結論，非漫爲軒輊之說也。

至於新樂府詩題之次序，李公垂原作今不可見，無從得知。微之之作與樂天之作，同一題目，而次序不同。微之詩以上陽白髮人爲首。上陽宮在洛陽，微之元和四年以監察御史分務東臺，此詩本和公垂之作，疑是時李氏亦在東都，故於此有所感發。若果如是，則微之詩題之次序，亦即公垂之次序。惟觀微之所作，排列諸題目似無系統意義之可言，而樂天之五十首則殊不然。當日樂天組織其全部結構時，心目中之次序，今日自不易推知。但就尚可見者言之，則自七德舞至海漫漫四篇，乃言玄宗以前即唐創業後至玄宗時之事。自立部伎至新豐折臂翁五篇，乃言玄宗時事。自太行路至縛戎人諸篇，乃言德宗時事。（司天臺一篇，如鄙意所論，似指杜佑而言，而杜佑實亦爲貞元之宰相也。）自此以下三十篇，則大率爲元和時事。（其百鍊鏡兩朱閣八駿圖賣炭翁，雖似爲例外，但樂天之意，或以其切於時政，而獻諫於憲宗者。）其以時代爲劃分，頗爲明顯也。其以鴉九劍采詩官二篇居末者，鴉九劍乃總括前五十首之中，以七德舞以下四篇爲一組冠其首者，此四篇皆所以陳述祖宗垂誡子孫之意，即新樂府總序所謂爲君而作，尚不僅以其時代較前也。其以鴉九劍采詩官二篇居末者，鴉九劍乃總括前此四十八篇之作。采詩官乃標明其於樂府詩所寄之理想，皆所以結束全作，而與首篇收首尾迴環救應之效者也。其全部組織如是之嚴，用意如是之密，求之於古今文學中，洵不多見。是知白氏新樂府之爲文學偉製，而能孤行廣播於古今中外之故，亦在於是也。

元白二公作新樂府之年月，必在李公垂原作後，自無可疑。微之詩未著撰作年月，但其西涼伎云：

　　開遠門前萬里堠，今來邈到行原州。去京五百而近何其邇，天子縣內半沒爲荒陬。

寅恪案：舊唐書壹肆憲宗紀云：

　　元和三年十二月庚戌，以臨涇縣爲行原州，命鎮將郝玼爲刺史。自玼鎮臨涇，西戎不敢犯塞。

新唐書叁柒地理志云：

　　原州。廣德元年沒吐蕃，置行原州於靈臺之百里城。貞元十九年徙治平涼。元和三年又徙治臨涇。

是行原州凡三徙治所。其第二次之治所爲平涼縣，屬舊原州，據舊唐書叁捌地理志，原州中都督府在京師西北八百里。與元詩「去京五百而近」之語不合，必非所指。至行原州第一次之治所爲靈臺縣之百里城，第三次之治所爲臨涇縣，則皆屬涇州。據舊唐書叁捌地理志，涇州在京師西北四百九十三里，與元詩「去京五百而近」之語適合。然微之詩斷無遠指第一次即廣德元年所徙之靈臺而言之理，是其所指必是元和三年十二月即第三次所徙之臨涇無疑。然則微之新樂府作成之年月，亦在元和三年十二月以後，與樂天所作同爲元和四年矣。此微之作詩年歲之可考者也。

樂天新樂府雖題爲…

元和四年爲左拾遺時作。

似其作成之年歲無他問題。然詳繹之,恐五十首詩,亦非悉在元和四年所作。見下文海漫漫及杏爲梁兩詩箋證,茲不於此述之。蓋白氏新樂府之體,以一詩表一意,述一事,五十之數,殊不爲少,自宜稍積歲時日,多有感觸,以漸補成其全數。其非一時所成,極有可能也。今嚴震刊白氏諷諫本新樂府序末有:

元和壬辰冬長至日左拾遺兼翰林學士白居易序。

一行。初視之殊覺不合,以元和壬辰即元和七年,是年樂天以母憂退居渭上。和五年已除京兆府戶曹參軍。其所署官銜左拾遺,自有可議。且兼翰林學士之言,似更與唐人題衘慣例不類。(見歷史語言研究所集刊本肆伍捌頁岑仲勉先生論白氏長慶集源流并評東洋本白集。)但據白氏長慶集伍叁詩解五律云:

舊句時時改,無妨悅性情。

可知樂天亦時改其舊作。或者此新樂府雖創作於元和四年,至於七年猶有改定之處,其「元和壬辰冬長至日」數字,乃改定後隨筆所記之時日耶?否則後人傳寫,亦無無端增入此數字之理也。姑識於此,以待詳考,並於後論海漫漫杏爲梁諸篇中申其疑義焉。

關於篇章之數目,白氏之作爲五十首,自無問題。元氏之作,則郭茂倩樂府詩集玖陸卷玖新樂府

上載微之新樂府共十三篇,其言云:

元稹序曰,李公垂作樂府新題二十篇,稹取其病時之尤急者,列而和之,蓋十五而已。今所得纔十二篇,又得八駿圖一篇,總十三篇。

寅恪案:今元氏長慶集貳肆載新樂府共十二篇,序文亦作「十二」,適相符合,無可疑者。郭氏所見本,其「十二」之「二」,殆誤作「五」,因謂其未全。又見樂天所作中有八駿圖一題,而元氏長慶集叄亦有八駿圖一詩,遂取之以補數。殊不知微之八駿圖詩,乃五言古詩,與微之新樂府之悉為七言體者迥異,斷不合混為一類。觀於元氏長慶集叄拾敘詩寄樂天書云:

至是元和七年矣,有詩八百餘首,色類相從,共成十體,凡二十卷。

又同集伍陸唐故工部員外郎杜君墓係銘幷序云:

予嘗欲件自作之詩,必分別體裁,無以五七言相混淆之理。

則微之編輯自作之詩,體別相附,與來者為之準,特病嬾未就。白氏長慶集之編輯,其旨亦同微之,然則郭氏編入之誤,不待詳辨也。

七　德　舞

元微之樂府新題法曲云:

秦王破陣非無作,作之宗廟見艱難。

又立部伎云：

太宗廟樂傳子孫,取類群凶陣初破。

白樂天則取其意別爲一篇,太宗創業之功績,以獻諫於當日之憲宗,所謂「采詩」「諷諫」「爲君」諸義,實在於是。斯樂天所以取此篇,爲其新樂府五十首之冠也。

此篇專陳祖宗王業之艱難以示其子孫。易言之,即鋪陳太宗創業之艱難以示其子孫。

凡詮釋詩句,要在確能舉出作者所依據以構思之古書,並須說明其所以依據此書,而不依據他書之故。若僅泛泛標舉,則縱能指出最初之出處,或同時之史事,其實無當於第一義諦也。故茲於論述樂天此篇之主旨後,即進而推求其構思時所依據之原書,並先說明其所以取用此書之故焉。蓋其初原爲供一己之使用,其後乃類書之作,本爲便利屬文,樂天尤喜編纂類書,如策林之類。唐世應進士制科之舉子,固須諳習類書,以爲決科射策之需,而文學侍從之臣,亦必繙檢類書,以供起草代言之用。觀元氏長慶集貳貳酬樂天餘思不盡加爲六韻之作詩「白樸流傳用轉新。」句自注云：

樂天於翰林中書取書詔批答詞等撰爲程式,禁中號曰白樸。每有新入學士求訪,寶重過於六典也。

則知唐世翰林與六典之關係。六典一書,究否施行,自來成為問題。詳拙著隋唐制度淵源略論稿職官章,茲不多論。要之其書乃以唐代現行令式分配編纂,合於古代禮經,即周官之形式,實是便於官吏公文一種最有權威之類書。他不必旁引,即如樂天新樂府道州民篇逑陽城奏語云:

城云臣按六典書。任土貢有不貢無。

是其證也。夫六典為法令之類書,宜翰林學士所不可須臾離者,但現行法令類書之外,供繙檢者,仍須有本朝掌故之類書。唐代祖宗功德之盛,莫過於太宗,而太宗實錄四十卷帙繁重,且係編年之體,故事蹟不易檢查。斯太宗實錄之分類節要,即吳兢貞觀政要一書所以成為古今之要籍也。此書之實質為一掌故之類書,必與六典同為翰林學士所寶重而翫習,固無疑義,則樂天作七德舞時即先取此書尋撿材料以構成其骨幹,乃極自然之理也。

何以知其曾取用貞觀政要耶?詩云:

太宗十八舉義兵。白旄黃鉞定兩京。擒充戮竇四海清。二十有四功業成。二十有九即帝位,三十有五致太平。

今世流行之戈直注本貞觀政要第叁玖篇論災祥篇第叁章云:

太宗曰,吾之理國良無〔齊〕景公之過。但朕年十八便為經綸王業,北翦劉武周,西平薛舉,東擒竇建德王世充,二十四而天下定,二十九而居大位,四夷降伏,海內乂安,自謂古來英

同書第肆拾篇論愼終篇第叁章略云:

太宗又曰,但朕年十八便舉兵,年二十四定天下,年二十九昇爲天子,此則武勝於古也。

寅恪案:「太宗十八舉義兵」句,蓋據論愼終篇中之語改寫而成。「擒充戮竇四海淸。二十有四功業成。二十有九卽帝位。」三句敍寫次序,全與論災祥篇中之語相同。「三十有五致太平」者,論災祥篇第叁章於「二十九居大位」下,又以「四夷降服海內乂安」爲言,而此篇之第壹章略云:

貞觀六年,太宗謂侍臣曰,夷狄內侵,如朕本心,但使天下太平,家給人足,雖無祥瑞,亦可比德於堯舜。若百姓不足,縱有芝草徧街衢,鳳凰巢苑囿,亦何異於桀紂。

「天下太平」上雖有「但使」一詞,似爲假設之語氣,但察其內容,則疑是已然之辭旨。太宗以武德九年即位,其年二十有九。次年改元貞觀,至貞觀六年適爲三十五歲。故樂天此句殆即由此章暗示而來。貞觀政要災祥愼終兩篇,先後連續,而具有太宗述其創業踐極年歲之紀載,宜樂天注意及此,而取以入詩也。至太宗舉義兵之歲,其年是否十八,乃別一問題,於此不詳論。又詩云:

亡卒遺骸散帛收,饑人賣子分金贖。魏徵夢見子夜泣,張謹哀聞辰日哭。怨女三千放出宮,死囚四百來歸獄。翦鬚燒藥賜功臣,李勣嗚咽思殺身。含血吮創撫戰士,思摩奮呼乞效死。

寅恪案:「怨女三千放出宮。」此今戈本政要第貳拾篇論仁惻篇第壹章事也。「饑人賣子分金贖。」此

論仁惻篇第貳章事也。「張謹哀聞辰日哭。」此論仁惻篇第叁章事也。「亡卒遺骸散帛收。」及「含血吮創撫戰士，思摩奮呼乞効死。」此論仁惻篇第肆章事也。今戈本政要論仁惻篇唯此四章，而俱為樂天此篇所採用。此篇所舉太宗盛德之故實唯此八事，而五出政要論仁惻篇。則其構思時必以政要論仁惻篇為主，從可知矣。否則太宗之事蹟至多，樂天若未嘗依據此書以組成其全詩之骨幹，何得若是之巧合耶？

復次，今世流行之貞觀政要，皆元代戈直注本，其本曾移改吳氏原書之篇章，如第貳篇論政體篇第拾章下注云：

舊本此章附忠義篇。今按其言於政體尤切，故附於此。

第肆篇論求諫篇第柒章下注云：

舊本此與上章通為一章。今按不同，分為二章。

第伍篇論納諫篇下注云：

直諫另為一類，附此類之後。

其第伍章下注云：

舊本此章之首曰貞觀初。今按通鑑，標〔貞觀三〕年。

其例甚多，不必一一標舉。實則其書中尚有脫漏之章，觀楊守敬之日本訪書志，羅振玉之校補本

及影印日本寫本,即可知之。(高郵王氏亦有一校本。)如樂天此篇「以心感人人心歸」句,取白氏長慶集肆伍策林第拾目王澤流人心感中云:

澤流心感而不太平者,未之聞也。

固可相印證,而日本傳寫本貞觀政要載有吳兢上表,其文中即用易經咸卦象

聖人感人心而天下和平。

之語,知樂天此句,殆又受此暗示而來,不僅關涉其先時所編之策林也。又取羅氏政要卷伍卷陸二卷之校記觀之,其中亦有戈本所詳,而日本寫本脫略者,則知日本寫本亦非無缺。羅氏雖有「欲復唐本之舊,苦未能得其全本。」(見羅氏松翁近稿貞觀政要殘卷跋。)之言,其實縱得日本傳寫政要之全本,恐亦不能悉復吳氏原書之舊觀。故白氏此篇所詠,其有不見於今日諸本政要者,未必全爲吳氏原書所不載也。

雖然,若更就現存之史料以參校白氏此篇,則知其中所詠太宗時事,一一皆有所本,而其所本者,似不限政要一書,蓋樂天依據政要以構成此篇之骨幹,復於實錄中尋捃材料以修改其詞句,增補其內容而完成此篇也。茲請就已考見者條列於下,其尚有未詳者,俟續考焉。

「三十有五致太平。」句,如前所論,似受政要災祥篇第壹章及第叁章之暗示而成,惟此句下即接以「功成理定何神速。」一句,據小戴樂記云:

王者功成作樂，治定制禮。

又知所謂「致太平」者，直接與制禮作樂有關，易言之，即與七德舞本身有關也。此篇小序下注云：

武德中，天子始作秦王破陣樂以歌太宗之功業。貞觀初，太宗重制破陣樂舞圖，詔魏徵虞世南爲之歌詞，名七德舞。

宜其特有此句以詠之也。考舊唐書貳捌音樂志（參唐會要叁叁破陣樂條，通典壹肆陸樂典坐立部伎條，新唐書貳壹禮樂志，通鑑壹玖肆唐紀太宗紀貞觀七年正月條。）略云：

貞觀元年宴羣臣，始奏秦王破陣之曲。太宗謂侍臣曰，朕昔在藩，屢有征討，世間遂有此樂，豈意今日登於雅樂。然其發揚蹈厲，雖異文容，功業由之，致有今日。所以被於樂章，示不忘本也。其後令魏徵虞世南褚亮李百藥等改制歌辭，更名七德之舞。六年太宗行幸慶善宮，宴從臣於渭水之濱，賦詩十韻。其宮即太宗降誕之所。於是起居郎呂才以御製詩等於樂府被之管絃，名爲功成慶善樂之曲。令童兒八佾皆進德冠，紫袴褶，爲九功之舞。冬至享讌，及國有大慶，與七德之舞偕奏於庭。七年，（會要作七年正月七日。舊紀作戊子，則是正月十日。）太宗制破陣舞圖，左圓右方，先偏後伍，魚麗鵝鸛，箕張翼舒，交錯屈伸，首尾迴互，以象戰陣之形。命呂才依圖教樂工百二十人，被甲執戟而習之，凡爲三變，每變爲四陣。有來往疾徐擊刺之象，以應歌節。（通

典曰，和云秦王破陣樂。新書曰，歌者和曰秦王破陣樂。)數日而就，更名七德之舞。癸巳，(會要作正月十五日。)奏七德九功之舞。觀者見其抑揚蹈厲，莫不扼腕踴躍，凜然震竦。武臣列將咸上壽云，此舞皆是陛下百戰百勝之形容。羣臣咸稱萬歲。

依年推計，貞觀七年太宗年三十六歲。此前一年，即貞觀六年，太宗年三十五歲。六年，與七德舞相連之九功慶善樂成。七年正月七日，重製破陣舞圖成。正月十五日(癸巳)奏之於庭。則重製七德舞圖，亦在貞觀六年。此所云「三十有五致太平」者，蓋功成治定，因而製禮作樂也。又岑仲勉先生白集質疑太宗十八舉義兵條論此事(見歷史語言研究所集刊第玖本陸伍頁。)云：

又〔册府〕元龜三五，〔貞觀〕六年，公卿百寮以天下太平，四夷賓服，詣闕請封襌者，首尾相屬。白詩其即取意於是歟。

雖與七德舞無關。然當貞觀六年即太宗三十有五之歲，羣臣旣以天下太平爲言，似樂天此句亦不能與之無涉也。册府元龜唐會要兩唐志所載，當係采自太宗實錄。

「速在推心置人腹。」句，政要中雖無具體語句可以指實，但其愼終篇中論及漢光武事云：

太宗又曰，朕觀古先撥亂之主，皆年踰四十，惟光武年三十三。但朕年十八便舉兵，年二十四定天下，年二十九昇爲天子，此則武勝於古也。

考後漢書壹光武紀云：

〔銅馬〕降者更相語曰，蕭王推赤心置人腹中，安得不投死乎？。

則樂天此句之構成，固可能受政要此條之暗示，而牽連思及光武之故實。惟據册府元龜玖玖帝王部推誠門封同人條（參通鑑壹貳唐紀高祖紀武德九年九月丁未條。）云：

封同人爲韓州刺史。太宗即位，引諸衞驍兵統將等習射於顯德殿。朝臣多有諫者曰，先王制法，有以兵刃至御所者絞刑。今引卑碎之人，彎弧縱矢於軒陛之側，陛下親在其間，正恐禍出不意，非所爲社稷計也。同人矯乘驛馬入朝切諫，帝皆不納。謂之曰，我以天下爲家，率土之內，盡爲臣子，所恨不能將我心徧置天下〔人腹中〕。（此三字據通鑑補。）豈當有相疑之道也。自是後人人自勵。一二年間兵士盡便弓馬，皆爲銳卒。

知亦本之實錄也。

「亡卒遺骸散帛收。」句，政要論仁惻篇肆章雖記貞觀十九年太宗征高麗回，次柳城，詔集前後戰亡人骸骨設太牢致祭，親臨哭之之事。但樂天於詩句下有注文云：

貞觀初詔收天下陣死骸骨，致祭而瘞埋之。尋又散帛以求之也。

考唐大詔令集壹壹肆有貞觀元年四月掩暴露骸骨詔云：

諸色骸骨宜令所在官司收斂埋瘞。稱朕意焉。（舊唐書貳新唐書貳通鑑壹玖貳太宗紀俱繫此事於貞觀二年四月己卯。）。

頗疑樂天本從政要此章以構成其詩句,其後復蒐採前後詔收骸骨之事以證釋之也。

「饑人賣子分金贖。」句,白氏注文與政要同,惟坊間汪本作貞觀五年誤,應依全唐詩本作貞觀二年。以政要新舊紀通鑑均繫其事於二年(三月)故也。

「魏徵夢見子夜泣。」句,亦見舊唐書柒壹新唐書玖柒魏徵傳,新舊傳當亦採自實錄也。

「張謹哀聞辰日哭。」句,白氏注文不著年月。政要作貞觀七年,通鑑繫張公謹之卒於貞觀六年四月辛卯。太宗以次日即壬辰日哭之。册府元龜壹肆壹帝王部念良臣門亦作貞觀六年。政要作貞觀七年,恐有誤。

「怨女三千放出宮。」句,白氏注文中有:

於是令左丞戴冑給事中杜正倫,於掖庭宮西門,揀出數千人,盡放歸。

之紀載,而政要中則未著遣戴冑杜正倫揀放事。考舊唐書貳太宗紀上(參通鑑壹玖叁唐紀太宗紀貞觀二年九月天少雨條。)略云:

(貞觀二年九月)丁未,謂侍臣曰,婦人幽閉深宮,情實可憫。今將出之,任求伉儷。於是遣尚書左丞戴冑,給事中杜正倫等於掖庭宮西門簡出之。(通鑑於此下有前後所出三千餘人一句。)

則白氏注文,亦依據實錄書之者也。

「死囚四百來歸獄。」句,舊唐書叁太宗紀下云:

(貞觀六年)十二月辛未,親錄囚徒,歸死罪者二百九十人於家,令明年秋末就刑。其後應期畢至,詔悉原之。

通鑑壹玖肆唐紀太宗紀貞觀七年九月死囚三百九十人自詣朝堂條考異云:

四年實錄,天下斷死罪止二十九人。今年實錄乃有二百九十九人。何頓多如此,事已可疑。又白居易樂府云,死囚四百來歸獄。舊本紀統紀年代記皆云二百九十人。今從新書刑法志。

此種數字之差異,自是傳寫致訛,至於孰正孰誤,恐不可考矣。

「翦鬚燒藥賜功臣。」句,樂天自注云:

李勣常疾,醫云得龍鬚燒灰,方可療之。太宗自翦鬚燒灰賜之,服訖而愈。勣叩頭泣涕而謝。

今戈本政要任賢篇所云:

勣時遇暴疾,驗方云,鬚灰可以療之。太宗自翦鬚爲其和藥。勣頓首見血,泣以陳謝。

與舊唐書陸柒李勣傳(新唐書玖叁李勣傳通鑑壹玖柒唐紀太宗紀貞觀十七年四月李勣嘗得暴疾條同。)所云:

勣時遇暴疾,驗方云,鬚灰可以療之。太宗乃自翦鬚爲其和藥。勣頓首見血,泣以懇謝。

適相符合,而與樂天注文以「龍鬚」爲言者不同。龍鬚事殊詭異,頗類小說家言,但大唐新語壹壹

第五章 新樂府

褒錫篇高宗初立爲太子條云：

勦嘗有疾，醫診之曰，須龍鬚灰方可。太宗翦鬚以療之，服訖而愈。勦頓首泣謝，勦頓首除諧謔一篇，稍嫌蕪瑣外，大都出自國史。劉書白注此條果出何書，今未敢決言，姑記之以俟考。則與樂天注文相符。二者必同出一源，似無可疑。太宗翦鬚以療之，服訖而愈，勦頓首泣謝，劉氏之書雖爲雜史，然其中除諧謔一篇，稍嫌蕪瑣外，大都出自國史。劉書白注此條果出何書，今未敢決言，姑記之以俟考。

「含血吮創撫戰士，思摩奮呼乞效死。」句及其注文，與政要仁惻篇第肆章及舊唐書壹玖玖上高麗傳新唐書貳壹伍上突厥上思摩傳，通鑑壹玖柒唐紀太宗紀貞觀十九年五月丙申條並同，謂之出於政要或出自實錄，俱無不可也。

又此詩末「太宗意在陳王業，王業艱難示子孫。」二句，即本於太宗謂侍臣「功業由之」「示不忘本」（見上引舊唐書貳捌音樂志。）等語也。

總之，樂天此篇旨在陳述祖宗創業之艱難，以寓諷諫。其事尊嚴，故詩中不獨於敘寫太宗定亂理國之實事，一一采自國史，即如「速在推心置人腹」等詞語，亦係本之實錄。其爲竭意經營之作自無疑也。惟實錄一書，部帙繁重，且係編年之體，若依之以構思而欲求得條理，洵屬非易。此又樂天曾用貞觀政要，即實錄之分類節要本以供參考之故也。

存之史籍參證並讀，始能得其眞解，斷可知矣。然則七德舞一篇必與貞觀政要及現

又篇中「元和小臣白居易，觀舞聽歌知樂意。」之句，非泛語也。此詩題下注云：

自龍朔以後,詔郊廟享宴皆先奏之。

段安節樂府雜錄龜茲部云:

破陣樂曲亦屬此部,秦王所制。舞人皆衣畫甲,執旗旆。外藩鎮春冬犒軍,亦舞此曲,兼馬軍引入場,尤甚壯觀也。

而微之新題樂府法曲篇亦有:

秦王破陣非無作。作之宗廟見艱難,作之軍旅傳糟粕。

之句,故樂天即未見之於祭祀郊廟之上,亦可見之於享宴軍賓之間。其為親身經歷,因而有所感觸啟發無疑也。

茲更取此篇與新樂府總序相印證,則七德舞一篇首句三字與其篇題符同,即總序所謂「首句標其目」也。結語「歌七德。舞七德。聖人有作垂無極。豈徒耀神武,豈徒誇聖文。太宗意在陳王業,王業艱難示子孫。」一節,說明太宗創作七德舞之旨意,亦樂天作此詩以獻諫於當日憲宗寓意之所在,即總序所謂「卒章顯其志」也。此篇詞語甚曉暢,結構無曲折,可謂與序文「其辭質而徑」「其言直而切」之言相合矣。樂天序和答詩,自謂為文所長在意切理周,所短在辭繁言激,(見白氏長慶集貳。)觀此知非虛語。其晚歲傾倒劉禹錫至極,頗為後人所不解,(見白氏長慶集貳。)州書,陸拾劉白倡和集解,王士禎香祖筆記伍,池北偶談壹肆。)其故殆欲藉夢得微婉之長(白氏

長慶集陸玖哭劉尚書夢得二首之壹云：「文章微婉我知丘。」以補己之短耶？（詳見附論戊篇。）又此篇依據貞觀政要以構思，取材於太宗實錄以遣辭，得不謂之「其事覈而實」乎？樂天所作，不似微之所作有晦澀生硬之病，實足當「其體順而肆」之義無愧。而此篇乃以小臣上陳祖宗功業之詩，即序文所謂「為君而作」者。其取此詩冠於五十篇之首，亦即此意。由是言之，樂天新樂府結構嚴密，條理分明。總序所列作詩之旨，一一俱能實踐，洵非浮誕文士所可及也。

復次，大唐西域記伍羯若鞠闍國條（大唐大慈恩寺三藏法師傳伍同。）略云：

（戒日）王曰，秦王天子，平定海內，殊方異域慕化稱臣，氓庶荷其亭育。咸歌秦王破陣樂，聞其雅頌，於茲久矣。

同書拾迦摩縷波國條略云：

拘摩羅王曰，今印度諸國，多有歌頌摩訶至那國秦王破陣樂者，聞之久矣，豈大德之鄉國耶？（玄奘）曰，然。此歌者，美我君之德也。

寅恪案：印度得聞秦王破陣樂，當在貞觀十四年平定高昌之後。此樂雖於貞觀七年改為七德舞，但樂舞中「歌者和曰秦王破陣樂」，（見新唐書貳壹禮樂志。）故民間通稱仍用舊名，稱為秦王破陣樂。如樂府雜錄龜茲部所載〔秦王〕破陣樂曲云云，即是一例。天竺遠方，固應不以七德舞為稱也。

法　曲

樂天此篇篇題，全唐時本作法曲，注云：

一本曲下有歌字。

那波道圓本作法曲歌，汪立名本作法曲。考樂天新樂府諸篇篇題例皆不用歌吟等字。而此篇乃和李元之作，今微之此篇篇題，諸本既皆作法曲，則自以無歌字者爲是也。

樂天以此篇次於七德舞之後者，蓋七德舞所以明太宗創業之艱難，此篇則繼述高宗以下祖宗之製定諸樂舞，條理次序極爲明晰，較之微之之遠從黃帝說起者，實有浮泛親切之別，此白作勝於元作之又一例證也。

此詩之華夷音聲理論與微之相同，恐公垂原作亦復如是，其是非如何，姑不置辨。若以史實言之，則殊不正確。如言：

法曲法曲舞霓裳。政和世理音洋洋。開元之人樂且康。

據唐會要叁叁諸樂條云：

天寶十三載七月十日，太樂署供奉曲名及改諸樂名，婆羅門改爲霓裳羽衣。

則知霓裳羽衣曲，實原本胡樂，又何華聲之可言？開元之世治民康與此無涉，固不待言也。又法

曲者，據新唐書貳貳禮樂志云：

初隋有法曲，其音清而近雅。其器有鐃鈸、鐘、磬、幢簫、琵琶。

夫琵琶之為胡樂而非華聲，不待辨證。而法曲有其器，則法曲之與胡聲有關可知也。然則元白諸公之所謂華夷之分，實不過今古之別，但認輸入較早之舶來品，或以外國材料之改裝品，為真正之國產土貨耳。今世侈談國醫者，其無文化學術史之常識，適與相類，可慨也。

抑更有論者，李公垂此篇之原作既不可見，姑置不論。若微之樂天皆自稱景慕外來天竺之佛陀宗教者，如白氏長慶集壹肆和夢遊春詩序云：

況與足下（微之）外服儒風，內宗梵行者，有日矣。

又此詩結語云：

法句與心王，期君日三復。

又樂天自注云：

微之常以法句及心王頭陀經相示，故申言以卒其志也。

等例，可以為證，是與韓退之之力闢佛法者，甚有不同。但何以元白二公忽於茲有此內中國而外夷狄之議論？初視之，頗不可解，細思之，則知其與古文運動有關。蓋古文運動之初起，由於蕭穎士李華獨孤及之倡導與梁肅之發揚。此諸公者，皆身經天寶之亂離，而流寓於南土，其發思古

之情，懷撥亂之旨，乃安史變叛刺激之反應也。唐代當時之人既視安史之變叛，爲戎狄之亂華，不僅同於地方藩鎮之抗拒中央政府，宜乎尊王必先攘夷之理論，成爲古文運動之一要點矣。昌黎於此認識最確，故主張一貫。其他古文運動之健者，若元白二公，則於不自覺之中，間接接受此潮流之震盪，而具有潛伏意識，遂藏於心者發於言耳。古文運動爲唐代政治社會上一大事，不獨有關於文學。此義當於論唐史時詳爲考證，茲以軼出本文範圍，故不多及，聊識其意於此。

元詩「火鳳聲沉多咽絕。春鶯囀罷長蕭索。」句，可參閱向達先生唐代長安與西域文明，茲不多論。「胡騎與胡妝。」句樂府詩集陸拾引此詩。錢牧齋校宋本及全唐詩本，「胡騎」上皆有「胡音」二字，此詩既論音樂，自以有「胡音」二字爲是也。

二王後 海漫漫

白氏新樂府七德舞法曲後，即繼以二王後及海漫漫二篇。此二篇爲微之樂府新題中所無。李公垂原作雖不可見，當亦無此二題。所以知者，微之和公垂之作，取上陽白髮人爲首。上陽宮在洛陽，公垂必依之發興。至於「周武隋文之子孫」，固不易爲作詩時居東都之公垂所同時得見，而秦皇漢武求仙之戒，若非憲宗文學侍從之臣，似亦末由敷陳也。然則此二篇乃樂天所增創，而非因襲李氏之舊題，自不難推見。至樂天何以忽增創此二新題之故，則貞觀政要第貳壹愼所好篇之第

一五〇

第五章 新樂府

叄章云：

貞觀四年太宗曰，隋煬帝性好猜防，專信邪道，大忌胡人，乃至謂胡床爲交床，胡瓜爲黃瓜，築長城以避胡，終被宇文化及使令狐行達殺之。又誅戮李金才及諸李殆盡，卒何所益。

似即爲二王後一篇之所本。其第貳章云：

貞觀二年太宗謂侍臣曰，神仙事本是虛妄，空有其名。秦始皇非分愛好，爲方士所詐，乃遣童男童女數千人隨其入海求神仙，方士避秦苛虐，因留不歸。始皇猶海側踟蹰以待之，還至沙丘而死。漢武帝爲求神仙，乃將女嫁道術之士。事既無驗，便行誅戮。據此二事，神仙不煩妄求也。

似即爲海漫漫一篇之所本。頗疑樂天於繙檢貞觀政要尋搪材料以作七德舞時，尚覺有餘腦之義可供採摭，遂取以成此二篇。而七德舞自「亡卒遺骸散帛收。」以下至「思摩奮呼乞效死。」諸事蹟，多見於貞觀政要第貳拾仁惻篇中，其慎所好篇即次於仁惻篇之後爲第貳壹篇，亦足爲此說之佐證也。

復次，今戈本政要之次序先後，雖不皆仍原本之舊，但慎所好篇中求神仙條在貞觀二年列第貳，隋煬帝條在貞觀四年列第叁，則似未有所改易。樂天之詩不依政要之先後次序，而取二王後列諸海漫漫之前者，蓋二王後之助郊祭與七德舞法曲皆性質上有密切關係，可以相連，其海漫漫篇則

一五一

性質似較泛也。至海漫漫篇所以特列於第肆篇,有以示異於其他通常諷諫諸篇者,老子亦爲唐皇室所攀認之祖宗。且受大聖祖高上大道金闕玄元天皇大帝之尊號,廟號太清宮,則薦享老子與明堂太廟郊祀爲同一性質,不過與血族祖先之七廟又稍有別耳。樂天於元和二年充翰林學士時,曾撰季多薦獻太清宮詞文。(見白氏長慶集肆拾。)自易聯想及此,而有「玄元聖祖」之句也。此四篇性質近似,皆標明祖宗垂戒子孫之微意,即新樂府總序所謂「爲君而作」者。故相聯綴自爲一組,此組遂爲新樂府之冠也。

又二王後一篇更有可論者,元微之上陽白髮人有::

隋煬枝條襲封邑。

之語,原注又云::

近古封前代子孫爲二王三恪。

樂天此篇之作,殆受其啓發也。

其海漫漫一篇更有可論者,舊唐書壹肆憲宗紀上(太平御覽壹佰肆亦引此文,較爲明晰,今參合錄之。)云::

元和五年八月乙亥,上顧謂宰臣曰,神仙之事信乎?李藩對曰,神仙之說出於道家。〔道家〕所宗,老子五千文爲本。老子指歸與〔六〕經無異。後代好怪之流,假託老子神仙之說,故秦

始皇遣方士載男女入海求仙，漢武帝嫁女與方士求不死藥，二主受惑，卒無所得。文皇帝服胡僧長生藥，遂致暴疾不救。古詩云，服食求神仙，多為藥所誤。誠哉是言也。君人者但務求理，四海樂推，社稷延永，自然長年也。上深然之。

寅恪案：李藩之語與海漫漫所言幾無不同。豈李白二公各不相謀而適冥合耶？此殊可疑也。以時間先後論，樂天新樂府據其自題作於元和四年，而史載李藩之語於元和五年，則白先而李後。若此二事不能無所關涉，似李語出於白詩。然以常識言之，其可能不多。頗疑樂天新樂府雖大體作於元和四年，其實時時修改增補，不獨海漫漫一篇如此，即杏為梁等篇亦有成於元和四年以後之疑，俟於論杏為梁時總括言之，今姑不涉及焉。

又杜陽雜編中略云：

元和五年內給事張惟則自新羅使回，云，於海上泊州島間，忽聞雞犬鳴吠，似有煙火，遂乘月閒步，約及一二里，則見有數公子，戴章甫冠，著紫霞衣，吟嘯自若。惟則知其異，遂請謁見。公子曰，唐皇帝乃吾友也。汝當旋去為吾傳語。還舟中，迴顧舊路，悉無蹤跡。上曰，朕前生豈非仙人乎？

寅恪案：蘇鶚撰書，雖多詭異之說，不足深信，然閹寺以神仙事蠱惑君上，自是常情，而元和之時中國與新羅頻有使節往還。（參舊唐書壹玖玖上新唐書貳貳拾新羅傳唐會要玖伍新羅條。）是知

其亦有所據。此以元和五年為言，亦可與上說相參證也。憲宗為有唐一代中興之英主，然卒以服食柳泌所製丹藥，躁渴至極，左右宦官多因此得罪，遂為陳弘志所弒。(見通鑑貳肆壹唐紀元和十四年冬十月及十五年春正月條。)觀元和五年憲宗問李藩之語，知其已好神仙之道。樂天是時即在翰林，頗疑亦有所聞知。故海漫漫篇所言，殆陳諫於幾先者。此篇末句以老子不言藥為說，遠引祖訓，近切時宜，誠新樂府大序所謂為君而作者也。

二王後篇「古人有言天下者，非是一人之天下。」句，就寅恪一時記憶所及，則有呂氏春秋壹孟春紀貴公篇云：

天下，天下之天下，非一人之天下。

所謂太公六韜壹文韜文師篇云：

太公曰，天下非一人之天下，乃天下之天下也。

魏徵羣書治要叄壹六韜序云：

天下者，非一人之天下，天下之天下也。

同書同卷武韜云：

天下非一人之天下也。

馬總意林壹引六韜云：

自皆與詩語有關。天下非一人天下，天下之天下。

意林纂輯於貞元之初，與樂天作詩之時代甚近，頗可能爲樂天此二句之所依據。但羣書治要似爲其所從出，蓋李相國論事集壹進歷代君臣事蹟五十餘狀略云：

元和四年奏，昔太宗亦命魏徵等博采歷代事蹟，撰羣書政（寅恪案，此避高宗諱改作政。）要，置在座側，常自省閱，書於國史，著爲不刊。今陛下朝夕觀覽，必致貞觀之盛理。

李絳與樂天於元和四年，即樂天作此詩之年，同爲翰林學士，而深相交好。深之既如此推崇魏氏之書，則樂天此詩之依據羣書治要，最爲可能也。

立 部 伎

樂天所以列立部伎於海漫漫之後者，殆以七德舞法曲二王後海漫漫四篇性質近似，故聯綴編列。而立部伎與華原磬性質相類，復連續列之。觀此可知樂天之匠心，即此篇題排列之末節，亦不率爾爲之也。

白詩立部伎小序下之注及元詩此篇題下注云：

元氏長慶集貳肆立部伎題下注云：

退入雅樂可知矣。

應互相校正，以兩注俱爲李公垂傳原文故也。今本

應依全唐詩本元稹詩與白氏長慶集貳立部伎小序下注同作：

退入雅樂部，則雅樂可知矣。

又今本白詩立部伎小序下注中「性識」二字，雖元稹詩全唐詩本題下注亦與相同，然應依明嘉靖壬子董氏刊本元氏長慶集貳肆，及嚴氏影宋本白氏諷諫本立部伎作「性靈」。蓋元氏長慶集貳陸琵琶歌有「性靈甚好功猶淺。」之句，又樂府雜錄（守山閣叢書本。）琵琶條云：

武宗初，朱崖李太尉有樂吏（史？）廉郊者，師於曹綱，盡綱之能。綱嘗謂儕流曰，教授人亦多矣，未有此性靈弟子也。

是作「性靈」者，更為有據也。

微之此篇以秦王破陣樂功成慶善樂之今昔比較，寓其感慨。蓋當時之制，享宴之樂分為坐立二部，而秦王破陣樂屬於立部。如舊唐書貳玖音樂志略云：

高祖登極之後，享宴因隋舊制，用九部之樂。其後分為立坐二部，今立部伎有安樂太平樂破陣樂慶善樂大定樂上元聖壽樂光聖樂，凡八部。安樂等八舞，聲樂皆立奏之，樂府謂之立部伎，其餘總謂之坐部伎。坐部有讌樂長壽樂天授樂鳥歌萬壽樂龍池樂破陣樂（此玄宗所作者）。自長壽樂已下皆用龜茲樂。

樂天此篇，則雖襲用李元舊題，而其所述內容，實與微之之以立部伎中之破陣樂慶善

樂為言者不同。蓋白氏新樂府中既專有七德舞一篇以陳王業之艱難，於此自不必重複。斯固樂天新樂府一事唯以一篇詠之之通則，此通則，即不復是也。而微之西涼伎云：

哥舒開府設高宴，八珍九醞當前頭。前頭百戲競撩亂，丸劍跳擲霜雪浮。師子搖光毛彩豎，胡姬醉舞筋骨柔。

樂天則取跳丸擲劍諸雜戲之摹寫，專成此篇，以刺雅樂之陵替。而西涼伎專述師子戲，以刺疆臣之貪懦。此又樂天一詩詠一事之通則，此通則，即不雜是也。

丸劍跳擲諸戲者，即自昔相傳之百戲，亦即舊唐書貳玖音樂志略云：

散樂者，歷代有之。非部伍之聲，俳優歌舞雜奏。玄宗以其非正聲，置教坊於禁中以處之，之散樂也。隋書壹伍音樂志云：

始齊武平中，有魚龍爛漫俳優朱儒山車巨象拔井種瓜殺馬剝驢等奇怪異端，百有餘物，名為百戲。周時鄭譯有寵於宣帝，奏徵齊散樂人，並會京師為之，蓋秦角抵之流者也。開皇初，並放遣之。及大業二年突厥染千來朝，煬帝欲誇之，總追四方散樂，大集東都。

寅恪案：此類百戲，源出西胡，北齊以前，已輸入中國。惟北齊宮廷，最為西胡化。（詳拙著隋唐制度淵源略論稿音樂章。）史家因有「始齊武平中」之言耳。唐世此類百戲，雖亦有新自中亞輸入者，但多為因襲前代者也。

白詩之述此類百戲者，有「舞雙劍，跳七丸。嫋巨索，掉長竿。」諸句。茲請略徵舊籍以供例證，俾明其內容，並據之稍加解釋，以闡其源出西胡之說焉。

文選貳張衡西京賦云：

　　跳丸劍之揮霍，走索上而相逢。

又云：

　　奇幻儵忽，易貌分形，吞刀吐火，雲霧杳冥。

三國志魏志貳壹王粲傳潁川邯鄲淳條裴注引魏略略云：

　　太祖遣〔邯鄲〕淳詣〔臨菑侯〕植。時天暑熱，植因呼常從取水自澡訖，傅粉，遂科頭拍袒，胡舞五椎鍛，跳丸擊劍。

寅恪案：跳丸擊劍走索諸戲，及易貌分形吞刀吐火等幻術，自兩漢曹魏之世，即已有之，而此類係統之伎藝，實盛行於西方諸國。據史記壹貳叁大宛列傳略云：

　　條枝在安息西數千里，國善眩。

同書同卷又略云：

　　漢使還，而後〔安息王〕發使隨漢使來觀漢廣大。以大鳥卵及黎軒（軒）善眩人獻於漢。於是大觳抵，出奇戲諸怪物，多聚觀者。

後漢書壹陸西南夷傳略云：

　　永寧元年撣國王雍由調復遣使者詣闕朝賀，獻樂及幻人，能變化吐火，自支解，易牛馬頭。又善跳丸，數乃至千（?）。自言我海西人，海西即大秦也。

三國志魏志叁拾總論裴注引魏略略云：

　　西戎傳曰：大秦國一號犁軒，俗多奇幻，口中出火，自縛自解，跳十二丸巧妙。

可證也。

諸種雜戲於唐代流行頗盛。其見於文物典籍者，關於「舞雙劍」句，教坊記曲名有西河劍器。錢注杜詩柒觀公孫大娘弟子舞劍器行序云：

　　開元三載，余尚童稚，記於郾城觀公孫氏舞劍器渾脫。

錢注引明皇雜錄略云：

　　上素曉音律，時有公孫大娘者，善舞劍，能爲鄰里曲，裴將軍滿堂勢，西河劍器渾脫，遺（?）妍妙皆冠絕於時也。

新唐書叁肆五行志云：

　　太尉長孫无忌以烏羊毛爲渾脫氈帽，人多效之，謂之趙公渾脫，近服妖也。

寅恪案：據上引諸條，知劍器渾脫蓋爲連文，而渾脫本是胡物。西河疑即河西或河湟之異稱，乃

與西域交通之孔道。又裴為疏勒國姓,(見舊唐書壹肆陸新唐書壹佰拾裴玢傳。)皆足明此伎源出西胡也。近四川出土古磚,有繪寫舞劍器渾脫之狀者,可資參證。又坊間汪本此句作「雙舞劍」,今全唐詩本那波本及諸善本皆作舞雙劍,故坊間汪本之為誤倒可不待辨。

關於跳七丸句,寅恪甲申歲客成都,見唐磚一方,刻跳丸之伎。同觀者數其丸曰,六丸耳。寅恪因舉樂天詩此句,謂必七丸。再詳數之,其數果七,殊足為此詩之證。(正倉院考古記圖版貳陸南棚漆彈弓背,亦繪跳丸之伎,所印圖版,只見六丸,惟左手指尖黑暗不明,未審其上別有一丸否,俟考。)以此推之,跳丸之數既為七,舞劍之數亦必為雙。樂天作詩,必指當時實狀,非率爾泛用數字。蓋樂天所知跳丸伎藝之最精者,丸數止於七,故詩中以為言也。跳丸之技,自古盛行於大秦,雖丸數各異,然技則一,知此技亦來自西方之國也。

關於嫋巨索句,封氏聞見記陸繩伎條(唐語林伍同。)略云:

明皇開元二十四年八月五日御樓設繩伎。伎者先引長繩,兩端屬地,埋鹿盧以繫之,鹿盧內數丈立柱,以起繩,直如弦。然後伎女自繩端躡足而上,往來倏忽之間,望若飛仙。有中路相遇,側身而過者。有著履而行,從容俯仰者。或以畫竿接脛,高六尺,或蹋肩蹈頂,至三四重,既而翻身擲倒至繩,還往曾無蹉跌,皆應嚴鼓之節。衛士胡嘉隱作繩伎賦獻之。自安寇覆蕩,伶倫分散,外方始有此伎。軍州宴會,時或有之。

杜陽雜編中略云：

上（敬宗）降日，大張音樂，集天下百戲於殿前。時有伎女石火胡，本幽州人也。於百尺竿上張弓絃五條，令五女各居一條之上，衣五色衣，執戟持戈，舞破陣樂曲，俯仰來去，赴節如飛。是時觀者目眩心怯。文宗即位，惡其太險傷神，遂不復作。

寅恪案：石為昭武九姓之一。火胡之名，尤為其人出自信奉火祆教之西胡族之證。此戲源於西胡，自可推知也。

關於掉長竿句，則朝野僉載云：

幽州人劉交，戴長竿高七十尺，自擎上下，有女十二，甚端正，於竿上置定，跨盤獨立。見者不忍，女無懼色。後竟為撲殺。

明皇雜錄略云：

玄宗御勤政樓，羅列百伎。時教坊有王大娘者，善戴百尺竿。劉晏詠曰，樓前百戲競爭新。

安祿山事蹟下略云：

向潤客等計無所出，遂以樂人戴竿索者為趫捷可用，授兵出戰。至城北清水河，為奚羯所戮，唯三數人伏草莽間獲免。其樂人本玄宗所賜，皆非人間之伎，轉相教習，得五百餘人。

或一人肩符,首戴二十四人。(寅恪案:肩一本作扇,「首戴」下有闕字,符字義亦難通,疑並脫誤,俟考。)戴竿長百餘尺,至於竿杪人騰擲如猿狁飛鳥之勢,竟爲奇絕,累日不憚。觀者汗流目眩。

獨異志上云：

德宗朝有戴竿三原婦人王大娘,首戴十八人而行。

教坊記云：

筋斗裴承恩妹大娘,善歌,兄以配竿木侯氏。

又云：

范漢女大娘子,亦是竿木家。開元二十一年出內,有姿媚而微慍羝。(原注云:謂腋氣也。)裴爲疏勒國姓。(參舊唐書壹肆陸新唐書壹佰拾裴玢傳。)裴承恩有爲西胡之可能。范漢女大娘子有腋氣,疑即是胡臭。(參拙著狐臭與胡臭,載一九三七年六月清華大學中國文學會編語言與文學。)夫范氏旣爲竿木家,當與其同類爲婚姻,亦雜有西胡血統。故疑此戲亦來自西域也。日本正倉院南棚漆彈弓背第二段繪有戴竿戲,(見正倉院考古記圖版貳陸。)又史浩鄮峯眞隱漫錄亦有竹竿子之語,皆可資參考。(周一良先生謂齊東昏侯善作擔幢之戲,是此技亦傳入南朝也。詳見南史陸齊本紀東昏侯紀南齊書柒東昏侯紀及通鑑壹肆貳齊紀永元元年十二月條。)

總之,此類百戲,來自中亞。雖遠在漢世,已染其風。而直至唐朝,猶有輸入。如舊唐書貳玖音樂志略云:

幻術皆出西域,天竺尤甚。漢武帝通西域,始以善幻人至中國。我高宗惡其驚俗,勅西域關令,不令入中國。

即為其證。然頗疑唐世所盛行者,多因於後魏北齊楊隋之一脈流傳,一如胡樂之比。拙著隋唐制度淵源略論稿音樂章中曾涉及此事,故於此不多贅列焉。

抑尤可論者,微之立部伎云:「胡部新聲錦筵坐。」指坐部伎而言,此唐代新輸入之胡樂也。其所謂「中庭漢振高音播。」以及樂天所詠之雜戲,指立部伎而言。則後魏北齊楊隋及李唐初年輸入之胡樂與胡伎也。至二公所居上者,即法曲之類,其中既不免雜有琵琶等胡器,是亦更早輸入之胡樂與胡伎也。然則二公直以後來居上者,為胡部新聲,積薪最下者,為先王雅樂耳。夫法曲之樂,既雜有胡器,而破陣樂之類,據通典壹肆陸樂典坐立部伎條所云:

自安樂以後,皆雷大鼓,雜以龜茲樂,聲振百里,並立奏之。

知尤多胡音,則微之詩注所云:

太常丞宋沈傳漢中王舊說云,明皇雖好度曲,然而未嘗使蕃漢雜奏。天寶十三載始詔道調法曲與胡部新聲合作。識者異之。明年祿山叛。

樂天法曲篇注所云：

法曲雖似失雅音，蓋諸夏之聲也。故歷朝行焉。（此下略同元詩立部伎注。）

其不合事實雖相，自極明顯。特古文運動家尊古卑今，崇雅賤俗，乃其門面語，本不足深論也。

白詩「太常三卿爾何人。」句，太常三卿云者，唐六典壹肆（舊唐書肆肆職官志新唐書肆捌百官志並同。）云：

太常寺卿一人，少卿二人。

是也。

元詩「中庭漢振高音播。」句，所謂漢振者，據守山閣本羯鼓錄（唐語林伍同。）略云：

宋開府璟與上（明皇）論鼓事曰，不是青州石末，即是魯山花甆。撚小碧上掌下須有朋（原注云：⋯去聲。）肯聲。據此，乃是漢震第二鼓也。上與開府兼善兩鼓，而羯鼓偏好，以其比漢震稍雅細焉。

此漢震即漢振也。

元詩「昔日高宗嘗立聽，曲終然後臨御座。」者，舊唐書貳玖音樂志略云：

破陣樂太宗所造也。享宴奏之，天子避位，坐宴者皆興。

舊唐書壹捌捌孝友傳裴守真傳（通典壹肆陸樂典坐立部伎條原注，唐會要叁叁破陣樂條同。）略云：

又神功破陣樂功成慶善樂二舞，每奏，上皆立對。守眞又議曰，詳覽博記，未有皇王立觀之禮。臣等詳議，奏二舞時，天皇不合起立。時並從守眞議。會高宗不豫，事竟不行者，是也。

元詩「明年十月燕寇來。」句，與其連昌宮詞「明年十月東都破。」句俱爲誤記。據新唐書伍玄宗紀（舊唐書玖玄宗紀下及通鑑貳壹柒唐紀玄宗紀天寶十四載。貳壹捌肅宗紀至德元載諸條同。）略云：

〔天寶十四載〕十一月安祿山反。十二月丁酉陷東京。天寶十五載六月己亥祿山陷京師。

則祿山之反，在天寶十四載十一月。其破東都，在同年十二月。微之於此一誤再誤，必非偶爾忽略，可謂疏於國史矣。

華原磬

樂天新樂府於立部伎之後，即繼以華原磬上陽白髮人胡旋女新豐折臂翁諸篇者，以此數篇皆玄宗時事。自此以上由七德舞至海漫漫，則以太宗時事爲主。（法曲一篇雖以永徽始，然永徽之政有貞觀之風，故詩中有「積德重熙有餘慶。」之言，是亦與太宗有關也。）此蓋以時代爲分合者也。樂天此篇小序下自注與微之詩題下自注同，蓋皆出於李公垂原詩傳。大唐新語拾釐革篇開元中天

下無事條末語亦與相同。劉氏與李元白三公為同時人,其所述亦同出於一源也。

元白二公此篇意旨,俱崇古樂賤今樂,而據白氏長慶集肆捌策林第陸肆目復樂古器古曲略云:

夫器者所以發聲,聲之邪正,不繫於器之今古也。曲者所以名樂,樂之哀樂,不繫於曲之今古也。若君政驕而荒,人心動而怨,則須捨今曲用古器,而安樂之音不流矣。臣故以為銷鄭衛之聲,復正始之音者,在乎善其政,和其情,不在乎改其器易其曲也。

然則射策決科之論,與陳情獻諫之言,固出一人之口,而乖悟若是,其故何耶?樂天和答詩十序(白氏長慶集貳。)云:

同者謂之和,異者謂之答。

殆即由李氏原倡本持此旨,二公賦詩在和公垂原意,遂至不顧其前日之主張歟?

雖然,寅恪嘗反覆詳讀元白二公華原磬之篇,竊疑微之詩篇末所云:「願君每聽念封疆,不遣豺狼剿人命。」樂天詩篇中所云:「古稱浮磬出泗濱。」立辯致死聲感人。」及「宮懸一聽華原石,君心遂忘封疆臣。果然胡寇從燕起。武臣少肯封疆死。」殆有感於當時之邊事而作。微之所感者,為其少時旅居鳳翔時所見。樂天所感者,則在翰林內廷時所知。故皆用樂記:

鐘聲鏗,鏗以立號,號以立橫,橫以立武。君子聽鐘聲,則思武臣。石聲磬,磬以立別,別

以致死。君子聽馨聲,則思死封疆之臣。之義,以發揮其胸中之憤懣,殊有言外之意,謂其辭直而徑,揆以此篇,則亦未盡然。陸務觀序施注蘇詩,極言能得作者微旨之難,(見渭南集壹伍施司諫注東坡詩序。)今讀華原磬之篇而益信。其說詳後樂天新樂府西涼伎篇及前微之艷體詩箋證中,茲不贅論。

此外尚有可論者,自古文人尊古卑今,是古非今之論多矣,實則對外之宣傳,未必合於其衷心之底蘊也。沈休文取當時善聲沙門之說創為四聲,而其論文則襲用自昔相傳宮商五音之說,(詳見清華學報玖卷貳期拙著四聲三問。)韓退之酷喜當時俗講,以古文改寫小說,而自言非三代兩漢之書不敢觀。(見前長恨歌章。)此乃吾國文學史上二大事,而其運動之成功,實皆為以古為體,以今為用者也。樂天之作新樂府,以詩經古詩為體裁,而其骨幹則實為當時民間之歌曲,亦為其例。韓白二公同屬古文運動之中心人物,其詩文議論外表內在衝突之點,復相類似。讀此華原磬篇者,苟能通知吾國文學史上改革關鍵之所在,當不以詩語與策林之說互相矛盾為怪也。

上陽〔白髮〕人

此題今敦煌本(巴黎圖書館伯希和號伍伍肆貳。)作上陽人,無白髮二字。全唐詩作上陽白髮人,

注云：

一無白髮字。

汪本同敦煌本，注云：

一本有白髮二字。

那波本及盧校本皆有白髮二字。考此篇乃樂天和微之之作者，微之詩題，諸本既均作上陽白髮人，則似有白髮字者為是。可參閱法曲條。

此題公垂原倡，而元白二公和之。考竇氏聯珠集有竇庠陪留守僕射巡視至上陽宮感興二絕句，則李公垂或亦乘此類似機會感興成詩，否則雖在東都，似亦無緣擅入宮禁之內也。

白氏長慶集肆壹奏請加德音中節目有請揀放後宮人一條，略云：

臣伏見大曆以來四十餘載，宮内人數積久漸多。伏慮驅使之餘，其數猶廣。上則屢給衣食，有供億糜費之煩。下則離隔親族，有幽閉怨曠之苦。事宜省費，物貴遂情。臣伏見自太宗玄宗以來，每遇災旱，多有揀放。伏望聖慈，再加處分。

而通鑑貳叁柒唐紀憲宗紀載李絳與樂天同言此事，並繫之於元和四年三月之末，又云：

閏三月己酉，制出宮人如二人之請。

則其事既與樂天作詩之時相同，自必有關於白公此篇及七德舞一篇無疑也。

題下注所引李傳有：

天寶五載已後，楊貴妃專寵，後宮人無復進幸矣。

之言，是公垂之意必以冊楊氏爲貴妃事在天寶四年八月，故云「五載已後」也。餘詳長恨歌箋證。

「唯向深宮望明月，東西四五百迴圓。」句，據詩云：

玄宗末歲初選入，入時十六今六十。

假定上陽宮人選入之時爲天寶十五載（西曆七五六年），其年爲十六。則至貞元十六年（西曆八〇〇年）其年六十。自入宮至此凡歷四十五年，須加十六閏月，共約五百五十六望，除去陰雨暗夕，上陽宮人之獲見月圓次數，亦不過四五百迴。三五之時，月夕生於東，朝沒於西，所以言東西者，蓋隱含上陽人自夕至旦通宵不寐之意也。

「大家遙賜尚書號。」句，「大家」者，據蔡邕獨斷上云：

親近侍從官稱〔天子〕曰大家。

蓋「大家」乃漢代宮中習稱天子之語也。而劉肅大唐新語壹貳酷忍篇（參酉陽雜俎前集壹忠志類上嘗夢日烏飛條。）云：

初令宮人宣勑示王后。后曰，願大家萬歲，昭儀長承恩澤，死自吾分也。

舊唐書壹捌肆宦官傳李輔國傳云：

李義山文集肆紀宜都內人事云：

宜都內人曰，大家知古女卑於男邪？（寅恪案，宜都內人以皇帝稱武則天也。）

是直至唐世，猶保存此稱謂。樂天詩詠宮女，故用宮中俗語也。依唐人作詩通則，俗語限用於近體如七絕之類，而古體則用典雅之詞，此新樂府雖爲摹擬古詩之體，但「大家」一詞既用於古典有徵，而又合於當時宮庭習俗，則樂天下筆時煞費苦心，端可見矣。又女尚書之號，古已有之，如三國志魏志叁明帝青龍三年注引魏略，及北史壹伍魏書壹叁后妃傳序等，即是其例。據舊唐書肆肆職官志宮官條（參新唐書肆柒百官志尚宮局條。）云：

宮官。（六尚如六尚書之職掌。）

是唐代沿襲前代，宮中亦有女尚書之號。此老宮女身在洛陽之上陽宮，當時皇帝從長安授以此銜，即所謂「遙賜」也。噫！以數十年幽閉之苦，至垂死之年，始博得此虛名，聊以快意，實可哀憫，而詩人言外之旨抑可見矣。（全唐詩第壹壹函王建宮詞「宮局總來爲喜樂，院中新拜內尚書。」亦可供參考也。）

「小頭鞵履窄衣裳。青黛點眉眉細長。外人不見見應笑，天寶末年時世妝。」者，實有天寶末載與貞元元和之際時尚不同之意，茲略徵舊籍以考釋之如下。

見應笑。」所以言「外人不見

關於衣履事，姚汝能安祿山事蹟下云：

天寶初，貴游士庶，好衣胡服，爲豹皮帽。婦人則簪步搖釵，衩衣之制度，衿袖窄小。

今新唐書叁肆五行志云：

天寶初，貴族及士民好爲胡服胡帽。婦人則簪步搖釵，衩衣窄小。

即用姚書，足可爲此詩「小頭鞵履窄衣裳。」句之注腳。惟姚書作「天寶初」，而此云「天寶末年時世妝。」者，豈窄小之時尙起自天寶初年，下至天寶末載尙未已耶？（又馬元調本天寶末年作天寶年中，雖與姚歐之書不相衝突，但詩中明言玄宗末歲初選入，似作天寶末年者，更爲確切也。）

又白氏長慶集壹肆和夢遊春詩云：

時世寬妝束。

則知貞元末年婦人時妝尙寬大，是即樂天「外人不見見應笑。」詩意之所在也。

又觀舊唐書壹柒上文宗紀云：

太和二年五月丁巳，命中使於漢陽公主及諸公主第宣旨，今後每遇對日，不得廣揷釵梳，不須著短窄衣服。

然則太和初期婦人時妝復轉向短窄矣。時尙變遷，迴環往復，此古今不殊之通則。寅恪嘗以爲證釋古事者，不得不注意其時代限制，此足爲其例證也。

關於畫眉事，才調集伍微之有所教詩云：

莫畫長眉畫短眉。斜紅傷豎莫傷垂。（寅恪案，此兩句乃當日時勢妝，即時世妝之教條也。）

有所教一首在豔體詩中，當爲貞元末所作，與樂天和夢遊春詩所謂「風流薄梳洗，時世寬妝束。」為描寫同一時代之流行妝束。頗疑貞元末年之時世妝，其畫眉尚短，與樂天此詩所言天寶末年之時尚爲「青黛點眉眉細長。」者，適得其反也。姑記此以俟更考。

「君不見昔時呂尚美人賦，」句及此句小注中之呂尚，（參新唐書貳佰貳文藝傳呂向傳及全唐文叁佰壹。）即樂天所言者也。其作「呂尚」者，蓋因太公望之故而誤書耳。

復次，微之行宮五絕（元氏長慶集壹伍。）云：

寥落古行宮。宮花寂寞紅。白頭宮女在，閑坐説玄宗。

可與此篇參互並觀，蓋二者既同詠白頭宮女，可藉以窺見二公作品關係之密切也。

復次微之上陽白髮人詩云：

諸王在閣四十年，七宅六宮門戶閟。

寅恪案，錢牧齋校改「七宅」爲「十宅」是也。唐會要伍諸王門（參舊唐書壹佰柒玄宗諸子涼王璿傳

一七二

及新唐書捌貳十一宗諸子汴哀王璥傳。）略云：

先天之後，皇子幼則居内。東封後（寅恪案，指開元十三年東封泰山言。）以年漸長成，乃於安國寺東附苑城爲大宅，分院居之，名爲十王宅。十王謂慶忠棣鄂榮光儀潁永延盛濟等，以十舉全數。其後壽信義陳豐恆涼七王，又就封入内宅。開元二十五年鄂光得罪，忠王繼大統，天寶中慶棣又殁，惟榮儀十四王居内，而府幕列於外坊，歲時通名起居而已。外諸孫長成，又於十宅外置百孫院。每歲幸華清宫，側亦有十王宅百孫院。十王宫人每院四百餘人，百孫院三四十人。諸孫納妃嫁女，亦就十宅中。太子不居於東宫，但居於乘輿所幸之別院。太子之子亦分院而居，婚嫁則同親王公主於崇仁里之禮院。

故「七宅」爲「十宅」之譌，據此可以證明矣。至微之此詩結語又云：

隨煬枝條襲封邑，肅宗血胤無官位。（原注云：肅宗已後諸王並未出閣。）王無妃媵主無壻。陽亢陰淫結災累。何如決壅順衆流，女遣從夫男作吏。

亦可與元氏長慶集叁貳獻事表所列十事中「二曰任諸王以固磐石。三曰出宫人以消水旱。四曰嫁諸女以遂人倫。」等相參證也。

胡　旋　女

微之此篇注云：

樂天詩云：

天寶季年時欲變。臣妾人人學圓轉。中有太眞外祿山，二人最道能胡旋。

寅恪案：安祿山能胡旋舞事，見於史傳中。如舊唐書貳佰上安祿山傳（新唐書貳貳伍上逆臣傳安祿山傳及安祿山事蹟上並同。又舊唐書壹捌叄外戚傳武承嗣傳附延秀傳亦有胡旋舞之記載。其事在玄宗前，則此舞爲唐代宮中及貴戚所愛好，由來久矣。）云：

（祿山）晚年益肥壯，腹垂過膝，重三百三十斤。每行以肩膊左右擡挽其身，方能移步。至玄宗前，作胡旋舞，疾如風焉。

緯書曰，僧一行嘗奏明皇曰，陛下行幸萬里，聖祚無疆。及上幸蜀，至萬里橋，乃歎謂左右曰，一行之奏其是乎？

寅恪案：此條亦見國史補上及唐語林伍等書。關於預言後驗之物語，可不置辨。惟玄宗自開元二十四年冬十月丁卯由洛陽還長安後，即不復再幸東都。此所云：「天寶中歲幸洛陽」者，非史實也。可參考連昌宮詞章。

樂天詩云：

梨花園中冊作妃。金雞障下養為兒。

寅恪案：唐長安有二梨園。一在光化門北，一在蓬萊宮側，乃教坊之所在。（詳徐松兩京城坊考。）準以地望與情事，似俱無作為冊妃處所之可能。其光化門北者，遠在宮城以外。其蓬萊宮側者，

天寶四載七月冊左衛中郎將韋昭訓女配壽邸。是月（寅恪案，樂史作是月即七月，誤。應作八月。詳見長恨歌章，茲不置辨。）於鳳凰園冊太眞宮女道士楊氏為貴妃。鳳凰園之位置，今亦無考。或謂宋敏求長安志西內一章（畢沅關中勝蹟圖志伍及徐松兩京城坊考此條俱出宋氏之書。）云：

東面一門鳳凰門，隋曰建春門，後改通訓門。明皇時鳳凰飛集通訓門，詔改為鳳凰門。

似鳳凰園與鳳凰門有關。惟據通鑑貳壹陸唐紀玄宗紀略云：

〔天寶十一載八月〕癸巳楊國忠奏有鳳凰見於左藏庫屋，出納判官魏仲犀言，鳳集庫西通訓

即為其證。至於楊太眞，則舊唐書伍壹后妃傳上玄宗楊貴妃傳，新唐書柒陸后妃傳上玄宗貴妃楊氏傳，俱止言其善歌舞，而不特著其長於胡旋舞。然太眞既善歌舞，而胡旋舞復為當時所尚，則太眞長於此舞，自亦可能。樂天之言，或不盡出於詩才之想像也。

門。十月己亥,改通訓門曰鳳集門。魏仲犀遷殿中侍御史,楊國忠屬吏率以鳳凰優得調。

知改通訓門爲鳳凰門在天寶十一載。其事在天寶四載八月册楊氏爲貴妃事以後。準以時間,亦殊不合。故於此册妃之處所,惟有闕疑,以俟更考。

至「金雞障下養爲兒。」者,據次柳氏舊聞(兩唐書安祿山傳及安祿山事蹟上並同。)云:

天寶中,安祿山每來朝,上特異待之,每爲致殊禮,殿西偏張金雞障,其來輒賜坐。肅宗曰,天子殿無人臣坐禮,陛下寵之已甚,必將驕也。上呼太子前曰,此胡有奇相,吾以此厭弭之爾。

安祿山事蹟上(參兩唐書安祿山傳,通鑑貳壹陸唐紀玄宗紀天寶十載正月甲辰條及考異,趙璘因話錄等。)云:

召祿山入内,貴妃以繡繃子繃祿山,令内人以綵輿舁之,歡呼動地。玄宗使人問之,報云,貴妃與祿山作三日洗兒,洗了又繃祿山,是以歡笑。玄宗就觀之,大悦。因加賞賜貴妃洗兒金銀錢物,極樂而罷。自是宮中皆呼祿山爲祿兒,不禁其出入。

則金雞障與養爲兒本是兩事,樂天以之牽合爲一,作爲「梨花園中册作妃。」之對文耳。

新豐折臂翁

此題新豐折臂翁，一作折臂翁，似作新豐折臂翁者爲是。蓋樂天新樂府大序明言「首句標其目」。則新豐折臂翁之目，與此篇首句「新豐老翁八十八。」更適合故也。

此篇主旨即其結語云：

君不聞開元宰相宋開府。不賞邊功防黷武。又不聞天寶宰相楊國忠。欲求恩幸立邊功。邊功未立生人怨，請問新豐折臂翁。

舊唐書壹肆柒杜佑傳（新唐書壹陸陸杜佑傳同。）略云：

元和元年册拜司徒同平章事。時河西党項，潛導吐蕃入寇。邊將邀功，丞將擊之。佑上疏論之曰，國家自天后以來，突厥默啜兵強氣勇，屢寇邊城，爲害頗甚。開元初，邊將郝靈佺親捕斬之，傳首闕下。自以爲功代莫與二，坐望榮寵。宋璟爲相，慮武臣邀功，爲國家生事，止授以郎將。由是訖開元之盛，無人復議開邊。中國遂寧，外夷亦靜。

寅恪案：樂天所以稱宋璟爲宋開府者，雖由宋璟之文散階至開府儀同三司，（參舊唐書玖陸宋璟傳壹佰陸王毛仲傳。）實亦以此爲當日通用以稱宋璟者，觀國史補下（唐語林肆企羨類同。）略云：

開元日（後？）通不以名，而可稱者宋開府。

可證也。尤可注意者,樂天此篇論天寶末宰相楊國忠,而取開元初宰相宋璟爲對文,固當時述玄宗一朝理亂所繫者常舉之事例。(參李相國論事集伍論任賢事條及同集陸上言開元天寶事條。)然君卿上疏,在樂天作此詩之前。杜氏之疏傳誦一時,白氏此詩以宋璟防黷武事爲言,與之符同,或受其影響,未可知也。詩中「此臂折來六十年。」句,全唐詩本「折來」下注云:「一作臂折。」此「一作」語不可通,蓋不可讀爲「此臂臂折六十年。」也。今敦煌本及那波道圓本俱作「臂折來六十年。」初視之,似亦甚不可通,然考全唐詩第貳貳函段成式戲高侍御七首之壹云:

百媚城中一個人。紫羅垂手見精神。青琴仙子常教示,自小來來號阿眞。

則「來來」連文亦唐人常語,全唐詩小注殆校寫者有所誤會耳。至今之翻刻那波本者,亦改唐世舊語之「臂折來來六十年。」爲令人易解之「此臂折來六十年。」則大不必矣。考樂天新樂府五十篇中多有重疊三言之句,此「兮」字似可不用,敦煌本不必盡從也。

「痛不眠,終不悔。」句,敦煌本作「痛不眠兮終不悔。」併兩句爲一句。考樂天新樂府五十篇中多有重疊三言之句,此「兮」字似可不用,敦煌本不必盡從也。

注文中「即鮮于仲通李密覆軍之所也。」之「李密」,應作「李宓」,此世所熟知者,可勿置論。惟「郝靈佺」之名,則白詩諸本與史傳之紀載歧異至多。如今汪本及全唐詩本俱作靈筌,費袞梁谿漫志捌樹稼靈佺誤條(知不足齋叢書本。)略云:

白樂天樂府新豐折臂翁注云:「天武軍牙將郝雲岑」,按此則名雲岑,而舊唐書作靈儉。新唐書

第五章 新樂府

作靈佺。資治通鑑作靈荃,考異中亦無(「無」疑當作「如」。)(程大昌考古編玖作雲芩。)通鑑貳壹壹唐紀玖宗紀開元四年六月條作靈荃,考異云:

唐曆又云靈荃,舊傳爲靈俊,今從唐曆。

岑建功舊唐書校勘記陸伍突厥傳上略云:

仍與入蕃使郝靈荃。寰宇記荃作佺。而通鑑考異引舊傳作郝靈俊。疑佺字之誤。(寅恪案,百衲本此傳筌作俊,與溫公所見者同。)

寅恪案:舊唐書壹肆柒杜佑傳新唐書伍玄宗紀開元四年六月癸酉條,新唐書壹貳肆宋璟傳,新唐書壹陸陸杜佑傳,新唐書壹伍上突厥傳上,俱作郝靈佺,自以作靈佺者爲是。蓋「靈」字在史籍中均同,今白詩諸本亦無歧異。費程書中作雲者,自不可從。而佺字乃取義於堯時仙人偓佺,與靈字有關,不可別作他字也。

又「特勒」當作「特勤」。蓋通常多誤「特勤」爲「特勒」,而「特勒」復世所習見,淺人因改「鐵」爲「特」。殊不知「鐵勒」爲種族之名。「特勒」即「特勤」,乃王子之稱,不可混淆也。復次,注文中「天寶末楊國忠爲相,重構閣羅鳳之役,募人討之。」之「天寶末」,宋本作「天寶十一載。」其實鮮于仲通之敗,尚在其前一歲,即天寶十載也。又樂天蠻子朝「至今西洱河岸邊,箭孔刀痕滿枯骨。」句注云:

寅恪案：天寶十三載鮮于仲通統兵六萬討雲南王閣羅鳳於西洱河，全軍覆沒也。天寶十三載李宓敗死於西洱河，樂天此篇注謂楊國忠重構閣羅鳳之役，其意亦恐是指天寶十三載李宓之敗而言，特混李宓爲鮮于仲通耳。若果如是，則宋本注中之天寶十一載，當作十三載矣。今計自天寶十載即西曆七五一年，或天寶十三載即西曆七五四年，至元和四年即西曆八〇九年此篇作成之歲，共爲五十九年，或五十六年。歲其年八十。然則所謂「新豐老翁八十八」者，押韻之故，「臂折來來六十年。」者，舉成數言之，不足深論。至「八十八」三字，敦煌本作「年八十」者，詩人舉成數言之，本亦可通，不必以其巧合八十之年爲說也。

復次，此篇爲樂天極工之作。其篇末「老人言，君聽取。」以下，固新樂府大序所謂「卒章顯其志。」者，然其氣勢若常山之蛇，首尾迴環救應，則尤非他篇所可及也。後來微之作連昌宮詞，恐亦依約摹仿此篇，蓋連昌宮詞假宮邊老人之言，以抒寫開元天寶之治亂繫於宰相之賢不肖及深戒用兵之意，實與此篇無不相同也。（此篇所寫之折臂翁爲新豐人。新豐即昭應縣之本名，爲華清宮之所在，是亦宮旁居民也。）至連昌宮詞以「連昌宮中滿宮竹。」起，以「努力廟謨休用兵。」結，即合於樂天新樂府「首句標其目，卒章顯其志。」之體制，自更不待論矣。

太行路

樂天此篇小序云：

借夫婦以諷君臣之不終也。

或疑李相國論事集貳論白居易事條所云，憲宗怒白居易不遜，欲逐之出翰林事，與此有關。考此事亦見於通鑑貳捌唐紀憲宗紀中，而附記於元和五年六月甲申白居易復上奏以為臣比請罷兵條下。其時間雖似稍晚，但樂天新樂府五十首中如海漫漫杏為梁諸篇，疑亦作於元和四年以後，則此說不為無見。惟可注意者，樂天此時雖居禁近，實為小臣，詩中「左納言，右納（內）史。」句，乃指宰相大臣而言，非樂天自況之辭也。

復次，新樂府之作既在元和四年或略後，而其時憲宗朝大臣並無所謂「朝承恩，暮賜死。」之情事，樂天所指言者，其在德順二宗之世乎？

舊唐書貳貳德宗紀上（舊唐書壹壹捌新唐書壹肆伍楊炎傳同。）略云：

建中二年七月庚申，以中書侍郎平章事楊炎為左僕射。十月乙酉，尚書左僕射楊炎貶崖州司馬，尋賜死。

同書壹叁陸竇參傳（參新唐書壹肆伍竇參傳，通鑑貳叁肆唐紀德宗紀貞元八年四月乙未條，貞元

九年三月條。）略云：

明年（貞元五年）拜中書侍郎同平章事領度支鹽鐵轉運使。貶參郴州別駕，貞元八年四月也。

〔九年三月〕乃再貶爲驩州司馬，未至驩州，賜死於邕州武經鎮。

寅恪案：楊炎以文學器用，竇參以吏識強幹，俱爲德宗所寵任，擢登相位，而並於罷相後不旋踵之間，遂遭賜死，此誠可致慨者也。

又會昌一品集壹貳論救楊嗣復李珏陳（裴？）夷直第叁狀（參新唐書壹捌拾李德裕傳。）云：

伏見貞元初（寅恪案，劉晏之賜死實在建中初。）宰臣劉晏緣德宗在東宮時涉動搖之論，竟以此坐死。旋則朝廷中外皆以爲冤。兩河不臣之地，悉恐亡懼（？）。德宗尋亦追悔，官其子孫。

寅恪案：劉晏爲代宗朝舊相，最有賢名，而德宗以疑似殺之，斯爲失政之尤。此當時後世所以咸致冤痛也。

舊唐書壹肆憲宗紀上（參新唐書柒憲宗紀陸貳宰相表中。）云：

〔永貞元年十一月〕貶正議大夫中書侍郎韋執誼爲崖州司馬，以交王叔文也。

寅恪案：韋執誼流貶於憲宗即位之年，距樂天作詩之時甚近。樂天始終同情於牛僧孺，而牛僧孺曾受韋執誼之知獎。（見唐文粹伍陸李珏牛僧孺神道碑及陸捌杜牧丞相奇章公墓誌銘。）復考白氏

長慶集貳柒有爲人上宰相書一篇，據其中所言此宰相拜相之日，知必爲執誼無疑。然則執誼雖未賜死，但其進退榮辱，易致樂天之感觸，自甚明也。樂天此篇之作，或竟爲近慨崖州之沉淪，追刺德宗之猜刻，遂取以諷諫元和天子耶？

詩中「左納言，右納史。」句，唐六典捌門下省侍中條略云：

門下省侍中二人，隋氏諱忠，改爲納言。煬帝十二年，改納言爲侍內。武德四年，改爲侍中，龍朔二年，改爲東臺左相。咸亨元年復舊。光宅元年改爲鸞臺納言。神龍元年復舊。開元元年改爲黃門監，五年復舊，曰門下省侍中。

同書玖中書省中書令條略云：

中書省中書令二人，隋氏改中書省爲內史省，置內史省監令各一人，尋廢監，置令二人。煬帝十二年改爲內書省。武德初爲內史省。三年改爲中書省。龍朔三年改省爲西臺，令爲右相。咸亨元年復舊。光宅二年改中書爲鳳閣，令爲內史。神龍元年復舊。開元元年改爲紫微令，五年復舊。

寅恪案：據此，則右納史當作右內史也。

又白氏長慶集壹初入太行路詩結語云：

若比世路難，猶自平於掌。

可與此篇旨意相參照也。

司天臺

此篇小序云：

引古以徵今也。

其詩云：

耀芒射角動三台，上台半滅中台坼。

寅恪案：晉書叄陸張華傳略云：

代下邳王晃爲司空，領著作。初華所封壯武郡，有桑化爲柏。又華舍及監省數有妖怪。（華）少子韙以中台星坼，勸華遜位。華不從。

則古有中台星坼三公須避位之說，是此篇所刺者，豈即當時之執政耶？考元和四年之三公及宰相爲杜佑于頔鄭絪裴垍李藩五人。其中裴垍曾在翰林與樂天同官交好。（參白氏長慶集肆壹論制科人狀。）李藩則由裴垍之推薦，致身相位。（參舊唐書壹肆捌李藩傳。）鄭絪亦嘗爲樂天素所不喜之李吉甫所誣構，而爲其道誼相合之李絳所救解。（參李相國論事集貳論鄭絪條及通鑑貳叄柒唐紀憲宗紀元和二年十一月它日上召李絳對於浴堂條。）則此三人者，似俱不應爲樂天所譏誚。又漢家

故事,凡遇陰陽災變,則三公縱不握實權者,亦往往爲言者所指斥,而實際柄政之臣,則時或不任其咎。樂天作詩時,裴垍爲中書侍郎同平章事,鄭絪李藩相代爲門下侍郎同平章事。(鄭絪於二月丁卯罷爲太子賓客,李藩於二月丁卯由給事中拜。)雖爲宰相,並非三公。揆以樂天引古儆今之語,則樂天所指言者,殆屬之當時司徒杜佑司空於頓二人之一矣。

周禮注疏壹捌春官大宗伯之職條賈公彥疏引武陵太守星傳云:

三台一名天柱。上台司命爲太尉,中台司中爲司徒,下台司祿爲司空。

後漢書陸拾下郎顗傳略云:

順帝時災異屢見,陽嘉二年正月公車徵,顗迺詣闕拜章(言七事,其六事曰)又易傳曰,公能其事,序賢進士,後必有喜。反之,則白虹貫日。以甲乙見者,則譴在中台。自司徒(劉崎)居位,陰陽多謬。宜黜司徒,以應天意。

寅恪案:古以司徒上應三台之中台,故「譴在中台」則「宜黜司徒」。前引晉書之文,所謂「中台星坼」而張華子䫻勸其避位者,不過張䫻鑒於當時政局之動盪,特欲其父避禍引退耳,非即謂中台直指司空而言也。然則是篇所指,其杜岐公乎?又白氏長慶集陸柒司徒令公(裴度)分守東洛移鎮北都輒奉五言四十韻寄獻以抒下情詩云:

天上中台正,人間一品高。

尤可與此說相印證也。當日杜岐公以年過七十尚不致仕,深爲時論所非。樂天秦中吟不致仕一首,顯爲其事而發,宜新樂府中有此一篇也。或有以杜岐公已於元和二年正月請致仕,而爲憲宗所不許。且樂天又深有取於其戒邊功防黷武之論,似不應致過分之譏誚爲疑者。是又不然。高郢以元和五年九月致仕,(舊唐書壹肆憲宗紀。)時草制者猶以「近代寡廉,罕由斯道。」隱譏杜氏,(國史補中。)而樂天所草答高郢請致仕第二表(白氏長慶集叁玖)亦以:

援禮引年,遺榮致政。人鮮知止,卿獨能行。不唯振起古風,亦足激揚時俗。

爲言,(可參白氏長慶集壹高僕射詩。)則當日之輿論可知矣。至新豐折臂翁一篇,或即取義於杜岐公之疏者,亦不過不以人廢言之義耳。

復次,白氏長慶集肆拾季冬薦獻太清宮詞略云:

維元和二年,歲次丁亥,十二月甲寅朔二十六日己卯,嗣皇帝臣稽首大聖祖高上大道金闕玄元天皇大帝。伏以今年司天臺奏,正月三日祀上帝於南郊,佳氣充塞,四方溫潤,祥風微起。司天臺奏,六月五日夜鎮星見。司天臺奏,六月十三日夜老人星見。司天臺奏,冬至日佳氣充塞,瑞雪祁寒者。謹遣攝太尉司徒平章事杜佑薦獻以聞。

樂天此篇之作,或即以曾草是文而有所感觸耶?

捕　蝗

舊唐書壹貳德宗紀上（參舊唐書叁柒新唐書叁柒五行志。）略云：

興元元年,是秋螟蝗蔽野,草木無遺。貞元元年四月,關東大饑,賦調不入,由是國用益窘,關中饑民蒸蝗蟲而食之。五月癸卯,分命朝臣禱羣神以祈雨。蝗自海而至,飛蔽天,每下則草木及畜毛無復孑遺,穀價騰踴。七月,關中蝗食草木都盡。甲子,詔蝗蟲繼臻,彌亙千里,菽粟翔貴,稼穡枯瘁,嗷嗷蒸人,聚泣田畝。朕自今視朝不御正殿,有司供膳,並宜減省,不急之務,一切停罷。

考貞元元年樂天年十四,時在江南,求其所以骨肉離散之故,殆由於朱泚之亂。而興元貞元之饑饉,則又家園殘廢之因。觀白氏長慶集壹叁自河南經亂,關內阻饑。弟兄離散,各在一處。因望月有感,聊書所懷。寄上浮梁大兄,於潛七兄,烏江十五兄,兼示符離及下邽弟妹。詩云：

時難年饑世業空。

可證也。又通鑑貳叁貳唐紀德宗紀貞元二年夏四月條云：

時比歲饑饉,兵民率皆瘦黑。至是麥始熟,市有醉人,當時以爲嘉瑞。人乍飽食,死者復伍之一。數月人膚色乃復故。

夫兵亂歲饑，乃貞元當時人民最怵目驚心之事。樂天於此，既餘悸尚存，故追述時，下筆猶有隱痛。其貞元十四五年間所作寄家人詩，（見歷史語言研究所集刊第拾貳本岑仲勉先生文苑英華辨證校白氏詩文附按。）實可與元和四年所作此捕蝗詩互相證發也。樂天於元和中不主張用兵，固習於貞元以來朝廷姑息藩鎮，以求苟安之措施。惟與此似亦不無心理情感之關係。未必悉因黨派之分野，而反對李吉甫吐突承璀之積極政策也。舊唐書玖陸姚崇傳（舊唐書叁柒新唐書叁陸五行志及新唐書壹貳肆姚崇傳略同。）所記捕蝗之事，多可與此篇詞語相參證。茲略錄其文如下：

開元四年〔五月〕山東蝗蟲大起，崇乃遣御史分道殺蝗。汴州刺史倪若水執奏曰，蝗是天災，自宜修德。仍拒御史不肯應命。崇大怒，牒報之曰，古之良守，蝗蟲避境。若其修德可免，彼豈無德致然？今坐看食苗，何忍不救？因以饑饉，將何以安？若水乃行焚瘞之法，獲蝗一十四萬石，投汴渠，流下者不可勝紀。時朝廷喧議，皆以驅蝗爲不便，黃門監盧懷慎謂崇曰，蝗是天災，豈可制以人事，外議咸以爲非。又殺蟲太多，有傷和氣。今猶可復，請公思之。崇曰，若殺蟲救人，因緣致禍，崇請獨受，義不仰關。

寅恪案：姚崇所謂「古之良守，蝗蟲避境。」與白詩所謂「豈將人力競天災。」者，即如倪若水「蝗是天災，自宜修德。」及盧懷慎「蝗是天災，豈可制以人事。」之說。樂天對於蝗蟲之識解，同於盧倪，此則時代風並可參閱後漢書伍伍卓茂傳。白詩所謂「我聞古之良吏有善政，以政驅蝗蝗出境。」

人，賢者不免，亦未足深責也。

詩末自注云：

貞觀二年太宗吞蝗蟲事，具貞觀實錄。

寅恪案：此篇結語以文皇吞蝗事爲言，疑亦爲樂天作七德舞時搜尋材料所採擷之餘義。可與論二王後海漫漫百鍊鏡諸條相參證。又此事亦見今戈本貞觀政要捌論務農篇。

昆 明 春

此篇小序下注云：

貞元中始涨之。

册府元龜壹肆帝王部都邑門（參舊唐書壹叁德宗紀下貞元十三年八月丁巳條。）云：

〔貞元十三年〕八月詔曰，昆明池俯近都城，古之舊制，蒲魚所產，實利於人。宜令京兆尹韓皋充使即勾當修堰漲池。

者，是也。今文苑英華叁伍（全唐文陸肆肆。）有張仲素漲昆明池賦，同書同卷（全唐文玖伍柒。）亦載宋悛漲昆明池賦。徐松登科記考壹肆貞元十四年李隨榜有李翺張仲素呂溫等，惟此年試題爲鑒止水賦及青出藍詩，與此無涉。考董逌廣川書跋捌李翺題名條略云：

今考文公所書，知府送皆有會集，書於慈恩石楹。蓋當時等甲進士便與科名等，故世尤貴重。觀韋貫之集有啓獻韓貞公乞免知進士舉，當時貞公欲以解頭目送文公，由是乃得以李翺爲第一，張仲素次之。蓋自十人解送而九人入等，時以爲盛，即此題名是也。徐氏所據以考定李張爲貞元十三年京兆等第者，即李文公感知己賦與此條也。董氏所記韓貞公即皋，既與李文公之府送有此一段因緣，而皋實又爲貞元十三年以京兆尹主持濬昆明池之役者，頗疑張氏之賦即應京兆府試而作，樂天爲貞元十六年進士，與張氏作賦時相距至近，殊有得見此賦之可能，或者樂天新樂府中昆明春一篇，殆即受賦之啓發耶？

復次，盧校本云：

題無水滿二字，貞元中始弛之，與上文連。

岑仲勉先生論白氏長慶集源流，並評東洋本白集（見歷史語言研究所集刊第玖本肆伍頁。）云：

按作弛之是也。東本全詩均誤。唯此句是注，與題連則非。

寅恪案：岑說「此句是注，與題連則非。」是也。惟詩中雖有：

詔以昆明近帝城。官家不得收其徵。菰蒲無租魚無稅。近水之人感君惠。

諸句，即弛禁之意，但亦別有：

詔開八水注恩波，千介萬鱗同日活。

之言，可與「漲」語意相應。若再以張宋之題作漲昆明池賦證之，則那波本汪本注作「漲之」，全唐詩注作「漲泛」者，當亦非無據也。

「詔開八水注恩波。」句，所謂八水者，三輔黃圖陸所紀，關中八水皆出上林，（一）灞水。（二）滻水。（三）涇水。（四）渭水。（五）灃水。（六）鎬水。（七）牢水。（八）潏水。是也。

「吳興山中罷榷茗」者，國史補下云：

風俗貴茶，茶之名益重。湖州有紫笋。

同書同卷又云：

常魯公（舊唐書壹玖陸下吐蕃傳下及冊府元龜玖捌拾外臣部出使門並有建中二年常魯隨崔漢衡出使吐蕃事。李氏所指，殆即常魯。今本作常魯公，乃傳寫之誤。）使西蕃，烹茶帳中。贊普問曰，此為何物？魯公曰，滌煩療渴，所謂茶也。贊普曰，我此亦有。遂命出之。以指曰，此壽州者，此舒州者，此顧渚者，此蘄門者，此昌明者，此澮湖者。（寅恪案，據此可知顧渚之茶，亦遠輸吐蕃矣。）

南部新書戊云：

唐制，湖州造茶最多，謂之顧渚貢焙。焙在長城縣西北。大曆五年以後，始有進奉。故陸鴻漸與楊祭酒書云，顧渚山中紫笋茶兩片。此物但恨帝城未得嘗，實所嘆息。一片上太夫人，

一片充昆弟同啜。後開成三年,以貢不如法,停刺史裴充。

新唐書肆拾地理志湖州吳興郡條云:

土貢,紫筍茶,長城〔縣〕顧山,有茶以供貢。

舊唐書壹叁德宗紀下云:

貞元九年春正月癸卯,初稅茶,歲得錢四十萬貫,從鹽鐵使張滂所奏。茶之有稅,自此始也。

同書肆玖食貨志云:

貞元九年正月,初稅茶。

新唐書伍肆食貨志云:

貞元八年,以水災減稅。明年,諸道鹽鐵使張滂奏,出茶州縣若山及商人要路以三等定估,十稅其一,自是歲得錢四十萬緡,然水旱亦未嘗拯之也。

皆有關稅茶與吳興顧渚盛產名茶之史料也。

「鄱陽坑裏休稅銀」者,貞觀政要陸論貪鄙篇云:

貞觀十年治書侍御史權萬紀上言,宣饒二州諸山,大有銀坑,採之極是利益,每歲可得錢數百萬貫。

舊唐書壹叁陸齊映傳(新唐書壹伍拾齊映傳同。)云:

又改洪州刺史江西觀察使。映常以頃爲相輔,無大過而罷,冀其復入用,及大爲金銀器以希旨。先是銀缾高者五尺餘,李兼爲江西觀察使,乃進六尺者。至是因帝(德宗)誕日,端午,映爲缾高八尺者以獻。

新唐書肆壹地理志饒州鄱陽郡條云:

土貢麩金銀。

權茗貢銀者,貞元之弊政。放昆明池魚蒲之稅租者,德宗之仁施。映對明顯,寄慨至深。以此爲言,誠可謂善諷者矣。

又樂天於貞元十五年由宣州解送,十六年成進士。若貞元十三年京兆府試以漲昆明池爲試題,唐世選人必深注意其近年考試之題目,以供揣摩練習,與明清時代無異,則修治昆明池一事,自當爲樂天所記憶。又樂天少時曾往來吳越間,其兄復在浮梁,(可參汪立名本樂天年譜。)是以追憶京都之往事,兼念水鄉之舊遊,遂就其親所聞見權茗稅銀之弊政,而痛陳之也。

城鹽州

微之新樂府雖無此題,但樂天此篇諧邊將之旨,必有取於其西涼伎縛戎人二篇之意,自不待言,惟此篇:

美聖謨而誚邊將也。

之全部主旨,及詩中「鹽州未城天子憂。」「德宗按圖自定計,非關將略與廟謀。」「翻作歌詞聞至尊。」諸句,則不獨造意悉承自杜工部諸將第貳首「獨使至尊憂社稷,諸君何以答昇平。」之結論,即其遣詞亦多用浣花原語。他如此篇「韓公創築受降城。」一句,乃諸將第貳首起句「韓公本意築三城。」之改寫,亦其證也。夫樂天於貞元之時,既未嘗歷職清要,自不得預聞朝廷之大計。其崇美君主之英明獨斷,全遠資少陵於代宗時所作之詩爲模楷,此所以未見有當於當日之情事也。其譏誚邊將之養寇自重,則近和微之在鳳翔時親見親聞之原意,故不爲泛泛之詞也。(詳見下論。)至於譏誚邊將之養寇自重,則近和微之在鳳翔時親見親聞之原意,故不爲泛泛之詞也。由是觀之,讀樂天此篇者,必應取少陵諸將第貳首參互比較,始能得其眞解,又可知矣。此篇小序下注云:

貞元壬申歲,特詔城之。

寅恪案:壬申歲,貞元八年也。考舊唐書壹叁德宗紀下云:

貞元九年二月辛酉,詔復築鹽州城。貞元三年,城爲吐蕃所致。自是塞外無堡障,犬戎入寇。既城之後,邊患息焉。

同書壹肆肆杜希全傳楊朝晟傳及壹玖陸下吐蕃傳下亦均繫是役於貞元九年,獨通鑑貳叁肆唐紀德宗紀貞元九年二月辛酉條考異略云:

郊志,八年詔追張公(獻甫)議築鹽夏二城云云。白居易樂府鹽州注亦云,貞元壬申歲特詔城之。而實錄在九年二月,蓋去歲詔使城之。今年因命杜彥光等而言之。

君實作史,采及此注,足徵雖細不遺。通鑑之爲傑作,於此可見矣。茲略迻錄舊唐書杜希全傳(參新唐書壹伍陸杜希全傳。)紀載當日築城之經過於下,以備讀樂天此詩者之參證焉。

希全以鹽州地當要害,自貞元三年西蕃劫盟之後,州城陷虜,自是塞外無保障,靈武勢隔,西通邠坊,甚爲邊患。(新傳此下有請復城鹽州五字。)朝議是之。九年,詔曰:設險守國,易象垂文,有備無患,先王令典。況修復舊制,安固疆里,偃甲息人,必在於此。鹽州地當衝要,遠介朔陲,東達銀夏,西援靈武,密邇延慶,保扞王畿。乃者城池失守,制備無據,千里庭障,烽燧不接,三隅要害,役戍其勤。若非興集師徒,繕修壁壘,設攻守之具,務耕戰之方,則封內多虞,諸華屢警,由中及外,皆靡寧居。深惟永圖,豈忘終食。顧以薄德,務耕至化未孚。既不能復前古之治,致四夷之守,與其臨事而重擾,豈若先備而即安。是用弘久遠之謀,修五原之壘,使邊城有守,中夏克寧,不有暫勞,安能永逸。宜令渾瑊杜希全張獻甫邢君牙韓潭王栖耀范希朝,各於所部簡練將士,令三萬五千人同赴鹽州,神策將軍張昌宜權知鹽州事,應板築雜役,取六千人充。其鹽州防秋將士率三年滿更代,仍委杜彥先(光?)具名奏聞,悉與改轉。朕情非己欲,志在靖人,咨爾將相之臣,忠良之士,輸誠奉命,陳力

忘憂,勉茂功勳,永安疆場,必集兵事,實惟衆心,各相率勵,以副朕志。凡役六千人,二旬而畢。時將板築,仍詔涇原劍南山南諸軍深討吐蕃以牽制之。由是板築之時,虜不及犯塞。城畢,中外稱賀。由是靈武銀夏河西稍安,虜不敢深入。

詩云:

城在五原原上頭。

寅恪案:元和郡縣圖志肆靈武節度使鹽州五原縣條略云:

鹽州〔治〕五原縣。五原謂龍游原,乞地千原,青領原,可嵐貞原,橫槽原也。

則五原為鹽州治所及五原縣之得名,可據知也。

詩云:

蕃東節度鉢闡布。

寅恪案:新唐書貳壹陸下吐蕃傳下云:

〔元和〕五年,以祠部郎中徐復往使,並賜鉢闡布書。虜浮屠豫國事者也,亦曰鉢掣逋。

又白氏長慶集叁玖有與吐蕃宰相鉢闡布勅書,乃樂天在翰林時所草。蓋城鹽州時,鉢闡布尚未為吐蕃宰相也。

詩云:

金鳥飛傳贊普聞。建牙傳箭集羣臣。

寅恪案：舊唐書壹玖陸下云：

適有飛鳥使至，飛鳥猶中國驛騎也。

新唐書貳壹陸上吐蕃傳上云：

其舉兵以七寸金箭爲契，百里一驛。有急兵，驛人臆前加銀鶻。甚急，鶻益多。日行數百里，使者上馬如飛，號爲鳥使。

趙璘因話錄肆角部之次（參唐語林捌補遺。）云：

蕃法刻木爲印，每有急事，則使人馳馬赴贊府牙帳。

知此乃吐蕃之制度也。

詩云：

君臣赭面有憂色。

寅恪案：舊唐書壹玖陸上吐蕃傳上（新唐書貳壹陸上吐蕃傳上同。）云：

〔文成〕公主惡其人赭面，〔棄宗〕弄贊令國中權且罷之。

敦煌寫本法成譯如來像法滅盡之記中有赤面國，乃藏文（Kha-dmar）之對譯，即指吐蕃而言。蓋以吐蕃有赭面之俗故也。

詩云：

　　長安藥肆黃蓍賤。

寅恪案：本草綱目壹壹引唐蘇恭本草云：

　　黃蓍今出原州者最良。

蓋秦原閒通，故黃蓍價賤也。

詩云：

　　韓公創築受降城。

寅恪案：張仁亶築三受降城事，世所習知，亦唐人所盛稱者。如杜子美之詩，呂和叔之銘，皆其例證也。

詩云：

　　德宗按圖自定計，非關將略與廟謀。

寅恪案：樂天此語，意謂城鹽州之舉，全出德宗之旨，非關將相謀略，不知有何依據。考上引舊唐書杜希全傳之紀載，則城鹽州之議，本由希全發之，而貞元八九年間，陸宣公為宰相，甚得君心，事關軍國大計，德宗似無不與商議之理，故此句所詠，疑與當時情勢有所未合也。

道 州 民

陽城事蹟，見韓愈順宗實錄貳永貞元年三月壬申追前諫議大夫道州刺史陽城赴京師條，及同書肆永貞元年六月癸丑贈故道州刺史陽城左常侍條，舊唐書壹玖貳隱逸傳新唐書壹玖肆卓行傳陽城傳等，此皆世所習知，茲不備錄。惟節錄舊傳（參新傳。）所紀陽城抗疏論免道州貢矮奴事於下，以供讀此篇者之參證焉。

道州土地產民多矮，每年常配鄉戶，竟以其男號爲矮奴。城下車，禁以良爲賤。又憫其編甿歲有離異之苦，乃抗疏論而免之。自是乃停其貢。民皆賴之，無不泣荷。

詩云：

城云臣按六典書。任土貢有不貢無。道州水土所生者，只有矮民無矮奴。寅恪案：樂天此數句，似即依據陽氏原奏之文。今此奏不載於全唐文等書，自無可考。惟道州產民多矮事，除見於前引之新舊傳外，劉賓客嘉話錄（劉叔遂蘇萊曼東遊記證聞曾引之，載中國文化研究彙刊第肆卷。）云：

楊國忠嘗會諸親，時知吏部銓事，且欲大蠛，已設席呼選人名，引入於中庭，不問資序，短小者道州參軍，胡者湖州文學，簾中大笑。

亦可資參證也。所謂「按六典書。」「任土貢有不貢無。」者，即唐六典叁戶部郎中員外郎條云：

郎中員外郎，掌領天下州縣戶口之事，凡天下十道，任土所出而為貢賦之差。

注云：

舊額，貢獻多非土物，或本處不產而外處市供，或當土所宜，緣無額遂止。開元二十五年，令中書門下對朝集使隨便條革，以為定準。

者，是也。至關於六典曾否行用問題，則自來多所辨說。已詳拙著隋唐制度淵源略論稿職官章，茲不贅述。所可言者，六典一書，自大曆後公式文中，可以徵引，與現行法令同一效力。觀樂天詩所述陽城奏語，亦此問題例證之一也。

篇末云：

道州民，民到於今受其賜。欲說使君先下淚。仍恐兒孫忘使君，生男多以陽為字。

寅恪案：道州民以陽城之姓名子之事，不見於順宗實錄及舊傳，惟新傳書之，未知所本。考新唐書壹柒陸韓愈傳云：

貶陽山令，有愛在民，民生子多以其姓字之。

而其事亦不見於舊唐書壹陸拾韓愈傳。此殆為宋景文取自李翱所撰之韓文公行狀（李文公集壹壹。）者。實則後漢書壹佰陸循吏傳任延傳略云：

徵爲九眞太守，駱越之民，無嫁娶禮法，不識父子之性，夫婦之道。延乃移書屬縣，各使男年二十至五十，女年十五至四十，皆以年齒相配，其產子者，始知種姓。咸曰，使我有是子者，任君也。多名子爲任。

白詩李狀恐是用此故典以爲虛美推贊陽韓二公之詞，未必果有其事也。又如白氏長慶集陸壹元稹墓誌銘云：

　　三川人慕之，其後多以公姓字名其子。

蓋亦同此例也。

抑又可論者，元氏長慶集貳有陽城驛詩，乃微之元和五年春貶江陵士曹參軍途中所作，觀白氏長慶集貳和答詩十首第貳首爲和陽城驛，其序略云：

　　(元和)五年春，微之從東臺(東都洛陽御史臺)來。不數日，又左轉爲江陵士曹掾。及到江陵，寄在路所爲詩十七章。

可知，頗疑樂天此作與其和微之陽城驛詩有關。蓋受此暗示，因詠貞元時事，而並及之也。此可與海漫漫杏爲梁兩篇參證，以此兩篇俱有作於元和五年或以後之可能，則道州民一篇，亦自有此種可能也。

復次，微之陽城驛詩云：

祠（詞？）曹諱羊祜，（寅恪案：晉書叁肆羊祜傳，荊州人為祜諱名，屋室皆以門為稱，改户曹為辭曹焉。）此驛何不侔。我願避公諱，名為避賢郵。

樂天和陽城驛詩，深贊同微之改驛名之意，其結語至云：

若作陽公傳，欲令後世知。不勞叙世家，不用費文詞。但使國史上，全錄元稹詩。

可謂極其傾倒矣。後來此驛名竟為之改易。杜牧樊川集肆商山富水驛詩注云：

驛本名與陽諫議同姓名，因此改為富水驛。

即可為證。然則元白詩之流行於當時及其影響之深鉅，信有徵矣。惟牧之詩之結語云：

驛名不合輕移改，留警朝天者愓然。

雖文人喜作翻案文字，然亦牧之素惡元白之詩所使然也。以其亦與陽城有關，因並附論及之。

馴犀

公垂此篇詩旨如何，不可考見。微之和其詩，則意主治民不擾，使之遂性，以臻無為之治。所謂：

乃知養獸如養人，不必人人自敦獎，不擾則得之於理，不奪有以多於賞。脫衣推食衣食之，不若男耕女令紡。堯民不自知有堯，但見安閒聊擊壤。前觀馴象後觀犀，理國其如指諸掌。

是也。微之是篇，議論稍繁，旨意亦略嫌平常，似不如樂天此篇末數語，俯仰今昔，而特以為善

難終爲感慨之深摯也。陸放翁劍南詩稿壹新夏感事詩云：

聖主不忘初政美，小儒唯有涕縱橫。

蓋與樂天此篇有同感而深得其旨矣。考舊唐書壹叁德宗紀下略云：

史臣曰，德宗皇帝初總萬機，勵精治道，思政若渴，視民如傷。凝旒延納於讜言，側席思求於多士。其始也，去無名之費，罷不急之官。出永巷之嬪嬙，放文單之馴象。減太官之膳，戒服玩之奢。解鷹犬而放伶倫，止權酤而絕貢奉。百神咸秩，五典克從。御正殿而策賢良，輟廷臣而治畿甸。此皆前王之能事，有國之大猷，率是而行，夫何敢議。一旦德音掃地，愁歎連叢，果致五盜僭擬於天王，二朱憑陵於宗社。奉天之窘，可爲涕零。罪己之下，補之何益。所賴忠臣戮力，否運再昌。雖知非竟逐於楊炎，而受侫不忘於盧杞。用延賞之言，奉李晟之兵符。取延齡之奸謀，罷陸贄之相位。知人則哲，其若是乎？貞元之辰，吾道窮矣。

據此，白詩措辭微婉，與史臣書事直質者殊異，此或亦昔人所謂詩與春秋經旨不同之所在歟？

關於德宗放馴象事，杜陽雜編上云：

宏詞獨孤綬，所司試放馴象賦，及進其本，上（德宗）自覽考之，稱歎得人。因吟其句曰，化之式乎，則必受乎來獻。物或違性，斯用感於至仁。上以綬爲知去就，故特書第三等。先是代宗朝文單國累進馴象三十有二。上即位，悉令放之於荊山之南。而綬不斥受獻，不傷放

棄,故賞其知去就焉。

又舊唐書壹貳德宗紀上略云:

(大曆十四年五月)癸亥即位於太極殿。閏(五)月丁亥,詔文單國所獻舞象三十二,令放荊山之陽。

寅恪案:德宗即位於大曆十四年五月,放馴象即在是年閏五月,但大曆為代宗年號,故樂天以德宗初次改元之建中為言,其實非建中元年也。(參劉文典先生羣書斠補。)又舊紀所謂「放於荊山之陽」者,據通鑑貳貳伍唐紀德宗紀大曆十四年閏五月命縱馴象於荊山之陽條胡注云:

此禹貢所謂導汧及岐至於荊山者,唐屬京兆府富平縣界。

然則詩云「馴象生還放林邑。」及注云「放歸南方。」皆有所誤會也。

關於馴犀凍死事,舊唐書壹叁德宗紀下略云:

(貞元九年)十月癸酉,環王國所獻犀牛,上令見於太廟。十二年十二月己未,大雪平地二尺,竹栢多死。環王國所獻犀牛,甚珍愛之,是冬亦死。

寅恪案:貞元九年歲次癸酉,十二年歲次丙子,元氏長慶集貳肆馴犀篇引李傳云:

貞元丙子歲南海來貢。至十三年冬苦寒,死於苑中。

而樂天此篇注中「貞元丙戌。」固應如汪立名之言改為丙子,但「貞元十三年」亦應依舊唐書德宗紀

詩云：

　　馴犀馴犀通天犀，軀貌駭人角駭雞。

者，抱朴子壹柒內篇登涉云：

　　通天犀角有一赤理如綖，有本徹末。以角盛米，置羣雞中，雞欲啄之，未至數寸，即驚退卻，故南人或名通天犀為駭雞犀。

是也。

詩云：

　　上嘉人獸俱來遠。蠻館四方犀入苑。

寅恪案：詩所謂「蠻館四方」者，即唐六典壹捌典客署典客署令條注云：

　　（隋）於建國門外置四方館，以待四方使客，各掌其方國及互市事。皇朝以四方館隸中書。

及兩京城坊考壹承天門街之西宮城之南第二橫街之北條云：

　　從東第一中書外省，次西，四方館。（隋曰謁者臺，即諸方通表通事舍人受事之司。）者是也。

復次，此篇詩句，如「餘以瑤甃鏤以金。故鄉迢遞君門深。海鳥不知鐘鼓樂，池魚空結江湖心。」亦樂天自比之詞。又「一入上林三四年。」句，則馴犀於貞元九年十月入獻，十二年十二月凍死，

改為「貞元十二年」，則汪氏所未及知者也。

實在苑中四年有餘,而樂天於元和二年十一月入翰林,至作此篇時在元和四年,亦與馴犀在苑中之歲月約略相近。故此句比擬尤切,詞意相關,物我俱化。樂天之詩才,實出微之之上。李公垂之歎服其歌行,固非無因也。

五絃彈

此題公垂倡之,微之和之,樂天則秦中吟有五絃(才調集壹作五絃琴。)一篇,新樂府有五絃彈一篇。其新樂府中一篇既以五絃彈為題,自是酬李元之作,但秦中吟中五絃一篇之辭旨與新樂府此篇頗有關連,因亦參合於此論之。

李公垂此題所詠今不可見,未知若何。元白二公則立意不同。微之此篇以求賢為說,樂天之作則以惡鄭之奪雅為旨,此其大較也。微之持義固正,但稍嫌迂遠。樂天就音樂而論音樂,極為切題。故鄙見以為白氏之作,較之元氏此篇,更為優勝也。

微之此篇及白氏之作,俱有趙璧技藝之摹寫。蓋趙璧之五絃在當時最負盛名。國史補下云:

趙璧彈五絃,人問其術。答曰,吾之于五絃也,始則心驅之,中則神遇之,終則天隨之。吾方浩然,眼如耳,目如鼻,不知五絃之為璧,璧之為五絃也。

樂府雜錄五絃條云:

貞元中有趙璧者,妙于此伎也。白傅諷諫有五絃彈。近有馮季皋

皆可與元白諸作參證也。

又元白二公此題諸篇之詞句,并可與其後來所作之琵琶歌琵琶引參證。如微之詩中…

樂天秦中吟五弦中：

風入春松正凌亂，鶯含曉舌憐嬌妙。嗚嗚暗溜咽冰泉，殺殺霜刀澀寒鞘。

大聲礧若散，颯颯風和雨。小聲細欲絕，切切鬼神語。

及新樂府五絃彈中：

第五絃聲最掩抑。隴水凍咽流不得。五絃並奏君試聽。淒淒切切復錚錚。鐵擊珊瑚一兩曲，冰寫玉盤千萬聲。鐵聲殺，冰聲寒。殺聲入耳膚血慘，寒氣中人肌骨酸。曲終聲盡欲半日，四座相對愁無言。座中有一遠方士，唧唧咨咨聲不已。

等句是也。

元詩「眾樂雖同第一部。」句，樂天琵琶引云：

十三學得琵琶成，名屬教坊第一部。

國史補下略云：

李袞善歌。初於江外，而名動京師。崔昭入朝，密載而至，乃邀賓客，請第一部樂及京邑之名倡，以爲盛會。令袞弊衣以出，合坐嗤笑。及轉喉一發，樂人皆大驚曰，此必李八郎也。遂羅拜階下。

太平廣記貳佰肆樂類貳又李暮條引逸史云：

〔李暮〕開元中吹笛爲第一部,近代無比。有故自教坊請假至越州,公私更醵,以觀其妙。

皆可與元氏此句參證也。

蠻子朝

此題李公垂原作,而元白二公和之。元白之詩俱於韋皋有微辭,李氏之作諒亦相同。其實韋南康之復通南詔,乃貞元初唐室君主及將相大臣圍攻吐蕃秘策之一部。此秘策雖不幸以韓滉早死,劉玄佐中變,而未能全部施行。然韋南康在劍南,以南詔復通之故,得使吐蕃有所牽制,不敢全力以犯西北。且於貞元十七年大破其衆於雅州,則爲效已可睹矣。此事始末詳拙著唐代政治史述論稿下篇論吐蕃條及下文論西涼伎條,於此不復述。茲所欲言者,據國史補中略云:

韋太尉在西川極其聚斂,坐有餘力,以故軍府寖盛,而黎吁重困。及晚年爲月進,終致劉闢之亂,天下譏之。

知當時士論多以劉闢之亂歸咎南康,是固然矣。惟同書同卷又云:

郭汾陽再收長安,任中書令二十四考。勳業福履,人臣第一。韋太尉皋鎭西川亦二十年,降吐蕃九節度,擒論莽熱以獻,大招附西南夷。任太尉,封南康王,亦其次也。

則南康招附西南夷之勳業,亦爲時議所推許也。而元白二公乃借蠻子朝事以詆之,自爲未允。蓋

其時二公未登朝列,自無從預聞國家之大計,故不免言之有誤耳。

元詩云:

清平官繫金呿嗟。

白詩云:

清平官持赤藤杖,大軍將繫金呿嗟。

寅恪案:樊綽蠻書為現存研究南詔史實之最要資料。今新唐書貳貳貳上中南蠻傳南詔傳,即根據蠻書。故亦可取與元白此諸句相參校。二公句中所謂清平官者,即新傳云:

官曰坦綽,曰布燮,曰久贊,謂之清平官。所以決國事輕重,猶唐宰相也。

又白氏長慶集肆拾有與南詔清平官書,亦可與此參證也。

白詩中所謂大軍將者,新傳云:

曰首望,曰正首望,曰員外首望,曰大軍將。曰員外,猶試官也。幕爽主兵,琮爽主戶籍,慈爽主禮,罰爽主刑,勸爽主官人,厥爽主工作,萬爽主財用,引爽主客,禾爽主商賈,皆清平官酋望大軍將兼之。

今白詩諸本,除嚴氏本嘉承本等善本外,多作「大將軍」者,皆誤也。他書如今本冊府元龜玖陸貳外臣部官號門南詔::

酋望有大將軍之號。

等語,是亦譌誤之一例。至阮元撰雲南通志所載南詔向化碑,則或作大將軍,或作大軍將。蓋有誤有不誤者矣。

元詩之「金呿嵯」,白詩之「金呿嵯」,新傳云‥

佉苴,韋帶也。

又云‥

自曹長以降,繫金佉苴。

「呿嵯」,「呿嗟」皆佉苴之異譯,自不待論也。

至白詩中之「赤藤杖」,則韓昌黎集肆和虞部盧四汀酬翰林錢七徽赤藤杖歌(元和四年分司東都作。)云‥

赤籐為杖世未窺,臺郎始攜自滇池。

全唐詩壹肆張籍和李僕射秋日病中作云‥

獨倚紅籘杖,時時堦上行。

同書壹玖裴夷直南詔朱籐杖詩云‥

六節南籘色似朱。拄行階砌勝人扶。

皆足徵赤籐杖出自南詔,而爲當時朝士所最珍賞之物也。白氏長慶集捌朱籐杖紫驄吟云:

> 拄上山之上,騎下山之下。江州去日朱籐杖,忠州歸時紫驄馬。天生二物濟我窮,我生合是栖栖者。

同集壹伍紅籐杖云:

> 交親過滻別,車馬到江迴。唯有紅籐杖,相隨萬里來。

同集壹陸紅籐杖(自注云:杖出南蠻。)云:

> 南詔紅籐杖,西江白首人。時時攜步月,處處把尋春。勁健孤莖直,疎圓六節勻。火山生處遠,瀘水洗來新。麁細纔盈手,高低僅過身。天邊望鄉客,何日拄歸秦。

同集貳貳三謠序云:

> 予廬山草堂,有朱籐杖一,蟠木机一,素屏風二,時多杖籐而行,隱机而坐,掩屏而臥。宴息之暇,筆硯在前,偶爲三謠。

朱籐謠略云:

> 朱籐朱籐。溫如紅玉,直如朱繩。自我得爾以爲杖,大有裨於股肱。前年左遷,東南萬里。惟此朱籐,實隨我來。

然則赤籐杖與樂天關係密切如此,亦可稱佳話矣。

元詩云：

　　求天叩地持雙珙。

白詩云：

　　摩挲俗羽雙隈伽。

寅恪案：此二句俱不易解。白曰「雙隈伽」。元曰「雙珙」。豈「隈伽」者，「珙」之音義耶？姑識於此，以俟更考。

白詩云：

　　異牟尋男尋閣勸。特赦召對延英殿。上心貴在懷遠蠻。引臨玉座近天顏。冕旒不垂親勞徠。賜衣賜食移時對。

寅恪案：王建宮詞第貳首云：

　　殿前傳點各依班。召對西來六詔蠻。

其第捌首云：

　　直到銀臺排仗合，聖人三殿對西番。（此首所詠非即指六詔蠻，但以其言天子御殿召對蠻夷事，故附錄之。）

可與白詩參證也。

驃國樂

舊唐書壹叄德宗紀下云：

〔貞元十八年正月〕乙丑，驃國王遣使悉利移來朝貢，并獻其國樂十二曲與樂工三十五人。

而微之此篇題下李傳云：

貞元辛巳歲始來獻。（樂天此篇小序下之註作十七年。貞元辛巳歲，即貞元十七年也。）

蓋實以貞元十七年來獻，而十八年正月陳奏之於闕庭也。

樂天此篇以「欲王化之先邇後遠也」爲旨，微之詩中有：

教化從來有源委，必將泳海先泳河。

之句，是二公此篇持旨相同之證。想李公垂原作，當亦類似。殆即樂天和答詩序（白氏長慶集貳。）所謂：

同者謂之和。

也。

樂天詩云：

雍羌之子舒難陀，來獻南音奉正朝。

又云：

曲終王子啟聖人。臣父願爲唐外臣。

白氏長慶集肆拾與驃國王雍羌書略云：

又令愛子遠副闕庭。今授卿太常卿，幷卿男舒難陀那及元佐摩訶思那二人亦各授官。

說郛陸柒驃國樂頌（當是開州刺史唐次所撰。見新唐書貳貳貳下南蠻傳驃國傳。）略云：

驃國王子獻其樂器。初，驃國之王舉國送之，且訓其子曰，聖唐恩澤，宏被八埏。

又頌辭云：

至若驃國，來循萬里。進貢其音，敢愛其子。

唐會要壹佰驃國條略云：

貞元十八年春正月，南詔使來朝。驃國王始遣其弟悉利移來朝。今聞南詔異牟尋歸附，心慕之，乃因南詔重譯，遣子朝貢。其王姓困沒長，名摩羅惹。

通鑑貳叁陸唐紀德宗紀略云：

貞元十八年春正月驃國王摩羅思那遣其子悉利移入貢，仍獻其樂。

舊唐書壹玖柒南蠻傳驃國傳略云：

貞元中其王聞南詔異牟尋歸附,心慕之。〔十〕八年,乃遣其弟悉利移因南詔重譯來朝。又獻其國樂,凡十曲,(據新唐書貳貳下南蠻傳驃傳所標舉者應有十二曲。)與樂工三十五人俱。尋以悉利移爲試太僕卿。

册府元龜玖柒貳外臣部朝貢門云:

貞元十八年正月,驃國王始遣其弟悉利移來朝,獻其國樂凡十曲,(同書伍柒拾掌禮部夷樂門作十二曲。)與樂工三十五人來朝。

新唐書貳貳下驃傳略云:

雍羌亦遣弟悉利移城主舒難陀獻其國樂。五譯而至。德宗授舒難陀太僕卿遣還。

寅恪案:驃國王所遣之使,諸書所記互相乖異。樂天之詩及其所草與驃國王雍羌之子舒難陀」爲言。今傳世之說郛本驃國樂頌,則唯言驃國王遣其子獻樂而不著其名。通鑑以獻樂者爲驃國王之子悉利夷。舊傳册府元龜並以悉利夷爲雍羌之弟。新傳則作「雍羌亦遣弟悉利移城主舒難陀。」又可注意者,唐會要於同條中述同一事,而前言「驃國王始遣其弟悉利移來朝。」後言「遣子入貢。」唐頌白書俱當時之文件,其他諸書亦皆可信之史籍,而牴牾若此,殊不可解。姑記之以俟更考。

復次,新唐書貳貳下南蠻傳驃傳略云:

縛戎人

此篇題目元白集諸本均作縛戎人。獨白氏新樂府嘉承本作傳戎人。證以微之此篇題下注中「例皆傳置南方」之語,知極可通,不必定爲譌字。至樂天「將軍遂縛作蕃生。」句中之縛字,雖斷不可改易,然未必即是與題意相應者也。

微之幼居西北邊鎮之鳳翔,對於當時邊將之擁兵不戰,虛奏邀功,必有所親聞親見,故此篇言之頗極憤慨。樂天於貞元時既未嘗在西北邊陲,自無親所聞見,此所以不能超越微之之範圍而別有

國史補下略云:

于司空頔因韋太尉(皋)奉聖樂,亦撰順聖樂以進。頔又令女妓爲六佾舞,聲態壯妙,號孫武順聖樂。

寅恪案:德宗經朱泚亂後,只求苟安,專以粉飾太平爲務,藩鎮大臣亦迎合意旨。故雖南康之勳業隆重,仍不能不隨附時俗,宜乎致當時之譏刺也。特元白二公俱於此篇未明言之耳。

貞元中王雍羌聞南詔歸唐,有内附心。(南詔王)異牟尋遣使楊加明詣劍南西川節度使韋皋,請獻夷中歌曲,且令驃國進樂人,於是皋作南詔奉聖樂。雍羌亦遣弟悉利移城主舒難陀獻其國樂。至成都,韋皋復譜次其聲,以其舞容樂器異常,乃圖畫以獻。

增創也。至微之詩末「緣邊飽餧十萬衆,何不齊驅一時發。年年但捉兩三人,精衛銜蘆塞溟渤。」諸句,白氏此篇不爲置和者,蓋以此旨抒寫於西涼伎篇中,而有「緣邊空屯十萬卒。飽食溫衣閒過日。遺民腸斷在涼州。將卒相看無意收。」一節。斯又樂天新樂府不複不雜之一貫體例也。

今邐些長慶會盟碑云::

若有所疑,或要捉生問事,便給衣糧放還。

寅恪案:元詩此篇「年年但捉兩三人。」之「捉」,白詩「將軍逐縛作蕃生。」之「生」,及城鹽州篇「畫牧牛羊夜捉生。」之「捉生」,乃此會盟碑,即當日國際條約中「捉生」二字之注脚也。(參酉陽雜俎前集肆類喜兆成式見大理丞鄭復說淮西用兵時條。)唐世有守捉使,(參舊唐書叁捌地理志。)有捉生將,(參舊唐書叁叁李晟傳附子愬傳。)即取義於此。

又舊唐書壹玖陸下吐蕃傳下云::

(永貞元年)十一月,以衛尉少卿兼御史中丞侯幼平充入蕃告册立等使。道送到吐蕃生口十七人,詔給遞乘放還蕃。

其「生口」一詞,亦可與碑文及元白之詩相印證,而專喜改易舊文之宋子京於新唐書貳壹陸下吐蕃傳下易作::

憲宗初,遣使者修好,且還其俘。

則文雖古雅，然「俘」字殊非當日習用之語也。

昌黎先生集拾武關西逢配流吐蕃七絕云：

嗟爾戎人莫慘然。湖南地近保生全。我今罪重無歸望，直去長安路八千。

寅恪案：此可與元詩題下「例皆傳置南方」語參證。考舊唐書壹伍憲宗紀下云：

（元和十四年正月）癸巳貶（韓）愈爲潮州刺史。

蓋退之貶潮州在元和十四年，尚在長慶會盟之前，故捉縛蕃生并不「給衣糧放還」也。至元和元年正月所以放還吐蕃生口者，以遣使修好，遂有特恩耳。

又舊唐書壹柒上敬宗紀云：

（寶曆元年五月）丁卯，湖南觀察使沈傳師奏，當道先配吐蕃羅沒等一十七人，準赦放還本國。今各得狀，不願還。從之。

寅恪案：此次放還吐蕃生口，雖亦由敬宗即位恩赦。然子言此奏，不獨可與微之詩題「例皆傳置南方。」之語，及退之「湖南地近保生全。」之句參證，並可知長慶會盟之後，「蕃生」自宜放還本國，此又足爲長慶會盟碑文添一注脚矣。

復次，宣宗大中末年裴（唐實錄及舊唐書壹陸肆王播傳附式傳作「仇」。）甫亂浙東，觀察使王式討平之。新唐書壹陸柒王播傳，通鑑自貳肆玖宣宗大中十三年十二月至貳伍拾懿宗咸通元年八月，

(其實仍是大中十四年八月,不過通鑑例用後元耳。)皆紀此事。其中有涉及配流土蕃者,而通鑑所載尤詳,當采自平劉錄也。茲節引其文於下::

官軍少騎卒。式曰,吐蕃回鶻比配江淮者,其人習險阻,便鞍馬,可用也,舉籍府中,得驍健者百餘人。虜久羈旅,所部遇之無狀,困餒甚。式既犒飲,又聞其父母妻子,皆泣拜謹呼,願效死。悉以爲騎卒,使騎將石宗本將之。凡在管內者,皆視此籍之。又奏得龍陂監馬二百匹,於是騎兵足矣。

寅恪案:白詩云::

天子矜憐不忍殺。詔徙東南吳與越。

浙東即是越地,蓋唐代本有配流吐蕃於吳越之事。長慶會盟之後,拘於放還「捉生」之條約,自不宜再傳置俘虜於南方。或者大中三年唐室收復河湟以後,又不必復守舊約。王式所謂「比配」殆指大中三年以後,十三年以前,所配流者耶?(參閱通鑑貳貳陸德宗建中元年正月改作兩稅法條「比來」二字胡注。)然則白詩之用「越」字,乃是紀實,而非趁韻也。

又白詩云::

自云鄉管本涼原。大曆年中沒落蕃。

寅恪案:吐蕃之陷涼原,實在大曆以前。(參新唐書肆拾地理志隴右道總序及叁柒地理志關內道

原州條,元和郡縣圖志肆拾隴右道涼州條等。)樂天以代宗一朝大曆紀元最長,遂牽混言之。賦詩自不必過泥,論史則微嫌未諦也。

又微之此詩自注略云:

　延州鎮李如暹,蓬子將軍之子也。嘗沒西蕃。與蕃妻密定歸計。

寅恪案:微之此注疑采自公垂原文。其所謂「延州鎮」之「延」字可能不誤。若是誤字,則當為「廷」字即「庭」字之譌,必不指關內道之延州而言也。

新唐書肆拾地理志北庭大都護府注云:

　自庭州西延城西六十里有沙鉢城守捉。

自庭州西延城西六十里有沙鉢城守捉。則李如暹之父絕非戍守關內道延州之鎮將,而是屬於安西北庭都護府之邊軍,可以推知矣。至樂天此詩自注大抵同於元詩注文,而刪去「與蕃妻」三字。蓋樂天詩略云:

　誓心密定歸鄉計,不使蕃中妻子知。涼原鄉井不得見,胡地妻兒虛棄捐。早知如此悔歸來,兩地寧如一處苦。

自非刪去此三字不能與詞意相合也。惟李傳既云「傳置」。白詩亦云「領出長安乘遞行。」明是乘

車。但白詩下又云「扶病徒行日一驛。」則忽改作徒步,不免衝突。樂天殆偶未注意及之耶?又白詩云「忽逢江水憶交河。」則非僅承元詩「早年隨父戍安西。」之語而來。更取「交河」與「江水」為對文,相映成趣耳。其實漢書玖陸下西域傳下云:

車師前國。王治交河城。河水分流繞城下,故號交河。

而唐之安西大都護府初治西州即交河郡,後徙龜茲。(參新唐書肆拾地理志。)樂天賦詩時恐亦未必深究交河之為城名抑或水名也。

驪宮高

此篇為微之新樂府中所無。李公垂原作雖不可見,疑亦無此題。蓋「驪宮高」三字原出長恨歌「驪宮高處入青雲。」之句,故此篇似為樂天所自創也。

樂天此篇意旨明白,自不待多所論證。惟尚有可言者,即唐代自安史亂後,天子之遊幸離宮頗成一重公案是也。

白氏長慶集壹貳江南遇天寶樂叟詩云:

我自秦來君莫問,驪山渭水如荒村。新豐樹老籠明月,長生殿闇鎖春雲。紅葉紛紛蓋欹瓦,綠苔重重封壞垣。惟有中官作宮使,每年寒食一開門。

寅恪案：當日驪宮之荒廢一至於此，若非大事修葺，殊不足供天子之遊幸，而此宮本為玄宗際唐室盛世，竭全國財力之所增營。斷非安史亂後，帝國凋弊之餘，所能重建。此天子遊幸所以最是害民費財之舉，而清流輿論所以一致深以為非者也。

元氏長慶集貳肆連昌宮詞結語云：

老翁此意深望幸，努力廟謨休用兵。

寅恪案：微之此詩當是元和十三年暮春在通州司馬任內所作，（詳連昌宮詞章。）其時連昌宮之荒廢情狀，據微之詩云：

去年敕使因斫竹。偶值門開暫相逐。

又云：

自從此後還閉門，夜夜狐狸上門屋。

是頗與驪宮相類似，而此諸語又足與白氏江南遇天寶樂叟詩「惟有中官作宮使，每年寒食一開門。」之句相證發也。夫微之不持諷諫之旨，以匡主救民。反以望幸為言，而希恩邀寵。誠可謂冒天下之不韙，宜當世之輿論共以諂佞小人目之矣。

元氏長慶集叁肆兩省供奉官諫幸溫湯狀略云：

今月二十一日車駕欲幸溫湯。臣等以駕幸溫湯，始自玄宗皇帝，乘開元致理之後，當天寶盈

羨之秋,而猶物議喧囂,財力耗竭。數年之外,天下蕭然。況陛下新御寶圖,將行大典,郊天之儀方設,謁陵之禮未遑,遽有溫泉之行,恐失人神之望。伏乞特罷宸遊,曲面(回)天眷。

原注云:

元和十五年十二月二十日兩省三十人同狀。

寅恪案:微之此狀以玄宗遊幸溫湯遂致「財力耗竭」「天下蕭然」為言,是與樂天此篇:

吾君愛人人不識。不傷財兮不傷力。

等句之旨適相符同也。至其所以賦望幸連昌之詩於憲宗御宇之時,而草諫幸華清之狀於穆宗踐阼之始者,殆即以由詩篇受中人之助,已為清議所不容,遂欲藉狀詞以掩飾其前非,而求諒於輿論歟?

元氏長慶集叁陸進馬狀略云:

同州防禦騮馬一匹,八歲,堪打毬及獵。右臣竊聞道路相傳,車駕欲蹔遊幸溫湯,未知虛實者。其馬謹隨狀進。

寅恪案:微之於元和十五年十二月任祠曹時,曾草狀諫穆宗駕幸溫湯,而於長慶二年刺同州時又進馬助翠華巡遊昭應。其時間相距,不出二年,而一矛一盾,自翻自覆,尤為可笑也。然則其前

杜牧樊川文集壹貳與人論諫書(參唐語林陸。)略云：

近者寶曆中敬宗皇帝欲幸驪山，時諫者至多，上意不決。拾遺張權輿伏紫宸殿下叩頭諫曰，先皇帝幸驪山，而享年不長。帝曰，驪山若此之凶邪。宜一往以驗彼言。後數日自驪山迴，語親倖曰，叩頭者之言，安足信哉。

寅恪案：牧之所紀敬宗遊幸溫湯之事，頗與本文所論有關，故附錄於此，以供讀詩論世者之參考。

樂天詩中所謂：

吾君在位已五載。

者，蓋憲宗於永貞元年八月乙巳即位（見舊唐書壹肆憲宗紀上，新唐書柒憲宗紀，通鑑貳叁陸唐紀憲宗紀。）至元和四年，已五載矣。觀於後來穆宗於元和十五年閏正月即位，其年十二月即欲遊幸溫湯，則樂天此篇所見，殊為深遠，似已預知後來之事者。頗疑樂天在翰林之日，親倖小人已有以遊幸驪山從臾元和天子者。故此篇之作，實寓有以期克終之意。是則樂天誠得詩人諷諫之旨，而與微之之進不以正者，其人格之高下，相去懸絕矣。

百鍊鏡

揚州貢端午鑄鏡事，舊籍所載頗多，茲擇錄其有關者如下：

舊唐書壹貳德宗紀上云：

（大曆十四年六月）己未，揚州每年貢端午日江心所鑄鏡，幽州貢麝香，皆罷之。

國史補下（參酉陽雜俎前集叄貝編僧一行窮數有異術條，容齋五筆端午帖子詞條，及異聞錄唐天寶三載五月初五日進水鏡一面條。）云：

揚州舊貢江心鏡，五月五日揚子江中所鑄也。或言無有百鍊者，或至六七十鍊，則已易破難成，往往有自鳴者。

此篇「我有一言聞太宗。」以下至篇末一節，據貞觀政要第叄論任賢篇魏徵條（舊唐書柒壹新唐書玖柒魏徵傳同。）云：

太宗後嘗謂侍臣曰，夫以銅爲鏡，可以正衣冠。以古爲鏡，可以知興替。以人爲鏡，可以明得失。朕常保此三鏡，以防己過。今魏徵殂逝，遂亡一鏡矣。因泣下久之。

寅恪案：此篇疑亦是樂天繙檢貞觀政要及太宗實錄以作七德舞時，採摭其餘義而成者也。

青　石

樂天秦中吟有立碑一首,可與此篇相參證。立碑云:

勛德既下衰,文章亦陵夷。但見山中石,立作路旁碑。銘勳悉太公,敍德皆仲尼。復以多爲貴,千言直萬貲。爲文彼何人,想見下筆時。但欲愚者悅,不思賢者嗤。

此篇云:

工人磨琢欲何用,石不能言我代言。不願作人家墓前神道碣。墳土未乾名已滅。不願作官家道旁德政碑。不鐫實錄鐫虛詞。

蓋皆譏刺時人之濫立石碣,與文士之虛爲諛詞者也。但立碑全以譏刺此種弊俗爲言,而青石更取激發忠烈爲主旨,則又是此二篇不同之點。立碑一篇以麴信陵爲例者,麴信陵雖名位不顯,而有美政,雖無人爲之立碑,而遺愛在民,(可參閱容齋五筆柒書麴信陵事條。)蓋所以愈見立碑欺世之無益復可笑也。青石一篇以段顏爲例者,唐世忠烈之臣無過二公,舊唐書壹貳捌新唐書壹伍叁俱以二公合傳,而舊唐書段秀實傳云:

自貞元後,累朝凡赦書節文,褒獎忠烈,必以秀實稱首。

眞卿復與秀實齊名,此篇標舉忠烈,以勸事君,舍此二公,自莫屬也。又秀實死於朱泚之亂,眞

卿死於李希烈之叛,則此篇結語:

長使不忠不烈臣。觀碑改節慕爲人。慕爲人,勸事君。

所謂不忠不烈之臣,乃指驕蹇之藩鎭,當無可疑。而元和四年三月盧從史之父盧虔病歿,(見羅振玉丙寅稿盧虔神道碑銘跋。)憲宗祭盧虔文即樂天在翰林所草。(見白氏長慶集叁玖。)盧虔之碑文則歸登奉敕所撰。(亦見丙寅稿之跋。)從史爲昭義節度使,於元和二年時已有不臣之迹,(參李相國論事集貳論鄭絪事條及通鑑貳叁柒唐紀憲宗紀元和二年十一月昭義節度使盧從史內與王士眞劉濟潛通條。)於元和四年五月請發本軍討成德王承宗時,翰林學士又有奏疏論其姦謀,(參李相國論事集叁論盧從史請用兵事條及通鑑貳叁柒唐紀憲宗紀元和四年四月昭義節度使盧從史遭父喪久未起復條。)頗疑樂天此篇或即因盧虔立碑之事而作也。(盧虔之碑立於元和五年三月,見丙寅稿之跋,但歸登奉勅撰文或在元和四年。)

復次,新唐書壹柒陸韓愈傳附劉乂傳云:

後以爭語不能下賓客,因持愈金數斤去。曰,此諛墓中人得耳,不若與劉君爲壽。

寅恪案:碑誌之文自古至今多是虛美之詞,不獨樂天當時爲然。(可參白氏長慶集伍玖修香山寺記。)韓昌黎志在春秋,欲「作唐一經,誅奸佞於既死,發潛德之幽光。」而其撰韓宏碑(見昌黎集叁貳。)則殊非實錄。(參舊唐書壹陸壹新唐書壹柒壹李光顏傳。)此篇標舉段顏之忠業,以勸人

臣之事君。若昌黎之曲爲養寇自重之藩鎭諱者，視之寧無愧乎？前言昌黎欲作唐春秋，而不能就。樂天則作新樂府，以擬三百篇，有志竟成。於此雖不欲論二公之是非高下，然讀此篇者，取劉义之言以相參證，亦足見當時社會風氣之一斑。而知樂天志在移風匡俗，此詩自非偶然無的之作也。

兩朱閣

樂天此篇所言德宗女兩公主薨後，其第改爲佛寺事。其兩公主未知確指，惟據新唐書捌叁公主傳憲宗女梁國惠康公主傳云：

始封普寧。帝特愛之，下嫁于季友。元和中徙永昌，薨。詔追封及謚。將葬，度支奏義陽義章公主葬，用錢四千萬，詔減千萬。

舊唐書壹肆捌李吉甫傳(參新唐書壹肆陸李吉甫傳。)云：

〔元和〕七年京兆尹元義方奏，永昌公主準禮令起祠堂，請其制度。初，貞元中義陽義章二公主咸於墓所造祠一百二十間，費錢數萬。（？）

則知德宗女義陽義章二公主之薨，恩禮獨優，其後遂引以爲例。此篇所言主第改佛寺事，固與舊唐書李吉甫傳及新唐書公主傳所紀於墓所起祠堂者不同。然揆以德宗諸女中，惟此二主齊名幷稱，

則「貞元雙帝子」殆即指此二主而言耶？未敢確言，姑記所疑，以俟詳考。（見校補記第十三則）

西　涼　伎

李公垂原作今不可見，未知若何。元白二公之作，則皆本其親所聞見者以抒發感憤，固是有為而作，不同於虛泛填砌之酬和也。此題在二公新樂府中所以俱為上品者，實職是之故。今請先釋證此題之共同歷史背景，然後再分述二公各別之感憤焉。

關於此題之歷史背景，寅恪於拙著唐代政治史述論稿下章論中國與吐蕃之關係一節已詳言之，可取以參證。茲略述最有關之史料如下。

舊唐書壹貳玖韓滉傳（新唐書壹貳陸韓休傳附滉傳同。）略云：

滉上言吐蕃盜有河湟，為日已久，近歲已來，兵衆寖弱，計其分鎮之外，戰兵在河隴五六萬而已。國家第令三數良將驅十萬衆於涼鄯洮渭，並修堅城，各置二萬人，足當守禦之要。臣請以當道所貯蓄財賦，為饋運之資，以充三年之費。然後營田積粟，且耕且戰。收復河隴二十餘州，可翹足而待也。上甚納其言。滉之入朝也，路由汴州，厚結劉玄佐，將薦其可任邊事。玄佐納其賂，因許之。及來覲，上訪問焉，初頗稟命。及滉以疾歸第，玄佐意怠，遂辭邊任。盛陳犬戎未衰，不可輕進。滉貞元三年二月以疾薨，遂寢其事。

同書同卷張延賞傳（新唐書壹貳柒張嘉貞傳附延賞傳同，並參舊唐書壹貳德宗紀上貞元三年閏十月庚申詔省州縣官員條。）略云：

延賞奏議請省官員曰，請減官員，收其祿俸，資幕職戰士，俾劉玄佐復河湟，軍用不乏矣。上（德宗）然之。初韓滉入朝，至汴州，厚結劉玄佐，將薦其可委任。玄佐亦欲自効，初稟命，及滉卒，玄佐以疾辭。上遣中官勞問，臥以受命。延賞知不可用，奏用李抱眞。抱眞亦辭不行。時抱眞判官陳曇奏專京師，延賞俾曇勸抱眞，竟拒絕之。

同書壹伍貳劉昌傳（參舊唐書壹叁德宗紀下貞元四年正月庚午以宣武軍行營節度使劉昌爲涇州刺史四鎮北庭行營涇原等州節度使及新唐書壹柒拾劉昌傳等。）略云：

貞元三年（劉）玄佐朝京師。上因以宣武士衆八千，委昌北出五原。軍中有前却沮事，昌繼斬三百人，遂行。尋以本官授京西北行營節度使。歲餘，授涇州刺史充四鎮北庭行營兼涇原節度支度營田等使，昌在西邊僅十五年，（舊唐書壹叁德宗紀下，貞元十九年五月甲子，四鎮北庭行軍涇原節度使檢校右僕射涇州刺史劉昌卒。）彊本節用，軍儲豐羨。

新唐書柒德宗紀云：

（貞元四年正月）壬申，劉玄佐爲四鎮北庭行營涇原節度副元帥。

通鑑貳叁叁唐紀德宗紀云：

〔貞元四年正月〕壬申,以宣武行營節度使劉昌爲涇原節度使。

通鑑貳叁貳唐紀德宗紀云:

〔貞元三年七月〕初,河隴既沒於吐蕃,自天寶以來,安西北庭奏事,及西域使人在長安者,歸路既絕,人馬仰給於鴻臚,禮賓委府縣供之,於度支受直。度支不時付直,長安市肆,不勝其弊。李泌知胡客留長安久者,或四十餘年,皆有妻子,買田宅,舉質取利,安居不欲歸。命檢括胡客有田宅者,停其給。凡得四千人。將停其給,胡客皆詣政府訴之。泌曰,此皆從來宰相之過,豈有外國朝貢使者,留京師數十年,不聽歸乎?今當假道回紇,或自海道各遣歸國。有不願歸,當於鴻臚自陳,授以職位,給俸祿爲唐臣。人生當承時展用,豈可終身客死耶?於是胡客無一人願歸者,泌皆分隷神策兩軍。王子使者,爲散兵馬使,或押牙。餘皆爲卒。禁旅益壯。鴻臚所給胡客纔十餘人,歲省度支錢五十萬緡。市人皆喜。(此當採自鄴侯家傳。)

寅恪案:貞元時劉玄佐初納韓滉之賂,許任收復河湟失地之事,後復變易,遂辭疾不行。故德宗以其部將劉昌代行邊任,此乃無可如何之舉也。觀於劉昌誅戮却沮者三百人,然後能成行,則其情勢可知矣。又新紀載貞元四年正月壬申以劉玄佐爲涇原節度副元帥,而通鑑同日載以劉昌爲涇原節度使者,非姓名官職有所牴牾,蓋玄佐不肯居邊,故以宣武軍節度使遙領涇原副元帥之虛

衛,而德宗以涇原節度使實職授其部屬劉昌,率宣武兵八千以赴任耳。

唐文粹捌拾林蘊上安邑李相公安邊書略云:

愚嘗出國,西抵於涇原,歷鳳翔,過邠寧,此三鎮得不爲右臂之大藩乎?自畫藩維擁旄鉞者,殆數十百人。惟故李司空抱玉,曾封章上聞,請復河湟。事亦旋寢,功竟不立。五十餘年無收尺土之功者。

寅恪案:安邑李相公者,指李吉甫而言,新唐書壹肆陸李吉甫傳所云:

吉甫居安邑里,時號安邑李丞相。

者,是也。吉甫爲憲宗朝宰相,林蘊此書,自爲元和時所上無疑。據此可知自安史亂後,吐蕃盜據河湟以來,迄於憲宗元和之世,長安君臣雖有收復失地之計圖,而邊鎭將領終無經略舊疆之志意。此詩人之所以同深憤慨,而元白二公此篇所共具之歷史背景也。

關於微之特具之感憤,則元氏長慶集叁拾誨姪等書云:

吾幼乏岐嶷,十歲知方,嚴毅之訓不聞,師友之資盡廢。憶得初讀書時,感慈旨一言之歎,遂志於學。是時尚在鳳翔,每借書於齊倉曹家,徒步執卷就陸姊夫(寅恪案,微之謂其姊夫陸翰也。見元氏長慶集伍捌夏陽縣令陸翰妻河南元氏墓誌銘。)師授。栖栖勤勤,其始也若此。至年十五,得明經及第。

寅恪案：微之少居西北邊鎮之鳳翔，殆親見或聞知邊將之宴樂嬉遊，而坐視河湟之長期淪沒。故追憶感慨，賦成此篇。頗疑其詩中所詠，乃爲劉昌輩而發。（舊唐書劉昌傳所述劉昌之功績，疑本之奉勅諛墓之碑文，不必盡爲實錄也。）既係確有所指，而非泛泛之言，此所以特爲沉痛也。

關於樂天個別之感憤，則李相國論事集肆論內庫錢帛條略云：

學士李絳嘗從容諫〔上聚財〕，上（憲宗）喟然曰，又河湟郡縣沒於蕃醜，列置烽候，逼近郊圻。朕方練智勇之將，刷祖宗之恥。故所用不徵於人，儲蓄之由，蓋因於此。朕所以身衣澣濯，不妄破用，親戚賜用，纔表誠意而已。

通鑑貳叄捌唐紀憲宗紀元和五年末略云：

〔李〕絳嘗從容諫上聚財。上曰，今兩河數十州，皆國家政令所不及。河湟數千里淪於左袵，朕日夜思雪祖宗之恥，而財力不贍，故不得不蓄聚耳。不然，朕宮中用度極儉薄，多藏何用耶？

同書貳肆捌唐紀宣宗紀云：

〔大中三年〕閏十一月丁酉，宰相以克復河湟，請上尊號。上（宣宗）曰，憲宗常有志復河湟，以中原方用兵，未遂而崩。今乃克成先志耳。其議加順憲二宗尊諡，以昭功烈。

舊唐書壹捌下宣宗紀云：

新唐書貳壹陸下吐蕃傳略云：

〔大中三年〕十二月進謚順宗至德大聖大安孝皇帝。憲宗曰昭文彰武大聖孝皇帝。初以河湟收復，百寮請加徽號，帝（宣宗）曰，河湟收復，繼成先志，朕欲追尊祖宗，以昭功烈。

憲宗常覽天下圖，見河湟舊封，赫然思經略之，未暇也。至是羣臣奏言，今不勤一卒，血一刃，而河湟自歸，請上天子尊號。帝（宣宗）曰，憲宗常念河湟，業未就而殂落。今當述祖宗之烈。其議上順憲二廟謚號，夸顯後世。

寅恪案：憲宗嘗有經略河湟之計圖，據上引史籍可知，而杜牧樊川集貳河湟七律所謂：

元載相公曾借箸，憲宗皇帝亦留神。

者，亦可參證也。又李絳諫憲宗聚財，而憲宗以收復河湟為言事，通鑑以之繫於元和五年之末者，蓋以其無確定年月可稽，而次年即元和六年二月李絳拜戶部侍郎出翰林院，（見重修承旨學士院壁記題名，舊唐書壹肆憲宗紀及通鑑貳叁捌唐紀憲宗紀元和六年二月宦官惡李絳在翰林條。）故書之於元和五年十二月己丑以絳為中書舍人學士如故之後耳，非謂其事即在元和五年之末也。然則樂天於元和四年作此詩時，亦即其在翰林時，非獨習聞當日邊將驕奢養寇之情事，且亦深知憲宗儉約聚財之苦心，是以其詩中⋯⋯

天子每思常痛惜。

之句,不僅指德宗,疑兼謂憲宗。而取以與一將軍欲說合愁差。

為映對,尤為旨微語悲,詞貶意切。故知樂天詩篇感憤之所在,較之微之僅追賦其少時以草野之身,居西陲之境所聞知者,固又有不同也。今之讀白詩,而不讀唐史者,其瞭解之程度,殊不能無疑,即此可見矣。遂於拙著唐代政治史述論稿所已詳者,特為鉤索沉隱而證釋之如此。

元詩首節敘安史亂前西北之殷富諸句,通鑑壹陸唐紀玄宗紀天寶十二載八月條,(參太平廣記肆叁陸白駱駝條。)云:

是時中國盛強,自安遠門西盡唐境萬二千里(胡注云:西盡唐境萬二千里,併西域內屬諸國言之。)閭閻相望,桑麻翳野,天下稱富庶者,無如隴右。

開天傳信記略云:

開元初,上勵精理道,鏟革訛弊,不六七年,天下大治。安西諸國悉平為郡縣,自開遠門(寅恪案,司馬溫公通鑑作安遠門,甚是。蓋肅宗惡安祿山,故改安為開。鄭棨之書敘玄宗時事,自不應從後所改名也。於此足徵通鑑之精密。)西行亙地萬餘里,入河湟之賦稅,左右藏庫財物山積,不可勝較。

寅恪案:微之所描寫者,蓋得之於邊陲之遺文,殊為實錄,並非詩人誇大之詞也。

白詩首節敍舞師戲情狀諸句,樂府雜錄龜茲部條云:

戲有五常獅子,高丈餘,各衣五色。每一獅子,有十二人。戴紅抹額,衣畫衣,執紅拂子,謂之獅子郎,舞太平樂曲。

通典壹肆陸樂典坐立部伎條(參新唐書貳玖音樂志。)云:

太平樂亦謂之五方師子舞,師子摯(鷙)獸,出於西南夷天竺師子等國。綴毛爲衣,象其俯仰馴狎之容。二人持繩拂,爲習弄之狀。五師子各衣其方色,百四十人歌太平樂舞抃以從之,服飾皆作崑崙象。(寅恪案,原注略云,立部伎有八部,二太平樂,亦謂之五方師子舞。)

大唐傳載(參唐語林伍補遺。)云:

王維爲太常丞,被人嗾令舞黃獅子,坐是出官。黃獅子者,非天子不舞也。

南部新書乙云:

五方師子本領出太常。靖恭崔尚書邠爲樂卿,左軍並教坊曾移牒索此戲,稱云備行從,崔公判回牒不與。

寅恪案:通典所載,師子戲與樂天詩所描寫者,尤相類似也。

白詩紋吐蕃侵略,安西阻絕事,元和郡縣圖志肆拾隴右道涼州條(參舊唐書壹玖陸上吐蕃傳上新唐書貳壹陸上吐蕃傳上通鑑貳貳叁唐紀代宗紀廣德二年十月條。)云:

廣德二年（西曆七六四年）陷於西番。

甘州條云：

永泰二年（即大曆元年，西曆七六六年）陷於西番。

肅州條云：

大曆元年（西曆七六六年）陷於西番。

沙州條云：

建中二年（西曆七八一年）陷於西番。

瓜州條云：

大曆十一年（西曆七七六年）陷於西番。

西州條（參舊唐書壹叁德宗紀下貞元六年末。）云：

貞元七年（西曆七九一年）沒於西番。

寅恪案：涼州陷蕃，安西路絕，西胡之來中國者，不能歸國，必有流落散處於邊鎮者，故當地時人取以為戲，此後邊將遂徇俗用為享賓客犒士卒之資也。又取樂天此篇「有一征夫年七十。見弄涼州低面泣。」與驃國樂「時有擊壤老農夫，暗測君心閑獨語。」及秦中吟買花「有一田舍翁。」「低頭獨長嘆。」相較，其筆法正復相同，此為樂天最擅長者

八　駿　圖

元氏長慶集叁有五言古詩八駿圖一篇，郭茂倩樂府詩集誤以之置入新題樂府中，辨已見前，茲不復贅。惟元氏長慶集第叁卷中諸詩，其詞句之可考見者，多是微之在江陵時所作，則與樂天賦新樂府時相距當不遠言古詩，雖非新樂府中之一篇，然旣爲微之在江陵時所作，則與樂天賦新樂府時相距當不遠（微之之作當較後。）元白兩詩，其間或有關係，亦未可知也。

微之五言古詩樂天新題樂府所以各以八駿圖爲題者，國史補上云：

德宗幸梁洋，唯御騾馬，號望雲騅者。駕還京師，飼以一品料。暇日牽而視之，必長鳴四顧，若感恩之狀。後老死飛龍廐中，咸貴多圖寫之。

元氏長慶集貳肆望雲騅馬歌序云：

德宗皇帝以八馬幸蜀，七馬道斃，唯望雲騅來往不頓。貞元中老死天廐，臣稹作歌以記之。

寅恪案：微之有「德宗以八馬幸蜀」之言，李肇記時人多圖寫望雲騅之事，而柳河東集壹陸亦有觀八駿圖說一文，蓋此乃當時之風氣也。至此種風氣特盛於貞元元和之故，殆由以德宗幸蜀之史事，比附於周穆王以八駿西巡之物語歟？要之，畫師詩人之寫詠穆天子者，其胸中固有德宗幸蜀

之史事在也。

復次,此篇修詞雖至工妙,寓旨則殊平常,較之前篇西涼伎之有親切見聞,真摯感慨者,不同科矣。

澗底松

文選貳壹左思詠史詩之第貳首云:

鬱鬱澗底松,離離山上苗。以彼徑寸莖,蔭此百尺條。世冑躡高位,英俊沉下僚。地勢使之然,由來非一朝。金張襲舊業,七葉珥漢貂。馮公豈不偉,白首不見招。(寅恪案,郭茂倩樂府詩集玖玖此題下亦引太冲此詩,蓋已知樂天此題取材所自矣。)

白氏此題不獨採用太冲此詩之首句以名篇,且亦襲取其全部之旨意。初視之,頗似為充數之作,但細思之,則知其實是有為而作,不同於通常擬古之詩篇也。

拙著唐代政治史述論稿中篇論牛李黨之分野,以為李黨乃出自魏晉北朝以來之山東舊門,而牛黨則多為高宗武后以來,用進士詞科致身通顯之新興寒族,樂天即為以文學進用之寒族也。其證辨之言茲不必詳。所可注意者,樂天此時雖為拾遺小臣,然已致身翰苑清要,以其資歷而言,不得謂之失地,故此篇並非自況之詞,如左太冲喻己(見文選五臣注。)之原意也。然則其興感之由果

第五章 新樂府

何在乎?考牛李黨爭之表面公開化,適在樂天作詩之前一年,即元和三年。通鑑貳叁柒唐紀憲宗紀(參拙著唐代政治史述論稿中篇。)云:

〔元和三年〕夏四月上策試賢良方正直言極諫。舉人伊闕尉牛僧孺,陸渾尉皇甫湜,前進士李宗閔,皆指陳時政之失,無所避。吏部侍郎楊於陵,吏部員外郎韋貫之為考策官。貫之署為上第,上亦嘉之,詔中書優與處分。李吉甫惡其言直,泣訴於上。且言翰林學士裴垍王涯覆策,湜涯之甥也,涯不先言,垍無所異同。上不得已,罷垍涯學士,垍為戶部侍郎,涯為都官員外郎,貫之為果州刺史。後數日,貫之再貶巴州刺史,涯貶虢州司馬。乙亥以楊於陵為嶺南節度使,亦坐考策無異同也。僧孺等久之不調,各從辟於藩府。

寅恪案:牛僧孺李宗閔,後日牛黨之黨魁也。李吉甫,後來李黨黨魁德裕之父也。此次制科考策,牛李之詆斥吉甫,或不免太甚,而吉甫亦報復過酷。自此兩種不同社會階級之競爭,遂表面形成化矣。樂天牛黨也,故於此時亦密諫其事。觀白氏長慶集肆壹論制科人狀所云:

臣今職為學士,官是拾遺,日草詔書,月請諫紙。臣若默默,惜身不言,豈惟上辜聖恩,實

又云:

臣今言出身戮,亦所甘心。

亦下負人道。所以密緘手疏,潛吐血誠。苟合天心,雖死無恨。

可謂言之激切矣。樂天作此詩時,李吉甫雖已出鎮淮南,猶邀恩眷。牛僧孺則仍被斥關外,未蒙擢用。故此篇必於「金張世祿」之吉甫,「牛衣寒賤」之僧孺,有所憤慨感惜。非徒泛泛爲「念寒雋」而作也。又白氏長慶集貳捌與元九書云:

苟相與者,則如牛僧孺之戒焉。

可知樂天與思黯氣類至近,宜其寄以同情矣。

牡 丹 芳

樂天秦中吟有買花(才調集壹此題作牡丹。)一首,可與此篇相參證。蓋二者俱爲詠牡丹之作也。

唐代牡丹之賞翫甚盛,故元白二公集中多詠此花之詩。觀容齋隨筆貳唐重牡丹條所舉之例,可概見也。

唐代牡丹賞翫之見於筆記小說者,其例至多。茲略引數條,以爲例證如下。

國史補中云:

京城貴遊尚牡丹三十餘年矣。每春暮,車馬若狂,以不耽玩爲恥。執金吾鋪官(寅恪案,唐會要捌陸街巷門略云,太和五年七月左街使奏,伏見諸街鋪近日多被雜人及百姓諸軍諸使官

健起造舍屋,侵占禁街。今除先有敕文百姓及諸街鋪官守捉官健等舍屋外,餘雜人及諸軍諸使官健舍屋,並令除拆。則所謂鋪官者,即街鋪守捉官健也。)圍外寺觀種以求利,一本有直數萬者。元和末韓令始至長安,(寅恪案,舊唐書壹伍陸韓弘傳略云,元和十四年七月入覲。)居第有之,詔曰,韓弘可加司徒兼中書令。則韓弘適以元和末至長安,韓令即指韓弘言也。)遽命劚去。曰,吾豈效兒女子邪?

酉陽雜俎前集壹玖廣動植類肆篇草篇牡丹條云:

(段)成式檢隋朝種植法七十卷中,初不記說牡丹。則知隋朝花藥中所無也。開元末,裴士淹為郎官,奉使幽冀,迴至汾州衆香寺,得白牡丹一窠,植於長安私第,天寶中為都下奇賞。

又云:

元和初猶少,今與戎葵角多少矣。

同書續集玖支植篇上云:

(李衞公)又言,貞元中牡丹已貴。柳渾善(嘗?)言,近來無奈牡丹何。數十千錢買一窠。今朝始得分明見,也共戎葵校幾多。成式又見衞公圖中有馮紹正雞圖,當時已畫牡丹矣。

尚書故實(參劉賓客嘉話錄。)云:

世言牡丹花近有,蓋以國朝文士集中無牡丹歌詩。張公嘗言楊子華有:畫牡丹處極分明。子

華北齊人,則知牡丹花亦已久矣。

太平廣記貳佰肆樂類貳又李龜年條引松牕錄云:

開元中,禁中初重木芍藥,即今牡丹也。得四本,紅紫淺紅通白者。上因移植於興慶池東,沉香亭前。

原注引開元天寶花木記云:

禁中呼木芍藥爲牡丹。

南部新書丁云:

長安三月十五日,兩街看牡丹,奔走車馬。慈恩寺元果院牡丹先于諸牡丹半月開。太眞院牡丹後諸牡丹半月開。

獨異志上云:

唐裴晉公度寢疾永樂里。暮春之月,忽遇(過)遊南園,令家僮舁至藥欄。語曰,我不見此花而死,可悲也。明早報牡丹一叢先發。公視之,三日乃薨。(寅恪案,據新唐書叁宰相表下及通鑑貳肆陸唐紀文宗紀裴晉公薨於開成四年三月丙戌。舊唐書壹柒拾裴度傳裴晉公薨於開成四年三月四日。是新表舊傳通鑑之紀載相合也。至舊唐書壹柒下文宗紀作三月丙申司徒中書令裴度卒。丙申蓋丙戌之譌。通常牡丹以

唐人詠牡丹詩甚多,不須徵引,惟賦則較少,茲錄其賦序一二條,聊備例證焉。

唐文粹陸元輿牡丹賦序云:

天后之鄉,西河也。精舍下有牡丹,其花特異。天后歎上苑之有闕,因命移植焉。由此京國牡丹,日月寖盛。今則自禁闥泊官署外延士庶之家,瀰漫如四瀆之流,不知其止息之地。每暮春之月,遨遊之士如狂焉。亦上國繁華之一事也。近代文士爲歌詩以詠其形容,未有能賦之者。余獨賦之,以極其美。

李德裕會昌一品集別集牡丹賦序略云:

余觀前賢之賦草木者多矣,惟牡丹未有賦者,聊以狀之。

賦中「有百歲之芳叢。」句下原注云:

今京師精舍甲第,猶有天寶中牡丹在。

寅恪案:據上引唐代牡丹故實,知此花於高宗武后之時,始自汾晉移植於京師。當開元天寶之世,猶爲珍品。至貞元元和之際,遂成都下之盛翫。此後乃瀰漫於士庶之家矣。李肇國史補之作成,約在文宗大和時。(參閱歷史語言研究所集刊第玖本岑仲勉先生跋唐摭言李肇著國史補之朝代條。)其所謂「京師貴遊尙牡丹三十餘年矣。」云者,自大和上溯三十餘年,適在德宗貞元朝

此足與元白二公集中歌詠牡丹之多,相證發者也。白公此詩之時代性,極為顯著,洎唐代社會風俗史之珍貴資料,故特為標出之如此。

詩中「西明寺裏開北廊。」者,白氏長慶集玖有西明寺牡丹花時憶元九五言古調詩,同書壹肆有重題西明寺牡丹七言詩,元氏長慶集壹陸有西明寺七絕,知西明寺乃賞翫牡丹之地也。

「去年嘉禾生九穗,今年瑞麥分兩歧。」者,唐代有報祥瑞之制,其見於唐會要貳捌及貳玖祥瑞門者至多也。

又詩中「庫車輭輂貴公主,香衫細馬豪家郎。」兩句,乃以「貴公主」「豪家郎」男女對映為文。據全唐詩第壹壹函王建宮詞云:「御前新賜紫羅襦,步步金堦上軟輿。」可知「輭輂」為女子所乘。此詩「公主」二字,傳世白集或有作「公子」者,殆後人囿於習俗,不明此義,因而妄改耶?

又康駢劇談錄下玉蘂院眞人降條(學津討源本)云:

上都(上都宋周必大玉蘂辨證引此文作長安。)安業坊唐昌觀舊有玉蘂花,甚繁。每發,若瑤林瓊樹。元和中春物方盛,車馬尋玩者相繼。忽一日,有女子年可十七八,衣繡綠衣,乘馬,峨髻雙鬟,無簪珥之飾,容色婉約,迴出於衆。從以二女冠,三女僕。僕者皆丱頭黃衫,端麗無比。既下馬,以白角扇障面,直造花所。異香芬馥,聞於數十步之外。觀者以為出自宮掖,莫敢逼而視之。竚立良久,令小僕取花數枝而出。將乘馬,迴謂黃冠者曰,曩有

玉峯之約,自此可以行矣。時觀者如堵,咸覺煙霏鶴唳,景物輝煥。舉轡百步,(百步,辨證作百餘步。)有輕風擁塵,隨之而去。須臾塵滅,望之已在半天。(辨證天字下有矣字。)方悟神仙之遊。餘香不散者經月餘日。時嚴給事休復,元相國(稹),劉賓客(禹錫),白醉吟(居易),俱有聞玉藥院眞人降詩。

寅恪案,此故事乃唐人所盛傳,觀諸家賦詠之象,可爲例證。故知元和中即樂天賦牡丹芳之時代,長安寺觀花事盛日,宮掖貴婦人固有外出觀賞者。惟此仙女特乘馬而不御輭轝,(全唐詩壹柒函嚴休復唐昌觀玉蕊花之貳云:「羽車潛下玉龜山」,則是仙女乘車不乘馬,與康騄不同。疑嚴詩爲較近當時傳說也。)爲稍不同。豈仙凡異同之點所在耶?一笑。

紅　線　毯

新唐書肆壹地理志宣州宣城郡條列舉土貢中有:..絲頭紅毯。

之目,即此篇所謂「年年十月來宣州。」之紅線毯也。據舊唐書壹肆憲宗紀上云:

(元和二年六月)癸酉,東都莊宅使織造戶並委府縣收管。

知地方政府亦管有織造戶,此類紅線毯乃宣州所管織造戶織貢者。又元和郡縣圖志貳捌宣歙觀察使宣州條云:

開元貢白紵布。自貞元後,常貢之外,別進五色線毯及綾綺等珍物,與淮南兩浙相比。

通典陸食貨典所列玄宗時天下諸郡每年常貢云:

宣城郡。貢白紵布十四。今宣州。

舊唐書壹佰伍韋堅傳(新唐書壹叁肆韋堅傳同。)略云:

天寶元年穿廣運潭,二年而成。宣城郡舩即空青石紙筆黃連。

寅恪案:唐代初期以關東西川爲絲織品之主要產地。迨經安史亂後,產絲區域之河北山東,非中央政府權力所及,貢賦不入。故唐室不得不徵取絲織品於江淮,以充國用。由於人力之改進,此後東南遂爲絲織品最盛之產區矣。如宣州者,當開元天寶之時,其土貢爲葛屬之紵布,其特產並無絲織之綾絁等物,(唐六典叁戶部郎中員外郎條下所列十道貢賦內,宣州亦貢綺。然必不重要。故韋堅陳列江南諸郡珍貨之舩,宣城之舩無綺也。)而至貞元以後,遂以最精美之絲織線毯著聞,乃其尤顯著之例也。觀於此,亦可以知政治人事之變遷與農產工藝盛衰之關係矣。可參閱下獠綾條。

白氏長慶集貳陸送侯權秀才序云:

貞元十五年秋,予始舉進士,與侯生俱爲宣城守所貢。明年春,予春官中第。

寅恪案:白氏長慶集貳壹有宣州試射中正鵠賦及窗中列遠岫詩,即樂天於貞元十五年應宣州試者。蓋樂天於貞元中曾遊宣州,遂由宣州解送應進士舉也。是以知其紅線毯一篇之末自注所云:

貞元中宣州進開樣加絲毯。

乃是親身覯見者。此詩詞語之深感痛惜,要非空泛無因而致矣。詩中「織作披香殿上毯。」句,「披香殿」用飛燕外傳故事。此類紅線毯自爲供後庭之飾品者,此語其爲泛用古典歟?抑更有所專指耶?

「太原毯澀毳縷硬,蜀都褥薄錦花冷。」者,蓋毯本以毛織成,而紅線毯乃以絲爲之,是兼太原毳縷毯與成都錦花褥之長,而無其短,殆同於今之所謂絲絨者。其工藝之精進可知矣。

杜　陵　叟

元和四年暮春,京畿實有苦旱之事,如新唐書柒憲宗紀(參白氏長慶集肆拾答宰相杜佑等賀德音表,答宗正卿李詞等賀德音表,答將軍方元蕩等賀德音表,全唐文陸貳憲宗九旱撫恤百姓德音,李相國論事集肆賀德音狀等。)云::

(元和四年)閏(三)月己酉以旱降京師死罪非殺人者。禁刺史境內權率,諸道旨條外進獻。嶺

南黔中福建掠良民爲奴婢者。省飛龍廐馬。己未,雨。

通鑑貳叁柒唐紀憲宗紀(參白氏長慶集肆壹奏請加德音中節目緣今時旱請更減放江淮旱損州縣百姓今年租稅,請揀放後宮內人狀,及李相國論事集肆論量放旱損百姓租稅條,論德音事條等。)云:

〔元和四年〕上以久旱,欲降德音。翰林學士李絳白居易上言,以爲欲令實惠及人,無如減其租稅。又言宮人驅使之餘,其數猶廣。事宜省費,物貴徇情。又請禁諸道橫斂,以充進奉。又言嶺南黔中福建風俗,多掠良人賣爲奴婢,乞嚴禁止。己未,雨,絳表賀。閏(三)月己酉制降天下繫囚,蠲租稅,出宮人,絕進奉,禁掠賣皆如二人之請。

白氏長慶集壹賀雨詩云:

皇帝嗣寶曆,元和三年冬。自冬及春暮,不雨旱爞爞。上心念下民,懼歲成災凶。遂下罪己詔,殷勤告萬邦。

皆可爲證。是知樂天此篇:

三月無雨旱風起。

一語,實非詩人泛寫,而此篇之作,蓋亦因此而有所感觸也。

詩中「十家租稅九家畢,虛受吾君蠲免恩。」句,可與白氏長慶集肆奏請加德音中節目,(緣今

時旱請更減放江淮旱損州縣百姓今年租稅⋯⋯昨正月中所降德音，量放（江淮）去年錢米，伏聞所放數內已有納者，之言相參證，以深之與樂天同上之狀，其所言者，雖爲江淮等處之稅，然其情事則正與樂天此篇詩句所言相符同故也。

「白麻紙上書德音。」者，韋執誼翰林院故事（參李肇翰林志，唐會要伍柒翰林院條。）云：故事，中書以黃白二麻爲綸命重輕之辨。近者所出，獨得用黃麻。其白麻皆在此院，自非國之重事，拜授將相，德音，赦宥，則不得由於斯。

蓋德音例以白麻紙書之，此唐家制度也。

繚綾

敦煌本（巴黎圖書館伯希和號伍伍肆貳。）此篇題作「撩綾歌」。多一歌字，非是。蓋新樂府之題目，例皆不用歌吟等字也。可參閱上法曲條。

微之陰山道篇有：

　　挑紋變繢力倍費，弃舊從新人所好。
　　越縠撩綾纖一端，十疋素縑工未到。豪家富貴踰常制，
　　令族親班無雅操。從騎愛奴絲布衫，臂鷹小兒雲錦韜。

諸句,即樂天此篇篇題「繚綾」及旨意「念女工之勞也。」之所本,蓋樂天欲足成五十首之數,又不欲於專斥迴鶻之陰山道篇中雜入他義,故鋪陳之而別爲此篇也。

太平廣記貳伍柒嘲誚門織錦人條引盧氏雜說(參閱韓偓玉山樵人集,余作探使繚綾手帛子寄賀因而有詩「解寄繚綾小字封。」句,及其香奩集七絕半睡「自家揉損研繚綾。」句。)云:

唐盧氏子不中第,徒步及都城門東。其日,風寒甚,且投逆旅。俄有一人續至,附火良久。忽吟詩云,學織繚綾功未多。亂投機杼錯抛梭。莫教宮錦行家見,把此文章笑殺他。又云,如今不重文章事,莫把文章誇向人。盧愕然,憶是白居易詩,因問姓名。曰,姓李,世織繚錦。離亂前屬東都官錦坊,織官錦巧兒。以薄藝投本行,皆云,如今花樣與前不同,不謂伎倆兒。以文綵求售者,不重於世,且東歸去。

寅恪案:此足徵繚綾之爲珍貴絲織物,而可與元白二公之詩相印證也。

李衛公會昌一品集別集伍奏繚綾狀(參舊唐書壹柒肆新唐書壹捌拾李德裕傳。)略云:

臣昨緣宣索,已具軍資歲計及近年物力聞奏。伏料聖慈,必垂省覽。又奉詔旨令織定羅紗袍段及可幅盤條繚綾等一千四。今所織千四,費用至多,臣愚亦所未曉。伏讀詔書,倍增惶灼。況元鵝天馬掬豹盤條文彩珍奇,只合聖躬自服。伏乞陛下酌當道物力所宜,更賜節減。

寅恪案:繚綾亦爲外州精織進貢之物,據此可知。而文饒此狀爲敬宗即位之年即長慶四年觀察浙

西時所奏（據舊傳），取與微之「越縠繚綾」，樂天「織者何人」「越溪寒女」之言相參證，尤足徵當時吳越之地盛產此種精美之絲織品也。

元和郡縣圖志貳陸浙東觀察使越州條云：

開元貢甘橘，甘蔗，葛根，石蜜，交梭白綾。自貞元之後，凡貢之外，別進異文吳綾，及花鼓歇（？）單絲吳綾，吳朱紗等織麗之物，凡數十品。

通典陸食貨典所列玄宗時天下諸郡每年常貢云：

會稽郡。貢朱砂一十兩。白編綾十疋。交梭（梭）十疋。輕調十疋。今越州。

舊唐書壹佰伍韋堅傳略云：

會稽郡舩即銅器，羅，吳綾，絳紗。

國史補下云：

初，越人不工機杼。薛兼訓爲江東節制，乃募軍中未有室者，厚給貨幣，密令北地娶織婦以歸，歲得數百人。由是越俗大化，競添花樣，綾紗妙稱江左矣。

寅恪案：以越州而論，當安史亂前，雖亦爲蠶絲之產地，然絲織品並不特以工妙著稱。迨安史亂後，經薛兼訓之獎勵改良，其工藝遂大爲精進矣。其他東南各地，絲織工業之發展，其變化雖不若越州之顯著，實亦可據以推見也。又考薛兼訓於代宗時節制浙東，歷時甚久，（詳吳廷燮唐方

鎮年表。）國史補所載其移風化俗之功，殊非虛語。以元和郡縣圖志所標明越州於貞元後別進纖麗之絲織物數十品證之可知矣。

元氏長慶集貳叄古題樂府織婦詞云：

繰絲織帛猶努力。變緝（繰）撩機苦難織。東家頭白雙女兒，爲解挑紋嫁不得。

自注云：

予掾荊時，日（目）擊貢綾戶有終老不嫁之女。

寅恪案：繚綾爲當時絲織品之最新最佳者，故費工耗力遠過其他絲織品，觀微之古題樂府此詩，知當時繚綾貢戶之苦至此，則詩人之作詩諷諫，自無足異也。

抑更有可論者，詩云：

應似天台山上明月前，四十五尺瀑布泉。

寅恪案：繚綾爲越之名產，天台亦越之名山，故取以相比。依唐代規制，絲織品一匹長四丈。（詳下陰山道篇。）今言四十五尺者，豈當日官司貪虐，多取於民，以致踰越定限耶？至以瀑布泉比絲織品，亦唐人詩中所慣用，如全唐詩第壹捌函徐凝廬山瀑布詩（參唐語林叁品藻類尙（中？）書白舍人初到錢塘條。）云：

虛空落泉（一作瀑布瀑布。）千仞直。雷奔入江不暫息。今古長如白練飛，一條界破青山色。

即是其例也。

此篇小序云：

　　苦宮市也。

賣　炭　翁

蓋宮市者，乃貞元末年最為病民之政，宜樂天新樂府中有此一篇。且其事又為樂天所得親有見聞者，故此篇之摹寫，極生動之至也。

關於宮市事，史籍所載頗多，茲擇錄數條以供讀樂天此篇者之參證。

昌黎先生集外集陸順宗實錄壹略云：

上（順宗）在東宮，嘗與諸侍讀並〔王〕叔文論政，至宮市事。上曰，寡人方欲極言之。衆皆稱贊，獨叔文無言。既退，上獨留叔文。謂曰，向者君奚獨無言，豈有意邪？叔文曰，太子職當侍膳問安，不宜言外事。陛下（德宗）在位久，如疑太子收人心，何以自解？上大驚，因泣曰，非先生，寡人無以知此。遂大愛幸。

寅恪案：當日皇位之繼承決於內庭之閹豎，（詳拙著唐代政治史述論稿中篇。）而宮市之弊害則由宦官所造成。順宗在東宮時，所以不宜極論宮市者，亦在於此，不僅以其有收人心之嫌也。

同集柒順宗實錄貳略云：

舊事，宮中有要，市外物，令官吏主之。與人爲市，抑買人物，稍不如本估。末年不復行文書，置白望數百人於兩市幷要閙坊，閱人所賣物，但稱宮市，即斂手付與，眞僞不復可辨，無敢問所從來，其（其疑當作與。）論價之高下者，率用百錢物，買人直數千錢物，仍索進奉門戶幷腳價錢。將物詣市，至有空手而歸者。名爲宮市，而實奪之。嘗有農夫以驢負柴至城賣，遇宦者稱宮市取之，纔與絹數尺。又就索門戶，仍邀以驢送至內，以所得絹付之，不肯受。曰，須汝驢送柴至內。農夫曰，我有父母妻子，待此然後食。今以柴與汝，不取直而歸，汝尚不肯，我有死而已。遂毆宦者，街吏擒以聞。詔黜此宦者，而賜農夫絹十匹，然宮市亦不爲之改易。

寅恪案：此篇所詠，即是此事。退之之史，即樂天詩之注脚也。

舊唐書壹陸拾韓愈傳（新唐書壹柒陸韓愈傳同。）云：

德宗晚年政出多門，宰相不專機務。宮市之弊諫官論之，不聽。愈嘗上章數千言極論之，不聽。怒。貶爲連州山陽（山陽應作陽山。）令。

寅恪案：韓文公之貶陽山令，雖尚有其他原因，然與論宮市事亦至有關係也。

舊唐書壹伍玖路隨傳略云：

初,韓愈撰順宗實錄,説禁中事頗切直。内官惡之,往往於上前言其不實。累朝有詔修改,及隨進憲宗實錄後,文宗復令改正永貞時事。宣付史官,韓愈所書,亦非己出。元和之後,已是相循。其實錄伏望條示舊記最錯悮者,宣令史官詳正刊去,其他不要更修。
宗朝禁中事,尋訪根柢,蓋起謬傳,諒非信史。宜令史官詳正刊去,其他不要更修。
寅恪案:順宗實錄中最為宦官所不滿者,當是述永貞內禪一節,(見拙著唐代政治史述論稿中篇。)然其書宮市事,亦涉及內官,自亦為修定本所刪削。今傳世之順宗實錄,乃昌黎之原本,故猶得從而窺見當日宮市病民之實況,而樂天此篇竟與之脗合。於此可知白氏之詩,誠足當詩史。比之少陵之作,殊無愧色。其寄唐生詩中所謂「轉作樂府詩。」「不懼權豪怒。」者,(白氏長慶集壹。)洵非誇詞也。
舊唐書壹肆拾張建封傳(新唐書伍貳食貨志略同。)云:
諫官御史表疏論列(宮市),皆不聽。吳湊以戚里為京兆尹,深言其弊。建封入覲,具奏之。德宗頗深嘉納。而戶部侍郎判度支蘇弁希宦者之旨,因入奏事,上問之,弁對曰,京師遊手墮業者數千萬家,無土著生業,仰宮市取給。上信之。凡言宮市者,皆不聽用。
寅恪案:此亦為當日士大夫同惡宮市弊害之事證,因附錄於此。至舊傳此前一節,則俱出順宗實錄之文,故不複引。

容齋續筆壹壹楊國忠諸使條云：

宮市之事，咸謂起於德宗正元。不知天寶中已有此名，且用宰臣充使也。

舊唐書壹壹代宗紀（舊唐書壹壹捌元載傳通鑑貳貳肆唐紀代宗紀大曆八年九月癸未條並同。）云：

〔大曆八年九月〕癸未晉州男子郇謨，以麻辮髮，持竹筐及葦席，哭於東市，請進三十字。如不請旨，請裹尸於席筐。上召見，賜衣，館之禁中。內二字曰監團。欲去諸道監軍團練使也。

南部新書戊略云：

大曆八年七月，晉州男子郇謨，以麻辮髮，哭於東市。上聞。賜衣，館於客省。每一字論一事，尤切於罷宮市。

寅恪案：自天寶歷大曆至貞元五六十年間，皆有宮市，而大曆之際，乃至使郇謨哭市，則其為擾民之弊政，已與貞元時相似矣。關於樂天此詩，更有可論者，此篇徑直鋪敍，與史文所載者不殊，而篇末不著己身之議論，微與其他諸篇有異，然其感慨亦自見也。

詩中「迴車叱牛牽向北。」者，唐代長安城市之建置，市在南而宮在北也。拙著唐代政治史述論稿中篇論中央政治革命條及隋唐制度淵源略論稿禮儀章附論都城建築節已詳論之，茲不復贅。要知

樂天此句之「北」，殊非趁韻也。

復次，杜少陵哀江頭詩末句「欲往城南望城北。」者，子美家居城南，而宮闕在城北也。自宋以來注杜詩者，多不得其解，乃妄改「望」爲「忘」，或以「北人謂向爲望」爲釋，（見陸游老學庵筆記柒。）殊失少陵以雖欲歸家，而猶迴望宮闕爲言，隱示其眷念遲迴不忘君國之本意矣。

又詩云：

半匹紅紗一丈綾，繫向牛頭充炭直。

寅恪案：此二句關涉唐代估法問題，非此篇所能詳論。茲僅錄一事，以資解釋。通鑑貳叄柒唐紀憲宗紀元和四年九月條云：

舊制，民輸稅有三。一曰上供，二曰送使，三曰留州。建中初定兩稅，貨重錢輕，是後貨輕錢重，民所出已倍其初。其留州送使者，所在又降省估就實估，以重斂於民。及〔裴〕垍爲相，奏天下留州送使物，請一切用省估。其觀察使先稅所理之州以自給。不足，然後許稅於所屬之州。由是江淮之民稍蘇息。

胡注云：

省估者，都省所立價也。

故「省估」者，乃官方高擡之虛價也。「實估」者，乃民間現行之實價，即韓愈順宗實錄所謂「本估」。

唐代實際交易，往往使用絲織品。宮廷購物，依虛估或即依「省估」。取紗綾支付炭價，其爲病民之虐政，不言可知也。

母　別　子

樂天此篇摹寫生動，詞語憤激，似是直接見聞其事，而描述之於詩中者。惜未得確考，不知所謂「關西驃騎大將軍。」指何人而言耳。或謂樂天新樂府所詠者，大抵爲貞元元和間之事。此詩之「關西」一詞，明是用楊震號「關西夫子」之故典，（後漢書捌肆楊震傳。）則其人爲楊姓無疑。攷貞元元和間楊姓之人，其可以破虜策勳者，惟有楊朝晟，據舊唐書壹肆肆楊朝晟傳（舊唐書壹貳亦別有楊朝晟傳，新唐書壹陸楊朝晟傳同。）略云：

建中初，從李懷光討劉文喜於涇州，斬獲擒生居多，授驃騎大將軍。〔貞元〕九年城鹽州，徵兵以護外境，朝晟分統士馬鎮木波堡。〔邠寧節度使張〕獻甫卒，詔以朝晟代之。十三年春，朝晟奏方渠合道木波皆賊路也，請城其地以備之。上〔德宗〕從之。已事，吐蕃始來，數日而退。

則楊朝晟不獨其氏爲楊，且爲驃騎大將軍（唐制驃騎大將軍從一品，爲武散官之最高者。）而有築城禦寇之功，是與此詩所謂「關西驃騎大將軍。」及「破虜策勳」者，適相符合。至迎新棄舊之事，

雖無可考,然以邊將武人之常例揆之,恐此類之事亦或不免。然則此詩所指言者,其唯楊朝晟乎?是說雖甚爲可能,但舊唐書壹叁德宗紀下云:

〔貞元十七年五月〕乙酉,邠寧節度使檢校工部尚書邠州刺史楊朝晟卒。

則樂天作詩時,朝晟久已物故,故亦不能不致疑耳。

陰山道

此題公垂倡之,元白和之,以言迴鶻馬價事爲主。蓋此乃唐代在和平時期與外族交涉,最重要之財政問題也。拙著唐代政治史述論稿下篇論外患與內政之關係,已詳言之,茲只就元白二詩略爲釋證如下:

元詩云:

臣聞平時七十萬匹馬,關中不省聞嘶譟。四十八監選龍媒,時貢天庭付良造。如今坰野十無一,盡在飛龍相踐暴。

新唐書伍拾兵志云:

又以尚乘掌天子之御,左右六閑,一曰飛黃,二曰吉良,三曰龍媒,四曰騊駼,五曰駃騠,六曰天苑,總十有二閑。爲二廐,一曰祥麟,二曰鳳苑,以繫飼之。其後禁中又增置飛龍

廠。初用太僕少卿張萬歲領羣牧。自貞觀至麟德四十年間，馬七十萬六千，置八坊，岐廲涇寧間地廣千里，一曰保樂，二曰甘露，三曰南普閏，四曰北普閏，五曰岐陽，六曰太平，七曰宜祿，八曰安定。八坊之田千二百三十頃，募民耕之，以給芻秣。八坊之馬爲四十八監，而馬多地狹不能容。又析八監，列布河西豐曠之野。

寅恪案：關於唐代馬政，資料頗不少，茲不遑多引，僅取歐公所述，亦足以釋元詩矣。

元詩又云：

綽立花磚鵷鳳行，雨露恩波幾時報。

寅恪案：此所謂花磚，即國史補下所云：

御史故事，大朝會則監察押班，常參則殿中知班，入閣則侍御史監奏。蓋含元殿最遠，用八品。宣政其次，用七品。紫宸最近，用六品。殿中得立五花磚，綠衣用紫案褥之類，號爲七貴。

者，是也。

白詩云：

紇邏敦肥水泉好。

寅恪案：紇邏敦一詞不易解，疑「紇邏」爲 Kara 之譯音，即玄黑或青色之義。（見 Radloff 突厥

方言字典貳册壹叁貳頁。）「敦」爲 Tuna 之對音簡譯，即草地之意。（見同書叁册壹肆肆拾頁。）豈「紇邏敦」者，青草之義耶？若取「草盡泉枯馬病羸。」句之以草水並舉者，與此句相較，似可證成此說也。然歟否歟？姑記所疑，以求博雅君子之教正。

又敦煌掇瑣上輯壹叁（巴黎圖書館伯希和號貳伍叁。）昭君出塞變文（羽田亨敦煌遺書第一集亦載此文。）有云：

原夏南地持白□　　□□又搜骨利幹
邊草叱沙紇邏分　　陰坂愛長席箕□（此周一良先生舉以見告者。）

寅恪案：變文此節既有殘闕，復多胡語，殊難強釋。但骨利幹爲鐵勒之一種，「地出名馬」，「草多百合」。（見唐會要壹佰骨利幹國條，並參通典貳佰邊防典壹陸骨利幹條，舊唐書壹玖玖下鐵勒傳及新唐書貳壹柒下回鶻傳附骨利幹傳等。）變文中「□□又搜骨利幹」句指馬言。骨利幹與馬有關，自不待論。「邊草叱沙紇邏分」句指草言。據元和姓纂上聲九麌宇文下（參新唐書柒壹下宰相世系表宇文氏條及通志貳玖氏族略伍字文氏條等。）云：

出本遼東單于之後。或云以係炎帝。神農有嘗草之功，俗呼草爲俟汾，音轉爲宇文。

及北史玖捌高車傳（魏書壹佰叁高車傳同。）略云：

又有十二姓，九曰俟分氏。（今通行本通典壹捌伍邊防典壹叁高車傳俟分氏作俟斤氏，殊誤。）

是俟汾乃草之胡名,與俟汾同爲一語。頗疑宇文周之先本爲高車種俟汾部,後詭稱出於鮮卑貴種宇文部,因而傅會神農嘗百草之神話也。此點軼出本書範圍,茲不詳論。所可注意者,新唐書以骨利幹附於其同種回鶻之後,且明言回鶻爲高車苗裔。然則「紇邏分」者,殆即紇邏草之義。豈所謂「草多百合」之「百合」耶?取證迂遠,聊備一說,附記於此,以俟更考。

白詩又云:

飛龍但印骨與皮。

寅恪案:唐會要柒貳諸監馬條云:

至二歲起脊量強弱,漸以飛字印印右髀。其餘雜馬,齒上乘者,以風字印左膊,以飛字印左髀。經印之後,簡習別所者,各以新入處監名印印左頰。依左右閑印以三花。細馬次馬,俱以龍形印印項左。送尚乘者,於尾側依左右閑印以三花。

同書同卷諸蕃馬印條略云:

回紇馬印瓦。

可以解釋此句也。

白詩又云:

五十四縑易一匹。縑去馬來無了日。養無所用去非宜,每歲死傷十六七。

白氏長慶集肆拾翰林制誥肆與回鶻可汗書云：

達覽將軍等至，省表，其馬數共六千五百匹。據所到印納馬都二萬匹，都計馬價絹五十萬匹。緣近歲以來，或有水旱，軍國之用不免闕供。今數內且方圓支二十五萬匹，分付達覽將軍，便令歸國，仍遣中使送至界首。雖都數未得盡足，然來使且免稽留，貴副所須，當悉此意。頃者所約馬數，蓋欲事可久長。何者，付絹少，則彼意不充。納馬多，則此力致歉。馬數漸廣，則欠價漸多。以斯商量，宜有定約。彼此爲便，理甚昭然。

舊唐書壹玖伍回紇傳（參新唐書貳壹柒上回鶻傳。）略云：

回紇特功，自乾元之後，屢遣使以馬和市繒帛。其使候遣，繼留於鴻臚非一。蕃得帛無厭，我得馬無用。朝廷甚苦之。（新傳絹作縑。）動至數萬馬。

同書壹貳柒源休傳（新唐書貳壹柒上回鶻傳同。）略云：

（回紇）可汗使謂休曰，所欠吾馬直絹一百八十萬疋，當速歸之。

寅恪案：舊唐書回紇傳書馬價之絲織品爲絹。樂天所草與回鶻可汗書乃當時之公文，而此詩亦直述當時之實事，何以有絹縑此詩則俱作縑。白氏長慶集與回鶻可汗書乃當時之公文，而此詩亦直述當時之實事，何以有絹縑之不同，似甚不可解。考縑之爲絲織品，其質不及絹之精美，即古詩上山採蘼蕪篇所謂「新人工織縑，故人工織素（素即絹）。將縑來比素。新人不如故。」者。或者馬一匹直絹四十匹，直縑遂

五十四賤?至新傳之改易舊文,以絹爲縑則未詳其故。又樂天所草與回鶻可汗書中尤有可論者,據舊傳言,馬一匹易絹四十匹,若依唐朝以二十五萬匹絹充六千五百匹馬價計之,則約爲四十四絹易一馬,與舊傳言者頗合。若依回鶻印納馬二萬匹而索價絹五十萬匹計之,則每匹馬唯易二十五匹絹,與舊傳所言者相差甚遠。此種數值之差異,若以索價付值之不同釋之,既決爲不可能。若以時代之先後釋之,則實物之交易,似亦不應前後相差如此。頗疑回鶻每以多馬賤價傾售,唐室則減其馬數而依定值付價,然亦未敢確言也。

白詩又云:

縑絲不足女工苦。疎織短截充匹數。藕絲蛛網三丈餘,回鶻訴稱無用處。

舊唐書肆捌食貨志上(通典陸食貨典賦稅下同。)云:

先是開元八年正月勅,頃者以庸調無憑,好惡須準。故遣作樣,以頒諸州。令其好不得過精,惡不得至濫。任土作貢,防源斯在,而諸州送物,作巧生端。苟欲副於斤兩,遂則加其丈尺,至有五丈爲匹者,理甚不然。闊一尺八寸,長四丈。同文共軌,其事久行。立樣之時,亦載此數。若求兩而加尺,甚朝四而暮三。宜令有司簡閱,有踰於比年常例,丈尺過多,奏聞。

寅恪案:唐制絲織品之法定標準爲闊一尺八寸,長四丈,而付回鶻馬價者,僅長三丈餘,此即所

謂「短截」也。其品質之好惡,應以官頒之樣爲式,而付回鶻馬價者,則如藕絲蛛網,此即所謂「疎織」也。其惡濫至此,宜回鶻之訴稱無用處矣。觀於唐回馬價問題,彼此俱以貪詐行之,既無益,復可笑。樂天此篇誠足爲後世言國交者之鑑戒也。又史籍所載,只言回鶻之貪,不及唐家之詐,樂天此篇則並言之。是此篇在新樂府五十首中,雖非文學上乘,然可補舊史之闕,實爲極佳之史料也。

白詩又云：

咸安公主號可敦。

寅恪案：咸安公主即德宗女燕國襄穆公主,下嫁回紇武義成功可汗者。其始末見新唐書捌叁諸公主傳,新唐書貳壹柒上回鶻傳上,不須備引也。

時世妝

微之法曲篇末云：

胡音胡騎與胡妝,五十年來競紛泊。

樂天則取胡妝別爲此篇以詠之。蓋元和之時世妝,實有胡妝之因素也。凡所謂摩登之妝束,多受外族之影響。此乃古今之通例,而不須詳證者。又豈獨元和一代爲然哉？

詩云：

　　時世妝。時世妝。出自城中傳四方。時世流行無遠近。顋不施朱面無粉。烏膏注唇唇似泥。雙眉畫作八字低。妍蚩黑白失本態，妝成盡似含悲啼。圓鬟無鬢椎髻樣。斜紅不暈赭面狀。

新唐書叁肆五行志云：

　　元和末，婦人為圓鬟椎髻，不設鬢飾，不施朱粉，惟以烏膏注唇，狀似悲啼者。圓鬟者，上不自樹也。悲啼者，憂恤象也。

寅恪案：新唐書此節似即永叔取之於樂天之詩者。然樂天作詩於元和四年，元和紀年共計十五歲，而志言元和末何耶？又白氏長慶集壹叁代書詩一百韻云：

　　風流誇墮髻，時世鬬啼眉。

自注云：

　　貞元末，城中復為墮馬髻，啼眉妝。又樂天琵琶引云：「夜深忽夢少年事，啼妝淚落紅闌干。」及才調集伍微之夢遊春云：「最似紅牡丹，雨來春欲暮。」離思六首之壹(全唐詩第壹伍函元稹貳柒此首作「鶯鶯詩」。)云：「牡丹經雨泣殘陽。」據鶯鶯傳，張生之初見鶯鶯，在貞元十六年，琵琶婦少年日與長安名妓秋娘競美。秋娘盛時復在貞元十六年前後。(詳見上琵琶引章。)貞元紀年凡二十一

則貞元之末已有所謂啼眉妝。

歲,而二十一年八月即改元永貞。故貞元十六年亦可通言貞元之末也。豈此種時世妝逐次興起於貞元末年之長安,而繁盛都會如河中等處,爭時勢之婦女(才調集伍微之「有所教」詩云:「人人總解爭時勢」立即摹倣之。其後遂風行於四方較遠之地域。迄於元和之末年,尚未改易耶?今無他善本可資校訂,姑記此疑以俟更考。又此節可與上陽白髮人條互相闡發,讀者幸取而並觀之也。

詩云:

　元和妝梳君記取,髻椎面赭非華風。

寅恪案:漢書玖伍西南夷傳云:

　此皆椎結。

師古注云:

　結讀曰髻,為髻如椎之形也。

白氏之所謂椎髻,疑即此樣也。至赭面已詳前城鹽州篇,茲不贅釋。白氏此詩所謂面赭非華風者,乃吐蕃風氣之傳播於長安社會者也。

復次,外夷習俗之傳播,必有殊類雜居為之背景。(此義嘗於拙著讀東城老父傳一文略言之,載歷史語言研究所集刊第拾本貳分。)就外交關係言,中唐與吐蕃雖處於或和或戰之狀態,(自德

宗貞元三年平涼敗盟後，唐室與吐蕃入於敵對狀態，至憲宗初年乃採用懷柔政策。）而就交通往來言，則貞元元和之間，長安五百里外即爲唐蕃邊疆。其鄰接若斯之近，決無斷絕可能。此當日追摹時尙之前進分子，所以仿效而成此蕃化之時世妝也。

李　夫　人

寅恪於論長恨歌時，已言樂天之詩句與陳鴻之傳文所以特爲佳勝者，實在其後半節暢述人天生死形魂離合之關係，而此種物語之增加，則由漢武帝李夫人故事轉化而來。此篇以李夫人爲題，即取長恨歌及傳改縮寫成者也。故就此篇篇末一節與長恨歌及傳之關係略爲釋證數語，以供讀者之參考。至於此篇前段所用故實，則不過出於史記貳捌封禪書漢書玖柒外戚傳上李夫人傳，西京雜記貳，及穆天子傳陸諸書，皆世所習知者，無須贅引也。

詩云：

又不見泰陵一掬淚，馬嵬坡下念楊妃。縱令妍姿豔質化爲土，此恨長在無銷期。

寅恪案：前三句取自長恨歌「馬嵬坡下泥土中，不見玉顏空死處。」諸句。後一句則取自長恨歌「此恨緜緜無絕期。」之句，此固顯而易見者也。

又云：

寅恪案:此即綜合文苑英華柒玖肆張君房麗情集本之陳鴻長恨歌傳中:

李延年歌曰,傾國復傾城。此之謂也。

及:

生亦惑,死亦惑,尤物惑人忘不得。人非木石皆有情,不如不遇傾城色。

等語之意改造而成者也。樂天之長恨歌以「漢皇重色思傾國。」為開宗明義之句,其新樂府此篇,則以「不如不遇傾城色。」為卒章顯志之言。其旨意相符同,此亦甚可注意者也。故讀長恨歌必須取此篇參讀之,然後始能全解。蓋此篇實可以長恨歌著者自撰之箋注視之也,而今世之知此義者不多矣。復次,此篇之廣播流行,較之長恨歌,雖有所不及,但就文章體裁演進之點言之,則已更進一步。蓋此篇融合長恨歌及傳為一體,俾史才詩筆議論俱匯集於一詩之中,已開元微之連昌宮詞新體之先聲矣。讀者若取長恨歌及傳與連昌宮詞及此篇參合比較讀之,並注意其作成之時間,自可於當時文人之關係與文體之關係二端得一確解也。

此篇小序云:

生惑其志,死溺其情,又如之何?

與白氏長慶集壹貳長恨歌前之通行本陳鴻長恨歌傳中:

樂天因為長恨歌,意者不但感其事,亦欲懲尤物窒亂階,垂於將來也。

鑒嬖惑也。

而詩云：

漢武帝初喪李夫人。

又云：

傷心不獨漢武帝，自古及今皆若斯。君不見穆王三日哭，重璧臺前傷盛姬。又不見泰陵一掬淚，馬嵬坡下念楊妃。

則不獨所舉之例，悉爲帝王與妃嬪間之物語故實，且又借明皇楊妃之事標出一眞實之「今」字。自是陳諫戒於君上之詞，而非泛泛刺時諷俗之作也。考舊唐書伍貳后妃傳下憲宗懿安皇后郭氏傳

（新唐書柒柒后妃傳下憲宗懿安皇后郭氏傳略同。）云：

憲宗懿安皇后郭氏，尚父子儀之孫，贈左僕射駙馬都尉曖之女，母代宗長女昇平公主。憲宗爲廣陵王時，納后爲妃。以母貴，父祖有大勳於王室，順宗深寵異之。貞元十一年生穆宗皇帝。元和元年八月冊爲貴妃。八年十二月百寮拜表請立貴妃爲皇后。凡三上章，上以歲暮，來年有子午之忌，且止。帝後庭多私愛，以后門族華盛，慮正位之後，不容嬖幸，以是冊拜後時。元和十五年正月，穆宗即位，閏正月，冊爲皇太后。

新唐書柒柒后妃傳下憲宗懿安皇后郭氏傳（參裴廷裕東觀奏記上及拙著唐代政治史述論稿中篇。）

云：

宣宗立，於后諸子也。而母鄭故侍兒，有舊怨。帝奉養禮稍薄，后鬱鬱不聊。與一二侍人登勤政樓，將自隕，左右共持之。帝聞不喜。是夕后暴崩。有司上尊諡，葬景陵外園。太常官王暉請后合葬景陵，以主祔憲宗室。帝不悅，令宰相白敏中讓之。暉曰，后乃憲宗東宮元妃，事順宗為婦，歷五朝母天下，不容有異論。敏中亦怒。周墀又責謂，暉終不撓。墀曰，暉信孤直。俄貶暉句容令，卒祔於廟。

寅恪案：唐代之女禍可謂烈矣。如武韋楊張諸后妃之移國亂朝，皆世所習知者。今觀上引諸史文，知憲宗亦多內寵，樂天新樂府既以「為君而作」為其要義之一，宜有此取遠鑒於前朝覆轍，近切合於當日情事之諷諫詩篇也。又觀於後來憲宗終竟不肯定立元妃郭氏為皇后，卒致釀成裴廷裕所謂「光陵商臣之酷」，是樂天之先事陳誡，尤不可忽視也。或有以上引史實既多在樂天賦此篇之後，而宮掖事秘，又非外間所得詳知為疑者。其實自憲宗踐阼至樂天作詩，為時已歷四五載之久，迄未聞以元妃正位宮闈，則疑似之論，不必果無。何況樂天此時又為文學侍臣，職居禁密乎？然則此篇之作，必非僅為襲長恨歌傳之舊意以充五十首之數者，抑又可知矣。

陵園妾

此篇既敘宮女幽閉之情事,自可與上陽白髮人一篇相參證。如詩中:

憶昔宮中被妒猜。因讒得罪配陵來。

之句,殆受上陽白髮人李傳所言:

楊貴妃專寵,後宮人無復進幸矣。六宮有美色者,輒置別所。

之暗示而來,而樂天上陽白髮人詩云:

未容君王得見面,已被楊妃遙側目。妒令潛配上陽宮,一生遂向空房宿。

陵園妾篇中此語自亦與之有關,可無疑也。惟特須注意者,據此篇小序云:

托幽閉喻被讒遭黜也。

則知此篇實以幽閉之宮女喻竄逐之朝臣。取與上陽白髮人一篇比較,其詞語雖或相同,其旨意則全有別。蓋樂天新樂府以一吟悲一事為通則,宜此篇專指遭黜之臣,而不與上陽白髮人憫怨曠之旨重復也。

詩之末節云:

遙想六宮奉至尊。宣徽雪夜浴堂春。雨露之恩不及者,猶聞不啻三千人。三千人,(此三字

依全唐詩本補入。）我爾君恩何厚薄。願令輪轉直陵園，三歲一來均苦樂。

寅恪案：宣徽殿即在浴堂殿之東，（詳徐松唐兩京城坊考壹大明宮條。）而浴堂則常為召見翰林學士之所。據李相國論事集壹上問得賢興化事條：

上嘗御浴堂北廊。

同書貳論鄭絪事條：

上御浴堂北廊，召學士李絳對。

同書同卷奏事上怒旋激賞事條：

學士李絳於浴堂北廊奏對。

之紀載可知。是此所謂六宮三千人者，乃指任職京邑之近要與閒散官吏而言也。

所謂「三歲一來均苦樂。」者，東觀奏記中云：

上（宣宗）雅重詞學之臣，於翰林學士恩禮特異。宴遊密召，無所間隔。惟於遷轉，皆守彝章。皇甫珪自吏部員外召入內廷，改司勳員外，計吏員二十五個月限，轉司封郎中知制誥。孔溫裕自禮部員外改司封員外入內廷，二十五個月改司勳郎中知制誥。勳循官制，不以爵祿私近臣也。

蓋唐家之制，京官遷轉，率以二十五個月為三歲考滿。（可參白氏長慶集捌〈新授左拾遺〉謝官狀，

奏陳情狀及(新授京兆府戶曹參軍)謝官狀。)白氏長慶集壹叁代書詩一百韻寄微之云：

三考欲成資。

即指此也。樂天此篇結語以三歲輪轉爲言，誠符其卒章顯志之義矣。又通鑑貳肆玖唐紀宣宗紀大中十二年二月甲子條胡注略云：

宋白曰，凡諸帝升退，宮人無子者悉遣詣山陵供奉朝夕，具盥櫛，治衾枕，事死如事生。

夫遣詣山陵之嬪妾，本爲經事前朝之宮人，而樂天此篇乃言「願令輪轉直陵園，三歲一來均苦樂。」頗嫌失體。然則此篇實與陵園妾並無干涉，又可見也。

復次，憲宗朝元和元年以後，外貶之朝臣如元和三年四月考策官爲宰相李吉甫所訴，韋貫之貶巴州刺史，王涯貶虢州司馬，楊於陵出爲嶺南節度使者，(參閱澗底松條所引。)雖亦符於樂天小序「被讒遭黜」之旨，但以陵園妾爲比，則似不切，且詩中：

山宮一閉無開日，未死此身不令出。

之言，亦嫌過當。樂天此篇所寄慨者，其永貞元年竄逐之八司馬乎？舊唐書壹肆憲宗紀上略云：

永貞元年十一月(舊紀原脫「十一月」三字。茲據新唐書柒憲宗紀及通鑑貳叁陸唐紀順宗紀補入。)壬申，貶正議大夫中書侍郎韋執誼爲崖州司馬。己卯，再貶撫州刺史韓泰爲虔州司馬，河中少尹陳諫台州司馬，召州刺史柳宗元爲永州司馬，連州刺史劉禹錫朗州司馬，池州刺史

韓曄饒州司馬，和州刺史凌準連州司馬，岳州刺史程异柳州司馬，皆坐交王叔文〔也〕。元和元年八月壬午，左降官韋執誼，韓泰、陳諫、柳宗元、劉禹錫、韓曄、凌準、程异等八人縱逢恩赦，不在量移之限。

則以隨豐陵葬禮，幽閉山宮，長不令出之嬪妾，喻隨永貞內禪，竄逐遠州，永不量移之朝臣，實一一切合也。惟八司馬最為憲宗所惡，樂天不敢明以豐陵為言。復借被讒遭黜之意，以變易其辭，遂不易為後人覺察耳。又太行路一篇所論，與此篇頗有關涉，讀者幸取而參閱之。詩中「一奉寢宮年月多。」句，前引通鑑胡注引宋白之言，固可為此語之注腳，而韓昌黎集肆豐陵行云：

　　設官置衛鎖嬪妓，供養朝夕象平居。

亦可相參證也。

「中官監送鏁門迴。」句，則太平廣記肆捌陸薛調譔無雙傳云：

　　忽報有中使押領內家三十人，往園陵，以備灑掃。

又云：

　　忽傳說曰，有高品過，處置園陵宮人。

可以與樂天此句相印證也。

鹽商婦

白氏長慶集肆陸策林第貳叁目議鹽法之弊論鹽商之幸云：

臣又見自關以東，上農大賈，易其資產，入爲鹽商。率皆多藏私財，別營稗販。少出官利，唯求隸名。居無征徭，行無榷稅。身則庇於鹽籍，利盡入於私室。此乃下有耗於農商，上無益於筦榷明矣。蓋山海之饒，鹽鐵之利，利歸於人，政之上也。利歸於國，政之次也。若上既不歸於人，次又不歸於國。使幸人姦黨，得以自資，此乃政之疵，國之蠹也。今若剗革弊法，沙汰姦商，使下無僥倖之人，上得析毫之計，斯又去弊興利之一端也。

寅恪案：樂天此篇之意旨，與其前數年所擬策林之言殊無差異。此篇小序所謂「幸人」者，即策林所謂「僥倖之人」。篇中「壻作鹽商十五年，不屬州縣屬天子。每年鹽利入官時，少入官家多入私。官家利薄私家厚，鹽鐵尙書遠不知。」諸句，即策林所謂「自關以東，上農大賈，易其資財，入爲鹽商。少出官利，唯求隸名。居無征徭，行無榷稅。身則庇於鹽籍，利盡入於私室。」而樂天竟於策林貳貳不奪人利條昌言：

唐堯夏禹漢文之代，棄山海之饒，散鹽鐵之利。

更爲明白無所避忌矣。然此等儒生之腐論，於唐代自安史亂後國計之仰給於鹽稅者，殊爲不達事

﹝劉﹞晏之始至也,鹽利纔四十萬緡。至大曆末,六百餘萬緡。天下之賦,鹽利居半。宮闈服御、軍饟,百官祿俸皆仰給焉。明年而晏罷。貞元四年淮西節度使陳少游奏加民賦,自此江淮鹽每斗亦增二百,爲錢三百一十,其後復增六十。江淮豪賈射利,或時倍之。官收不能過半,民始怨矣。鹽估益貴,商人乘時射利,遠鄉貧民困高估,至有淡食者。其後軍費日增,鹽價寖貴。順宗時,始減江淮鹽價,每斗爲錢二百五十。其後鹽鐵使李錡奏,江淮鹽斗減錢十以便民。未幾復舊。方是時,錡盛貢獻以固寵,朝廷大臣皆餌以厚貨。鹽鐵之利積於私室,而國用耗屈,權鹽法大壞。兵部侍郎李巽爲使,以鹽利皆歸度支。初歲之利,如劉晏之季年。其後則三倍晏時矣。

又舊唐書壹肆憲宗紀上云:

﹝元和元年四月﹞丁未,以檢校司空平章事杜佑爲司徒。所司備禮冊拜,平章事如故。罷領度支鹽鐵轉運等使。仍以兵部侍郎李巽代領其任。

﹝四年四月﹞丁卯,鹽鐵使吏部尚書李巽卒。(寅恪案,舊唐書壹貳叁李巽傳以巽卒爲四月。)六月乙亥朔,丁丑,以河東節度使李鄘爲刑部尚書,充諸道鹽鐵轉運使。

據此,貞元元和間鹽法之利弊,略如上述。而樂天賦此篇時,鹽鐵尚書爲李巽。巽爲唐代主計賢

臣,其名僅亞於劉晏。李巽之後,繼以李鄘,鄘以當官嚴重知名。似此二人者,俱不應招致譏刺。樂天此篇結語至以:

桑弘羊,死已久,不獨漢世今亦有。

為言,毋乃過刻乎?意者其或別有所指耶?姑從闕疑以俟更考。總之,樂天之鹽法意見,其賦此篇時與擬策林時並無改易。此篇之作,不過取前日所蓄意見,形諸篇什耳。

詩云:

本是揚州小家女,嫁得西江大商客。

寅恪案:劉夢得外集捌夜聞商人船中箏七絕云:

大艑高船一百尺,新聲促柱十三弦。揚州市裏商人女,來占西江明月天。

可與樂天此詩相印證。蓋唐代揚州為經濟繁盛之都市,鉅商富賈薈集之處所。江西商人航乘大舟,每年來往於江西淮南之間。觀國史補下凡東南郡邑無不通水條略云:

舟船之盛,盡於江西。編蒲為帆,大者或數十幅,自白沙泝流而上。常待東北風,謂之潮信。江湖語云,水不載萬,言大船不過八九千石。然則(而?)大曆貞元間有俞大娘航船最大。居者養生送死嫁娶,悉在其間。開巷為圃,操駕之工數百。南至江西,北至淮南,歲一往來,其利甚博。

可知,則其娶揚州倡女為外婦或妾,自是尋常之事,此詩人所以往往賦詠之也。

復次,樊川集肆夜泊秦淮七絕云:

煙籠寒水月籠沙。夜泊秦淮近酒家。商女不知亡國恨,隔江猶唱後庭花。

寅恪案:牧之此詩所謂隔江者,指金陵與揚州二地而言。此商女當即揚州之歌女,而在秦淮商人舟中者。夫金陵,陳之國都也。玉樹後庭花,陳後主亡國之音也。此來自江北揚州之歌女,不解陳亡之恨,在其江南故都之地,尚唱靡靡遺音。牧之聞其歌聲,因為詩以詠之耳。此詩必作如是解,方有意義可尋。後人昧於金陵與揚州隔一江及商女為揚州歌女之義,模糊籠統,隨聲附和,推為絕唱,(如沈德潛唐詩別裁貳拾此詩評語之類。)殊可笑也。世之讀小杜詩者,往往不能通其意,因論樂天此篇,附記於此。(劉夢得文集叁金陵懷古五律「後庭花一曲,幽怨不堪聽。」之句,當非泛用故典而有所指實,似可取與小杜詩互證也。)

杏 為 梁

秦中吟傷宅一首與此篇有關,如傷宅詩之結語云:

不見馬家宅,今作奉誠園。

此篇亦云:

君不見馬家宅,尚猶存。宅門題作奉誠園。

即其證也。又舊唐書壹貳德宗紀上云:

〔大曆十四年七月〕壬申,毀元載馬璘劉忠翼之第,以其雄侈踰制也。

同書壹伍貳馬璘傳(新唐書壹叁捌馬璘傳略同)云:

在京師治第舍,尤爲宏侈。天寶中,貴戚勳家已務奢靡,而垣屋猶存制度。然衛公李靖家廟,已爲嬖臣楊氏馬廐矣。及安史大亂之後,法度隳弛。内臣戎帥,競務奢豪。亭館第舍,力窮乃止。時謂木妖。璘之第,經始中堂,費錢二十萬貫。他室降等無幾。及璘卒於軍,子弟護喪歸。京師士庶觀其中堂,或假稱故吏,爭往赴弔者數十百人。德宗在東宮,宿聞其事。及踐阼,條舉格令,第舍不得踰制。仍詔毀璘中堂及内官劉忠翼之第。璘之家園進屬官司,自是公卿賜宴,多於璘之山池。子弟無行,家財尋盡。(樂天所言之馬家宅,乃馬燧舊第,非馬璘者,説詳下。)

蓋自天寶以來,長安朝貴,即好興土木。居處奢僭,最爲弊俗。宜樂天之賦傷宅詩及此篇也。

此篇以杏爲梁名篇者,杏梁一詞,乃古詩中所習見,如玉臺新詠陸厥詠照鏡云:

晨暉照杏梁。

同書柒皇太子聖製豔歌曲云:

飛棟杏為梁。

同書玖沈約古詩題霜來悲落桐云：

文杏堪作梁。

皆其例也。惟同書同卷歌詞二首之貳云：

盧家蘭室桂為梁。中有鬱金蘇合香。

而此詩云：

杏為梁，桂為柱，何人堂室李開府。

又云：

高其牆，大其門，誰家第宅盧將軍。

頗似樂天即取意於古歌詞者。然樂天詩中有「去年」「今歲」之言，自非僅採古典，當亦兼詠近事也。或謂唐語林捌補遺云：

盧言舊宅在東都歸德坊南街，廳屋是杏木梁，西壁有韋冕郎中畫馬六匹。

而新唐書柒叁上宰相世系表范陽盧氏表有：

正言，左監門衛將軍，謚曰光。

者，樂天所詠之盧將軍，豈即指盧言或盧正言其人耶？竊以為不然，盧言或盧正言是否果為一

人,姑置不論。盧正言爲隋代盧昌衡之曾孫,當是玄宗以前人。是地域時間各與樂天所詠者不合也。據樂天篇中言李開府之宅則云:

去年身沒今移主。

言盧將軍之宅則云:

今歲官收賜別人。

則李先而盧後,又俱爲元和初年時事無疑。然則其所指言者,殆李錡與盧從史歟?

舊唐書壹肆憲宗紀上(新唐書柒憲宗紀通鑑貳叁柒唐紀憲宗紀元和二年十一月甲申條同。)云:

(元和二年)十一月甲申斬李錡於獨柳樹下。

寅恪案:李錡爲鎮海軍節度使,是合於開府之稱也。

同書同卷(通鑑貳叁捌唐紀憲宗紀元和五年四月甲申及戊戌條同。)略云:

元和五年四月甲申鎮州行營招討使吐突承璀執昭義節度使盧從史,載從史送京師。戊戌,貶前昭義節度使盧從史爲驩州司馬。

寅恪案:盧從史得稱將軍,亦無疑問也。惟有可注意者,新樂府雖有:

元和四年爲左拾遺時作。

之注,而此杏爲梁一篇詠及盧從史之敗,是其作成至少亦在元和五年四月以後也。頗疑白氏此五

十篇,未必悉寫成或寫定於元和四年,斯爲一例證矣。如前文所論海漫漫道州民等篇,亦可取相參證也。

詩中「君不見馬家宅,尚猶存,宅門題作奉誠園。」者,舊唐書壹叁肆馬燧傳附子暢傳(新唐書壹伍伍馬燧傳附子暢傳同。)云:

燧賞賚甲天下。燧既卒,暢承舊業,屢爲豪幸遨取。貞元末中尉申志廉諷暢令獻田園第宅。順宗復賜暢。初爲彙妻所訴,析其產。中貴又逼取,仍指使施於佛寺,暢不敢丟。晚年財產並盡。身歿之後,諸子無室可居,以至凍餒。今奉誠園亭館,即暢舊第也。

國史補中云:

馬司徒之子暢,以第中大杏饋竇文場。文場以進。德宗未嘗見,頗怪之。令使就第,封杏樹。暢懼,進宅。廢爲奉誠園。屋木盡拆入內也。

寅恪案:奉誠園爲馬燧舊第事,除見於兩唐書及李肇國史補外,又數見於唐人詩集中,如竇氏聯珠集寶牟奉誠園聞笛詩注云:

園馬侍中故宅。

元氏長慶集壹陸奉誠園七絕注云:

馬司徒舊宅。

之類,不遑備舉。至其所在地,則據杜牧樊川集貳過田家宅詩云:

安邑南門外,誰家版築高。奉誠園裏地,牆缺見蓬蒿。

可知也。

「君不見魏家宅,屬他人,詔贖賜還五代孫。」者,其自注云:

元和四年,詔特以官錢贖魏徵勝業坊中舊宅,以還其孫,用獎忠儉。

寅恪案:白氏長慶集肆壹論魏徵舊宅(李師道奏請出私財收贖魏徵舊宅事宜。)云:

伏望明勅有司,特以官錢收贖,使還後嗣,以勸忠臣。伏待聖旨。則事出皇恩。美歸聖德。臣苟有所見,不敢不陳。其與師道詔,未敢依宣便撰,伏待聖旨。(此條可參通鑑貳叄柒唐紀憲宗紀元和四年三月條及胡注。)

則官錢收贖魏徵舊宅之議,實由樂天發之。夫樂天杜強藩之掠美,成君上之勸忠,誠可謂有論思拾遺之功,不愧近臣言官之職矣。而篇中全以其事歸美憲宗,尤爲遣辭得體也。

井底引銀瓶

此篇小序云:

止淫奔也。

篇之結語云：

寄言癡小人家女，慎勿將身輕許人。

寅恪案：樂天新樂府與秦中吟之所詠，皆貞元元和間政治社會之現象。此篇以「止淫奔」為主旨，篇末以告誡癡小女子為言，則其時社會風俗男女關係與之相涉可知。此不須博考旁求，元微之鶯鶯傳即足為最佳之例證。蓋其所述者，為貞元間事，與此篇所諷刺者時間至近也。關於鶯鶯傳，寅恪已辨證其事，茲不重論。惟取傳載雙文報張生書中數語，以與此篇所言者相參證於下。

詩云：

牆頭馬上遙相顧，一見知君即斷腸。知君斷腸共君語。君指南山松柏樹。感君松柏化為心，暗合雙鬟逐君去。到君家舍五六年。君家大人頻有言。聘則為妻奔是妾，不堪主祀奉蘋蘩。終知君家不可住。其奈出門無去處。

書略云：

婢僕見誘，遂致私誠。兒女之心，不能自固。君子有援琴之挑，鄙人無投梭之拒。及薦寢席，義盛意深。愚陋之情，永謂終託。豈期既見君子，而不能（以禮）定情。（見校補記第二則）致有自獻之羞，不復明侍巾幘。沒身永恨，含歎何言。如或達士略情，捨小從大。以先配為醜行，謂要盟為可欺。則當骨化形銷，丹誠不泯。因風委露，猶託清塵。存沒之誠，言

盡於此。

則樂天詩中之句,即雙文書中之言也。夫「始亂終棄」,乃當時社會男女間習見之現相。樂天之賦此篇,豈亦微之和李校書新題樂府序所謂「病時之尤急者。」耶?(見元氏長慶集貳肆。)但微之則未必以斯為尤急者。元白二人之不同,殆即由此而判歟?

官　牛

此篇小序云:

諷執政也。

寅恪案:元和四年時,三公及宰相凡五人。其中鄭絪裴垍李藩三人皆不應為樂天所譏誚,而新樂府司天臺一篇則專詆杜佑,是則此篇之所指言者,其唯于頔乎?

新唐書陸貳宰相表中(舊唐書壹肆憲宗紀上同。)云:

元和三年九月庚寅山南東道節度使檢校尚書左僕射于頔守司空同中書門下平章事。

寅恪案:據此,知于頔之拜相與樂天之作詩,其時間相距甚近也。舊唐書壹伍陸于頔傳(新唐書壹柒貳于頔傳同。)略云:

貞元十四年為襄州刺史,充山南東道節度觀察〔使〕。於是廣軍籍,募戰士,器甲犀利,侻然

專有漢南之地。於是公然聚斂，恣意虐殺，專以凌上威下爲務。及憲宗即位，威肅四方，頠稍戒懼，以第四子季友求尚主，憲宗以長女永昌公主降焉。其第二子方，屢諷其父歸朝，入觀，册拜司空平章事。

國史補中（新唐書壹柒貳于頠傳略同。）云：

襄州人善爲漆器，天下取法，謂之襄樣。及于司空頠爲帥，多酷暴。鄭元鎮河中，亦虐。遠近呼爲襄樣節度。

寅恪案：于頠居鎮驕蹇，迫於事勢，不得已而入朝。雖其執政原是虛名，但以如是人而忝相位，固宜譏諷也。

白氏長慶集肆壹論于頠裴均狀（于頠裴均欲入朝事宜。）云：

且于頠身是大臣，子爲駙馬，性靈事迹陛下素諳。一朝到來，權兼内外。若繩以規制，則必失君臣之心。若縱其作爲，則必敗朝廷之度。

同書同卷論于頠所進歌舞人事宜狀云：

于頠自入朝來，陛下待之，深得其所。存其大體，故厚加寵位。知其性惡，故不與威權。

寅恪案：樂天於于頠入朝以前，已有痛詆之語，在其入朝以後，復於奏狀中言其「性惡」，是不滿於于頠可知。然則謂此篇爲專指於于者，亦不足怪矣。

詩中「官牛官牛駕官車。滻水岸邊般載沙。」「載向五門官道西。綠槐陰下鋪沙隄。」者,蓋拜相之儀制,如國史補下云:

凡拜相,禮絕班行,府縣載沙塡路,自私第至于城東街,名曰沙隄。

者,是也。

紫毫筆

此篇小序云:

誠失職也。

寅恪案:樂天在翰林時實有拾遺補闕之功。觀白氏長慶集肆壹,肆貳,肆叁,諸卷所上奏狀,可以爲證。又舊唐書壹陸陸新唐書壹壹玖白居易傳,通鑑貳叁捌唐紀憲宗紀元和五年六月甲申條,及李相國論事集貳論白居易事條,均載憲宗謂白居易不遜,及李絳解釋之語,則樂天亦可謂言行相符者矣。然則此篇之作,而又以之次於官牛一篇之後者,殆有感觸於時政之缺失,而憤慨稱職者之不多,似無可疑也。

樂天以宣州解送中進士第,此篇及紅線毯篇俱以宣州之貢品爲言,蓋皆其所熟知者也。茲取舊籍之涉及宣州兔毫筆者略錄數條於下。

元和郡縣圖志貳捌宣州溧水縣條(此條乃張清常君舉以見告者,附記於此。)云:

中山在縣東南一十五里,出兔毫,為筆精妙。(舊唐書壹佰伍韋堅傳載宣城郡船所堆積之產物中有紙筆。又新唐書肆壹地理志宣州宣城郡土貢有兔褐筆紙筆。)

全唐文捌佰陸龜蒙管城侯傳略云:

毛元銳,字文鋒,宣城人。其族有竄於江南者,居於宣城溧陽山中,宗族豪甚。

寅恪案:太平寰宇記壹佰叁所紀宣州土產中,筆居其一。榮氏之書,雖較晚出,亦可與樂天之詩相印證也。至張耒明道雜志云:

余守宣州,問筆工毫用何處兔。答云,皆陳亳宿數州客所販。宣自有兔,毫不可用。蓋兔居原田,則毫全,以出入無傷也。宣兔居山,出入為荊棘樹枝所傷,則短禿。則白詩所云非也。

宣和畫譜壹捌崔慤條云:

大抵四方之兔,賦形雖同,而毛色小異。山林原野,所處不一。如山林間者,往往無毫,而腹下不白。平原淺草,則毫多而腹白。大率如此相異也。白居易曾作宣州筆詩,謂,江南石上有老兔,食竹飲泉生紫毫。此大不知物之理。聞江南之兔,未嘗有毫。宣州筆工,復取青齊中山兔毫作筆耳。

恐是古今產物之殊異。上引唐人之文,足徵白詩之不妄。文潛拘於時代,致疑古人。其言未必可

隋 堤 柳

為定論也。

此篇殆樂天追賦汴河之舊遊,以足五十首之數者,故詩句既爲通常警誡之語,而感慨亦非特別深摯。惟樂天本有舊業在埇橋,(參白氏長慶集貳捌答戶部崔侍郎書,又伍叁埇橋舊業五律。)少時又嘗旅居吳越,(參白氏長慶集伍玖吳郡詩石記。)觀白氏長慶集伍叁汴河路有感一首所云:

三十年前路,孤舟重往還。繞身新眷屬,舉目舊鄉關。事去唯留水,人非但見山。啼襟與愁鬢,此日兩成斑。

可知其與汴河關係之密切也。然則樂天是篇之作,較之詩人之浮泛詠古者,固亦有差別矣。

「隋堤柳」者,隋書貳肆食貨志略云:

煬帝即位,開渠引穀洛水自苑西入,而東注於洛。又自板渚引河達於淮海,謂之御河。河畔築御道,樹以柳。又造龍舟鳳䑠,黃龍赤艦,樓船,篾舫。募諸水工,謂之殿脚。衣錦行縢,執青絲纜,挽舡以幸江都。

「龍舟未過彭城閣。」者,即大唐創業起居注下略云:

宇文化及等謀同逆,遂夜率驍果者圍江都宮,殺後主於彭城閣。

是也,又嘉慶一統志玖柒江蘇揚州府古蹟門貳云:

彭城閣,在甘泉縣彭城邨。大業雜記,煬帝建,閣中有溫室。先是開皇末有泥彭城口之謠,其後果驗。唐李益有詩。

可知彭城閣之所在。全唐詩第拾函李益詩貳揚州懷古云:

彭城閣邊柳,偏似不勝春。

君虞與樂天爲同時人,其所詠者,可與白氏此句參證也。

「二百年來汴河路。」者,隋書叁煬帝紀云:

〔大業元年三月〕辛亥,發河南諸郡男女百餘萬,開通濟渠,自西苑引穀洛水達於河,自板渚引河通於淮。

隋煬帝大業元年當西曆六〇五年。白氏作詩時爲唐憲宗元和四年,當西曆八〇九年。相距之年正約合二百之數也。至汴河路,則寅恪已於拙著秦婦吟校箋中詳論之,於此可不複述。

草　茫　茫

此篇小序云:

懲厚葬也。

考唐會要叁捌葬門略云：

元和三年五月京兆尹鄭元修奏，王公士庶喪葬節制，其凶器悉請以瓦木為之。是時厚葬成俗久矣，雖詔命頒下，事竟不行。

寅恪案：元修之奏上於元和三年，即在樂天賦新樂府之前一年，當時士庶習於厚葬之風，此足為證矣。又白氏長慶集肆捌第陸陸目禁厚葬略云：

國朝參古今之儀，制喪葬之紀，尊卑豐約，煥然有章，今則鬱而不行於天下者久矣。況多藏必辱於死者，厚費有害於生人。習不知非，寖而成俗。陛下欲革其弊，則宜振舉國章，申明喪紀。移風革俗，其在茲乎？

則樂天於當時民間厚葬之弊俗，久具匡革之志。此篇之作，實仍本其數年前構策林時之旨意也。或疑篇中既以「秦始驪山」「漢文霸陵」為說，似是專指山陵而言。然樂天新樂府中凡所諷論，率以見事為主。其有賦詠前朝故實者，亦多與時事有關。如胡旋女篇中有「五十年來制不禁。」之句，上陽白髮人有「入時十六今六十。」之句等，皆其例也。故此篇自不應遠刺代宗或其以前之山陵，而樂天所得聞知者，則德宗順宗崇豐二陵，又未見有過奢之制度。是知此篇只可視為泛說，方能有當也。至於秦始漢文之得失，亦不過言喪葬儉侈利弊者所習用之比照耳，未可據以疑及此篇之旨意也。今戈本貞觀政要陸論儉約篇略云：

貞觀十一年詔曰,閭閻達禮,珠玉爲鳧雁。始皇無度,水銀爲江海。季孫擅魯,斂以璵璠。桓魋專宋,葬以石槨。莫不因多藏以速禍,由有利而招辱。其王公已下,爰及黎庶,自今已後,送葬之具有不依令式者,仰州府縣官明加檢察,隨狀科罪。在京五品以上,及勳戚家,仍錄奏聞。

太宗之詔,旨在懲革臣民厚葬之俗,而亦以秦始皇帝爲言,是可與樂天此篇相參證。又此條本載在政要慎終篇中,(見戈氏原注。)當爲樂天作七德舞尋撦材料時所及見,或亦與此篇之作有關耶?

古冢狐

樂天新樂府率皆每篇各持一旨,而不雜不複。其李夫人一篇,如前所論,乃獻諫於君上之詞。則此篇之旨意,自宜與之有別。

詩云:

古冢狐,妖且老。化爲婦人顏色好。頭變雲鬟面變妝,大尾曳作長紅裳。徐徐行傍荒村路。日欲暮時人靜處。或歌或舞或悲啼。翠眉不舉花顏低。忽然一笑千萬態,見者十人八九迷。

(白氏長慶集貳和答詩十首之玖和古社詩中雖有,妖狐變美女,社樹成樓臺。黃昏行人過,

見者心徘徊。諸句,但彼篇意在警戒小人,與此篇之旨有異。)

此篇之作以妖狐幻化美女迷惑行人爲言,乃示戒於民間一般男子者。至於篇末一節「何況褒姐之色善蠱惑。能喪人家覆人國。」之句,恐不過充類至盡,痛陳其害,未必即與少陵北征詩「不聞夏殷衰,中自誅褒姐。」所述者同其意也。

復次,狐能爲怪之說,由來久矣。而幻爲美女以惑人之物語,則恐是中唐以來方始盛傳者。取此篇與下列史料相印證,亦足供研究社會風俗者之參考也。

太平廣記肆肆柒狐類狐神條引朝野僉載云:

唐初已來百姓多事狐神,房中祭祀以乞恩。食飲與人同之。事者非一主。當時有諺曰,無狐魅,不成村。

寅恪案:據此可知唐代社會盛行信奉狐神之俗也。又同書肆伍貳同類任氏條略云:

鄭子至樂遊園,已昏黑矣。見一宅,土垣車門,室宇甚嚴。延入,任氏更妝而出,酣飲極歡,夜久而寢。其妍姿美質,歌笑態度,舉措皆艷,殆非人世所有。將曉,任氏曰,可去矣。乃約後期而去。既行及里門,門扃未發,門旁有胡人鬻餅之舍,鄭子指宿所以問之。曰,自此東轉有門者,誰氏之宅。主人曰,此隤墉棄地,無第宅也。鄭子曰,適過之,曷以云無。與之固爭。主人適悟。乃曰,吁!我知之矣。此中有一狐,多誘男子偶宿,嘗三見

寅恪案：此爲沈既濟於建中二年所撰之任氏傳文，沈氏作此傳與白氏作新樂府之時代相距不遠，故可取相參證也。據沈白二公之言，則中唐以來已有此種類似聊齋志異之狐媚物語，可以考知矣。

黑潭龍

韓昌黎集伍有炭谷湫祠堂五言古詩一首，題下注引歐本云：

在京兆之南，終南之下，祈雨之所也。南山秋懷詩皆見之。

又引陸長源辨疑志云：

長安城南四十里有靈母谷，俗呼爲炭谷。

又引宋敏求長安志略云：

炭谷在萬年縣南六十里，澄源夫人湫廟在終南山炭谷。

樂天此篇所詠黑潭之龍祠，豈即昌黎詩所詠炭谷湫之龍祠耶？考元和四年之春京畿實有旱災，（詳杜陵叟篇所論。）則此篇所摹寫龍祠享祭之盛，當爲樂天親有聞見者也。

此篇小序云：

疾貪吏也。

頗疑此篇之作，殆受元微之於元和四年使東川按故東川節度使嚴礪罪狀事（詳長恨歌箋證。）之暗示，但此篇末節云：

肉堆潭岸石，酒潑廟前草。不知龍神享幾多，林鼠山狐長醉飽。狐何幸，豚何辜，每年殺豚將餒狐。狐假龍神食豚盡，九重泉底龍知無。

是所謂龍者，似指天子而言。狐鼠者，乃指貪吏而言。豚者，即謂無辜小民也。考白氏長慶集肆壹論于頔裴均狀（于頔裴均欲入朝事宜。）云：

竊見外使入奏，不問賢愚，皆欲仰希聖恩，傍結權貴。上須進奉，下須人事。莫不減削軍府，割剝疲人。每一入朝，甚於兩稅。又聞于頔裴均等，數有進奉。若又許來，荆襄之人，必重困於剝削矣。

同集同卷論王鍔欲除官事宜狀略云：

臣又聞王鍔在鎮日，不卹凋殘，唯務差稅。淮南百姓，日夜無憀。五年誅求，百計侵削。錢物既足，部領入朝，號爲羨餘，親自進奉。今若授同平章事，臣又恐諸道節度使今日已後，皆割剥生人，營求宰相。

天 可 度

此篇小序云：

惡詐人也。

所謂「詐人」者，初視之，似是泛指，但詳繹之，則疑白氏之意乃專有所刺。其所刺者，殆李吉甫乎？

何以言之？篇之結語云：

君不見李義府之輩笑欣欣。笑中有刀潛殺人。陰陽神變皆可測，不測人間笑是嗔。（關於人

同書同卷論裴均進奉銀器狀云：

臣聞衆議皆云裴均性本貪殘，動多邪巧，每假進奉，廣有誅求。

其論于頔狀，論王鍔狀，俱爲元和三年所上。（頔子季友以元和二年十二月己卯即二十六日尙主，可參通鑑貳叁柒唐紀憲宗紀元和三年九月條及考異。）論裴均狀爲元和四年所上。（參同書同卷元和四年四月條及考異。）樂天旣於作此篇前屢論進奉之情事，而進奉之情事，又恰與此篇所詠者切合，則此篇至爲直接詆諆當日剝削生民，進奉財貨，以邀恩寵，求相位之藩鎭者也。

而此狀云頔子爲駙馬，則論于頔狀自爲元和三年所上。至論王鍔狀，爲元和三年上事，可參通鑑

言李義府笑中有刀事,可參舊唐書捌貳李義府傳,新唐書貳貳叁姦臣傳上李義府傳,及談賓錄等。)

揆以卒章顯其志之義,則已直指吉甫之姓,呼之欲出矣。又詩中:

但見丹誠赤如血,誰知僞言巧似簧。

之句,可與唐會要捌拾朝臣複諡條載張仲方駁吉甫諡議:

諂淚在臉,遇便則流。巧言如簧,應機必發。

之言相印證。蓋仲方駁諡之議,雖作於吉甫身後,然其言必爲當日牛黨對於吉甫之共評也。而仲方少嘗與樂天同官交好,(見白氏長慶集陸壹范陽張公墓誌銘。)則二公詞語之如此巧合,必非偶然,又從可知矣。

復次,李相國論事集貳論鄭絪事條(參通鑑貳叁柒唐紀憲宗紀元和二年十一月昭義節度使盧從史內與王士眞劉濟潛通條。)略云:

上(憲宗)曰,朕與宰相商量,欲召盧從史卻歸潞府,續追入朝。鄭絪輒漏泄我意,先報從史。故事合如何處置?〔李〕絳對曰,計鄭絪必不自洩,從史必不自言。陛下先知,何以得之?上曰,密奏。絳對曰,絪頗知古今,洞識名節,事出萬端,情有難測。莫是同列有不便之勢,專權有忌前之心,造爲此辭,冀其去位。無令人言陛下惑於讒佞也。至是遂已。

三〇〇

同書同卷辨裴武疏條(參通鑑貳叄捌唐紀憲宗紀元和四年九月庚戌上以裴武爲欺罔條。)略云:

上(憲宗)顏色甚震怒曰,裴武罔我,又使回未見,先宿裴垍宅,須左降嶺南遠處。〔李〕絳因奏言,裴武久爲朝士,具諳制度。裴垍身爲宰相,特受恩私。若其未見,固無此理。況皆詳練時事之人,計必無此事。必有構傷裴垍裴武,陛下不可不察。武得守其位。

寅恪案:李相國論事集乃專詆吉甫之書,其言未可盡信。然此兩條並爲司馬溫公采入通鑑,似亦頗可依據。前者通鑑以之繫於元和二年十一月,蓋由召盧從史令還昭義事而定。後者通鑑以之繫於元和四年九月,蓋由裴武使成德復命事而定。其潛害鄭絪之人,通鑑屬之吉甫。其構傷二裴之人,則不可知。考吉甫此時已出鎮淮南,譖害之謀如出一轍,誣構之語發自二人。所可注意者,其時間正與樂天作詩之時相符是也。然則此二條所述者,當無尚在長安之理。樂天之詩殆即由此而作,而特以「李義府之輩」爲言者,其職是之故歟?(可參閱澗底松篇所論。)

秦 吉 了

此篇小序云:
　　哀寃民也。

第五章　新樂府

三〇一

詩云：

豈無鵰與鶚，嗉中肉飽不肯搏。亦有鸞鶴羣，閑立颺高（寅恪案，全唐詩「颺高」作「高颺」。）如不聞。秦吉了，人云爾是能言鳥，豈不見雞燕之冤苦。吾聞鳳凰百鳥主，爾竟不爲鳳凰之前致一言，安用噪噪閑言語。

寅恪案：詩中之鵰鶚，乃指憲臺京尹搏擊肅理之官，鸞鶴乃指省閣翰苑清要禁近之臣，秦吉了即指謂大小諫。是此篇所譏刺者至廣，而樂天尤憤慨於冤民之無告，言官之不言也。

復次，此篇所言：

昨日長爪鳶，今朝大觜烏。鳶捎乳燕一窠覆，烏啄母雞雙眼枯。雞號墮地燕驚去，然後拾卵攫其雛。

一節，乃喻豪強侵凌弱小之事，似可與白氏長慶集壹宿紫閣山北邨詩：

中庭有奇樹，種來三十春。主人惜不得，持斧斷其根。口稱采造家，身屬神策軍。主人慎勿語，中尉正承恩。（可參白氏長慶集貳捌與元九書，聞僕宿紫閣村詩，則握軍要者切齒矣。等語。）

諸語相參證。蓋當日神策軍將吏最爲暴橫，觀舊唐書壹伍肆許孟容傳（新唐書壹陸貳許孟容傳同。）：

〔元和〕四年,拜京兆尹,賜紫。神策吏李昱假貸長安富人錢八千貫,滿三歲不償。孟容遣吏收捕械繫,尅日命還之。曰,不及期當死。(通鑑貳參捌唐紀憲宗紀元和四年九月此條作,收捕械繫,尅日命還之。自興元已後,禁軍有功,又中貴之尤有渥恩者,方得護軍。故軍士日益縱橫,府縣不能制。孟容剛正不懼,以法繩之,一軍盡驚。冤訴於上,立命中使宣旨令送本軍。孟容繫之不遣。中使再至,乃執奏曰,臣職司輦轂,合爲陛下彈抑豪彊。錢未盡輸,昱不可得。上以其守正,許之。)自興元已後禁軍有功,又中貴之尤有渥恩者,方得護軍。故軍士日益縱橫,府縣不能制。孟容剛正不懼,以法繩之,一軍盡驚。冤訴於上,立命中使宣旨令送本軍。孟容繫之不遣。中使再至,乃執奏曰,臣職司輦轂,合爲陛下彈抑豪彊。錢未盡輸,昱不可得。上以其守正,許之。夫身受侵害之冤民,多不敢自陳,職司輦轂之京尹,又少能繩制,而有言責者,復不爲訴一言於君上,樂天此篇所深慨者,其在斯乎?

鴉九劍

元氏長慶集貳說劍詩略云:

吾友有寶劍,密之如密友。我實膠漆交,中堂共杯酒。白虹座上飛,青蚍匣中吼。我欲評劍功,願君良聽受。劍可剸犀兕,劍可從人鑄。異,疑是十將鬥。何人爲鑄之,干將別來久。我聞音響切瓊玖。劍決天外雲,劍沖日中斗。劍鐸妖蛇腹,劍拂佞臣首。今復誰人鑄,挺然千載後。既非古風壺,無乃近鴉九。勸君愼所寶,所用無或苟。潛將辟魑魅,勿但驚妾婦。留斬泓下

蛟,莫試街中狗。

取與此篇相較,頗疑樂天是題之作,不能與之無關。惟樂天此篇與微之詩又有不同者,樂天詩云:

歐冶子死千年後。精靈暗授張鷔九。鷔九鑄劍吳山中。天與日時神借功。

蓋「歐冶子死千年」者,喻周衰秦與六義始刓,(見白氏長慶集貳捌與元九書。)迄於樂天之時約有千年之久也。「張鷔九」者,樂天所以自喻。「鷔九鑄劍」者,樂天以喻其作新樂府欲扶起詩道之崩壞也。(亦與元九書中語。)是取鷔九劍為題,即指新樂府之作而言,亦可以推見矣。故此篇小序所云:

思決壅也。

結語所云:

不如持我決浮雲,無令漫漫蔽白日。為君使無私之光及萬物,蟄蟲昭蘇萌草出。

實不僅為此篇之主旨,新樂府五十首之作,其全部旨意亦在於斯。由此觀之,樂天此篇之作,乃總括敍述其前此四十八篇之主旨者也。

此外尚有可論者,此篇既已總括其新樂府之作,而後此復有采詩官一篇,以為全部新樂府之殿,何耶?曰,此篇所述者,一己之作品。采詩官所論者,廣大之理想。樂天之意,蓋以為決壅蔽,

繫乎廣視聽。廣視聽之要則,在立采詩之官。夫采詩官者,曰采於下,歲獻於上。(詳見下采詩官篇所引。)是其新樂府之作,亦不過備采詩官之采獻耳。此所以必以采詩官一篇爲殿也。樂天新樂府組織之嚴,用意之密,斯又爲一例證矣。

復次,詩中「劍成未試十餘年。」者,亦疑爲樂天自喻之語。考樂天於貞元十五年己卯由宣州解送,可視爲劍成之始。自此迄於元和四年己丑賦新樂府之時,其間已踰十年矣。蓋樂天此篇以鴉九之劍,樂天自身及其新樂府作品融而爲一,誠可謂物我兩忘,主賓俱泯矣。

采詩官

樂天新樂府五十篇,每篇皆以卒章顯其志。此篇乃全部五十篇之殿,亦所以標明其作五十篇之旨趣理想者也。

白氏長慶集肆捌策林第陸拾玖目采詩以補察時政(參同卷策林第陸捌目議文章,前總論已引。)略云:

臣聞聖王酌人之言,補己之過,所以立理本,導化源也。將在乎選觀風之使,建采詩之官,俾乎歌詠之聲,諷刺之興,日采於下,歲獻於上者也。所謂言之者無罪,聞之者足以自誡。所謂善防川者,決之使導。善理人者,宣之使言。

同集叁拾進士策問五道(元和三年爲府試官)之第叁道云:

問,大凡人之感於事,則必動於情,發於歎,興於詠,而後形於歌詩焉。故聞蓼蕭之詠,則知德澤被物也。聞北風之刺,則知威虐及人也。聞廣袖高髻之謠,則知風俗之奢蕩也。古之君人者,採之以補察其政,經緯其人焉。夫然,則人情通而王澤流矣。今有司欲請於上,遣觀風之使,復採詩之官,俾無遠邇,無美刺,日採於下,歲聞於上。以副我一人憂萬人之旨,識者以爲何如。

寅恪案:上引二文皆樂天於元和四年賦新樂府以前所作,可知樂天於復古采詩之意,蓋蓄之胸中久矣。

白氏長慶集壹讀張籍古樂府略云:

張君何爲者,業文三十春。尤工樂府詩,舉代少其倫。爲詩意如何,六義互鋪陳。風雅比興外,未嘗著空文,顧播內樂府,時得聞至尊。

同書同卷寄唐生詩云:

我亦君之徒,鬱鬱何所爲。不能發聲哭,轉作樂府詩。篇篇無空文,句句必盡規。功高虞人箴,痛甚騷人辭。非求宮律高,不務文字奇。惟歌生民病,願得天子知。

同書貳捌與元九書略云:

自登朝來，年齒漸長，閱事漸多。每與人言，多詢時務。每讀書史，多求理道。始知文章合爲時而著，歌詩合爲事而作。是時皇帝初即位，宰府有正人，屢降璽書，訪人急病。而難於指言者，輒詠歌之，欲稍稍遞進聞於上。上以廣宸聰，副憂勤。次以酬恩獎，塞言責。下以復吾平生之志。豈圖志未就，而悔已生。言未聞，而謗已成矣。豈六義四始之風，天將破壞，不可支持耶？抑又不知天之意，不欲使下人之病苦，聞於上耶？不然，何有志於詩者，不利若此之甚也？

寅恪案：樂天之新樂府與文昌之古樂府，其體制雖有不同，而樂天推許文昌古樂府，則曰，「未嘗著空文。」自詡其新樂府，則曰，「篇篇無空文。」是此一要義，固無差別也。又樂天於文昌古樂府則曰，「願播內樂府，時得聞至尊。」自述其作樂府之本志，則曰，「惟歌生民病，願得天子知。」此即其「采詩」「諷諫」之旨意也。新樂府以此篇爲結後之作，正如常山之蛇尾，與首篇有互相救護之用。其組織嚴密，非後世摹仿者，所能企及也。

南部新書癸云：

四明人胡抱章，作擬白氏諷諫五十首，亦行於東南，然其辭甚平。

篇，頗諷時事。士達子舉正，端拱二年進士，終職方員外郎。

寅恪案：後世摹仿全部新樂府之詩，如胡楊之徒所作，均不顯著流傳。若清高宗之擬作，則更可

不置論矣。

復次，樂天作新樂府之義旨，非難附和承襲，而其作新樂府之才藝，則曠世不一見者也。苟無其才藝之實，徒揭其義旨以自高，則不勝其虛誕之弊矣。

南部新書庚云：

元和以來，舉人用虛語策子作賦，若使陳詩觀風，乃教人以妄爾。

寅恪案：李珏以譏諷時事爲元和體詩之病，（見唐語林貳文學類文宗欲置詩學士條。）恐非絕無依據之言。故論新樂府竟，並附錄末流摹擬之弊於此，以供效顰者之鑒誡。

（見校補記第三則）

第六章 古題樂府

李公垂作新題樂府,微之擇和之,樂天復擴充之為五十首,遂成有唐一代詩歌之名著。今公垂之作不可見,自難評論。然白氏長慶集壹陸編集拙詩成一十五卷因題卷末戲贈元九李二十詩「苦教短李伏歌行。」句,樂天自法云:

李二十常自負歌行,近見予樂府五十首,默然心伏。

則公垂之作,當不及樂天,可以無疑。微之所作,見於元氏長慶集貳肆者,共十二首,亦多不如樂天所賦。寅恪別為一章,合元白所作而專論之,茲可不涉及也。

夫元白二公,詩友也,亦詩敵也。故二人之間,互相仿效,各自改創,以蘄進益。有仿效,然後有似同之處。有改創,然後有立異之點。儻綜合二公之作品,區分其題目體裁,考定其製作年月,詳繹其意旨詞句,即可知二公之於所極意之作,其經營下筆時,皆有其詩友或詩敵之作品在心目中,仿效改創,從同立異,以求超勝,決非廣泛交際率爾酬和所為也。關於此義,寅恪已於長恨歌琵琶引連昌宮詞諸章闡明之,茲亦可取用參證,即所謂比較之研究是也。

微之賦新題樂府,其不及樂天之處有二:(一)爲一題涵括數意,則不獨詞義複雜,不甚清切,而且數意竝陳,往往使讀者不能知其專主之旨,注意遂難於集中。故讀畢後影響不深,感人之力較單流暢,幾如自然之散文,却仍極富詩歌之美。且樂天造句多以三七言參差相間雜,微仿古樂府,而行文自由無拘牽滯礙之苦。微之所賦,則尚守七言古體詩之形式,故亦不如樂天所作之灑灑自然多矣。夫微之作品此二病,若無樂天作品存在,似亦難發見。若取二人所作同一題目比較觀之,則相形見絀,淺學猶能預知,豈深知甘苦工於爲詩之微之,而不自知耶?既知之,而欲改創以求超勝,是殆微之於其元和十二年(元氏長慶集貳叁古題樂府序下自注「丁酉」二字。寅恪案:丁酉爲元和十二年。)即樂天於元和四年賦新樂府後之八年,和劉猛李餘凸樂府詩時之心理。讀元詩者,苟明乎此,始可評論及欣賞今傳世之元氏長慶集貳叁卷中古題樂府詩十九首也。

茲先節錄古題樂府序之有關解釋者於下。其序略云:

後之文人,達樂者少,但遇興紀題,往往兼以句讀短長爲詩歌之異。況自風雅至於樂流,莫非諷興當時之事,以貽後代之人。沿襲古題,唱和重複,於文或有短長,於義咸爲贅賸。尚不如寓意古題,刺美見事,猶有詩人引古以諷之義焉。曹劉沈鮑之徒時得如此,亦復稀少。近代唯詩人杜甫悲陳陶哀江頭兵車麗人等,凡所歌行,率皆即事名篇,無復依傍。(參新樂

府章。)予少時(寅恪案:元和十二年微之年三十九歲,其作新題樂府若在元和四年,亦已三十一歲,相距不過八年,少時二字不可拘泥也。)與友人樂天李公垂輩,謂是爲當,遂不復擬賦古題。昨梁州見進士劉猛李餘各賦古樂府詩數十首,其中一二十章,咸有新意,予因選而和之。其有雖用古題,全無古義者,若出門行不言離別,將進酒特書列女之類是也。其或頗同古義,全創新詞者,則田家止述軍輸,捉捕詞先螻蟻之類是也。

微之於新題樂府,既不能競勝樂天,而藉和劉猛李餘之樂府古題之機緣,以補救前此所作新題樂府之缺憾,即不改舊時之體裁,而別出新意新詞,以蘄追及樂天而軼出之也。故其自序之語最要之主旨,則爲「寓意古題,刺美見事。」及「咸有新意。」與「雖用古題,全無古義。」或「頗同古意,全創新詞。」等語。然則微之之新題樂府,題意雖新而詞句或仍不免襲古。而古題樂府,或題古而詞意俱新,或意新而題詞俱古。其綜錯複雜,尤足以表現文心工巧之能事矣。故微之之擬古,實創新而形則襲古,以視新題樂府之形實俱新而題詞俱古,體裁較爲單簡者,似更難作。豈微之特擇此見其所長,而以持傲其詩敵歟?請略舉其最佳之數首以爲例證如下::

凡古題樂府十九首,自夢上天至估客樂,無一首不只述一意,與樂天新樂府五十首相同,而與微之舊作新題樂府一題具數意者大不相似。此則微之受樂天之影響,而改進其作品無疑也。十九首中雖有全係五言或七言者,但其中頗多三言五言七言相間雜而成,且有以十字爲句者,如人道短

之「莽卓恭顯皆數十年富貴。」及十一字爲句者，如董逃行之「爾獨不憶年年取我身上膏。」之類，長短參差，頗極變錯之致。復若君莫非及田野狐兔行，則又仿古，通篇全用四言矣。故讀微之古題樂府，殊覺其旨趣豐富，文采豔發，似勝於其新題樂府。舉數顯著之例，如夢上天云：

來時畏有他人上，截斷龍胡斬鵬翼。茫茫漫漫方自悲，哭向青雲椎素臆。哭聲厭咽旁人惡，喚起驚悲淚飄露。千憨萬謝喚厭人，向使無君終不瘠。

微之於仕宦之途，感慨深矣。又如董逃行云：

董逃董逃人莫喜。勝負相環相枕倚。縫綴難裁破易。何況曲針不能伸巧指。欲學裁縫須準擬。

破壞易而建設難，無其道而行其事。此詩所言若此，今日吾人讀之，心中將如何耶？又如夫遠征云：

遠征不必戍長城。出門便不知死生。

及田家詞云：

願官早勝讎早復。農死有兒牛有犢。誓不遣官軍糧不足。

諸句，皆依舊題而發新意。詞極精妙，而意至沉痛。取較樂天新樂府之明白曉暢者，別具蘊蓄之趣。蓋詞句簡鍊，思致微婉，此爲元白詩中所不多見者也。

此十九首中最可注意者,莫如人道短一篇,通篇皆以議論行之。詞意俱極奇詭,頗疑此篇與微之竝世文雄如韓退之柳子厚劉夢得諸公之論有所關涉。蓋天人長短之說,固爲元和時文士中一重要公案也。柳河東集壹陸天說略云:

韓愈謂柳子曰,吾爲子言天之說,人之壞元氣陰陽也亦滋甚。吾意有能殘斯人使日薄歲削,禍元氣陰陽者滋少,是則有功於天地者也。蕃而息之者,天地之讐也。柳子曰,吾能終其說。彼上而玄者,世謂之天。下而黃者,世謂之地。渾然而中處者,世謂之元氣。寒而暑者,世謂之陰陽。其烏能賞功而罰禍乎?功者自功,禍者自禍,欲望其賞罰者大謬。呼而怨,欲望其哀且仁者,愈大謬矣。子而信子之仁義,以游其内,生而死爾,烏置存亡得喪於其間耶?

劉夢得文集壹貳天論三篇(參柳河東集叄壹答劉禹錫天論書。)序略云:

世之言天者二道焉。拘於昭昭者,則曰天與人實影響,如有物的然以宰者,故陰騭之說勝焉。泥於冥冥者,則曰天與人實相異,是茫乎無有宰者,故自然之説勝焉。予之友河東解人柳子厚作天說以折韓退之之言,文信美矣,蓋有激而云,非所以盡天人之際。故余作天論以極其辯云。

其上篇略云:

大凡入形器者,皆有能有不能。天有形之大者也。人動物之尤者也,人之能天亦有所不能也。天與人交相勝爾。其說曰,天之道在生植,其用在強弱。人之道在法制,其用在是非。余故曰,人能勝乎天者法也。法大行則是爲公是,非爲公非。天下之人蹈道必賞,違善必罰。故其人曰,天何預乃人事耶?福兮可以善取,禍兮可以惡召,奚預乎天邪?法小弛則是非駁,賞不必盡善,罰不必盡惡。故其人曰,彼宜然而信然,理也。彼不當然而固然,豈理邪,天也。福或可以詐取,禍或可以苟免。人道駁,故天命之說亦駁焉。法大弛則是非易位,賞恆在佞,而罰恆在直。義不足以制其疆,刑不足以勝其非。人之能勝乎天之實盡喪矣。夫實已喪,而名徒存,彼昧者方挈挈然提無實之名,欲抗乎言天者,斯數窮矣。故曰天之所能者,生萬物也。人之所能者,治萬物也。法大行,則其人曰,天何預人邪?我蹈道而已。法小弛,則其人曰,天人之論駁焉。今以一己之窮通,而欲質天之有無,惑矣。余曰,天恆執其所能,以臨乎下,非天預乎治亂云爾。人恆執其所能,以仰乎天,非有預乎寒暑云爾。生乎亂者,人道昧,不可知。故由人者,舉歸乎天,非天預乎人爾。生乎治者,人道明,咸知其所自。故德與怨不歸乎天。

韓柳劉三公之說甚悉,今不能具引,惟取劉論上篇稍詳錄之,以其爲唐人說理之第一等文字也。

至韓柳之說,則文人感慨憤激之言也。微之人道短一篇,暢論天道似長而實短,人道似短而實

長。其詩中：

天既職性命，道德人自強。

之句，則與夢得，「天之道在生植。人之道在法制。其用在是非。」似有所合，但細繹之結論，則微之自別有創見，信任天道眞茫茫。若此撩亂事，豈非天道短，賴得人道長賴得人道有揀別，貌似夢得爲說理之詞，意同韓柳抒憤激之旨，此恐非偶然所致，疑微之於作此詩前得見柳劉之文，與其作連昌宮詞之前亦得見樂天新豐折臂翁昌黎和李正封過連昌宮七絕受其暗示者相似。然微之於元和十年春與柳劉諸臣同由貶所召至長安。又於元頻密，則遠道寄文之可能不多。(參連昌宮詞章及新樂府章新豐折臂翁篇所論。)玫微之與柳劉往來不甚和十年至十二年間在通州司馬任內嘗以事至山南西道節度使治所興元。興元者，西南一大都會，而文士萃集之所也。柳劉文名高一世。十年至十二年之間，在長安與興元兩地，俱有得見柳劉二公天論與天說之機緣也。微之古題樂府爲和梁州進士劉猛李餘而作，梁州即興元，或者微之在梁州之日，曾得窺見柳劉之文，遂取其意旨加以增創以成此傑作耶？

附論

（甲）白樂天之先祖及後嗣

關於白氏之遠祖，如樂天於故鞏縣令白府君事狀（白氏長慶集貳玖）中所自述者，其可疑諸點，陳振孫白文公年譜已詳辨之，而沈炳震新唐書宰相世系表訂譌及武英殿本新唐書柒伍下宰相世系表所附考證，亦俱有所論。其實諸家譜牒記述，虛妄紛歧，若取史乘校之，其譌謬矛盾可笑之處，不一而足，非獨此文爲然也。但此類可存而不論，蓋今日稍具常識之讀史者，決不致爲所迷惑，詳悉辨證，轉無謂也。又近年中外論著中，有據北夢瑣言伍中書蕃人事條所紀崔慎由詆白敏中之語，唐摭言壹叁敏捷條白敏中盧發所賦「十姓胡中第六胡。」諸句，及白氏長慶集伍玖沃洲山禪院記所云：

厥初有羅漢僧西天竺人白道猷居焉。

又略云：

昔道猷肇開茲山，今日樂天又垂文茲山。異乎哉，沃洲山與白氏其世有緣乎。

（甲）白樂天之先祖及後嗣

等語，推論白氏之爲胡姓。鄙意白氏與西域之白或帛氏有關，自不俟言，但吾國中古之時，西域胡人來居中土，其世代甚近者，殊有考論之價值。若世代甚遠久，已同化至無何纖微跡象可尋者，則此就其僅餘之標幟即胡姓一事，詳悉考辨，恐未必有何發見，而依吾國中古史「種族之分，多繫於其人所受之文化，而不在其所承之血統。」之事例言之，（見拙著唐代政治史述論稿及隋唐制度淵源略論稿。）則此類問題亦可不辨。故謂元微之出於鮮卑，白樂天出於西域，固非妄說，却爲贅論也。茲所欲言之樂天先世問題，僅爲樂天非北齊五兵尚書白建之後裔一端，寅恪已於拙著唐代政治史述論稿中篇論牛僧孺家有隋代牛弘賜田事闡述及之。茲僅迻錄其所言者於此，以供竝觀同論之便利。至於樂天之父母以甥舅爲婚配一事，則別於此詳言之。以彼書限於體例範圍，不能多所旁及，而此文則專論樂天家世，其性質有異故也。

關於樂天非北齊五兵尚書白建之後裔，及樂天之父母以親舅甥爲婚配二事而已。蓋此二事均與樂天本身有實際影響，而不似白氏爲胡姓之浮泛關係也。

白氏長慶集貳玖襄州別駕府君事狀云：

初，高祖贈司空，有功於北齊，詔賜莊宅各一區，在同州韓城縣，至今存焉。此所謂有功於北齊之司空即白建也。據北齊書肆拾白建傳（北史伍伍白建傳同。）略云：

白建字彥舉，武平七年卒，贈司空。

是白建卒於北齊未亡以前。其生存時期,周齊二國,東西並峙,互相爭競。建為齊朝主兵之大臣,其所賜莊宅,何得越在同州韓城即仇讎敵國之境內乎?其為依託,不待辨論也。

又新唐書柒伍下宰相世系表白氏表云:

白建字彥舉,後周弘農郡守,邵陵縣男。

此白建既字彥舉,與北齊主兵大臣之姓氏名字俱無差異,是即樂天所自承之祖先也。但其官則為北周弘農郡守,與北齊贈司空之事絕不能相容。其間必有竄改附會,自無可疑。豈樂天之先世賜田,本屬於一後周姓白名某字某之弘農郡守,而其人實是樂天真正之祖宗。故其所賜莊宅能在北周境內,後來子孫遠攀異國之貴顯,遂致前代祖宗橫遭李樹代桃之陷耶?

貞松老人(羅振玉)遺稿後丁戊稿白氏長慶集書後一文中,論及樂天之父母以親舅甥為婚配事。其說雖簡,然甚確。頗可解釋樂天早年家庭環境及後來其母以狂疾墜井而死諸問題。故於此引證稍詳,並推論之以供讀白詩者之參考。

白氏長慶集貳玖太原白氏家狀二道,其故鞏縣令白府君事狀云:

高祖諱建,北齊五兵尚書,贈司空。曾祖諱士通,皇朝利州都督。祖諱志善,朝散大夫尚衣奉御。父諱溫,朝請大夫檢校都官郎中。公諱鍠。

其襄州別駕府君事狀略云:

公諱季庚,鞏縣府君之長子。建中元年授彭城縣令。時徐州為東平所管,屬本道節度使反,公與本州刺史李洧歸國。貞元十年五月二十八日,終於襄陽官舍,享年六十六。夫人陳氏,陳朝宜都(王叔明)之後。祖諱璋,利州刺史。考諱潤,坊州鄜城縣令。(寅恪案,令疑當作尉。)妣太原白氏。夫人無兄姊弟妹,八歲丁鄜城府君之憂,十五歲事舅姑。建中初以府君彭城之功封潁川縣君。元和六年四月三日歿於長安宣平里第,享年五十七。有子四人,次曰居易,次曰行簡。

又白氏長慶集貳伍唐故鄜城縣尉陳府君夫人白氏墓誌銘略云:

夫人太原白氏,享年七十。唐利州都督諱士通之曾孫,尚衣奉御諱志善之玄孫,(寅恪案,疑當作士通之玄孫,志善之曾孫。曾玄二字互易。)都官郎中諱溫之孫,延安令諱鍠之第某女,(寅恪案,延安令疑當作鞏縣令。)故鄜城尉諱潤之夫人,故潁川縣君之母,故大理少卿襄州別駕諱季庚之姑,前京兆府戶曹參軍翰林學士白居易前秘書省校書郎白行簡之外祖母也。

寅恪案:古人文字傳於今世者,轉寫多有譌誤,自不足怪。上所引樂天所作其父及外祖母墓誌如「令」之疑當作「尉」,「延安」之疑當作「鞏縣」,及「曾」「玄」二字之疑當互易,即是其例。蓋此皆可以本文之上下文及他文之有關者相參校而得知者也。但有為本文之上下文及相關之他文所限定,

三一九

絕不能移易而譌為轉寫譌誤所致者。則如樂天之母與其父親屬之關係是者，作一世系親屬表以明之如下：

```
白建──士通──志善──溫──鍠──季庚
                          ──幼文
                          ──居易
                          ──行簡
                          ──幼美（金剛奴）
陳潤妻──潁川縣君
季庚 婚配 潁川縣君
```

茲據上引樂天所自述樂天文中，歷敍其外祖母之尊卑先後諸親族血統聯繫，其間關係，互相制限，一定而不可移，則樂天之外祖母乃其祖之女，與其父為同產，易言之，即樂天之父季庚實與親甥女相為婚配也明矣。至樂天於其外祖母之墓誌銘以「襄州別駕諱季庚之姑」為言者，此姑字必不可通。妹字之譌寫，但細思之，則樂天屬文之際，似覺太難為情，羅貞松謂「季庚所取乃妹女，樂天稱陳夫人為季庚之姑，乃諱言而非其實矣。」（羅振玉貞松老人遺稿甲集後丁戊稿白氏長慶集書後條。）洵確論也。

夫親舅甥相為婚配，如西漢惠帝之后為其同母姊魯元公主女，（見史記肆玖外戚世家，捌玖張耳

陳餘列傳等。)及吳孫休朱夫人爲休姊女之事,(見吳志伍孫休朱夫人傳及裴注。)於古代或即今日,恐亦不乏相同之例,但在唐代崇尚禮教之士大夫家族,此種婚配則非所容許,自不待言也。

抑更有可論者,唐律疏議壹名例律十惡十曰內亂條注云::

謂姦小功以上親,父祖妾,及與和者。

疏議釋之云::

姦小功以上親者,謂據禮男子爲婦人著小功服而姦者。若婦人爲男夫,雖有小功之服,男子爲報服緦麻者非。謂外孫女於外祖父,及外甥於舅之類。

同書壹肆戶婚律下第壹條文云::

諸同姓爲婚者,各徒二年。緦麻以上以姦論。其父母之姑舅兩姨姊妹,及堂姨,母之姑,堂姊妹,若妻前夫之女者,亦各以姦論。若外姻有服屬而尊卑共爲婚姻,及娶同母異父姊妹,己之堂姨及再從姨,堂外甥女,女壻姊妹,並不得爲婚姻,違者各杖一百,並離之。

疏議釋之略云::

外姻有服屬者,謂外祖父母,舅,姨,(據涵芬樓影印滂熹齋藏宋刊本作舅姨。今坊間印本有作姑舅者大謬。)妻之父母,此等若作婚姻,是名尊卑共爲婚姻。其外姻雖有服,非尊卑者,爲婚不禁。

又云：

父母姑舅兩姨姊妹，於身無服，乃是父母緦麻，據身是尊，故不合娶。及姨又是父母小功尊，若堂姨雖於父母無服，亦是尊屬。母之小功以上尊，己之堂姨及再從姨，堂外甥女，亦謂堂姊妹所生者，女壻姊妹，於身雖並無服，據理不可爲婚。並爲尊卑混亂，人倫失序，違此爲婚者，各杖一百。自同姓爲婚以下，雖會赦，各離之。

寅恪案：據上所引，可知吾國法意，重在內外區分，尊卑等級。(參容齋續筆捌姑舅爲婚條及明史壹叄柒劉三吾傳附朱善傳。)唐律戶婚律所規定之條例，就外姻論之，則科罪與否及其重輕，乃以尊卑混亂與否及服屬之親疏等關係而定。故外姻如從母兄弟姊妹，(姨兄弟姊妹。)姑之子，(外兄弟姊妹。)舅之子，(內兄弟姊妹。)者，雖並是緦麻三月成人正服，然非尊卑，其爲婚於唐律則不在禁限。至外姻如上引唐律戶婚律條文自父母之姑舅兩姨姊妹以下，雖於身並無服紀，但此等若作婚姻，則尊卑混亂，人倫失序，是以唐律亦科以「各杖一百。」「雖會赦，各離之。」之罪罰也。(參唐會要捌叄嫁娶目永徽二年九月條。)條云：

親舅甥自古在服紀之內，唐代復改加重，儀禮喪服禮緦麻三月者甥(鄭注，姊妹之子。)何以緦之，報之也。

及通典玖貳禮典凶禮緦麻成人服三月條(參唐會要叄柒服紀下貞觀十四年條。)略云：

甥者，何也。謂吾舅者，吾謂之甥。

大唐貞觀十四年,(永徽四年長孫無忌等進律疏以前之十三年。)太宗謂侍臣曰,舅之與姨,親疏相似,而服紀有殊,理未爲得。集學者詳議。於是侍中魏徵等議曰,謹按,舅服緦麻,請與從母同小功。制可。

然則甥舅爲婚,律所必禁。違律者即應依戶婚律下第壹條條文「若外姻有服屬而尊卑共爲婚姻」者,以姦論也。所謂以姦論者,唐律疏議壹肆戶婚律下第一條條文「諸同姓爲婚者各徒二年,緦麻以上以姦論。」下疏議釋之云:

若同姓緦麻以上爲婚者,各依雜律姦條科罪。

「外姻有服屬而尊卑共爲婚姻者以姦論。」自亦當准此。攷唐律疏議貳陸雜律上第貳叁條條文云:

諸姦緦麻以上親,及緦麻以上親之妻,若妻前夫之女,及同母異父姊妹者,徒三年。強者流二千里。折傷者絞。妄減一等。

姦緦麻以上親,謂內外有服親者。

綜前所引戶婚律之條文及疏議,與此雜律姦條文之條及疏議觀之,則甥舅爲婚,於唐律應科以滿徒,並使離異。「雖會赦,亦離之。」固甚明也。惟於此尙有一問題特須注意者,唐會要叁柒服紀目上(參舊唐書貳柒禮儀志,通典玖貳禮典凶禮緦麻成人三月服條。)略云:

顯慶元年(舊志作二年。)九月二十九日,修禮官長孫無忌等奏曰,依古喪服,甥為舅緦麻,舅報甥亦同此制。貞觀年中,八座議奏舅服同姨小功五月,而今律疏舅報於甥,服猶三月,謹按,傍親之服,禮無不報,已非正尊,不敢降之也。故甥為從母五月,從母報甥小功,甥為舅緦麻,舅亦報甥三月,是其義矣。今甥為舅,使同從母之喪,則舅宜進甥以同從母之報,修律疏人不知禮意,于例不通,理須改正。今請修改律疏,舅報甥亦小功。制從之。

通典壹叄肆禮典開元禮貳玖小功五月成人正服條云:

為外祖父母,為舅及從母夫婦人報。

夫吾國古代禮律關係密切,永徽四年頒律疏時(舊唐書伍拾刑法志。)甥為舅服小功,舅報甥尚止緦麻,故甥舅為婚,不入內亂之條,如疏議所釋者是也。及顯慶改舅報甥亦小功,是甥舅為婚,即如疏議所謂男子為婦人著小功服而姦者,宜入內亂之條矣。長孫無忌所奏請修改者,指言律疏,豈即謂此類條文耶?又唐律疏議貳陸雜律第貳肆條文云:

諸姦從祖祖母,姑,(寅恪案,據開元禮,從祖祖姑,從祖伯叔母,姑,從祖姑之罪重於姦緦麻親者,依本服而不從輕服之法也。可適人者緦麻。唐律姦從祖祖姑,從祖姑在室者小功,參名例律陸第捌條條文及疏議。)從父姊妹,從母及兄弟妻,兄弟子妻者,流二千里。強者

絞。

「爲舅及從母丈夫婦人報」，其喪服之制旣同，且舅之與姨，親疎相似，則舅甥爲婚之刑章，後來或亦有修改耶？但檢宋刑統此諸條條文下並未載補充制，格，勅條，其故俟考。寅恪素不諳禮律之學，姑記其疑於此，以待通識禮律之君子之教正。

總之，樂天先世本由淄青李氏胡化藩鎮之部屬歸向中朝。其家風自與崇尚禮法之山東士族迥異。如其父母之婚配，與當日現行之禮制（開元禮。）及法典極相違戾，即其例也。後來樂天之成爲牛黨，而見惡於李贊皇。其歷史之背景，由來遠矣。（關於牛李黨派之分野與社會階級之關係，已於拙著唐代政治史述論稿中篇詳論之。可參閱。）

復次，樂天之父季庚歿於貞元十年，年六十六，其母潁川縣君陳夫人歿於元和六年，年五十七。據此推計，則陳夫人年十五歲結婚，時季庚年已四十一歲矣。夫男女婚配，年齡雖相距懸遠，要亦常見。所可怪者，以唐代社會一般風習論之，斷無已仕宦之男子年踰四十，尚未結婚之理。若其父果已結婚，樂天於季庚之事狀中何以絕不言及其前母爲何人？其故殊不可解。疑其婚配之間，當有難言之隱，今則不易考見矣。陳振孫白文公年譜元和十年下云：

〔元和十年〕六月，盜殺宰相武元衡，公首上疏請急捕賊以雪國耻。宰相以非諫職言事，（寅恪案，樂天時爲太子左贊善大夫。）惡之。會有惡公者，言其母看花墜井死，而作賞花及新

井詩。貶江州刺史。中書舍人王涯言其所犯不可復理郡,(寅恪案,舊唐書壹陸陸白居易傳作,甚傷名教,不宜實彼周行。)又改司馬。宰相,韋貫之、張弘靖也。舊譜併及裴度,非是。度方爲〔御史〕中丞,亦遇盜不死,既愈迺相耳。新井之事,世莫知其實,史氏亦不辨其有無,獨高彥休闕史言之甚詳,公母有心疾,因悍妬得之。及嫠,家苦貧,公與弟不獲安居,常索米丐衣於鄰郡邑。母晝夜念之,病益甚。公隨計宣州,母因憂憤發狂,以葦刀自到,人救之得免。後遍訪醫藥,或發或瘳。常恃二壯婢,厚給衣食,俾扶衛之。一旦稍怠,斃於坎井。時裴公爲三省,本廳對客,京兆府申堂狀至,四坐驚愕。薛給事存誠言,某所居與白鄰,聞其母久苦心疾,叫呼往往達於鄰里。坐客意稍釋。他日,晉公獨見夕拜(寅恪案,夕拜謂給事中也。王維酬郭給事詩云,夕奉天書拜瑣闈。此指薛存誠言。)謂曰,前時衆中之言,可謂存朝廷大體矣。夕拜正色曰,言其實也。非大體也。由是晉公信其事。後除河南尹,刑部侍郎,皆晉公所擬。凡曰墜井,必恚恨也,隕穫也。凡曰看花,必怡暢也,閑適也。安有怡暢閑適之際,遽致顛沛廢墜之事。樂天長於情,無一春無詠花之什,因欲譏藻其罪。又驗新井篇是尉盩厔時作,隔官三政,不同時矣。彥休所記,大略如此,聞之東都聖善寺老僧,僧故佛光和尚弟子也。今考集中亦無所謂新井詩者,意其刪去。然則公母死以疾,固人倫之大不幸,而傅致詩篇以成讒謗,則僉壬嫉媢者爲之也。故刪述彥休之語,以告

寅恪案：高氏所述關於裴晉公一節，覈以年月，不無可疑，蓋樂天母以元和六年四月歿，而是時晉公尚未爲宰相也。但樂天母以悍妬致心疾發狂自殺一點，則似不能絕無所依據而僞造斯說。今檢知不足齋本高氏書，未見此條，恐亦是後人所刪去。張耒張右史文集肆捌有題賈長卿讀高彥休續白樂天事一文，其語稍冗長，可不迻錄，大旨謂：

此不必辨，小人之誣君子，如舜與伊尹所遭之比。

雖意在爲賢者辨護，不知此事元無關樂天本身道德，可以不辯護也。今所欲言者，則爲樂天坐此獲譴，貶江州刺史，王涯以其所犯得罪名教，不可治郡，復改司馬，乃明見史乘之事實。夫此事實，必有內在之遠因，此遠因即其父母之婚配不合當時社會之禮法人情，致其母以悍妬著聞，卒發狂自殺是也。常疑李文饒能稱賞家法優美之柳仲郢，而不能寬容文才冠代之白居易，亦由於此。以樂天父母之婚配既違反禮律，已身又以得罪名教獲譴，遂與矜尚禮法家風之黨魁，有所不相容許者也。至文饒所以薦用樂天從弟敏中之故，蓋亦不得已而思其次耳。（見舊唐書壹陸陸新唐書壹玖白居易傳附敏中傳，及北夢瑣言壹李太尉抑白少傅條，南部新書乙白傳與贊皇不協條等。）吾人今日固不可以此責樂天。然樂天君子人也，却爲此而受犧牲，其消極知足之思想，或亦因經此事之打擊，而加深其程度耶？

又南部新書甲云：

白樂天之母因看花墜井。後有排擯者，以賞花新井之作左遷。穆皇嘗題柱曰，此人一生爭得水喫。

寅恪案：韓退之著諱辨，謂李賀父名晉肅，而議者言賀不得舉進士。若父名仁。其子豈不得爲人。錢書此條，頗可與昌黎之文參讀。足爲當時社會禮教末流，虛僞不近人情之反詰妙語。吾人因此又可推知樂天必坐斯事喧傳一時，而被目爲名教罪人無疑也。

關於樂天後嗣之問題，陳振孫白文公年譜會昌六年下云：

公自喪阿崔，終身無子。墓誌云，以姪孫阿新爲後，又云，三姪味道，景回，晦之。世系表載公子景受以從子繼。案公舍其姪而以姪孫爲後，既不可解，而所謂阿新者，即景受乎？則昭穆爲失次，不然，則治命終不用耶？碑云，十一月葬龍門。而墓誌云，葬於華州下邽，祔先塋也。則治命亦本不於龍門。賈氏談錄云，四方過者，必奠卮酒，冢前方丈，常成泥濘。又云，毋請太常諡，毋建神道碑。新史云，敏中爲相，請諡曰文。賈氏談錄云，有司請賜諡，上曰，何不取醉吟先生墓表看？卒不賜諡。弟敏中，請立神道碑。據此，則但立碑而未嘗賜諡也。新史當別有據。

碑亦云大中三年景受自潁陽尉典治集賢御書，奉太夫人楊氏來京師，命客取文刻碑。

汪立名白香山年譜云：

白公自撰醉吟先生墓誌云，有三姪，長味道，巢縣丞。次景回，淄州司兵參軍。次晦之，舉進士。並不詳何人子。又云，樂天無子，以姪孫阿新爲之後。大中三年，李商隱爲公墓碑云，子景受，自潁陽尉典治集賢御書。表云，景受孟懷觀察使，以從子嗣。則非阿新明矣。按公墓誌預作於會昌初，豈其後復易以從子承祧而更其名乎？

唐文粹（涵芬樓影印嘉靖本。）伍捌所選錄李商隱撰樂天墓碑銘後有附載之弘農楊氏（即樂天夫人。）傷子辭云：

子有令子，儉衣削食。以紀先功，志刊貞石。彼蒼不遺，俾善莫隆。今子建立，痛冤無窮。

馮浩樊南文集詳注捌云：

此可細思而悟其事也。其云紀功刊石，已即碑序中件右功世取文刻碑之意，然志刊貞石，彼蒼不遺，乃有其志未及爲者。若景受則實取文刻碑矣。余謂阿新越序爲嗣，是白公楊氏所愛，定於存時者。不意公沒後，阿新亦殤。此殤子辭必屬爲阿新。其曰令子即阿新。其曰今子，乃景受。蓋阿新殤後，又以景受爲繼。而郡君痛冤無窮，自以辭志之也。文粹必因其附刻碑側，故兼登之。否則何煩旁及哉？據辭追揣，情事宜然。舊新傳表之異，可以互通矣。

寅恪案：今文苑英華玖肆伍載有樂天自撰墓誌，即世所謂醉吟先生墓誌銘者也。此誌乃一僞撰之

文,(參岑仲勉先生白集醉吟先生墓誌銘存疑,載歷史語言研究所集刊第玖本。)而陳汪二氏俱未嘗致疑,遂於論及樂天後嗣時,乃欲調和此僞誌與李碑之衝突,宜其扞格而不能通也。馮孟亭考注玉谿生所撰此碑,因附論樂天之後嗣,而據傷(馮氏所見文粹本作殤。)子辭爲說,可謂讀書有得矣。然其「其曰令子即阿新。」之結論,則仍信從僞誌,似亦未確。然則樂天後嗣之問題,所可考見者,惟其前立之子先死,後立之子爲景受耳。或以樂天以姪孫爲嗣之事,亦見於舊唐書壹陸陸白居易傳,似可以信據爲言者。其實舊傳中又有「仍自爲墓誌」之說。其「以姪孫爲嗣」之記載,是否即得之於僞文,殊未可知也。(新唐書壹玖白居易傳未記樂天後嗣,是否別有所見,不敢決言。但傳中「遺命薄葬,無請諡。」之記載,似亦與僞誌有關也。)又賜諡與否一節,則唐會要柒玖諡法門上「文」字下有:

故太子少傅白居易,大中三年十二月中書侍郎平章事白敏中上疏請行諡典。從之。下太常,諡曰文。

之記載。故新唐書壹玖白居易傳所述自有依據。(北夢瑣言壹牛僧孺奇士條亦云,白敏中入相,乃奏定諡白居易曰文。)至樂天官爲太子少傅,故世稱爲白傅,若其稱爲白太傅(見唐語林肆企羨類,元和後不以名可稱者白太傅條,但國史補下開元日通不以姓而可稱者節,無白太傅語。)則譌誤不俟言矣。

(乙)白樂天之思想行爲與佛道關係

樂天之思想行爲與佛道二家有關,自不待論。茲所欲言者,即樂天對於佛道二家關係淺深輕重之比較問題也。全唐詩第壹柒函白居易叁陸客有說(自注云:客即李浙東也。所說不能具錄其事。)云:

近有人從海上迴。海山深處見樓臺。中有仙龕虛一室,多傳此待樂天來。

答客說云:

吾學空門非學仙。恐君此說是虛傳。海山不是我歸處,歸即應歸兜率天。(自注云:予晚年結彌勒上生業,故云。)

寅恪案:太平廣記肆捌神仙類白樂天條引〔盧肇〕逸史(參葉夢得石林避暑錄話壹白樂天集自載李浙東言海山有仙館待其來之說條。)略云:

唐會昌元年(?),李師稷中丞爲浙東觀察使。有商客遭風飄蕩,不知所止,月餘至一大山。道士與語曰,此蓬萊山也。既至,莫要看否?遣左右引於宮內遊觀。至一院,扃鑰甚嚴,因窺之。客問之,答曰,此是白樂天院。樂天在中國未來耳。歸旬日至越,具白廉使李公,盡錄以報白公。先是白公平生唯修上坐(生?)業,及覽李公所報,乃自爲詩二首以記其事,及

答李浙東。

據吳廷燮唐方鎮年表浙東觀察使欄引嘉泰會稽志所記,知李師稷任浙東觀察使之時爲會昌二年至五年,而此客有說及答客說二詩於白氏長慶集陸玖中按其排列次序及內容推之,似是樂天於會昌二年年七十一時所作。(白氏長慶集第陸玖卷中之律詩,自喜入新年自詠以下,大抵皆會昌二年之作品,唯送王卿使君赴任蘇州七律有「一別蘇州十八載。」之句,似覺不合。或者樂天計算其時間之相隔爲十六年,而十八乃十六之譌寫耶?俟考。)樂天此詩及自注,述其晚年皈依釋迦而不宗尚苦縣,固可視爲實錄,然此前樂天實與道敎之關係尤密,亦顯而易考者也。茲分爲丹藥之行爲與知足之思想二端論之如下:-

全唐詩第壹柒柒函白居易叄叄感事五言排律云:-

服氣崔常侍(晦叔),燒丹鄭舍人(居中)。常期生羽翼,那忽化灰塵。每遇淒涼事,還思潦倒身。唯知趁杯酒,不解煉金銀。睡適三尸性,慵安五藏神。無憂亦無喜,六十六年春。

寅恪案:-若據樂天於開成二年年六十六時所作此詩中自述之語,似是絕未嘗爲燒丹之事者。但又取其他詩篇觀之,則知其不然。如白氏長慶集伍壹同微之贈別郭虛舟鍊師五十韻五古略云:-

我爲江司馬,君爲荊判司。俱當愁悴日,始識虛舟師。授我參同契,其辭妙且微。我讀隨日悟,心中了無疑。黃牙與紫車,謂其坐致之。自負因自歎,人生號男兒。若不佩金印,即合

翳玉芝。高謝人間世,深結山中期。泥壇方合矩,鑄鼎圓中規。橐籥一以動,瑞氣紅輝輝。齋心獨歎拜,中夜偷一窺。二物正訢合,厥狀何怪奇。綢繆夫婦體,狎獵魚龍姿。簡寂館(劉宋陸修靜置館廬山,諡簡寂先生。見蓮社高賢傳。)鐘後,紫霄峰(亦在廬山,見陳舜俞廬山記貳敘山南篇叁。)曉時,心塵未淨潔,火候遂參差。萬壽覗刀圭,千功失毫釐。先生彈指起,姹女隨烟飛。始知緣會間,陰騭不可移。藥竈今夕罷,詔書明日追。(參白氏長慶集壹柒對酒五律云,漫把參同契,難燒伏火砂。有時成白首,無處問黃牙。幻世爲泡影,浮生抵眼花。唯將綠醅酒,且替紫河車。及同集同卷醉吟二首之壹七絕云,空王百法學未得,姹女丹砂燒即飛。事事無成身老也,醉鄉不去欲何歸。)

乃樂天紀其於元和十三年任江州司馬時燒丹之事者,是歲樂天年四十七。然則樂天之中年曾惑於丹術可無疑矣。而白氏長慶集壹玖余與故刑部李侍郎早結道友,以藥術爲事。與故京兆元尹晚爲詩侶,有林泉之期。周歲之間,二君長逝,李住曲江北,元居昇平西,追感舊遊,因貽同志七律。云:

從哭李來傷道氣,自亡元後減詩情。金丹同學都無益,水竹鄰居竟不成。月夜若爲遊曲水,花時那忍到昇平。如年七十身猶在,但恐傷心無處行。(寅恪案,此詩作於長慶二年,可參白氏長慶集壹柒潯陽歲晚寄元八郎中庚三十二員外五律,閱水年將暮,燒金道未成。丹砂不

又可證知樂天「早結道友」「同學金丹」也。至其晚歲,如白氏長慶集陸玖有開成五年(據卷中諸詩排列之次序及內容約略推定者。)所作戒藥五古云:

暮齒又貪生,服食求不死。朝吞太陽精,夕吸秋石髓。徼福反成災,藥誤者多矣。以之資嗜慾,又望延甲子。天人陰驚間,亦恐無此理。域中有眞道,所說不如此。後身如(全唐詩第壹柒函白居易叁陸作始。)身存,吾聞諸老氏。

雖似有悔悟之意,可與前引客有說及答客說二絕句相參證,然如白氏長慶集陸陸有開成二年所作燒藥不成命酒獨醉五律云:

白髮逢秋短,丹砂見火空。不能留姹女,爭免作衰翁。賴有杯中淥,能爲面上紅。少年心不遠,只在半酣中。

目其題意觀之,樂天是時殆猶燒藥,蓋年已六十六矣。然則其早年好尚,雖至晚歲終未免除,逮丹不成,遂感歎借酒自解耳。噫!亦可哀矣。而同在此年,猶賦「唯知趁杯酒,不解鍊金銀。」之句(見前引感事詩。)以自豪,何其自相矛盾,若此之甚耶?由是言之,樂天易蓬萊之仙山爲兜率之佛土者,不過爲絕望以後之歸宿,殊非夙所蘄求者也。

復次,白氏長慶集陸貳思舊五古云:

聞日一思舊，舊遊如目前。再思今何在，零落歸下泉。退之服硫黃，一病訖不痊。微之鍊秋石，未老身溘然。杜子得丹訣，終日斷腥羶。崔君誇藥力，經冬不衣綿。或疾或暴夭，悉不過中年。唯余不服食，老命反遲延。況在少壯時，亦爲嗜欲牽。但躭葷與血，不識汞與鉛。飢來吞熱麵，（全唐詩第壹柒函白居易貳玖作物。）渴來飲寒泉。詩役五藏神，酒汨三丹田。隨日合破壞，至今粗完全。齒牙未缺落，肢體尚輕便。已開第七秩，飽食仍安眠。且進盃中物，其餘皆付天。（寅恪案，此詩似爲大和八年作，時樂天年六十三。）

錢大昕十駕齋養新錄壹陸衞中立字退之條云：

白樂天詩，退之服硫黃，一病訖不痊。後人因以爲昌黎晚年惑金石藥之證。頃閱洪慶善韓子年譜有方崧卿辯證一條云，衞府君墓誌，今本作衞之元，其實中立也。衞晏三子，長之元，字造微，次中立，字退之，次中行，字大受，誌首云兄弟三人，後只云與弟中行別，則其爲中立誌無疑。中立餌奇藥求不死，而卒死，樂天詩謂退之服硫黃者，乃中立也。近世李季可謂公長慶三年作李千墓誌，力詆六七公皆以藥敗。明年則公卒，豈咫尺之間身試其禍哉？

寅恪案：樂天之舊友至交，而見於此詩之諸人，如元稹杜元穎崔羣，皆當時宰相藩鎭大臣，且爲文學詞科之高選，所謂第一流人物也。若衞中立則既非由進士出身，位止邊帥幕寮之末職，復非當日文壇之健者，斷無與微之諸人並述之理。然則此詩中之退之，固舍昌黎莫屬矣。方崧卿李季

可錢大昕諸人雖意在為賢者辯護，然其說實不能成立也。考陶穀清異錄貳載昌黎以硫黃飼雞男食之，號曰「火靈庫」。陶為五代時人，距元和長慶時代不甚遠，其說當有所據。至昌黎何以如此言行相矛盾，則疑當時士大夫為聲色所累，即自號超脫，亦終不能免。全唐詩第壹肆函張籍貳祭退之五古述韓公病中文昌往視一節云：

中秋十六夜，魄圓天差晴。公既相邀留，坐語干堦楹。乃出二侍女，合彈琵琶箏。臨風聽繁絲，忽遽聞再更。顧我數來過，是夜涼難忘。

夫韓公病甚將死之時，尚不能全去聲伎之樂，則平日於「園花巷柳」（見昌黎集拾鎮州初歸七絕，及唐語林陸韓退之有二妾一曰絳桃一曰柳枝皆能歌舞條。）及「小園桃李」（見昌黎集拾夕次壽陽驛題吳郎中詩後七絕。）之流，自未能忘情。明乎此，則不獨昌黎之言行不符得以解釋，而樂天之詩，數卷之中，互相矛盾，其故亦可瞭然矣。

葉夢得避暑錄話壹論白樂天云：

然吾猶有微恨，似未能全忘聲色杯酒之累。賞物太深，猶有待而後遣者。故小蠻樊素每見於歌詠。

寅恪案：樂天於開成四年十月年六十八，得風痺之疾，始放遣諸妓。前此既未全遣除聲色之累，其鍊丹燒藥，豈有似於昌黎「火靈庫」者耶？讀者若取前引戒藥五古一詩中「以之資嗜慾。」之語觀

之,即可明其梗概矣。或疑陶榖所記,實不可信,如僧徒所造昌黎晚歲皈依佛教及與大顛之關係之類。但鄙意昌黎之思想信仰,足稱終始一貫,獨於服硫黃事,則寧信其有,以與唐代士大夫階級風習至相符會故也。樂天於鍊丹燒藥問題,行為言語之相矛盾,亦可依此解釋。但白韓二公,尙有可注意之點,即韓公排斥佛道,而白公則外雖信佛,內實奉道是。韓於排佛老之思想始終一致,白於信奉老學,在其鍊服丹藥最後絕望以前,亦始終一致。明乎此,然後可以言樂天之思想矣。

樂天之思想,一言以蔽之曰「知足」。「知足」之旨,由老子「知足不辱」而來。蓋求「不辱」,必知足而始可也。此純屬消極,與佛家之「忍辱」主旨富有積極之意,如六度之忍辱波羅蜜者,大不相侔。故釋迦以忍辱為進修,而苦縣則以知足為懷,藉免受辱也。斯不獨為老與佛不同之點,亦樂天安身立命之所在。由是言之,樂天之思想乃純粹苦縣之學,所謂禪學者,不過裝飾門面之語,故不可以據佛家之說,以論樂天一生之思想行為也。至其「知足不辱」之義,亦因處世觀物比較省悟而得之。此意樂天曾屢形之於語言,茲略舉其詩句,以為證明。

白氏長慶集壹柒贈內子五律云:

白髮方興歎,青娥亦伴愁。寒衣補燈下,小女戲牀頭。闇澹屏幃故,淒涼枕席秋。貧中有等級,猶勝嫁黔婁。

此所謂等級,乃比較而得之者。既知有等級之分,則己身所處不在最下一級,仰瞻較上之級,雖覺不如,而俯視較下之級,則猶勝於彼。因此無羨於較上之級者,自可知足矣。若能知足,則可不辱。此樂天一生出處進退安身立命所在之理論,讀其作品者,不可不知也。故持此義,以觀其詩,則愈易瞭解。茲更錄數首於下:

白氏長慶集陸貳把酒五古云:

把酒仰問天,古今誰不死。所貴未死間,少憂多歡喜。窮通諒在天,憂喜即由己。是故達道人,去彼而取此。勿言未富貴,久忝居祿仕。借問宗族間,幾人拖金紫。勿憂漸衰老,且喜加年紀。試問班行中,幾人及暮齒。朝飡不過飽,五鼎徒爲爾。夕寢只求安,一衾而已矣。此外皆長物,於我雲相似。有子不留金,何況兼無子。

全唐詩第壹柒函白居易貳玖吟四雖雜言云:

酒酣後,歌歇時。請君添一酌,聽我吟四雖。年雖老,猶少於韋長史。命雖薄,猶勝於鄭長水。眼雖病,猶明於徐郎中。家雖貧,猶富於郭庶子。省躬審分何僥倖,值酒逢歌且歡喜。忘榮知足委天和,亦應得盡生生理。(自注云,分司同官中,韋長史續年七十餘,郭庶子求貧苦最甚,徐郎中晦因疾喪明。余爲河南尹時,見同年鄭俞始授長水縣令。因歎四子,而成此篇也。)

樂天皆取不如己者以為比較,可謂深得知足之妙諦矣。而「忘榮知足委天和。」一語,尤可注意也。白氏長慶集陸叁狂言示諸姪五古云:

世欺不識字,我忝攻文筆。世欺不得官,我忝居班秩。人老多病苦,我今幸無疾。人老多憂累,我今婚嫁畢。心安不移轉,身泰無牽率。所以十年來,形神閒且逸。況當垂老歲,所要無多物。一裘煖過冬,一飯飽終日。勿言舍宅小,不過寢一室。何用鞍馬多,不能騎兩匹。如我優幸身,人中十有七。如我知足心,人中百無一。傍觀愚亦見,當己賢多失。不敢論他人,狂言示諸姪。

同集陸伍詩酒琴人,例多薄命。予酷好三事,雅當此科,而所得已多,為幸斯甚。偶成狂詠,聊寫愧懷。七言律云:

愛琴愛酒愛詩客,多賤多窮多苦辛。中散步兵終不貴,孟郊張籍過於貧。一之已歎關於命,三者何堪并在身。只合飄零隨草木,誰教凌厲出風塵。榮名厚祿二千石,樂飲閒遊三十春。何得無厭時咄咄,猶言薄命不如人。

同集陸玖自題小園五古云:

不鬥門館華,不鬥林園大。但鬥為主人,一坐十餘載。迴看甲乙第,列在都城內。素垣夾朱門,藹藹遙相對。主人安在哉,富貴去不迴。池乃為魚鑿,林乃為禽栽。何如小園主,拄杖

閒即來。親賓有時會,琴酒連夜開。以此聊自足,不羨大池臺。

全唐詩第壹柒函白居易叁柒(會昌)六年立春日人日作七律云:

二日立春人七日,盤蔬餅餌逐時新。年方吉鄭猶爲少,家比劉韓未是貧。鄉園節歲應堪重,親故歡遊莫厭頻。試作循潮封眼想,何由得見洛陽春。(自注云,分司致仕官中,吉傅鄭諮議最老,韓庶子劉員外尤貧,循潮封三郡遷客,皆洛下舊遊也。寅恪案,循謂牛僧孺,潮謂楊嗣復,封謂李宗閔,皆牛黨主要人物也。見杜牧樊川文集柒牛公墓誌銘通鑑貳肆捌唐紀陸肆武宗紀會昌四年十一月條新唐書壹柒肆牛僧孺傳舊唐書壹柒陸新唐書壹柒肆楊嗣復傳及李宗閔傳等。)

讀白詩者,或厭於此種屢言不已之自足思想,則不知樂天實有所不得已。蓋樂天既以家世姻戚科舉氣類之關係,不能不隸屬牛黨。而處於當日牛黨與李黨互相仇恨之際,欲求脫身於世網,自非取消極之態度不可也。樂天於卒年歲首所作之詩,其「試作循潮封眼想,何由得見洛陽春。」之語,雖爲自言其知足所以不辱,儻亦有感於此三人之不能勇退歟?葉石林於避暑錄話壹論樂天云:

推其所由得,惟不汲汲於進,而志在於退。是以能安於去就愛憎之際,每裕然有餘也。

夫知足不辱,明哲保身,皆老氏之義旨,亦即樂天所奉爲秘要,而決其出處進退者也。

總而言之，樂天老學者也，其趨向消極，愛好自然，享受閑適，亦與老學有關者也。至其所以致此之故，則疑不能不於其家世之出身，政黨之分野求之。此點寅恪已詳言之於拙著唐代政治史述論稿政治革命與黨派分野篇中，茲不具論。夫當日士大夫之政治社會，乃老學之政治社會也。苟不能奉老學以周旋者，必致身敗名裂。是樂天之得以身安而名全者，實由食其老學之賜。是耶非耶？謹以質之知人論世讀詩治史之君子。

復次，白氏長慶集伍玖有三教論衡一篇。其文乃預設問難對答之言，頗如戲詞曲本之比。又其所解釋之語，大抵敷衍「格義」之陳說，篇末自謂「三殿談論，承前舊例。」然則此文不過當時一種應制之公式文字耳。故不足據以推見樂天之思想也。至「格義」之義，已詳拙著支愍度學說考（載歷史語言研究所蔡元培先生六十五歲紀念專號。）茲不贅論。

（丙）論元白詩之分類

元氏長慶集叁拾敍詩寄樂天書中微之自言其詩之分類略云：

僕因撰成卷軸，其中有旨意可觀而詞近古往者，爲古諷。意亦可觀，而流在樂府者，爲樂諷。詞雖近古，而止於吟寫性情者，爲古體。詞實樂流，而止於模象物色者，爲新題樂府。聲勢沿順，屬對穩切者，爲律詩，仍以七言五言爲兩體。其中有稍存寄興，與諷爲流者，爲

律諷。不幸少有伉儷之悲，撫存感往，成數十詩，取潘子悼亡爲題。又有以干敎化者，近世婦人，暈淡眉目，綰約頭鬢，衣服脩廣之度及匹配色澤尤劇怪豔，因爲豔詩百餘首，詞有今古，又兩體。自十六時至是元和七年矣，有詩八百餘首。色類相從，共成十體，凡二十卷。昨行巴南道中，又有詩五十一首。文書中得七年已後所爲向二百篇，繁亂冗雜，不復置之執事前。

據此，微之詩可分（一）古諷，（二）樂諷，（三）古體，（四）新題樂府，（五）七言律詩，（六）五言律詩，（七）律諷，（八）悼亡，（九）五七言今體豔詩，（十）五七言古體豔詩，共爲十體也。

又元氏長慶集伍陸杜工部墓係銘云：

予嘗欲件析其文，體別相附，與來者爲之准，特病嬾未就。

蓋微之於分體之意旨，蓄之胸中久矣。考白氏長慶集貳捌與元九書云：

僕數月來，檢討囊袠中，得新舊詩，各以類分，分爲卷。首自拾遺來，凡所適所感關於美刺興比者。又自武德迄元和，因事立題，題爲新樂府者，共一百五十首，謂之諷諭詩。又或退公獨處，或移病閒居，知足保和，吟翫情性者，一百首，謂之閑適詩。又有事物牽於外，情理動於內，隨感遇而形於歎詠者，一百首，謂之感傷詩。又有五言七言長句絕句自一百韻至兩韻者，四百餘首，謂之雜律詩。凡爲十五卷，約八百首。

寅恪案：樂天與元九書乃元和十年十二月在江州司馬任內所作，而微之敘詩寄樂天書，據其中「今年三十七矣」及「昨行巴南道中」之語，知亦作於元和十年到通州以後。雖其作書之時與樂天此書約略相近，然微之既自言其詩分為十體，知亦作於元和七年之間之作。又言，「（元和）七年已後所為，向二百篇，繁亂冗雜，不復置之執事前。」則是微之寫定其詩成為十體二十卷，疑即在元和七年。較之樂天之類分其詩為十五卷，其時間或稍在前，未可知也。或者樂天詩之分類即受元之影響暗示，如樂天之制誥亦依微之之說，分為新舊兩體，（見讀鶯鶯傳。）亦可為一證也。又樂天初編詩集時，其分類如此，後來則唯分格詩與律詩二類，不復如前之詳細，殆亦嫌其過於繁瑣耶？

汪立名於白香山詩後集卷壹格詩題下言格詩之義略云：

唐人詩集中，無號格詩者，即大曆以還，有齊梁格，元白格，元和格，葫蘆、轆轤、進退，諸格。多兼律詩體而言，不專主古體也。顧於詩之義雖亡考，而見於諸公之文章者可證。元少尹集序，著格詩若干首，律詩若干首，賦序銘記等若干首，合三十卷。由是觀之，格者但別於律詩之謂，公前集既分古調、樂府、歌行，以類各次於後，集不復分類別卷，遂統稱之曰格詩耳。時本於十一卷之首格詩下復繫歌行雜體，是以格詩另為古詩之一體矣。豈元少尹生平獨不為歌行雜體乎？況公後序但曰，邇來復有格律詩。洛中集記

寅恪案：汪氏論格詩為「格者，但別於律詩之謂。」此語甚是。惟於齊梁等之格與格詩之格，尚未能識其意義之各別。故所論者似猶未達一間，茲特為辨之於下。

格有二義，其一為體格格樣之格，白氏長慶集伍壹九日代樊羅二妓招舒著作及同集陸貳洛陽春贈劉李二賓客兩詩，其下皆自注「齊梁格」，即體格之義也。唐語林貳文學篇文宗好五言詩條，「李珏奏曰：憲宗為詩，格合前古。」亦指體格而言。又全唐詩第壹陸函白居易貳叄餘思未盡加為六韻重寄微之詩云：

亦曰，其間賦格律詩八百首，初未嘗及歌行雜體，固以格字該舉之也。

詩到元和體變新。

自注云：

眾稱元白為千字律詩，或號元和格。

以上所引，皆足證體格同義，可以互用也。而尤可注意者，元和格即元和體，此所謂格，乃格式或格樣之格，其體則為律詩，非古詩。與白氏之格詩迥不相侔也。其二為格力骨格之格，元微之杜工部墓係銘云：

意義格力無取焉。

又云：

（丁）元和體詩

關於元和體詩，自來多所誤會，茲就唐時之論此體詩及元白二公本身所言此體詩之界說，略論之，庶能得其眞解也。

樂天與元九書稱杜詩云：

至於貫穿今古，覼縷格律，盡工盡善。

又云：

律切則骨格不存。

樂天與元九書稱杜詩云：

樂天格詩之義即可以此爲解釋。蓋樂天所謂格詩，實又有廣狹二義。就廣義言之，格與律對言，格詩即今所謂古體詩，律詩即今所謂近體詩，此即汪氏所論者也。就狹義言之，格者，格力骨格之謂。則格詩依樂天之意，唯其前集之古調詩始足以當之。然則白氏長慶集伍壹格詩下復繫歌行雜體者，即謂歌行雜體就廣義言之固可視爲格詩，若嚴格論之，尚與格詩微有別也。至於格詩諸卷中又有於題下特著齊梁格者，蓋齊梁格與古調詩同爲五言，尤須明其不同於狹義之格詩也。又格詩諸卷中凡有長短句多標明雜言，豈以雜言之體殊爲駁雜耶？

舊唐書壹陸陸元稹傳（參元氏長慶集集外文章上令狐相公詩啓。）略云：

稹聰警絕人，年少有才名。與太原白居易友善。工爲詩，善狀詠風態物色。當時言詩者，稱元白焉。自衣冠士子，至閭閻下俚，悉傳諷之，號爲元和體。稹因獻其文，自敍曰，稹知稹之辭學，謂稹曰，嘗覽足下製作，所恨不多，請出其所有。宰相令狐楚喜一代文宗，雅知府謫官於今十餘年矣。閑誕無事，遂專力於詩章，日益月滋，有詩句（集外文章句作向。是。）千餘首。其間感物寓意可備矇瞽之風者，有之。辭直氣麤，罪尤是懼，固不敢陳露於人。唯杯酒光景間，屢爲小碎篇章，以自吟暢，然以爲律體卑痺，格力不揚，苟無姿態，則陷流俗。常欲得思深語近，韻律調新，屬對無差，而又從而失之，而風情宛然，至於支離褊淺之辭，皆目爲元和詩體。稹與同門生白居易友善，居易雅能詩，就中愛驅駕文字，窮極聲韻，或爲千言或五百言律詩，以相投寄。小生自審不能過之，往往戲排舊韻，別創新辭，名爲次韻相酬，蓋欲以難相排。（集外文章排作挑耳，是。）自爾江湖間爲詩者，復相放效，力或不足，則至於顚倒語言，重複首尾，韻同意等，不異前篇。亦目爲元和詩體。而司文者考變雅之由，往往歸咎於稹，當以爲雕蟲小事，不足以自明。

寅恪案：此爲微之自下之「元和體詩」定義，自應依以爲說。據此，則「元和體詩」可分爲二類，其

一為次韻相酬之長篇排律，如白氏長慶集壹叁代書詩一百韻寄微之，及元氏長慶集拾酬翰林白學士代書一百韻，白氏長慶集壹陸東南行一百韻，及元氏長慶集壹貳酬樂天東南行一百韻等，即是其例。元白此類詩於當時文壇影響之大，則元氏長慶集貳貳酬樂天餘思不盡加為六韻之作詩「次韻千言曾報答。」句自注云：

樂天曾寄予千字律詩數首，予皆次用本韻酬和，後來遂以成風耳。

全唐詩第壹陸函白居易貳叁餘思未盡加為六韻重寄微之詩「詩到元和體變新。」句自注云：

衆稱元白為千字律詩，或號元和格。

俱足與微之上令狐楚啓相參證也。其二為杯酒光景間之小碎篇章，此類實亦包括微之所謂豔體詩中之短篇在內。如元氏長慶集貳貳為樂天自勘詩集七絕題略云：

因思頃年城南醉歸，馬上遞唱豔曲，十餘里不絕。

亦指此類詩言。而白氏長慶集壹伍酬微之寄示贈阿軟七律題（參白氏長慶集貳捌與元九書。）略云：

微之到通州日，授館未安，見塵壁間有數行字，即僕舊詩。其落句云，淥水紅蓮一朵開，千花百草無顏色。然不知題者何人也。微之吟歎不足，因綴一章，兼錄僕本詩同寄，省其詩，乃是十五年前初及第時，贈長安妓人阿軟絕句。

其詩云：

十五年前似夢遊。曾將詩句結風流。偶助笑歌嘲阿軟，可知傳誦到通州。昔教紅袖佳人唱，今遣青衫司馬愁。惆悵又聞題處所，雨淋江館破牆頭。（寅恪案，阿軟即才調集壹所錄，樂天江南喜逢蕭九徹因話長安舊遊戲贈五十韻詩，多情推阿軟，者也。）

然則元白此類詩之廣播流行，風靡當日又可知矣。斯即李戡斥爲「纖豔不逞，非莊士雅人所爲。流於人間，疏於屏壁，子父女母交口教授。淫言媟語，冬寒夏熱，入人肌骨不可除去。吾無位不得用法以治之。」者。（樊川文集玖李戡墓誌銘。）而葉石林於避暑錄話叁駁之云：

如樂天諷諫閑適之辭，可槩謂淫言媟語耶？

殊不知「樂天諷諭閑適之辭」乃微之上令狐楚啓所謂「詞直氣麤，罪尤是懼，固不敢陳露於人。」者，而當時最爲流行之元白詩，除「千言或五百言律詩」外，唯此杯酒光景間小碎篇章之元和體詩耳。

如元氏長慶集伍壹白氏長慶集序略云：

予始與樂天同校秘書之名，多以詩章相贈答。會予譴掾江陵，樂天猶在翰林，寄予百韻律詩及雜體，前後數十章。是後各佐江通，復相酬寄。巴蜀江楚間泊長安中少年，遞相倣效，競作新詞，自謂爲元和體詩，而樂天秦中吟賀雨諷諭等篇，時人罕能知者。然而二十年間，禁省觀寺郵候牆壁之上無不書，王公妾婦牛童馬走之口無不道。自篇章已來，未有如是流傳之

(丁)元和體詩

廣者。尤足證杜牧李戡之所以痛詆，要非無故，而葉氏則未解此點也。

復次，元和體詩以此之故，在當日並非美詞。如唐語林貳文學類文宗欲置詩學士條云：李珏奏曰，臣聞憲宗爲詩，格合前古，當時輕薄之徒，摘章繪句，聱牙崛奇，譏諷時事。（寅恪案，此指玉川子月蝕詩之類。）爾後鼓扇名聲，謂之元和體，實非聖意好尚如此。今陛下更置詩學士，臣深慮輕薄小人，競爲嘲詠之詞，屬意於雲山草木，亦不謂之開成體乎？玷黷皇化，實非小事。

又國史補下略云：

元和已後，詩章學淺切於白居易，學淫靡於元稹，俱名元和體。

可以爲證。而近人乃以「同光體」比於「元和體」，自相標榜，殊可笑也。至於惠洪冷齋夜話壹（參汪立名本白香山詩後集伍詩解七絕案語。）云：

白樂天每作詩，令一老嫗解之。問曰，解否？嫗曰，解。則錄之。不解，則易之。故唐末之詩近於鄙俚。

則元白詩在當時所盛行者，爲此兩類元和體詩。若排律一類必爲老嫗所解始可筆錄，則白氏長慶集之卷帙當大爲減削矣。其謬妄又何待詳論。惟世之治文學史者，猶以元白詩專以易解之故，而

得盛行,則不得不爲辨正耳。

(戊)白樂天與劉夢得之詩

白氏長慶集陸醉吟先生傳略云:

退居洛下。〔與〕彭城劉夢得爲詩友。

同集陸拾劉白唱和集解(寅恪案:劉禹錫父名漵。故樂天易序爲解。不欲犯其家諱故也。)云:

予頃以元微之唱和頗多,或在人口,常戲微之云,僕與足下二十年來爲文友詩敵,幸也,亦不幸也。吟詠情性,播揚名聲,其適遺形,其樂忘老,幸也。然江南士女語才子者,多云元白,以予之故,使僕不得獨步於吳越間,亦不幸也。今垂老復遇夢得,得非重不幸耶?夢得夢得,文之神妙,莫先於詩。若妙與神,則吾豈敢。如夢得雪裏高山頭白早,海中仙果子生遲。沈舟側畔千帆過,病樹前頭萬木春。之句之類,眞謂神妙,在在處處,應當有靈物護之,豈唯兩家子姪秘藏而已。己酉歲(太和三年)三月五日樂天解。

同集伍玖與劉蘇州書云:

嗟乎!微之先我去矣。詩敵之勍者,非夢得而誰?前後相答,彼此非一。彼雖無虛可擊,此亦非利不行。但止交綏,未嘗失律。然得雋之句,警策之篇,多因彼唱此和中得之。他人未

當能發也。

劉夢得文集肆金陵五題序云：

余少爲江南客，而未遊秣陵，嘗有遺恨。後爲歷陽守，跂而望之，適有客以金陵五題相示，逌爾生思，欻然有得。他日友人白樂天掉頭苦吟，歎賞良久。且曰，石頭詩云，潮打空城寂寞迴。吾知後之詩人不復措詞矣。餘四詠雖不及此，亦不孤樂天之言爾。

寅恪案：樂天一生之詩友，前半期爲元微之，後半期則爲劉夢得。而於夢得之詩，傾倒讚服之意，尤多於微之。此甚可注意者也。王士禛香祖筆記伍云：

白樂天論詩多不可解，如劉夢得雪裏高山頭白早，海中仙果子生遲。沈舟側畔千帆過，病樹前頭萬木春。等句，最爲下劣，而樂天乃極賞歎，以爲此等語，在在當有神物護持，悖謬甚矣。元白二集瑕瑜雜陳，持擇須愼。初學人尤不可觀之。白古詩晚歲重複什而七八。絕句作眼前景語，却往往入妙。如上得籃輿未能去，春風敷水店門前。可憐八月初三夜，露似珍珠月似弓。之類，似出率意，而風趣復非雕琢可及。

又王士禛池北偶談壹肆樂天論詩條云：

樂天作劉白唱和集解，獨舉夢得雪裏高山頭白早，海中仙果子生遲。沈舟側畔千帆過，病樹前頭萬木春。以爲神妙，且云此等語在在處處應有靈物護之，殊不可曉。宜元白於盛唐諸家

寅恪案：漁洋之詩與樂天之詩，其價值高下如何，古今已有定評，無俟贅論。樂天深賞夢得詩之處，即樂天自覺其所作遜於劉詩之處。此杜少陵所謂「文章千古事，得失寸心知。」者，非他人，尤非功力遠不及己之人，所能置喙也。白氏長慶集貳和答詩十首序云：

頃者在科試間，常與足下（指元微之。）同筆硯。每下筆時，輒相顧語，患其意太切而理太周，故理太周則辭繁，意太切則言激。然與足下爲文所長在此，所病亦在於此。足下來序果有詞犯文繁之說，今僕所和者，猶前病也。待與足下相見日，各引所作，稍刪其煩而晦其義焉。

樂天自言其與微之詩文之病，在辭繁言激。故欲刪其煩，而晦其義。此爲樂天有自知之明之眞實語也。考此序作於元和五年，樂天時年三十九，方在壯歲，乃元白二公詩文互相受影響最甚之時期。及大和五年微之卒後，樂天年已六十。其二十年前所欲改進其詩之辭繁言激之病者，並世詩人，莫如從夢得求之。樂天之所以傾倒夢得至是者，實職是之故。蓋樂天平日之所蘄求改進其作品而未能達到者，夢得則已臻其理想之境界也。若不然者，樂天固一世之文雄，自負亦甚不淺，何苦於垂暮之年，而妄以虛詞諛人若此乎？全唐詩第壹柒函白居易叁陸哭劉尚書夢得二首之壹云：

四海齊名白與劉。百年交分兩綢繆。同貧同病退閒日,一死一生臨老頭。杯酒英雄君與操,(自注云:仲尼云,後世知丘者,春秋。又云:春秋之旨微而婉也。)賢豪雖歿精靈在,應共微之地下遊。(自注云:曹公曰,天下英雄唯使君與操耳。)文章微婉我知丘。(自注云:仲尼云,後世知丘者,春秋。曹公曰,天下英雄唯使君與操耳。)

寅恪案:樂天此輓詩非酬應之苟作,其標舉春秋文章微婉之旨,正夢得之所長。樂天自以爲是其所短,而平日常欲刪其煩,晦其義,以求改進者也。故夢得詩「雪裏高山頭白早,海中仙果子生遲。」「沈舟側畔千帆過,病樹前頭萬木春。」等簡鍊沉著之名句,與樂天刪煩晦義之旨,極爲訢合,而樂天晚歲諸作,恐亦欲摹倣之而未能到。此則非天才有所不及,實性分有所不同。然則作詩者儻能綜合元白劉三公之所長,始爲樂天心意中之所謂工者歟?

復次,北夢瑣言陸白太傳墓誌條(參唐語林補遺。)云:

泊自撰墓誌(應作醉吟先生傳。)云,與劉夢得爲詩友,殊不言元相公,時人疑其隙終也。

寅恪案:此節雖已爲汪立名及馮浩辨正,(見汪本白香山詩後集壹柒,覽盧子蒙侍御舊詩,多與微之唱和。感今傷昔,因贈子蒙,題於卷後。七律後按語,及樊南文集詳注捌太原白公神道碑銘元相爲序下之補注。)今似不須詳考。然此事關係甚鉅,故不得不略申論之如下:

全唐詩第壹柒函白居易叁伍病中五絕句之叁云::

李君墓上松應拱,(寅恪案:白氏長慶集貳肆有唐善人墓碑云,公名建,字杓直,隴西人。

長慶元年二月二十三日夜無疾即世。）元相池頭竹盡枯。（寅恪案：白氏長慶集陸壹河南元公墓誌銘云，大和五年七月二十二日遇暴疾，一日薨於位。）多幸樂天今始病，不知合要苦治無。（自注云，李元皆予摯友也。杓直少予八歲，即世已九年。微之少予七年，薨已八年矣。今予始病，得非幸乎？）

寅恪案：樂天此詩乃開成己未歲（開成四年。）初病風時所作，時年已六十八矣。

同書同卷夢微之七律云：

夜來攜手夢同遊。晨起盈巾淚莫收。漳浦老身三度病，咸陽宿草八回秋。君埋泉下泥銷骨，我寄人間雪滿頭。阿衞韓郞相次去，夜臺茫昧得知不。（自注云，阿衞微之小男，韓郞微之愛壻。）

寅恪案：白氏長慶集陸河南元公墓誌銘云：以〔大和〕六年七月十二日，祔葬於咸陽縣奉賢鄉洪瀆原，從先宅兆也。故以詩中「咸陽宿草八回秋。」句言之，當作於開成五年，而此詩載白氏長慶集陸捌中，列於開成五年三月三十日所作春盡日宴罷感事獨吟七律（參全唐詩第壹柒函白居易叁伍此詩題下注。）與五年秋病後獨宿香山寺三絕句之間，是其證也。又如前引哭劉尚書夢得一詩，猶以「應共微之地下遊。」爲言。劉夢得卒於會昌二年之秋。（見下引樂天感舊詩序。）時樂天年七十一，距會昌六年

八月樂天之卒,相隔纔四年耳。至白氏長慶集陸玖感舊幷序云:

故李侍郎杓直長慶元年春薨,元相公微之大和六年秋薨,(寅恪案:據白氏長慶集壹河南元公墓誌銘,微之薨於大和五年七月二十二日,此云大和六年秋薨者,乃樂天下筆時偶爾誤記耳。)崔侍郎晦叔大和七年夏薨,劉尚書夢得會昌二年秋薨,四君子予之執友也。二十年間凋零共盡。唯予衰病,至今猶存。因詠悲懷,題爲感舊。晦叔墳荒草已陳。(寅恪案,白氏長慶集陸唐故虢州刺史崔公墓誌銘略云,公諱玄亮,字晦叔,博陵人。大和七年七月十一日遇疾薨於虢州廨舍。九年四月二十八日歸窆於磁州昭義縣磻義鄉北原。)夢得墓濕土猶新。微之捐館將一紀,杓直歸丘二十春。平生定交取人窄,屈指相知唯五人。四人先去我在後,一枝蒲柳衰殘身。豈無晚歲新相識,相識面親心不親。人生莫羨苦長命,命長感舊多悲辛。

則此作更在哭夢得詩之後矣。然則醉吟先生傳僅言「〔與〕彭城劉夢得爲詩友」而不及微之者,蓋承上文「退居洛下」而言,夢得固爲樂天洛下之詩友也。至於微之,則其時已逝矣。淺人不曉文義,不考年月,妄構誣說,殊爲可恨。且夢微之一詩,其情感之誠篤,可謂生死不渝。非樂天不能作此詩,非微之不能令樂天作此詩。元白二公關係之密切若是,斯尤爲讀兩長慶集之人,所不可不知者也。茲因附論樂天夢得之詩,特於此標明元白二公文章交誼死生因緣之事實,以爲本書之結束。

附校補記

（一）十三頁第十四行後加：

又馬永卿嬾真子貳云：

詩人之言爲用固寡。然大有益於世者，若長恨歌是也。明皇太眞之事，本有新臺之惡，而歌云，楊家有女初長成，養在深閨人未識。故世人罕知其爲壽王瑁之妃也。春秋爲尊者諱，此歌眞得之。（此條乃戴商煊先生舉以見告者。論語子罕篇云，後生可畏，焉知來者之不如今也。四十五十而無聞焉，斯亦不足畏也已。聖人之言，豈不信哉！附識於此，以表謝意，幷記燭武師丹之感云爾。）

（二）二百八十七頁第十三行，「而不能〔以禮〕定情」下加一段，文如下：

（寅恪案：以禮二字據古本董解元西廂記柒補。蓋既見君子矣，何以不能定情？文意殊不貫通。毛詩召南草蟲篇小序云，大夫妻能以禮自防也。及經文云，未見君子，憂心忡忡。亦既見止，亦既覯止，我心則降。並樂府解題曰，定情詩漢繁欽所作也。言婦人不能以禮從人，而自相悅媚等語。故依董本特補以禮二字，以足文意。考微之年十五，以明經及第，必習熟毛詩正義。君子之語即用經文。定情一辭亦與繁欽之詩有關。繁氏作品微之當能見及之

也。）

（三）三百零八頁第七行後加：

至此篇詞語有略須釋證者，如詩云：

夕郎所賀皆德音，春官每奏唯祥瑞。

寅恪案，漢官儀云：「黃門郎日暮入對青瑣門拜，名曰夕郎。」唐代習稱門下省給事中為「夕拜」，即出於此。可參附論甲白樂天之先祖及後嗣中引高彥休闕史，目給事中薛存誠為夕拜條。蓋給事中之職，主要在「凡百司奏抄，侍中既審，則駁正違失。詔勅不便者，塗竄而奏還，謂之塗歸。」（見新唐書肆柒百官志。幷參舊唐書肆叁職官志。）今給事中「所賀皆德音」，可謂失職矣。司天臺有春官夏官秋官冬官中官正各一人，副正各一人。（見新唐書肆柒百官志及舊唐書肆叁職官志。）今「每奏唯祥瑞」，則如新樂府中司天臺一篇所譏者是也。

（四）十二頁第八行「之嫌也」下加：

夫長恨歌採用漢武帝李夫人故事，乃一言情作品，與少陵北征詩性質迥異，故有「但教心似金鈿堅，天上人間會相見。」等句。若依尊杜貶白之說，是明皇殺害楊妃，出於自動，而非受軍士之逼迫，則明皇為楊妃之仇敵，而長恨歌亦可解釋作長久仇恨之歌詩矣。豈不大可笑哉！

（五）三十三頁第十三行「倐忽薤英暮」句下加：

平生服杏丹，顏色眞如故。

（六）三十三頁第十四行刪去「則以」至「者也」二十五字。改加下列一段。

寅恪案：舊唐書伍壹后妃傳上玄宗楊貴妃傳（參新唐書柒陸后妃傳上玄宗楊貴妃傳及通鑑貳壹捌唐紀肅宗紀至德元載五月條。）云：

帝不獲已，與妃詔，遂縊死於佛室。

太眞外傳下云：

上入行宮，撫妃子出於廳門，至馬道北牆口而別之，使（高）力士賜死。妃泣涕嗚咽，語不勝情，乃曰，願大家好住。妾誠負國恩，死無恨矣。乞容禮佛。帝曰，願妃子善地受生。力士遂縊於佛堂之梨樹下。

寅恪所見記載，幾皆言貴妃縊死馬嵬，獨夢得此詩謂其吞金自盡。疑劉詩「貴人飲金屑」之語，乃得自「里中兒」，故有此異說耳。（檢沈濤瑟榭叢談下云：「楊貴妃縊死馬嵬，傳記無異說。劉夢得詩貴人飲金屑，酒用晉書賈后傳，趙王倫矯遣尙書劉宏等齎金屑酒賜后死故事，以喩當日貴妃賜死情事耳。或遂疑貴妃實服金屑，誤矣。」寅恪以爲沈說固可通，但吾國昔時貴顯者，致死之方法多種兼用，呑金不過其一。楊妃縊死前，或曾呑金，是以里中兒傳得此說，亦未可知。故不

必認爲僅用古典已也。又杜工部集壹「哀江頭」云:「明眸皓齒今何在,血污遊魂歸不得。」蓋安祿山進兵長安,少陵潛伏避禍,傳聞楊妃爲兵士所殺害,實非親見者可比,本不得據爲典要。至張耒張右史文集捌「讀中興頌碑」七古首句云,「玉環妖血無人掃」。夫楊妃縊死,或吞金死,皆無流血滿地之可能。文潛所云,當即出於少陵詩句,但未免過于誇大耳。)據今日病理家理論,吞金絕不能致死。紅樓夢記尤二姐吞金自盡事,亦與今日科學不合也。所可注意者,樂史謂妃縊死于梨樹之下,恐是受香山「梨花一枝春帶雨」句之影響。果爾,則殊可笑矣。至劉詩「平生服杏丹,顏色真如故。」之語,據葛洪神仙傳陸董奉傳(可參三國志肆玖吳志肆士燮傳裴注引葛洪神仙傳。)略云:

杜燮爲交州刺史,(寅恪案:「杜」當作「士」。)得毒病死。死已三日,奉時在彼,乃往與藥三丸,內在口中,以水灌之,使人舉其頭,搖而消之。須臾手足似動,顏色漸還,燮遂活。

〔奉〕後還豫章廬山下居,居山不種田,日爲人治病,亦不取錢,重病愈者,使栽杏五株,輕者一株。如此數年,計得十餘萬株,鬱然成林。

然則稚川之傳,乃夢得詩此二句之注腳也。

(七) 三十七頁第二行後加:

又劉夢得「馬嵬行」末句云:

指環照骨明。首飾敵連城。將入咸陽市，猶得賈胡驚。

寅恪案：西京雜記壹云：

〔高祖〕戚妃以百鍊金爲彄環，照見指骨。上惡之，以賜侍兒鳴玉耀光等各四枚。

蓋戚妃與楊妃身分適合，夢得用典精切，於此可見。由是推之，貴妃死後，劉氏不欲顯言之，但其意非指楊妃託身逃遁也。昔友人言，日本有楊貴妃墓，曾見其照片。日本受中國文化甚深，白樂天詩尤具重大影響。長恨歌既有「忽聞海上有仙山」之句，日本以蓬萊三島之仙山自命，此與彼國熊野有徐福墓者，正復相似，自可不必深究也。

(八) 四十五頁後加：

抑更有可論者，即白香山何以得由盩厔尉召入翰林爲學士一重公案是也。舊唐書壹陸陸白居易傳云：

居易文辭富豔，尤精於詩筆，自雠校至結綬畿甸，所著歌詩數十百篇，皆意存諷賦，箴時之病，補政之缺，而士君子多之，而往往流聞禁中，章武皇帝納諫思理，渴聞讜言，〔元和〕二年十一月，召入翰林爲學士。

資治通鑑貳柒唐紀憲宗紀元和二年十一月條云：

盩厔尉集賢校理白居易作樂府及詩百餘篇，規諷時事，流聞禁中，上見而悅之，召入翰林爲

學士。

通鑑記此事本於舊書,而所謂樂府及詩百餘篇,胡注無釋,未知何所確指。考唐之德憲二宗,皆好詩篇,孟棨本事詩情感類「韓翃(寅恪案:「翊」當作「翃」下同。)少負才名。」條略云:李相勉鎭夷門,又署爲幕吏。韓翃殊不得意,多辭疾在家,唯末職韋巡官者與韓獨善。一日,夜將半,韋扣門急,韓出見之,賀曰,員外除駕部郎中知制誥。韓大愕然,曰,必無此事,定誤矣。韋就座曰,留邸狀報制誥闕人,中書兩進名,御筆不點出,又請之,且求聖旨所與。德宗批曰,與韓翃。時有與翃同姓名者,爲江淮刺史,又具二人同進。御筆復批曰,春城無處不飛花。寒食東風御柳斜。日暮漢宮傳蠟燭,青煙散入五侯家。又批曰,與此韓翃。韋又賀曰,此非員外詩也?韓曰,是也,是知不誤矣。時建中初也。

及下附論(丁)元和體詩所引,唐語林貳文學類文宗欲置詩學士條李珏之語。據此可知,唐代好詩之主,皆喜觀覽當時文士作品。但帝王深居九重,與通常人民隔絕,非經由宦寺之手,必無從得見此等當時新作品。白氏長慶集壹宿紫閣山北村詩有「主人愼勿語,中尉正承恩」等句,同書貳捌與元九書云,「聞宿紫閣村詩,則握軍要者切齒矣」。依日本花房英樹白氏文集之批判的研究第三部作品與篇目索引綜合作品表,宿紫閣山北村詩作於元和五年,而元和元年十一月至五年九月之神策中尉,即所謂握軍要者,乃吐突承璀,則宿紫閣山北村詩憲宗是否得見,殊不可知。以常情

論,神策中尉似不應采進此詩也。由是言之,長恨歌之所以為憲宗所深賞,并閹寺視為與彼類無涉之作品,可以推知。今試釋長恨歌內容有二特點:一為楊玉環雖極承寵愛,而終不得立為皇后,二為此詩描述神仙之韻事風情,為當時詩人所不能及。第一點詳見下引第伍章新樂府李夫人篇所引舊唐書憲宗懿安皇后郭氏傳。第二點詳見新樂府海茫茫篇所引杜陽雜編。茲不多贅。又第叁章連昌宮詞引新舊唐書謂元微之由宦者崔潭峻采進連昌宮詞,穆宗乃大悅,遂召入翰林。連昌宮詞有二特點,即銷兵、望幸兩事,最可迎合穆宗及宦寺之心意。嗚呼,微之與樂天,邪正區別,當時及後世固有定品,豈知俱藉連昌宮詞、長恨歌兩詩中有合於人主及宦寺之心意而得為翰林學士耶?樂天之由盩厔尉得召入為翰林學士一重公案,至今似尚無道及者,遂發其覆,附論之於此,以俟通人之教正。

(九)第六十二頁第四行後加:

抑更有可論者,唐代文人自珍惜其作品,不令其遺佚,莫甚於白樂天。白香山集陸壹蘇州南禪院白氏文集記略云:

有文集七帙,合六十七卷,凡三千四百八十七首。其集家藏之外,別錄三本,一本實於東都聖善寺鉢塔院律庫中,一本實於廬山東林寺經藏中,一本實於蘇州南禪院千佛堂內,願以今生世俗文字,放言綺語之因,轉為將來世世讚佛乘轉法輪之緣也。開成四年二月二日樂天

記。朱彝尊曝書亭集叁陸重刊白香山詩集序云：

詩家好名，未有甚於唐白傳者，既屬其友元微之排纘長慶集矣，而又自編後集，爲之序，後爲之記。既以集本付其從子外孫，而又分貯于東林南禪聖善香山諸寺，比之於杜元凱峴山碑尤汲汲焉。

可以爲證。

舊唐書壹陸陸白居易傳略云：

〔元和〕十年七月，盜殺宰相武元衡，居易首上疏論其冤，急請捕賊，以雪國恥。宰相以宮官（寅恪案：時樂天任太子左贊善大夫職事。）非諫職，不當先諫官言事。奏貶爲江表刺史。詔出，中書舍人王涯上疏論之，言居易所犯狀迹，不宜治郡，追詔授江州司馬。

舊史之說，寅恪甚以爲可疑。蓋此疏乃關係樂天出處之重要文字，樂天旣珍惜己身文字如上所引，則今流傳之白氏文集中不見此疏，已甚可怪。且宮官何以不能先諫官言事，唐代似尙未發現此例。然則樂天此疏，必爲宰相所憎惡，及與當時政府主要政策，即用兵淮蔡一端有關，可以推知。若所揣測不誤，此疏當是樂天故意刪去，不使流傳於世耳。至白香山集貳柒與楊虞卿書所貶江州之理由，乃舊史所根據者，然即如與楊虞卿書所言，亦應載其原疏，何以刪去不存耶。又琵琶引述琵琶女之不得已而嫁作商人婦，實由「弟走從軍阿姨死」。此弟之從軍應是與用兵淮蔡有

關。據是而言，兩人之流落天涯皆是用兵淮蔡之結果。約略計此琵琶女嫁作商人婦之時間，與樂天貶謫江州之時間相合，或相距甚近也。若此解釋不誤，則「同是天涯淪落人」一句，其所感恨甚深，其心情之痛苦，尤可想見。洪容齋取琵琶引與蘇東坡定惠院海棠詩爲同類，謂不過尋常擄寫天涯淪落之恨者，則不僅不符事實，而所見尤膚淺矣。

(十) 八十三頁末加：

復次，茲有一事可附論於章末者，即微之此詩與唐代久閉之離宮在寒食節時，特命中官於內矴竹之舉是也。依微之此詩如「連昌宮中滿宮竹」至「小年進食曾因入」一節，「初過寒食一百六，殿舍無煙宮樹綠」二句，「明年十月東都破」至「不到離宮門久閉」一節，「去年勅使因矴竹，偶值門開暫相逐」二句，及「自從此後還閉門，夜夜狐狸上門屋」二句等語，綜合論之，則知唐代皇帝不臨幸之離宮，必將宮門鎖閉，而此宮門亦必尙存垣牆，否則雖閉門，亦不能阻禁外人闌入宮內也。白氏文集壹貳江南遇天寶樂叟詩云：

我自秦來君莫問，驪山渭水如荒村。新豐樹老籠明月，長生殿闇鎖黃昏。紅葉紛紛蓋敬瓦，綠苔重重封壞垣。惟有中官作宮使，每年寒食一開門。

則是樂天於元和十年貶江州司馬之時，華清宮中之殿宇固甚破敗，但其垣牆雖已毀損而尙存在，宮門則長閉，至寒食節始有中官開門於內矴竹也。樂天此詩乃寫實之作，與微之之詩出於揣想者

本自不同，然微之此詩亦依據唐代離宮一般之情況而言，絕非無中生有之描繪。如其所述久閉之離宮，尚存宮牆，在寒食節時，宮使始開門於內斫竹等事，與樂天所言華清宮之情狀並無少異也。故在連昌宮詞爲特性之虛構，江南遇天寶樂叟詩乃通性之寫實。由是而論，元白兩詩可以互相證發也。

至天寶亂後，東都洛陽之上陽宮，則更有詳論之必要。請略引史料，考釋之於下：

杜工部集壹伍諸將五首之三云：

洛陽宮殿化爲烽。

若據此語，是唐代洛陽之宮殿已於安史亂時化爲烽燼矣。但檢仇兆鰲杜詩詳注壹陸，此句注引後漢書董卓傳並曹植詩「洛陽何寂寞，宮殿盡燒焚」爲釋。然則仇氏僅舉出少陵所用之古典，實無安史焚燒洛陽宮殿之今典。（仇氏所引子建詩乃文選貳拾曹子建送應氏詩二首之一，其詩云：「洛陽何寂寞，宮室盡燒焚。」仇氏改「宮室」爲「宮殿」，意雖相同，但改曹詩以合杜句，殊可不必也。）

可知子美此句乃杜詩感傷之語，不可過於拘泥也。

白氏長慶集叁上陽白髮人篇注云：

天寶五載已後，楊貴妃專寵後，宮人無復進幸矣。六宮有美色者，輒置別所，上陽是其一也。貞元中尚存焉。（寅恪案：鄙意以爲此篇乃李紳之原唱，而元稹白居易和之者，白氏之

注原出公垂也。詳見此稿第伍章新樂府上陽白髮人篇。）

新唐書柒柒后妃傳下代宗睿眞皇后傳云：：

代宗睿眞皇后沈氏，吳興人。開元末，以良家子入東宮。太子（指肅宗）以賜廣平王（指代宗），實生德宗。天寶亂，賊囚后東都掖庭。王入洛，復留宮中。時方北討，未及歸長安，而河南爲史思明所沒，遂失后所在。代宗立，以德宗爲皇太子，詔訪后在亡，不能得。

通鑑貳貳陸唐紀肆貳德宗紀建中二年正月條云：：

初，高力士有養女，嫠居東京，頗能言宮中事。女官李眞一意其爲沈太后，詣使者具言其狀，上聞之驚喜。時沈氏故老已盡，無識太后者，上遣宦官宮人往驗視，年狀頗同。宦官宮人不審識太后，皆言是，高氏辭稱，實非太后，驗視者益疑之，強迎入上陽宮。上發宮女百餘人，齎乘輿服御物，就上陽宮供奉。左右諛諭高氏，高氏心動，乃自言是。驗視者走馬入奏，上大喜。二月辛卯，上以偶日御殿，羣臣皆入賀，詔有司草儀奉迎。高氏弟承悅在長安，恐不言久獲罪，遽自言本末。上命力士養孫樊景超往覆視。景超見高氏居內殿，以太后自處，左右侍衛甚嚴。景超謂高氏曰，姑何自置身上。高氏乃曰，吾爲人所強，非己出也。詔太后詐僞，左右可下。左右皆下殿。高氏抗聲曰，有詔太后詐僞，左右可下。左右叱景超使下，景超抗聲曰，有詔太后詐僞，左右可下。以牛車載還其家。

元氏長慶集貳肆上陽白髮人篇云：

御馬南奔胡馬處，宮女三千合宮棄。宮門一閉不復開，上陽花草青苔地。月夜閑聞洛水聲，秋池暗度風荷氣。日日長看提象門，終身不見門前事。近年又送數人來，自言興慶南宮至。

新唐書伍玄宗本紀（參舊唐書玖玄宗本紀下及通鑑貳貳壹唐紀叁柒蕭宗紀上元元年六月條）略云：

〔至德二載〕十二月丁未，〔玄宗〕至自蜀郡，居於興慶宮。上元元年徙居於西內甘露殿。

寅恪案：代宗睿眞皇后沈氏，既能於廣平王即代宗收復東都之前後，皆留在上陽宮，斯爲當日洛陽上陽宮非如少陵所謂「化爲烽」之確證。又德宗建中二年高力士女有能以假太后之資格，居於內殿，則上陽宮之正殿，尙未被毀或被毀後重加修理之一證也。夫自天寶五載迄貞元之末，歷時六十載，儻上陽宮全被焚毀，則此老宮女，豈能露宿如此之久。若謂上陽宮雖全被焚毀，後來重加修理，當修理時，將此老宮女搬移他處，迨修理完畢後，再將其遷於原處居住，則楊貴妃死已五十載，尙有何人妒忌，而令此老宮女受終身監禁之苦乎。然則上陽宮雖經安史之亂，仍未全部毀壞，故上陽白髮人暫可在其中居住也。至於元微之此詩作於元和四年，則不能上溯至德二載玄宗自蜀郡還長安居於南內至上元元年遷於西內之時間無疑。考微之詩云：「近年又送數人來，自言興慶南宮至」之「近年」，其界說殊可研究。蓋歷年將五十載，固不得謂之近年也。

上論洛陽宮至安史亂時迄元和初年實未毀壞並宮牆存在宮門常閉。故亦如其他唐代離宮之通例於

三六七

寒食節始有中使開門斫竹之事。茲請先考唐代杏花桃花開放之時間,兼及地域並其他相關之問題,以資說明。

唐撫言叁「慈恩寺題名遊賞賦詠雜紀」條云:

進士題名自神龍之後,過關宴後,率皆期集於慈恩塔下題名,故貞元中劉太眞侍郎試慈恩寺望杏園花發詩。

寅恪案:登科記考列劉氏於貞元四年主禮部試,今檢文苑英華壹捌捌省試玖載李君何,周弘亮,陳翥,曹著四人應試是科之原作。陳翥曲江亭望慈恩寺杏園花發詩云:

曲池晴望好,近接梵王家。十畝開金地,千林發杏花。芳景堪遊處,其如惜物華。(寅恪案:沈亞之遠,紅泉落影斜。園中春尚早,亭上路非賒。映雲猶誤雪,照日欲成霞。紫陌傳香沈下賢集壹並全唐詩第捌函沈亞之及全唐詩第柒函陳翥俱收此首。夫陳翥爲貞元四年進士,既經徐松考訂,可以無疑。沈下賢集首元祐丙寅之序稱沈氏「元和十年登進士第」,唐才子傳陸沈亞之傳同,故全唐詩及沈集所載此詩,實非出自下賢之手。蓋宋人編唐人專集時,誤收於沈集者,全唐詩不加詳考,以致陳翥、沈亞之兩人詩內均列此詩,可謂疏舛矣。)

陳氏「園中春尚早」句,可證杏花開放在早春大約相當於二月之時間。至於桃花開放之時間,前已略言及,茲爲與杏花開放時間比較,故再詳引人所習知之人面桃花故事於下。

孟棨本事詩情感類「博陵崔護」條略云：

博陵崔護舉進士下第。清明日獨遊都城南，得居人莊，扣門久之，有女子自門隙窺之，開門設牀命坐，獨倚小桃斜柯佇立。崔以言挑之，不對，崔辭去。來歲清明日，逕往尋之。門牆如故，因題詩於左扉曰：「去年今日此門中，人面桃花相映紅。人面秪今何處去，桃花依舊笑春風。」

然則桃花之開放約在距清明節先後不遠之時間，可以無疑。吾國昔時本用陰曆，清明節之排列，或在二月，或在三月。若此年有閏月而閏月在此節氣之前，則表面視之花開較早，如第伍章牡丹芳篇論裴度得見牡丹開放始卒之例。若閏月在此節氣之後，則表面視之花開較遲。通常言之，杏花開放約在二月，桃花開放約在三月，其與此通例不合者，蓋別有其他特別原因，亦可爲詳究解釋也。

其一特別之原因爲地域性之關係。地域有高低及南北二種。凡地勢較高如山頂或高原空氣較平地寒冷，故花開較平地爲遲。白氏文集肆叁遊大林寺序略云：

余與河南元集虛〔等〕凡十七人，自遺愛草堂歷東西二林，抵化城，憩峰頂，登香鑪峯，宿大林寺。大林窮遠，人迹罕到，其僧皆海東人，山高地深，時節絕晚。于時孟夏日，如正二月天，梨桃始華，澗草猶短，人物風候與平地聚落不同，初到怳然若別造一世界者，因口號絕

句云:「人間四月芳菲盡,山寺桃花始盛開。長恨春歸無覓處,不知轉入此中來。」時元和十二年四月九日樂天序。

寅恪案:樂天言大林寺「山高地深,時節絕晚。」足證地勢高,則時節晚。閏月又在節氣之後,則覺時節較晚,故大林寺之桃花晚開,實兼具二因素。又考元和十二年有閏五月,閏月又在節氣之後,則覺時節較晚,故大林寺之桃花晚開,實兼具二因素。盧山自六朝以來,如惠遠、陶潛、白居易、朱熹諸名人,皆居住山南,蓋以交通便利,可以供給家屬朋友及生徒食用,此乃躬耕傳法及講學適宜之條件。至近歲西人關山北牯嶺之地,藉作避暑之用,斯前人所未嘗夢見者,而大林寺遺址復於牯嶺發現,尤可與樂天此文相印證也。前引韓昌黎和李正封過連昌宮詩,有「高薨巨桷壓山原」之句,則連昌宮建築於山上平坦之地。微之作此詩時,雖未身到其地,但亦應知此宮不在平地而在高原,所以三月清明前後,桃花猶可留滯於盛開將落之狀態。遂有「更有牆頭千葉桃,風動落花紅簌簌。」二句。至若地域南北之關係,則北方較寒,故花開較遲,南方較暖,故花開較早,此為一般通例,不待詳論。如陸游劍南詩稿壹柒臨安春雨初霽云:

世味年來薄似紗,誰令騎馬客京華。小樓一夜聽春雨,深巷明朝賣杏花。矮紙斜行閑作草,晴窗細乳戲分茶。素衣莫起風塵嘆,猶及清明可到家。

此詩世人習誦,無須贅釋。所可注意者,第柒捌二句明言客杭州時猶在清明之前,而杏花已開放

可賣也。惟曹寅楝亭十二種後村千家詩三節候門載杜牧清明七絕一首云：

清明時節雨紛紛，路上行人欲斷魂。借問酒家何處有，牧童遙指杏花村。

此詩收於明代千家詩節本，乃三家村課蒙之教科書，數百年來實唐詩最流行之一首。若究其出處，殊爲可疑。今馮集梧杜樊川詩注，既不載此首，其補遺亦不收入，馮氏未加說明，不敢臆斷。但此詩有「清明時節雨紛紛」及「牧童遙指杏花村」二句，似是在北方所作。考杜牧曾以監察御史分司東都（見新唐書壹柒肆杜佑傳附牧傳，並參孟棨本事詩高逸類杜舍人牧弱冠成名條。）然則牧之此清明七絕一首，或在此時所作耶？然無佐證。又馮應榴蘇文忠公詩合注壹捌載送蜀人張師厚赴殿試二首云：

忘歸不覺鬢毛斑，好事鄉人尚往還。斷嶺不遮西望眼，送君直過楚王山。

雲龍山下試春衣，放鶴亭前送落暉。一色杏花三十里，新郎君去馬如飛。

寅恪案：馮氏於此卷卷首古今體詩四十七首下引查注云：「元豐二年己未正月在徐州任，三月後移知湖州道中作。」此題第壹首之楚王山，並第貳首之雲龍山及放鶴亭皆在徐州，足證此二絕句明是在徐州任內，元豐二年三月之前所作也。宋代汴梁殿試亦在二月杏花開放時節。取東坡此二絕句與上引放翁七律一首相比較，則地域之南北與杏花開放之早晚關係，可以明瞭矣。白氏文集壹春雪詩略云：

其二特別之原因爲某一年氣候暫時改變之關係。

元和歲在卯,六年春二月。月晦寒食天,天陰夜飛雪。上林草盡沒,曲江冰復結。紅乾杏花死,綠凍楊枝折。

舊唐書壹肆憲宗紀上略云:

元和六年二月丙寅朔。三月乙未朔。閏十二月辛卯朔。

全唐詩第伍函韓愈伍辛卯年雪五古略云:

寅恪案:元和六年辛卯二月小盡,其次日爲三月乙未朔,適值清明節後,即樂天所謂時節較晚之年,此年東西二都皆有大雪,杏花凍死,故可目此年之氣候與其他一般時節不同也。又檢寶氏聯珠集叁寶庠陪留守韓僕射巡內至上陽宮感興二首云:

翠輦西歸七十春,玉堂珠綴儼埃塵。武皇弓劍埋何處,泣問上陽宮裏人。

愁雲漠漠草離離,太乙句陳處處疑。薄暮毀垣春雨裏,殘花猶發萬年枝。

寅恪案,舊唐書壹伍伍竇羣傳附庠傳云:

吏部侍郎韓皋出鎮武昌,辟爲推官。皋移鎮浙西,奏庠爲節度副使殿中侍御史,遷澤州刺史,又爲宣歙副使,除奉天令,登州刺史,東都留守判官。

同書壹肆憲宗紀上略云:

〔元和五年十月〕以戶部尚書韓皋為東都留守判東都尚書省事。〔元和八年六月〕以東都留守韓皋檢校吏部尚書兼許州刺史充忠武軍節度使。

故疑冑卿以東都留守判官之資格陪仲文巡內至上陽宮之時間，乃元和六年二月念九日寒食節。依竇氏絕句第壹首「翠輦西歸七十春」句，蓋從天寶元年下推至元和六年適為七十載。其實玄宗自開元二十四年後，即不再幸洛陽，此點竇氏及其他唐代文人固不詳悉計算也。若揣測不誤，則韓竇二氏之巡視上陽宮亦循唐代離宮於每年寒食節遣中使斫竹之通例耳。（竇氏絕句第壹首第肆句者可與上引元微之元和四年所作上陽白髮人篇中「近年又送數人來，自言興慶南宮至」二句互相印證。蓋元和四年距元和六年時間甚近，竇既於元和六年尚得見上陽宮內之宮人，則此宮人當是不久送來者，與微之詩「近年」之語，亦甚適合也。餘詳上論微之此詩節。）竇氏絕句第貳首第肆句之「殘花」，當是杏花而非桃花。桃花雖通常在清明前後開放，此年之氣候寒冷與往年不同，是以開放時間較遲，此為變例，即樂天詩所謂「紅乾杏花死」者，宜冑卿以殘花目之。復據全唐詩第陸函李正封洛陽清明雨霽詩云：

曉日清明天，夜來嵩少雨。千門尚煙火，九陌無塵土。酒綠河橋春，漏間宮殿午。遊人戀芳草，半犯嚴城鼓。

李氏此詩為何年所作，雖不能考，但唐代洛陽寒食節時亦有春雨連綿之氣候也。

其三特別之原因爲人事忽有變動,杏桃二花開放之時間表面視之,似與常年不同,按諸實際,幷無改易也。

太平廣記壹伍肆李顧言條引溫畬續定命錄略云:

唐監察御史李顧言,貞元末應進士舉。見(南)省東南北街中有一人徐吟詩曰:「放榜只應三月暮,登科又校一年遲。」明年,京師自冬雨雪甚,畿內不稔,停舉。貞元二十一年春,德宗皇帝晏駕(寅恪案:舊唐書壹叁德宗紀下云:「貞元二十年正月癸巳帝崩。」),果三月下旬放進士榜。

權載之文集玖和九華觀見懷貢院八韻略云:

上巳好風景,仙家足芳菲。地殊蘭亭會,人似山陰歸。滯茲文墨職,坐與琴觴違。麗曲滌煩虛,幽緘發清機。支頤一吟想,恨不雙翻飛。

同書同卷上巳日貢院考雜文不遂赴九華觀祓禊之會以二絶句申贈云:

三日韶光處處新,九華仙洞七香輪。同心齊體如身到,臨水煩君便祓除。

禊飲尋春興有餘,深情婉婉見雙魚。老夫留滯何由往,珉玉相和正遠身。(原注云,時以沽美玉爲詩題。)

寅恪案:溫氏謂貞元二十一年春,德宗晏駕,三月下旬放進士榜,與權氏詩題上巳日貢院考雜文不遂之語可互相印證。考載之不以進士出身,但三次主禮部試,其以沽美玉爲試題,則在貞元二

十一年。(見徐松登科記考壹伍)檢舊唐書壹肆捌權德輿傳載其卒於元和十三年,是前列兩題乃權氏四十八歲時之作品,前一題為答其夫人寄懷之作,故第貳題以「申贈」為言,且「深情婉婉見雙魚」句即指其夫人所寄之書並詩也。茲綜合上引唐摭言文苑英華續定命錄,權載之文集等材料論之,則知唐代通常放進士牓時正值杏花開放。至若貞元二十一年放進士牓時在三月下旬,乃桃花開放之際,而與常年不同,斯實由此年有人事變動之故所致也。

(十一) 一百零三頁第十行後加:

關於鶯鶯氏族問題,下附讀鶯鶯傳已略論及,謂唐代女子,頗有以「九九」為名者,引才調集伍代九九之詩為例證,茲復檢才調集伍全唐詩第壹伍函元稹貳柒有曹十九舞綠鈿一詩,頗疑曹十九之「十」乃「九」之訛。若所揣測者不誤,則北夢瑣言伍中書蕃人事條云:

唐自大中至咸通,白中令入拜相,次畢相諴,曹相確,羅相劭,權使相也,繼升嚴廊。崔相慎猷曰,可以歸矣,近日中書盡是蕃人。蓋以畢、白、曹、羅為蕃姓也。

據是,此女姓曹名九九,殆亦出於中亞種族。考吾國自漢以來之史籍所載述,中亞胡人善於釀酒,如晉書壹貳貳呂光傳略云:

〔呂〕光入其城(龜茲),大饗將士。胡人奢侈,厚於養生,家有蒲桃酒,或至千斛,經十年不敗,士卒淪沒酒藏者相繼矣。

又胡姬姝麗,如玉臺新詠壹辛延年羽林郎詩云:

昔有霍家姝,(丁福保編全漢三國晉南北朝詩注云:古時士之美者曰姝,如干旄之詩稱彼姝者子,是。後世選本改姝爲奴,非是。)姓馮名子都。依倚將軍勢,調笑酒家胡。胡姬年十五,春日獨當鑪。長裾連理帶,廣袖合歡襦。頭上藍田玉,耳後大秦珠。兩鬟何窈窕,一世良所無。

然則自漢至唐,吾國產名酒之地多是中亞胡族聚居區域。第貳章琵琶引論琵琶女所居之長安蝦蟆陵,乃產郎官清名酒之地。此女之又善彈琵琶,故疑此女當是辛延年詩所謂「酒家胡」之類。若所揣測者不誤,則水經注肆河水又南過蒲坂縣西條略云:

〔河東〕郡多流雜,謂之徙民。民有姓劉名墮者,宿擅工釀,採挹河流,醞成芳酎,排於桑落之辰,故酒得其名矣。

庾子山集伍就蒲州刺史乞酒詩云:

蒲城桑葉落,灞岸菊花秋。願持河朔飲,分勸東陵侯。

及國史補下敍酒名著者條略云:

酒〔云名品〕則有河東之乾和蒲萄。

則鶯鶯所居之蒲州,唐代以前已是中亞胡族聚居之地,可以證明。中亞胡族,膚色白皙,特異於

漢族。今觀才調集伍元稹雜思六首之六「尋常百種花齊發，偏摘梨花與白人」，則鶯鶯之膚色白皙可證。由是而言，就鶯鶯所居之地域及姓名並善音樂等條件觀之，似有辛延年詩所謂「酒家胡」之嫌疑也。茲姑妄言之，讀者儻亦姑妄聽之耶？

或謂楊貴妃原出隋代河中觀王雄之族，觀王家庭妾媵中殊有就地娶中亞酒家胡之可能。果爾，則長恨歌中「盡日君王看不足」之霓裳羽衣舞，即本自中亞流行之婆羅門舞。又「梨花一枝春帶雨」之「梨花」即「偏摘梨花與白人」之「梨花」。此歌兩句皆有著落，不同泛語。斯說未有確據，不得視為定論，聊記於此，以資談助云耳。

（十二）一百十七頁第一行後加：

抑更有可論者，近人據新唐書貳百叁崔元翰傳略云：

崔元翰名鵬，以字行，舉進士，博學宏辭，賢良方正，皆異等。義成李勉表為幕府，馬燧更表為太原掌書記，召拜禮部員外郎，賓參秉政，引知制誥，罷為比部郎中，時已七十餘。卒。

王性之據崔氏譜云永寧尉鵬，亦娶鄭濟女。則鶯鶯者乃崔鵬女，於微之為中表。應推得一結論謂鶯鶯即崔元翰女。檢宋子京作新唐書崔元翰傳，實採用權載之文集叁叁唐尚書比部郎中博陵崔元翰文集序。（參姚鉉唐文粹玖貳及全唐文肆捌玖。）其文云：

脊柱外科手术技术
OPERATIVE TECHNIQUES: SPINE SURGERY
（第2版）

原　著：Alexander R. Vaccaro
　　　　Eli M. Baron

主　译：吴　华
副主译：刘朝旭
译　者：（按姓氏笔画排序）
　　　　王　威　付　涛　刘　阳　刘朝旭　汤翔宇
　　　　李文凯　杨　勇　吴　华　汪　波　宋明宇
　　　　赵东明　涂　畅　黄　琛

北京大学医学出版社

JIZHU WAIKE SHOUSHU JISHU

图书在版编目（CIP）数据

脊柱外科手术技术：第2版 /（美）瓦克洛（Vaccaro, A.R.），（美）班罗（Baron, E.M.）原著；吴华译. – 北京：北京大学医学出版社，2015.1
书名原文：Operative techniques:spine surgery
ISBN 978-7-5659-1004-3

Ⅰ. ①脊… Ⅱ. ①瓦… ②班… ③吴… Ⅲ. ①脊柱病—外科手术 Ⅳ. ①R681.5

中国版本图书馆CIP数据核字（2014）第283592号

北京市版权局著作权合同登记号：01-2014-6828

OPERATIVE TECHNIQUES:SPINE SURGERY, SECOND EDITION
Alexander R. Vaccaro, Eli M. Baron
ISBN-13: 9781437715200
ISBN-10: 1437715206

Copyright © 2012, 2008 by Saunders, an imprint of Elsevier Inc. All rights reserved.
Authorized Simplified Chinese translation from English language edition published by Elsevier Inc.
Copyright © 2015 by Elsevier (Singapore) Pte Ltd and Peking University Medical Press. All rights reserved.
Elsevier (Singapore) Pte Ltd.
3 Killiney Road
#08-01 Winsland House I
Singapore 239519
Tel: (65) 6349-0200
Fax: (65) 6733-1817
First Published 2015
2015年初版

Published in China by Peking University Medical Press under special arrangement with Elsevier (Singapore) Pte Ltd. This edition is authorized for sale in China only, excluding Hong Kong SAR, Macao SAR and Taiwan. Unauthorized export of this edition is a violation of the Copyright Act. Violation of this Law is subject to Civil and Criminal Penalties.
本书简体中文版由北京大学医学出版社与Elsevier（Singapore）Pte Ltd. 在中国境内（不包括香港及澳门特别行政区和台湾）合作出版。本版仅限在中国境内（不包括香港及澳门特别行政区和台湾）出版及标价销售。未经许可之出口，视为违反著作权法，将受法律之制裁。

脊柱外科手术技术（第2版）

主　　译：吴　华
出版发行：北京大学医学出版社
电　　话：发行部 010-82802230；图书邮购 010-82802495
地　　址：（100191）北京市海淀区学院路38号　北京大学医学部院内
网　　址：http://www.pumpress.com.cn
E-mail：booksale@bjmu.edu.cn
印　　刷：北京圣彩虹制版印刷技术有限公司
经　　销：新华书店
责任编辑：冯智勇　　责任校对：金彤文　　责任印制：张京生
开　　本：889×1194mm　1/16　印张：25.5　字数：786千字
版　　次：2015年1月第1版　2015年1月第1次印刷
书　　号：ISBN 978-7-5659-1004-3
定　　价：275.00元
版权所有，违者必究
（凡属质量问题请与本社发行部联系退换）

原著者

Kuniyoshi Abumi, MD
Professor, Spinal Reconstruction, Hokkaido University Graduate School of Medicine, Sapporo, Japan
Cervical Pedicle Screw Fixation

Frank L. Acosta, Jr., MD
Assistant Professor and Director of Spinal Deformity, Neurological Surgery, Cedars-Sinai Medical Center, Los Angeles, California
Surgical Treatment of High-Grade Spondylolisthesis

Todd J. Albert, MD
Richard H. Rothman Professor and Chair, Professor of Neurosurgery, Department of Orthopaedic Surgery, Thomas Jefferson University Hospital and The Rothman Institute, Philadelphia, Pennsylvania
Posterior Far Lateral Disk Herniation

Christopher P. Ames, MD
Associate Professor, Department of Neurosurgery, Co-Director, Spine Center, University of California San Francisco, San Francisco, California
Surgical Treatment of High-Grade Spondylolisthesis

Howard S. An, MD
The Morton International Endowed Chair, Professor of Orthopaedic Surgery, Director, Division of Spine Surgery and Spine Fellowship Program, Rush University Medical Center, Chicago, Illinois
Halo Placement in the Pediatric and Adult Patient

Neel Anand, MD
Co-Director, Institute for Spinal Disorders, Cedars-Sinai Medical Center, Los Angeles, California
Posterior Cervical Osteotomy Techniques
Transforaminal Lumbar Interbody Fusion
The Transpsoas Approach for Thoracolumbar Interbody Fusion
Lumbar Internal Laminectomy

David T. Anderson, MD
Resident, Orthopaedic Surgery, Thomas Jefferson University Hospital, Philadelphia, Pennsylvania
Anterior Cervical Corpectomy/Diskectomy

D. Greg Anderson, MD, PhD
Associate Professor, Department of Orthopaedic Surgery, Thomas Jefferson University, Philadelphia, Pennsylvania
Posterior Far Lateral Disk Herniation
Minimally Invasive Exposure Techniques of the Lumbar Spine

Ronald I. Apfelbaum, MD, FAANS
Professor Emeritus, Department of Neurosurgery, University of Utah, Salt Lake City, Utah
Odontoid Screw Fixation

Hyun Bae, MD
Co-Director Fellowship, Division of Orthopaedic Surgery, Cedars Sinai Spine Center, Los Angeles, California
Posterior Cervical Laminoplasty

Eli M. Baron, MD
Attending Spine Surgeon, Attending Neurosurgeon, Cedars-Sinai Institute for Spinal Disorders, Los Angeles, California
Anterior Odontoid Resection: The Transoral Approach
Anterior C1-C2 Arthrodesis: Lateral Approach of Barbour and Whitesides
Transforaminal Lumbar Interbody Fusion
The Transpsoas Approach for Thoracolumbar Interbody Fusion
Lumbar Internal Laminectomy

Edward C. Benzel, MD
Chairman, Department of Neurosurgery, Center for Spine Health, Cleveland Clinic, Cleveland, Ohio
Lateral Extracavitary Approach for Vertebrectomy

John K. Birknes, MD
Attending Pediatric Neurosurgeon, Division of Neurosurgery, Children's Hospital of the King's Daughters, Norfolk, Virginia
Resection of Intradural Intramedullary or Extramedullary Spinal Tumors

Oheneba Boachie-Adjei, MD
Chief of the Scoliosis Service, Hospital for Special Surgery, New York, New York
Hemivertebrae Resection

Keith H. Bridwell, MD
Professor, Orthopaedic Surgery, Professor, Neurological Surgery, Chief, Adult/Pediatric Spine Surgery, Orthopaedic Surgery, Washington University School of Medicine, St. Louis, Missouri
Osteotomy Techniques (Smith-Petersen and Pedicle Subtraction) for Fixed Sagittal Imbalance

Robert M. Campbell, Jr., MD
Professor of Orthopaedic Surgery, University of Pennsylvania; Director, The Center for Thoracic Insufficiency Syndrome, Division of Orthopaedics, The Children's Hospital of Philadelphia, Philadelphia, Pennsylvania
VEPTR Opening Wedge Thoracostomy for Congenital Spinal Deformities

Wilsa M.S. Charles Malveaux, MD, MA
Research Fellow, Montefiore Medical Center, Albert Einstein College of Medicine, Bronx, New York
Operative Management of Scheuermann Kyphosis

David Choi, MB ChB, PhD, FRCS
Consulting Neurosurgeon, The National Hospital for Neurology and Neurosurgery, Queen Square, London, United Kingdom
Anterior Odontoid Resection: The Transoral Approach

Murat Cosar, MD
Department of Neurosurgery, Faculty of Medicine, Canakkale 18 March University, Canakkale, Turkey
Minimally Invasive Presacral Retroperitoneal Approach for Lumbosacral Axial Instrumentation

H. Alan Crockard, MB, DSc, FRCS, FDSRCS, FRCP
Professor of Neurosurgery, The National Hospital for Neurology and Neurosurgery, Queen Square, London, United Kingdom
Anterior Odontoid Resection: The Transoral Approach

Michael D. Daubs, MD
Assistant Professor, Orthopaedic Surgery, University of Utah, Salt Lake City, Utah
Anterior Lumbar Interbody Fusion

Timothy Davis, MD, DABNM
Physical Medicine and Interventional Pain, Cedars-Sinai Spine Center, Los Angeles, California
The Transpsoas Approach for Thoracolumbar Interbody Fusion

Rick B. Delamarter, MD
Vice Chairman, Department of Surgery, Co-Director, Spine Center, Cedars Sinai Medical Center, Los Angeles, California
Anterior Cervical Disk Arthroplasty

Michael F. Duffy, MD
Orthopaedic Spine Surgeon, Texas Back Institute, Mansfield, Texas
Lumbar Total Disk Arthroplasty

Mostafa H. El Dafrawy, MD
Research Fellow, Orthopaedic Surgery-Spine Division, Johns Hopkins University, Baltimore, Maryland
Sacropelvic Fixation

Thomas J. Errico, MD
Associate Professor of Orthopedic and Neurological Surgery, New York University School of Medicine; Chief, Division of Spine Surgery, New York University Hospital for Joint Diseases, New York, New York
Operative Management of Scheuermann Kyphosis

Daniel R. Fassett, MD
Interim Head of Neurosurgery, University of Illinois College of Medicine Peoria; Director of Spinal Surgery, Illinois Neurological Institute, Peoria, Illinois
Odontoid Screw Fixation

Michael A. Finn, MD
Assistant Professor of Neurosurgery, University of Colorado School of Medicine, Aurora, Colorado
Odontoid Screw Fixation

Ernest Found, MD
Associate Professor of Orthopaedics, The University of Iowa, Iowa City, Iowa
Spondylolysis Repair

Peter G. Gabos, MD
Assistant Professor of Orthopaedic Surgery, Jefferson Medical College of Thomas Jefferson University, Philadelphia, Pennsylvania; Co-Director, Division of Scoliosis and Spine Surgery, Alfred I. duPont Hospital for Children, Nemours Children's Clinic, Wilmington, Pennsylvania
Anterior Thoracolumbar Spinal Fusion via Open Approach for Idiopathic Scoliosis

George M. Ghobrial, MD
Resident, Neurological Surgery, Thomas Jefferson University Hospital, Philadelphia, Pennsylvania
Anterior Odontoid Resection: The Transoral Approach

Colin B. Harris, MD
Syracuse Orthopedic Specialists, Spine Center, Dewitt, New York
Closed Cervical Skeletal Tong Placement and Reduction Techniques

Christopher C. Harrod, MD
Orthopaedic Surgery Chief Resident, Harvard Combined Orthopaedic Residency Program, Harvard University, Boston, Massachusetts
Anterior Thoracic Diskectomy and Corpectomy

James S. Harrop, MD
Associate Professor, Neurological Surgery, Jefferson Medical College, Philadelphia, Pennsylvania
Anterior Odontoid Resection: The Transoral Approach
Occipital-Cervical Fusion
Resection of Intradural Intramedullary or Extramedullary Spinal Tumors

Alan S. Hilibrand, MD
Professor of Orthopaedic Surgery, Director of Orthopaedic Medical Education, Professor of Neurological Surgery, Jefferson Medical College of Thomas Jefferson University/The Rothman Institute, Philadelphia, Pennsylvania
Anterior Cervical Corpectomy/Diskectomy

Yoshihiro Hojo, MD
Department of Orthopedic Surgery, Kushiro Rosai Hospital; Japan Labour Health and Welfare Organization, Kashiro, Japan
Cervical Pedicle Screw Fixation

Jonathan A. Hoskins, MD
Research Associate, Department of Orthopedic Surgery, Rush University Medical Center, Chicago, Illinois
Anterior Resection of Ossification of the Posterior Longitudinal Ligament
Cervical Spine: Lateral Mass Screw Fixation

Manabu Ito, MD
Department of Advanced Medicine for Spine and Spinal Cord Disorders, Hokkaido University Graduate School of Medicine, Sapporo, Japan
Cervical Pedicle Screw Fixation

George Jallo, MD
Associate Professor, Neurosurgery, Pediatrics, and Oncology, Clinical Director, Pediatric Neurosurgery, Department of Neurosurgery, Johns Hopkins University, Baltimore, Maryland
Resection of Intradural Intramedullary or Extramedullary Spinal Tumors (Video)

Jack I. Jallo, MD, PhD
Professor, Thomas Jefferson University, Philadelphia, Pennsylvania
Occipital-Cervical Fusion

Sunil Jeswani, MD
Department of Neurosurgery, Cedars-Sinai Medical Center, Los Angeles, California
Lumbar Internal Laminectomy

Avrum Joffe, MD
Resident, Orthopaedic Surgery, St. Luke's and Roosevelt Hospitals, New York, New York
Thoracoplasty for Rib Deformity

Ian T. Johnson, MD
Director of Spinal Care, Neurological and Orthopedic Institute of Florida, Delray Beach, Florida
Minimally Invasive Presacral Retroperitoneal Approach for Lumbosacral Axial Instrumentation

J. Patrick Johnson, MD
CEO and Chairman, The Spine Institute Foundation; Attending Neurosurgeon/Spine Specialist, Neurosurgery, Cedars-Sinai Medical Center, Los Angeles, California
Anterior Odontoid Resection: The Transoral Approach
Endoscopic Thoracic Diskectomy

Stepan Kasimian, MD
Attending Spine Surgeon, Orthopaedic Surgery, Cedars-Sinai Medical Center, Los Angeles, California; Attending Spine Surgeon, Glendale-Adventist Spine Institute/Orthopaedic Surgery, Glendale-Adventist Medical Center, Glendale, California
Endoscopic Thoracic Diskectomy

Manish K. Kasliwal, MD, MCh
Spine Fellow, Rush University Medical Center, Chicago, Illinois
Spondylolysis Repair

Khaled Kebaish, MD
Associate Professor, Orthopaedic Surgery, Johns Hopkins University, Baltimore, Maryland
Sacropelvic Fixation

Michael P. Kelly, MD
Assistant Professor of Orthopaedics, Assistant Professor of Neurological Surgery, Washington University School of Medicine, St. Louis, Missouri
Osteotomy Techniques (Smith-Petersen and Pedicle Subtraction) for Fixed Sagittal Imbalance

Christopher K. Kepler, MD
Spine Surgery Fellow, Orthopaedics, Thomas Jefferson University/Rothman Institute, Philadelphia, Pennsylvania
Minimally Invasive Exposure Techniques of the Lumbar Spine

Larry T. Khoo, MD
Director of Spinal Surgery, The Spine Clinic of Los Angeles at Good Samaritan Hospital, A Teaching Affiliate of the University of Southern California, Los Angeles, California
Minimally Invasive Presacral Retroperitoneal Approach for Lumbosacral Axial Instrumentation

Paul Dohyung Kim, MD
Orthopaedic Spine Surgeon, Spine Institute of San Diego, San Diego, California
Anterior Cervical Disk Arthroplasty
Posterior Cervical Laminoplasty

Paul Kraemer, MD
Orthopaedic Spine Surgeon, Indiana Spine Group; Assistant Professor, Orthopaedic Surgery, Indiana University, Indianapolis, Indiana
Complete Vertebral Resection for Primary Spinal Tumors

Steven K. Leckie, MD
Resident, Orthopedic Surgery, University of Pittsburgh Medical Center, Pittsburgh, Pennsylvania
Posterior C1-C2 Fusion: Harms and Magerl Techniques

Joon Y. Lee, MD
Associate Professor of Orthopaedic Surgery, University of Pittsburgh Medical Center, University of Pittsburgh, Pittsburgh, Pennsylvania
Posterior C1-C2 Fusion: Harms and Magerl Techniques

Howard B. Levene, MD, PhD
Assistant Professor of Neurological Surgery, University of Miami Miller School of Medicine, Miami, Florida
Occipital-Cervical Fusion

Isador H. Lieberman, MD
Director, Scoliosis and Spine Tumor Center, Texas Back Institute, Plano, Texas
Kyphoplasty

Neil A. Manson, MD
Staff Surgeon, Spine, Sports Medicine, and Orthopaedic Surgery, Canada East Spine Centre and Horizon Health Network, Saint John, New Brunswick, Canada; Assistant Professor, Department of Surgery, Dalhousie University, Halifax, Nova Scotia, Canada
Halo Placement in the Pediatric and Adult Patient

Mark M. Mikhael, MD
Reconstructive Spine Surgeon, Illinois Bone and Joint Institute, Glenview, Illinois
Interspinous Process Motion-Sparing Implant

Rani Nasser, MD
Resident, Neurological Surgery, Montefiore Medical Center, Bronx, New York
Hemivertebrae Resection

Alpesh A. Patel, MD, FACS
Associate Professor, Department of Orthopaedic Surgery and Rehabilitation, Loyola University, Chicago, Illinois
Anterior Resection of Ossification of the Posterior Longitudinal Ligament

Brian Perri, DO
Institute for Spinal Disorders, Cedars-Sinai Medical Center, Los Angeles, California
Posterior Cervical Osteotomy Techniques

Matias G. Petracchi, MD
Orthopaedics and Traumatology, Hospital Italiano de Buenos Aires, Buenos Aires, Argentina
Hemivertebrae Resection

Daniel Raphael, PA-C
Division of Neurosurgery, The Spine Clinic of Los Angeles, Good Samaritan Hospital, University of Southern California Medical School, Los Angeles, California
Minimally Invasive Presacral Retroperitoneal Approach for Lumbosacral Axial Instrumentation

John K. Ratliff, MD
Department of Neurosurgery, Stanford University Medical Center, Stanford, California
Resection of Intradural Intramedullary or Extramedullary Spinal Tumors
Hemivertebrae Resection

Coleen S. Sabatini, MD
Assistant Professor of Clinical Orthopaedic Surgery, Department of Orthopaedic Surgery, University of California San Francisco, San Francisco, California
Posterior Thoracolumbar Fusion Techniques for Adolescent Idiopathic Scoliosis

Rick C. Sasso, MD
Professor, Clinical Orthopaedic Surgery, Indiana University School of Medicine; Indiana Spine Group, Indianapolis, Indiana
Complete Vertebral Resection for Primary Spinal Tumors

Suken A. Shah, MD
Chief, Division of Spine and Scolosis, Department of Orthopaedics, Nemours/Alfred I. duPont Hospital for Children, Wilmington, Delaware; Assistant Professor of Orthopaedic Surgery, Department of Orthopaedic Surgery, Thomas Jefferson University, Philadelphia, Pennsylvania
Thoracoplasty for Rib Deformity

Arya Nick Shamie, MD
Associate Professor, Orthopaedic Surgery, Associate Professor, Neurosurgery, University of California Los Angeles, Los Angeles, California; Medical Director, Spine Surgery, UCLA/Santa Monica Medical Center, Santa Monica, California
Interspinous Process Motion-Sparing Implant

Alok D. Sharan, MD
Chief, Orthopedic Spine Service, Orthopedic Surgery, Montefiore Medical Center/Albert Einstein College of Medicine, Bronx, New York
Operative Management of Scheuermann Kyphosis

Ashwini Sharan, MD, FACS
Associate Professor of Neurosurgery, Program Director, Department of Neurosurgery, Jefferson Medical College of Thomas Jefferson University, Philadelphia, Pennsylvania
Resection of Intradural Intramedullary or Extramedullary Spinal Tumors

Andrew K. Simpson, MD
Orthopaedic Surgery Resident, Harvard Combined Orthopaedic Residency Program, Harvard University, Boston, Massachusetts
Anterior Thoracic Diskectomy and Corpectomy

Harminder Singh, MD
Assistant Professor of Neurosurgery, Stanford University School of Medicine, Stanford, California
Anterior Odontoid Resection: The Transoral Approach

Kern Singh, MD
Associate Professor, Orthopedic Surgery, Rush University Medical Center, Chicago, Illinois
Anterior Resection of Ossification of the Posterior Longitudinal Ligament
Cervical Spine: Lateral Mass Screw Fixation

David L. Skaggs, MD
Professor, Orthopaedic Surgery, University of Southern California; Chief, Orthopaedic Surgery, Children's Hospital Los Angeles, Los Angeles, California
Posterior Thoracolumbar Fusion Techniques for Adolescent Idiopathic Scoliosis

Zachary A. Smith, MD
Assistant Professor of Neurosurgery, Northwestern University Feinberg School of Medicine, Chicago, Illinois
Minimally Invasive Presacral Retroperitoneal Approach for Lumbosacral Axial Instrumentation

John Christos Styliaras, MD
Resident, Department of Neurological Surgery, Thomas Jefferson University Hospital, Philadelphia, Pennsylvania
Occipital-Cervical Fusion
Resection of Intradural Intramedullary or Extramedullary Spinal Tumors

Ishaq Syed, MD
Assistant Professor, Department of Orthopaedic Surgery, Wake Forest University Baptist Medical Center, Winston-Salem, North Carolina
Posterior C1-C2 Fusion: Harms and Magerl Techniques

Chadi Tannoury, MD
Orthopaedic Spine Fellow, Rush University Medical Center and Midwest Orthopaedics at Rush, Chicago, Illinois
Posterior Far Lateral Disk Herniation

Issada Thongtrangan, MD
Orthopedic Spine Surgeon, Orthopaedic and Spine Institute, San Antonio, Texas
Kyphoplasty

Vincent C. Traynelis, MD
Professor, Department of Neurosurgery, Rush University Medical Center, Chicago, Illinois
Spondylolysis Repair

Per D. Trobisch, MD
Spine Surgeon, Orthopädische Klinik Berlin, Vivantes Klinikum im Friedrichshain, Landberger Allee, Berlin, Germany
Operative Management of Scheuermann Kyphosis

Kene T. Ugokwe, MD
Associate Staff Neurosurgeon, Surgery, St. Elizabeth Health Center, Youngstown, Ohio
Lateral Extracavitary Approach for Vertebrectomy

Alexander R. Vaccaro, MD, PhD
Everett J. and Marion Gordon Professor of Orthopaedic Surgery, Professor of Neurosurgery, Thomas Jefferson University and The Rothman Institute; Co-Director, Delaware Valley Spinal Cord Injury Center, Philadelphia, Pennsylvania
Anterior Odontoid Resection: The Transoral Approach
Anterior C1-C2 Arthrodesis: Lateral Approach of Barbour and Whitesides
Anterior Resection of Ossification of the Posterior Longitudinal Ligament
Occipital-Cervical Fusion
Cervical Spine: Lateral Mass Screw Fixation
Anterior Thoracic Diskectomy and Corpectomy
Posterior Far Lateral Disk Herniation
Transforaminal Lumbar Interbody Fusion

Michael J. Vives, MD
Associate Professor and Chief of Spine Surgery, Orthopedics, University of Medicine and Dentistry-New Jersey Medical School, Newark, New Jersey
Closed Cervical Skeletal Tong Placement and Reduction Techniques

Brian Walsh, MD
Staff Neurosurgeon, Madison, Wisconsin
Spondylolysis Repair

Christopher F. Wolf, MD
Orthopaedic Spine Surgeon, Christiana Spine Center LLC, Newark, Delaware
Interspinous Process Motion-Sparing Implant

Kamal R.M. Woods, MD
Chief Resident, Neurosurgery, Loma Linda University Medical Center, Loma Linda, California
Transforaminal Lumbar Interbody Fusion

Neill M. Wright, MD
Herbert Lourie Professor in Neurological Surgery, Neurological Surgery, Washington University School of Medicine, St. Louis, Missouri
C2 Translaminar Screw Fixation

Vamshi Yelavarthi
Medical Student, Boston University School of Medicine, Boston, Massachusetts
Anterior Resection of Ossification of the Posterior Longitudinal Ligament
Cervical Spine: Lateral Mass Screw Fixation

Joseph M. Zavatsky, MD
Staff Orthopaedic Surgeon, Ochsner Medical Center, Baton Rouge, Louisiana
Posterior C1-C2 Fusion: Harms and Magerl Techniques

Lukas P. Zebala, MD
Associate Professor, Orthopedic Surgery, Washington University School of Medicine, Saint Louis, Missouri
Osteotomy Techniques (Smith-Petersen and Pedicle Subtraction) for Fixed Sagittal Imbalance

Jack E. Zigler, MD
Orthopaedic Spine Surgeon, Co-Director of Fellowship Program, Texas Back Institute, Plano, Texas
Lumbar Total Disk Arthroplasty

译者前言

自20世纪80年代初期以来，伴随着脊柱矫形内植物的研制与开发以及生物力学的发展，脊柱外科从基础研究到临床实践均取得了很大进步，一些重要的概念、原则、诊断标准以及治疗手段变得更加先进、合理。对于脊柱外科医生而言，在继承传统脊柱外科技术的同时，了解并掌握新的技术和理论已迫在眉睫。目前，有关脊柱手术技术方面的书籍很多，而本书最大的优点是其实用性更强。

本书由美国脊柱损伤协会前任主席Alexander R. Vaccaro教授及92位脊柱外科专家共同编写完成。全书共包括40种技术，将传统与现代、开放与微创的手术技术以图文并茂的方式展示给读者，并从手术适应证、外科解剖、手术过程以及术后护理等多个层面进行了详细的描述，条理清楚，重点突出。本著作配合使用真实术中照片和手绘插图，将复杂的手术过程诠释得简单易懂。

译者从事脊柱外科多年，在翻译过程中，常惊叹于书中精辟而丰富的技巧与论述。因此，特别期盼早日将其与同道分享。相信本书一定能成为脊柱外科医生的重要参考书籍，并且还能为脊柱手术的术后护理和专科培训提供翔实的理论指导。

翻译过程中，译者尽量忠实于原文，但书中某些统计数据可能与国人情况不甚相符，请读者留意。由于时间仓促，水平所限，不足和遗憾在所难免，敬请批评斧正。

吴 华

华中科技大学附属同济医院骨科

第1版序

可以毫不夸张地说，脊柱外科在过去50年中取得了飞速发展。随着机械工程、生物材料以及解剖学的进步，脊柱疾病患者的外科治疗技术越来越成熟，应用也越来越广泛。在这段时期中，脊柱疾病的治疗越来越规范，专业性也越来越强。与此同时，关于脊柱疾病的书籍和杂志数量也在同步增加。该领域的多部经典著作都通过多卷册的形式对许多复杂的问题分别进行了翔实的论述。在此，引用Thomas De Quincey（1785—1859）的话："精彩的智慧长眠于茫茫深渊……永远不会被发掘或受到人们的推崇"（摘自Coleridge《英格兰湖边诗人的追忆》）。的确，脊柱外科学方面的出版物众多，该领域的医护人员常常迷惑"我到底该先读哪一本？"或者"我怎样才能快速地找到关于……的描述？"等。

我非常荣幸地受邀为该书作序，这本书以一种新颖而真实的方式向广大读者展示了脊柱外科这个不断发展的知识领域。《脊柱外科操作技术》的作者Alexander Vaccaro和Eli Baron具有极其丰富的脊柱外科领域的临床经验，并且如同Medline数据库中显示的那样，他们都有非常出色的研究背景。他们将繁杂的脊柱外科手术知识进行汇总凝练，并将其条理清晰、结构分明地呈现给读者。手术技术按"颈椎""胸椎"和"腰椎"三个部分进行编写，每部分的每种手术技术都包括了"外科解剖""体位"、"入路/显露"，以及详细的手术过程讲解，并附有"要点"和"提示"内容。并在"争议"部分直接地提出一些开放性问题。这些问题可以引起包括高级脊柱外科医生在内的同行深思，以期达到进一步改进脊柱手术技术的目的。每种技术都以循证学目录的方式列出了主要参考文献，并附有相关的研究概述。书中近乎于艺术品的插图简明地突出了相关的重要解剖组织，帮助读者了解目标区域的结构。

毫无疑问，本书提供了极其丰富的理论知识，对于所有脊柱疾病医护工作者而言都是一份宝贵的财富。

Jens R. Chapman
Professor
HansJörg Wyss Endowed Chair
Chief of Spine Service
Departments of Orthopaedic and Neurologic Surgery
University of Washington School of Medicine
Seattle, Washington

原著前言

当今，关于脊柱外科的专著繁多。大多数是关于脊柱护理和描述具体手术步骤的参考书。这些书的内容包含了某些特别观点提出的背景、临床疗效、治疗方案及预后等方面。通过对具体病例的保守与手术治疗效果进行讨论而回顾探讨仅有细微差别的病理过程。

本书的编写目的完全不同。尽管书中有详细的脊柱手术图谱，但都不能代表手术过程中的实际操作。我们期望这本书能够成为脊柱外科医生必备的工具书，利用该书强化理论知识，激发兴趣，同时指导日常临床工作。书中40种技术均由极富临床经验的专家精心编写。每部分内容按照手术步骤都配有详尽的插图和实用的专家指导意见。文中巧妙的提示有助于初学者尽快掌握操作技术，并且文中还指出操作中易犯的错误，提醒操作者避免发生。

我们相信繁忙的脊柱外科医生将会经常使用到书中讲解的内容。医生在术前可以从本书中得到他们所需要的内容，对所选择的手术方式更加熟悉与自信。

我们希望本书不仅能成为骨科医生、神经外科医生以及接受外科训练的住院医师很有价值的参考书，而且对医生助手、护理人员以及手术协作人员都会有所帮助。

Alexander R. Vaccaro, MD
Eli M. Baron, MD

目 录

第一部分 颈椎

1. 颅骨牵引复位术 ... 2
2. Halo 架固定术在成人和儿童患者中的应用 ... 7
3. 经口齿突切除术 ... 16
4. 齿突螺钉固定术 ... 28
5. 前路寰枢关节融合术：Barbour 和 Whitesides 外侧入路 ... 38
6. 前路颈椎椎体次全切除 / 椎间盘切除术 ... 43
7. 前路后纵韧带骨化切除术 ... 50
8. 颈椎前路人工椎间盘置换术 ... 56
9. 枕颈融合术 ... 61
10. 枢椎椎板螺钉固定技术 ... 69
11. 后路寰枢椎融合术：Harms 技术和 Magerl 技术 ... 77
12. 颈椎侧块螺钉固定术 ... 101
13. 颈椎椎弓根螺钉内固定术 ... 108
14. 后路颈椎截骨术 ... 126
15. 颈椎椎板成形术 ... 135

第二部分 胸椎

16. 经前路胸椎间盘切除术和椎体次全切除术 ... 144
17. 特发性脊柱侧凸的开放式前路胸腰椎脊柱融合术 ... 158
18. 脊柱后凸的手术治疗 ... 166
19. 硬膜内髓内或髓外脊柱肿瘤切除术 ... 170
20. 内镜下胸椎间盘切除术 ... 178
21. VEPTR 胸腔开放楔形造口术治疗先天性脊柱畸形 ... 191
22. 青少年特发性脊柱侧凸的后路融合术 ... 208

	23	肋骨畸形的胸廓成形术 225
	24	原发性脊柱肿瘤的全椎体切除术 232
第三部分	25	骨盆骶骨固定术 240
腰 椎	26	极外侧型椎间盘突出 256
	27	经胸(腹)膜外入路椎体切除术 263
	28	截骨术(Smith-Petersen截骨术和经椎弓根楔形截骨术) 重建脊柱矢状面平衡 270
	29	峡部裂修复 280
	30	重度脊柱滑脱复位 285
	31	腰椎棘突间动态稳定内固定术 292
	32	腰椎前路椎间融合术 297
	33	经椎间孔椎体间融合术 305
	34	经腰肌入路胸腰椎体间融合术 314
	35	腰椎间盘置换术 327
	36	椎体后凸成形术 336
	37	腰椎微创手术 346
	38	半椎体切除术 359
	39	腰椎椎板切除减压术 366
	40	微创经皮前路腰骶椎间轴向融合术 373
		索引 391

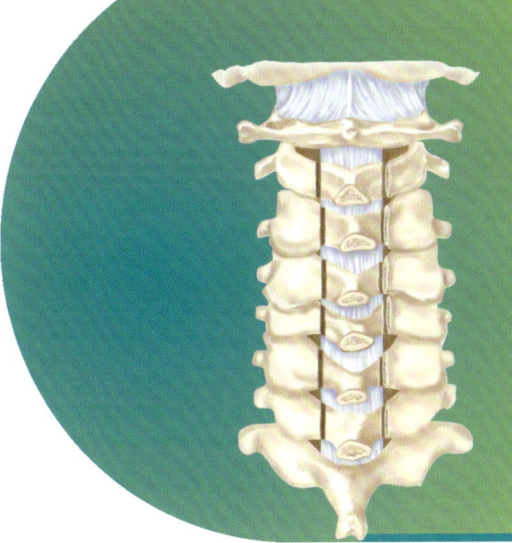

第一部分
颈 椎

1	颅骨牵引复位术	2
2	Halo 架固定术在成人和儿童患者中的应用	7
3	经口齿突切除术	16
4	齿突螺钉固定术	28
5	前路寰枢关节融合术：Barbour 和 Whitesides 外侧入路	38
6	前路颈椎椎体次全切除 / 椎间盘切除术	43
7	前路后纵韧带骨化切除术	50
8	颈椎前路人工椎间盘置换术	56
9	枕颈融合术	61
10	枢椎椎板螺钉固定技术	69
11	后路寰枢椎融合术：Harms 技术和 Magerl 技术	77
12	颈椎侧块螺钉固定术	101
13	颈椎椎弓根螺钉内固定术	108
14	后路颈椎截骨术	126
15	颈椎椎板成形术	135

颅骨牵引复位术

Michael J. Vives, Colin Harris

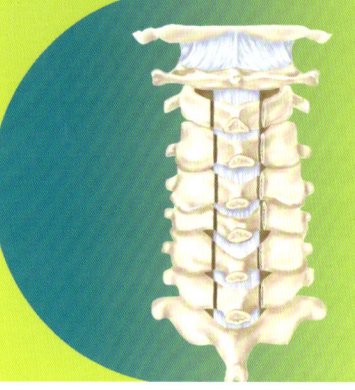

提 示
- 患者必须保持神志清楚，并能够配合手术操作。
- 颅骨牵引进针点处骨折是该操作的禁忌证。

争 议
- 一些学者提倡在使用颅骨牵引术整复颈椎小关节脱位之前应该先行 MRI 检查，以排除是否同时存在颈椎间盘突出。
- 对于神志清醒楚的患者，也可以直接尝试行颅骨牵引闭合复位术，而不需要行 MRI 检查。如果闭合复位操作失败，则必须先行 MRI 检查，再在麻醉下行手术复位。

其他治疗方案
- 经前路或后路切开复位
- 如果 MRI 结果提示在脱位的节段同时存在颈椎间盘突出，应该采用前方入路或前后联合入路进行复位。

解剖要点
- 后钉的作用是使颈椎前屈。
- 前钉的作用是使颈椎后伸。

解剖提示
- 进钉点偏浅（颅骨水平中线以上）将增加钉子脱出的可能性。
- 进钉点偏前有可能损伤到颞浅静脉。

适应证
- 下颈椎骨折伴脱位
- 单侧或双侧下颈椎小关节脱位
- 齿突骨折并移位、选择型 Hangman 骨折以及 C1-2 旋转半脱位

术前检查
- 在行颅骨牵引之前需进行全面的神经功能检查。
- 在行颅骨牵引之前需进行高质量的颈椎影像学检查，包括对枕颈段和颈胸段的检查（图 1-1）。

外科解剖
- 正确的进钉点在耳廓上方 1cm，位于与外耳道的连线上，并且在颅骨水平中线以下（图 1-2 和图 1-3）。
- 如进针点偏前，可能会损伤到颞肌和颞浅动、静脉。

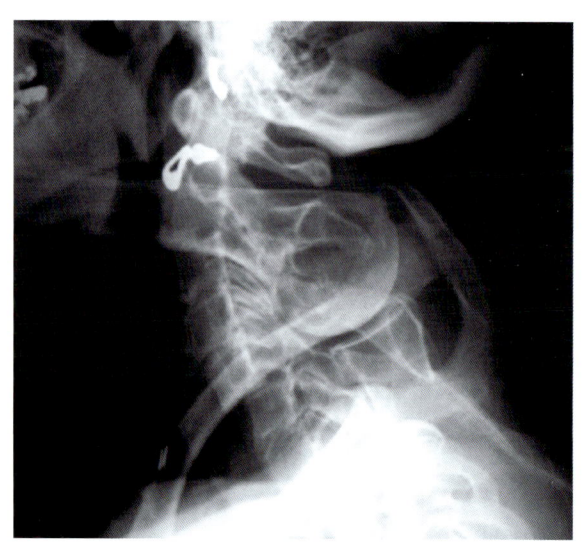

图1-1

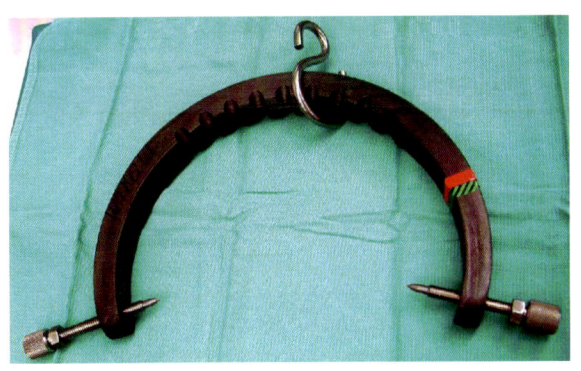

图1-2

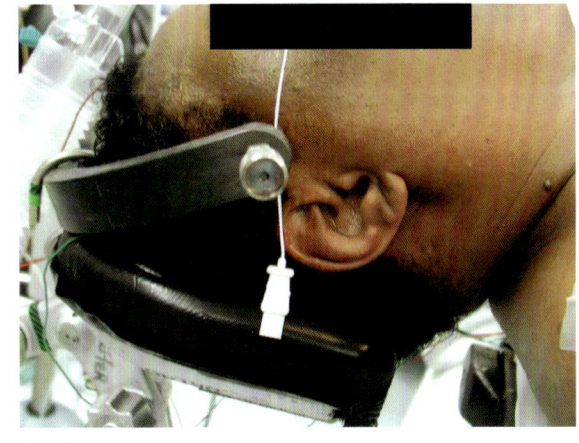

图1-3

体位
- 患者仰卧于操作台、Stryker 床或 Roto-Rest 床上。

入路/显露
- 使用聚维酮碘对皮肤进行消毒。
- 如使用 Gardner-Wells 钉，则可以不剃头发。这时应该使用消毒液将头发完全浸湿，避免头发环绕在钉道周围而影响钉的植入。
- 使用局部麻醉浸润皮肤直至颅骨骨膜。

手术步骤
步骤 1
- 两侧颅钉应该以略微向上偏的角度进针，直到弹簧压力指示器（两侧钉中有一侧）突出钉尾 1mm（图1-4）。

体位要点
- 采用头高脚低位或利用肢体的重量防止患者向手术床的头侧滑动。

体位提示
- 操作期间需要密切监测患者病情变化，并定时拍片检查，因此最好在急诊室（创伤急救室）、手术室或者是重症监护室进行牵引复位操作。

步骤1要点
- 术者应该站在患者的头侧，以保证牵引架安装的对称性。

步骤1提示
- 颅钉固定过紧会导致固定钉穿破颅骨内板，从而可能导致颅内感染或出血。
- 在操作前应该仔细检查所有设备，有时颅钉弹簧压力指示器会失效！

设备
- MRI 兼容的碳纤维颅骨牵引架和钛钉的强度均较低。如果预计的牵引力量大于 50 磅（1 磅 = 0.4536 千克），建议使用不锈钢牵引架。

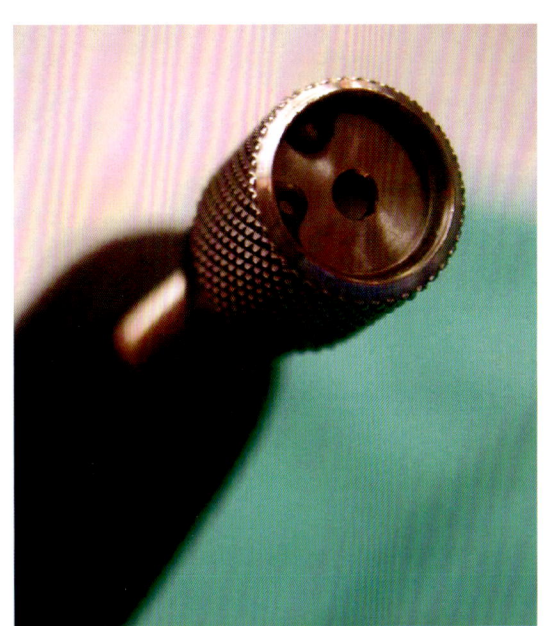

图1-4

步骤2要点
- 静脉使用少量的地西泮有助于肌肉松弛，手术过程中患者必须保持清醒状态。

步骤2提示
- 开始时使用小重量的牵引力（10磅），这样可以防止因过度牵引造成的损伤，例如枕颈部隐性失稳损伤等。

步骤3要点
- 屈曲位的牵引可以帮助小关节脱位的复位，其前提条件是小关节脱位不合并有颈椎的骨折（图1-5、图1-6）。
- 这种屈曲位牵引的复位可以通过牵引后颅钉或者提高滑轮高度来实现。

步骤3提示
- 如果牵引过度或者出现神经功能的恶化，应当立即终止牵引。

设备
- 一般而言，牵引的重量取决于损伤的节段数量（5千克/节段）。
- 单侧的小关节脱位的牵引重量大于双侧的小关节脱位。

争议
- 一些学者认为颅骨牵引的重量应该限制在66～70磅以内，而另一些学者认为最大可以达到140磅。

步骤2
- 牵引的初始重量为10磅。
- 应该再次行神经检查，并拍摄颈椎侧位片以检查复位情况。

步骤3
- 每隔20～30分钟增加5～10磅的牵引重量，以克服肌肉痉挛的影响并达到较好的软组织松弛作用。
- 每次增加重量后都需要进行神经功能检查并拍摄X线片。

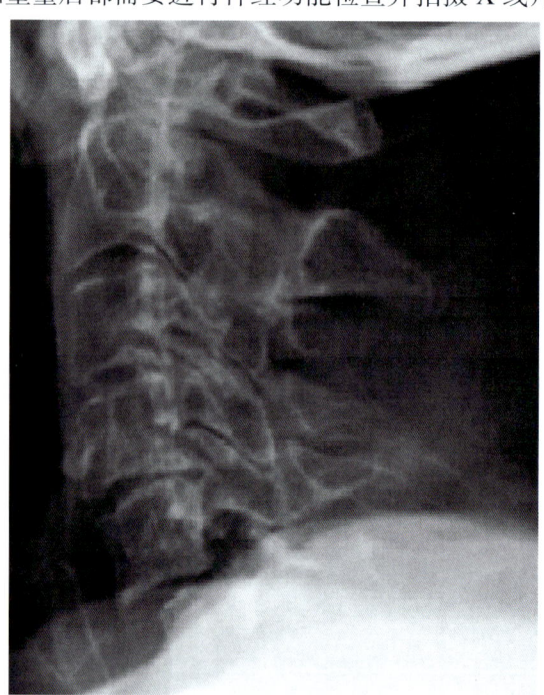

图1-5

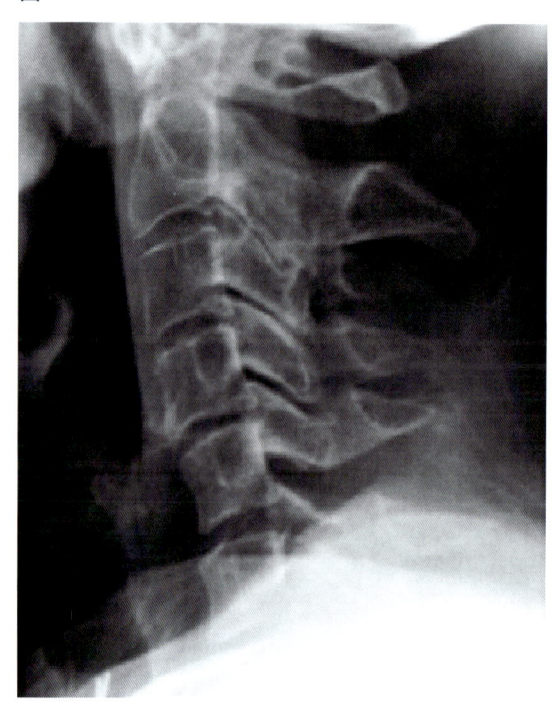

图1-6

步骤4要点
- 牵引的力量必须足够大,手法复位才能顺利完成。

步骤5要点
- 牵引的力量必须足够大,手法复位才能顺利完成。

步骤5提示
- 难复性双侧小关节脱位是不稳定的,应该紧急行切开复位手术(在行MRI检查后)。

步骤4:单侧小关节脱位复位
- 牵引后期手法辅助复位小关节。
- 当头部相对于脱位的小关节有30°~40°的旋转时,应该给颈椎施加适当的纵向压力(图1-7)。
- 在复位过程中如果遇到阻力时,应该立即停止复位并拍片检查。

步骤5:双侧小关节脱位复位
- 在脱位节段尾侧直接实施向前的复位力,在脱位节段常常可以触及后方棘突的台阶感(图1-8)。
- 在复位时头部应该相对于中线旋转30°~40°,再行手法复位。一侧复位成功后采用相同的方法复位另一侧。

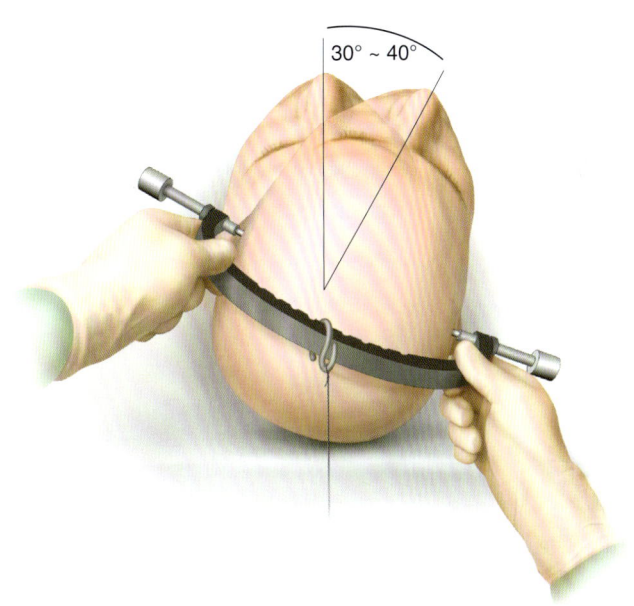

图1-7

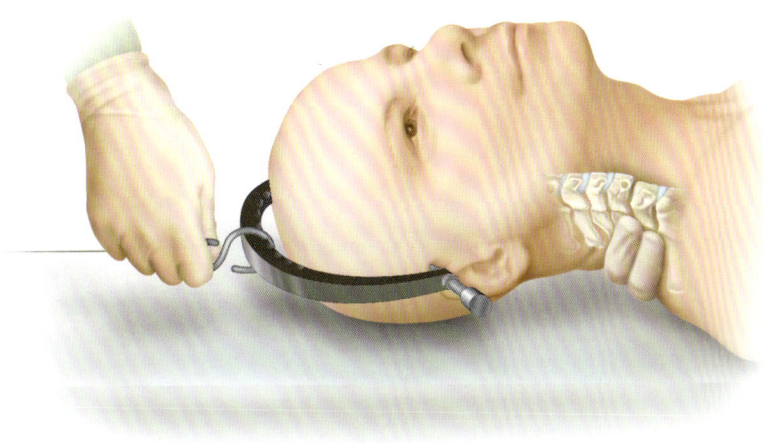

图1-8

术后护理要点

- 在患者等待治疗之前,应该使用 Rota-Rest 床。

术后护理提示

- 在牵引复位固定后的最初 24 小时内,应该再次拧紧牵引钉使压力指示器突出钉尾约 1mm。

术后护理和预后

- 复位成功后,牵引重量一般维持在 10~20 磅。
- 在拆除牵引装置后,应该用盐水纱布清洁钉道。很少病例会出现大量出血现象,一旦出现应该给予加压包扎处理。

循证文献

Cotler HB, Miller LS, DeLucia FA, Cotler JM, Davne SH. Closed reduction of cervical spine dislocations. Clin Orthop Rel Res 1987;214:185-99.
  此项尸体解剖研究揭示了颅钉的解剖部位,此外,本文还对 24 例颈椎小关节脱位患者的颅骨牵引复位治疗进行了研究,结果显示 90% 的患者 Frankel 分级至少改善一级,有 71% 的患者获得治愈。

Cotler JM, Herbison GJ, Nasuti JF, et al. Closed reduction of traumatic cervical spine dislocation using traction weights to 140 pounds. Spine 1993;18:386-90.
  本文回顾了 24 例颈椎小关节脱位患者的颅骨牵引治疗情况,结果显示在牵引力达到 140 磅时是安全的,不会造成继发的骨折。在复位成功后,有 17 位患者维持了 50 磅的牵引重量,维持时间在 8~187min 之间,所有患者没有出现治疗后神经功能恶化等现象。

Grauer JN, Vaccaro AR, Lee JY, et al. The timing and influence of MRI on the management of patients with cervical facet dislocations remains highly variable: a survey of members of the Spine Trauma Study Group. J Spinal Disord Tech 2009;22:96-9.
  对 25 名脊柱外科医生的问卷调查显示,对于颈椎小关节脱位患者的脱位时间、是否应用 MRI 及闭合复位技术等方面的回答差别很大。和骨科医生相比,神经外科医生更显著倾向于在开放或者闭合治疗之前行 MRI 检查。

Hadley MN. Initial closed reduction of cervical spine fracture-dislocation injuries. Neurosurgery 2002;50:S44-50.
  对 2001 年前的英文文献进行分析后,作者发现对于颈椎骨折脱位,支持一期行闭合复位的治疗标准或者指南不多。如果在尝试闭合复位或者后路开放复位过程中不能进行 MRI 检查,就应该在操作开始前进行。

Littleton K, Curcin A, Novak V, Belkoff S. Insertion force measurement of cervical traction tongs: a biomechanical study. J Orthop Trauma 2000;14:505-8.
  这项对尸体骨的生物力学研究结果显示,颅钉固定过紧,会明显提高颅骨内板穿破的概率,并且还会引起牵引复位治疗的相关并发症。

Vaccaro AR, Falatyn SP, Flanders AE, et al. Magnetic resonance evaluation of the intervertebral disc, spinal ligaments, and spinal cord before and after closed traction reduction of cervical spine dislocations. Spine 1998;24:1210-17.
  作者在一项前瞻性研究中,使用 MRI 检查评价了小关节脱位牵引复位前、后的椎间盘突出及韧带损伤发生的概率。在 11 例患者中,9 例患者复位成功,有 2 例和 5 例患者分别在复位前和复位后的 MRI 检查中显示椎间盘突出。在复位过程中,这些发生椎间盘突出的患者并没有发生神经功能障碍。

Vital J, Gille O, Sénégas J, Pointillart V. Reduction technique for uniarticular and biarticular dislocations of the lower cervical spine. Spine 1998;23:949-54.
  这篇文章报道了 168 例下颈椎小关节脱位患者的治疗情况。患者先后接受了缓慢牵引治疗、麻醉下闭合复位治疗以及根据病情接受了切开复位治疗。其中,分别有 59% 和 73% 的单侧和双侧小关节脱位患者经过闭合复位或者单纯治疗后痊愈。

Halo架固定术在成人和儿童患者中的应用

Neil A. Manson and Howard S. An

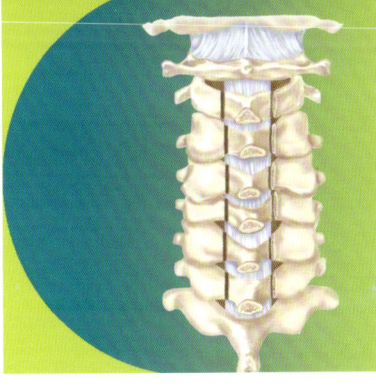

适应证提示
• 颅骨损伤 • 皮肤损伤 • 感觉障碍（脊髓损伤） • 其他胸、腹及骨骼肌肉系统损伤

其他治疗方案
• 对于移位不明显、骨折类型稳定、依从性较好的年轻健康患者，可以考虑使用硬质颈托固定。 • 对于存在移位明显的不稳定性骨折，骨折不愈合率较高，韧带损伤或者其他合并损伤的老年或者依从性较差的患者，可以考虑采用手术治疗。 • 如发生骨折序列异常，出现骨折不愈合的症状，以及神经功能退化的情况，应考虑是Halo架固定失败，需要采用手术治疗。

提　示
• 操作过程中最好使患者保持清醒，以便及时对疼痛或者神经损伤做出反应。可以使用微量的镇静剂（咪达唑仑），以减轻患者的不适感。 • 安装Halo架前要准备好急救设备。

适应证

- Jefferson骨折
- Ⅲ型或者特殊类型的Ⅱ型齿突骨折
- Ⅱ型Hangman骨折
- 累及单柱骨质的颈椎骨折
- 强直性脊柱炎合并骨折
- 术前行牵引或者固定
- 脊柱融合术、感染以及肿瘤切除手术术后固定

术前检查

- CT可以了解骨折的形态以及稳定性等信息，并且可以排除邻近和非邻近部位的损伤（Como等，2009）（图2-1 A～C）。
- 使用Halo架后可以通过影像学检查明确骨折复位情况及颈椎的力线，并且可以在整个治疗过程中进行反复检查（图2-2）。

外科解剖

- 解剖结构与颅钉的植入有关。正确地植入颅钉可以提供坚强的固定，并且可以避免直接损伤神经或血管、穿透颅骨内板以及颅钉发生位移。
- 前颅钉
  - 安全植入区域：前外侧颅骨，眉毛上方1cm，眼眶中外2/3交接处正上方，并且位于颅骨最大周径的下方
  - 需要避免损伤的结构（自内向外）：额窦、滑车上神经、眶上神经、颞神经、颞动脉、颞肌（Kang等，2003）（图2-3 A、B）
- 后颅钉
  - 植入位置：后外侧颅骨，4点钟和8点钟的位置或者大约是对应的前颅钉对角线的位置，位于颅骨最大周径的下方、耳缘的上方。
  - 该部位没有需要特别注意的结构。

8　第一部分　颈　椎

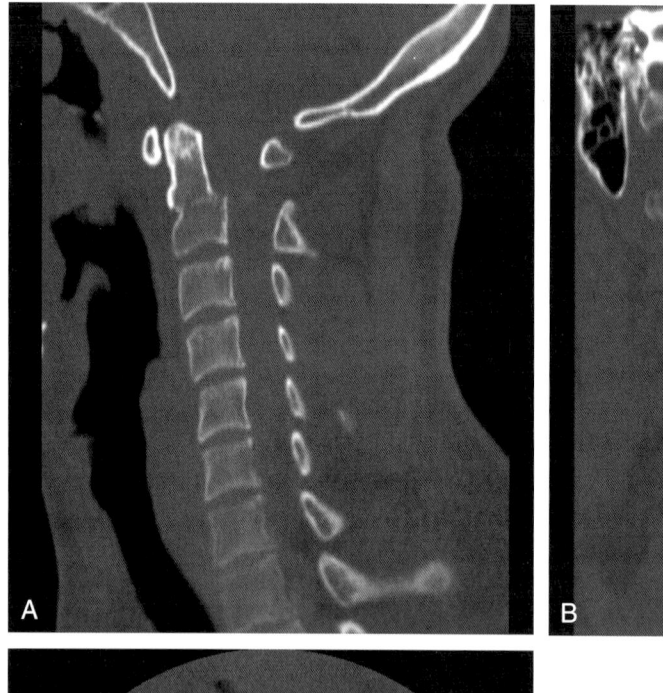
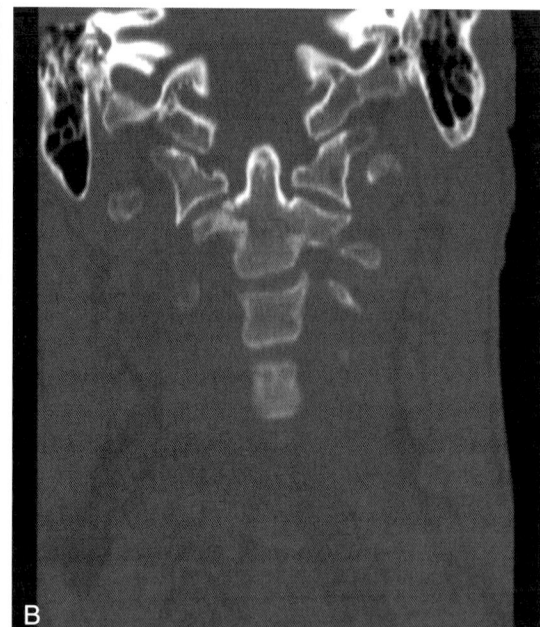
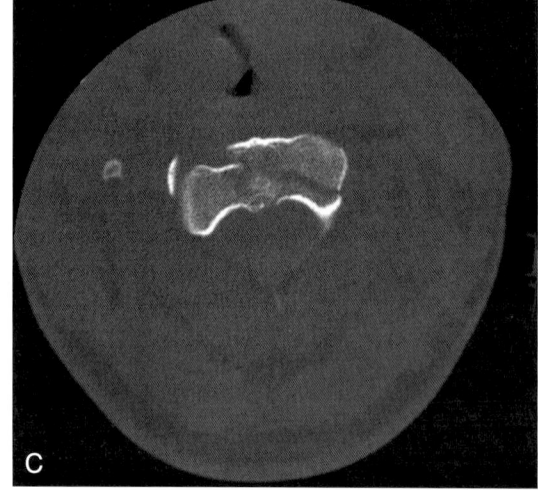

图2-1 A～C (*Courtesy Dr. G. Kolyvas.*)

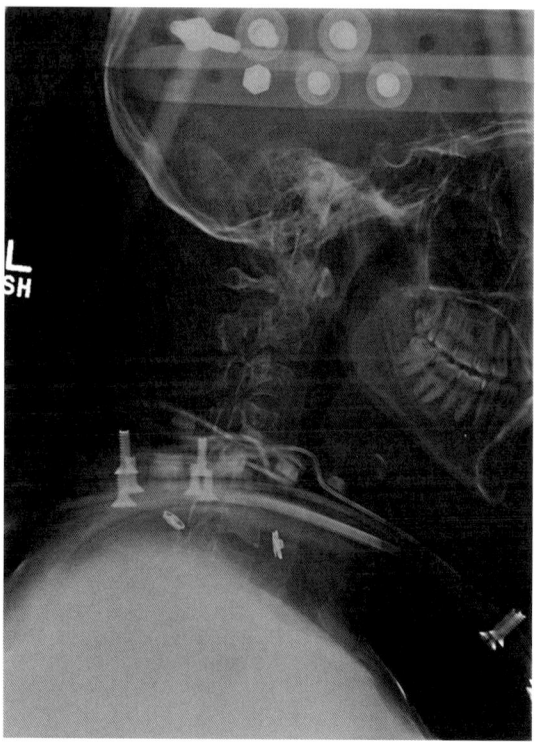

图2-2 (*Courtesy Dr. G. Kolyvas.*)

设 备

- 在安装 Halo 架前确保所有的设备都可正常使用（Botte 等，1995）：
  - 尺寸已预先选好的已消毒的颅环。
  - 消毒颅钉
  - Halo 架扭力扳手
  - Halo 架颅钉锁紧螺母
  - 预先选好尺寸的 Halo 架胸部支具
  - 颅环与胸部支架之间的连接固定棒
  - 床头板
  - 螺丝刀或者棘齿扳手
  - 活力碘
  - 含碘软膏
  - 消毒手套
  - 注射器
  - 缝针
  - 注射用利多卡因
  - 急救设备（包括辅助呼吸及气道内插管设备）
- 操作过程需要 3 个人参与。
- 在安装 Halo 架前测量头围和胸围，以获得合适的 Halo 架和胸部支具的尺寸。

体位提示

- 在仰卧位安装 Halo 架前，可以考虑将胸部支具的后背部分置于患者身下，以最大程度地减少安装过程中的移动度。例如，可以在将患者转运到安装支架所使用的手术床这一过程中使用。

体位注意事项

- 安装过程中，患者的眼睑应该可以自由张开或者闭合。颅钉植入位置错误或者植入过程中发生滑动可能会损伤眶周组织，影响眼睑闭合。应该尽量避免该并发症。

争 议

- 传统的支架结构使用 4 枚 8 英寸-磅扭矩螺钉。尸体实验和临床研究已经证实使用 6 钉或者 8 钉的结构可以增强支架的稳定性并且减少颅钉植入部位并发症的发生率。

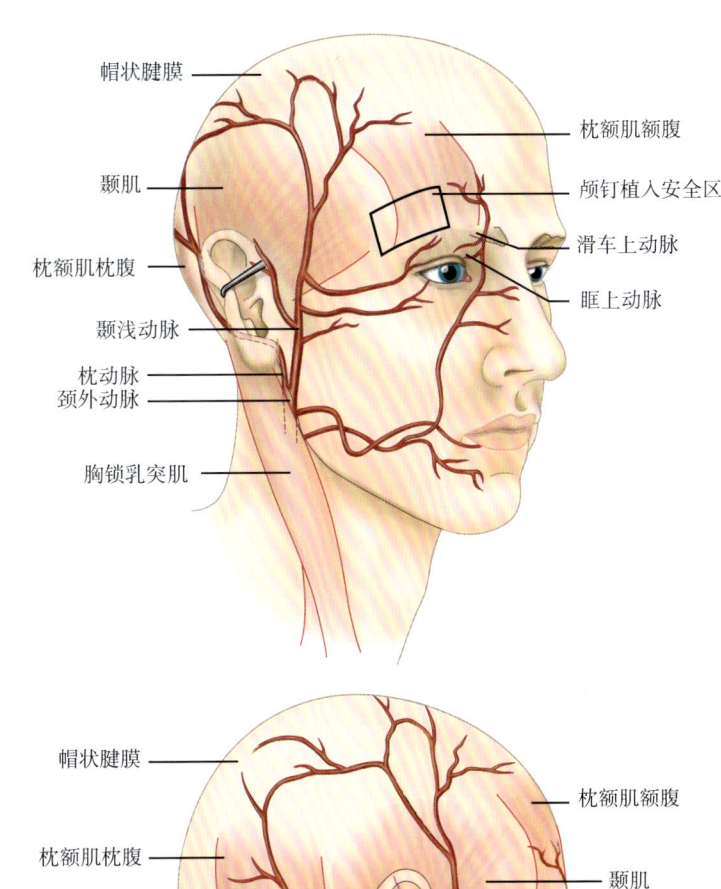

图 2-3 A. 前外侧观　B. 后外侧观

体位

- 标准的 Halo 架安装方式是：由一位专业人员保持患者仰卧位时颈椎力线稳定性，另外两人安装支架。
- 对于稳定型骨折或者非骨折患者的治疗，可以在直立体位安装 Halo 架，以获得最佳的颅颈胸力线，并且患者感觉较舒适。
- 安装过程中可以使用颈托，以增加稳定性。

步骤：Halo架安装

步骤1：安放颅环和颅钉

- 使用尺寸合适的颅环：对于48～58cm头围的患者使用小号颅环，而58～66cm头围的患者使用大号颅环。尽量选择最小号的颅环，确保头和颅环之间的距离至少1cm。
- 按照本章节"外科解剖"部分所讲述的方法植入颅钉。
- 刮除后方的毛发，并使用聚维酮碘（碘络酮）或者乙醇对所有颅钉植入部位的皮肤进行消毒。
- 嘱患者保持眼睛闭合及放松面部肌肉。
- 使用定位针进行立线检测并维持Halo环的正确位置：眉毛上方1cm，耳缘上方，并且在颅骨最大周径下方。
- 在拟植入颅钉的部位注射1%含肾上腺素的利多卡因。将针头穿过颅钉孔以明确麻醉的部位。自皮肤至骨膜逐层注射药物以确保在植入颅钉的过程中患者没有不适的感觉。
- 一般使用4枚颅钉固定颅环。
- 没有必要预先切开颅钉植入部位的皮肤，因其不能减少瘢痕形成。
- 同时植入所有颅钉，以维持颅环位置正确，并且使颅钉均匀受力。所有颅钉应同步进入皮肤，穿过软组织并最终抵达颅骨（图2-4）。
- 使用扭力扳手确定颅钉的扭力为8英寸-磅。
- 确定颅钉安全进入颅骨后，拧紧锁定螺母将颅钉牢固地固定在颅环上。
- 必要时，可以使用手术刀对螺钉周围的皮肤进行松解，避免其张力过大。

步骤2：安装胸部支具

- 根据患者剑突下5cm部位胸围和体重选定尺寸合适的胸部支具：胸围70～97cm、身高不超过170cm的患者使用小号支具，胸围97～112cm、身高超过170cm的患者使用大号支具。
- 必须保持颈椎立线稳定性。
- 可以采用滚动或抬高患者躯干的方式安装患者胸部支架的后侧部分（Magnum和Sunderland，1993）（图2-5）。
- 安装胸部支具的前方部分，并将其与背后部分扣紧。
- 将纵向连接杆连接在胸部支具上，并将其与颅环固定牢固。

步骤2注意事项

- 对于肥胖患者，由于胸部支架和颅环可能不能完全匹配，往往需要订制。

2　Halo架固定术在成人和儿童患者中的应用

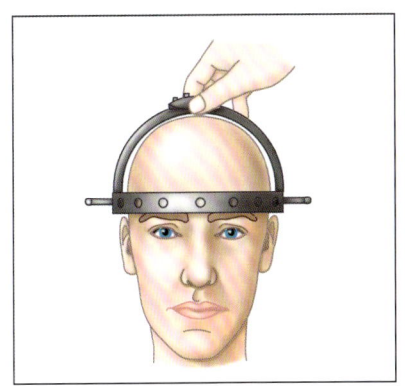

1. 将颅环置于患者的头部

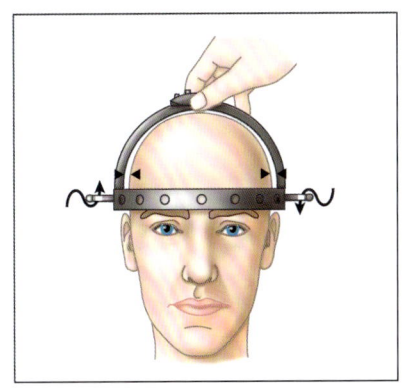

2. 调整颅环和衬垫的位置,使颅环与头部进钉处之间的距离保持 1cm

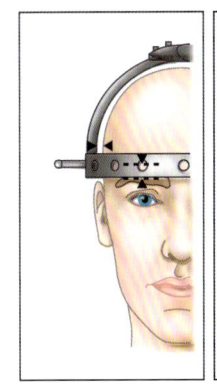

3. 通过调整衬垫,确保颅环的位置准确:a. 与进钉处皮肤距离 1cm;b. 眉弓上 1cm;c. 不接触耳;d. 后颅钉在颅骨水平中线之下;e. 如果有头弓,不要接触头顶

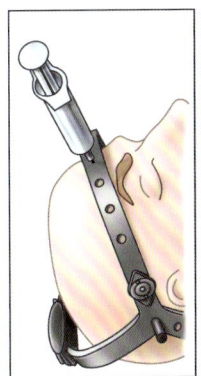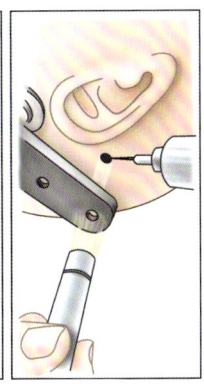

4. 通过颅环固定钉孔进针麻醉骨膜和皮肤。麻醉前钉孔处皮肤时,患者必须闭上眼睛

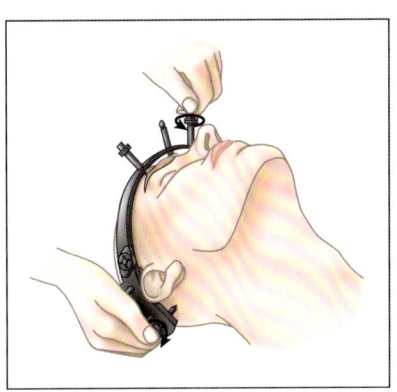

5. 植入颅钉并同时旋紧相对应的颅钉。在操作过程中,患者应保持眼睛闭合,并且由另一个人握紧固定颅环。如果发生错位,必须旋出颅钉,重新定位

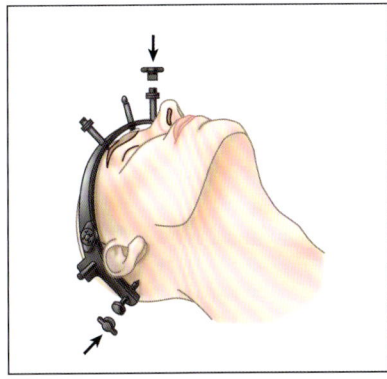

6. 使用扭矩扳手旋紧颅钉至 8 磅。并且要同时旋紧相对的 2 个颅钉,每个颅钉每次旋转 2 圈

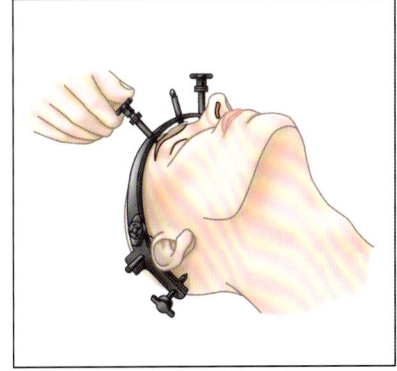

7. 旋紧扭矩固定螺母,直到最后摘除颅环

图2-4

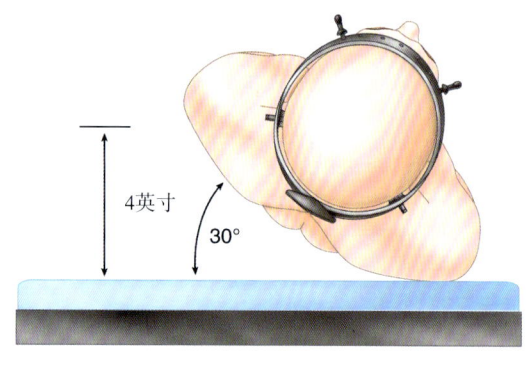

在安装胸部支具的背后部分时,将患者侧倾抬高30°(距床垫大约4英寸高)。在操作过程中,一定要注意保持头颈部的线性稳定

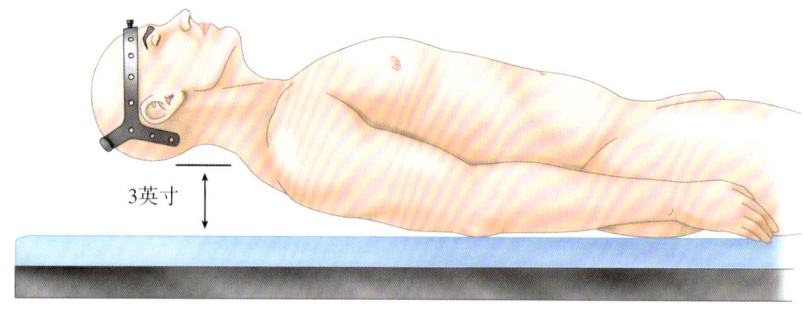

另外一种办法是抬高患者颈部3英寸(最高值),从患者的身下抽动支具的背后部分至适当的位置

图2-5

步骤3注意事项
• 颈椎伸展程度越大,发生喉部损伤、误吸以及吞咽功能障碍并发症的危险就越高。保持理想的矢状面立线可以降低这些并发症发生的危险

步骤3提示
• 需要将安装工具放在床边或者固定在胸部支具上,以备在紧急拆除支具时使用

步骤3:支架结构立线的调整

- 每一根后方纵向连接杆都通过水平颅环连接器与同侧前侧纵向连接杆相连。松开支架结构所有接合点,可以调节连接杆与颅环的立线。
- 将连接杆与颅环连接前对其位置进行调整,以减轻患者的不适感,并且可以降低发生颈椎立线不良的概率,这些情况往往在将支架结构与颅环相连接后进行调节时发生(Magnum 和 Sunderland,1993)(图 2-6)。
- 确保左侧和右侧连接棒的结构对称性。
- 最后,拧紧颅环和胸部支具结构的所有接合点,以免其发生松动。
- 达到牢固固定并获得立线稳定性后,才可以将硬质颈托拆除。
- 最终的颅-颈-胸立线情况对以下方面非常重要:(1)维持骨折立线;(2)提高患者的舒适度;(3)确保患者正常的视野和吞咽功能。

2　Halo架固定术在成人和儿童患者中的应用　13

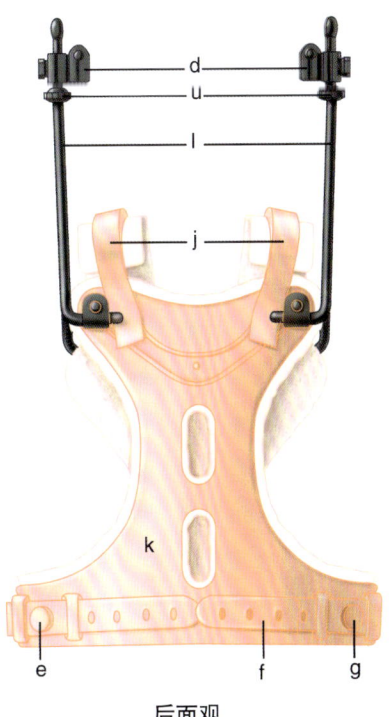

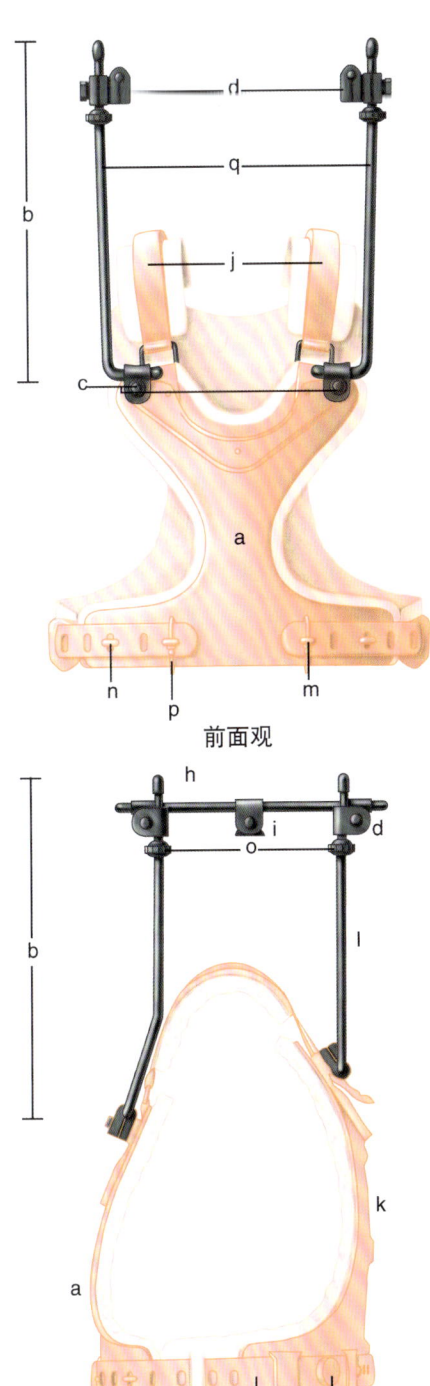

a. 支具的前胸部分
b. 上部结构
c. 支具的连接处
d. 万能连接处
e. 后背锁扣
f. 胸带
g. 螺纹口
h. 横杆
i. Halo夹
j. 肩带
k. 支具的背后部分
l. 后部纵向连接棒
m. 内侧卡头
n. 锁杆
o. 黑色牵引旋钮
p. 塑料缆状带
q. 前部纵向连接棒

图2-6

步骤4：随访

- 即刻随访
  - 需进行影像学检查以确保颈椎立线和（或）骨折立线良好。通常需拍摄标准侧位片。
  - 如果可以的话，患者取坐直体位评估颈椎立线情况、支架结构的稳定性和患者的舒适度。
- 短期随访
  - 必要时进行进一步的影像学检查（平片或者CT）。
  - 安装 Halo 架 12 小时后再次拧紧颅钉。首先松开锁扣，再使用 8 英寸-磅的扭力扳手拧紧颅钉，然后再拧紧锁扣。颅环-胸部支架之间的所有关节都应该重新拧紧。

提 示

- 对于幼儿或者高龄患者，应该慎用 Halo 架。因为幼儿患者颅骨较薄，并且经常摔倒，这些因素都增加了出现并发症的可能。而如果高龄患者的心肺功能较差，其复发率和死亡率都会增加。所以，一些临床医生质疑在高龄患者中使用 Halo 架固定技术（Majercik 等，2005）。

术后要点

- 正确地植入颅钉，使用扭力扳手，以及对颅钉部位进行精心护理，可以减少并发症的发生率。

步骤：婴幼儿 Halo 架的安装

- 由于年幼患者颅骨的厚度、硬度不同，并且颅缝尚未完全闭合，所以 Halo 架的安装与成人不同。注意切勿穿透颅骨。
- 根据患者的年龄和诊断考虑是否可以使用全身麻醉。虽然麻醉后患者不能提供神经方面的反馈信息，但是这一问题在非常小的儿童或者婴儿患者中就显得不重要了。
- 由于婴幼儿头围差别较大，颅环的尺寸往往需要订制。
- 安装支架前可以考虑使用 CT 扫描明确颅缝的状态并且设计颅钉的植入位置（Mubarak 等，1989）（图 2-7）。
- 通常需要在低扭矩条件下使用 8～10 枚颅钉来获得稳定固定。
- 使用 2 英寸 - 磅的扭力扳手。对于非常年幼的患者以及婴儿，可以考虑徒手拧紧颅钉。

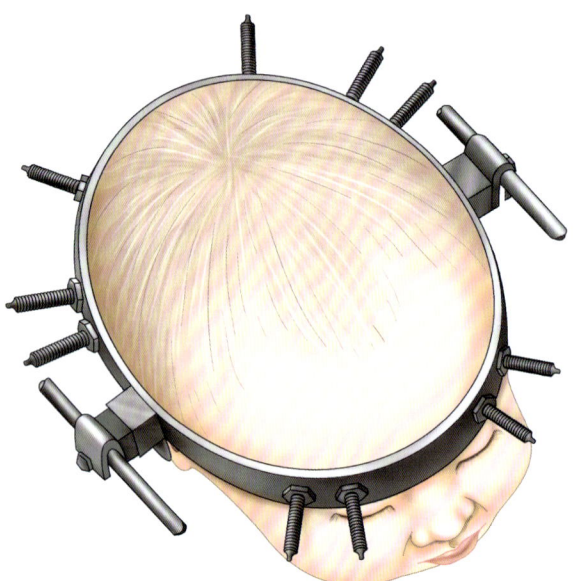

图 2-7

术后提示
• 虽然治疗过程中可能出现并发症，但是通过精心护理，可以对其进行控制并使其发生率降低。 • Halo架应用的相关并发症包括以下方面（Botte等，1995）： 　• 颅钉松动：36%～60% 　• 颅钉植入部位感染：20%～22% 　• 颅钉植入严重不适：18% 　• 颅环移位：13% 　• 褥疮：4%～11% 　• 再脱位：10% 　• 胸部支架引起的呼吸受限：8% 　• 胸部支架引起上肢上举困难：23% 　• 肺炎：5% 　• 神经损伤：2% 　• 颅钉植入部位出血：1% 　• 硬脑膜损伤：1% 　• 神经功能退化：1%

术后护理和预后

- 长期随访
  - 1周后再次拧紧颅钉
    - 如果发生感染或者再次拧紧时最初没有任何阻力，则需要取出颅钉并更换其植入位置。
  - 颅钉植入部位应每天护理2次
    - 观察是否有结痂、渗液及红肿
    - 使用过氧化氢（原液或者稀释一半的浓度）进行清洗
    - 如果有任何变化要及时向医生汇报
  - Magnum和Sunderland（1993）认为要对患者进行自我护理和独立性的教育，这一点非常有意义。
  - 虽然并发症发生率较高，但是通过精心护理和对其认识深入，这些问题可以得到解决。
- 最终护理
  - 约1/3的患者在其颅钉植入部位会出现瘢痕。移除颅环后，应该用过氧化氢纱布对颅钉植入部位进行按摩，以松解皮肤与骨质间的粘连。随后几天内，患者应该对颅钉植入部位的皮肤进行按摩，以免其再次发生粘连，从而减少瘢痕形成。

循证文献

Botte MJ, Byrne TP, Abrams RA, Garfin SR. The halo skeletal fixator: current concepts of application and maintenance. Orthopedics 1995;18:463-71.

Como JJ, Diaz JJ, Dunham CM, et al. Practice management guidelines for identification of cervical spine injuries following trauma: update from the eastern association for the surgery of trauma practice management guidelines committee. J Trauma 2009;67:651-9.

Kang M, Vives MJ, Vaccaro AR. The halo vest: principles of application and management of complications. J Spinal Cord Med 2003;26:186-92.

Letts M, Girouard L, Yeadon A. Mechanical evaluation of four versus eight-pin halo fixation. J Pediatr Orthop 1997;17:121-4.

Magnum S, Sunderland PM. A comprehensive guide to the halo brace. AORN J 1993;58:534-46.

Majercik S, Tashjian RZ, Biffl WL, Harrington DT, Coiffi WG. Halo vest immobilization in the elderly: a death sentence? J Trauma 2005;59:350-57.

Manthey DE. Halo traction device. Emerg Med Clin North Am 1994;12:771-8.

Morishima N, Ohota K, Miura Y. The influence of halo-vest fixation and cervical hyperextension on swallowing in healthy volunteers. Spine 2005;30:e179-82.

Mubarak SJ, Camp JF, Vuletich W, Wenger DR, Garfin SR. Halo application in the infant. J Pediatr Orthop 1989;9:612-4.

Nemeth JA, Mattingly LG. Six-pin halo fixation and the resulting prevalence of pin-site complications. J Bone Joint Surg Am 2001;83:377-82.

Polin RS, Szabo T, Bogaev CA, Replogle RE, Jane JA. Nonoperative management of types II and III odontoid fractures: the Philadelphia collar versus the halo vest. Neurosurgery 1996;38:450-7.

Product monograph. Bremer Halo Crown Traction Set. Bremer Halo Systems, Raynham, Mass., 2003.

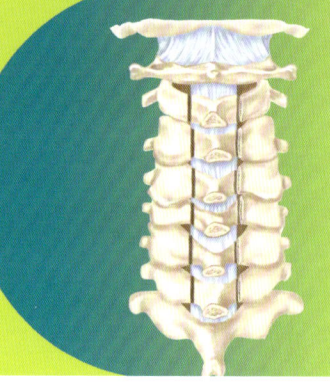

经口齿突切除术

George M. Ghobrial, Eli M. Baron, David Choi,
Harminder Singh, James S. Harrop, J. Patrick
Johnson, Alexander R. Vaccaro, H. Alan Crockard

适应证

- 通常用来治疗难以复位的骨折，解除延颈髓交界处来自前方的压迫。
- 来自前方硬膜外累及下斜坡至 C2-3 颈椎间盘平面的中线部位病变。手术显露区域不能超过中线两侧 11mm，以免损伤咽鼓管、舌下神经或者椎动脉。
- 通常用来解除神经组织的压迫，特别是类风湿关节炎患者。神经受压的致病原因有
  - 类风湿关节炎或者退行性病变导致的颅底凹陷
  - 类风湿性血管翳或者假瘤形成
  - 原发性硬膜外骨性或软组织肿瘤
  - 先天性颅底凹陷
  - 长期齿突骨折不愈合导致神经压迫
- 作为分次手术的一部分，用来切除脊索瘤或者其他位于颅颈交界区中线部位硬膜外的肿瘤
- 偶尔也作为分次手术的一部分，治疗位于中线部位的硬膜内病变，比如脑膜瘤或者神经鞘瘤。

术前检查

- 神经及骨骼肌肉系统检查
  - 旋转半脱位是相对禁忌证，比如：难复性斜颈。
  - 口咽部需仔细进行检查
    - 硬腭与病灶之间的位置关系非常重要，如果硬腭位于病灶以上，手术视野将比较清楚。
    - 口腔应该能够张开达到 25mm 以上，这样才能充分显露病灶区域，并为进行手术操作提供足够的空间。
    - 需详细检查患者的牙齿情况：牙根脓肿及牙周感染将会使术后感染风险极度增加。任何牙齿排列不齐的情况也需注意，有可能会导致撑开器难以放置。

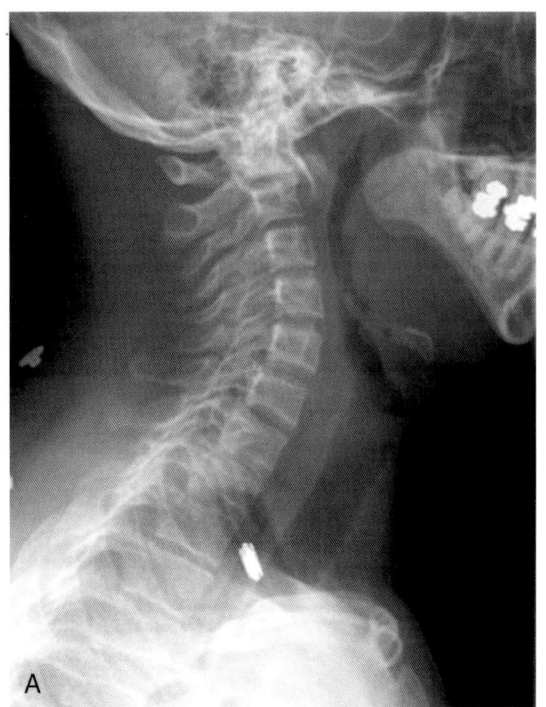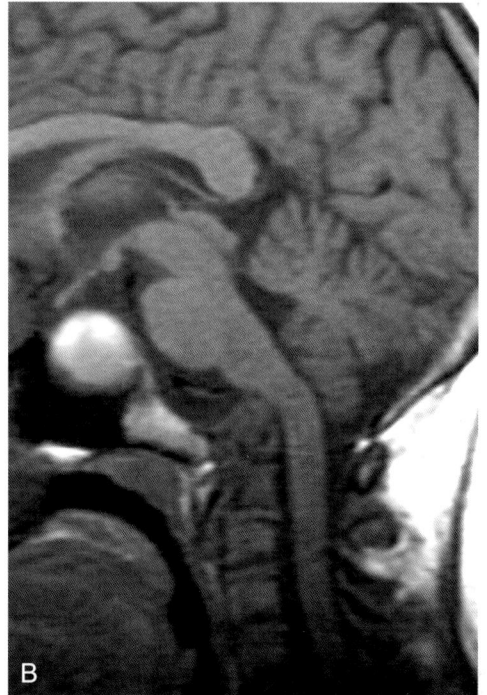

图3-1 A、B

其他治疗方案

- 经口齿突切除术，可以切开或不切开硬腭
- 经口齿突切除联合后路内固定术，以及减压术
- 单纯后路内固定及减压术
- 牵引治疗后行后路内固定术，以治疗难复性颅底凹陷症或寰枢椎半脱位

- 如果牙齿不规则，术前应制备合适的牙龈护套，以便于术中使用撑开器。
- 需要密切注意颞下颌病变，因为有可能会限制口腔张开程度，从而影响手术操作。
- 患者颈部应具有良好的后伸能力。颈椎僵硬屈曲畸形会导致张口困难，从而限制手术操作。
- 术前耳鼻喉科协助检查以排除低位颅神经功能异常。如果存在声带、咽部或者脑干等功能异常，需考虑术前行气管切开术。
- 术前影像学检查包括颈椎多平面透视、矢状面及冠状面CT重建。MRI检查可以明确软组织病变以及神经受压程度（图3-1）。
- CT重建能够较好地了解骨性结构的情况，利于准备后路内固定器械。
- 术中影像引导可作为手术的辅助手段，包括无框架立体定向技术和术中MRI。然而，颅颈交界区的移动会影响其精确性。
- 磁共振血流成像术（MRA）有利于了解病灶处血管情况以及椎动脉与中线的关系，并可确定病灶处是否存在较大的供应血管。
- 对于类风湿关节炎患者的治疗，在术前2～4周以及术后2周需控制抗肿瘤坏死因子水平。至于围术期是否停用甲氨蝶呤药物暂无定论。

外科解剖

- 熟悉颅颈交界区韧带结构对于在此区域进行手术操作至关重要。
- 寰椎通过前后寰枕韧带与枕骨相连。
- 寰枢关节包括 4 个关节（位于双侧侧块的滑膜关节以及位于前后的两个齿突关节）和 2 个关键的韧带结构。
- 翼状韧带从齿突侧方向上附着于枕骨髁。齿突尖韧带连接于齿突与枕骨大孔前缘之间。上述任何韧带结构受损伤都会导致颅底凹陷的危险增加。
- 交叉韧带连接于寰椎至枢椎前方，其损伤会导致寰枢椎半脱位，需行手术治疗。
- 在枕骨大孔下方，口咽部组织与椎体之间被一层椎前筋膜组织分开（图 3-2）。手术中需要切开口咽部黏膜组织，将其缝合修补后往往愈合良好。
- 经口入路时最重要的骨性标志是位于中线上的咽结节，这是一个突出的喙状物，位于斜坡上，远端为 C1 椎弓前结节。齿突两侧附着的是颈长肌，再外侧是头长肌。
- 前纵韧带在中线上向尾侧延伸。
  - 辨认椎动脉是经口入路操作的关键。
  - 在 C1 平面，椎动脉位于中线两侧 24mm 处，在 C2-3 椎间盘平面及枕骨大孔平面，其距中线的距离约为 11mm。
  - 有些病变，如寰枢椎旋转半脱位，会严重影响椎动脉与中线的正常位置关系。
  - 可以通过前纵韧带和颈长肌的对称性来准确定位中线。

体位

- 术前安装体感诱发电位及经颅刺激运动诱发电位装置，以行神经功能监测。
- 在纤维支气管镜引导下行经鼻气管内插管。
- 安置鼻胃管以便行术中胃液引流和术后营养。
- 使用三钉固定系统将患者头部固定在轻度过伸位。也可以使用 Gardner-Wells 牵引架，或者将头部枕于环形头枕上。
- 颈椎僵硬性后突畸形患者不宜摆颈椎过伸位。这类患者可行头低脚高（Trendelenburg）体位。需注意的是由于颈椎不稳或者颈髓受压等原因，需在神经监测下小心摆放体位。

体位要点

- 许多患者由于存在潜在脊柱不稳的因素，术前可能需行颈椎固定，然而 Halo 架等外固定支架的应用会对颈椎后伸以及手术显露造成影响。
- 术前、术后口腔黏膜局部使用 1% 的氢化可的松可以减轻唇舌肿胀症状。

3 经口齿突切除术

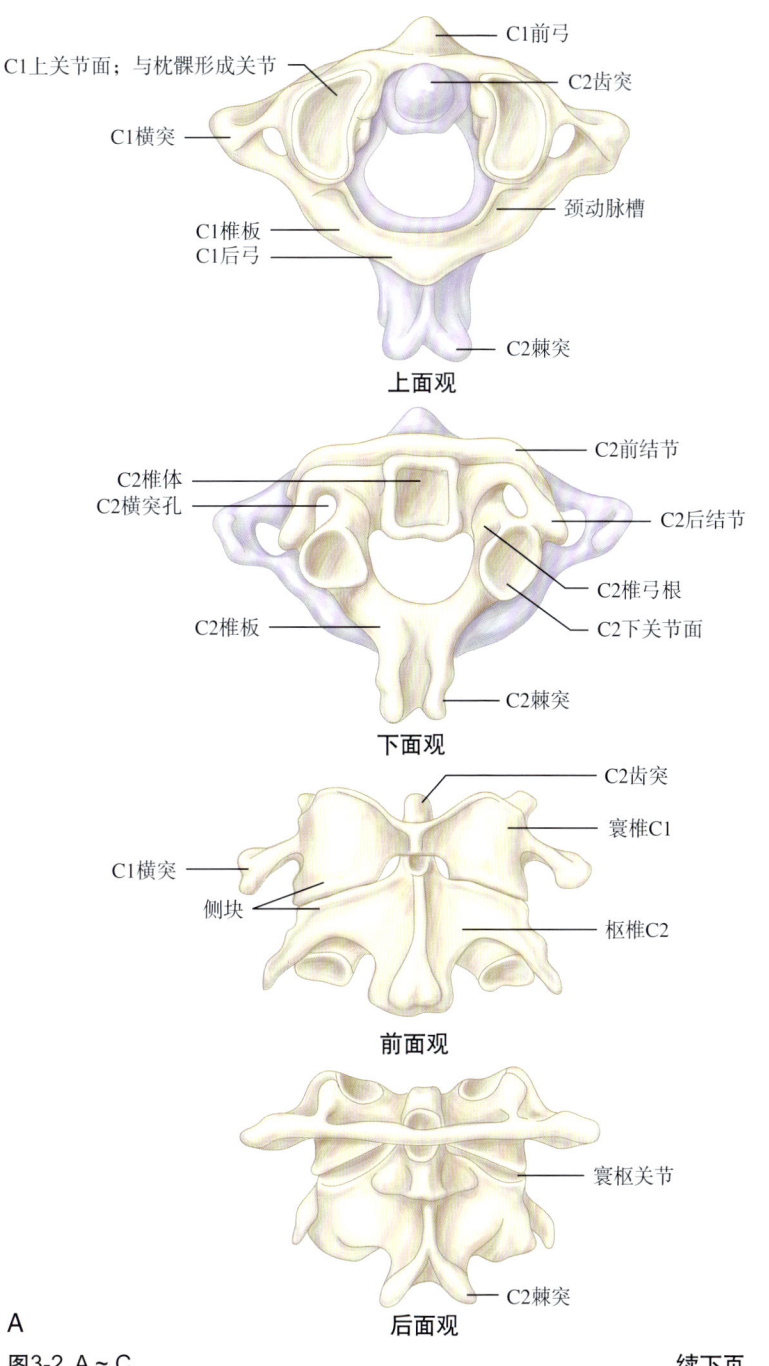

图3-2 A～C 续下页

第一部分 颈椎

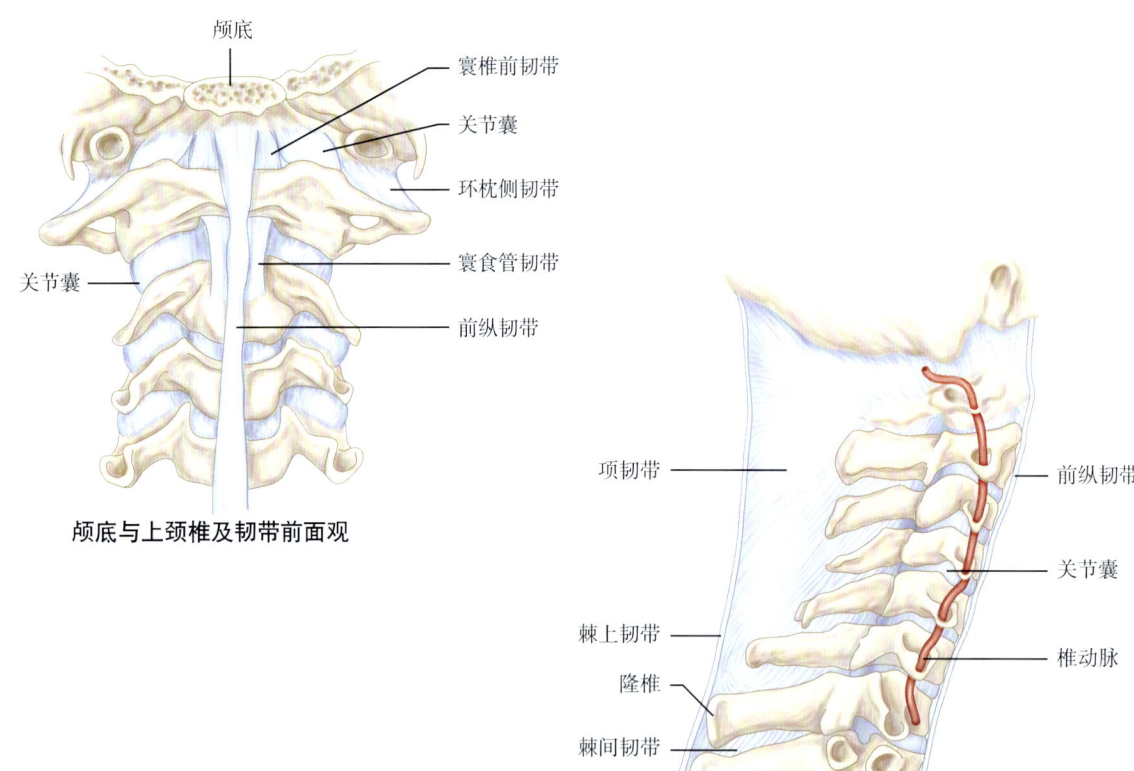

颅底与上颈椎及韧带前面观

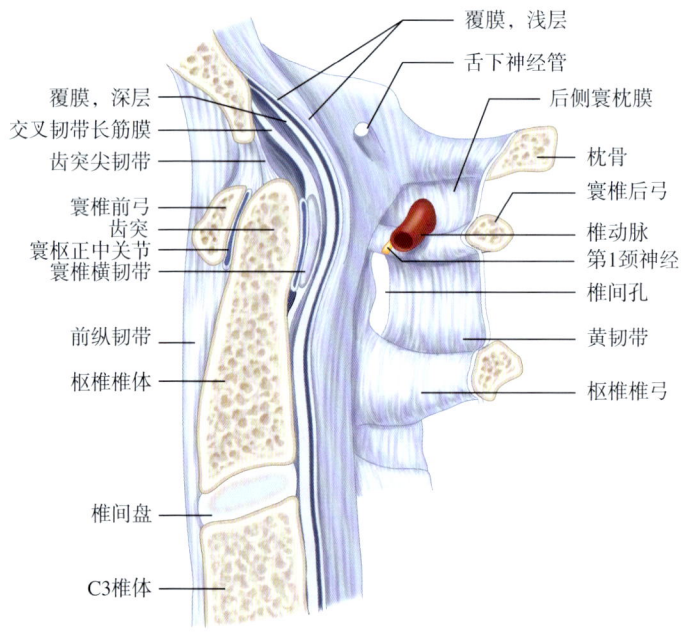

B 颅底与上颈椎及韧带右侧观

C

图3-2 A～C

3 经口齿突切除术

> **提 示**
> - 张口受限是此术式的相对禁忌证。一般来讲，如果成年患者在其完全张口的情况下不能容纳 3 根手指，需避免进行此手术。否则需要劈开下颌骨和舌才能获取足够的术野。
> - 也可以将患者头部放置于 Mayfield 头架上（图 3-3）。此种体位的优点是有利于引流手术区域血液以及冲洗液。头部放置于轻度后伸位以利于手术显露。由于头架固定于患者头部两侧，便于术者的操作。在完成前路手术后，翻转头架即可行后路内固定手术。
> - 行术中透视以监测体位变化后椎体立线变化情况。

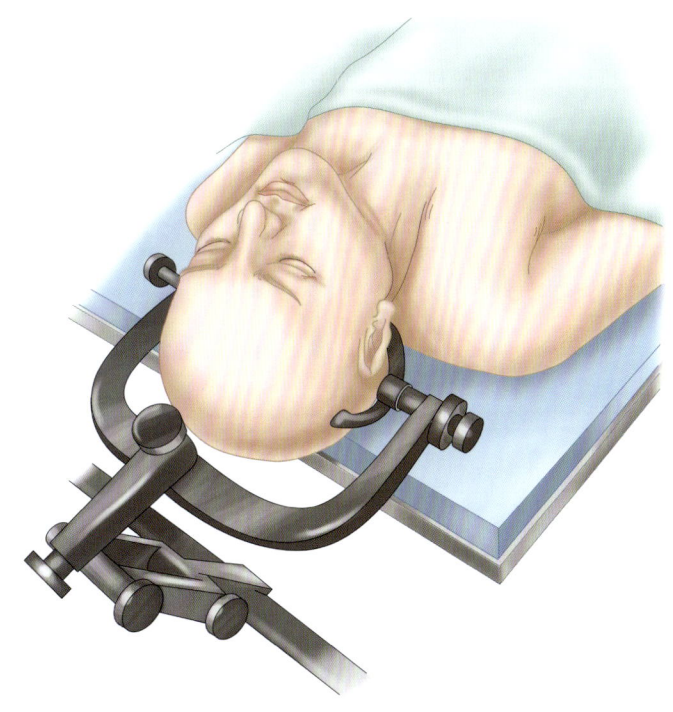

图3-3

入路/显露

- 术前作口腔拭子细菌培养以确定口腔细菌菌落种类，随后使用 1% 聚维酮碘或西曲溴铵对口咽部行术前准备。
- 使用胶原海绵或者纱布填塞上段食管以减少术中生理盐水及血液的流入。
- 使用 1% 利多卡因和肾上腺素（1：100 000 比例配置）浸润口咽区黏膜中线和软腭。应用 Crockard 经口牵开器可以充分显露口腔后部，并可将经鼻气管插管和鼻胃管牵向一侧，不阻碍手术入路（图 3-4、图 3-5）。
- 压舌板和软腭牵开器可以进一步增加手术的显露空间。
- 为了增加上方和侧方的显露，可以从硬腭至腭垂（悬雍垂）将软腭由中线劈裂开来。
- 使用橡胶导管将腭垂（悬雍垂）与软腭一起通过鼻孔牵向一旁并予以保护，可以避免术后吞咽以及发声等问题。切开咽后壁后，使用 Crockard 有齿自动牵开器向两侧牵拉以显露前纵韧带和颈长肌。
- 借助或不借助术中透视，此切口可从斜坡基底部延长到 C3 椎体上缘。
- 其他技术
  - 另一种技术是联合使用气管插管和 Spetzler-Sonntag 牵开器。此牵开器利于保护和牵开气管插管和舌。而 Crockard 牵开器只是将鼻气管插管从术野中移开。
  - 软腭也可以使用缝合方法保护。将软腭用缝线缝合后通过鼻孔牵出，确保不损伤经鼻孔进入鼻咽的血管袢（Spetzler 技术）（Hadley 等，1988），或者将软腭从中间劈开后牵向两侧悬吊在口腔黏膜上（Crockard，1995）。

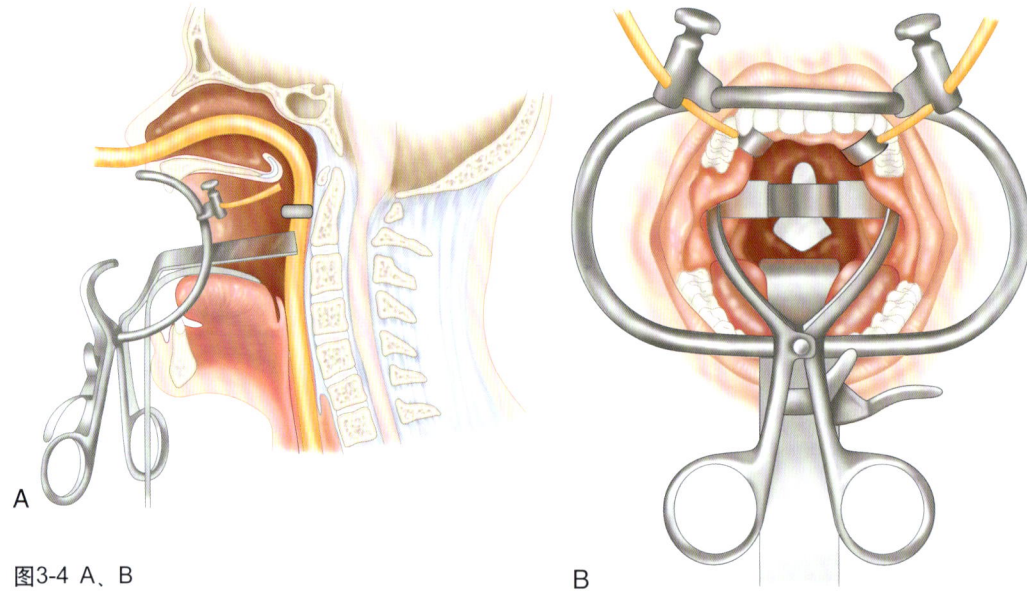

图3-4 A、B

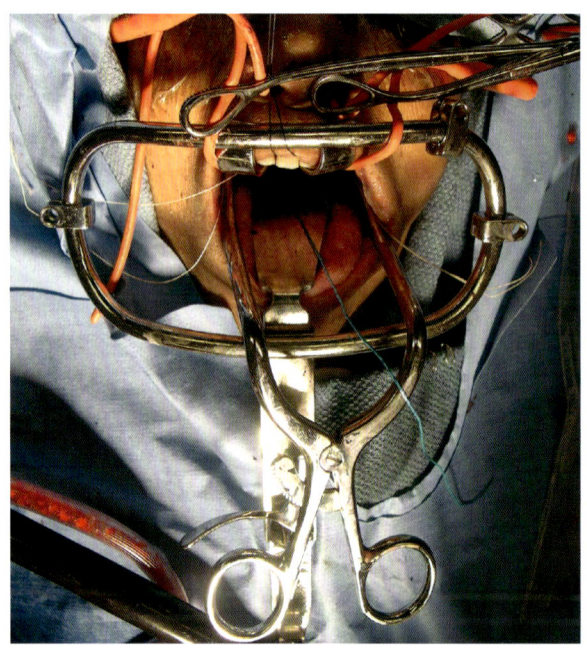

图3-5

手术步骤

步骤 1

- 通过触诊确定寰椎前结节，也可以使用术中透视来定位。术者可以使用手术显微镜或是带光源的头镜来进行操作。
- 沿着咽后壁中线行垂直切口，向上延长约 2.5cm，向下 2.5~3.0cm（图 3-6）。
- 此切口可以由中线向两侧扩展 15~20mm。
- 依次切开咽后壁黏膜、咽上括约肌以及前纵韧带。
- 必要时，可以切开软腭甚至硬腭以扩大视野，显露下斜坡。
- 使用骨膜剥离器以及电凝行骨膜下剥离，显露寰椎前弓，以及 C2 和 C3 椎体前部。
- 将颈长肌和头长肌从椎体上由中线向两侧分离。
- 如果存在椎体不稳，在寰椎下缘及其与齿突结合处可能会存在大量肉芽组织。使用有齿牵开器将解剖出的软组织牵向两侧，有利于良好地显露下斜坡、寰椎及枢椎。

> **步骤 1 提示**
>
> - 需特别谨慎以防止发生脑脊液漏，将术后脑膜炎风险降到最低。若需行硬膜内操作则需术前放置腰椎脑脊液引流管。硬膜打开以后需使用脂肪、肌肉、阔筋膜或者皮肤脂肪组织瓣等予以修复，并配合使用纤维蛋白凝胶。
> - 切口显露区域可以是下斜坡至 C3 椎体上缘，两侧可以牵开 15~20mm。若超出此范围则有损害咽鼓管、舌下神经、翼管神经以及 C1-2 椎间隙处椎动脉的风险。
> - 由于此区域存在大的血管及静脉窦，存在术后血肿形成的风险。为了降低血肿形成，术中需严密止血，可以使用 Avitene、止血纱布、明胶海绵或者纤维蛋白凝胶等，术后采取头高脚低体位。风湿性血管翳或者细小血管的出血可以使用双极电凝控制。若需打开硬膜，则应严密缝合修补以降低颅内感染发生的可能。对硬膜组织直接缝合和修补很难将其严密闭合。应该使用游离的皮肤脂肪瓣、咽黏膜旋转组织瓣或者鼻中隔黏膜瓣进行修补并配合使用腰椎脑脊液引流管。

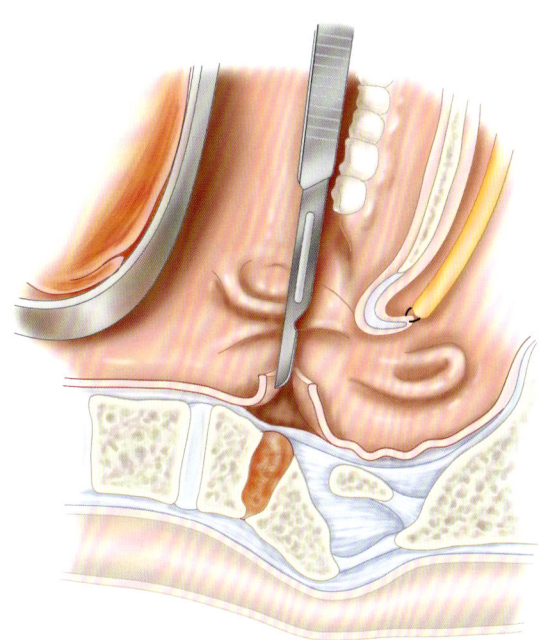

图 3-6

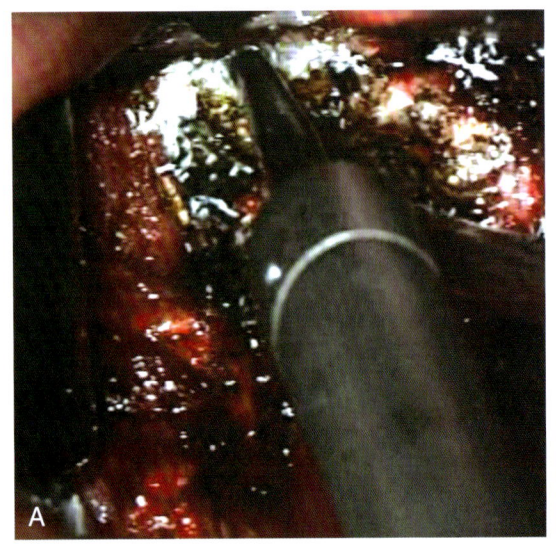
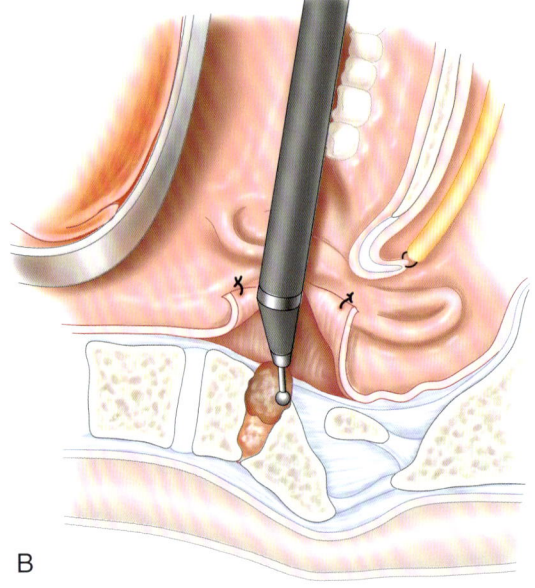

图3-7 A、B

步骤2

- 使用磨钻将寰椎前弓切除，范围包括中线两侧各1cm（约占前弓的2/3，可以显露出齿突两侧）（图3-7）。然后，可使用磨钻和刮匙从齿突尖部开始沿纵轴切除齿突以及可能存在的血管翳。

- 也可以先在齿突基底部钻孔将其从C2椎体上分离。使用3mm钻头将齿突从皮质骨逐步掏空，随后使用磨钻将其切除。锐性切开翼状韧带和齿突尖韧带，注意避免造成脑脊液漏。待周围的软组织都剥离干净以后可以去除齿突。在剥离齿突上的硬膜组织时可以使用特制镊子将其抓住并将其从枕骨大孔处完全移除。此操作有损伤硬膜的风险。特别是对于儿童患者，因为儿童患者齿突顶端有钩状突起，在操作中可能撕裂硬膜。

- 切除齿突后可看到后纵韧带，此时可以将其切除。寰椎前弓切除后也可以看到横韧带。将这些韧带切除以后可清晰显露硬膜囊。可以使用角度刮匙、蝶骨钻头以及经口有齿镊等切除韧带和软组织。在韧带和硬膜间应该存在有间隙。如果硬膜囊能够自由搏动，并可以看到其两侧侧凸，则可以认为减压是彻底的。也可以使用术中透视检查，以明确减压是否彻底。

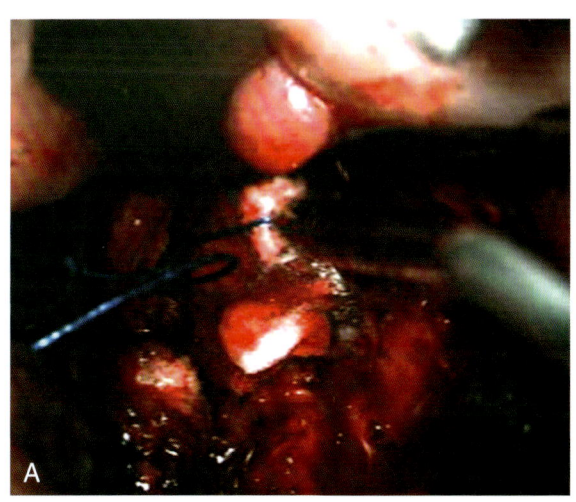 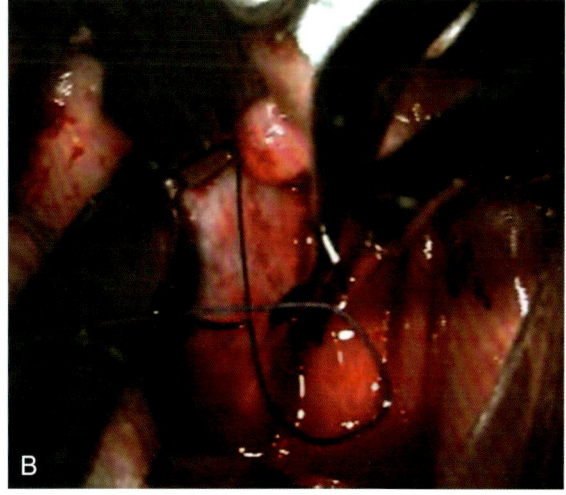

图3-8 A、B

- 任何静脉出血都可以使用止血纱布和纤维蛋白凝胶进行止血（图 3-8A）。
- 扩大入路
  - 除了标准的经口入路，也可以扩大手术切口以显露枕颈交界区。
  - 行下颌骨切开以增加显露。首先从中线切开嘴唇，随后依次切开牙龈、下颌骨，最后是舌骨。舌下黏膜予以分离，保留下颚管，将下颌骨牵向两侧，下压舌头可以最大限度地显露出枕颈交接区域。
  - 下颌骨舌头切开术可以将上述切口从斜坡中部延长至C3-4 椎体下缘。
  - 可以将软腭切开以延长中线切口，保留悬雍垂。分离犁骨后部连接，也可以将硬腭切开后牵向两侧。
  - 上颌骨处黏膜牙龈切除可以向两侧获取更多空间，行骨膜下剥离，有效地将面部脱套化。上颌骨上肌肉黏膜组织切除的上限是眶下神经。从梨状孔至上颌骨牙槽向两侧行截骨术。由翼上颌裂处将上颌骨脱臼。行下鼻甲切除术。分离鼻中隔处的鼻黏膜以及蝶骨以显露上部。此显露入路需注意保留腭动脉的血供。

步骤 3

- 咽后壁的闭合需使用 3-0 可吸收缝线行双层缝合（图 3-8B）。
- 尽管口腔内存在细菌群，只要硬膜完整，感染率有望控制在 3% 以内。若需打开硬膜，则一定要予以严密修补。
- 对咽部肌肉及黏膜组织均行双层缝合有利于降低伤口裂开风险。
- 若需打开硬膜，可以使用脂肪、筋膜、皮肤脂肪瓣和纤维蛋白凝胶修补。并且，术后需行 5 天左右的腰椎脑脊液引流（10～15ml/h）。

并发症

- 呼吸道并发症是经口入路的常见并发症。有经验的术者气管插管术后至少放置 24 小时。此后若舌头或口腔仍有肿胀则继续放置直至肿胀消退。术中间歇性放松牵拉以防止舌头夹在压舌板和牙齿之间，从而可以减轻肿胀情况。
- 迟发性并发症包括舌肿胀、脑膜炎、腭咽伤口裂开、神经功能恶化、咽后壁脓肿、迟发性咽部出血以及咽功能不全。咽部伤口裂开可以发生在术后早期或者晚期。术后 7 天内发生者属于早期裂开，主要是由缝合不牢或过早经口进食引起。可以通过鼓励患者尽早坐起或者下床活动以减少唾液在咽部切口顶端或薄弱处聚集而降低伤口裂开风险。若发生了早期伤口裂开，则需要予以闭合，必要时可请头颈外科专家协助。而后予以静脉营养，及静脉使用抗生素。晚期伤口裂开时需排除感染。其鉴别诊断包括骨髓炎、咽后壁脓肿以及营养不良。发生咽后壁脓肿时需经侧方而非经口引流，并辅以静脉使用抗生素、经鼻胃管予以高营养以及颈部制动等治疗。
- 经口齿突切除术后发生的神经功能障碍的原因主要是颅颈不稳。大多数行此术式的患者需要行后路固定手术。
- 术后患者若出现精神状态异常，需首先排除脑膜炎的可能。特别是在老年类风湿性关节炎患者中，特别是在重症监护期出现的精神状态异常情况，往往会漏诊。
- 迟发性咽后壁出血提示可能存在有潜在感染。同时要排除骨髓炎以及椎动脉假性动脉瘤的可能。需行颅颈交界区磁共振、磁共振血管成像技术及血管造影等，以排除血管问题。如果出现椎动脉异常情况，也可同时进行治疗。
- 软腭肌肉组织关闭不全（讲话时出现鼻音）在儿童患者多见。常发生于经口入路手术后 4~6 个月，可能由于软腭和鼻咽部软组织挛缩所

术后护理和预后

- 经鼻气管插管术后应保留置管 24~48 小时。在确保口唇及舌头没有明显水肿的情况下可将其拔除。
- 若没有一期行后路稳定手术，则需对患者实施 Halo 架固定、佩戴 Minerva 背心、硬颈托或者进行牵引。
- 尽可能鼓励患者坐起和下床活动，以减少唾液在咽部的聚集和渗入伤口的风险。
- 患者术后 5 天不能经口进食。术后 5 小时就可以行鼻胃管营养。
- 术后最初 48 小时需在舌头和口腔黏膜上使用氢化可的松软膏。
- 术中若打开硬膜，术后需行 5~10 天的腰椎脑脊液引流。有些外科医生预防性使用抗生素以预防革兰阳性、阴性及口腔厌氧菌的感染。例如，Menezes（1991）建议术后 5 天行脑脊液细菌培养，若培养结果为阴性则停止使用抗生素。有些情况下，若持续存在脑脊液漏可能需要行腰椎腹腔引流术。
- 术前神经功能损伤程度是主要的预后指标。类风湿病患者由于脊髓病无法行走（Ranawat 分级 IIIb 级）死亡率很高。

循证文献

尽管缺少前路经口齿突切除术长期随访结果，但是只要掌握合适手术适应证，精细操作，以及熟悉颅颈交界处的解剖结构，此项技术仍然是一种可以安全有效地解除颅颈交界区前方病变受压的方法。本章提及的手术步骤仅有少数几篇研究支持。

Apuzzo ML, Weiss MH, Heiden JS. Transoral exposure of the atlantoaxial region. Neurosurgery 1978;3:201-7.
此研究阐述了经口入路齿突切除的手术体位、手术操作及术后护理等问题。（Level V evidence）

Crockard HA. Transoral surgery: some lessons learned. Br J Neurosurg 1995;9:283-93.
本文章总结了作者在经口入路手术方面的经验，并讨论了其在不同疾病中的应用情况。阐述了术前患者评估及选择，手术操作以及术后护理要点等。（Level V evidence）

Crockard HA, Calder I, Ransford AO. One-stage transoral decompression and posterior fixation in rheumatoid atlanto-axial subluxation. J Bone Joint Surg Br 1990;72:682-5.
作者对于当患者采取侧卧位时，如何同时实施前路齿突切除和后路内固定进行了研究。（Level IV evidence：68 例行联合手术患者的回顾性研究）

Crockard HA, Sen CN. The transoral approach for the management of intradural lesions at the craniovertebral junction: review of 7 cases. Neurosurgery 1991;28:88-97; discussion 97-8.
本文是对硬膜内病变行经口入路手术治疗的研究，包括脑膜瘤和神经鞘瘤。讨论了此项技术临床应用的优点及缺点。（Level IV evidence）

Fang HSY, Ong GB. Direct anterior approach to the upper cervical spine. J Bone Joint Surg Am 1962;44:1588-604.
Fang 和 Ong 发表了一系列关于难复性寰枢椎病变患者行经口入路对脊髓及脑干进行减压的病例。不过手术并发症发生率较高。（Level IV evidence）

致。这需要耳鼻喉科医生进一步探查。往往通过咽喉部训练予以治疗，也可能需要行硬腭假体置换或咽壁瓣移植术。

Frempong-Boadu AK, Faunce WA, Fessler RG. Endoscopically assisted transoral-transpharyngeal approach to the craniovertebral junction. Neurosurgery 2002;51(5 Suppl):S60-6.

这是一篇关于内镜下经口入路手术治疗方法的文章。（Level IV evidence：7例患者）

Hadley MN, Martin NA, Spetzler RF, Sonntag VK, Johnson PC. Comparative transoral dural closure techniques: a canine model. Neurosurgery 1988;22:392-7.

动物实验研究表明使用纤维蛋白凝胶修补硬膜优于其他修补方法。（Level I study：前瞻性研究）

Hsu W, Wolinsky J, Gokaslan Z, Sciubba DM. Transoral approaches to the cervical spine. Neurosurgery 2010;66(Suppl. 3):119-25.

越来越多的研究发现经鼻内镜和经颈内镜入路可以作为经口入路手术的另外一种选择。

Kaibara T, Hurlbert RJ, Sutherland GR. Transoral resection of axial lesions augmented by intraoperative magnetic resonance imaging: report of three cases. J Neurosurg Spine 2001;95:239-42.

本文利用小样本病例，研究了关于除了X线透视检查之外的其他术中影像学检查方法。（Level IV evidence）

Krauss WE, Bledsoe JM, Clarke MJ, Nottmeier EW, Pichelmann MA. Rheumatoid arthritis of the craniovertebral junction. Neurosurgery 2010;66(Suppl. 3):83-95.

本文阐述了对类风湿性关节炎患者颅颈交界区病变的评估、诊断以及手术操作等问题。

Menezes AH. Complications of surgery at the craniovertebral junction—avoidance and management. Pediatr Neurosurg 1991;17:254-66.

本文详细阐述了经口入路手术的并发症及处理方法，特别是对于小儿患者。（Level IV evidence：依据作者病例资料推荐）

Pollack IF, Welch W, Jacobs GB, Janecka IP. Frameless stereotactic guidance: an intraoperative adjunct in the transoral approach for ventral cervicomedullary junction decompression. Spine 1995;20:216-20.

小样本病例研究显示术中使用X线拍片机的效果比透视检查效果好。（Level V evidence）

Singh H, Harrop J, Schiffmacher P, Rosen M, Evans J. Ventral surgical approaches to craniovertebral junction chordomas. Neurosurgery 2010;66(Suppl. 3):96-103.

文中描述了经扩大的经口入路和内窥镜下经口/经鼻入路方式治疗颅椎交界处的脊索瘤。

Youssef AS, Sloan AE. Extended transoral approaches: surgical technique and analysis. Neurosurgery 2010;66(Suppl. 3):126-34.

本文讨论了各种扩大入路和传统经口入路，前者可以更好地显露颅椎交界区域。

齿突螺钉固定术

Michael A. Finn, Daniel R. Fassett, Ronald I. Apfelbaum

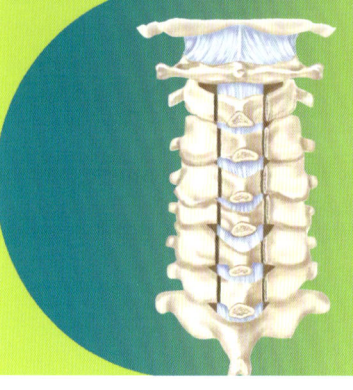

适应证提示

- 禁忌证
- 某些情况下可能无法正确植入齿突螺钉：
  - 颈部过短
  - 桶状胸
  - 颈椎序列过直或者后突畸形
  - 颈椎无法后伸
  - 齿突Ⅲ型骨折明显累及椎体，导致近端螺钉无法牢固固定
- 横韧带断裂导致寰齿间隙（atlantodentak interval, ADI）>3mm。尽管有学者推荐行 MRI 检查以了解横韧带有无断裂。但是依据作者经验，齿突骨折时合并横韧带断裂非常罕见，所以除非有神经功能障碍或 ADI 增宽等情况，否则不推荐行 MRI 检查。

适应证

- 发生在 6 个月之内的齿突Ⅱ型骨折以及部分高位Ⅲ型骨折（图 4-1A、B）
- 此术式优点
  - 对于大多数病例来说，可以获得即刻稳定而不需要辅助使用外固定支具
  - 保留寰枢椎正常的旋转运动功能。然而，如果在创伤同时还引起了寰枢椎侧块的损伤，则会导致部分活动功能丢失。
  - 高融合率

术前检查

- 神经及骨骼肌肉系统检查
- 拍颈椎正侧位以及张口位 X 线片以评估颈椎序列及骨折情况。需要注意的是平片对于枢椎骨折敏感度只有 65%~95%。
- CT 扫描

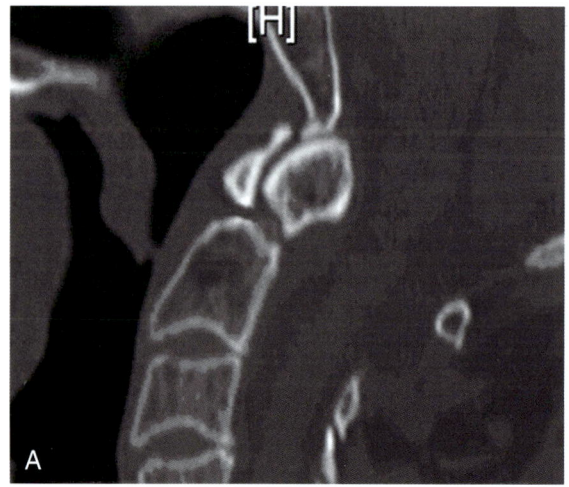
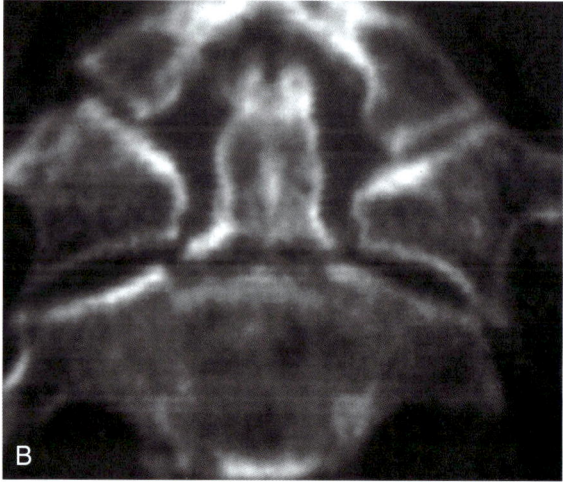

图 4-1 A、B

- 骨折不愈合。超过 6 个月的骨折，在骨折边缘出现硬化带，提示融合概率不大，此时需行后路寰枢椎融合术。
- 难复性椎管内压迫。后路手术利于术中复位并同时行寰枢椎融合术。但是在行齿突螺钉固定前需恢复寰枢椎解剖关系。依据作者经验，几乎所有急性骨折通过牵引或者手术治疗都可以复位。
- 前斜形齿突骨折（后上至前下方向）难以复位并且使用齿突螺钉难以将其维持在合适的位置（图 4-2A）。由于螺钉以一定角度穿过骨折线，容易将齿突拉向前方，此类骨折融合率较低。根据作者以前的报道，前斜形骨折使用齿突螺钉固定后发生骨不连的风险比横形或者后斜形（前上至后下方向，图 4-2B）骨折高 2 倍。对此类患者，作者一般将骨折的齿突固定于轻度后移位，并使用硬性颈椎后伸矫正支具固定，可以达到固定及骨折愈合的目的。

适应证争议

- Ⅲ型骨折（图 4-2C）
  - 有些外科医生提倡部分高位Ⅲ型骨折行齿突螺钉固定，然而对于累及椎体的Ⅲ型骨折由于螺钉近端无法牢固固定而不宜行此术式。
  - 仔细观察 CT 重建结果可以帮助了解患者 C2 椎体骨折情况。
- 骨折不愈合。尽管有报道对于慢性骨不连进行刮除及齿突螺钉固定，然而融合率依然很低，对于此类骨折最好行后路寰枢椎融合。
- 老年患者的治疗。依据作者经验，老年患者能很好地耐受此手术，并且允许患者早期下床活动，并发症也较少。只是术后一过性的吞咽困难在老年患者中常见。
- 良好的经济效益
  - 单颗齿突螺钉的费用比后路寰枢椎融合器械更便宜。

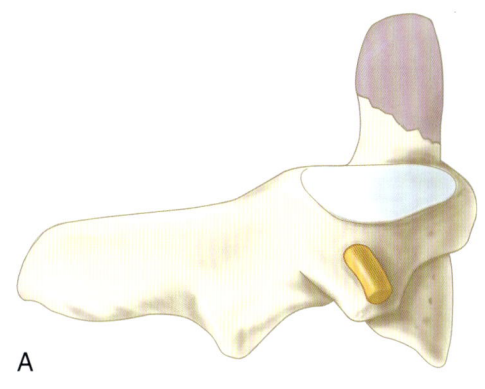

A

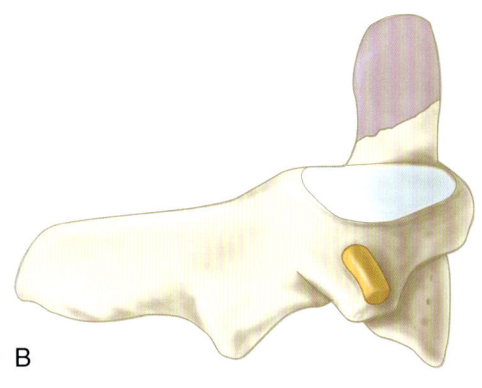

B

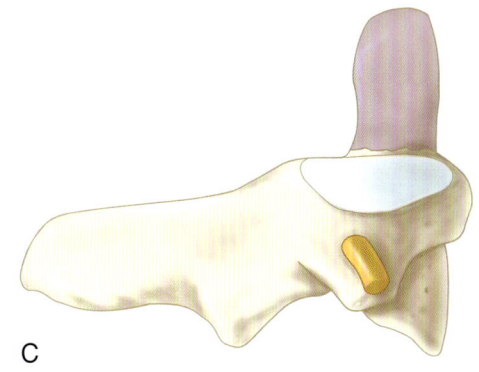

C

图4-2 A~C

- 由于术后不需外固定支具，患者可以早期活动，早日返回工作岗位。
- 该手术适合于所有年龄段患者，包括老年患者。

其他治疗方案

- 对身体严重虚弱的老年患者只有行保守治疗。
- 外固定支具
  - 颈托固定：对移动度限制最小
  - 并不推荐使用颈胸支具（Minerva和SOMI支具），因为其连带的下巴下托会导致患者在讲话和吃饭时增加颈椎向上活动范围。
- Halo架
  - 并发症包括钉道感染，螺钉穿入颅内或甚至引起颅内感染，内植物松动以及呼吸道并发症。
  - 总体成功率在70%左右。
  - 老年患者对Halo架不能很好地耐受，所以成功率较低。
- 除非是年轻患者，否则使用外固定矫形器的融合率很低。特别是对于老年患者、骨折分离间隙大、半脱位以及粉碎性骨折患者。
- 无论行何种外固定矫形器治疗，患者均需要密切随访，并至少在3~6个月内限制活动。
- 后路寰枢椎融合术
  - 包括经关节突螺钉固定术，寰枢椎多轴钉棒固定系统以及钢丝固定植骨术等。
  - 手术会导致寰枢椎活动度降低（约丢失50%头部旋转活动度及10%颈椎屈伸活动度）
  - 术后复发率高
  - 术后恢复时间长
  - 如果未行寰枢椎关节融合固定，则需要佩戴外固定支具直至融合。

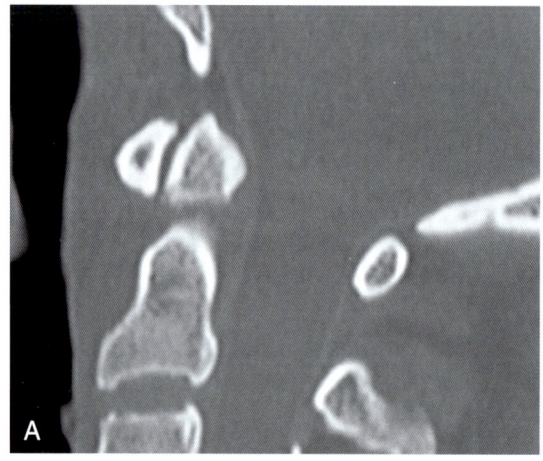

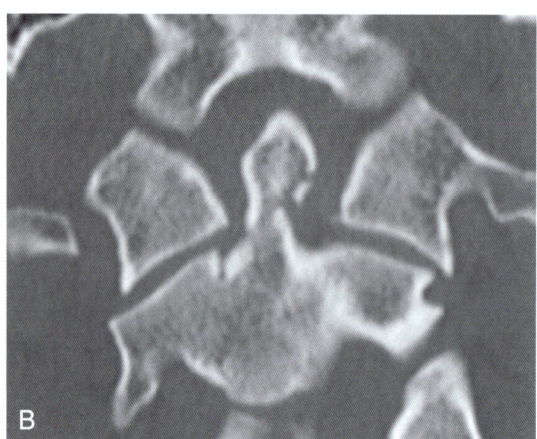

图4-3 A、B

- 比平片敏感度高
- 如果只关注轴位成像则有可能会漏诊水平位骨折，所以应进行矢状位及冠状位重建扫描（图4-3A、B）。
- 有助于斜形骨折手术方案的拟定。
- 有助于排除合并有其他部位的骨折。
- MRI检查
  - 所有存在神经损伤的病例均需行MRI检查
  - 可以用来评估横韧带有无断裂。然而除非高度怀疑（ADI >3mm），作者并不推荐常规进行MRI检查。

外科解剖

- 颈部重要解剖结构
  - 颈阔肌
  - 胸锁乳突肌筋膜
  - 颈动脉鞘
  - 气管和食管
  - 颈长肌
  - C2椎体

解剖要点

- 双平面透视检查的优点。
  - 使用两台C臂透视机以利于行正位以及侧位透视。
  - 如果只有一台C臂机,则术中需要频繁旋转调节位置,延长手术时间。
  - 口中塞一个可透视的撑开垫以便术中行正位张口位透视。依据作者经验,可以用葡萄酒的软木塞(图4-4B)。
- 患者肩背部衬垫一个肩枕以利于颈椎最大限度地后伸,此体位方便获得齿突螺钉合适的进针方向。
- 头部保持在中立位直至复位成功。使用Halter牵引架稳定头颈部并抬起下颌,牵引重量为10磅(图4-4C)。
  - 如果在颈椎后伸位骨折可以复位,需在透视监视下将颈椎小心放置于后伸位,以防椎管受压。
  - 如果颈椎后伸位时骨折无法复位,或者出现骨折片后移位时,此时需维持患者头部中立位直至在导管指引下在C3水平插入长钉,行骨折复位。然后在透视监视下将颈椎放置于后伸位以便螺钉植入。

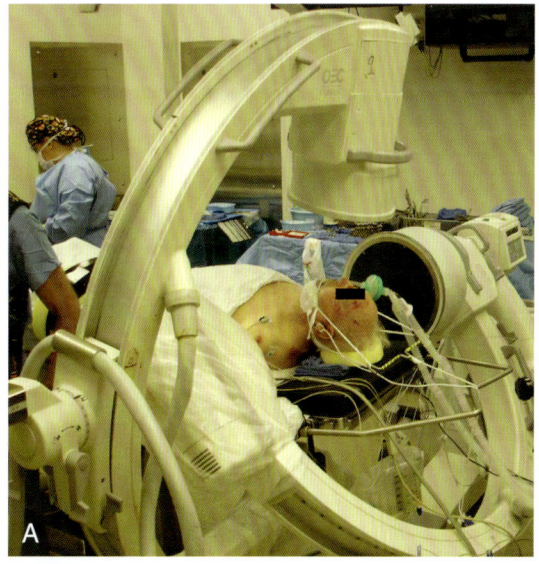

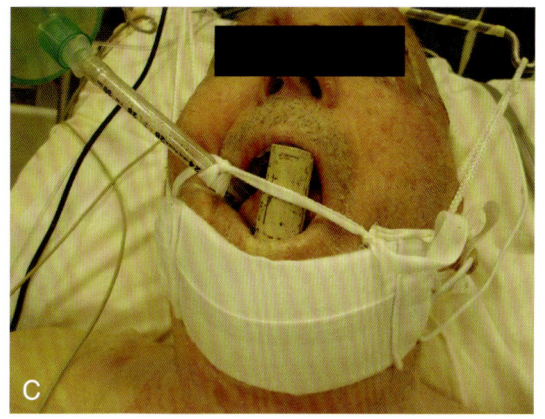

图4-4 A~C

体位设备

- 两台C臂机
- Halter牵引架
- 牙垫
- 肩部软垫

体位

- 若颈椎后伸位时骨折不稳定,可以行清醒状态下经鼻气管插管或者使用纤维支气管镜引导置管。
  - 如果骨折在后伸位可以复位,应用传统的喉镜插管则是安全的。
- 患者仰卧,使用Halter牵引架牵引固定头部,牵引重量为10磅(图4-4C)。

入路/显露要点

- 术前可以使用透视机定位以确定最佳手术切口位置。
- 在操作中需将 Caspar 牵开器刀片牢固放置于颈长肌下面是正确放置牵开器的关键。
- 侧方牵开器放置完毕后需将气管插管气囊放气后再重新充气，以保证插管位于气管中央，防止损伤喉返神经。

入路/显露提示

- 切口过高会影响螺钉进入的方向。正确的进钉方向是从 C2 前下终板指向齿突方向。

入路/显露设备

- Caspar 颈椎有齿牵开器刀片
- 改良 Caspar 牵开器刀柄
- 角度牵开器刀片（有 6 种规格以适合不同患者的解剖结构）

入路/显露

- 于 C5-6 水平行标准的 Cloward 或 Smith-Robinson 切口。
- 在 C5 水平一侧沿皮肤纹路行手术切口，左右侧均可选择，右利手医生经常选择右侧切口。
- 横行切断颈阔肌。
- 找到胸锁乳突肌，在其内侧锐性切开筋膜组织。
- 触摸到颈动脉鞘以确保入路在其内侧。
- 沿组织解剖间隙行钝性分离至椎前间隙。将气管及食管向内侧牵拉。
- 在 C5-6 水平将椎前筋膜切开，剥离颈长肌以放置牵开器。
- 在 C5 水平放置 Caspar 有齿牵开器，将其刀片放置在两侧颈长肌下（图 4-5）。
- 侧位透视确认后使用 Kittner 剥离器钝性分离椎前筋膜至 C1 水平。
- 使用上弯牵开钩将咽部组织从上颈椎牵开并予以保护（图 4-5）。这种牵开钩可以与改良 Caspar 牵开器安全地配合使用（Apfelbaum 齿突牵引系统）。

手术步骤

步骤 1

- 在正侧位透视下确认 C2 椎体前下缘位置并进钉。
  - 单螺钉固定时，进钉点位于中线
  - 双螺钉固定时，进钉点位于中线两侧 2～3mm
- 使用一枚 2mm 克氏针沿预定进钉处插入 3～5mm（图 4-6，A）。

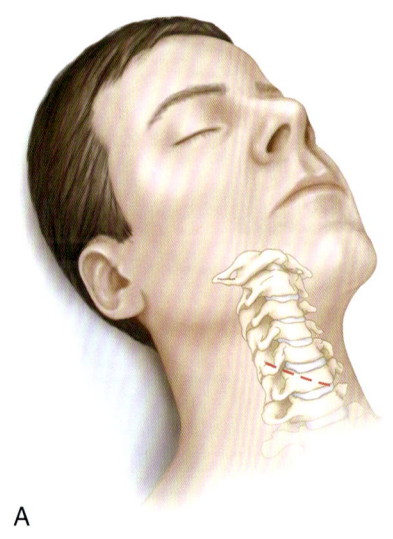

A

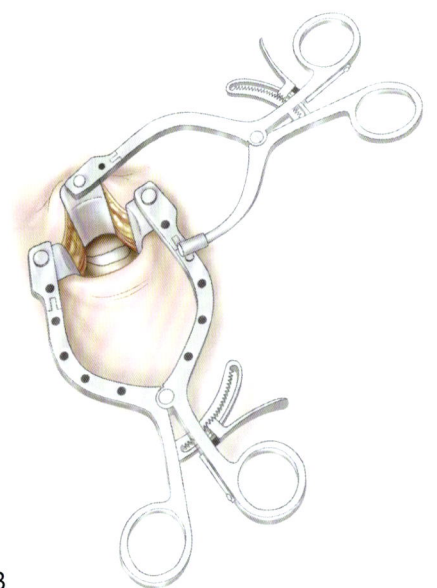

B

图4-5 A、B

- 7mm 套管钻头沿克氏针钻入。在导针指引下于 C3 椎体前缘及 C2-3 纤维环开槽（图 4-6，B～D）。
- 骨钻导向器内外套管均需要和克氏针匹配。
- 在实时透视下将外导向钻插入 C3 椎体，外导向钻带有前保护棘以确保操作在椎管外进行。
  - 将克氏针进行修剪以保证其尖端不会超过内导管尾端 1cm。

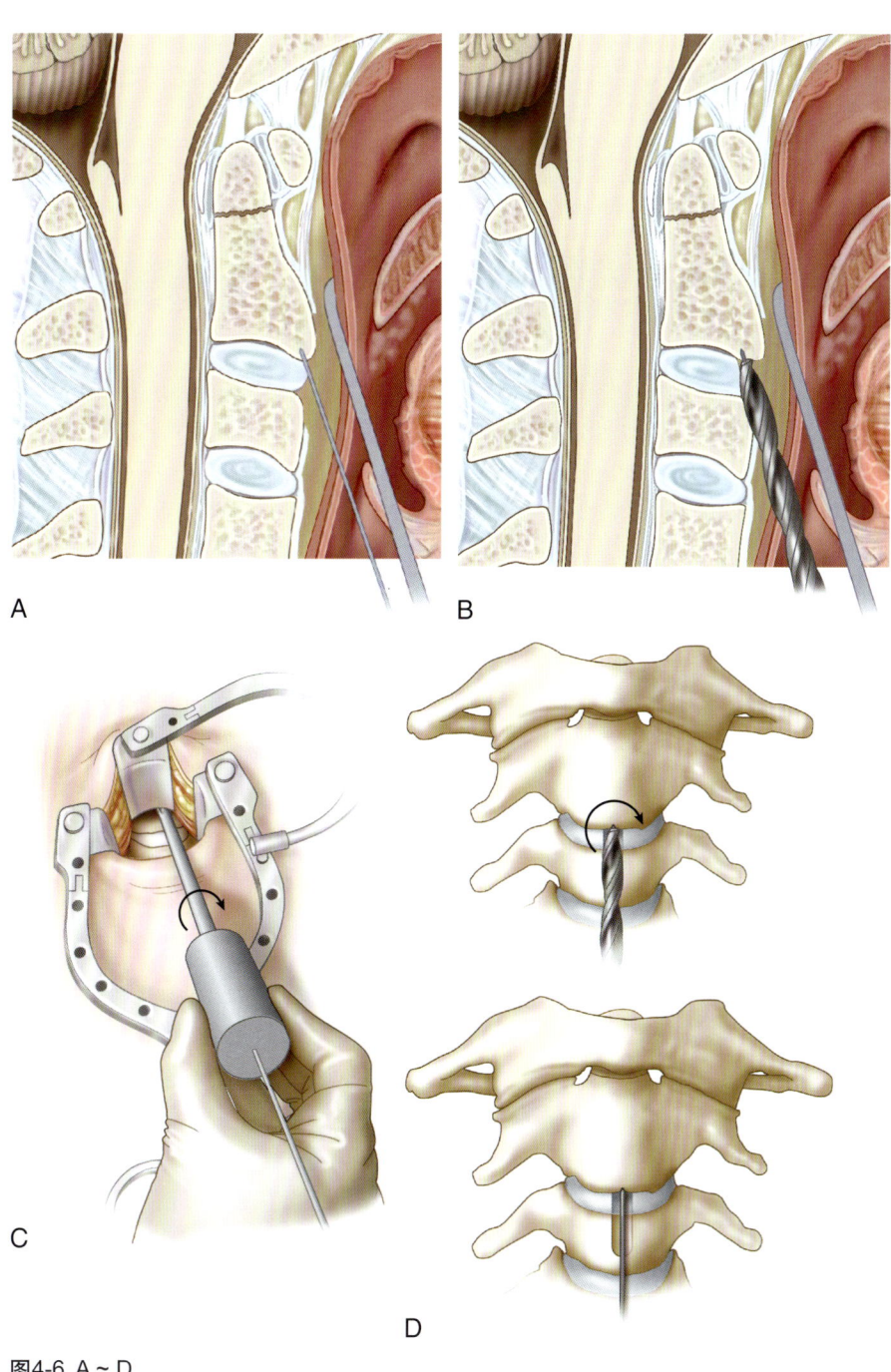

图 4-6 A～D

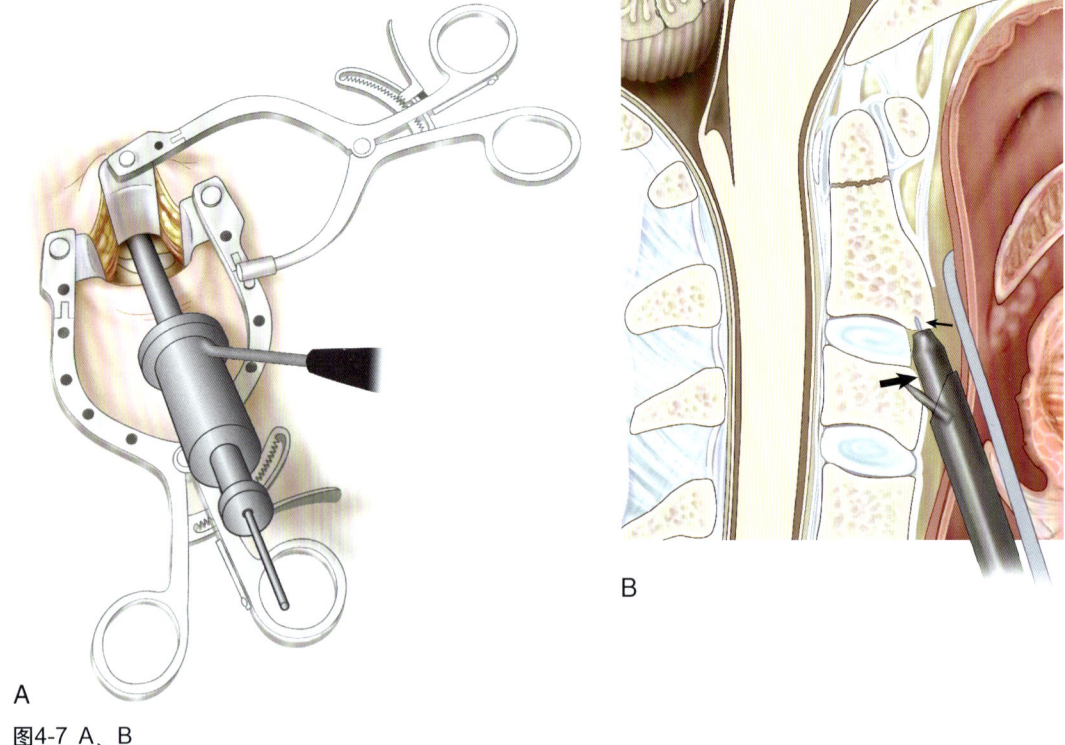

图4-7 A、B

步骤1要点
• 所有步骤均需在双平面透视监控下进行。

步骤1器械/内植物
• 2mm 克氏针 • 7mm 中空钻头 • 内外骨钻牵引管

- 内导管内放置塑料压紧器，并使用骨锤将外导向器上的棘突插在 C3 椎体上（图 4-7）。保证导向管、C2-3 椎间隙、齿突 -C1 复合体在一条直线上。在行钻孔、攻丝以及植入螺钉时均需维持此线性关系以保证螺钉插入齿突尖部。
- 内导向管沿着先前的通道继续开槽（图 4-7B，箭头所示）直至 C2 基底部（图 4-7B，细箭头所示），然后拔除克氏针。

步骤 2

- 使用带有标尺的钻头沿导向孔钻入 C2 椎体，穿过骨折间隙到达齿突骨折块，小心钻透远端骨皮质（图 4-8A）。
  - 可以通过上抬或者下压已经固定在 C3 椎体上的导向管来对齿突骨折块进行复位。使用导向管维持齿状体和 C2 椎体的线性关系，可以去除患者头后枕垫使颈椎进一步后伸以便于植入螺钉。
  - 需穿透齿突顶部皮质。
  - 3mm 钻头配套使用 4mm 皮质螺钉，其螺钉内径为 2.9mm。钻头具有良好的导向稳定性，可以依据需要纠正钉道方向。
  - 通过附带的标尺确定钻头钻入深度，根据骨折的齿突与 C2 间的距离来调整钻入深度。
- 将内导向管取出，将带标尺的丝锥插入外导向管内。
  - 沿之前钻入方向手动旋转丝锥。

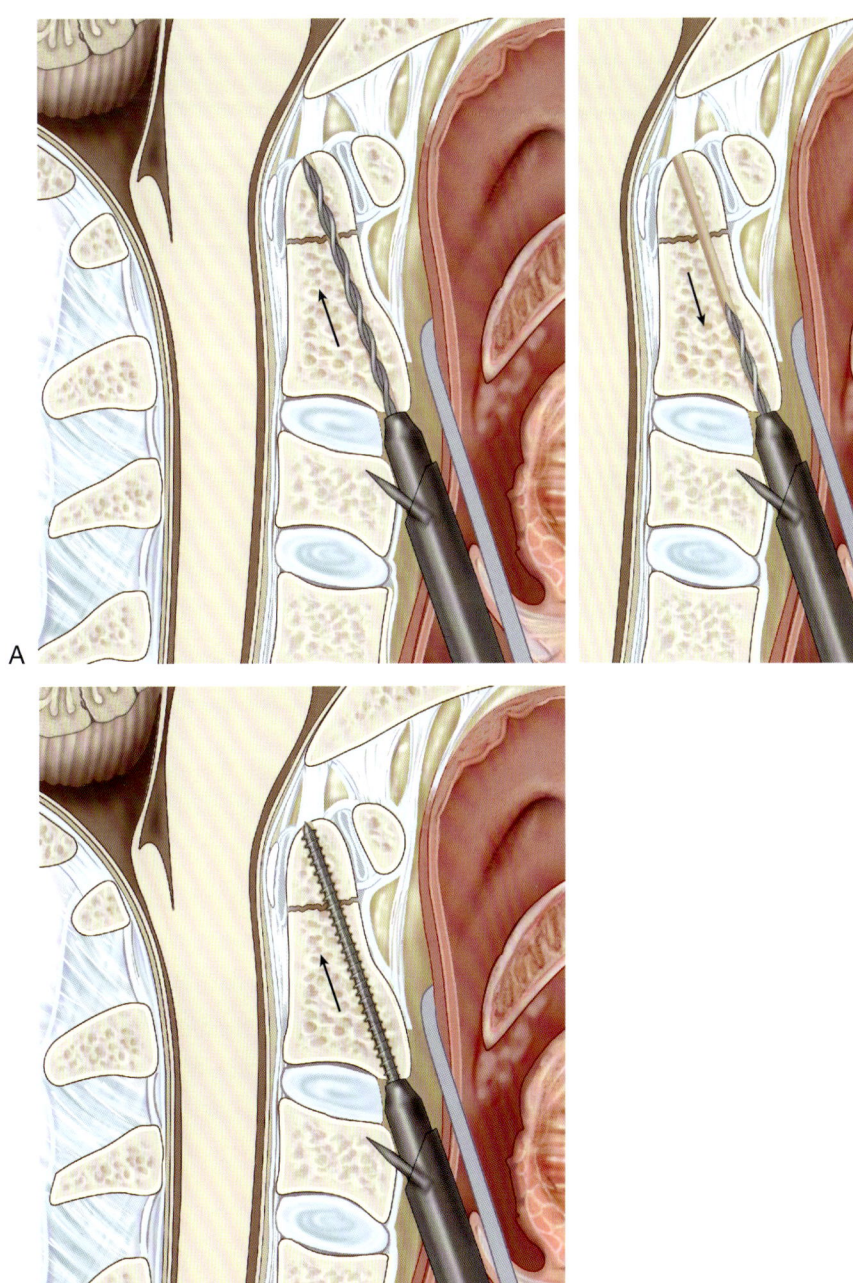

图4-8 A、B

- 在植入螺钉之前对于整个导向孔，包括顶端皮质层，都需进行攻丝（图4-8B）。
  - 沿导向管植入4mm斜螺纹钛拉力螺钉（仅有远端螺纹）。
    - 拉力螺钉只有跨过骨折线到达齿突远端骨皮质时才具有较好的加压效果，将齿突拉向C2椎体（图4-9B，箭头所示）。螺钉在到达齿突远端骨皮质时需谨慎操作，由于螺钉方向与椎管相切，如果前移几毫米就可能会损伤硬脊膜。

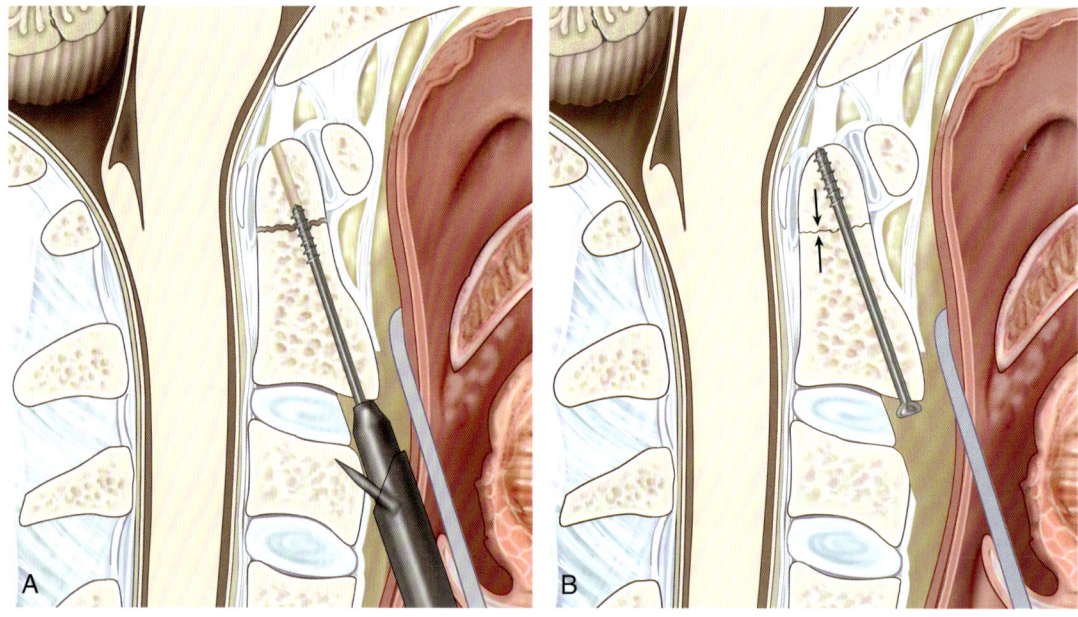

图4-9 A、B

- 可以将螺钉尾部埋入C2-3纤维环或者C2椎体内。
- 当螺钉固定后应移除患者头部牵引。
■ 如果解剖结构允许可按同样的方法再植入一枚螺钉。
  - 生物力学研究显示单螺钉固定和双螺钉固定在稳定性上并没有明显差异。
  - 尽管一些临床研究显示行双螺钉固定并无明显优势，然后一些大样本回顾性研究显示在老年患者中（大于70岁）行双螺钉固定可以显著提高稳定率（96%：56%）。
■ 在透视下屈伸患者颈椎以检测骨折是否已经达到稳定固定。
■ 去除牵引装置，冲洗伤口，严密止血后逐层缝合伤口。

术后护理和预后

■ 所有患者术后当晚均需接受监测以防出现急性并发症，包括血肿和呼吸困难等。
■ 通常，作者不主张使用外固定支具。然而对于前斜形骨折（后上至前下方向）以及严重骨质疏松患者，作者推荐使用硬颈托进行保护。
■ 通常正侧位透视已经足够了。但是必要时可以行CT扫描以确定螺钉位置正确。
■ 早期进行活动是比较危险的，特别是对于老年患者。
■ 许多研究表明，融合率为85%~95%。
  - 年龄、性别以及骨折移位程度和方向并不影响融合率。
  - 前斜形骨折（前下至后上方向）融合率低：50%在解剖位置上融合，25%为非解剖位置融合，还有25%融合失败。
■ 83%患者骨折愈合后颈椎的活动度不会受到明显影响。

循证文献

尽管尚缺乏关于齿突螺钉固定的前瞻性研究,但是许多回顾性研究表明对于急性齿突骨折其融合率可以达到 80%~90%。齿突螺钉固定可以保留寰枢椎活动度,并且并发症发生率低,因此该技术仍是急性齿突骨折的一种有效地手术固定方法。

Apfelbaum RI, Kriskovich MD, Haller JR. On the incidence, cause and prevention of recurrent laryngeal nerve palsies during anterior cervical spine surgery. Spine 2000;25:2906-12.
在颈部牵引后,对气管插管气囊放气再重新充气,有利于使气管插管位于喉部正中从而避免损伤喉返神经。采用此种方法,可将喉返神经损伤率由 6.4% 降低到 1.7%(Level IV evidence:900 例经前路颈椎手术治疗患者的喉返神经损伤发生率的回顾性研究)。

Apfelbaum RI, Lonser RR, Veres R, Casey A. Direct anterior screw fixation for recent and remote odontoid fractures. J Neurosurg 2000;93(Suppl 2):227-36.
作者对齿突螺钉固定的最佳手术时机以及手术效果进行了研究。发现伤后 6 个月以内行手术治疗,以及水平型或者后斜型骨折(前上至后下方向)患者的骨折愈合率要高于伤后 18 个月以后行手术治疗和前斜型骨折(前下至后上方向)患者。(Class IV evidence:147 例患者的回顾性研究)

Dailey AT, Hart D, Finn MA, Schmidt MH, Apfelbaum RI. Anterior fixation of odontoid fractures in an elderly population. J Neurosurg Spine 2010;12:1-8.
对于年龄大于 70 岁的老年患者,行双螺钉固定融合率要显著高于单螺钉固定的融合率。老年患者或者骨质疏松患者适合行双螺钉固定。(Class IV evidence:57 例患者的回顾性研究)

Fountas KN, Kapsalaki EZ, Karampelas I, et al. Results of long-term follow-up in patients undergoing anterior screw fixation for type II and rostral type III odontoid fractures. Spine 2005;30:661-9.
作者对接受齿突螺钉固定的患者进行了术后平均 58.4 个月的随访,结果显示,此手术融合率较高。(Class IV evidence:31 例患者的回顾性研究)

Greene KA, Dickman CA, Marciano FF, et al. Acute axis fractures: analysis of management and outcome of 340 consecutive cases. Spine 1997;22:1843-52.
使用 Halo 架治疗 II 型齿突骨折,其不融合率为 26%,对于骨折块移位超过 6mm 的骨折,使用 Halo 架治疗的不融合率更是高达 67%。(Class IV evidence:340 例枢椎骨折中有 119 例合并 II 型齿突骨折的回顾性研究)

Jenkins JD, Coric D, Branch CL Jr. A clinical comparison of one- and two-screw odontoid fixation. J Neurosurg 1998;89:366-70.
研究表明,单螺钉固定和双螺钉固定的手术融合率无明显差异。文中对此结论进行了详尽论述。(Class IV evidence:42 例患者的回顾性研究)

Majercik S, Tashjian RZ, Biffl WL, Harrington DT, Cioffi WG. Halo vest immobilization in the elderly: a death sentence? J Trauma 2005;59:350-7.
作者在文章中报道了老年患者行 Halo 架固定治疗的效果及相关的高复发率。(Class IV evidence:456 例颈椎骨折患者的回顾性研究)

Montesano PX, Anderson PA, Schlehr F, Thalgott JS, Lowrey G. Odontoid fractures treated by anterior odontoid screw fixation. Spine 1991;16(Suppl 3):S33-7.
作者报道了齿突螺钉固定的疗效及其对多发伤患者治疗的有效性。(Class IV evidence:14 例患者的回顾性研究)

Sasso R, Doherty BJ, Crawford MJ, Heggeness MH. Biomechanics of odontoid fracture fixation: comparison of the one- and two-screw technique. Spine 1993;18:1950-3.
尸体研究结果表明,有 50% 齿突完整的患者行螺钉固定术后骨折稳定。而行双螺钉固定会导致颈椎轻度后伸僵硬。

Subach BR, Morone MA, Haid RW Jr, et al. Management of acute odontoid fractures with single-screw anterior fixation. Neurosurgery 1999;45:812-9; discussion 819-20.
作者报道 26 例急性齿突骨折患者行齿突螺钉固定后融合率高达 96%。(Class IV evidence:26 例患者的回顾性研究)

前路寰枢关节融合术：Barbour和Whitesides外侧入路

Eli M. Baron, Alexander R. Vaccaro

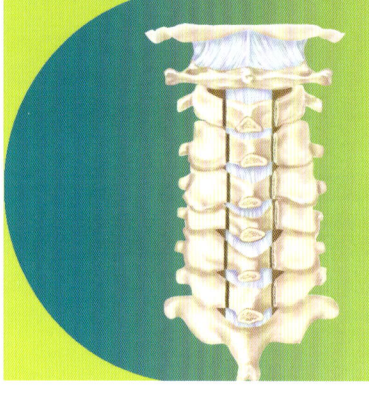

适应证提示
- 椎动脉损伤
- 手术部位有感染灶
- 对局部解剖结构不熟悉

其他治疗方案
- 后路寰枢椎关节融合术
- 枕颈融合术
- 通过前方咽后入路行寰枢椎跨关节融合术

适应证
- 寰枢椎不稳需行前路固定或明确诊断
- 存在后路结构异常的寰枢椎不稳
- 作为颈后路关节融合术失败的一种补救手术

术前检查
- CT扫描能够了解寰枢椎骨性结构情况，并且可以通过测量预估所需螺钉长度
- 行MRA或者CT血管造影以评估椎动脉情况
- X线平片

外科解剖
- 面神经穿过腮腺。二腹肌后腹位于腮腺后方，斜向前下走行于腺体的中部。
- 副神经经颈静脉孔出颅后斜向后下方进入胸锁乳突肌深面。在大多数情况下，副神经穿过胸锁乳突肌，但是有时候会绕到肌肉下面。该神经支配胸锁乳突肌后下行从侧方穿过颈后三角支配斜方肌。
- 椎动脉起自C6椎体，经横突孔内向头侧走行，其绕行于寰椎侧块及后弓表面，之后穿过寰枕后膜进入枕骨大孔。
- 颈交感干向上走行经过颈长肌和头长肌前面。在该区域操作时若太偏向侧方或者没有沿骨膜下进行剥离，则容易对其造成损伤，而导致Horner综合征。

体位
- 术前考虑使用Halo架固定。
- 最好采用在手术切口对侧使用纤维支气管镜引导经鼻气管插管。
- 若无禁忌证，颈部应偏向对侧并尽可能后伸。

5　前路寰枢关节融合术：Barbour和Whitesides外侧入路

体位要点
- 可以将耳垂向前缝合以便更好地显露术野。

设　备
- 此术式需要使用两台C臂透视机从两个平面进行透视，或者联合应用C臂机和术中无框架立体定位系统。术前患者佩戴Halo架，以减少寰枢关节移动，避免在使用无框架立体定位技术时，出现多重反射假象。

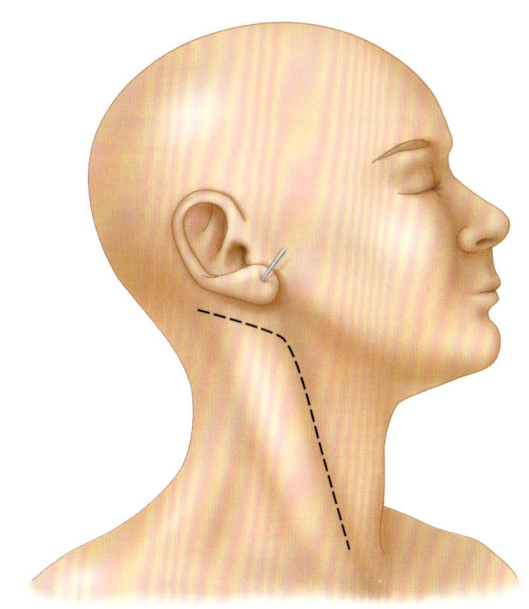

图5-1

- 当存在咽后壁扩大切开或术中损伤较大时，需考虑术后行预防性气管切开。术后行气管切开，操作更方便。
- 术中应该使用神经生理功能监测。包括体感诱发电位、经颅刺激运动电位以及脑神经或肌电图监测等。

手术步骤

步骤1
- 由乳突尖向下沿胸锁乳突肌前缘作曲棍球棒形手术切口（图5-1）。
- 术中需辨认耳大神经，其穿过胸锁乳突肌。沿耳大神经向远端和近端分离将其松解以利于牵拉。若术中需要，可以切断该神经，但术后会导致耳周皮肤感觉减退。
- 将颈外静脉予以结扎并切断。

步骤2提示
- 在切口的头侧需避开腮腺，切入腺体会导致面神经损伤或者腮腺漏。
- 切口头侧深部是二头肌后腹。应该避免对其进行牵拉以减少对走行于二腹肌和颅底之间的面神经的损伤。
- 向内侧过度地牵拉鼻咽部会导致黏膜撕裂，并引起创面污染。
- 过度牵拉会导致术后吞咽困难并会对颅神经造成损害，包括舌下神经及喉上神经。
- 应尽量避免对副神经的过度牵拉，以免造成胸锁乳突肌和斜方肌无力。

步骤2
- 沿皮肤切口向下切开颈阔肌，并分离包裹于胸锁乳突肌上的颈深筋膜。
- 将胸锁乳突肌在乳突附着处横断并外翻，建立通向咽后椎间隙的通道（图5-2）。
- 在距离乳突尖3cm处可以找到副神经，使用血管吊带予以保护。使用肌电图有助于辨认副神经。
- 颈内静脉位于颈动脉鞘内，与副神经伴行一段距离后分开。
- 在副神经远端可以找到枕动脉的胸锁乳突支，予以结扎。
- 贴近二腹肌分离副神经和颈内静脉。继续向后方和两侧分离至颈动脉鞘，向内分离至副神经和胸锁乳突肌（图5-3，箭头处）。

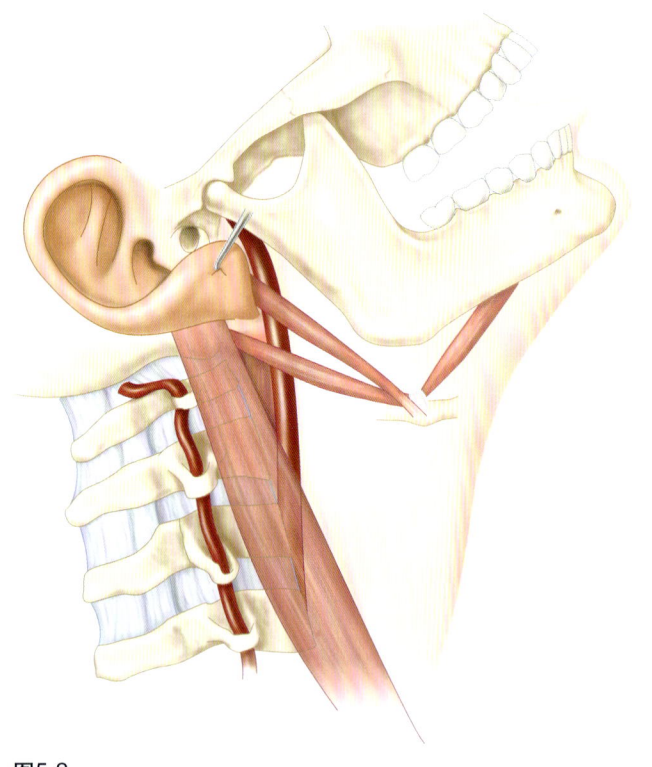

图5-2

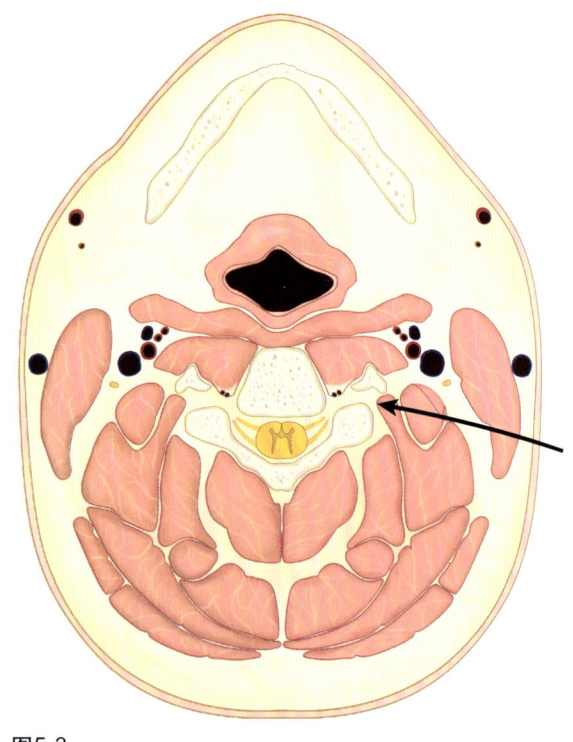

图5-3

步骤 3

- 沿横突前缘继续进行分离。
- 分离附着于脏筋膜中线的椎前筋膜和肌肉之间的 Sharpey 纤维进入咽后椎间隙。
- 使用"花生米"剥离子对椎前筋膜进行钝性分离。
- 通过触摸 C1 前结节可以很容易对 C1 进行定位,同样通过触摸突出的椎体基底缘可以定位 C2。
- 对寰枢椎行骨膜下剥离,将颈长肌和头长肌向外牵开。
- 可以将颈长肌从其在 C1-2 椎体前缘附着处剥离以获取最大显露。切勿损伤 C1-2 之间的横突筋膜。
- 在对侧重复上述操作。
- 通过钝性剥离暴露关节面。使用小骨凿以及颈椎刮匙去除 C1-2 关节的关节软骨,在关节间隙内植入自体髂骨块。

> **步骤 4 要点**
> - 术前必须行 CT 检查以预估螺钉长度。

步骤 4

- 开始进行螺钉固定。
- 从 C1 横突前缘基底部,在冠状面由外上至内下 25°方向(图5-4A),矢状面向后下 10°方向(图5-4B)植入一枚直径 2mm 导针。导针进针方向与同侧乳突成一条直线。
- 双平面透视以确定导针位置。
- 然后用管状钻钻孔,先用直径 2.7mm 钻头顺着导针钻孔,随后使用 3.5mm 钻头在 C1 侧块上钻孔。或者使用拉力螺钉。
- 在对侧进行同样的操作。一般成年人使用直径 3.5mm 的丝锥以及 3.5mm×26mm 的螺钉固定(注意钉道方向)。

5 前路寰枢关节融合术：Barbour和Whitesides外侧入路

步骤4提示

- 过度牵拉会导致吞咽困难以及颅神经的损伤。
- 手术器械误入椎管会导致脑脊液漏以及神经损伤。
- 需尽早确认副神经并使用血管套环予以保护，术中可借助肌电图帮助辨认。副神经损伤会导致同侧斜方肌或胸锁乳突肌无力。
- 向侧方切开过多会导致Horner综合征，特别是当没有严格执行骨膜下剥离原则的时候。
- 术中损伤腮腺或者二腹肌肌腹会导致面神经损伤。

步骤4争议

- 前方经咽C1-2前路经关节螺钉固定术被认为是技术要求不高的手术操作。同前路齿突螺钉入路类似，其切口位于C5-6平面前方。在植入拉力前同样需要使用双平面透视和克氏针导向（图5-5）。

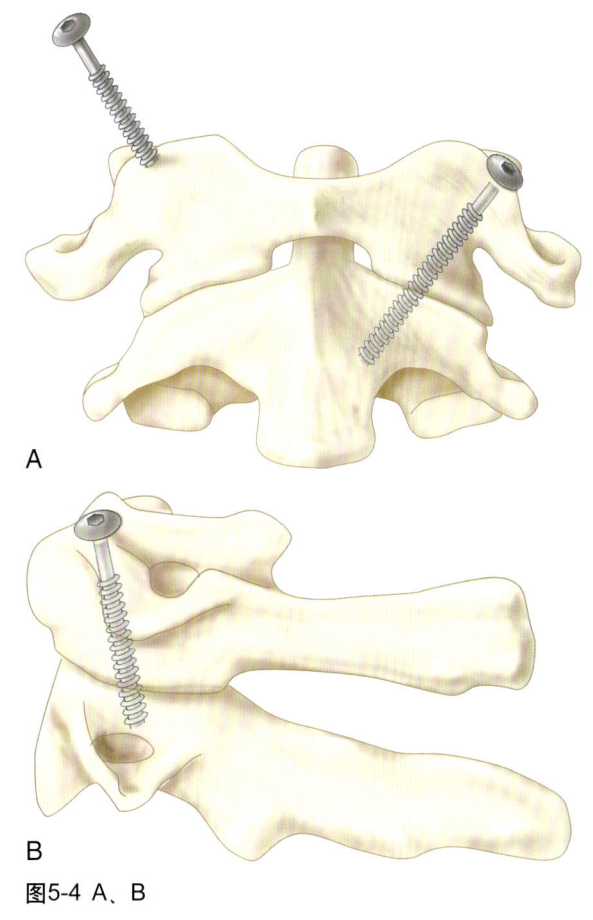

图5-4 A、B

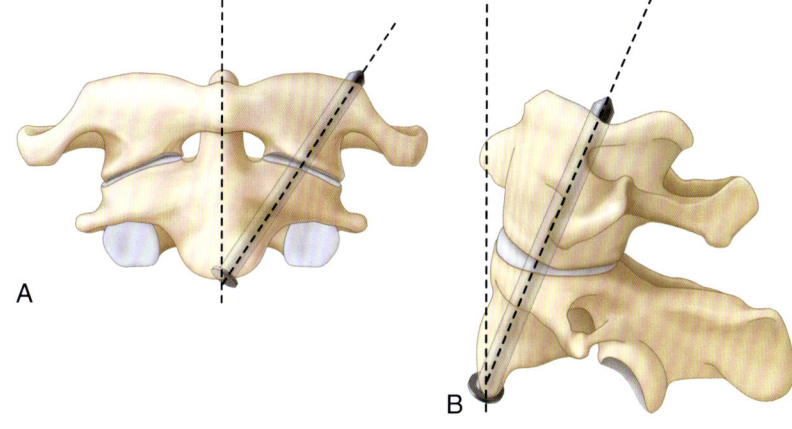

图5-5 A、B

步骤5要点

- 强烈建议行预防性气管切开。

步骤5提示

- 可能会损伤椎动脉。一旦损伤，需使用明胶海绵或者止血纱布加压填塞，或者术中请神经血管科或放射介入科医生会诊。一旦损伤椎动脉时应中止手术。

步骤5

- 需行严密止血，然后将胸锁乳突肌缝合于乳突骨膜上。
- 留置引流管，缝合颈阔肌和皮肤组织。

术后提示
• 如果前路寰枢椎关节融合术失败，则考虑行后路枕颈融合术。

术后护理和预后

- 术后患者应佩戴 Philadelphia 颈托。

循证文献

Koller H, Kammermeier V, Ulbricht D, et al. Anterior retropharyngeal fixation C1-2 for stabilization of atlantoaxial instabilities: study of feasibility, technical description and preliminary results. Eur Spine J 2006;15:1326-38.

作者对 7 例患者的治疗经验进行总结，讨论了前方咽后入路经关节螺钉技术的解剖注意事项及技术要领等。（Grade IV case series）。

Vaccaro AR, Ring D, Lee RS, Scuderi G, Garfin SR. Salvage anterior C1-C2 screw fixation and arthrodesis through the lateral approach in a patient with a symptomatic pseudarthrosis. Am J Orthop 1997;26:349-53.

文章总结了上颈椎前外侧入路的技术要领及相关文献，重点讲述了其临床应用。（Grade IV case report）。

Whitesides, TE. Lateral retropharyngeal approach to the upper cervical spine. In: Sherk HH, Dunn EJ, Eismont FJ, et al, editors. The Cervical Spine. 2nd ed. Philadelphia: JB Lipincott; 1989, p. 796-804.

作者通过对 26 例患者的治疗经验进行总结，详细描述了此手术的技术要领。（Grade IV case series）。

6

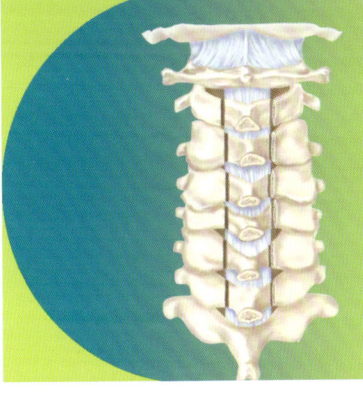

前路颈椎椎体次全切除/椎间盘切除术

David T. Anderson, Alan S. Hilibrand

适应证提示
- 涉及三个节段的减压效果可以预测，一旦超过三个节段，并发症的发病率会增高。如果必须行多节段椎体次全切除手术，应该考虑经后路行融合术。
- 吸烟患者更容易发生骨不连，与支撑植骨融合不同，使用椎间植骨容易发生融合失败（Hilibrand 等，2001，2002）。
- 对于术前有吞咽困难或发声困难，以及之前经历过颈椎前路脊柱手术的患者，术前需要进行喉上神经或喉返神经功能障碍评估。

适应证
- 难治性颈神经根病变、脊髓型颈椎病，或者因神经根或脊髓受压引起的进行性神经功能障碍
- 此外，还包括特定类型的颈椎损伤、肿瘤、感染（Ozgen 等，2004）。

术前检查
- 平片（侧位、屈曲位和伸展位）检查可以评估脊柱不稳定性和全矢状位的立线情况（脊柱前凸、中立或脊柱后凸）。
- MRI（矢状位和横切位）是明确诊断常用的影像学方法（图 6-1 和图 6-2）。
- 脊髓造影 CT 检查是一种有创性检查，需要在腰部和颈部行椎管穿刺，当 MRI 是禁忌时可能需要行该项检查。
- 当 MRI 结果不确定时，可以行肌电图检查以确诊神经根性颈椎病。

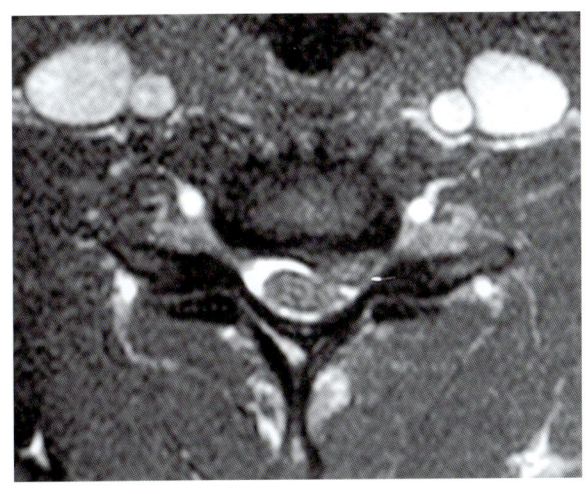

图6-1

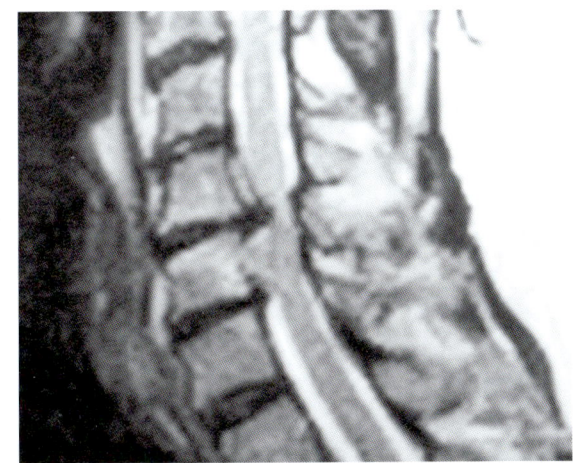

图6-2

适应证争议

- 一些因侧方椎间盘突出导致手臂疼痛的患者也可采取后路椎间孔切开术。

其他治疗方案

- 非手术治疗
  - 抗炎药物
  - 物理治疗
  - 颈椎牵引
  - 硬膜外类固醇注射
- 手术治疗
  - 后路椎间孔切开术（神经根型颈椎病）
  - 椎板切除/椎板成形术±融合（脊髓型颈椎病）

体位提示

- 双肩牵拉不够可能影响术中侧位透视效果。
- 过度伸展可能加重脊髓压迫而造成医源性脊髓损伤。
- 肩膀牵引过度可能导致 C5 神经根损伤或臂丛病损。

设 备

- 在颈椎椎体次全切除和进行支柱植骨过程中，作者主张使用头环或 Mayfield 头架。
- 也可以在植骨前使用充气带使颈椎伸展以利于安放植骨块。

入路/显露要点

- 从美容角度上讲，横切口更具有吸引力。
- 触诊确认颈动脉结节（在 C6 的横突上）可以协助定位手术节段。
- 跨越中线做手术切口，并向远端和近端剥离颈阔肌，暴露 3 个或更多的节段。
- 避免过度牵拉咽喉和食管。
- 在骨膜下切断颈长肌可以避免损伤交感神经干。

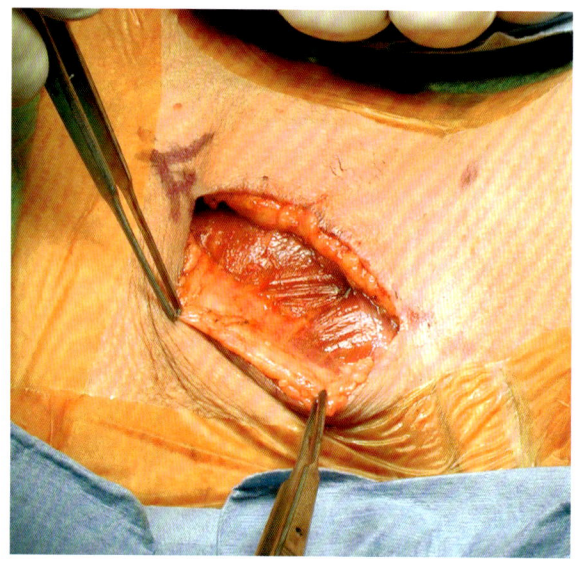

图6-3

外科解剖

- 通过胸锁乳突肌、颈动脉鞘外侧、带状肌和气管食管筋膜内侧入路。
- 切开颈阔肌和颈筋膜时容易损伤颈外静脉。牵拉胸锁乳突肌时容易损伤第Ⅺ对脑神经。
- 进入到胸锁乳突肌和带状肌之间的手术平面时，注意避免损伤喉和气管、食管和咽、喉神经和颈动脉鞘（图 6-3）。

体位

- 患者仰卧位，在肩胛骨下放置充气枕使颈部适度后伸，从而获得正常的脊柱生理前凸。
- 患者的头部和颈部应妥善固定以减少术中移动。
- 应将患者双肩向下牵引并用布带固定以利于术中侧位 X 线透视，双臂固定在患者两侧，以便于术中操作。

入路/显露

- 在锁骨上 2～8cm、约中线到胸锁乳突肌外侧部位作横向切口，切口应当足以显露 2～3 个椎体（图 6-4）。
- 如果需要扩大切口，可以沿胸锁乳突肌内侧缘作纵向切口。
- 向外牵开胸锁乳突肌和颈动脉鞘，向内侧牵拉带状肌和气管食管筋膜。
- 确认前纵韧带有助于找到中线和椎间盘。
- 将脊柱定位针插入病变节段的椎间隙，术中行侧位 X 线透视定位。
- 在计划切除的椎间盘上下各半个椎体范围内游离并拉起颈长肌。拉钩放置于肌肉边缘下方向内、外侧牵拉以更好地暴露术野。

6 前路颈椎椎体次全切除/椎间盘切除术　45

入路/显露提示

- 损伤颈交感神经干会引起霍纳综合征，虽然比较罕见，但一旦发生会出现严重的并发症。并发症表现为同侧上睑下垂、瞳孔缩小和无汗症。

入路/显露设备

- 可以使用手动拉钩或自留翼片牵开器。

入路/显露争议

- 选择右侧或左侧入路可以根据外科医生习惯，一些学者认为右侧入路喉神经损伤的发生率高。
- 一旦放置翼片牵开器，气管插管的气囊应该先放气然后再充气，以减少对气管、食管和喉神经的压力。

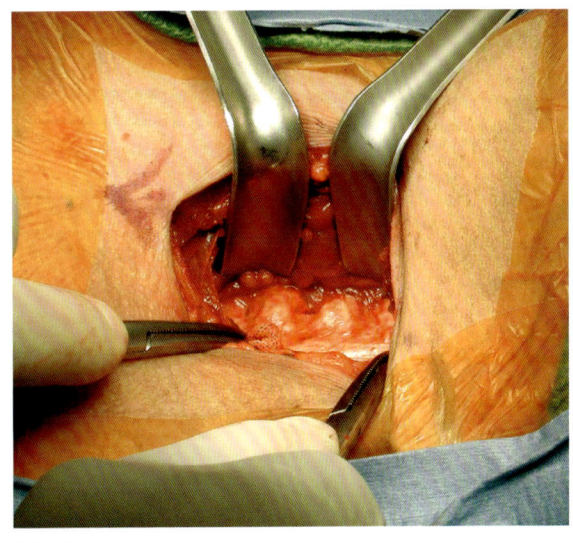

图6-4

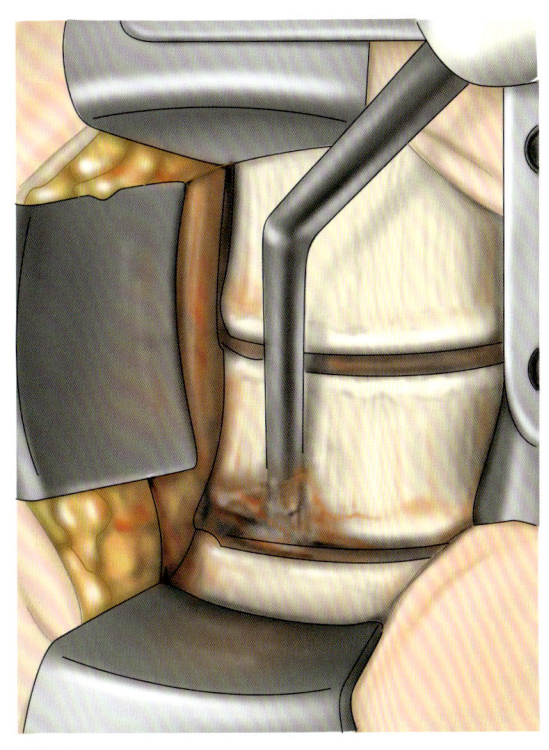

图6-5

步骤1要点

- 测量钩椎关节之间的宽度有利于确定中线和侧方压缩性病变程度。

步骤1提示

- 椎动脉与椎体通常相隔 23~28mm 的距离。术前进行影像学检查确认椎动脉是否有畸形。一旦椎动脉走行于椎弓根内侧，均不宜行椎体次全切除术。

手术步骤

步骤1：椎间盘切除

- 切开 C5-6 和 C6-7 椎间盘的纤维环，并切除相应节段的椎间盘直至后纵韧带处，切除所有椎间盘组织，包括终板软骨（图 6-5）。
- 确定相邻两个颈椎节段两侧的钩椎关节，对钩椎关节两侧进行过度研磨可能会导致椎动脉损伤。

步骤2要点

- 术中使用 16mm 宽的直尺以确保足够的减压槽宽度。手术过程中应该不断地测量，这样既能够做到减压充分，又不至于因开槽过宽而损伤外侧的椎间孔。
- 小心地显露后纵韧带、后方的骨赘和神经结构，避免造成医源性颈脊髓损伤。使用外科显微镜可以提高手术可视度，有利于术者及其助手找到病变部位。
- 使用经颅运动诱发电位和躯体感觉诱发电位对脊髓进行实时监测，有助于避免潜在的神经损伤（Hilibrand 等，2004）。

步骤2提示

- 向外侧偏离可能导致椎动脉损伤。
- 对于压缩性病灶，应该仔细地使用小刮匙将致压物从脊髓上刮除。

步骤2争议

- 对于是否切除后纵韧带尚存在争议。切除后纵韧带能对脊髓实现更大程度上的减压，但同样也可能增加 C5 神经根发生牵拉损伤的危险。对于合并后纵韧带骨化的椎间盘突出患者，经前路行减压术时应该切除后纵韧带。

步骤3要点

- 根据测量结果对椎体终板和植骨块进行精细修整，这样可以提高术后植骨块的稳定性和融合的成功率。
- 放置植骨块时撑开椎间隙可以间接性地对神经根进行减压。

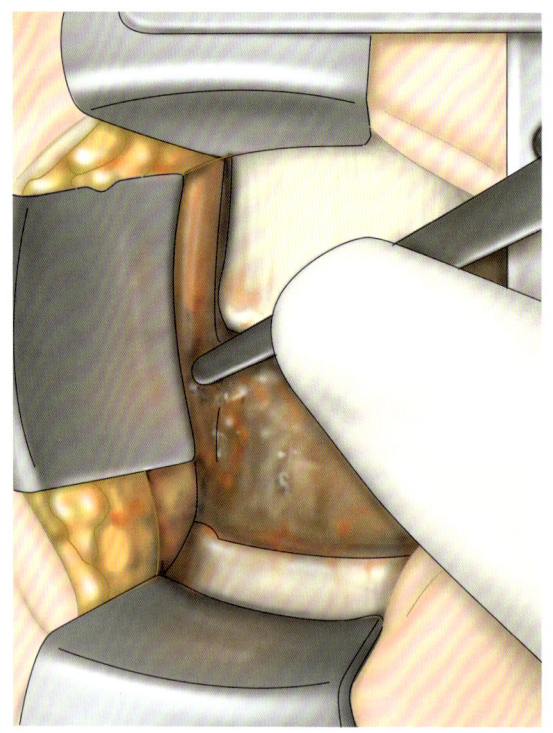

图6-6

步骤2：减压

- 冲洗下使用高速电钻和咬骨钳在钩椎关节之间开一个均匀对称的减压槽。
- 椎体减压槽宽度达到 16mm 时可以实现脊髓完全减压。
- 减压槽的宽度应达到双侧钩椎关节，深度应达到后纵韧带，去除椎体后皮质，从而达到完全减压（图 6-6）。
- 减压完成后，用明胶海绵或含有凝血酶的明胶海绵干粉进行止血。

步骤3：支撑骨块的制备和植入

- 使用磨钻磨除上、下终板，暴露新鲜渗血的松质骨，应该保留椎体后缘骨唇，防止移植物发生后移压迫脊髓。
- 使用测深器测量后确定植骨块的尺寸。
- 可以选择使用自体髂骨或同种异体骨进行植骨。需要对植骨块进行修整并塑形，使其与植骨部位相匹配（图 6-7）。
- 如果术中使用颅环牵引，在测量所需支撑骨块尺寸之前需增加 20 磅的牵引。维持牵引，小心地放置植骨块。
- 需要对植骨块进行修整，使其与减压槽良好匹配。

步骤3提示

- 术中椎体后缘骨唇受到破坏的话可能增加植骨块向前脱出并压迫脊髓的危险。如果在没有增加牵引力的情况下嵌入植骨块,可以出现驼背畸形或者植骨块脱出。
- 植骨块太大会导致脊髓发生牵拉损伤,继而损伤神经根。

步骤3器械/内植物

- 使用钳子夹紧植骨块,小心地将其嵌入减压槽。

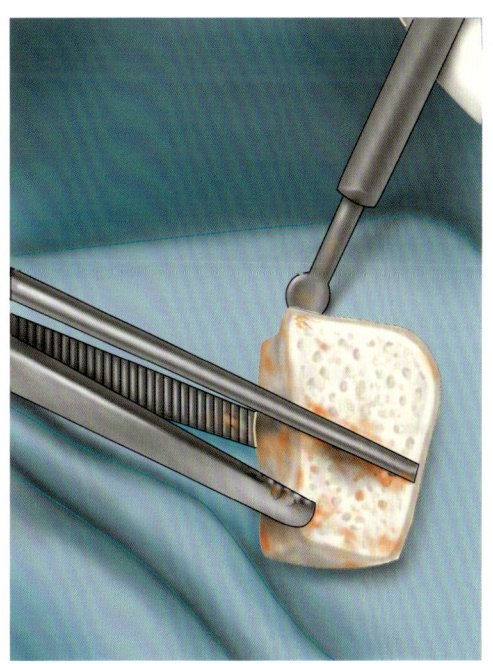

图6-7

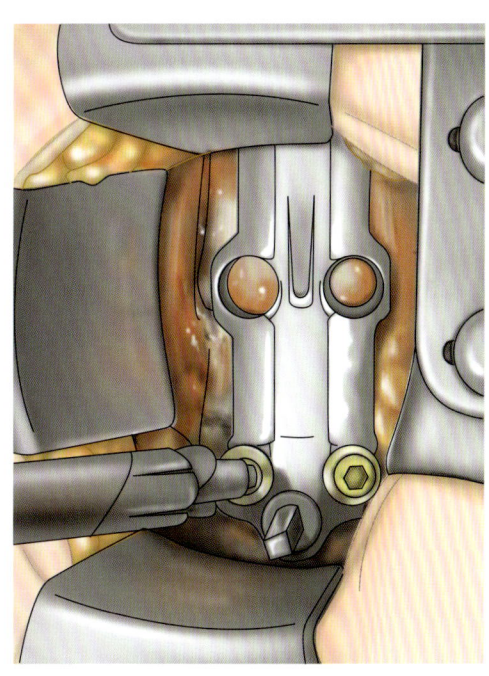

图6-8

步骤4:内固定

- 前路颈椎钢板可以通过固定螺钉形成一个坚固的固定结构,也可以采用活头螺钉形成半固定的结构,因为部分负荷可以通过螺钉转动而被分散。或者通过采用滑动钉槽或者钢板自身的蠕动而形成一个动态固定结构。
- 通过引导器钻孔,拧入直径4mm螺钉将钢板固定于椎体上(图6-8)。
- 通过正侧位X线片或进行透视,确定钢板和螺钉的位置正确(图6-9和图6-10)。

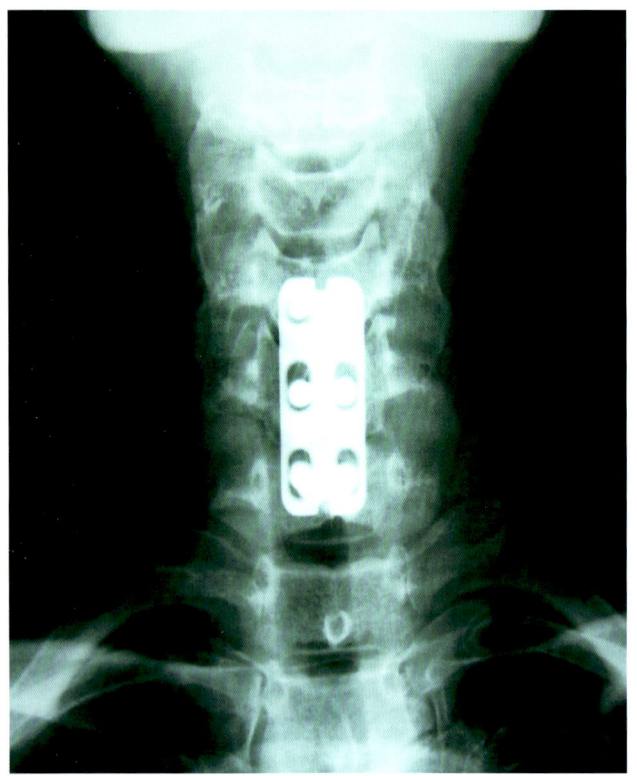

图6-9

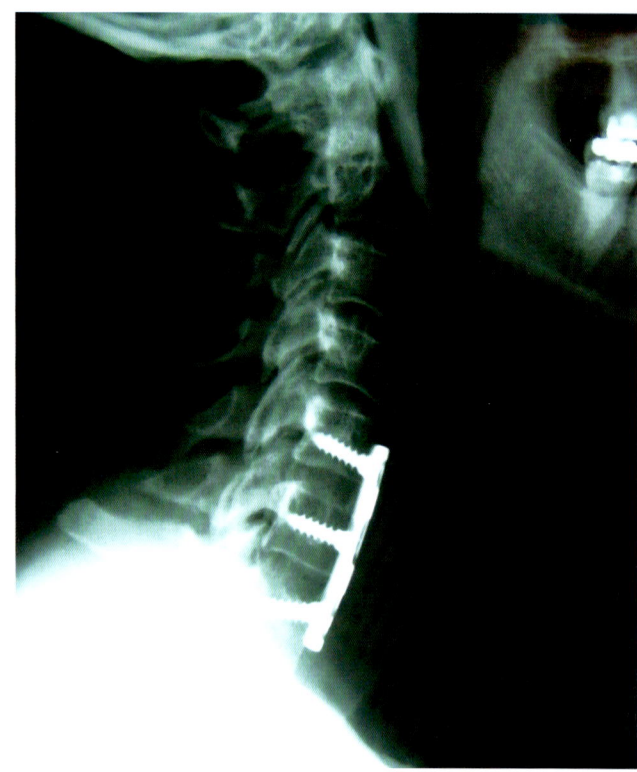

图6-10

术后要点
• 术后使用电容耦合或脉冲电磁场进行外部刺激，可以促进植骨块的融合。

术后争议
• 颈椎前路钢板有助于防止植骨块移位，提高融合率，并缩短术后制动的时间。

术后护理和预后

- 咽后的血肿或水肿可能导致呼吸障碍或压迫脊髓。患者行多节段手术或某一节段前/后路联合手术后发生上述并发症的危险更高，应在术后保留气管插管。
- 术后患者佩戴颈托4~6周。
- Bohlman等（1993）的报道指出：在因神经根型颈椎病而接受前路颈椎椎间盘切除和自体支撑植骨融合的患者中，约93%的患者上肢疼痛的症状得到缓解。
- Emery等（1998）报道：在因脊髓型颈椎病而接受前路颈椎减压和自体骨移植融合术的患者中，有87%患者的术前步态异常症状有所改善。
- 众所周知，术后邻近节段会发生病变，术后10年内该并发症的发生率大概是每年3%。生存分析预测术后10年内超过25%的患者会在邻近节段出现新的病变症状（Hilibrand等，1999）。

循证文献

Bohlman HH, Emery SE, Goodfellow DB, Jones PK. Robinson anterior cervical discectomy and arthrodesis for cervical radiculopathy. Long-term follow-up of one hundred and twenty-two patients. J Bone Joint Surg Am 1993;75(9): 1298-307.

本研究结果表明：神经根型颈椎病患者接受 Robinson 前路颈椎椎间盘切除和自体髂骨植骨融合术后，疼痛症状得到有效缓解，并且 93% 患者的神经损伤症状得到改善。

Emery SE, Bohlman HH, Bolesta MJ, Jones PK. Anterior cervical decompression and arthrodesis for the treatment of cervical spondylotic myelopathy. Two to seventeen-year follow-up. J Bone Joint Surg Am 1998;80(7):941-51.

在这篇对 108 例脊髓型颈椎病患者的病例报告中，作者指出：前路减压融合术和自体骨移植融合是一项较安全的操作，术后绝大多数患者神经功能得到恢复、功能得到改善、疼痛也明显缓解。

Hilibrand AS, Carlson GD, Palumbo MA, Jones PK, Bohlman HH. Radiculopathy and myelopathy at segments adjacent to the site of a previous anterior cervical arthrodesis. J Bone Joint Surg Am 1999;81(4):519-28.

对 374 名接受过前路颈椎减压融合手术的患者进行随访，发现术后 10 年在邻近节段出现病变症状的发生率相对稳定（每年 2.9%）。分析预测约 25.6% 的患者将在 10 年之内发展成邻近节段病变。单节段融合后邻近节段病变发生率高于多节段融合，因此作者认为对于导致神经根病变或脊髓病变的所有的退行性变颈椎节段都应该行前路融合。

Hilibrand AS, Fye MA, Emery SE, Palumbo MA, Bohlman HH. The impact of smoking upon the outcome anterior cervical arthrodesis by interbody and strut grafting. J Bone Joint Surg Am 2001;83-A(5):668-73.

在对 190 例患者进行研究后，作者得出结论：吸烟对经前路多节段减压融合术后愈合和功能恢复有明显的负面影响，而对自体髂骨或腓骨植骨融合术后的患者没有明显影响。因此，对于不能或者不愿意戒烟的患者应采用支撑植骨融合治疗。

Hilibrand AS, Fye MA, Emery SE, Palumbo MA, Bohlman HH. Increased rate of arthrodesis with strut grafting after multilevel anterior cervical decompression. Spine 2002;27:146-51.

在对 190 名患者进行回顾性研究后，作者发现椎体切除联合结构性植骨术后的融合率（93%）明显高于多节段椎间盘切除联合椎体间植骨的融合率（63%）。因此为提高融合率，前路多节段减压后应考虑行结构性植骨。

Hilibrand AS, Schwartz DM, Sethuraman V, Vaccaro AR, Albert TJ. Comparison of transcranial electric motor and somatosensory evoked potential monitoring during cervical spine surgery. J Bone Joint Surg Am 2004;86-A:1248-53.

作者在对 427 例接受颈椎手术的患者研究后发现：与传统的躯体感觉诱发电位相比，经颅电刺激诱发电位能够更好地监测运动束的损伤。

Ozgen S, Naderi S, Ozek MM, Pamir MN. A retrospective review of cervical corpectomy: indications, complications and outcome. Acta Neurochir (Wien) 2004;146(10):1099-105; discussion 1105.

一项对 72 例接受颈椎椎体次全切除手术患者的回顾性单中心研究显示，88% 的患者预后良好。作者认为，对于外伤、退行性疾病、肿瘤及颈椎前柱和中柱的炎性病变，颈椎椎体次全切除是一种颇为有效的治疗方法。

前路后纵韧带骨化切除术

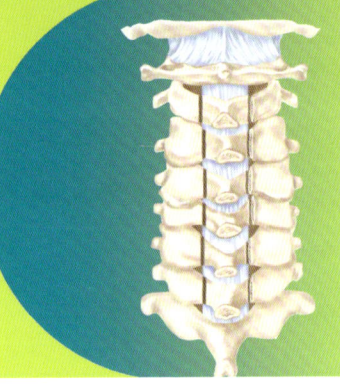

Kern Singh, Jonathan A. Hoskins, Vamshi Yelavarthi,
Alpesh A. Patel, Alexander R. Vaccaro

适应证提示
- 超过65岁的无症状后纵韧带骨化患者应保守治疗。
- 对于正常或者前凸颈椎的多阶段（超过3个节段）后纵韧带骨化患者应该采用后方入路的手术方式。

适应证争议
- 65岁以下的患者，有神经损伤的体征但没有神经损伤的症状
- 病情进展迅速，并伴有严重伴随疾病（冠状动脉疾病、慢性阻塞性肺病、糖尿病、外周血管疾病）

其他治疗方案
- 对于脊柱正常或前凸的患者，可以选择椎板切除术联合后路融合或椎板成形术。

体位要点
- 如果术前患者在颈部后伸的情况下症状加重，应该在患者清醒的状态下进行纤维光学导管插管并摆放体位
- 如果可以使用运动诱发电位监测，则可以在麻醉后插管和摆放体位
- 术中持续行体感诱发电位监测正中神经、尺神经和胫后肌电位

适应证
- 后纵韧带骨化引起的中、重度脊髓压迫
- 位于C2-T1节段的后纵韧带骨化
- 局限性后纵韧带骨化引起硬膜囊前部局部受压

术前检查
- 侧位平片明确矢状面脊柱序列情况（前凸、中立、后凸）。
- MRI（T2加权像）图像显示脊髓高信号常常提示脊髓水肿、脊髓软化或神经胶质瘤病，表示可能预后不良（图7-1和图7-2）。
- CT可以准确地评估脊髓形态和后纵韧带骨化引起的压迫（图7-3）。

外科解剖
- 椎动脉
  - MRI可以确定椎动脉的位置。大约2.7%的患者椎体内椎动脉走行异常。
  - 如果可能的话，首选椎动脉腔内修复。
  - 如果损伤不超过6小时，可以放置支架。
  - 直接修复、间接压迫或闭塞可能导致较高的死亡率。
- 脊髓和神经根
  - 四肢瘫痪发生率为2%～10%，神经根性损伤的发生率为5%～17%（尤其是C5）。
  - 直接损伤神经根的概率较小，多数损伤是由于减压后脊髓快速后移所致。

体位
- 患者仰卧于可透射线的手术床上，头部/颈部呈中立位。
- 气管插管后，在运动诱发电位（motor evoked potential，MEP）监测下，使头颈部安全地后伸。

7 前路后纵韧带骨化切除术　51

体位提示
- 体感诱发电位或运动诱发电位的变化可能提示颈部屈伸过度或者肩、肘或腕部牵拉、旋转/压迫过度。
- 吸入麻醉剂浓度应该保持在0.4%以下或采用麻醉镇静方法，以保证可以持续使用体感诱发电位监测。

体位设备
- 光导纤维照相机
- 体感诱发电位和运动诱发电位传感器

体位争议
- 若不能实施电生理学监测，则应该保持颈部处于中立位。

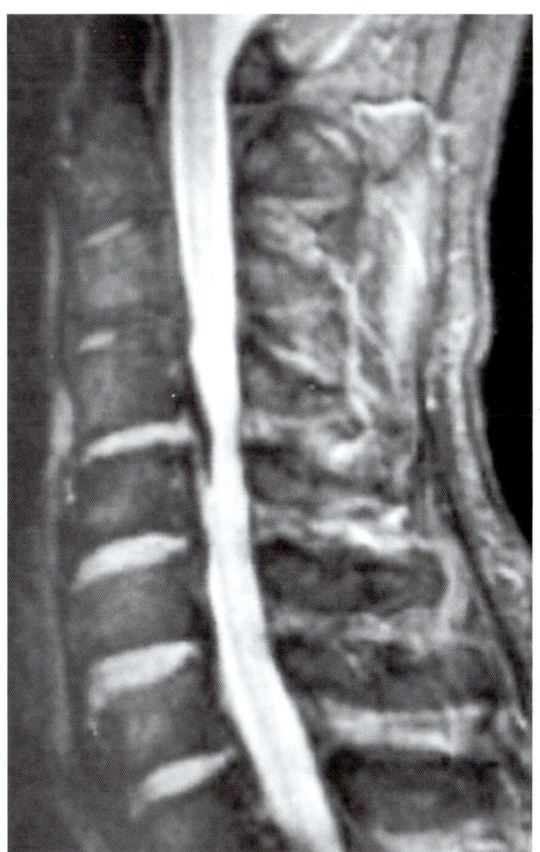

图7-1

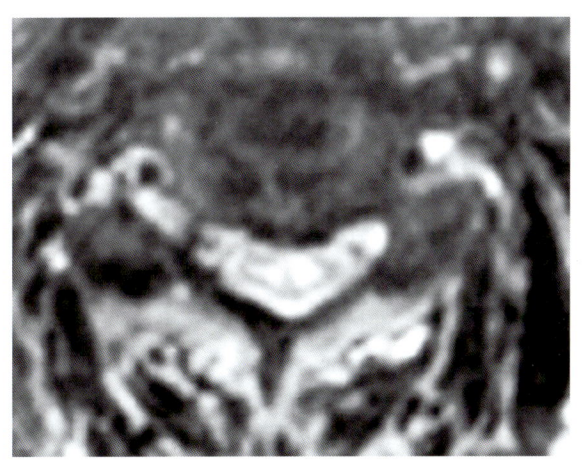

图7-2

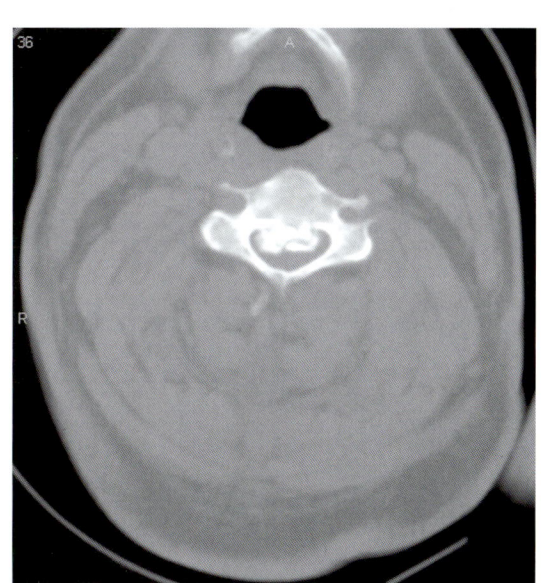

图7-3

入路/显露要点

- 肩胛舌骨肌穿过 C6 椎体的手术部位，必要时可以切开该肌肉。
- 避免损伤颈动脉鞘，以保护血管和喉返神经。
- 避免切断颈长肌，以免损伤颈交感神经丛。
- 颈长肌下放置自动牵开器，保护食管和交感神经丛。
- 放置牵开器时对气管内的气囊应该放气后再稍充气，以尽量地降低术后吞咽困难的发生率。

入路/显露提示

- 因喉返神经损伤导致声带麻痹的发生率大概 1%～11%。
- 颈椎前路手术后发生吞咽困难比较常见，大约 8% 的患者发生一过性的吞咽困难。
- 将不透射线的染料放置于减压槽并进行前后位 X 线透视，以明确中线和侧槽的方向。

入路/显露设备

- 带有良好光源的头镜或显微镜

入路/显露

- 大多数病例使用横切口，范围从中线至胸锁乳突肌前缘，在多节段病变时可以采用与胸锁乳突肌的肌腹平行的斜切口。
- 切开皮肤和皮下组织，用电刀将颈阔肌水平切开。
- 胸锁乳突肌位于外侧，而带状肌位于内侧。
- 于胸锁乳突肌和带状肌之间钝性分离颈深筋膜，直到气管前筋膜。
- 在钝性分离时，要注意对颈动脉鞘进行触诊并将其向外侧牵拉。
- 一旦到达椎体中线，就切开椎前筋膜，提起颈长肌内侧缘，使用 Cobb 剥离器及电刀向外切开颈长肌。
- 将自动牵开器放于颈长肌下面。
- 行 X 线透视确定手术节段。

手术步骤

步骤 1：椎间盘隙和（或）椎体次全切除的准备

- 识别钩椎关节以确定中线和椎体外侧缘。
- 切除前方骨赘。
- 锐性环形切开后用刮匙去除目标节段的椎间盘组织。
- 切除后侧纤维环后确认后纵韧带。
- 使用咬骨钳和侧向切割钻行椎体次全切（图 7-4A）。
  - 减压范围外界为钩椎关节。
  - 与椎间盘切除术相同，椎体次全切除深度至后纵韧带。
  - 使用骨蜡止血（图 7-4B）。

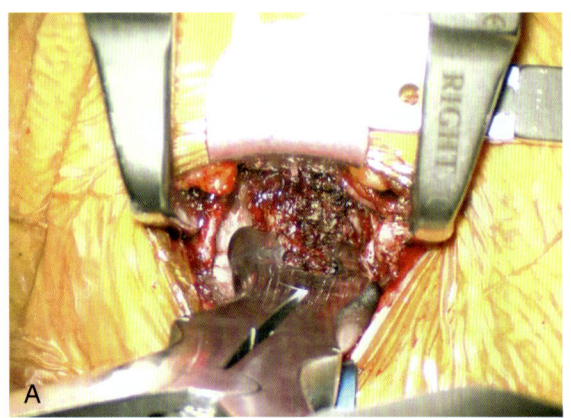 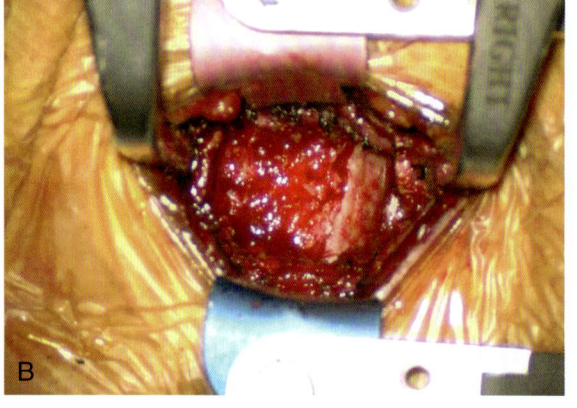

图 7-4 A、B

7 前路后纵韧带骨化切除术

入路/显露争议
- 术中经常难以定位椎体中线，这时可以使用正位平片定位。

步骤1器械/内植物
- 3mm 枪状咬骨钳
- 3mm 高速钻

步骤2提示
- 避免使用底部突出的枪钳或咬骨钳
- 错误地定位中线会导致减压不对称或不彻底
- 松解骨化的后纵韧带和硬膜时或者切除骨化的硬膜时可能引起硬膜撕裂和脑脊液漏

步骤2器械/内植物
- 金刚石钻
- 头镜或者显微镜
- 显微神经拉钩，刮匙

步骤2争议
- 去除骨化硬膜时会导致脑脊液漏。可以打薄骨化的硬膜，沿双侧骨槽松解骨化的后纵韧带，使其分离。

步骤2：去除骨化的后纵韧带
- 使用金刚钻头磨薄骨化的颈椎后纵韧带。
- 确认后纵韧带后，使用显微外科刮匙、锐刀片或神经拉钩切开后纵韧带非骨化部分。
- 将骨化的后纵韧带与硬膜分离开。
- 使用神经拉钩或显微外科刮匙将磨薄的骨化后纵韧带提起并与硬膜分离（图 7-5）。使用神经拉钩或显微外科刮匙松解粘连的硬膜（图 7-6）。

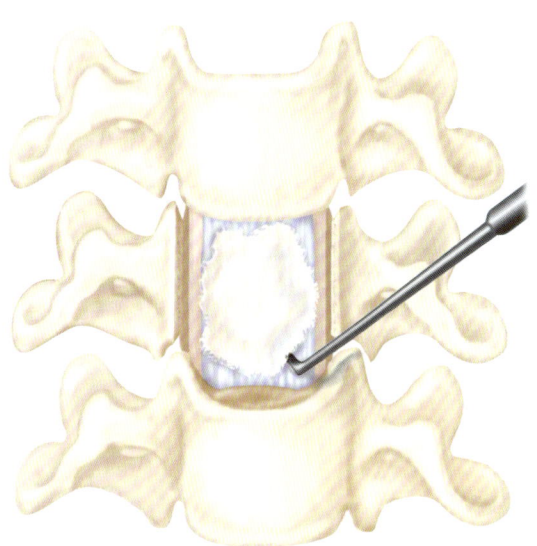

图7-5

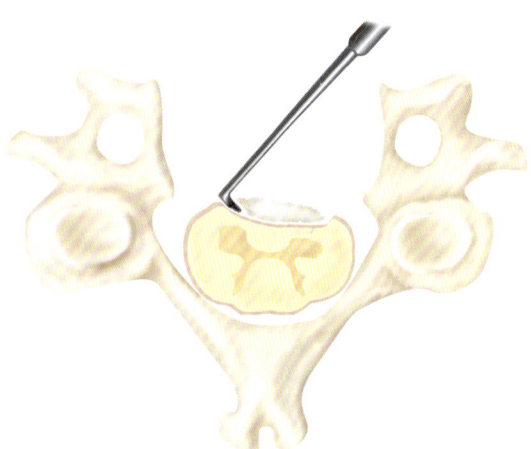

图7-6

步骤3要点

- 植入植骨块时避免过度牵开椎间隙。
- 必要时可行辅助后路固定融合术以增强重建作用。

步骤3提示

- 植骨块下沉
- 植骨块移位
- 钢板发生移位

步骤3器械/内植物

- 颈椎前路钢板

步骤3争议

- 多节段减压后选用动力性钢板或者静力性钢板固定

术后要点

- 延迟拔管的影响因素
  - 手术时间超过10小时
  - 体重超过220磅
  - 输血超过1000~1200ml
  - 二次颈椎前路手术
  - 前路手术涉及C2节段
  - 哮喘
- 保持耐心，在撕裂的硬膜愈合之前尽量减少患者的活动。

术后提示

- 导致术后神经功能障碍加重的原因：多节段手术、术前有严重的神经功能障碍和内固定器械的植入。
- 长节段前路重建需要辅助后路融合以防止假关节形成或移植骨/钢板并发症的发生。

步骤3：骨移植，前路钢板固定

- 仔细地修整终板和骨移植床是很有必要的，上下平行的骨床是移植骨块成功融合的最佳条件。
- 用螺钉将颈椎前路钢板固定在椎体上，螺钉应尽可能远离终板和植骨块之间的界面。
- 行侧位 X 线检查确定植骨块和钢板的位置及矢状面上颈椎的立线。

术后护理和预后

- 硬膜撕裂和脑脊液漏
  - 一期修复：6.0Gore-Tex 线缝合
  - 强化修复
    - 自体筋膜移植（胸锁乳突肌筋膜）或异体移植（牛筋膜）
    - 自体脂肪移植
    - 人工硬脊膜
    - 纤维蛋白胶
  - 引流
    - 在脑脊液漏处留置引流管经皮下隧道直至锁骨水平穿出皮肤，引流管出口应远离手术切口以免隧道与伤口形成瘘管。
    - 腰部引流和腰部脊髓腔 - 腹腔分流通常可以降低硬膜囊压力。引流量大概控制在 15ml/h。
    - 术后将患者的头部抬高约 45°。持续引流至最小引流量。
  - 抗生素：头孢曲松（改善脑脊液渗透）
  - 体位：仰卧位，床头升高 45°
- 拔管前，确认患者是否存在有潜在的气道水肿。以下面两种方式评估气道水肿情况：
  - 直接使用纤维光学气管镜对气道水肿程度和声带进行评估
  - 通过降低气管内气囊压力观察气体渗漏的情况，间接评估气道水肿的情况
- 根据颈椎前路减压的程度，术后可以用硬颈托或 Halo 架制动。
- 术后肿胀可能会非常严重，并且血肿也会影响气道的通畅。患者应采取直立坐位，密切监测气道功能障碍情况。
- 术后脊髓症状可能或不能消除。手术主要目的是阻止脊髓进一步发生退变。

循证文献

Belanger TA, Roh JS, Hanks SE, et al. Ossification of the posterior longitudinal ligament: results of anterior cervical decompression and arthrodesis in sixty-one North American patients. J Bone Joint Surg Am 2005;87:610-5.

本文报道了 61 例术后患者，平均随访时间为 4 年。其中 56 例神经功能得到改善。并发症包括：8 例硬膜撕裂，其中 5 例发展为脑脊液瘘；8 例出现新的神经功能损害；3 例植骨块脱出；1 例假关节形成。最近的随访结果显示有 58 例患者发生骨性融合。

Curylo LJ, Mason HC, Bohlman HH, Yoo JU. Tortuous course of the vertebral artery and anterior cervical decompression: a cadaveric and clinical case study. Spine 2000;25:2860-4.

本文使用尸体标本研究了椎动脉的走行和横突孔位置的相对关系。在 222 例标本中，2.7% 的标本有椎体内动脉走行的现象。本文还对 3 个临床病例进行了讨论，其中 1 例在接受椎体次全切除术时因椎动脉走行异常而发生动脉撕裂现象。

Jain SK, Salunke PS, Vyas KH, et al. Multisegmental cervical ossification of the posterior longitudinal ligament: anterior vs posterior approach. Neurol India 2005;53:283-5.

回顾分析 27 例多节段后纵韧带骨化（超过 4 个节段）患者行前路减压或后路减压（椎板成形术或椎板成型融合术）。两种方法在结果上无显著性差异。前路减压表现出更多的并发症，包括神经功能恶化、硬膜撕裂和脑脊液漏，移植物脱出，呼吸窘迫。

Mizuno J, Nakagawa H. Ossified posterior longitudinal ligament: management strategies and outcomes. Spine J 2006;6(Suppl 6):282S-88S.

本研究结果表明，前路切除术适用于 1~2 个节段的后纵韧带骨化患者，椎板成形术适合多节段后纵韧带骨化病例。

Yamaura I, Kurosa Y, Matuoka T, Shindo S. Anterior floating method for cervical myelopathy caused by ossification of the posterior longitudinal ligament. Clin Orthop Rel Res 1999;259:27-34.

通过对骨化的后纵韧带进行松解可达到脊髓减压目的。本文对此手术技术进行了讨论。作者报道，根据日本骨科协会的评价标准，术后平均治愈率为 71%。

颈椎前路人工椎间盘置换术

Paul Dohyung Kim, Rick B. Delamarter

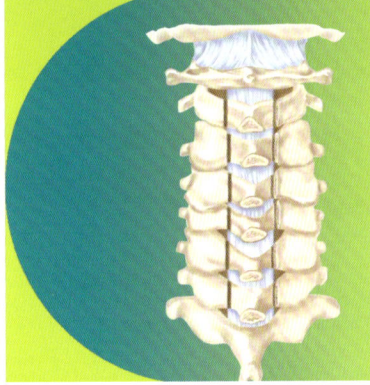

适应证提示

- 颈椎不稳（水平位移 >3mm 或椎体角度位移 >11°）
- 严重的小关节退行性变
- 严重的颈椎病
- 骨质疏松症（双能 X 线吸收法检测 ≤ –2.5）

适应证争议

- 多节段病变
- 邻近节段融合

检查要点

- 如果患者曾经接受颈部手术和有声嘶或吞咽困难的病史，术前应请耳鼻喉科医生进行会诊评估。

检查提示

- 严重的颈椎病

其他治疗方案

- 颈椎前路椎间盘切除融合术
- 后路颈椎间孔切开术/椎间盘切除术

适应证

- C3-7 单一椎间盘突出引起颈部疼痛、神经根病变以及脊髓病变患者（图 8-1）

术前检查

- 术前病史采集和体格检查结果必须与影像学检查结果相结合。
- 必须通过 X 线或 CT 检查对小关节退行性变进行评估。

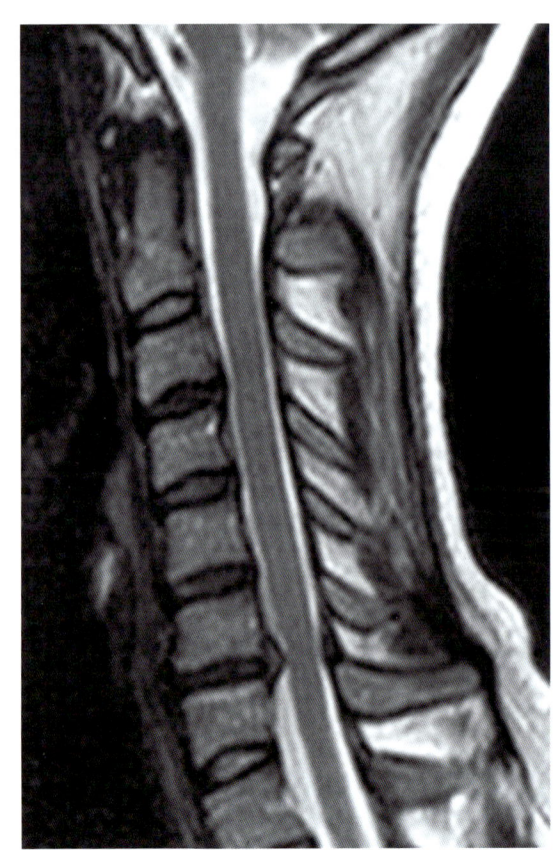

图8-1

体位要点

- 使用各种标志来确保头部位置正中。外部标志包括下颚正中和胸骨柄。内部可以通过暴露钩椎关节来确定中线。
- 确保在切开皮肤前，在侧位透视图像上可以清楚地看到拟行手术的颈椎节段。

体位设备

- 透视机
- 可透过射线的手术台
- 颚固定头部用枕颚带，牵引重量为 5～10 磅
- 头圈
- 肩胛骨之间的腋窝卷

入路/显露要点

- 作者习惯采用左侧入路，但右侧入路可能会更有保障，尤其是对于接受过经左侧入路手术的患者。
- 横向切口可以完成三个相邻节段的手术。
- 充分切开和松解颈深筋膜的浅层组织对于多节段手术的良好显露至关重要。

入路/显露争议

- 松解后纵韧带

外科解剖

- 与颈椎前路椎间盘切除融合术类似，使用标准的 Smith-Robinson 颈前入路（图 8-2）。

体位

- 患者仰卧于可透 X 射线的手术床上，将腋窝卷枕放于肩胛骨之间，头下垫放头圈，颌下垫一条毛巾。
- 使用 5～10 磅的重量对头部进行牵引以保持头颈部的稳定。
- 压低双侧肩膀以确保侧位片图像足够清晰，特别是 C6-7 部位的侧位片。

入路/显露

- 采用标准的 Smith-Robinson 颈椎前入路。
- 采用不透射线的物体标记皮肤，侧位透视后确定皮肤切口位置。
- 切开皮肤和皮下组织，并切开颈阔肌。
- 显露颈深筋膜，然后显露胸锁乳突肌的内侧缘，并且将该肌肉向头端和尾端充分游离，特别是行多节段手术时。
- 用手指将深部的颈动脉鞘从气管食管束内侧钝性分离。
- 使用双极电凝和 Penfield 骨膜剥离器沿骨膜下对颈长肌进行游离，并使用拉钩对其进行显露。
- 插入 20 号针头后通过透视来定位拟手术节段。
- 使用电刀等不透射线的器械在透视下确定中线的位置（图 8-3）。

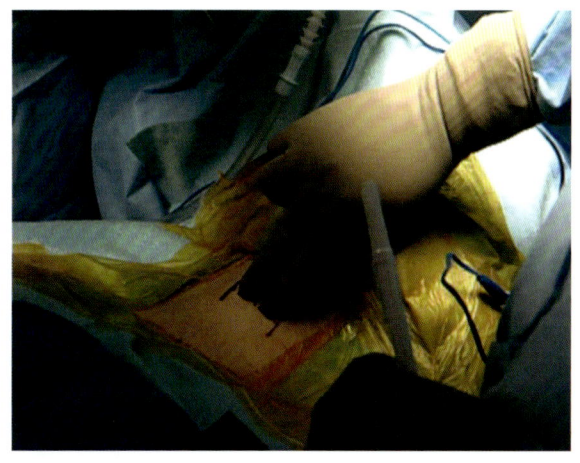

图8-2

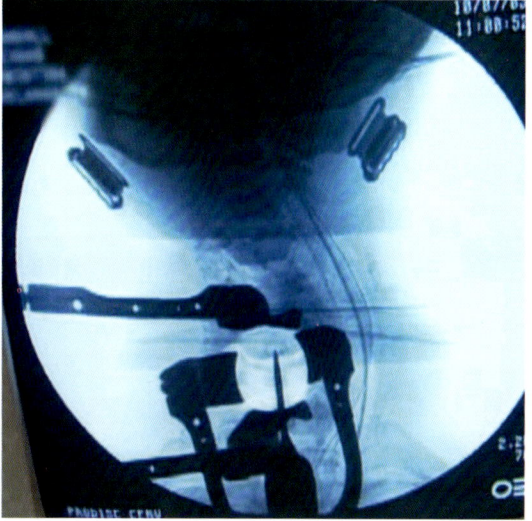

图8-3

步骤1要点

- 终板切除过多可能会导致内植物发生沉降。

步骤1争议

- 开放手术和微创手术的对比

手术步骤

步骤1

- 使用颈椎牵开器牵开椎间隙（图8-4）。
- 进行标准的椎间盘切除术，切除软骨终板（图8-5）。
- 使用刮匙松解钩椎关节。
- 去除脊椎后方骨赘，使用Kerrison咬骨钳对双侧椎间孔行切开减压。
- 偶尔需要使用电钻。

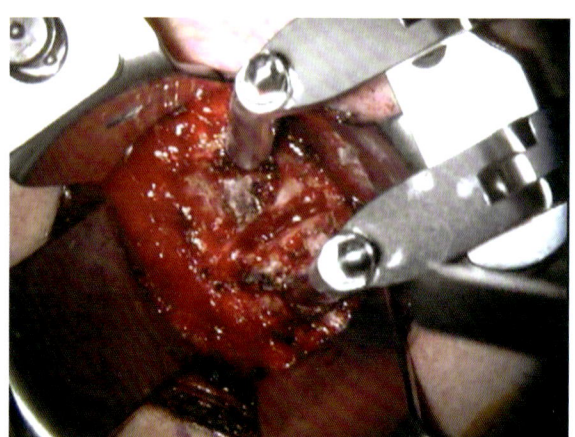

图8-4

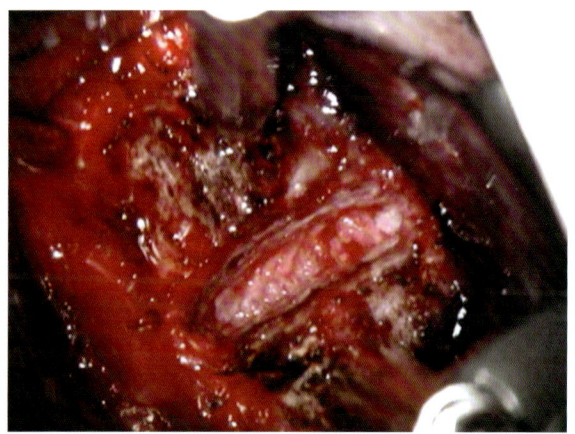

图8-5

8 颈椎前路人工椎间盘置换术

步骤2要点
- 尽量植入最大型号的植入物，以恢复解剖高度。

步骤2提示
- 牵开椎间隙，尽量使用大型号的植入物。

步骤3入路/显露要点
- 确保植入物位于中线部位。
- 仔细止血。

步骤3设备/内植物
- ProDisc-C人工颈椎间盘（图8-8）

步骤2
- 透视下使用试模以明确植入物的大小和位置（图8-6）。
- 试模确定位置后，使用磨钻和电钻在椎间隙的上下椎体面正中心为植入物准备中心龙骨。
- 去除龙骨内的骨碎片，并使用大量的生理盐水将骨碎片冲洗干净。

步骤3
- 小心打入植入物，使用侧位透视检查，确保植入物到达椎体的后缘（图8-7）。
- 在龙骨和颈椎牵开器钉孔部位使用骨蜡堵塞。

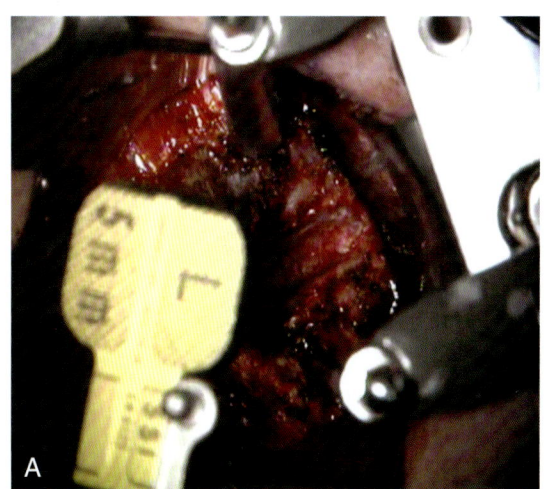
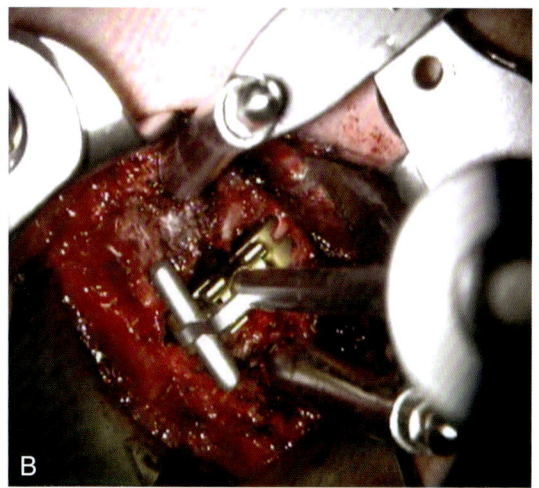
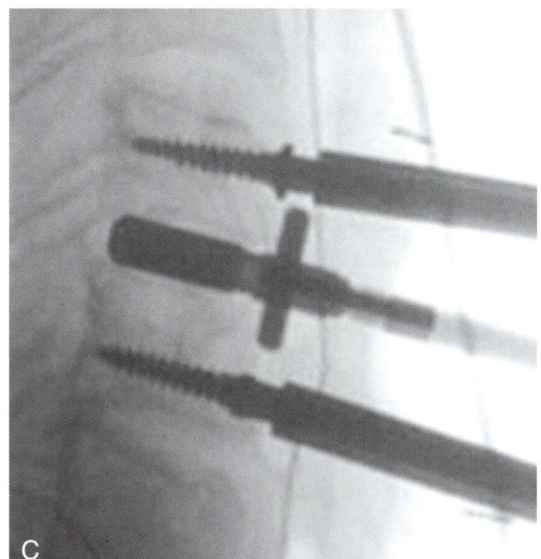

图8-6 A～C

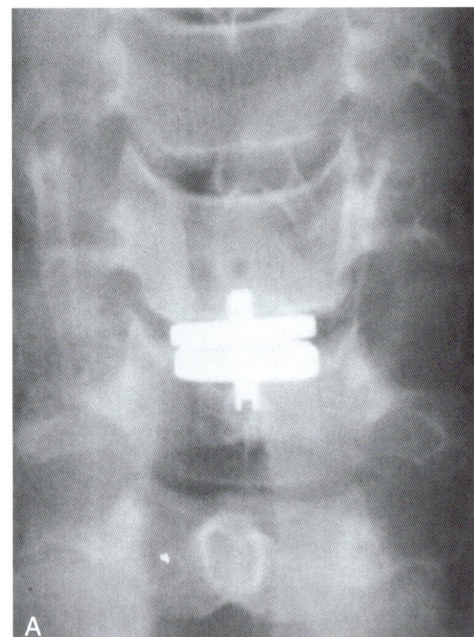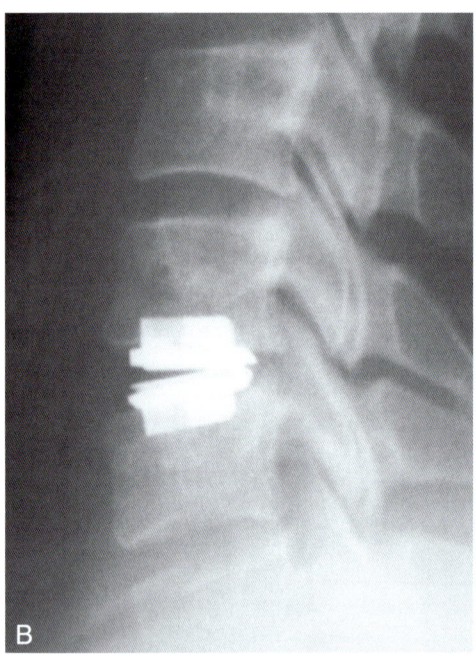

图8-7 A-B

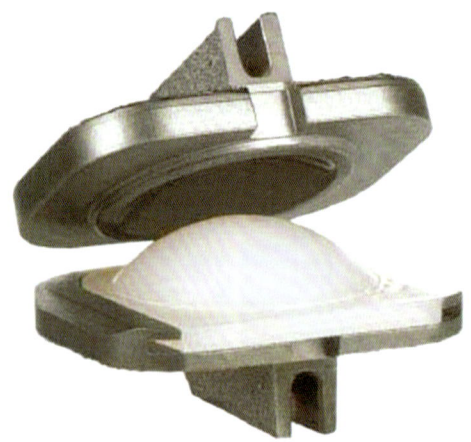

图8-8

术后提示

- 异位骨化（术后 2 周内使用非甾体类抗炎药）。
- 术后早期进行活动（6 周内）可能会影响骨长入。

术后护理和预后

- 单节段颈椎间盘置换术后使用软颈托固定 2～3 周，多节段颈椎间盘置换术后需固定 3～4 周。
- 术后第 6 周开始物理治疗。

循证文献

Garrido BJ, Taha TA, Sasso RC. Clinical outcomes of Bryan cervical disc arthroplasty—a prospective, randomized, controlled, single site trial with 48-month follow-up. J Spinal Disord Tech 2010;23:367-71.

Murrey D, Janssen M, Delamarter R, et al. Results of the prospective, randomized, controlled multicenter Food and Drug Administration investigational device exemption study of the ProDisc-C total disc replacement versus anterior discectomy and fusion for the treatment of 1-level symptomatic cervical disc disease. Spine J 2009;9:275-86.

Tumialán LM, Ponton RP, Garvin A, Gluf WM. Arthroplasty in the military: a preliminary experience with ProDisc-C and ProDisc-L. Neurosurg Focus 2010;28:E18.

9

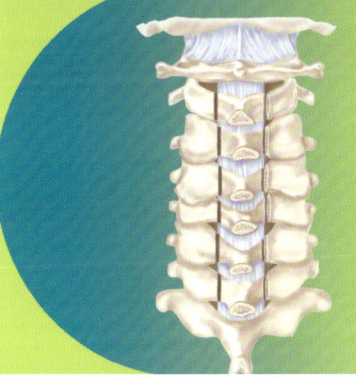

枕颈融合术

Howard B. Levene, John Christos Styliaras,
Alexander R. Vaccaro, Jack I. Jallo, James S.Harrop

适应证提示

- 可复位性枕颈不稳或者不可复位性枕颈不稳（必须的话可采取骨牵引进行确定）
- 切开复位融合或者外固定
- 枕颈融合或寰枕融合（例如C1侧块融合，齿突螺钉）

适应证

- 该手术通常用于治疗枕颈不稳患者，从而确保关节稳定和保护神经结构，防止畸形，并减轻或消除疼痛。枕颈不稳会出现局部横向或纵向移位以及颅底凹陷，这些问题会增加脊髓/脑干受压迫或受损的风险。相应的后果包括疼痛、脑神经麻痹、呼吸窘迫、轻度瘫痪、瘫痪，甚至猝死。
- 枕颈不稳的两种基本表现
  - 急性枕颈不稳——常由创伤引起（图9-1A、B）。通常，急性枕颈不稳患者接受钉棒系统内固定手术后，疼痛症状会得到明显缓解。
  - 慢性枕颈不稳——发病原因包括退行性疾病、炎症/免疫、感染、肿瘤（转移性或原发性），或者是先天性疾病（图9-2A、B）。

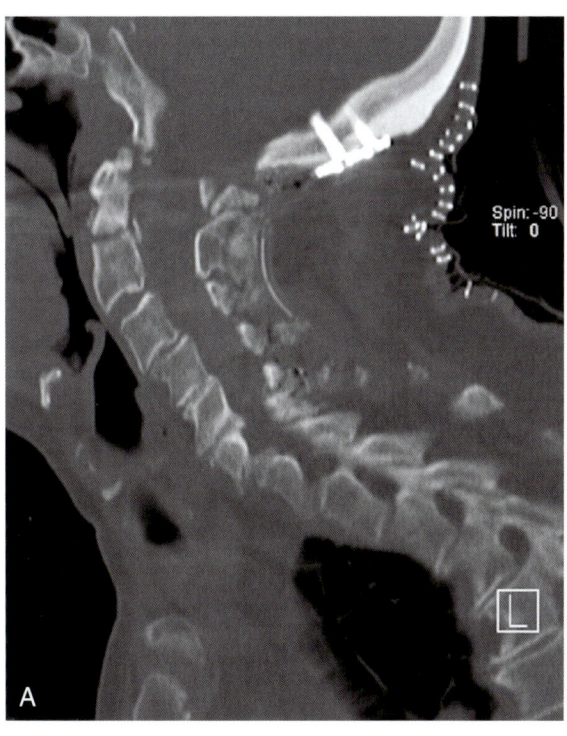
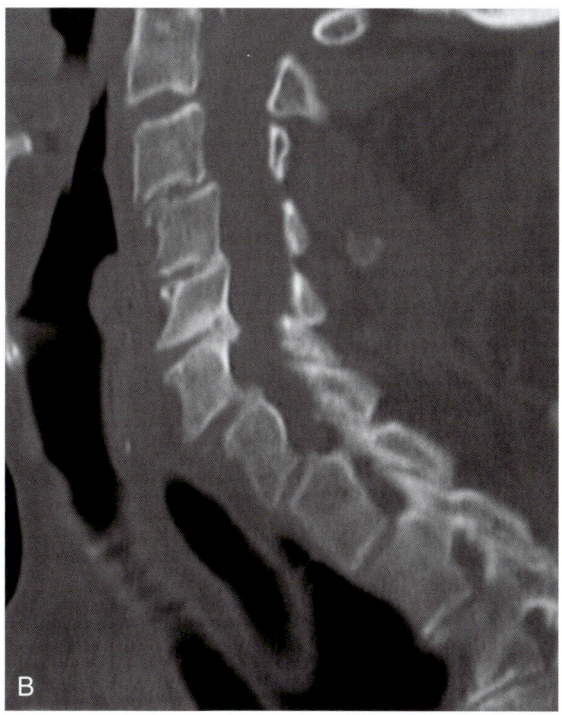

图9-1 A、B

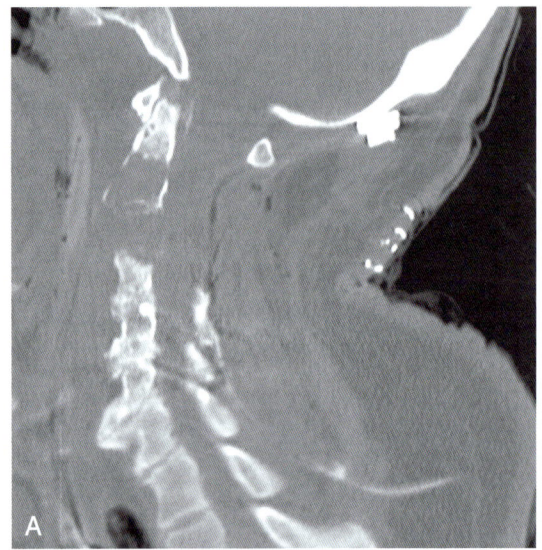
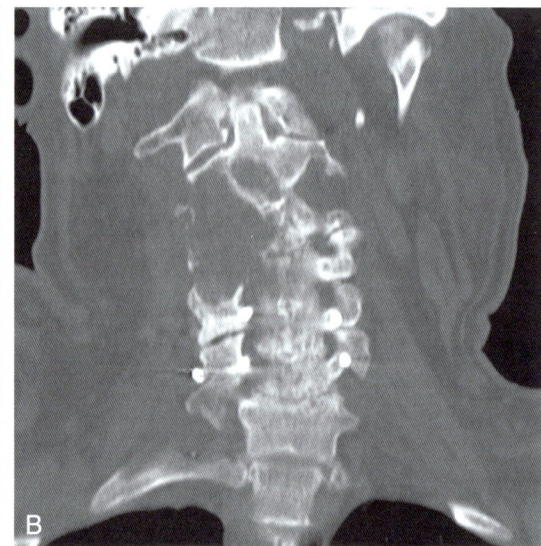

图9-2 A、B

技术争议

- 对于大多数急性或者慢性枕颈不稳患者，通过成功的枕颈关节融合通常可以获得令人满意的结果。融合技术种类很多，包括：嵌贴式植骨、钢丝捆扎以及新近的板/棒固定系统。钉/棒系统已被证明能够改善术后神经功能，减少内固定失败率和术后并发症发生率。
- 然而，对于肿瘤患者来说，使用钢丝/棒的术后融合率比钉棒系统更高。
- 但是，对于患有炎症/自身免疫性疾病或者创伤性枕颈不稳患者而言，使用钉/棒内固定系统可以获得良好的治疗效果，而使用钢丝捆扎和嵌贴式植骨手术技术的治疗效果较差。
- 术前使用 Halo 架
- 术后使用 Halo 架

术前检查

- 颈椎正侧位 X 线片
- 颈椎二维和三维重建 CT
- 参考线的测量，如 Chamberlain 线（硬腭后缘与枕骨大孔后上缘联线）和 Wackenheim 线（沿枕骨斜坡后下缘作的一直线），都有一定意义。
- 行颈椎（特别是对颈椎病患者）MRI 检查以确定脊髓受压程度（图9-3）。
- 如果不能或者禁忌行 MRI 检查（例如：患者装有心脏起搏器或者其他金属材料）时，应该行脊髓造影检查（CT 和 X 线片）。使用脊髓造影检查可以观察脊髓形态，甚至还能评价脊髓受压程度。

相关解剖

- 枕骨/枕骨隆突（图9-4）
- 椎动脉（图9-5）
- 关节突和C1、C2骨性解剖结构（C2螺钉植入处）
- 侧块（C3-6侧块螺钉处）（图9-6 A、B）

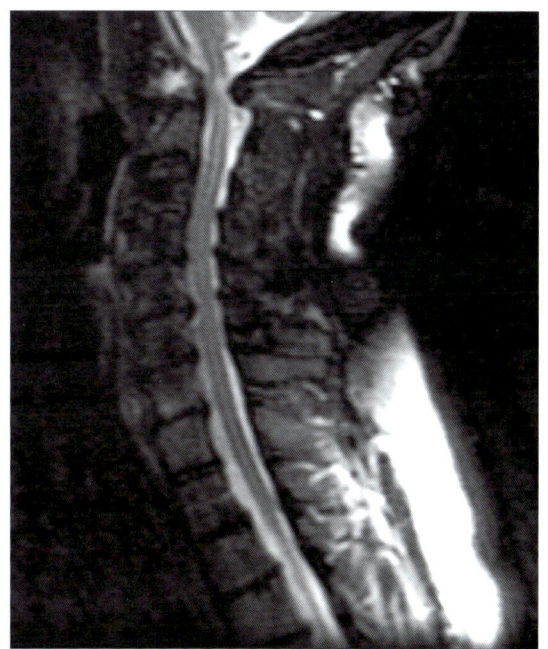

图9-3

理想的螺钉植入位置

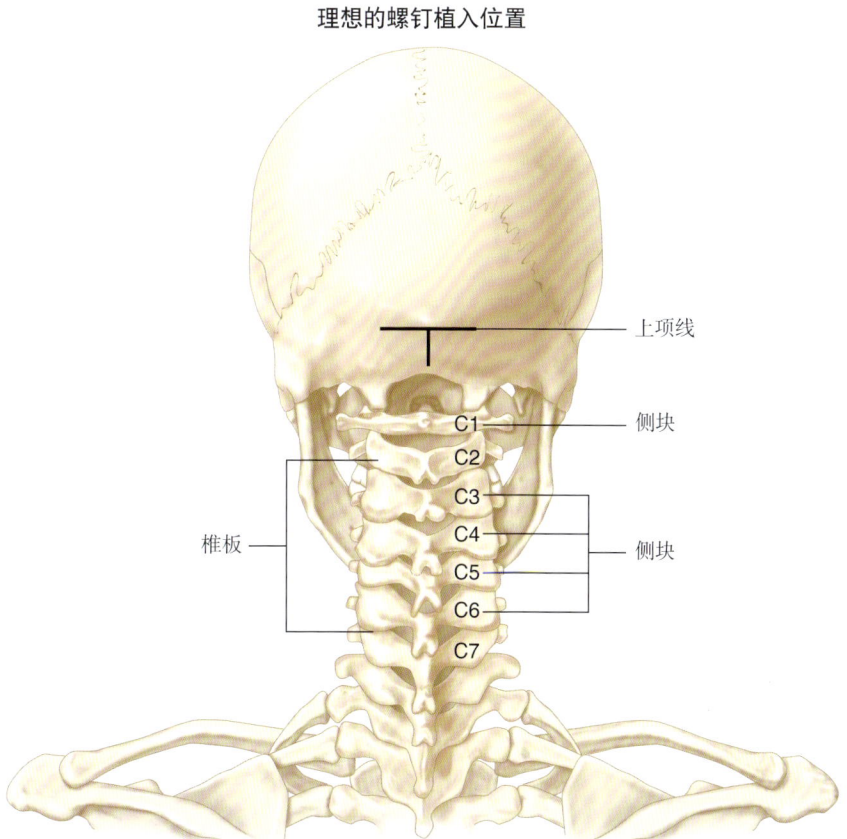

图9-4

枕骨基底
寰枕前韧带
寰枕关节囊
寰枕侧韧带
关节囊
寰椎食管韧带
前纵韧带
前面观
寰枕前膜
寰枕关节囊
寰椎（C1）
寰枢外侧关节囊
椎动脉
枢椎（C2）
黄韧带
后面观
寰枕前膜
寰枕关节囊
寰枕后膜
寰椎（C1）
项韧带
枢椎（C2）
前纵韧带
关节囊
棘上韧带
C6前结节（颈动脉结节）
隆椎
椎动脉
T1椎体
右面观

图9-5

C1
C2
C3
下关节面
侧块
上关节面
椎板
C6
C7
A
B

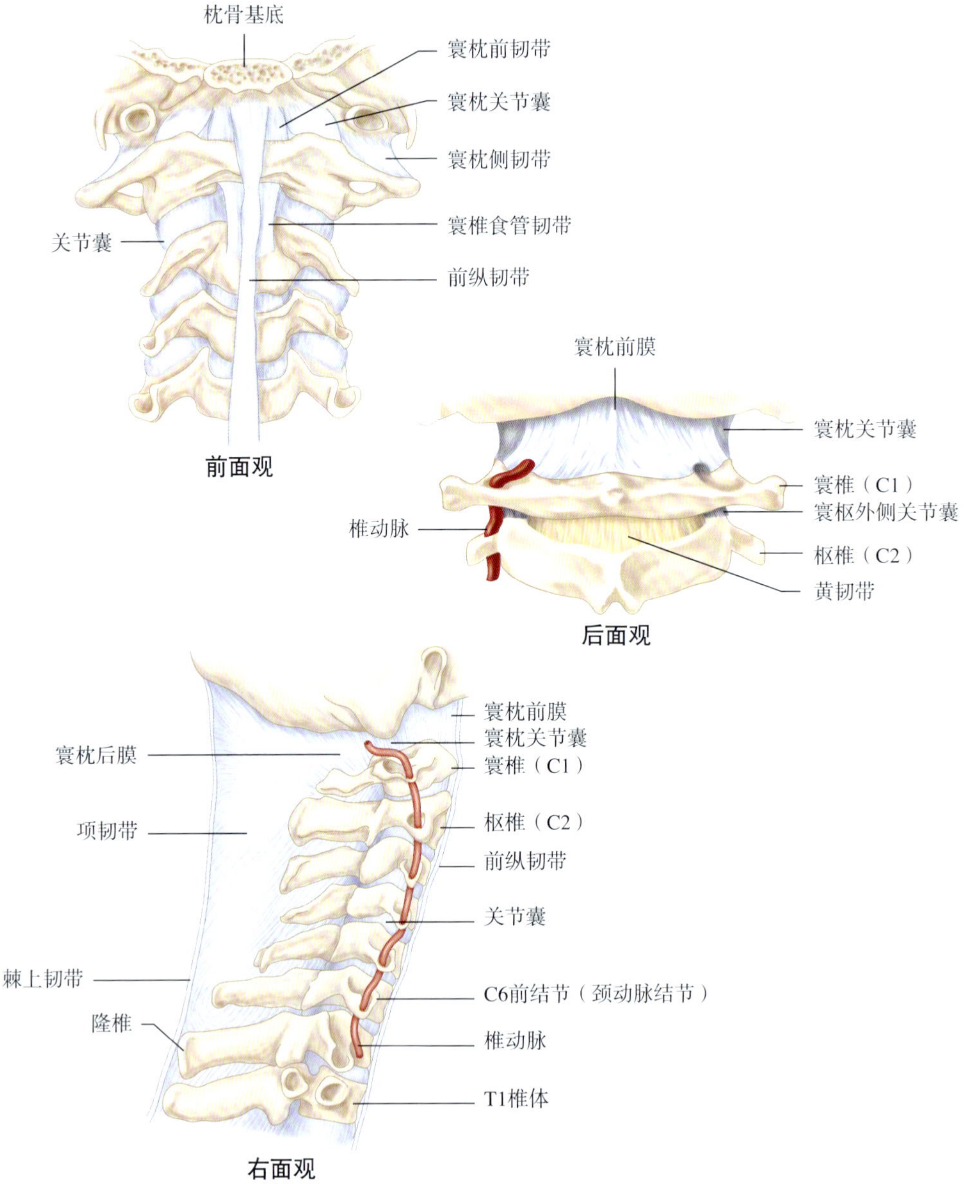

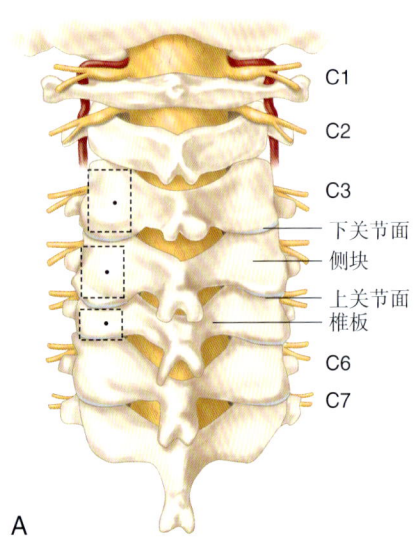

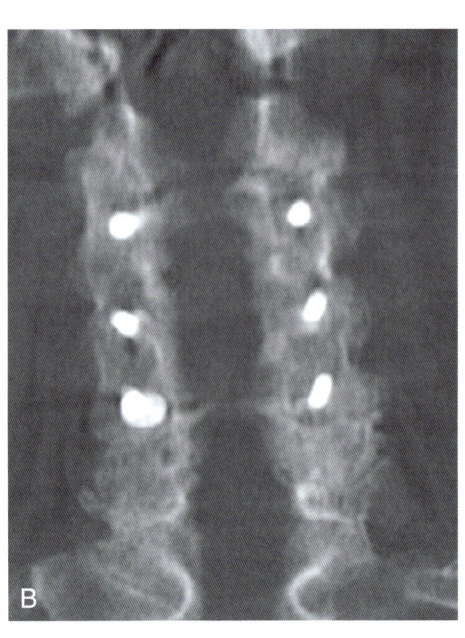

图9-6 A、B

其他治疗方案

- 单纯使用 Halo 架外固定
- 联合入路（前路齿状切除，后路融合）
- 各种枕颈融合固定设备（植骨和钢丝、金属环和钢丝、钉棒系统、深浅可调节的枕骨螺钉）

体位要点

- 确定患者头部的最佳位置极其重要，因为枕颈融合后，枕颈的位置就被固定了。
- 患者必须完全悬空于手术床上。
- 患者胸部下方放凝胶垫，建议凝胶垫的纵轴与身体纵轴相平行。
- 如果患者佩戴有颈托，当翻动和摆放体位时不可将颈托取下。
- 可使用手臂悬吊带。
- 颈椎摆放于中立位。
- 如果患者需要行持续牵引，起始牵引重量为 7 磅，最多可增加到 15 磅。
- 术前、术后监测体感诱发电位和动作诱发电位。
- 使用神经功能监测有利于防止发生神经功能损伤。

体位提示

- 横向放置凝胶垫可能会影响下颚屈曲运动。
- 颈椎合适的角度位置十分重要，要避免过屈或过伸。
- 体位摆放时注意下颚的位置。
- 如果在摆放体位过程中，体感诱发电位或动作诱发电位监测发生改变，应将患者改为仰卧位。可以根据 NASCIS Ⅱ 指南，使用甲泼尼龙。

体位设备

- 术中可使用颈椎牵引（Menezes 和 Sonntag，1996）。

体位

- 患者取俯卧位，头部固定在三点支撑头架上。
- 或者患者取俯卧位，联合使用 Halo 架固定。
- 或者术中行持续牵引。

入路/显露

- 切口范围从枕骨隆突至 C5 椎体（图 9-7）
- 至少需要显露从侧块到 C3 椎体的范围。

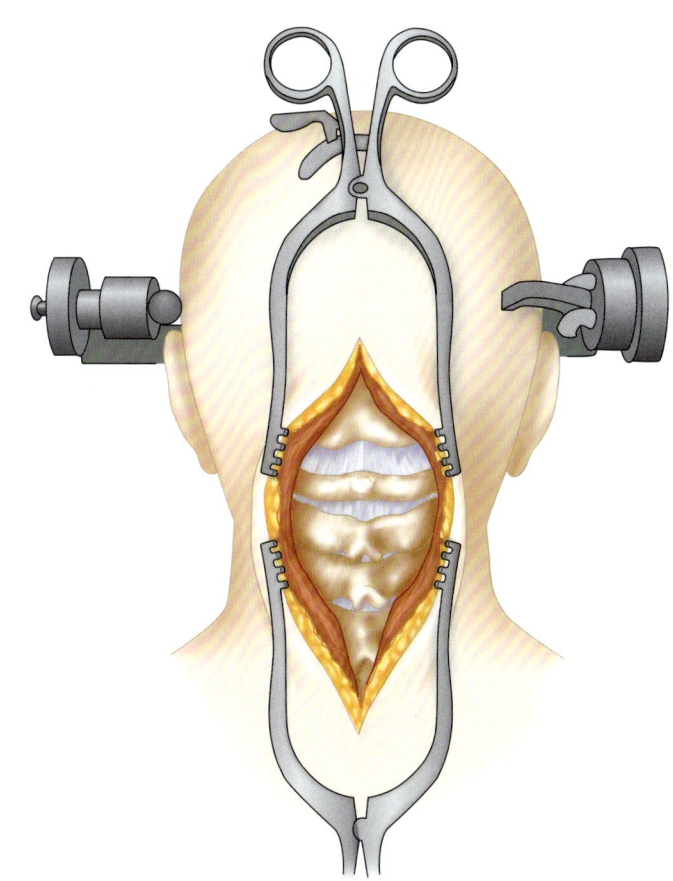

图 9-7

入路/显露提示

- 充分显露椎板/侧块，便于进行椎板下钢丝捆绑和植入侧块螺钉。
- 避免因过度使用电刀导致骨质破坏。
- 不要忘记修整骨表面，使其去皮质化，以提高融合率。

入路/显露设备

- 使用透视机确定椎弓根/侧块螺钉的植入位置
- 使用神经导航设备以便植入内固定材料

入路/显露要点

- 小心显露寰枕间隙，防止硬脊膜被电刀或者尖锐器械损伤。
- 椎动脉走行于大斜肌、小斜肌及直肌构成的枕三角内。在侧方暴露时应避免造成医源性损伤。
- 去除寰枕膜、椎间韧带、黄韧带等可能影响骨性融合的软组织。

步骤1要点

- 避免过度屈伸，保持中立位。
- 避免患者下颚受压。
- 建议术中进行体感诱发电位和动作诱发电位监测。
- 在患者能够忍受的情况下，以便于手术操作为原则摆放患者的颈部，最后在透视下重新将颈部保持于最终融合的位置。

步骤1争议

- 一些外科医生主张使用持续牵引，反对使用头架固定（Menezes 和 Sonntag，1996）。

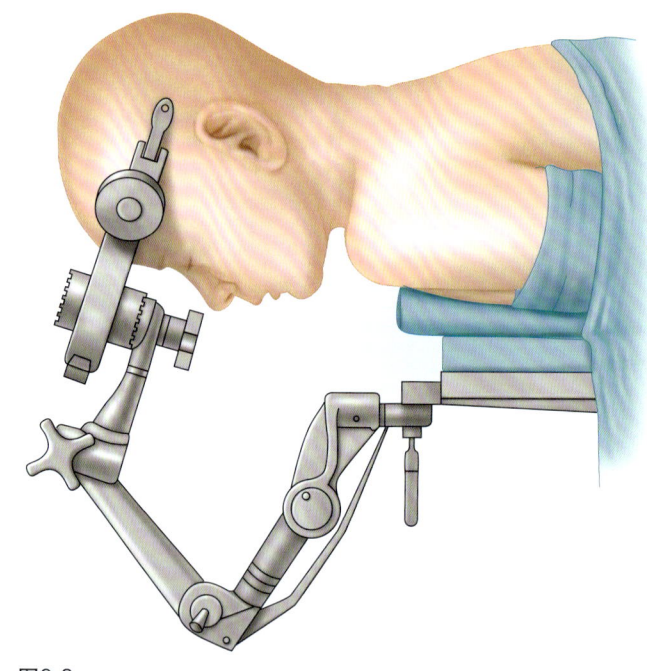

图9-8

手术步骤

步骤1

- 患者俯卧在凝胶垫上，头颈部取中立位并固定在头架上（图9-8）。
- 备皮并标记从枕骨隆突至C5的中线范围。
- 皮肤常规消毒。
- 术前使用抗生素。

步骤2：显露枕骨隆突至C5

- 进行锐性/钝性分离，并使用电刀沿中线将下述各层逐层切开（见图9-7）：
  - 浅筋膜层：确定中线。
  - 确认棘突和椎筋膜。
  - 切开棘突双侧软组织，尽量保留项韧带。
  - 仔细确认C2棘突和C1后弓。暴露这些组织时必须非常小心，避免误入寰枕椎间隙和寰枢椎间隙。
  - 暴露椎体侧块。
  - 暴露枕骨隆突。
  - 充分暴露枕骨至C2侧块，根据需要暴露下位颈椎侧块。

步骤2要点
• 尽可能少用电刀，避免损伤硬膜或骨质。 • 尽量缩短手术切口长度。

步骤2提示
• 避免将电刀误入椎板椎间隙或者寰枕间隙内。

步骤3要点
• 使用尽可能短的内固定，同时又要保证稳定性。一方面，内固定越长，活动度越小；另一方面，内固定太短，又不能保证可获得足够的稳定性。 • 对于外伤患者，如果韧带的解剖结构正常，可以考虑融合两个节段。

步骤3提示
• 植入钢板前进行透视以评估枕骨解剖结构，注意枕骨厚度。 • 避免用力操作脊柱器械。内植物的缺损、划痕和变形都可能引起应力集中，造成内植物失败。

步骤3设备/内植物
• 钉棒系统 • 钢丝捆绑系统

步骤4要点
• 可以对颈部粗大患者的皮肤进行适当的修整。

争议
• 使用自体骨或同种异体骨进行植骨：自体骨植骨融合率高，但髂部作为自体移植骨的供区，出现并发症的概率较大。

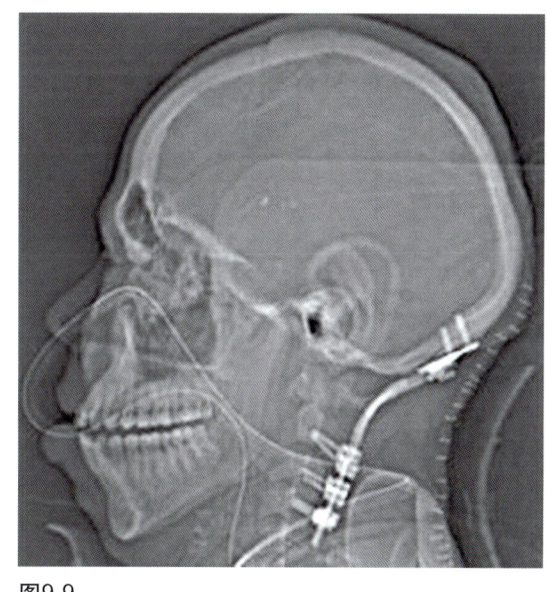

图9-9

步骤3：植入器械
- 在中线放置 Kiel 钢板（图 9-9）。
- 在 C2 峡部或椎弓根植入螺钉（根据需要显露低位颈椎侧块）。
- 根据接近中立位枕颈的角度弯曲固定棒，其曲度接近130°，具体因人而异。
- 连接钢板和螺钉。
- 清除枕颈联合部位软组织。
- 植入自体骨或异体骨以促进融合。

步骤4：缝合
- 逐层缝合。
- 根据需要可以在筋膜下放置引流。

术后要点

- 对于骨质较差的患者，术后可以考虑使用 Halo 架。
- 对于存在明显融合失败风险的患者，术后可以考虑使用刺激骨愈合设备。

术后提示

- 手术后 2 周之内不要进行放疗和化疗。
- 平衡训练和物理治疗非常重要。
- 如果没有达到骨性融合，将会导致内固定失败。

术后争议

- 并不是所有医生都提倡术后使用硬颈托。

术后护理和预后

- 术后患者应佩戴 6~12 周硬颈托，并且定期行影像学复查。
- 6~12 周后，如果 X 线检查结果显示已经完全融合，患者可以进行屈伸活动。
- 融合率大概是 80%。
- 并发症包括：感染、医源性血管神经损伤、内固定引起的硬膜下或蛛网膜下血肿和脑脊液流动异常、螺钉或钢板的脱出以及植入器械的断裂或移位。

循证文献

Abumi K, Takada T, Shono Y, Kaneda K, Fujiya M. Posterior occipitocervical reconstruction using cervical pedicle screws and plate-rod systems. Spine 1999;24:1425-34.

Deutsch H, Haid RW Jr, Rodts GE Jr, Mummaneni PV. Occipitocervical fixation: long-term results. Spine 2005;30:530-5.

Dvorak MF, Sekeramayi F, Zhu Q, et al. Anterior occiput to axis screw fixation. Part II: a biomechanical comparison with posterior fixation techniques. Spine 2003;28:239-45.

Fehlings MG, Cadotte DW. Occipital cervical fusion: an evolution of techniques. J Neurosurg Spine 2010;13:3-4.

Lee SC, Chen JF, Lee ST. Complications of fixation to the occiput—anatomical and design implications. Br J Neurosurg 2004;18:590-7.

Menezes AH, Sonntag VKH, editors. Principles of Spinal Surgery. New York: McGraw-Hill; 1996.

Oda I, Abumi K, Sell LC, et al. Biomechanical evaluation of five different occipito-atlanto-axial fixation techniques. Spine 1999;24:2377-82.

Schmidek HH, Sweet WH, editors. Schmidek & Sweet's Operative Neurosurgical Techniques: Indications, Methods, and Results. Philadelphia: WB Saunders, 2000, p. 1934-45.

Takechi Y, Iizuka H, Sorimachi Y, et al. Non-traumatic posterior atlanto-occipital joint dislocation. Case report. Eur Spine J 2010;20(Suppl 2):S172-5.

Vaccaro AR, Betz RR, Zeidman SM, editors. Principles and Practice of Spine Surgery. St Louis: CV Mosby, 2003, p. 723-25.

Vender JR, Rekito AJ, Harrison SJ, McDonnell DE. The evolution of posterior cervical and occipitocervical fusion and instrumentation. Neurosurg Focus 2004;16:e9.

Winegar CD, Lawrence JP, Friel BC, et al. A systematic review of occipital cervical fusion: techniques and outcomes. A review. J Neurosurg Spine 2010;13:5-16.

Winn HR, Youmans JR. In: Winn HR, Youmans JR, editors. Youmans Neurological Surgery. Philadelphia: WB Saunders, 2004.

10

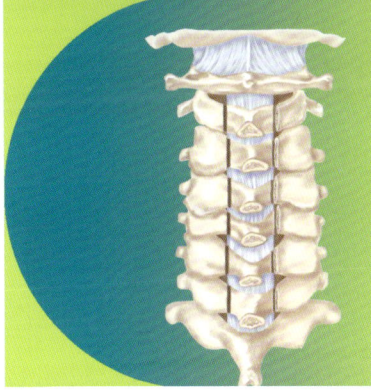

枢椎椎板螺钉固定技术

Neill M. Wright

适应证要点

- 与其他后路螺钉固定技术相比，枢椎椎板螺钉固定技术要求枢椎后方结构必须完整。
- 不同患者的枢椎椎板形态变化较大，部分患者椎板较小，不能行直径 3.5mm 的椎板螺钉固定。

技术争议

- 对于体形偏瘦的患者，枢椎椎板螺钉钉尾可能明显突出于颈背部皮下，患者对此难以接受。

其他治疗方案

- 寰枢椎经关节螺钉固定：Magerl 技术（如果椎动脉位置良好）
- 螺钉固定寰椎侧块及枢椎椎弓根：Harms 技术（如果椎动脉位置良好）
- 后路寰枢椎钢丝固定技术
  - Brooks-jenkins 技术（钢丝绕过寰枢椎椎板，楔形植骨块植于寰枢椎椎板之间）
  - 改良 Sonntag-Gallie 技术（钢丝绕过 C1 椎板，然后绕过 C2 棘突，将形状合适的植骨块植于 C1 椎板下方及 C2 椎板和棘突上方）
  - Halifax 椎板夹技术

适应证

- 因下述原因导致的寰枢椎不稳
  - 枢椎或寰椎的不稳定性骨折
  - 不稳定的齿突游离骨块
  - 寰枢椎旋转半脱位
  - 齿突切除术后
  - 韧带松弛，如：风湿性关节炎、唐氏综合征
- 后路寰枢椎融合术失败
- 寰枢椎骨关节炎
- 横突孔位置异常导致寰枢关节螺钉和枢椎椎弓根螺钉不能安全植入

术前检查

- CT 检查对判定 3.5mm 直径螺钉是否适用于 C2 椎板十分重要。图 10-1 中右侧椎板（箭头所示）太窄，导致椎板螺钉不能安全植入

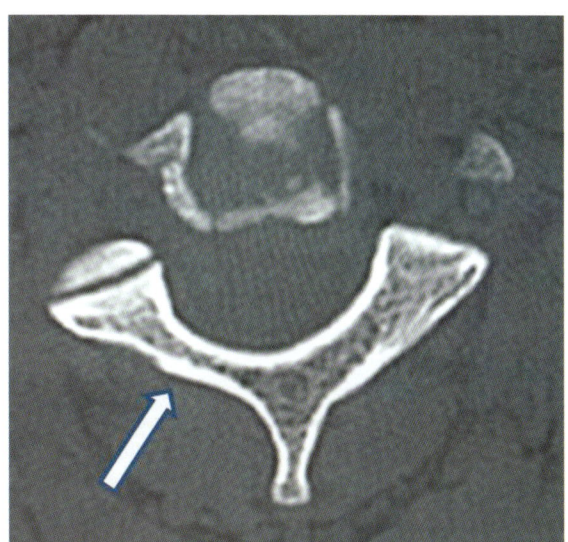

图10-1

Figures 10-4 through 10-7 and 10-9 through 10-12 redrawn with permission from Leonard JR, Wright NM. Pediatric atlantoaxial fixation with bilateral, crossing C-2 translaminar screws. Technical note. J Neurosurg 2006;104:59-63.

体位要点

- 尽管颈部屈曲更方便手术暴露，但应该尽量避免使用这种体位。
- 将颈部摆放于解剖中立位十分重要。
- 将肩适当下压以便获得清楚的寰枢椎透视图像。
- 对于过于肥胖的患者应适当缚住上背部皮肤，以减少颈部褶皱，便于术中皮肤切开和显露。

体位提示

- 患者颈部置于屈曲位便于进行暴露，但是该体位会将寰枢椎固定于屈曲位，导致永久性的吞咽困难，患者对手术效果也将会非常不满意。
- 相反，如果患者颈部过伸，手术显露会非常困难。

体位设备

- Mayfield 头架
- C 臂透视机

外科解剖

- 枢椎后柱结构的完整性对于椎板螺钉的植入非常重要。典型的枢椎棘突是分叉的。术前需要通过 CT 检查评估椎板厚度，测量螺钉长度。螺钉长度取决于轴向 CT 片上枢椎椎板上最厚部位的厚度（图 10-2）。

体位

- 类似于寰椎侧块螺钉和其他枢椎内固定技术的体位，通常使用 Mayfield 头架，将患者颈部摆放于中立位。
- 根据需要将枕骨隆突至颈中部区域毛发刮除干净。

入路/显露

- 皮肤切口范围：从枕骨隆突至大约 C3 水平。
- 分开背部中线筋膜，将椎旁肌肉从枕骨下部、寰椎后弓和枢椎棘突及其椎板上面反折牵开（图 10-3）。
- 应保留枢椎棘突下方肌肉附着点的完整性。

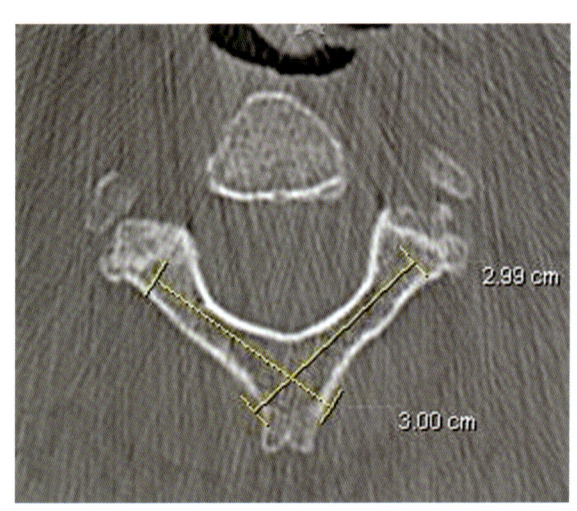

图10-2

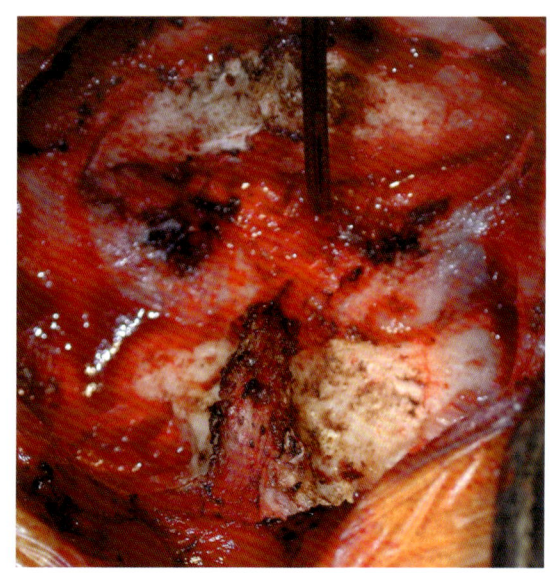

图10-3

手术步骤

步骤 1：为植入第一个椎板螺钉开口

- 在棘突和一侧椎板连接处的皮质骨上用高速磨钻开一小口（图 10-4）。植入第一个螺钉时必须充分考虑到第二个螺钉的钉道位置（图 10-5）。

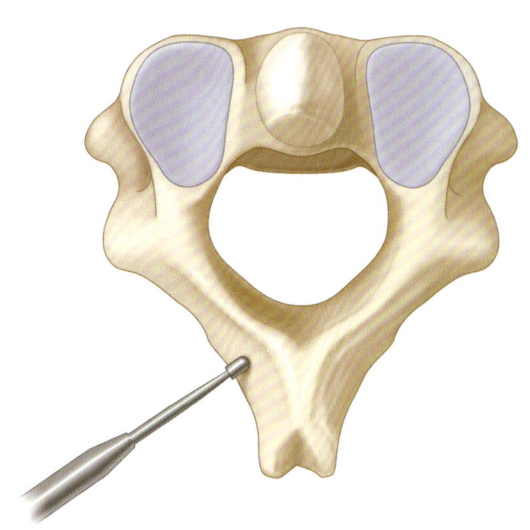

图10-4

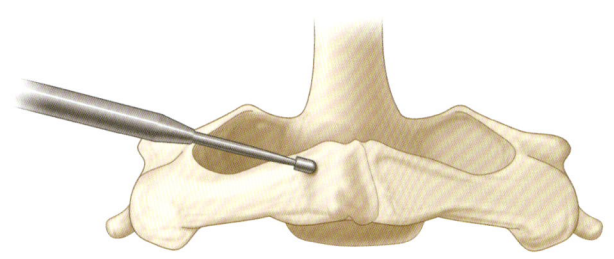

图10-5

入路/显露要点

- 使用电刀可以安全地将椎旁肌肉从枢椎棘突和椎板上剥离，但不能用这种方法暴露寰椎椎板的侧面，以免损伤椎动脉。
- 术中可重新放置牵开器将椎旁肌肉牵开，以便于暴露。

入路/显露提示

- 避免从外侧显露 C2-3 椎间关节，除非 C3 也需要进行固定。

入路/显露设备

- 双关节 Weitlaner 牵开器或类似的器械
- 电刀
- 为植入寰椎螺钉，显露寰椎后弓侧方时应使用 Penfield 剥离器。

步骤 1 要点

- 将钻头置于拟定的螺钉植入部位，其钻入角度与螺钉植入的角度相同，同时还要注意对侧椎板的斜坡，以确保螺钉是在对侧椎板内走行。

步骤 1 提示

- 将入口点定于棘突上下缘中点处，可能会导致对侧螺钉植入时空间不足。
- 入口点太偏于背侧或前侧可能导致螺钉植入位置不理想。

步骤 1 器械/内植物

- 高速磨钻

步骤2：在对侧椎板钻孔

- 根据术前影像结果，使用手摇钻在对侧椎板钻入适当的深度（图10-6）。
- 钻头导针置于钻头入口处，调整钻头角度使其与对侧椎板斜坡方向相一致（图10-7）。
- 安全起见，钻头角度可以比对侧斜坡的角度更小一些，一旦钻破椎板时，钻头向背侧穿出椎板而不会向前方穿出到椎管内。

步骤2要点

- 使用手摇钻，术者可以感觉到椎板被穿透的落空感。
- 测量椎板的长度后选择相应的钻头导针。
- 对于不稳定的损伤，钻孔时使用骨膜剥离器对棘突向相反的方向稍行对抗性牵引，以避免枢椎发生旋转。

步骤2提示

- 钻穿椎板末端时可能损伤C2-3椎间关节，甚至可能损伤椎动脉。
- 如果意外钻穿椎板腹侧而进入椎管，可能导致硬膜撕裂、脑脊液漏或潜在的脊髓损伤。

步骤2器械/内植物

- 手摇钻、钻头导针
- 骨膜剥离器（或类似器械）提供对抗性牵引

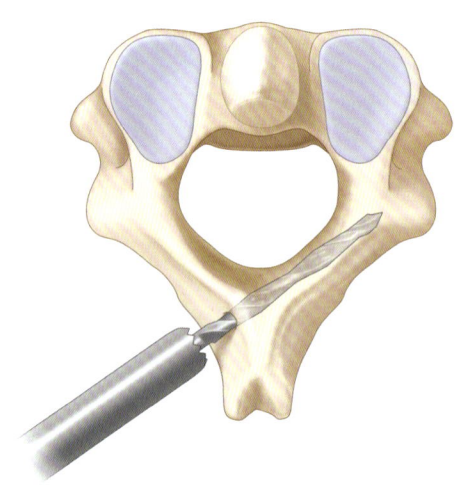

图10-6

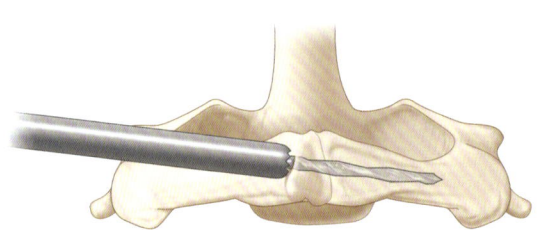

图10-7

步骤3要点

- 稍微弯曲圆头探针的末端在不同方向上进行检查。
- 如果探针发现钉道腹侧破损，通过直钳或蚊式钳钳夹探针在入口点的位置以测量破损前方可使用钉道的长度，移出探针后测量该部分的长度。将相应长度的短螺钉植入棘突而不是椎板。

步骤3提示

- 如果没有检查钉道腹侧是否完整，螺钉可能会被植入到椎管，从而造成脊髓损伤。

步骤3器械/内植物

- 圆头探针

步骤3争议

- 一些作者建议在椎板末端的皮质上用高速磨钻开窗，可以直接显露椎板钻头或后植入螺钉的尖端。

步骤4要点

- 沿钉道轨迹植入螺钉非常重要。
- 对不稳定的损伤，植入螺钉时，使用骨膜剥离器将棘突向拧入螺钉相反的方向稍行对抗，以防止螺钉植入时枢椎发生旋转。

步骤4提示

- 如果螺钉植入时的角度大于钉道的角度，可能会导致螺钉进入椎管。

步骤4器械/内植物

- 螺钉
- 使用骨膜剥离器（或类似器械）对抗螺钉拧入的应力。

步骤3：检查椎板准备是否妥当

- 术中或术后影像学资料对判断椎板螺钉植入是否准确意义不大。
- 植入螺钉前必须检查钉道侧壁是否完整。
- 使用圆头探针检查钉道，特别要注意钉道的腹侧方向是否完整（图10-8）。

步骤4：植入第一颗螺钉

- 植入长度适当的螺钉（取决于术前CT和术中钉道测量的长度）（图10-9）。
- 与步骤2相同，螺钉尖置于开孔处，改锥的角度与对侧椎板斜坡角度相一致（图10-10）。

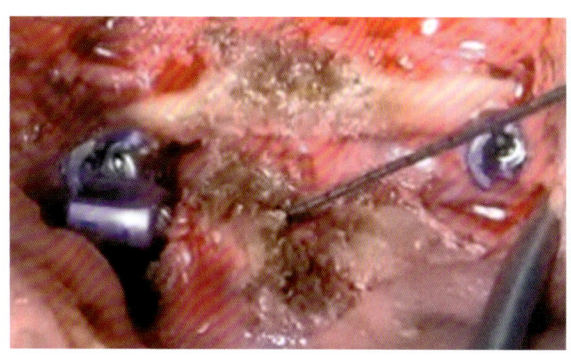

图10-8

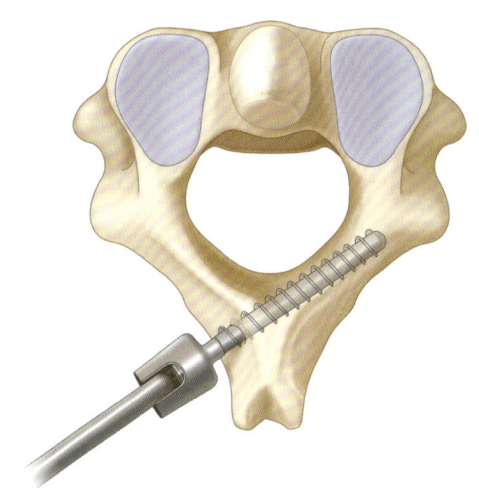

图10-9

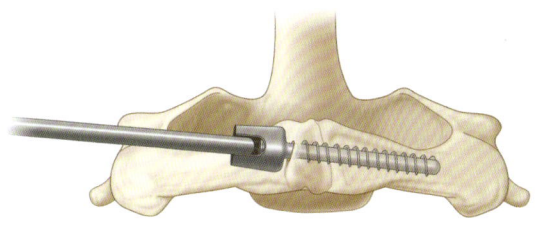

图10-10

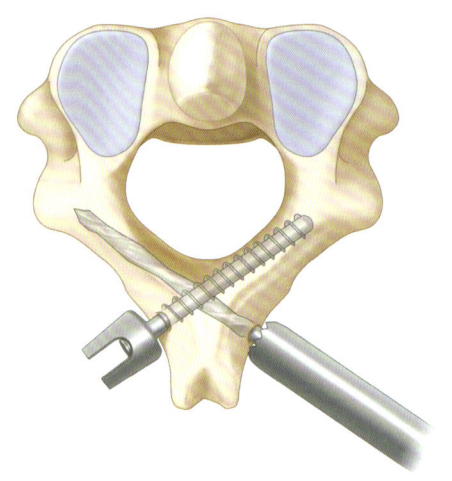

图10-11

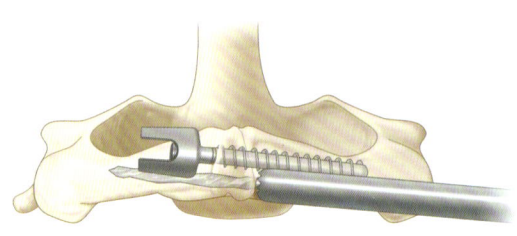

图10-12

步骤5：植入第二颗螺钉

- 在对侧椎板重复步骤1~步骤4。
- 选择更靠近尾侧的位置作为植入位点，要求可以通过钻头并越过第一颗螺钉（图10-11和图10-12）。
- 有时需要将棘突分叉部分切除，以便于将螺钉从更靠近尾侧的位置植入对侧椎板。
- 使用探针检查钉道侧壁是否完整。

步骤6：连接枢椎椎板螺钉与寰椎侧块螺钉

- 根据寰枢椎的结构，需要将寰椎侧块螺钉与枢椎椎板螺钉相连接。
- 将右侧寰椎侧块螺钉与向右侧突出的左侧枢椎椎板螺钉头部相连接，对侧亦然（图10-13）。
- 因为枢椎椎板螺钉头部的位置关系，连接棒不应超过螺钉头以免刺激表面皮肤。
- 通常需要将连接棒适度折弯，应该先预弯，再剪断。
- 也可以使用弯角接头将枢椎椎板螺钉头连接到更长的内固定结构上，如枕骨-寰椎-枢椎内固定系统（图10-14）。

步骤6要点

- 在枢椎上使用偏角螺钉，以便于安装连接棒。
- 将连接棒两端都调整好，最后拧紧钉帽。

步骤6器械/内植物

- 棒、棒折弯器、棒剪切器
- 弯角接头，尤其适于跨C1-3的内固定系统

10 枢椎椎板螺钉固定技术

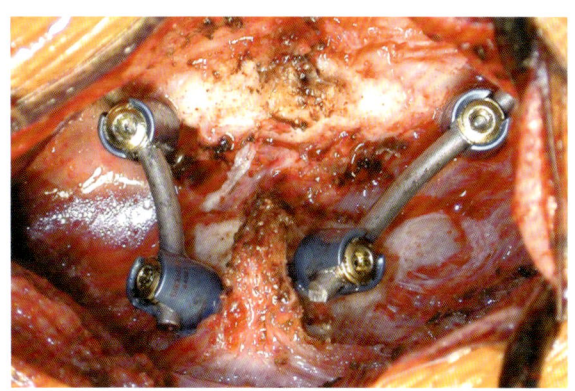

图10-13

步骤7要点
- 仔细对枢椎棘突、椎板表面以及寰椎后侧椎板进行去皮质化，以提高融合成功率。

步骤7提示
- 过度去除枢椎椎板的骨皮质可能会暴露椎板内螺钉，并且降低内固定的强度。

步骤7争议
- 枢椎椎板螺钉固定的主要缺点是：由于枢椎椎板螺钉头的位置所限，不能再应用 Gallie 型钢丝固定融合技术。

术后要点
- 对于那些不太熟悉枢椎椎板固定技术的术者而言，术后行 CT 检查有助于确认内固定材料位置是否准确，尤其对于最初的几例手术。

术后器械/内植物
- 颈椎支具
- 止痛药、肌松药

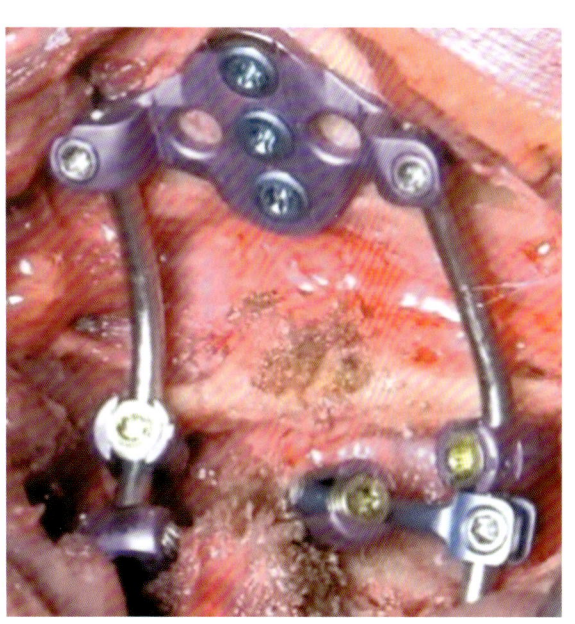

图10-14

步骤 7：关节融合
- 使用植骨材料（由外科医生选择）桥接寰椎枢椎椎板。
- 将移骨材料放在棒下，嵌入棒和枢椎椎板之间。
- 也可以将寰枢椎关节突去皮质化，使其直接发生融合。

术后护理和预后
- 患者佩戴硬质颈托 4 周。
- 和其他颈椎后路手术方法一样，术后适当使用止痛药和肌松药。

循证文献

Cassinelli EH, Lee M, Skalak A, Ahn NU, Wright NM. Anatomic considerations for the placement of C2 laminar screws. Spine 2006;31:2767-71.

Dorward I, Wright NM. Seven years experience with C2 translaminar screw fixation–clinical experience and review of the literature. Neurosurgery 2011; 68(6):1490-9.

Gorek J, Acaroglu E, Berven S, Yousef A, Puttlitz CM. Constructs incorporating intralaminar C2 screws provide rigid stability for atlantoaxial fixation. Spine 2005;30:1513-8.

Jea A, Sheth RN, Vanni S, Green BA, Levi AD. Modification of Wright's technique for placement of bilateral crossing C2 translaminar screws: technical note. Spine J 2008;8:656-60.

Lehman RA, Sasso RC, Helgeson MD, et al. Accuracy of intraoperative plain radiographs to detect violations of intralaminar screws placed into the C2 vertebrae—a reliability study. Spine 2007;32:3036-40.

Leonard JR, Wright NM. Pediatric atlantoaxial fixation with bilateral, crossing C-2 translaminar screws. Technical note. J Neurosurg 2006;104:59-63.

Menendez JA, Wright NM. Techniques of posterior C1-C2 stabilization. Neurosurgery 2007;60:103-11.

Parker SL, McGirt MJ, Garces-Ambrossi GL, et al. Translaminar versus pedicle screw fixation of C2: comparison of surgical morbidity and accuracy of 313 consecutive screws. Neurosurgery 2009;64:343-8; discussion 348-9.

Reddy C, Ingalhalikar AV, Channon S, et al. In vitro biomechanical comparison of transpedicular versus translaminar C-2 screw fixation in C2-3 instrumentation. J Neurosurg Spine 2007;7:414-8.

Wang MY. C2 crossing laminar screws: cadaveric morphometric analysis. Neurosurgery 2006;59:84-7.

Wang MY. Cervical crossing laminar screws: early clinical results and complications. Neurosurgery 2007;61:311-5.

Wright NM. Posterior C2 fixation using bilateral, crossing C2 laminar screws: case series and technical note. J Spinal Disord Tech 2004;17:158-62.

Wright NM. Translaminar rigid screw fixation of the axis. J Neurosurg Spine 2005;3:409-14.

11

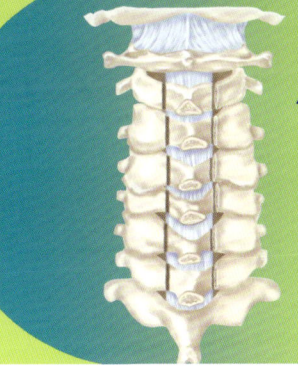

后路寰枢椎融合术：Harms 技术和 Magerl 技术

Steven K. Leckie, Joseph M. Zavatsky,
Ishaq Syed, Joon Y. Lee

技术一：后路寰枢椎多轴钉棒固定（Harms 技术）（Harms 和 Magerl，2001）

适应证

- 由下述原因导致的寰枢椎不稳定
  - 齿突骨折（Ⅱ型和Ⅲ型）（图 11-1 和图 11-2）
  - 寰枢椎邻近椎体骨折
  - 旋转性半脱位
  - 类风湿关节炎
  - 游离齿突小骨
  - 齿突切除术后（不伴颅底凹陷）
  - 先天畸形（如颈椎异常）
  - 恶性肿瘤
- 骨折不愈合
  - 齿突骨折不愈合（Ⅱ型和Ⅲ型）
  - 失败的后路寰枢椎融合
  - 寰枢椎骨性关节炎

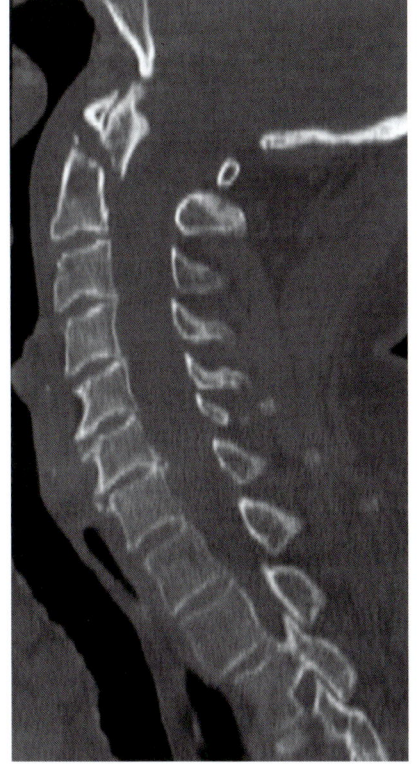

图 11-1

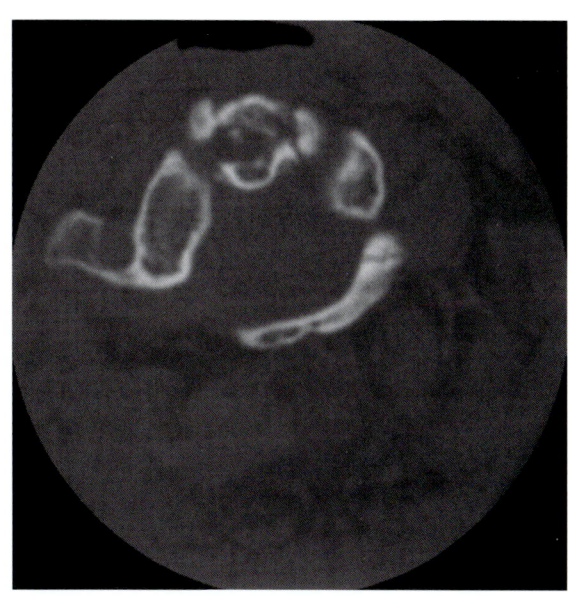

图 11-2

适应证要点

- 与经关节螺钉内固定技术引起椎动脉损伤的风险相当（Yoshida 等，2006）。
- 没有必要使用椎板下钢丝固定，从而降低引起神经损伤的风险。
- 螺钉固定对寰枢椎复位有利。
- 没必要保证寰椎后弓的完整。
- 可以作为枕骨和（或）下位颈椎融合手术的一部分。

术前检查

- 神经和肌肉骨骼检查。
- 术前影像学检查应包括颈椎 X 线平片（图 11-3A）、CT（图 11-3B）、CT 血管造影和 MRI（图 11-3C）。
  - 颈椎 X 线平片应包括正位、侧位、张口位。当两侧侧块位移大于 7mm 或齿突的间隙超过 3mm 时表示横韧带发生了断裂。
  - 行上颈椎的轴位、矢状位和冠状位薄层（1mm）CT 重建，这是术前计划的重要组成部分。首先，这些检查可以提供骨性组织结构的准确细节（相关韧带损伤往往通过 MRI 检查确定）。其

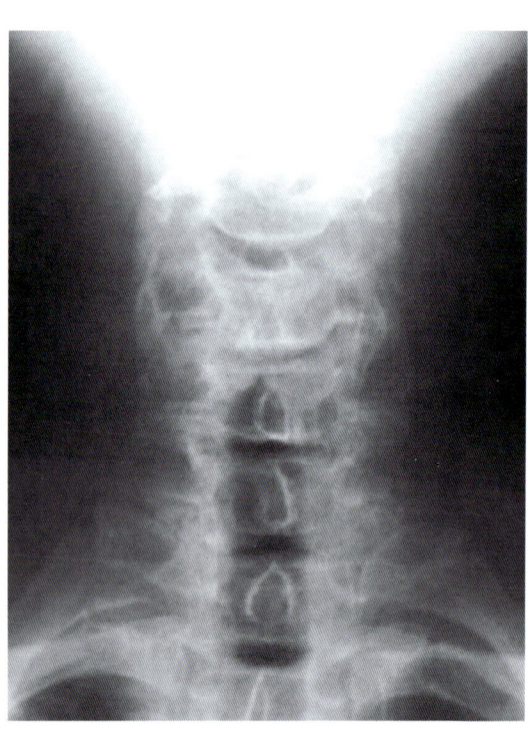
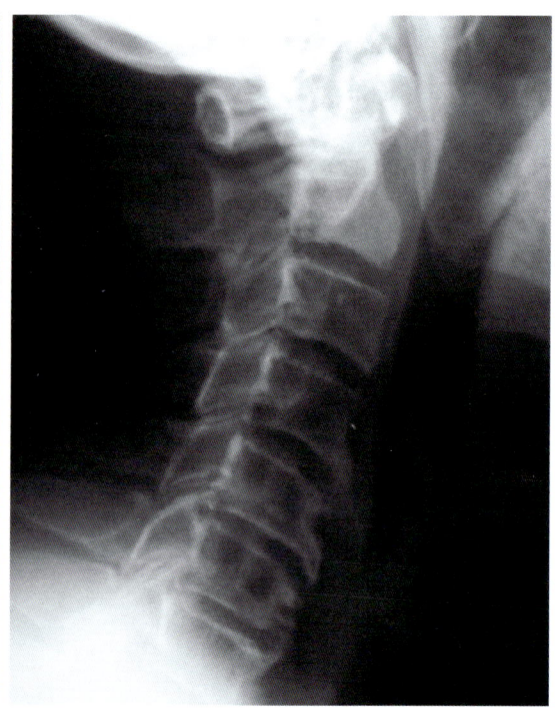
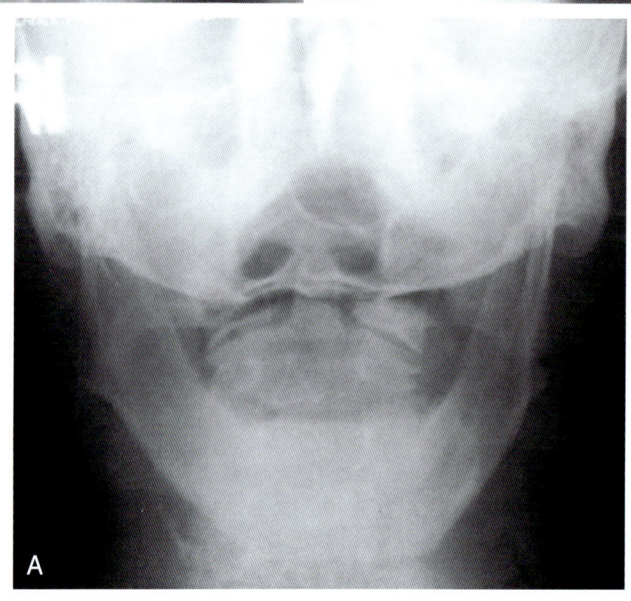

图 11-3 A~C

11 后路寰枢椎融合术：Harms 技术和 Magerl 技术

适应证提示

• 手术禁忌证
  • 寰椎侧块或枢椎椎弓根粉碎性骨折。
  • 枢椎横突孔宽大影响到枢椎椎弓根。
• 因寰椎侧块解剖上的局限性导致不能使用 3.5mm 的螺钉（Tan 等，2003）
• 潜在的因 C2 神经节受到刺激而引起枕神经痛的危险

次，其确定了横突孔的位置，椎动脉走行其中。第三，其可以测量应用在寰椎侧块和枢椎椎弓根上螺钉的长度。

- 约 20% 需要行寰枢椎融合术的患者椎动脉走行路径及骨性组织结构存在变异，这些因素将会影响螺钉的植入（Jun，1998；Madawi 等，1997）。除了可以评估椎动脉，CT 血管造影还可以显示椎动脉相对于寰椎侧块和枢椎椎弓根的相对空间关系。

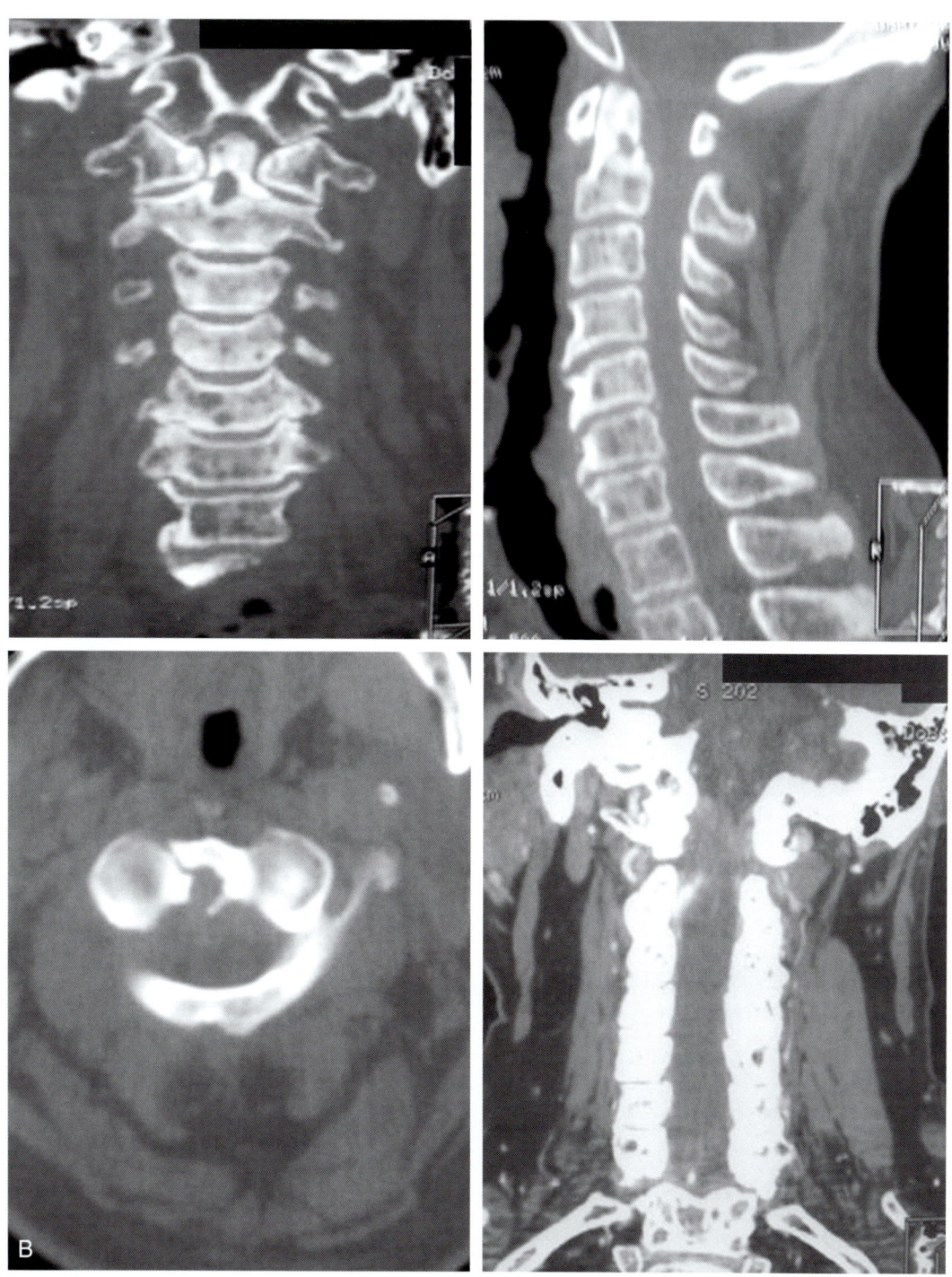

图11-3 转下页

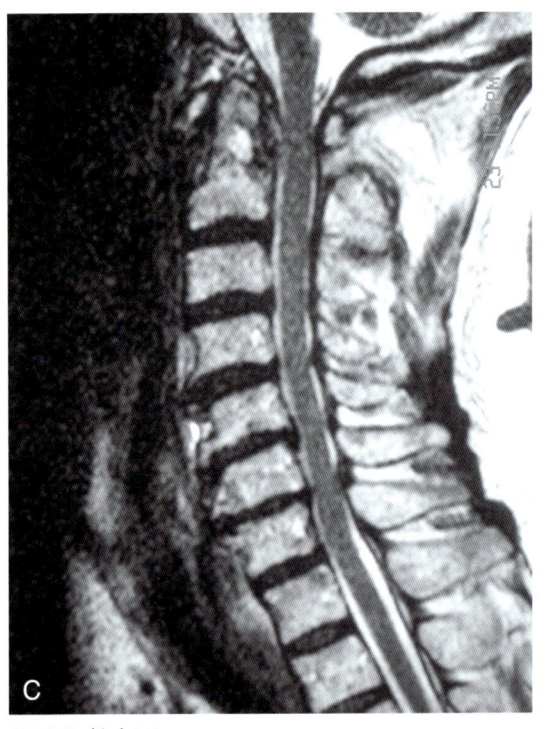

图 11-3 接上页

术前检查要点

- 除非有明确指征，作者不会常规使用 MRA 评估椎动脉的情况，因为它无法显示椎动脉和周围骨性结构之间的空间关系。

其他治疗方案

- 后路寰枢椎融合技术包括：
  - 后路寰枢椎多轴螺钉和棒固定（Harms 技术）
  - 枢椎椎板螺钉
  - 经寰枢椎螺钉固定（Magerl 技术）
  - 将 Gallie 移植"骨块"置于寰枢椎椎弓之间并使用椎板下钢丝进行固定
  - 使用椎板下钢丝将 Brooks"楔形"骨块固定于椎板后方
  - Halifax 椎板夹

- MRI 可以清楚显示所有的软组织损伤，包括寰椎横韧带以及脊髓损伤。
  - 伴有寰椎横韧带损伤的齿突骨折可采用后入路手术进行处理。
  - MRI 检查也可应用于类风湿病患者，可以对脊髓活动空间做一个更准确的评价。在患有软组织血管翳的患者身上这一点常常被忽视，因血管翳引起的脊髓受压在 CT 或 X 线片上不能被发现。
- 在评估椎动脉损伤方面无创性磁共振血管造影（MRA）有明显优势（CT 血管造影需要使用造影剂）。

外科解剖

- 可将寰椎后弓以及寰枢椎椎间小关节作为重要的参考标志来植入寰椎侧块螺钉。显露寰椎侧块螺钉的进针点时手法要轻柔，避免损伤位于其后方的枢椎根神经节（图 11-4A）。寰椎侧块螺钉的进针点位于寰椎侧块下部中间，在寰椎侧块与后弓交汇的部位。寰椎侧块螺钉的钉道比经关节螺钉应更偏上及偏内，这样能够降低损伤椎动脉的风险（图 11-4B、C）
- 寰椎后桥或先天性弓状孔是一种比较常见的骨性结构异常（Young 等，2005）（图 11-4D）。其为寰椎椎板头侧部分的骨性弓形隆起，椎动脉走行其中。当发生这种异常时，很容易将其错认为是寰椎的椎板。为防止损伤椎动脉，在后方暴露和植入寰椎侧块螺钉时要仔细鉴别。

11 后路寰枢椎融合术：Harms 技术和 Magerl 技术 81

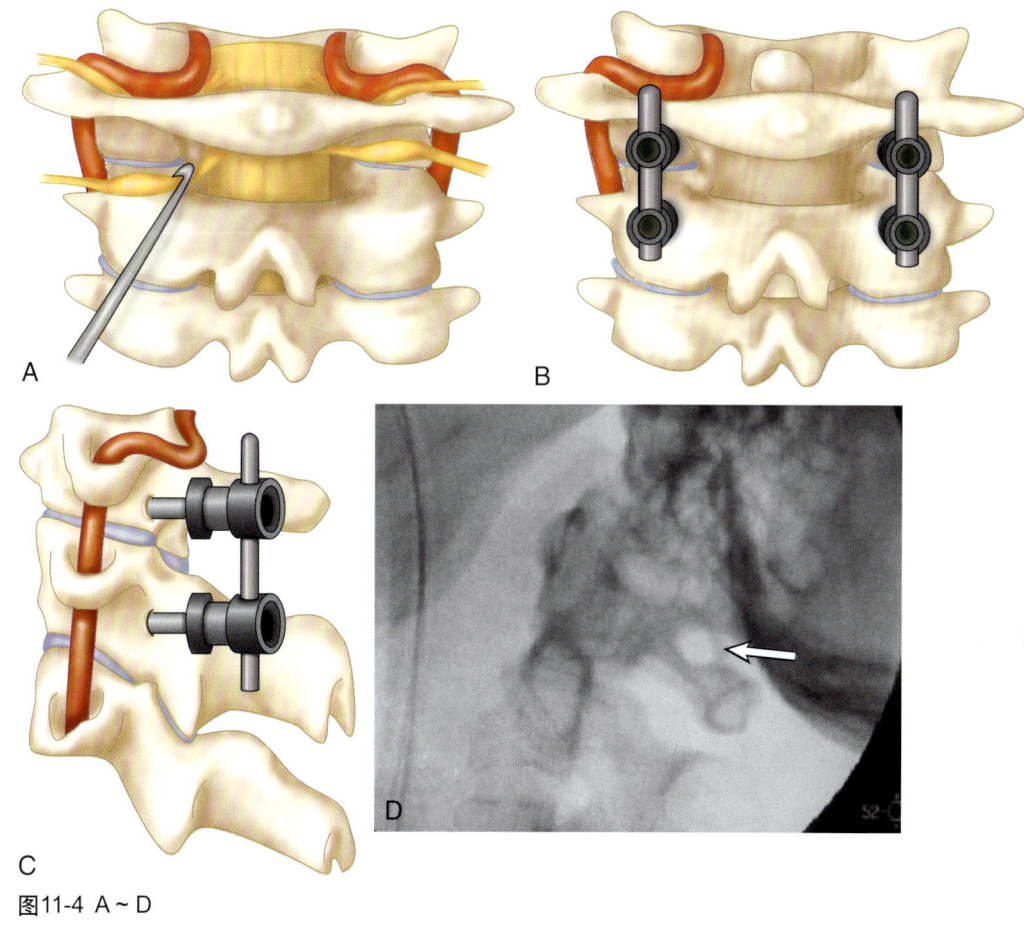

图 11-4 A～D

体位要点

- 将一卷合适大小的无菌纱布置于患者口腔以便获得清晰的张口位图像。
- 对于严重骨质疏松的患者，使用黑白反像技术得到的图像可以将骨组织看得更清楚。
- 在 C 形臂透视机侧位片上，应将颈部屈曲，扩大后枕部与寰椎之间的距离，以便于寰椎螺钉植入。

体位相关设备

- C 形臂透视机应该放置于手术台头侧。
- Mayfield 头架
- 软垫或四柱床架

体位

- 患者保持清醒，经纤维镜引导行鼻管内插管，用于术中胃部引流。
- 如果患者佩戴着 Halo 架，则先用硬颈托固定患者颈部后再去除 Halo 架。与麻醉医师协同，手术医师位于手术台头侧固定患者颈部。患者俯卧于配备软垫的手术台或四柱床架上。Halo 环接头可以固定在 Mayfield 接头上。如果已去除 Halo 环接头，则先用 Mayfield 钳固定头部，然后摆放体位于俯卧位，再用 Mayfield 头架将 Mayfield 钳固定于手术床上，维持颈部于中立位（图 11-5A、B）。
- 软垫保护好所有的骨性凸起，患者的双上肢摆放在身体两侧并捆绑固定。
- 根据 C 臂机透视图像明确寰枢椎的位置情况，使寰枢椎椎间小关节位于图像的中间。寰枢椎透视图像必须为标准侧位，否则将会影响钻孔钉道的方向，进而会导致螺钉植入失败（图 11-6）。
  - 合适的寰枢椎影像学标志非常重要。寰椎侧块的侧壁以及枢椎椎弓根的内侧壁都是非常重要的标志，其可通过张口位图像来确定。通过调整 C 臂机的投射角度，可以清晰地显露所有的骨性标志。

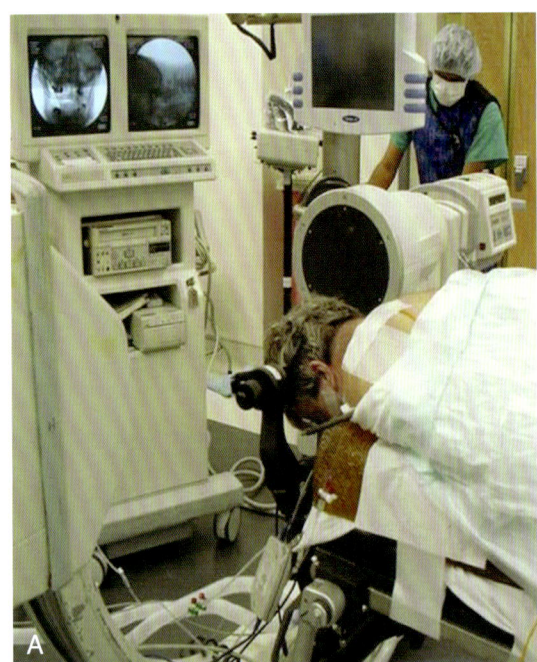
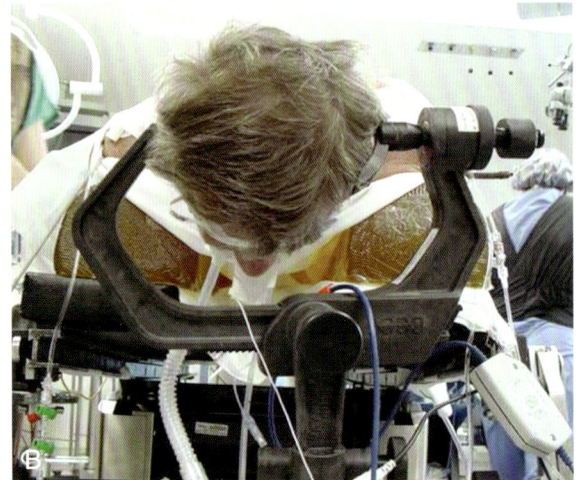

图11-5 A、B

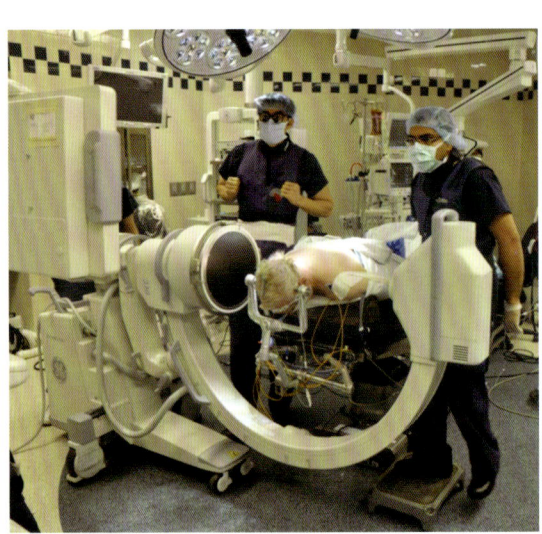

图11-6

- 在必要时可以对使用Mayfield头架固定的患者适当调整头部来使颈椎复位。根据X线透视来确认复位的情况。在可能的情况下应尽量避免颈部过屈或者过伸。
- 体感诱发电位（SSEP）和经颅运动诱发电位（MEP）监测是脊髓神经生理学监测方法，这些可以在术中使用，可以分别在患者取俯卧位之前和之后获取监测的基础数据。

入路/显露

- 用电动剃须刀将患者枕部、枕下部和颈后区域的毛发剃除干净，如果确定拟行融合术，用同样方法对髂嵴区域备皮以供骨移植之需。
- 颈部和后髂嵴的皮肤表面常规消毒、铺单。
- 根据头侧的枕骨结节和尾侧的隆椎来确定中线，用消毒记号笔从枕骨至C3-4做标记。
- 于手术切口部位皮下注射0.5%利多卡因，按1:100 000的比例在局麻药内加入肾上腺素。
- 从枕骨到C3-4处用10号手术刀片沿着中线锐性切开皮肤。
- 电刀切开皮下组织，沿中线切开项韧带，可以在相对无血管的区域分离组织，这能降低损伤枕大神经和第3枕神经的风险。放置自动牵开器暴露手术视野。
- 有时需要在切口上端沿骨脊推开1.5cm长的斜方肌筋膜袖，从而方便显露寰枢椎的侧方。但通常不需要这么做。在骨膜下从枕骨下开始剥离棘突旁肌肉。
- 可根据寰椎椎弓中央的结节和枢椎大而分叉的棘突可作为参考标志来分离暴露，沿中线锐性切开寰椎以及枢椎、第3颈椎棘突顶部的骨膜。
- 继续沿C3至寰椎方向仔细地进行骨膜下剥离，由中线开始，向侧方剥离。当向侧方剥离时，使用骨膜剥离器可以轻松地剥离棘突旁的肌肉。仔细地显露C2-3的侧块，不要损伤C2-3小关节的关节囊。
- 在枢椎峡部上方显露寰枢椎关节并对其进行剥离，在环绕枢椎神经的海绵状静脉丛附近操作会出血较多，可以采用双极电刀、浸有凝血酶的明胶海绵或棉拭子进行有效地止血。
- 为了预防在寰椎椎板表面损伤椎动脉，暴露寰椎时要确认椎板的位置并紧邻椎弓下缘进行剥离。在后方剥离时必须确定是否存在寰椎后桥或先天性弓状孔等骨性异常，因为这些易被误认为是寰椎椎板（Young等，2005）。
- 向头端方向剥离至枕骨大孔的枕骨下缘处。

入路/显露要点

- 枢椎棘突是一个比较容易辨认的解剖标志。枢椎棘突位于寰椎椎弓后方，剥离暴露时可根据该标志来定位。
- 枢椎的峡部向头侧方向延伸，需要向下暴露至C3，这有助于植入枢椎椎弓根螺钉。
- 向侧方剥离时不要超过寰枢椎关节的边缘，以免引起医源性的椎动脉损伤。

入路/显露提示

- 在处理寰椎骨折触诊骨性解剖标志时，小心避免推动骨折碎片压迫脊髓。

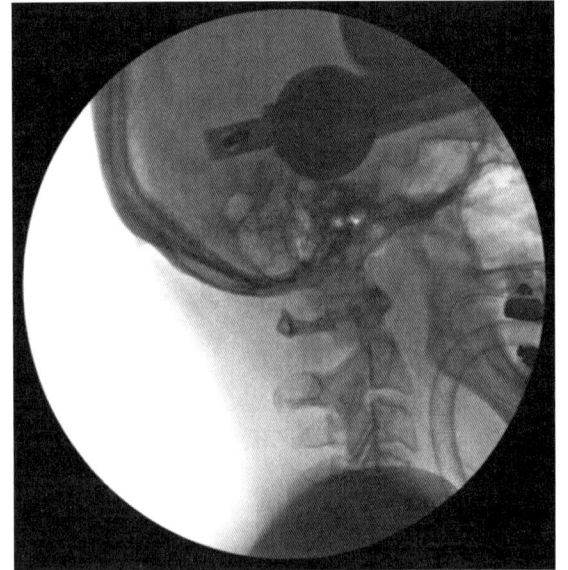

图11-7

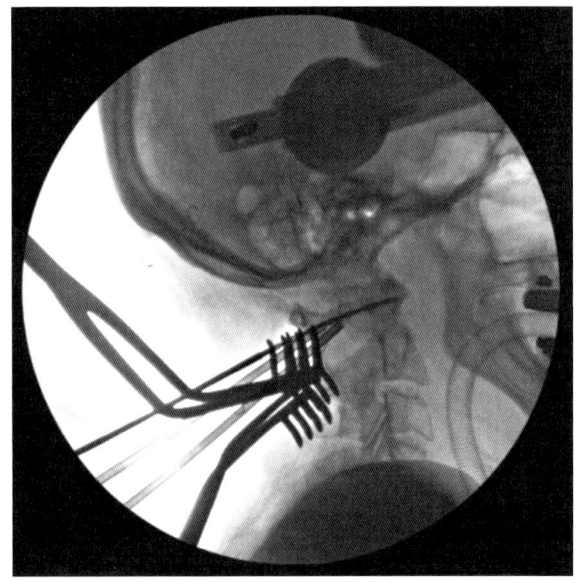

图11-8

手术步骤

步骤1

- 小心地将背侧的枢椎神经根牵开，暴露寰椎侧块螺钉的进针点。寰椎螺钉的进针点位于寰椎侧块下部的中点、侧块与寰椎后弓的连接部。
- 使用C臂透视机确定中点位置以及寰椎侧块螺钉的植入方向。
- 用2mm高速磨钻打磨确定进针点，以避免钻头在寰椎后方的侧块下部表面滑动。
- 使用2mm的钻头向前方穿过寰椎侧块，钻孔的位置需要使用C臂透视机在正位和侧位影像上确定（图11-7、图11-8）。正位片上钻头要平直并轻度内倾，在矢状面钻头应与寰椎后弓平行（Seal等，2009）。
- 术前根据CT检查测量螺钉长度，也可以术中在侧位影像中使用测深尺测定。
- 钉道攻丝后将3.5mm多轴螺钉植入寰椎侧块。寰椎多轴螺钉的8mm无螺纹部分需要凸出于侧块骨表面，这样多轴螺钉的钉头部分位于寰椎后弓之上，以便内固定棒与枢椎螺钉连接起来。螺钉的凸出部位不能有螺纹，这在理论上能够降低枕大神经激惹症状出现的危险。
- 在对侧寰椎侧块重复以上操作步骤。

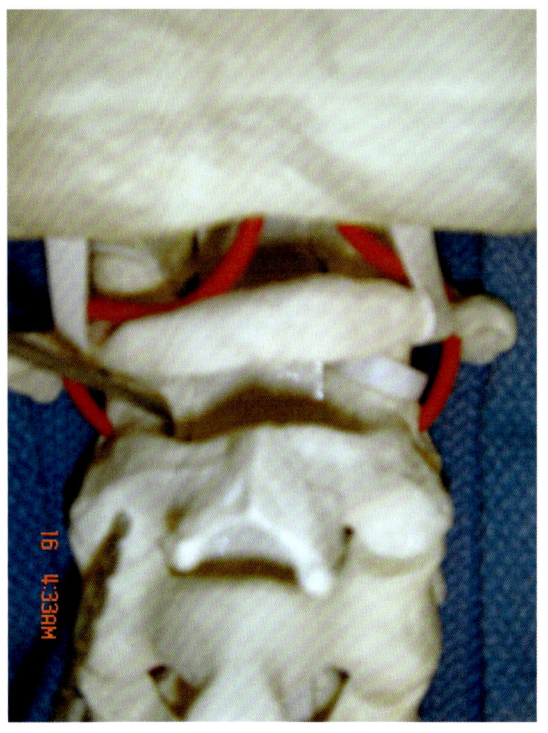

图 11-9

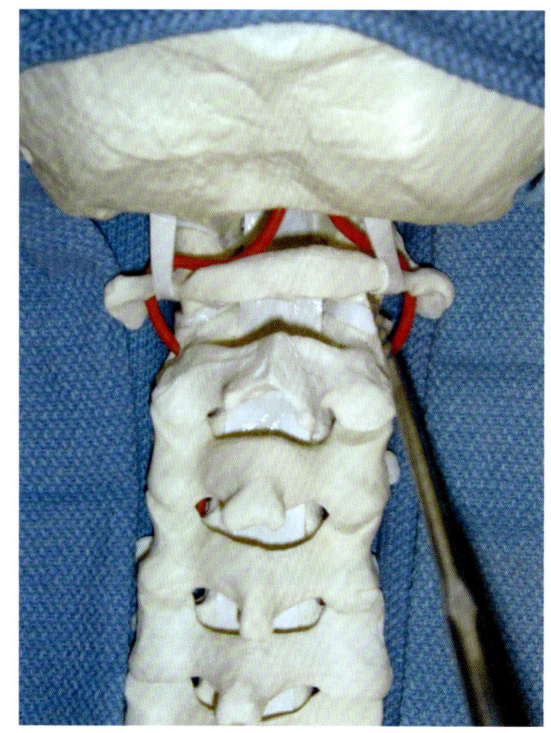

图 11-10

步骤 1 要点

- 准确地植入 C1 侧块螺钉的一些重要标志
  - 寰枢椎关节
  - C1 侧块的中点和侧壁（图 11-9、图 11-10）
- 后桥或先天性弓状孔可能会被错认为是寰椎椎板，这需要仔细鉴别以免在寰椎后方剥离和植入寰椎侧块螺钉时伤及椎动脉（Young 等，2005）。
- 寰椎侧块螺钉向上和轻度向内（0°~10°）偏可以减少损伤椎动脉的风险（图 11-11）。

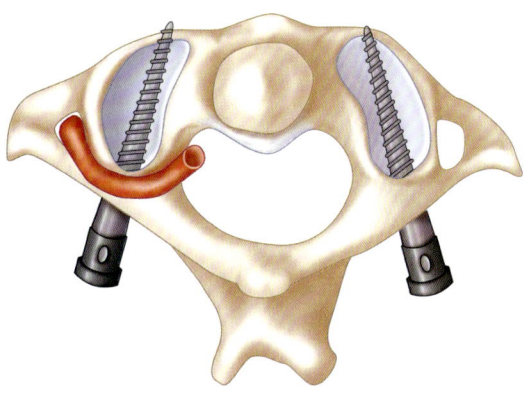

图 11-11

步骤 1 器械/内植物

- Penfield 骨膜剥离器
- 钝头椎弓根探针
- 高速磨钻
- 气钻和 2mm 钻头

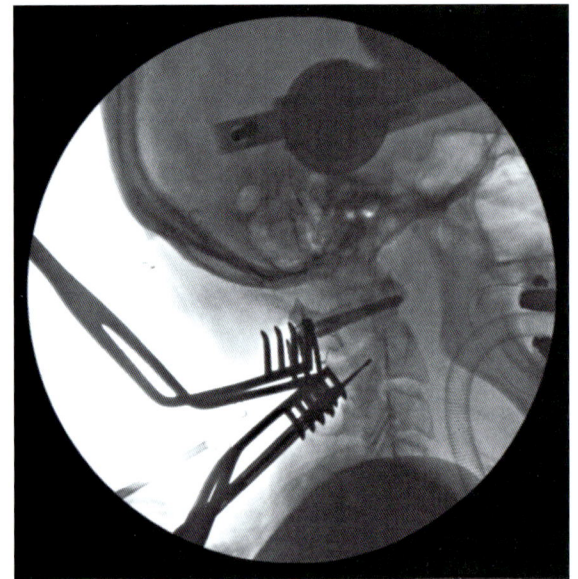

图11-12

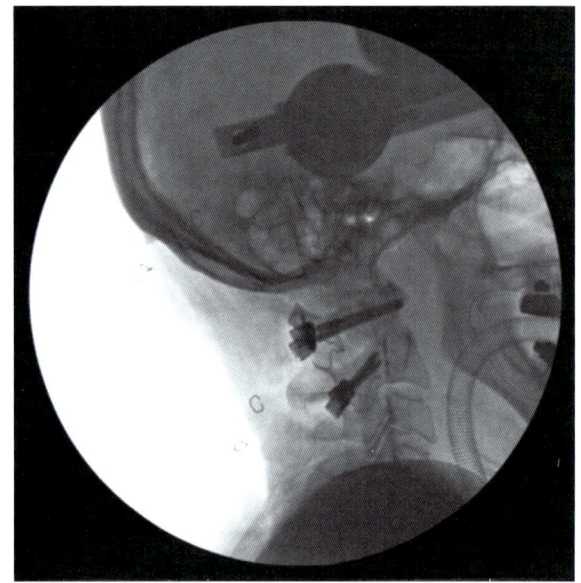

图11-13

步骤2要点

- 手术中人体解剖标志、术前薄层（1mm）CT扫描、侧位和张口位透视图像都有利于准确植入寰椎侧块和枢椎峡部螺钉。
- 当发生枢椎单侧椎动脉异常时可采取以下治疗方案：
  - 于椎动脉异常侧植入寰椎和C3的多轴螺钉。
  - 在椎动脉正常侧植入寰椎、枢椎和C3的多轴螺钉，行C1-3后路融合。
  - 如果存在椎动脉异常，当椎板在CT图像上足够宽，作为另一种内固定选择方案，也可以植入枢椎椎板螺钉。

步骤2器械/内植物

- Penfield 骨膜剥离器
- 钝椎弓根探针
- 高速磨钻
- 气钻，2mm 钻头

步骤2

- 从枢椎开始，用4号Penfield骨膜剥离器确定枢椎椎弓根内侧缘。枢椎椎弓根螺钉的进针点在枢椎椎弓根的内上方1/4处，用2mm高速磨钻在枢椎椎弓根螺钉的进钉点打磨定位（图11-12）。
- 进针点以及进针方向可以根据张口位和C臂机侧位透视图像进行确定。
- 可以将2mm的钻头内倾20°~30°，于枢椎椎弓根的进针点处向头侧钻孔。枢椎椎弓根的上内侧面可作为进针导向参考标志。用钝头的椎弓根探针确定钉道壁是否完整。
- 术前根据CT图像测量螺钉长度，也可以术中在侧位影像中使用测深尺来测定。
- 钉道攻丝后将3.5mm多轴螺钉植入枢椎峡部（Wait 等，2009）（图11-13）。
- 在对侧枢椎峡部重复以上操作。

步骤3

- 如果必须要行寰椎复位，将棒固定在螺钉上之前可以重新调整患者头部的位置。复位过程也需要在透视下进行。

11 后路寰枢椎融合术：Harms 技术和 Magerl 技术　87

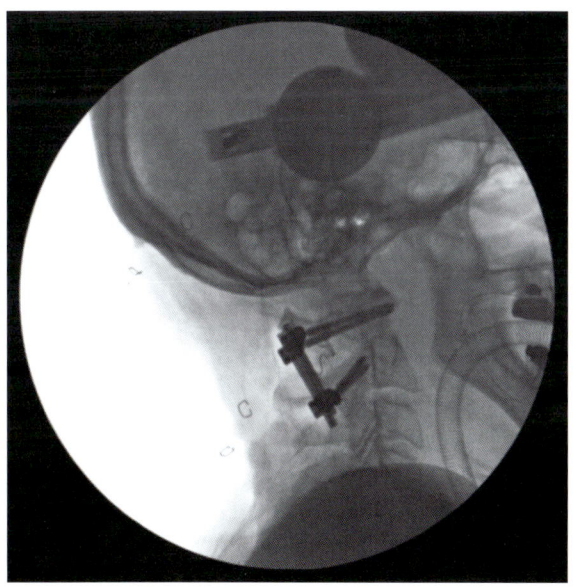

图 11-14

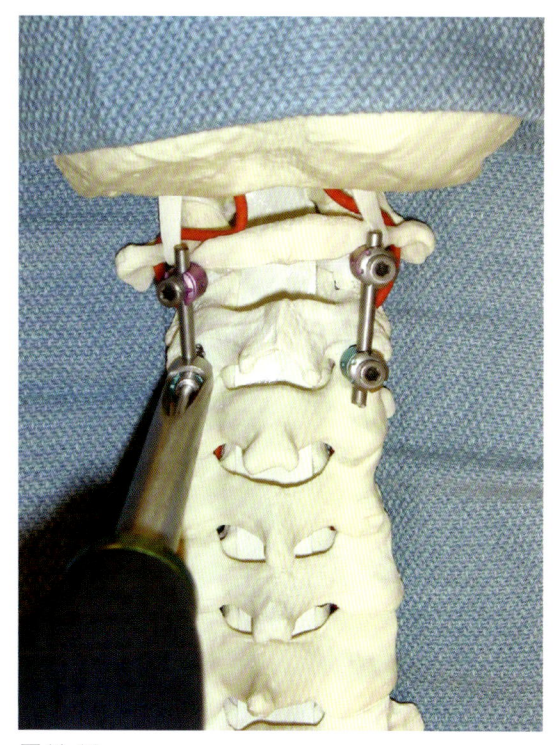

图 11-15

步骤 3 要点

- 寰枢椎复位可以直接通过操作寰椎和枢椎的螺钉来完成。作者的建议是术前进行复位，如果可能的话，应该在患者清醒时完成复位，以便评估神经功能情况。另外，患者也可以在俯卧于手术台上后，完成术前准备和铺巾前进行复位。

步骤 4 要点

- 这种技术可以避免损伤 C1-2 的小关节面，并且钉棒系统可以用作骨折的临时性固定而不用永久融合（如 Ⅱ 型和 Ⅲ 型齿突骨折）(Harms 和 Melcher, 2001)。骨折愈合后内固定可以取出，患者可以恢复寰枢椎的活动。
- 稳定的固定并不需要 C1 的后弓一定完整。
- 类风湿关节炎患者的寰枢关节区域常有不稳，需要更多的融合。这个操作也可以是颈枕融合或是下颈椎融合的一部分。

步骤 4 器械/内植物

- 多轴的钉棒系统，复位工具

步骤 4

- 选择合适长度的连接杆并用锁定螺母固定（图 11-14）。
- 此时可以进行加压或撑开操作。
- 用扭力扳手固定锁定螺母（图 11-15）。

步骤 5

- 如果要进行永久性骨融合就需要在髂嵴取自体骨。触及到髂后上嵴后，在其正中用无菌的记号笔画一条 8cm 的直线。用 10 号刀片切开皮肤，插入自动拉钩。
- 用电刀沿皮下分离至腰背筋膜和臀大肌筋膜的交汇处。
- 触摸到髂后上嵴，用电刀切开筋膜，用 Cobb 骨膜剥离器在髂嵴的上面和外侧进行骨膜下剥离。用骨刀在髂后上嵴正中开出一个小于 8cm 的皮质骨窗，避免损伤臀上皮神经。
- 用小刮匙在髂骨皮质骨缺损处掏取松质骨。
- 将取出的松质骨混合患者的血液放在无菌的容器中。
- 骨蜡涂抹取骨处止血，冲洗伤口，取骨区用布比卡因浸润的明胶海绵填塞以闭合皮质骨窗。
- 移走拉钩，逐层缝合切口。

步骤5 器械/内植物

- 骨膜剥离器
- 骨刀
- 刮匙

术后提示

- 螺钉植入位置不对会导致：
  - 螺钉没有足够的把持力导致潜在的结构性不稳。如果存在不稳的情况，可使用坚强的头环胸部石膏背心固定 10~12 周以提供足够的寰枢椎稳定从而达到骨融合。
  - 硬脑膜破裂和脑脊液（CSF）漏。作者主张一期修补硬脊膜破裂并用可吸收的明胶海绵覆盖破裂处。
  - 螺钉进入横突孔会导致椎动脉破裂、分层、假动脉瘤或闭塞。即使螺钉没有直接损伤动脉壁，但动脉在搏动的过程中也会和螺钉接触并造成损伤，如果在术中或术后的影像学资料上发现这一情

步骤6

- 用含抗生素的盐水冲洗手术野，并将冲洗液吸净。
- 如果进行永久性骨融合，用高速磨钻磨除 C1 和 C2 的后表面，这个操作也可以在植入钉棒之前完成。
- 将自体松质骨移植在 C1 和 C2 已磨除皮质的骨表面。
- C1-2 的关节面也需要磨除骨皮质并植入松质骨以行关节内融合。
- 另外一种方法是，将经过塑形的自体髂骨植入到 C1 的后环和 C2 的棘突之间。

步骤7

- 最后拍摄正侧位片以确保内固定植入无误及评估寰枢椎的位置。
- 逐层缝合切口，避免残留死腔。
- 必要时可在筋膜下放置引流管。
- 无菌敷贴垂直覆盖切口，再盖上 4×4 的纱布及 Tegaderm 透明敷料。
- 戴硬质的颈托（如 Philadelphia 或 Miami J 颈托）。
- 将患者搬到病床上时，术者应站在床头并负责固定住颈部，再移除患者头部的 Mayfield 头架（图 11-16）。

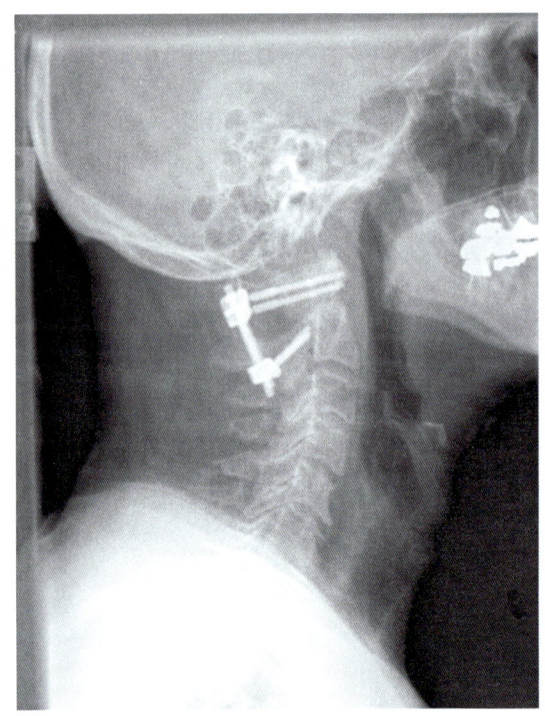 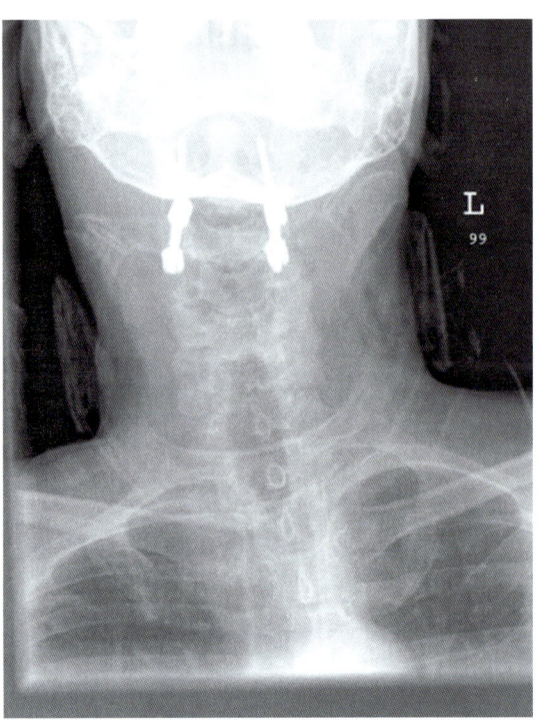

图 11-16

况，应再次手术取出螺钉以降低椎动脉损伤的风险。
- 术中椎动脉损伤是很严重的并发症，它会导致一系列临床后遗症，包括脑干卒中。如果发生这种情况，螺钉可以不动，先进行压迫止血，随后进行血管检查。
- 在血管周围骨骨化后或是血管内修补以后可以请血管外科医生进行微血管修补。无论术中使用何种方法进行压迫止血，术后都要进行血管造影以评估椎动脉的完整性。
- 在 C1 的环前方使用双皮质螺钉固定有损害颈内动脉的风险（Currier 等 2008）。

术后护理和预后

- 将患者送至苏醒室或外科重症监护室进行术后恢复。
- 术后第一天拍摄戴颈托时的仰卧位及站立位的颈椎正侧位 X 线片，以评估手术节段的稳定性。如果寰枢椎稳定，患者可以进行活动（见图 11-16）。
- 术后第 1 天，或待病情稳定后，可转移至普通病房。
- 如对螺钉植入有疑问，可行 CT 扫描。
- 病情稳定后就可以出院。
- 术后用硬质的颈托固定颈部。
- 术后 4 周拍摄侧位及监视下的颈椎动力位 X 线片以评估手术节段的稳定性。如果稳定可不再使用颈托。以后每隔 4 周或 6 周拍摄 X 线片以评估节段稳定和骨融合情况。
- 术后 3~6 个月时应行 CT 检查以评估骨融合和骨折愈合情况。

技术二：C1-2 经关节侧块螺钉（Magerl 技术）

适应证

- 以下原因导致的寰枢椎不稳
  - 齿突骨折（Ⅱ型和Ⅲ型）（Jeanneret 和 Magerl，1992）
  - 邻近 C1 和 C2 的骨折
  - 旋转性半脱位
  - 类风湿关节炎
  - 游离齿突
  - 齿突切除术后不伴有颅底凹陷
  - 先天性畸形（如 Klippel-Feil 综合征）
  - 恶性肿瘤
- 骨折不愈合
  - 齿突骨折不愈合（Ⅱ型和Ⅲ型）
  - 后路 C1-C2 融合失败
- C1-2 骨关节炎

术前检查

- 完整的神经系统和骨骼肌肉系统检查。
- 术前的影像学资料应包括颈椎平片（图 11-3A）、CT（图 11-3B）、CTA 及 MRI（图 11-3C）。
  - 正侧位及张口位 X 线片评估 C1 和 C2 的对线。监视下的颈椎动力位片可以评估寰枢椎半脱位的可复位性。
  - 轴位、矢状位及冠状位的薄层（1mm）CT 扫描可提供 C1 侧块和 C2 关节面的解剖细节，以利于选择螺钉的植入路径。它还可以显示椎动脉穿行的横突孔的位置，同时可以评估寰枢椎是否有足够的植入螺钉所需要的骨量。

适应证要点
- 比后路钢丝技术有更好的生物力学优势（Henriques 等，2000）
- 术后不需要头环胸部石膏背心固定

适应证提示
- 有损伤椎动脉的风险
- 对手术技术要求高
- 只有使用后路钢丝以达到三角固定时才能达到最大的生物力学稳定（Henriques 等，2000）
  - 要求 C1 和 C2 的后弓完整
  - 使用椎板下钢丝有损伤神经的风险
- 禁忌证
  - 寰椎侧块的粉碎性骨折或部分损伤
  - 寰椎侧块内的双侧椎动脉走行异常
  - 寰枢椎骨折复位或对线不良
- 相对禁忌证
  - C1 或 C2 一侧的侧块内的椎动脉走行异常，但对侧的椎动脉为优势动脉时。如果术中植入螺钉时损伤优势侧动脉，脑干及其与颈髓连接处的血液供应减少。

术前检查要点

- 除非有特殊的适应证，作者一般不推荐行椎动脉磁共振血管成像（MRA），因为其不能明确血管与周围骨组织的空间关系。

其他治疗方案

- 后路寰枢椎融合技术包括：
  - 经 C1-2 关节面螺钉（Magerl 技术），使用或不使用骨移植和椎板下钢丝
  - 后路 C1-2 多轴钉棒固定（Harms 技术）
  - 经 C2 椎板螺钉
  - 后方将 Gallie 骨块植入 C1 和 C2 椎弓之间并用椎板下钢丝固定
  - 使用 Brooks 楔形骨块加固后方椎板并用椎板下钢丝固定
- 椎板钩

- 在需要进行寰枢椎融合的患者中，有大约 20% 的人有椎动脉走行异常和骨性结构异常，对于这些人要避免植入螺钉（Jun, 1998；Madawi 等, 1997）。CTA 除了可以鉴定优势侧椎动脉以外，它还可以观察椎动脉在横突孔内的走行路径及其与周围骨结构的空间关系。这有助于确定是否能安全地植入螺钉并将颈动脉损伤的风险降至最低。
- MRI 可以显示任何软组织损伤，包括寰椎横韧带及脊髓损伤。
- MRI 能确认齿突骨折导致的寰椎横韧带损伤，这有助于选择前路手术还是后路手术。寰椎横韧带损伤时，即使骨折愈合，齿突螺钉固定也不能恢复寰枢椎的稳定性。
- 在类风湿关节炎患者中，确定齿突后方的血管翳突出可以更准确地评估脊髓腔的空间。
- 无创的 MRA 可用于评估椎动脉损伤、通畅性及确定优势侧椎动脉。

外科解剖

- 经 C1-2 关节面螺钉的方向及最终位置决定了寰枢椎的对线情况。螺钉可以经皮植入（图 11-17）。
- 先天性弓状孔或后桥是寰椎常见的骨性结构异常（Young 等，2005）。它是 C1 椎板头侧的弓形骨结构，椎动脉穿过其中。在后方显露时必须要小心辨认以防止损伤椎动脉，因其极易与 C1 的椎板相混淆。
- C2 神经的灰色交通支是一个定位 C2 峡部螺钉植入点的可靠标志（Cavalcanti 等，2010）。

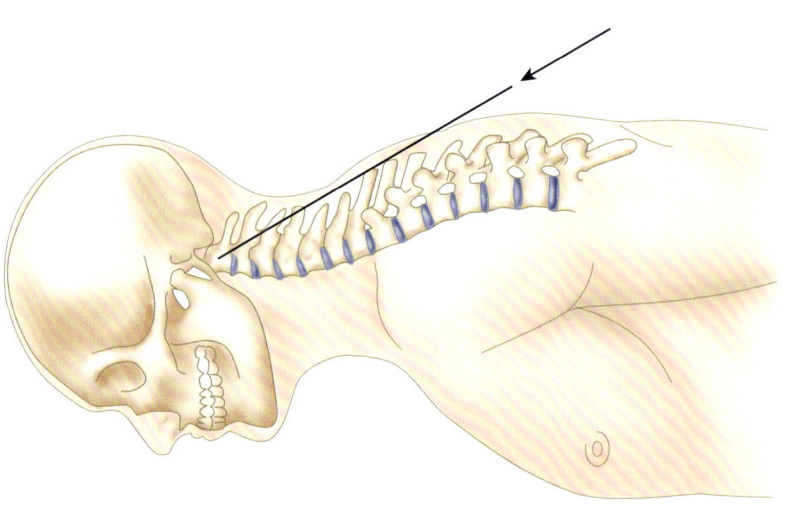

图 11-17

体位要点
• 对于骨质严重丢失患者，使用黑白反相技术可以更好地显示骨质。

体位提示
• 术前需确定寰枢椎关节已复位或者能够复位是非常关键的，否则将很难准确地安置经关节螺钉，并会产生危险。

体位相关设备
• 手术台头端放置术中 C 臂透视机 • Mayfield 头架 • 四柱床架

体位

- 患者清醒状态下在纤维光导镜的引导下插入气管导管后，放置胃部引流管用于术中胃部引流。
- 如果患者被 Halo 架固定，在去掉支架以后用一个硬的 Philadelphia 颈托固定颈部。与麻醉医师配合，术者站在床头固定患者颈部，将患者俯卧位放置在带有软垫或四角支架的手术床上。将头环和 Mayfield 头架连接。如果取下头环，在俯卧位之前需先将患者放在 Mayfield 钳上。患者俯卧位后，用 Mayfield 头架将 Mayfield 钳固定在手术床上，保持颈部中立位。
- 所有的骨性突起都要用软垫保护，将患者的双上肢用折叠的绷带固定在躯干两侧。
- 用 C 臂机以 C1-2 为中心透视确定寰枢椎的对线情况。拍摄 C1-2 侧位像时一定不能倾斜，否则会导致螺钉植入的轨道错误。
- 必要时，可以调整 Mayfield 头架使颈椎复位并通过透视确认。尽可能地避免颈部过伸过屈。
- 术中可以使用躯体感觉诱发电位和经颅运动诱发电位检测脊髓神经生理功能，在患者放置俯卧位之前和之后分别检测基础数值。

入路/显露

- 使用电动剃刀去除患者枕部、枕下部以及颈部毛发。如果有经关节螺钉固定、植骨和椎板下钢丝固定的操作，则后髂嵴区域也需同样备皮以便于行骨移植。
- 颈部以及后髂嵴区域行消毒准备后使用无菌巾覆盖。
- 从头端至尾端通过枕骨隆突以及隆椎定位中线，从枕骨至 C3-4 平面使用无菌记号笔将中线予以标记。
- 手术切口区域可以使用含有稀释至 1 : 100 000 的肾上腺素的 0.5% 利多卡因行皮下浸润。
- 使用 10 号刀片从枕骨至 C3-4 沿中线锐性切开。
- 使用电刀行皮下分离直至项韧带，将项韧带沿中线切开，此处为相对无血管区域，能够降低损伤枕大神经和第 3 枕神经的风险。插入自动牵开器以获取充足的手术视野。
- 在切口的头端，可以沿颈椎棘突掀起约 1.5cm 的斜方肌肌鞘以便于暴露 C1-2 侧面，但是这并不常用。由枕骨下行椎旁肌肉骨膜下剥离。

入路/显露要点

- C2 棘突是较明显的解剖标志，其比 C1 椎弓明显后凸，可以用来定位切口。
- 如果存在有后桥或先天性弓状孔，易与 C1 椎板混淆，在后路切开时必须仔细辨认以免损伤椎动脉。
- 向两侧分离避免超过 C1-2 小关节，以免造成医源性椎动脉损伤。

入路/显露提示

- 在操作中触摸骨性突起时，注意避免引起寰椎移位，以免带来严重后果。

步骤1要点

- C1-2 经关节螺钉的固定会使椎板下钢丝难以穿过并很危险，所以作者建议椎板下钢丝穿过应在螺钉固定之前进行。
- C1 椎板下钢丝固定可辅助稳定复位的寰枢椎，因此利于经关节螺钉的植入。

步骤1器械/内植物

- Cobb 骨膜剥离器
- 骨刀
- 摆锯
- 圆凿
- 刮匙

- 术中可以触摸 C1 椎弓结节及较大的 C2 棘突进行定位。在中线上将 C1 以及 C2 和 C3 棘突顶部骨膜行锐性切开。
- 从 C3 至 C1 由中线至两侧小心地行骨膜下剥离。使用骨膜剥离子有利于将椎旁肌肉向两侧分离。小心暴露出 C2、C3 侧方，注意勿损伤 C2-3 小关节的关节囊。
- 通过分离 C2 椎体上表面可以暴露出 C1-2 关节。C1-2 关节囊由尾端至头端有折返，注意勿损伤 C2 神经及周围血管。C2 神经周围静脉丛的损伤会导致严重的出血。一旦出现，可以使用双极电凝、凝血酶明胶海绵以及脱脂棉等予以有效控制。
- 为了降低在 C1 椎板上表面损伤椎动脉的风险，应注意辨别椎板，并且在暴露 C1 时做到在后弓下缘操作。
- 分离时将枕骨大孔枕下边缘也予以显露。

手术步骤

步骤1

- 如果在行经关节螺钉固定的同时有后路骨移植以及椎板下钢丝固定等操作，则这些操作需在植入经关节螺钉之前进行。
- C1-2 后弓椎间隙暴露出来后估计骨移植块的大小，在取骨时需在暴露出来的手术视野放置湿润的海绵以防止组织干燥。
- 触及髂后上棘，使用无菌记号笔以其为中心标记长约 8cm 切口，使用 10 号刀片锐性切开。放置自动撑开器。
- 使用电刀行皮下组织分离直至腰背筋膜和臀大肌筋膜汇合处。
- 触及髂后上棘，用电刀行筋膜剥离。在棘的上方和侧方使用 Cobb 骨膜剥离器行骨膜下剥离，使用骨刀及摆锯获取一三面骨皮质的柱状骨移植块，注意勿超过髂后上棘 8cm，以免损伤臀上神经。
- 获取 1.5cm × 4cm 的三面骨皮质柱状移植骨块，使用小圆凿及刮匙获取松质骨。
- 使用骨蜡止血，伤口予以冲洗，取骨处填充凝血酶明胶海绵。移除撑开器，冲洗伤口，逐层缝合伤口。
- 使用 Cobb 剥离器或刮匙去除移植骨块上的软组织，然后将其放置在混有患者血液的无菌小杯中覆盖备用。

步骤 2 器械/内植物
• 直头以及弯头小刮匙
• Woodson 剥离器
• Kerrison 咬骨钳

步骤 2

- 使用小刮匙将 C1、C2 后弓表面的黄韧带从椎板上表面及下表面剥离，以便于椎板下钢丝通过。
- 使用 Woodson 剥离器小心分离任何黏附的硬膜囊。
- 使用 2mm Kerrison 咬骨钳移除韧带组织。韧带深部的静脉丛出血可以使用双极电凝、凝血酶明胶海绵以及脱脂棉填塞控制。

步骤 3 器械/内植物
• Penfield 剥离器

步骤 3

- 使用 4 号 Penfield 剥离器确定 C2 峡部的内侧边界。注意勿损伤硬膜囊。使用 Penfield 剥离器轻柔牵拉以保护 C2 神经根和静脉丛。将任何附着于 C2 的黄韧带移除有利于暴露 C2 峡部及寰枢椎关节，便于经关节螺钉的定位。
- 重复步骤 3 以暴露出对侧 C2 峡部。

步骤 4 器械/内植物
• 16 号或 18 号双环钢丝
• 00 号丝线或钢丝导入器

步骤 4

- 使用 Gallie 技术在安置经关节螺钉前于 C1 椎板下穿入钢丝。将 16 号或者 18 号双环钢丝尾部弯曲呈平滑的弓形，确定其和 C1 椎板的长度和厚度相适应。
- 由 C1 椎板下小心穿过钢丝。此操作可以借助 00 号丝线或钢丝导入器辅助完成。双手操作，一只手牵引椎板下钢丝，另一只手握住钢丝的尾端保持一定的张力。这种方法可以保证椎板下钢丝的平整，降低钢丝撞击脊髓的风险。

步骤 5

- 寰枢椎序列的调整对于准确安置 C1-2 经关节螺钉是很必要的。术中应用 C 臂透视机定位确认（见图 11-17）。
- 必要时，寰枢椎前半脱位可以术中通过轻柔地牵引 C1 椎板下钢丝，轴向施压，行手法复位。
- 寰枢椎后半脱位可以应用 Mayfield 钳将头部过屈以复位。或者通过在 C1、C2 之间安置骨移植块来复位。植入骨块后，手动调节骨块使其紧贴 C1 后弓而获取复位。将 C1 椎板下钢丝牢固捆扎于 C2 棘突以维持复位并固定骨块。
- C1-2 经关节螺钉向头侧倾角会使植入困难。操作中可以将轴线偏向枕部，从而使 C2 峡部呈现一个好的角度而有利螺钉的植入。
- 颈部的体位也会对经关节螺钉的植入轨道造成影响。如果术中寰枢椎序列阻碍了经后路切口植入螺钉，可以考虑经皮植入。

第一部分 颈椎

步骤6 器械/内植物
- 指针式开路器
- 软组织保护套筒

步骤7要点
- 为了降低椎动脉损伤风险，克氏针避免从侧方插入，而应该沿着C2峡部内侧壁钻入。
- 术中的骨性标志、术前薄层CT（1mm）轴向扫描、前后位和侧位X线片等均可辅助克氏针和C1-2经关节螺钉的准确植入（Weidner等，2000）。
- 作者首选3.5mm中空螺钉行经关节螺钉固定。

步骤6
- 如果需要经皮入路，则需使用15号刀片在T2-3椎体附近行皮肤切口穿刺。
- 将指针式导向器穿入软组织保护套筒并经T2-3平面穿刺点插入。软组织保护套筒有较大的手柄利于操控并引导穿过软组织建立通道。
- 经关节螺钉的植入需要建立合适的通道，可以应用枕颈处的器械在颈部软组织小心建立。
- 软组织保护套筒的顶部置于C2下关节突，然后从保护套筒内移除开路器。

步骤7
- 在软组织保护套筒内插入克氏针导向器，然后插入直径1.2mm克氏针，确保双向气动钻可以进行安全操作。
- 如果无法行经皮操作，可以将克氏钢丝钻导向器直接插入软组织保护套筒内并放置在C2小凹处。
- 螺钉进钉点在C2小凹处，椎板与侧块交接处旁2~3mm（图11-18、图11-19）。
- C臂透视机用来定位所有寰枢椎骨性结构，并引导1.2mm克氏钢丝。克氏钢丝应该穿过C1侧块上缘，在C2椎体峡部旁，并与C2椎体峡部内侧缘平行。
- 将克氏针继续穿过C2椎体峡部，沿着C2峡部中轴线，在前后平面上以保持0°~10°的角度植入。

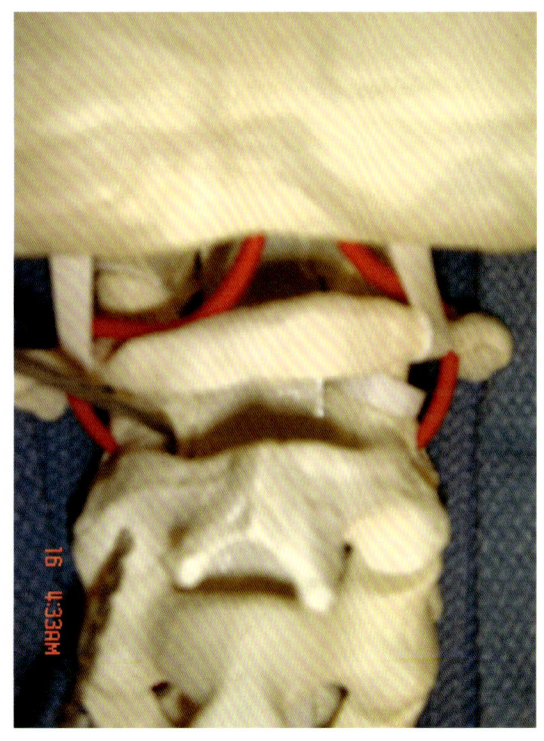

图11-18

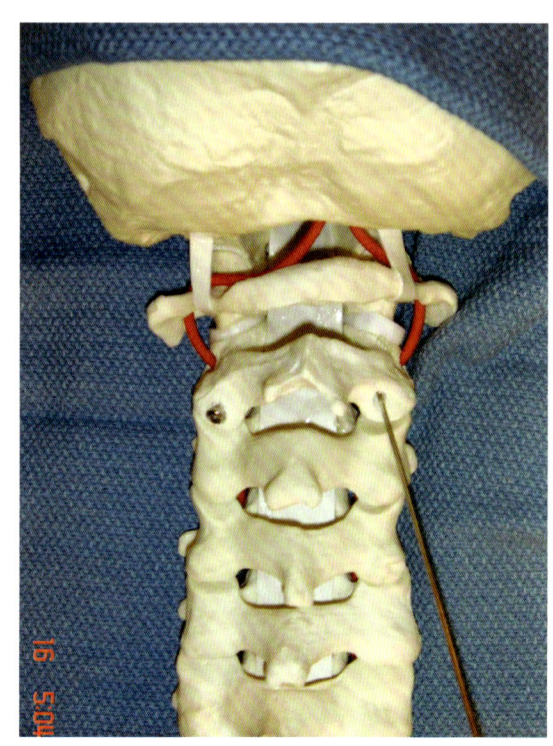

图11-19

11 后路寰枢椎融合术：Harms 技术和 Magerl 技术

步骤 7 器械/内植物
• 1.2mm×50mm 克氏针
• 克氏针钻头导向器
• 双向气动钻
• Penfield 骨膜剥离器

- 使用 4 号 Penfield 骨膜剥离器轻柔牵拉以保护 C2 神经根和静脉丛。这也利于看到克氏针穿过寰枢椎后缘关节面到 C1 侧块。克氏针的顶端应置于 C1 侧块前上边缘。
- 术中 C 臂机透视以确定克氏针的准确位置。

步骤 8

- 在 C 臂机透视下通过克氏针套入空心钻并钻孔。在钻孔时需额外小心，因为在钻透 C1-2 关节面的时候可能会出现克氏针扭曲以及穿透 C1 皮质的风险，使克氏针在空心钻内受到撞击。这会导致克氏针插入后口咽窝。
- 从软组织套筒内移除导向钻，将另外一根特定长度的克氏针通过软组织套筒插入，直至抵达 C2 椎体上缘与第一根克氏针相邻。用尺子测量两根克氏针长度的差距而确定植入螺钉的长度。
- 通过软组织套管插入空心丝攻进行近端皮质的攻丝。

步骤 8 器械/内植物
• 1.2mm×50mm 克氏针
• 空心钻头
• 尺子
• 空心丝锥
• 全螺纹 3.5mm 空心皮质螺钉（图 11-21）

- 选用合适长度（通常 40～45mm）的全螺纹 3.5mm 空心皮质螺钉，在透视下使用空心改锥套在克氏针上拧入。螺钉应抓牢 C1 侧块的前侧皮质。骨质满意的情况下行单皮质螺钉固定以避免神经血管损伤（Cyretal，2008）（图 11-20）。

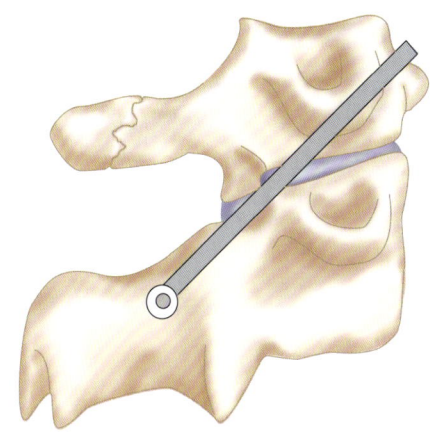

图 11-20

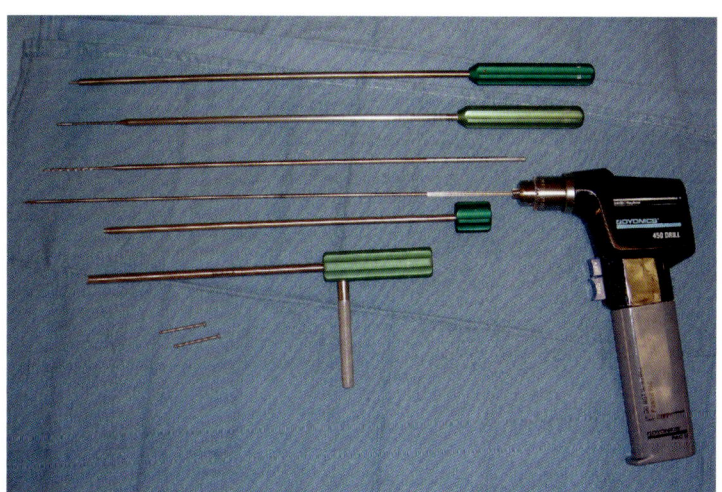

图 11-21

步骤9器械/内植物
• 高速磨钻
• Kerrison 咬骨钳

- 将克氏针移除，术中 C 臂机透视了解螺钉植入情况。
- 重复步骤 5～步骤 7 行对侧 C1-2 经关节螺钉的植入。

步骤 9

- 应用高速磨钻去除 C1、C2 椎弓后缘与移植骨块相接触的骨皮质。C1 椎弓下缘、C2 椎弓上缘、棘突等部位均予以去皮质化。
- 使用弯 Kerrison 咬骨钳在 C2 棘突椎板交界处咬出凹痕以适应椎板下钢丝的穿入。

步骤10器械/内植物
• Leksell 咬骨钳
• Kerrison 咬骨钳

步骤 10

- 使用 Leksell 咬骨钳去除移植骨块圆形一侧的骨皮质，将其三面皮质骨变为双面皮质骨。
- 将最终合适大小的骨块放置在 C1、C2 后弓中线之间，可以使用 Leksell 咬骨钳对骨块进行修整以获取最适大小的移植骨块。
- 应用 Kerrison 咬骨钳在移植骨块下面的中线做出凹痕，使其和 C2 棘突相适应。

步骤11器械/内植物
• 钢丝紧固器
• 钢丝钳

步骤 11

- 将植骨块重新置于寰枢椎之间。为确保外形匹配，植骨块的凹口应放置于枢椎棘突之上。
- 将钢丝环穿过 C1 椎板，为防止钢丝滑动，可在 C2 棘突下方咬出一个凹口（图 11-22）。
- 用钢丝的末端缠绕固定植骨块。用钢丝紧固器将缠绕的钢丝拧紧，保证固定牢固且松紧适宜。
- 用钢丝钳将多余钢丝咬除，遗留的断端平滑地嵌于植骨块表面。

步骤12器械/内植物
• 高速磨钻

步骤 12

- 用高速磨钻去除 C1 后弓、C2 椎板和植骨块后侧皮质表面的皮质骨。
- 暂不清除术野中的骨屑，将松质骨植骨块放置于 C1、C2 和植骨块后方去皮质的骨表面上。

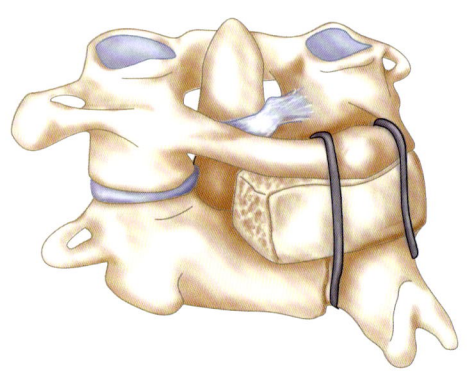

图 11-22

步骤 13

- 逐层缝合伤口，确保无死腔。
- 先用无菌创可贴垂直贴于切口，再用 4×4 纱布和一块清洁的 Tegaderm 敷料覆盖。
- 最后进行颈椎正侧位 X 线片检查，以评价内固定植入位置和寰枢椎立线情况（图 11-23）。
- 用硬质颈托（如 Philadelphia 或 Miami-J 颈托）将颈部固定妥善。
- 卸下 Mayfield 头架，外科医生站在手术台的头侧固定颈部，助手将患者仰卧位抬至医院平车上。

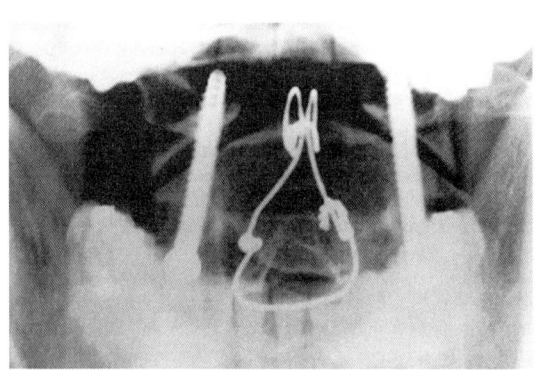

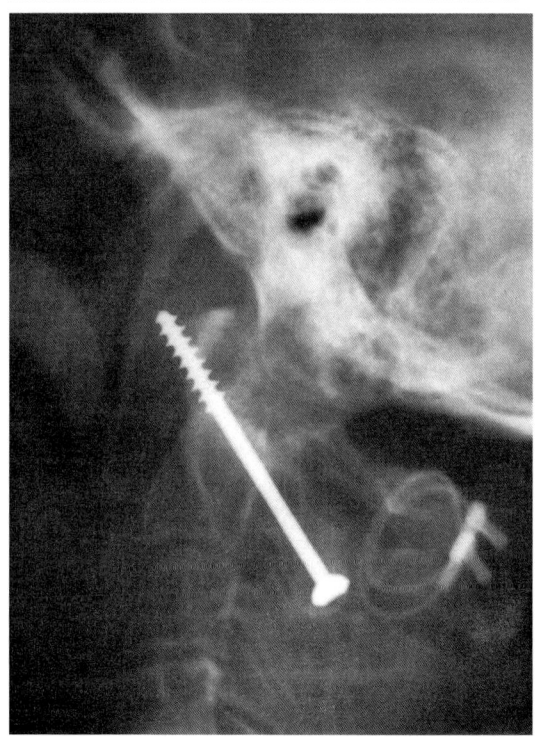

图 11-23

术后提示

- 螺钉位置不正确可能导致：
  - 有潜在的结构不稳定。可采用坚强的 Halo 架外固定治疗 10~12 周，能保持足够的寰枢椎稳定以达到融合目的。
  - 硬膜撕裂和脑脊液漏。作者主张一期修复硬膜撕裂，同时用明胶海绵覆盖修复区。
  - 破坏横突孔可能导致椎动脉断裂、分层、假性动脉瘤或闭塞。即使没有直接侵犯动脉壁，螺钉的螺纹也可能损伤搏动的动脉。如果术中或术后发现这些情况，应将螺钉留在原位以达到填塞止血的目的，然后检查血管受损情况。
  - 术中椎动脉损伤是最严重的并发症，其也可造成包括脑干卒中在内的严重的临床后遗症。一旦发生这种情况，应立即取出螺钉，局部用大块明胶海绵填塞，并确保其不会形成血管栓子。也可用骨蜡填压出血处。在周围骨固定稳定后，可请血管外科医生行显微血管修复术。选择任何一种方法止血后，术后还应做血管造影检查以评估椎动脉受损情况。

术后护理和预后

- 应将患者送至恢复室或外科重症监护病房（SICU）行术后恢复治疗。
- 术后第 1 天在硬质颈托固定下拍摄仰卧位和直立位颈椎侧位片，以评估稳定性。如果寰枢椎恢复其稳定性，则患者可适当活动。
- 在术后第 1 天，如病情稳定，可将患者转移至标准外科病房。
- 如果对螺钉的位置有质疑，可行术后 CT 扫描。
- 在患者状况稳定后可出院。
- 硬质颈托需继续佩戴至术后 8~12 周。
- 术后 4 周常规拍摄静态颈椎侧位片，以评估稳定性。每隔 4 周拍片评估稳定性和融合情况。术后 8~12 周，拍摄动态屈伸侧位片进一步评估寰枢椎的稳定性。如已稳定，可去除硬质颈托。
- 另外，术后 3~6 个月可行 CT 扫描，评估融合和骨折愈合情况。
- 该术式融合率接近 100%，但有 16.7% 的患者可能出现并发症（Finn 和 Apfelbaum，2010）。

循证文献

Cavalcanti D, Agrawal A, Garcia-Gonzalez U, et al. Anterolateral C1-C2 transarticular fixation for atlantoaxial arthrodesis: landmarks, working area, and angles of approach. Operative neurosurg 2010;67:38-42.

为研究解剖学标志物，将 5 例尸体的颈部双侧切开，用 10 次 CT 扫描分析确定手术区域和最佳入路角度。C2 横断面为解剖颈动脉鞘的标志，上颈神经节灰色交通支至 C2 神经为寻找 C2 椎弓根的标志。平均手术区域范围约 71.2mm^2，螺钉植入的理想角度为矢状面内侧 22.9° 和冠状面后侧 25.3°。

Currier B, Maus T, Eck J, et al. Relationship of the internal carotid artery to the anterior aspect of the C1 vertebra. Spine 2008;33:635-9.

作者在研究寰椎前侧和颈内动脉的关系的过程中，回顾性分析了 50 例患者的头颈部增强 CT。CT 结果表明，寰椎和颈内动脉的平均最短距离为左侧 2.88mm、右侧 2.89mm。在 84% 的病例中动脉位于横突孔的内侧。作者认为 C1 椎体邻近颈内动脉在 46% 的病例中会引起中度危险，而在 12% 的病例中会引起重度危险。因此，他们推荐所有拟行寰椎螺钉固定手术的病例应行术前增强 CT 检查。如果动脉邻近 C1 椎体前缘，应该考虑单侧皮质骨螺钉内固定或其他融合技术。

Cyr S, Currier B, Eck J, et al. Fixation strength of unicortical versus bicoritcal C1-C2 transarticular screws. Spine J 2008;8:661-5.

寰椎前方有颈内动脉和舌下神经走行。经在 15 例尸体标本上进行生物力学研究，作者发现单皮质骨和双皮质骨寰枢椎经关节螺钉在把持力方面没有统计学差异。在骨质良好的情况下，推荐使用单侧皮质骨螺钉以避免造成神经血管损伤。

Finn M, Apfelbaum R. Atlantoaxial transarticular screw fixation: update on techniques and outcomes in 269 patients. Neurosurgery 2010;66A:184-92.

作者对 269 例接受经关节螺钉固定的患者进行回顾性分析，其平均回访时间为 15.7 个月，99% 的患者获得融合，16.7% 的患者发生并发症（包括 5 例椎动脉损伤，1 例是双侧损伤并导致死亡）。因为解剖学上的限制，13.3% 的患者不

适宜使用这项技术。

Harms J, Melcher R. Posterior C1-C2 fusion with polyaxial screw and rod fixation. Spine 2001;26:2467-71.

作者将 3.5mm 多轴螺钉植入 C1 双侧侧块及 C2 双侧椎弓根，然后行复位（必要时）并使用 3mm 棒进行固定。与经关节螺钉和后路钢丝固定技术不同的是，这种方法不依赖于完整的后弓，降低了椎动脉损伤的风险。并且该方法还可用于寰枢椎半脱位的固定治疗。因为术中保持了关节面完整，患者在去除内固定后关节能够活动。文章描述了 37 个成功的融合病例，均未发生神经血管损伤。

Henriques T, Cunningham B, Olerud C, et al. Biomechanical comparison of five different atlantoaxial posterior fixation techniques. Spine 2000;25:2877-83.

作者对 8 例尸体标本分别行双侧经关节螺钉固定（1 例）、后路钢丝固定（2 例）、经关节螺钉联合后路钢丝固定（2 例）或不处理（3 例），再行活动度检查（3°）。通过生物力学检测，作者发现：3 点固定技术（双侧经关节螺钉合并后路钢丝）的固定效果更持久。

Jeanneret B, Magerl F. Primary posterior fusion C1/2 in odontoid fractures: indications, techniques, and results of transarticular screw fixation. J Spinal Disord 1992;5:464-75.

作者描述了 12 例急性齿突骨折后行经关节螺钉固定的患者。经过随访，所有病例都达到了完全愈合，并且没有发生脱位。作者认为对于不稳定型齿突骨折，使用后路固定比经前路螺钉固定更为适合。

Jun BY. Anatomic study for ideal and safe posterior C1-C2 transarticular screw fixation. Spine 1998;23:1703-7.

作者拟对 64 例正常颈椎按多种不同轨道植入经关节螺钉，并采用导航软件进行分析。其中 1 例患者由于横突孔和椎动脉的解剖位置问题，导致没有足够的空间植入螺钉，4 例患者植入螺钉的空间有限。所以想要安全植入螺钉，侧位透视是很有必要的。

Madawi A, Solanki G, Casey AT, et al. Variation of the groove in the axis vertebra for the vertebral artery: implications for instrumentation. J Bone Joint Surg Br 1997;79:820-3.

作者使用 50 例干尸体标本研究 C2 椎体上的椎动脉凹槽，发现其中有 11 例标本椎弓根宽度或侧块高度小于 2mm。这将导致行经关节螺钉固定时有椎动脉损伤的危险，或者因骨块不够大而无法行经关节螺钉固定。作者认为术前行薄层 CT 扫描对于制订术前计划非常重要。

Magerl F, and Seemann P-S. Stable posterior fusion of the atlas and axis by transarticular screw fixation. In: Kehr P, Weidner A, editors. Cervical Spine I. new York: Springer Wien; 1986, p. 322-7.

Seal C, Zarro C, Gelb D, et al. C1 lateral mass anatomy: proper placement of lateral mass screws. J Spinal Disord Tech 2009;22:516-23.

作者研究寰椎的解剖结构，解剖了 15 例尸体脊柱标本，并使用卡尺测量和 CT 扫描的方法，还对一些标本进行了融合内固定，从而制订寰椎螺钉固定操作指南。另外，作者对 50 临床案例行回顾性分析，他认为内侧偏 10° 和头侧偏 22° 是寰椎螺钉固定的最佳轨迹。

Tan M, Wang H, Wang Y, et al. Morphometric evaluation of screw fixation in atlas via posterior arch and lateral mass. Spine 2003;28:888-95.

作者通过对 50 例寰椎标本的研究（采用卡尺、量角器和 CT 扫描的方法），确定了经关节螺钉固定的最佳的型号和进钉轨迹，并将得到的参数应用于 5 例患

者。最长的螺钉轨迹长度约 30mm。凹槽最窄处的外层厚度为 4.58mm，其中 4 例（8%）小于 4mm。进钉点位于中线外侧 18～20mm，后弓下缘上方 2mm。螺钉植入方向应该与冠状面垂直，并在水平面上向头侧偏 5°。

Wait S, Ponce F, Colle K, et al. Importance of the C1 anterior tubercle depth and lateral mass geometry when placing C1 lateral mass screws. Neurosurgery 2009;65:952-7.

作者综合分析 100 例患者的连续颈椎 CT 扫描，发现寰椎结节的平均深度为 6.9mm（范围：2.7～11.2mm）。术前计划和侧位透视对寰椎侧块螺钉植入深度有重要的指导意义。

Weidner A, Wahler M, Chiu T, Ullrich C. Modification of C1-C2 transarticular screw fixation by image-guided surgery. Spine 2000;25:2668-74.

在一套制订手术计划的计算机程序中输入 37 例提前分组的患者的 CT 扫描数据后，可获得最佳的螺钉轨迹。按照虚拟的手术范围进行手术显露，并根据术前计划行 C2 钻孔。历史对照组包括对 78 例患者进行的回顾性分析，这些患者在透视引导下进行相同的手术。作者发现，图像引导手术方式可以降低螺钉植入位置错误的风险，但不能消除该风险，也没有增加手术时间。

Yoshida M, Feo M, Fujibayashi S, Nakamura T. Comparison of the anatomical risk for vertebral artery injury associated with the C2-pars interarticularis screw and atlantoaxial transarticular screw. Spine 2006;31:E513-7.

作者连续对 62 位颈部损伤患者的 CT 三维重建图像进行了回顾性分析，比较了寰枢椎经关节螺钉的最大直径和枢椎椎弓根螺钉轨迹。作者发现，两种技术导致椎动脉损伤的危险相当。

Young JP, Young PH, Ackermann MJ, et al. The ponticulus posticus: implications for screw insertion into the first cervical lateral mass. J Bone Joint Surg Am 2005;87:2495-8.

后骨桥是寰椎的骨质异常。通过对 464 例颈部侧位透视图像进行回顾性研究，作者发现 15.5% 的患者存在此异常，术者应该避免从骨桥进钉，以免损伤椎动脉。

12

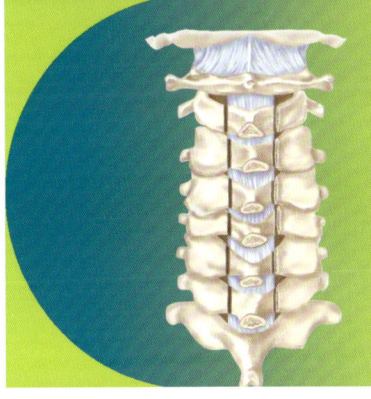

颈椎侧块螺钉固定术

Kern Singh, Jonathan A. Hoskins, Vamshi Yelavarthi, Alexander R. Vaccaro

适应证要点
- 患者颈椎侧块解剖结构的异常会导致螺钉植入困难，如：类风湿关节炎的侵蚀，骨关节炎，或椎动脉异常走行的患者。

适应证争议
- 对于严重骨量减少或骨质疏松患者，单纯侧块螺钉固定可能不够。如果后方结构存在，在解剖结构允许的情况下，可以辅助后路钢丝或椎弓根螺钉固定。

其他治疗方案
- 后路钢丝固定
- 后路钩钉固定
- 后路颈椎椎弓根螺钉固定

适应证
- 急性和慢性颈椎不稳
  - 颈椎后柱骨折
  - 后方韧带损伤
  - 椎板切除术后不稳
- 继发于肿瘤新生物的骨质破坏
- 前路多节段减压和融合术后的固定（对于肿瘤、感染、强直性脊柱炎和多节段颈椎病的前路长节段融合）
- 颈椎人工椎间盘置换术失败后的固定
- 颈椎前路融合术后假关节形成

术前检查
- 二维薄层（2mm）CT 扫描重建可以评价下颈椎侧块的情况。
- MRI 矢状位 T2 加权像可以评估神经受压情况以及明确血管的解剖结构（图 12-1）。

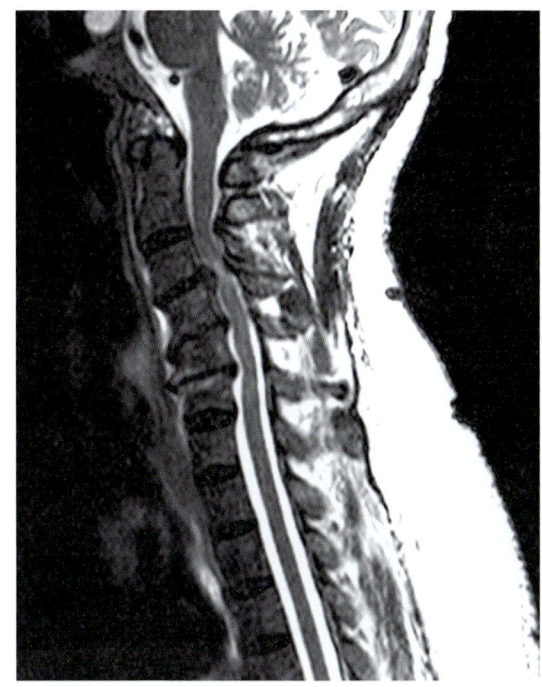

图 12-1

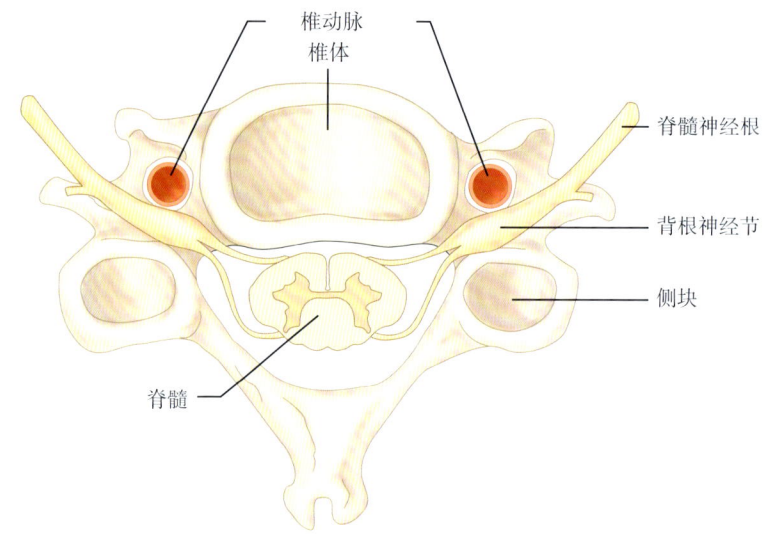

图12-2

外科解剖（图12-2）

- 如果螺钉植入错误、植入过深（穿透双侧骨皮质）或明显偏离钉孔定位点，均会导致神经根损伤。
- 如果螺钉植入轨迹太偏内侧并且植入过深会导致椎动脉损伤，尽管这种情况比较罕见。
- 如果钉孔出现活动性或搏动性出血，应用骨蜡和止血材料止血。如果可能，还可以将螺钉植入钉孔进行止血。术后应行血管造影检查评估椎动脉损伤的情况。

体位

- 患者取俯卧位，用Mayfield头架将患者头部固定于手术床上（图12-3和图12-4）。
- 颈部应微伸。如果该体位导致椎管内脊髓明显受压，则在减压后让一个未洗手上台的助手微调头架，从而维持颈椎的前凸。
- 将患者手臂和肘部紧贴躯干放置，并用衬垫垫好以防止发生压疮。
- 用胶带将患者肩部向下牵拉。
- 膝关节屈曲，以防患者向下滑动。

入路/显露

- 沿颈椎棘突后正中切口（如有必要，可从枕后隆凸延长至C7棘突）。
- 沿正中切开项韧带，直到棘突。
- 用电刀将深层肌肉紧贴骨面从棘突上剥离（图12-5A、B）。
- 在关节侧块的侧方边缘行骨膜下剥离。

体位要点

- 术中轻度头高脚低位有利于静脉回流，从而减少出血。

体位提示

- 为防止颈部在非解剖位置融合，应避免头部处于过屈或过伸位。

体位设备

- Mayfield头架
- 能够显示颈椎立线的侧位X线平片

体位争议

- 如果内固定没有恢复颈椎正常的立线，会导致术后水平视野缩小，需要矫正这种视野的丢失。

入路/显露要点

- 由于颈椎棘突末梢分叉，在剥离时有可能误伤椎旁肌肉，导致浅表静脉丛出血。
- 在 X 线透视确定目标椎体之前，应小心操作避免损伤关节囊。

入路/显露提示

- 在关节囊外侧显露过多会增加出血量和神经根损伤的概率。

入路/显露设备

- 电刀
- Cobb 骨膜剥离器

入路/显露争议

- 小切口入路可减少术后颈部不适感，有利于康复。

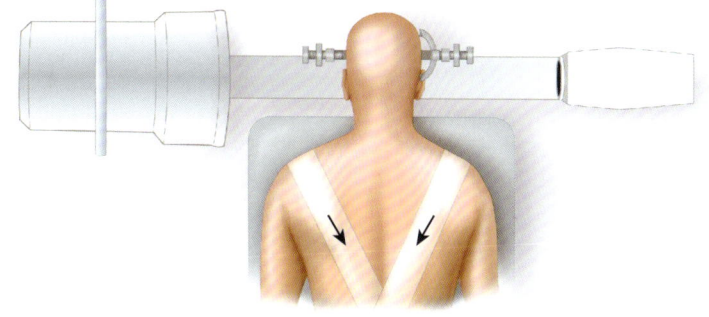

图12-3

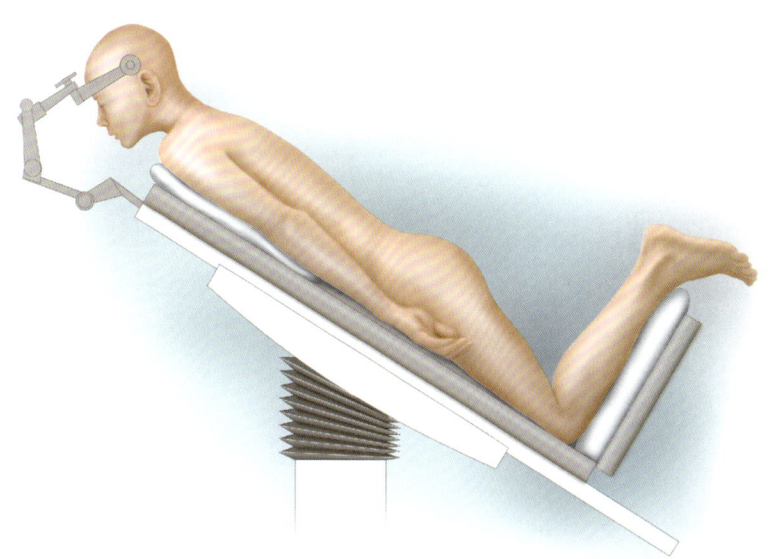

图12-4

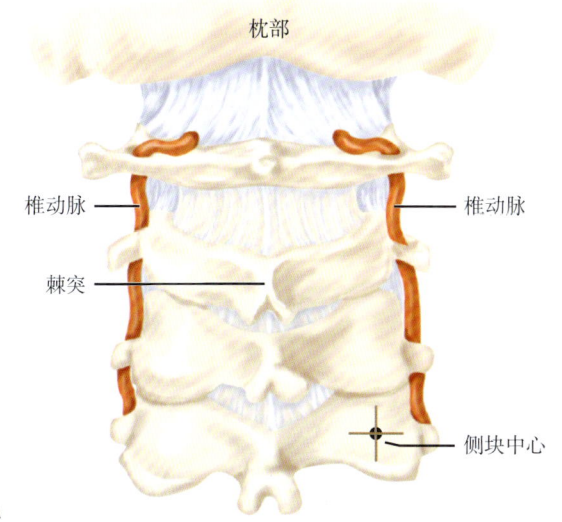

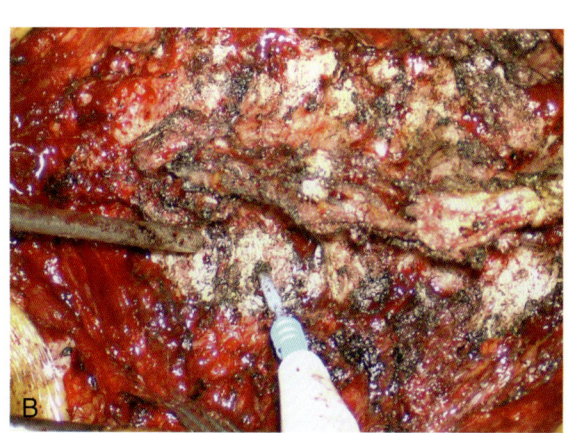

图12-5 A、B

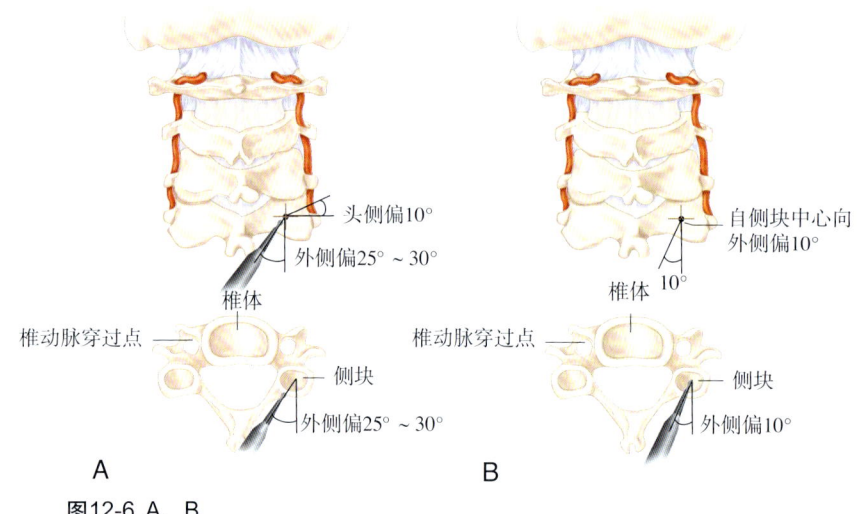

图12-6 A、B

步骤1要点

- 必须行侧位X线片或透视检查，以确认固定节段正确。
- 小心去除关节突周围的软组织以便更好地显露解剖标志。

步骤1提示

- 操作前如果不进行X线定位可能会导致手术节段错误。

步骤1器械/内植物

- 2mm的圆凿、钻和克氏针

手术步骤

步骤1：确定螺钉植入点

- 侧块中点偏内侧1mm处为植入点。对于C3-6，螺钉植入角度应向头侧偏15°，向外侧偏30°（图12-6A）。

步骤2：钻孔

- 通过导向器使用直径2.4mm的钻头钻孔。
- 钻孔的深度以每2mm幅度递增。
- 用测深器确定螺钉长度。

步骤3：攻丝并植入螺钉

- 攻丝锥的直径应等于或略小于螺钉外径。自攻螺钉可不用攻丝。
- 在植入双皮质螺钉时为避免神经根损伤，选用螺钉的长度应比测量长度短2mm（图12-7）。

步骤4：棒的植入

- 用剪棒器剪取长度合适的棒（图12-8A），并用弯棒器预弯（图12-8B）。
- 弯棒时要轻柔缓慢多次操作，直到得到需要的形状（图12-8C）。

步骤1争议

- 可以使用 Roy-Camille 技术定位螺钉植入点（图12-6B）。具体方法：于侧块中点植入螺钉，并向外侧偏10°，无头尾端偏斜。此技术可能会导致头侧小关节的损伤。

步骤2要点

- 如果棘突阻碍了正确的钻孔操作方向，可用咬骨钳修整棘突。
- 可将小 Penfield 剥离器放在关节间隙内，保持钻头在矢状面上与关节面平行。

步骤2提示

- 钻孔点偏离可能会导致神经根损伤。
- 不正确的钻孔轨迹可能会损伤脊髓或椎动脉。
- 矢状面上钻孔轨迹过低可能会损伤关节面。
- 钻孔轨迹太偏内侧可能会损伤椎动脉。

步骤2器械/内植物

- 电钻或手摇钻

步骤3要点

- 推荐使用双皮质螺钉，以便使侧块螺钉固定牢固。
- 螺钉的长度应比测量值短2mm，以避免植入时引起神经根刺激。

步骤3器械/内植物

- 攻丝锥
- 多轴螺钉

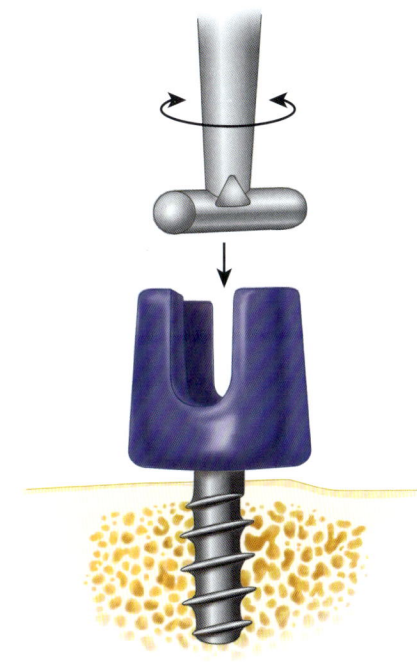

图12-7

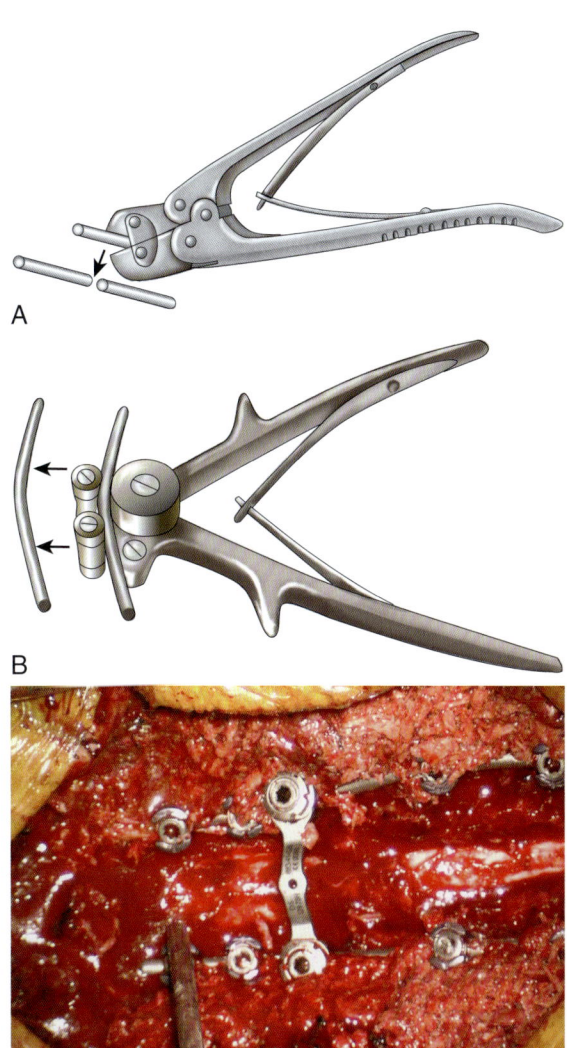

图12-8 A~C

步骤4要点

- 在进行大范围和复杂的器械融合时，可用横连杆固定纵向棒以增加稳定性。
- 对于骨质条件差，不适合行侧块螺钉固定的患者，可以将椎板下钢丝通过开放式线缆接头固定于棒上，以增加稳定性。

步骤4提示

- 不能反复多次弯曲钛棒，以免发生疲劳性断裂。
- 椎板切除后在后方放置横连杆时应小心，以免损伤下方的硬脊膜。

步骤4器械/内植物

- 多轴螺钉、钛棒系统和减压的工具

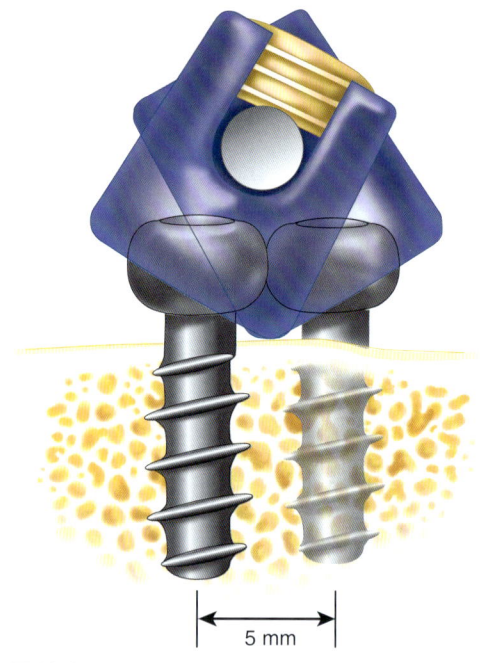

图12-9

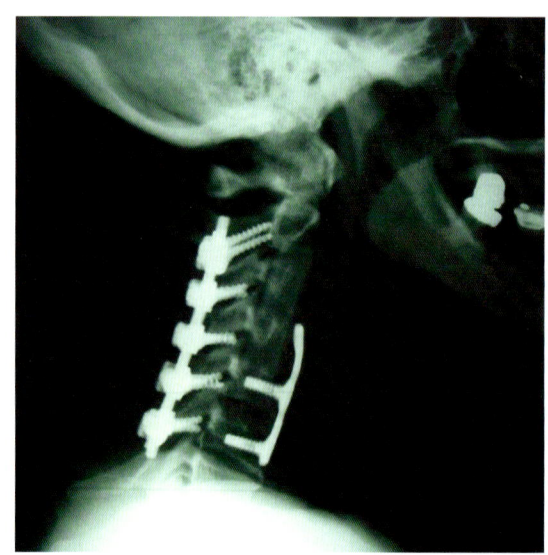

图12-10

步骤5：植入钉帽

- 拧紧螺钉（将内螺帽放入多轴螺钉的头部）时应缓慢持续用力，以利于棒的嵌入，控制操作节段避免螺钉弯曲扭转，从而避免螺钉松动（图12-9）。
- 最后使用扭力扳手和抗扭力器械拧紧螺帽，避免后期棒的松动。

术后护理和预后

- 根据手术时间和范围、患者病理及骨质情况的不同，术后护理也不尽相同（图12-10）。

- 术后当晚进行常规监护。
- 退行性疾病患者行短节段重建后可用软颈托保护颈部。根据病情及内固定的长度，术后约6周时可使用硬颈托保护颈部。通常很少使用Halo架外固定，它仅用于严重骨质疏松、依从性差、肿瘤及某些创伤性颈椎损伤的患者。
- 术后早期应注意深部组织或浅表伤口的感染。如感染严重，可能需要取出内植物并使用硬支具进行外固定。
- 如果内植物移位导致术后神经损伤，需要进行内固定翻修或将内固定取出。
- 骨融合失败可能会导致内固定失败，最终需要进行内固定翻修手术。

循证文献

Bayley E, Zia Z, Kerslake R, Klezl Z, Boszczyk BM. Lamina-guided lateral mass screw placement in the sub-axial cervical spine. Eur Spine J 2010;19:660-4.
该研究表明在植入颈椎侧块螺钉时，应该以下颈椎椎板为参考平面，以减少椎体损伤的概率。

Deen GH, Birch BD, Wharen RE, Reimer R. Lateral mass screw-rod fixation of the cervical spine: a prospective clinical series with 1-year follow-up. Spine J 2003;3:489-95.
数据显示颈椎后路多轴钉棒固定系统与传统的固定方式相比更加安全、更加简单。

Merrola AA, Castro BA, Alongi PR. Anatomic consideration for standard and modified techniques of cervical lateral mass screw placement. Spine J 2002;2:430-5.
该研究表明，不同的螺钉植入技术、矢状面上螺钉轨迹的角度和内固定的节段，发生神经血管损伤的概率也完全不同。

Wang MY, Levi AD. Minimally invasive lateral mass screw fixation in the cervical spine; initial clinical experience with long-term follow-up. Neurosurgery 2006;58:907-12.
该项研究结果表明颈椎微创手术入路保留了结构的完整性以及颈椎的稳定性。

Xu R, Haman SP, Ebraheim NA, Yeasting RA. The anatomic relation of lateral mass screws to the spinal nerves: a comparison of the Magerl, Anderson, and An techniques. Spine 1999;24:2057-61.
该研究结果表明，与An固定技术相比，Magerl和Anderson固定术后发生神经根刺激的概率更高。

13

颈椎椎弓根螺钉内固定术

Kuniyoshi Abumi, Manabu Ito, Yoshihiro Hojo

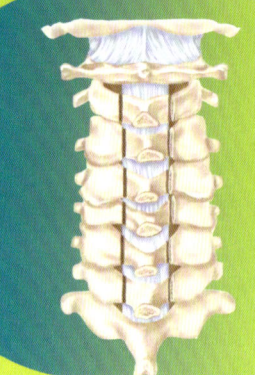

概述

- 尽管胸腰椎椎弓根螺钉越来越被脊柱外科医生所接受，但对于除了 C2 和 C7 以外的颈椎，使用椎弓根螺钉固定的风险很大，因为其血管神经结构很复杂。Leconte 首次报道 C2 椎弓根螺钉治疗 Hangman 骨折。在 20 世纪 80 年代后期，Goel 和 Laheri 开始用 C2 椎弓根螺钉联合 C1 侧块螺钉进行寰枢椎固定。1994 年，Abumi 等首次报道对于创伤导致的下颈椎损伤使用 C3-6 椎弓根螺钉固定。生物力学研究表明颈椎椎弓根螺钉固定的稳定性优于包括颈椎侧块螺钉固定在内的其他内固定方式。Johnston 等研究发现在反复加压情况下，拔出颈椎椎弓根螺钉所需的力量要大于侧块螺钉。Dunlop 等通过体外生物力学研究发现颈椎椎弓根螺钉钉棒系统与侧块螺钉钉棒系统相比，能承受更大的轴向压力。
- 椎弓根螺钉固定是一种坚强的内固定，能恢复颈椎在矢状面上的生理序列，同时也能充分矫正枕寰枢椎区域的序列异常。此外，由于椎弓根螺钉系统没有固定椎板，所以非常适合于颈椎后路单节段减压固定或曾经接受过后路减压手术需再次后路手术进行重建的患者。然而，由椎弓根螺钉植入不当引起的神经血管并发症也不能完全避免。该技术要求术者对局部解剖结构非常熟悉，完善了术前影像学检查，并能联合应用已有的手术技术。

适应证

- 在枕颈交界、颈椎或颈胸交界几乎所有需要行后路固定的疾病。
- 多数伴有后柱损伤的中、下段颈椎损伤，或前、后柱损伤但前柱损伤不严重，可单纯通过后路手术完成椎弓根螺钉固定的患者。

适应证提示

- 颈椎后部的感染性疾病是椎弓根螺钉固定的禁忌证。
- 椎弓根因创伤、肿瘤或类风湿关节炎骨质受到破坏
- 严重的骨质疏松
- 椎弓根过小
- 累及到椎弓根的椎动脉畸形，使螺钉植入有很大风险（图13-1、图13-2）。
- 图13-1显示了颈椎椎弓根的异常情况，包括：椎弓根因创伤、肿瘤或严重骨质疏松而被破坏，椎弓根过小和累及到椎弓根的椎动脉畸形等情况。图13-1A显示侧块骨折所致的椎弓根骨折；图13-2B显示类风湿关节炎患者椎弓根过小。
- 图13-2显示枢椎椎弓根尺寸过小。图13-2A显示枢椎右侧椎弓根直径过小，高跨椎动脉弯曲走行进入枢椎侧块，导致螺钉植入困难；图13-2B显示椎弓根过小，螺钉无法植入。

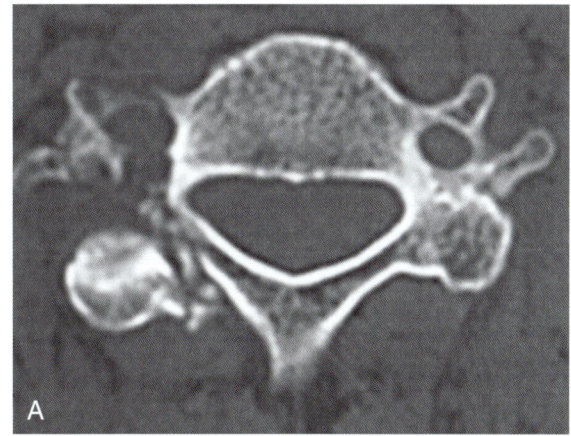

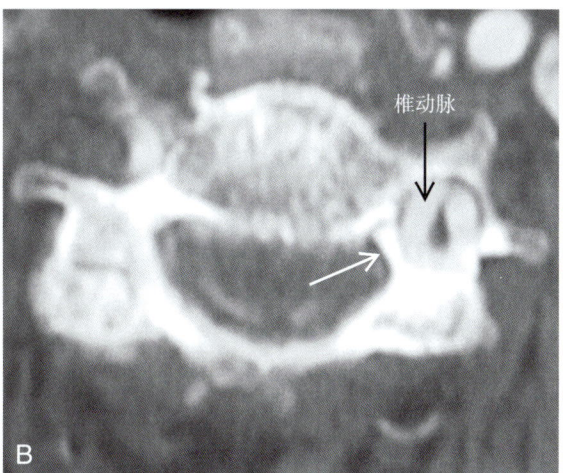

图13-1 A、B

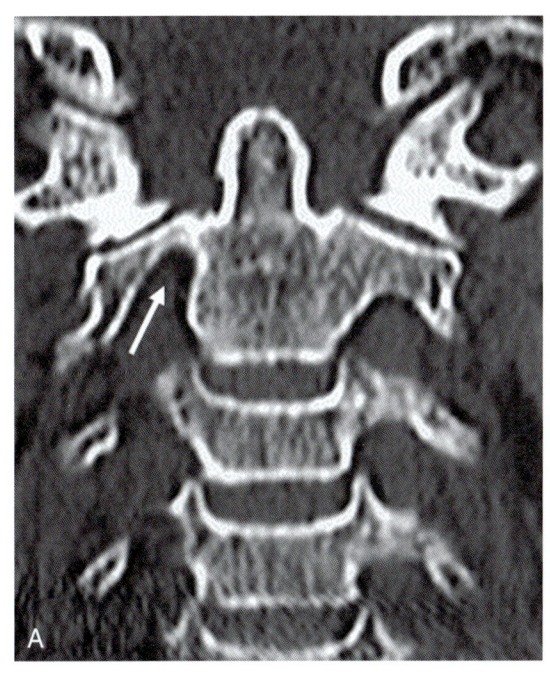

图13-2 A、B

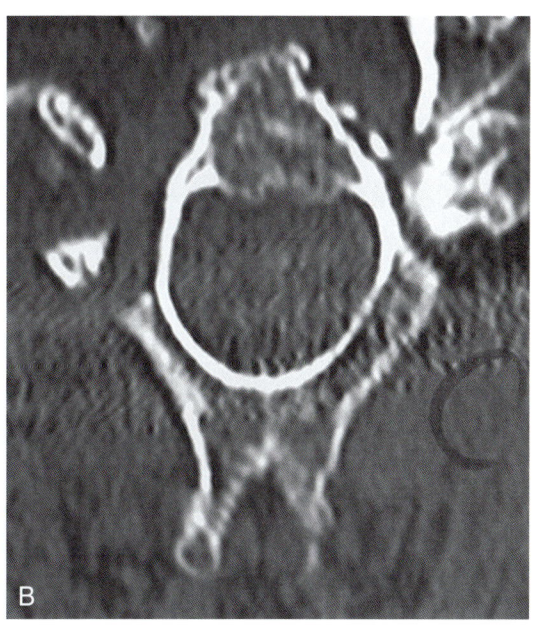

- 有些患者存在单侧优势椎动脉。这种情况下，优势侧的横突孔较大，同侧椎弓根缩小。在优势椎动脉侧可出现椎弓根萎缩。图 13-3 A 显示有些患者存在左或右单侧优势椎动脉；图 13-3 B 显示优势侧的横突孔扩大，同侧椎弓根缩小。
- 对于由外伤、肿瘤、先天性异常等原因引起的单侧椎动脉受压的患者，在受累侧植入螺钉时应十分小心。

- 非创伤所致的颈椎不稳（包括转移性肿瘤、类风湿关节炎、破坏性的脊柱关节病、颈椎后路椎管或神经根减压等）。
- 各种原因导致的颈椎后凸畸形（包括椎板切除术后、创伤、脊髓型颈椎病等引起的后凸畸形）。
- 颈椎退变伴节段性不稳，需后路减压同时行椎弓根固定。
- 神经根或椎管过度减压破坏了小关节的稳定性。
- 前路融合术后假关节形成的补救方式。
- 前路或后路融合术后发生临近节段退变，需延长融合节段。

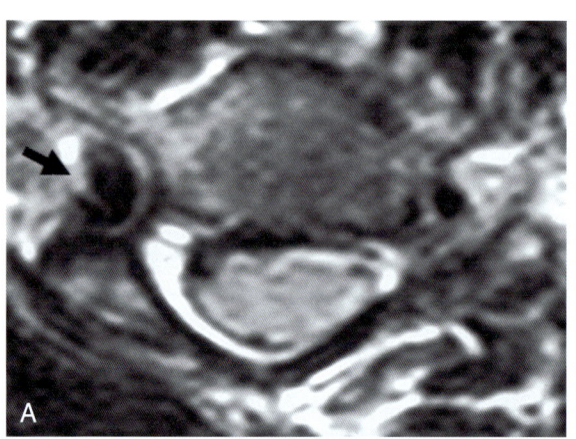

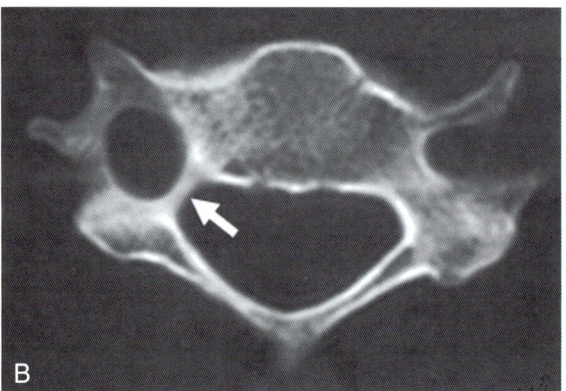

图13-3 A、B

术前检查

- 术前斜位 X 线平片可显示椎弓根大小。在斜位 X 线片上，对侧椎弓根投影在椎体上呈椭圆形，显示出椎弓根的外径和内径。如果投影上未见内径，说明椎弓根没有髓腔。
- CT 骨窗扫描可评估椎弓根的形态和大小，有助于术者选择直径和长度合适的螺钉，确定螺钉植入点及冠状面上螺钉的方向。斜位 CT 重建对显示神经根孔的大小很有帮助。
- 术前评估椎动脉形态对于预防累及动脉的严重并发症很有意义：
  - Duan 等在一项影像解剖研究中发现，颅骨颈椎交界处的椎动脉走行异常较常见。
  - 由单侧椎动脉阻塞引起的脑缺血性并发症较少见。
  - 但如果优势侧椎动脉有损伤，则可能会发生严重的神经系统并发症。
  - CT 和 MRI 能显示单侧优势椎动脉及其变异。仅当确定存在或怀疑存在椎动脉异常时才行 MRA 检查。

手术解剖

- 根据 Panjabi 等及 Karaikovic 等以往的研究，在正常人群中颈椎椎弓根允许植入螺钉的直径应大于 3.5mm。
  - 作者通过定量测量尸体颈椎得出此结论：外围的高度和宽度在 C2 最大，C3 最小，并逐渐递增至 C7。
  - 有些患者椎弓根直径过小，螺钉无法植入。
- Reinhold 等解剖研究发现，矢状面和螺钉纵向轴的夹角平均为 46°，变化范围为 30°~60°，夹角最小的节段为 C7，最大的节段为 C4。他们的结论与 Karaikovic 的结论相似。
- 植入椎弓根螺钉时可能需要沿着增大的椎弓根轴与矢状面的夹角进入，但同时也增大了椎动脉及脊髓损伤的风险。图 13-4 显示椎弓根轴与矢状面夹角增大。左侧横突孔朝椎体方向扩大（图 13-4 A，箭头所示），由于横突孔畸形，椎弓根轴（黑线所示）与矢状面夹角增大。在 C6 峡部裂患者中，椎弓根轴与矢状面夹角增大（图 13-4B，黑线所示）。沿左侧椎弓根植入螺钉很有可能会损伤椎动脉和脊髓。
- Karaikovic 等研究了颈椎椎弓根内侧的形态。他们发现椎弓根皮质最薄的部位位于侧方，有些椎弓根没有髓腔（例如：致密的皮质骨占椎弓根的比例 C2 为 0.9%，C3 和 C4 为 2.8%，C5 为 3.8%）。

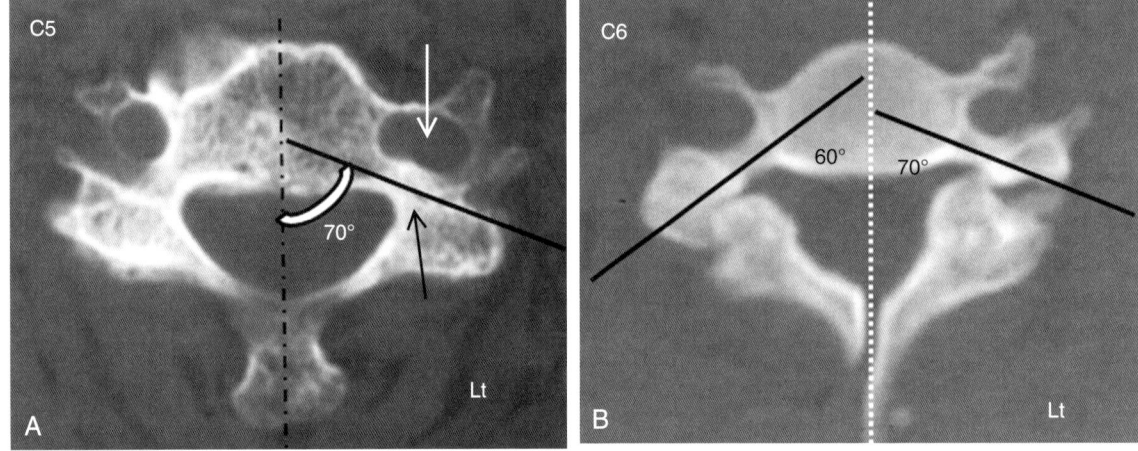

图13-4 A、B

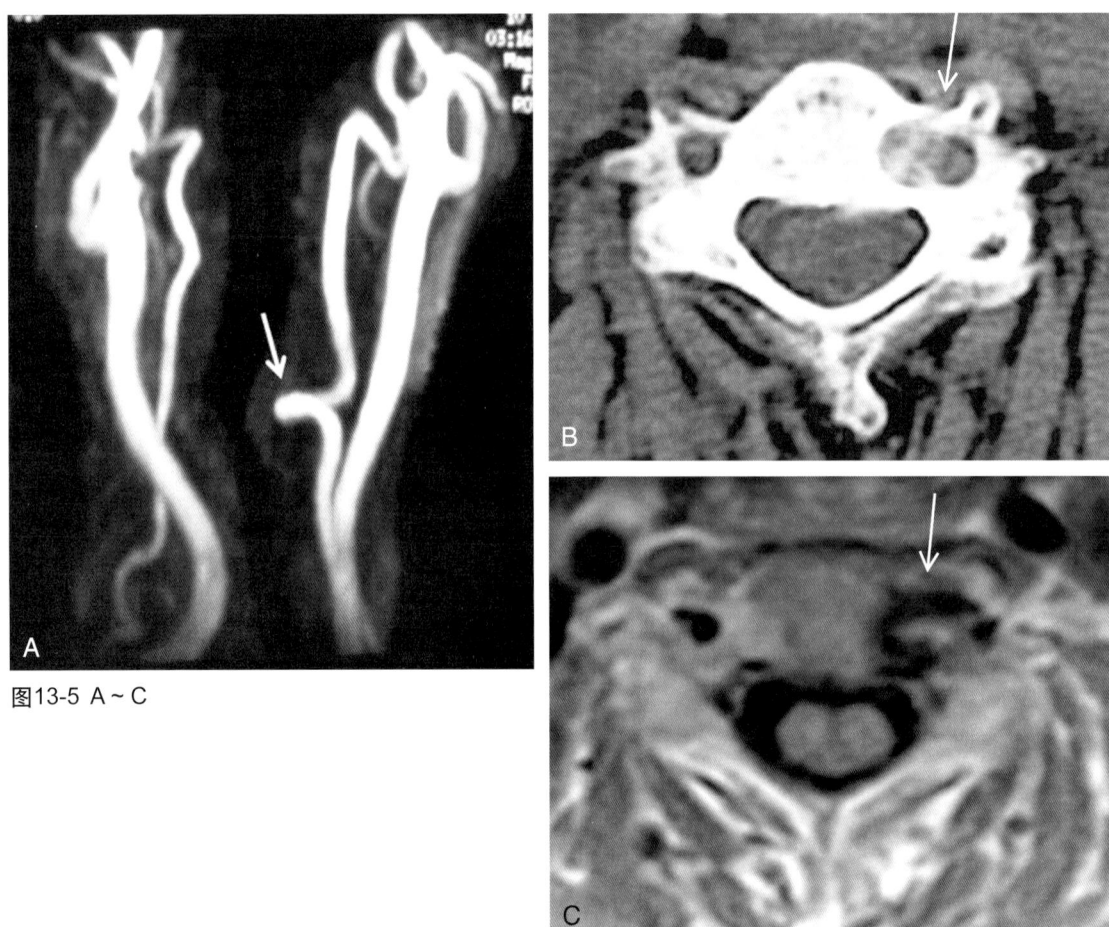

图13-5 A～C

- 有时椎动脉弯曲进入椎体形成环状，在同侧椎弓根植入螺钉时有可能损伤椎动脉。图 13-5 显示椎动脉的环状结构。
- MRA 显示左侧椎动脉的内侧环（图 13-5A，箭头）。
- CT（图 13-5B）和 MRI（图 13-5C）显示椎动脉弯曲进入椎体形成环状（箭头）。在左侧椎弓根植入螺钉损伤动脉的风险很大。

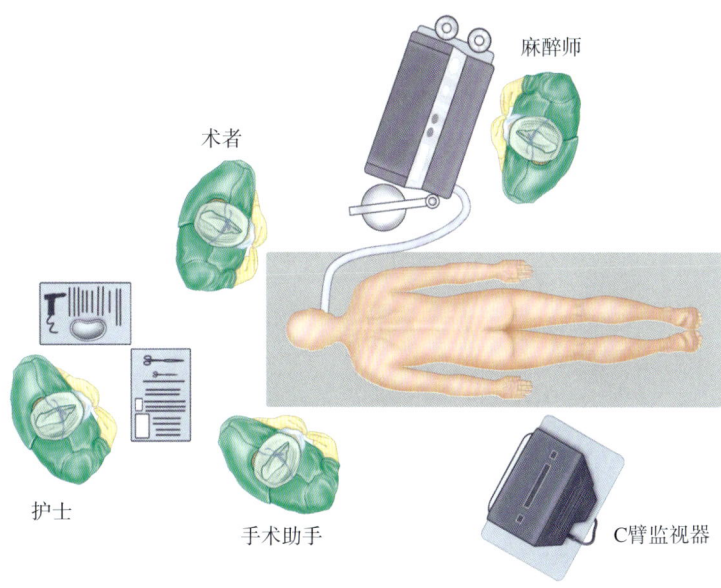

图13-6

体位

- 主刀站在患者头侧,以保证对称植入左右两边的椎弓根螺钉,右利手的助手站在患者左侧。
- C臂放在患者左侧近骨盆处,以便术者观察。作者推荐的后路颈椎操作的手术室设备见图13-6。
- 患者依靠在Relton-Hall支架上,用马靴样头架或Mayfield头架固定头部。
- 用宽胶带下拉肩部,以便于术中行下颈椎透视检查。

入路/显露

- 皮肤切口通常长于标准棘突入路切口。头侧临近的椎板应完全显露,注意保护周围关节突的关节囊。切开双侧椎旁肌显露关节突边缘,以便精确确定螺钉植入点。

手术步骤

步骤1:手动植入螺钉

- 图13-7 显示C2椎弓根螺钉植入点。C2椎板头侧边缘(白线标识)是C2螺钉植入点的标志(星号标识)。为确定C2螺钉植入点,可用一个小铲沿C2椎板头侧边缘插入椎管直至C2椎弓根中间平面。黑色箭头表示C2椎弓根螺钉植入方向。
- 横断面上C2椎弓根螺钉植入角度为与正中线呈15°~25°。

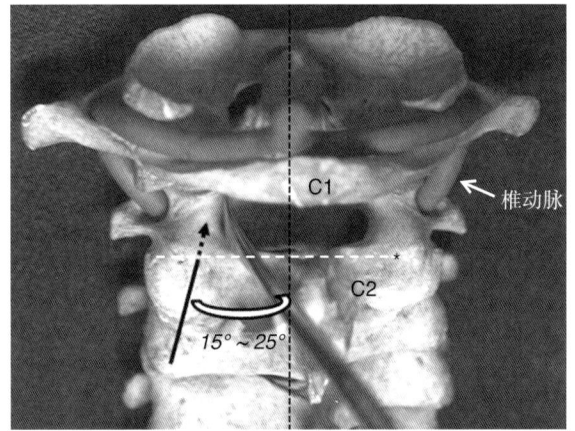

图13-7

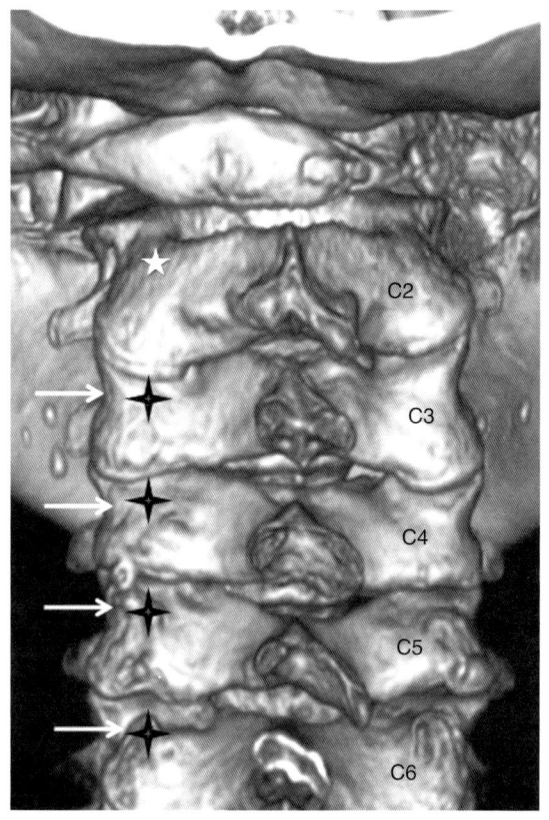

图13-8

- 对于C3-7，螺钉植入点位于关节侧块中心略外侧处，靠近头侧临近椎体下关节突的下缘。然而，不同患者、不同椎体的侧块形状和大小都不同。
- 颈椎关节侧块侧缘有一个靠近椎弓根平面的切迹。C2椎弓根位于侧缘切迹的下方，C3-6椎弓根位于切迹处，C7椎弓根位于或稍高于切迹。图13-8显示C3-7椎弓根螺钉的植入点。三维CT重建显示C3-7螺钉植入点。颈椎关节侧块侧缘有一个靠近椎弓根平面的切迹（白箭头）。C2椎弓根位于侧缘切迹的下方，C3-6椎弓根位于切迹处，C7椎弓根位于或稍高于切迹。螺钉植入点（黑叉）位于切迹偏内2~4mm。白星号表示C2椎弓根螺钉植入点。
- 对于C3-7，螺钉植入点位于关节侧块中心略外侧处，靠近头侧临近椎体下关节突的下缘。螺钉植入点的颅尾方向可以通过侧位影像进行确认。
- 横断面上椎弓根轴的解剖方向各不相同，C7角度最小，C5角度最大。
- 椎弓根螺钉与矢状面夹角增大会使螺钉植入困难。由于颈椎椎弓根轴长度较短，在较小角度时可将螺钉植入。
- 对于C3-7，螺钉植入角度为矢状面上与椎弓根呈25°~45°。

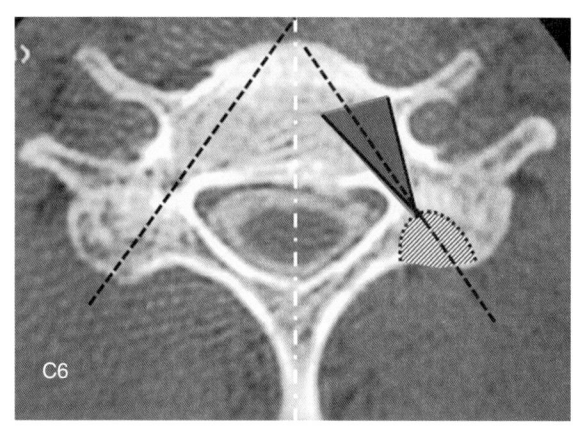

图13-9

- 术者通过用刮匙或高速磨钻将漏斗形钉孔钻得更大更深，大多数情况下能直接看见椎弓根后部的皮质骨和椎弓根内腔。朝椎弓根内腔入口切除漏斗形的关节侧块外侧部分能为椎弓根定位提供更多空间和更大的角度范围。图13-9显示颈椎椎弓根螺钉植入点和植入方向。作者通常用刮匙或高速磨钻在螺钉植入点作一个漏斗形钻孔。两条黑点线示椎弓根的解剖轴。半圆阴影区表示关节侧块被切除的外侧部分。用高速磨钻朝椎弓根内腔入口切除漏斗形的关节侧块，螺钉植入点接近椎弓根内腔入口。因此，术者植入螺钉时能有更大的自由度和角度。两条黑线之间的三角形区域为螺钉可能的植入方向。
- 另外，术者可以直接看到椎弓根内腔，通常可使用刮匙或者高速磨钻扩大入口。
- 在形成钻孔后，用小型椎弓根探针、攻丝及螺钉插入椎弓根，同时用侧位X线图像监控植入的方向和深度。作者推荐在使用探针、攻丝后确定合适的螺钉植入轨道，然后在C臂监测下逐渐拧入。两条白点线示椎弓根头侧和尾侧的边界（图13-10）。要将椎弓根探针、攻丝和螺钉控制在两条线之间。图13-10A示形成漏斗形钻孔；图13-10B示椎弓根探针；图13-10C示椎弓根攻丝；图13-10D示植入螺钉。
- Yukawa等认为应用斜位X线透视更有利于螺钉的正确植入。
- 椎弓根侧方皮质通常是最薄的，因此术者在进行攻丝和植入椎弓根螺钉前应使用探针进行检查。
- 经椎弓根峡部植入螺钉到椎体时要以椎弓根内侧皮质完整为安全原则。

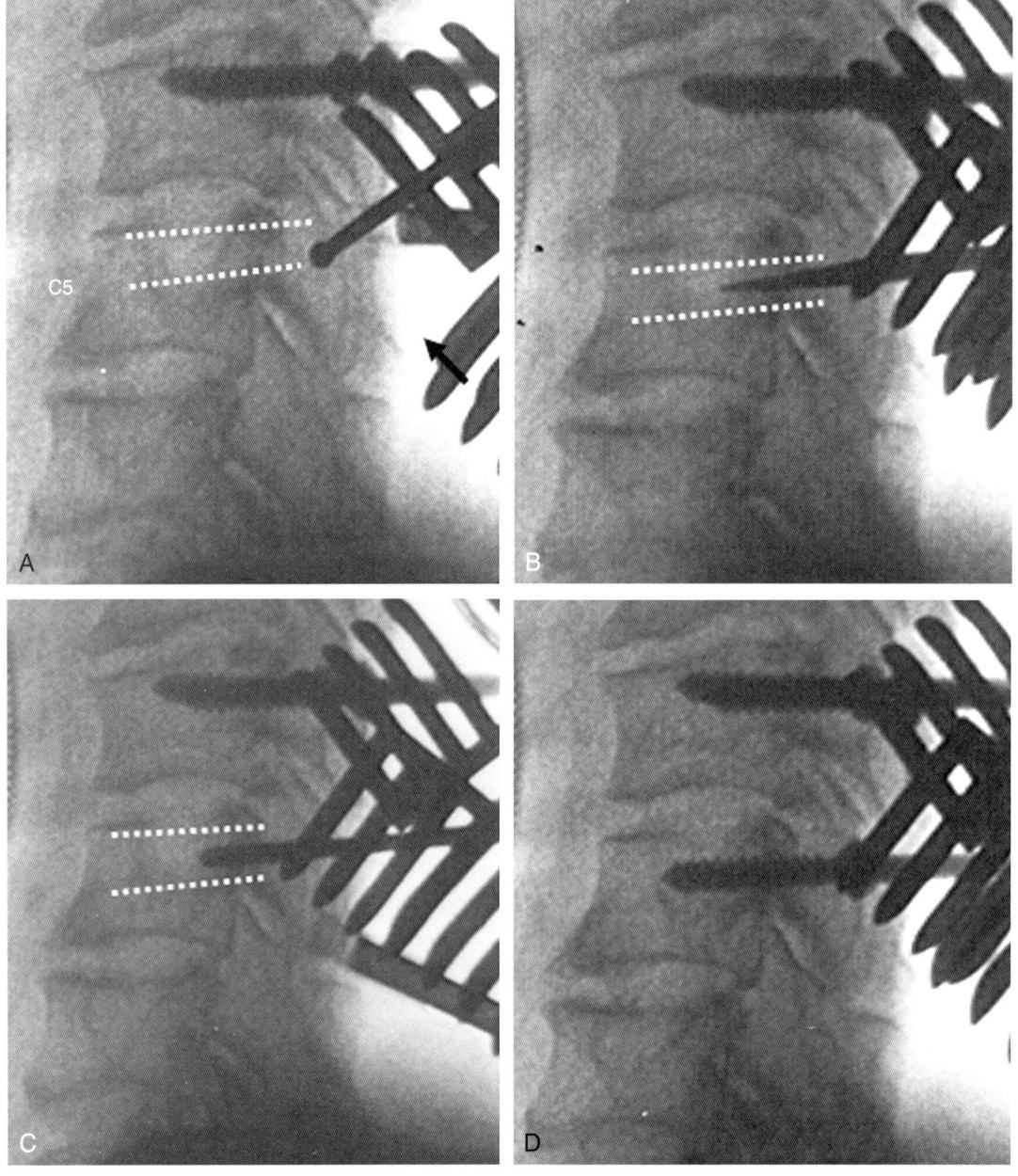

图13-10 A～D

- 通常不推荐使用钻头来穿透侧块皮质或为螺钉植入开道。颈椎神经中央结合处靠近椎体椎弓根基底部，通常很坚硬，难以用椎弓根探针穿透。这种情况下，可以用克氏针或高速磨钻为椎弓根探针开道。
- 对于C5-7，螺钉在矢状面上应以平行于上终板的角度植入，对于C2-4，螺钉的角度应稍微向头侧偏。C2螺钉通常与椎体前缘垂直。

13 颈椎椎弓根螺钉内固定术

计算机辅助植入螺钉

- 现代颈椎外科已研发了专门的计算机导航系统。
- Kim 等以及 Ludwig 等在实验室对比研究了目前计算机辅助技术与传统透视技术。他们发现应用计算机辅助导航系统并没有提高螺钉植入的安全性和准确性。然而，他们使用的导航系统仅仅监测了在骨面螺钉植入点的导航轨迹，并没有监测椎弓根内探针、攻丝和螺钉的实际深度。
- Kotani 等研发了一种新的用于颈椎椎弓根螺钉植入的计算机导航系统。该系统帮助在各个阶段（探针、攻丝及植入螺钉）获得实时的、三维的数据，能提高颈椎椎弓根螺钉植入的安全性和准确性。
- 最近，有许多学者报道术中三维透视导航系统能提高颈椎椎弓根螺钉植入的安全性和准确性。
- Rajasekaran 等提出：这些用于成人的计算机导航的优点同样也适用于儿童。
- 未来技术的进步会进一步增加手术安全性，改善手术方法。

步骤 2

- 对于椎管狭窄的患者，在上钢板或钛棒前，推荐通过椎板成形术或椎板切除术进行后路减压，避免螺钉纵向连接后改变了椎体立线，导致神经损伤。
- 应对侧块及椎板进行去皮质化，植入从棘突和椎板获得的碎骨块。
- 内固定的最后一步，用钢板或钛棒连接植入的螺钉。
  - 对于 1~2 个节段，应首选钢板固定。图 13-11 显示的是单节段固定。患者为脊髓型颈椎病伴 C3-4 节段性不稳。屈伸位 X 线片显示 C3-4 节段性不稳（图 13-11A、B）。MRI 和 CT（图 13-11C~E）显示椎管狭窄，脊髓受压。图 13-11F 和 G 显示 C3-4 单节段椎弓根螺钉/钢板内固定术后图像。轴向 CT（图 13-11G、I）示螺钉植入的部位。
- 在多节段固定时，螺钉头部在冠状面上的立线可能不佳，因此对于超过 3 个节段的固定，推荐使用钛棒而不是钢板固定。

步骤1 器械/内植物

- 颈椎椎弓根螺钉直径范围为 3.5~4.5mm，因此必须选择合适直径的螺钉。对于 C3-7，椎弓根螺钉长度范围为 20~24mm。24mm 或更长的螺钉偶尔在需要穿透椎体前缘皮质以增加 C2 螺钉稳定性时才用到。连接螺钉与钢板或钛棒时要使用锁定系统，以获得坚强的固定效应。对于多节段固定，通常推荐使用钛棒而不是钢板来获得螺钉的纵向连接。

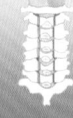

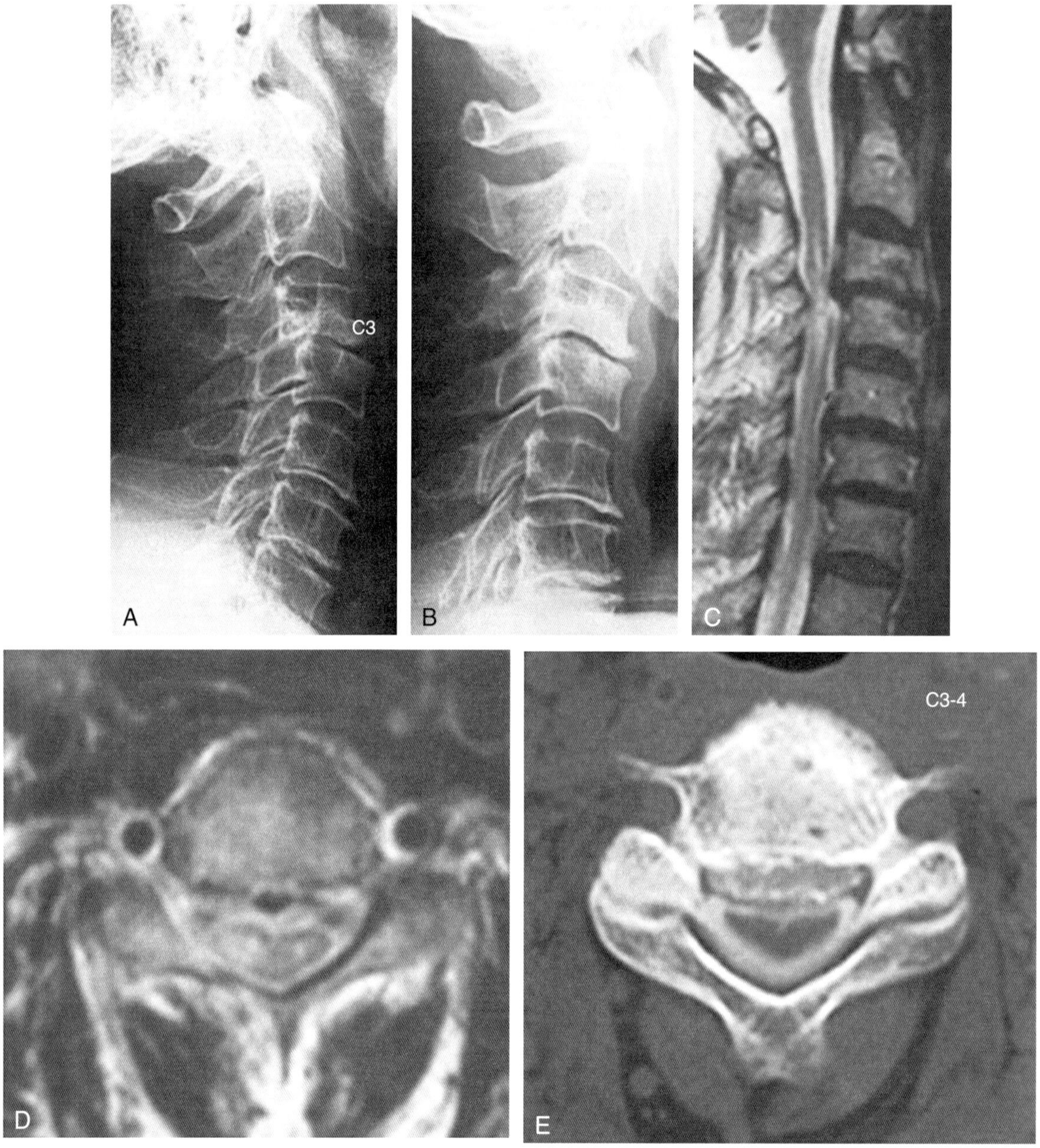

图13-11 A～I

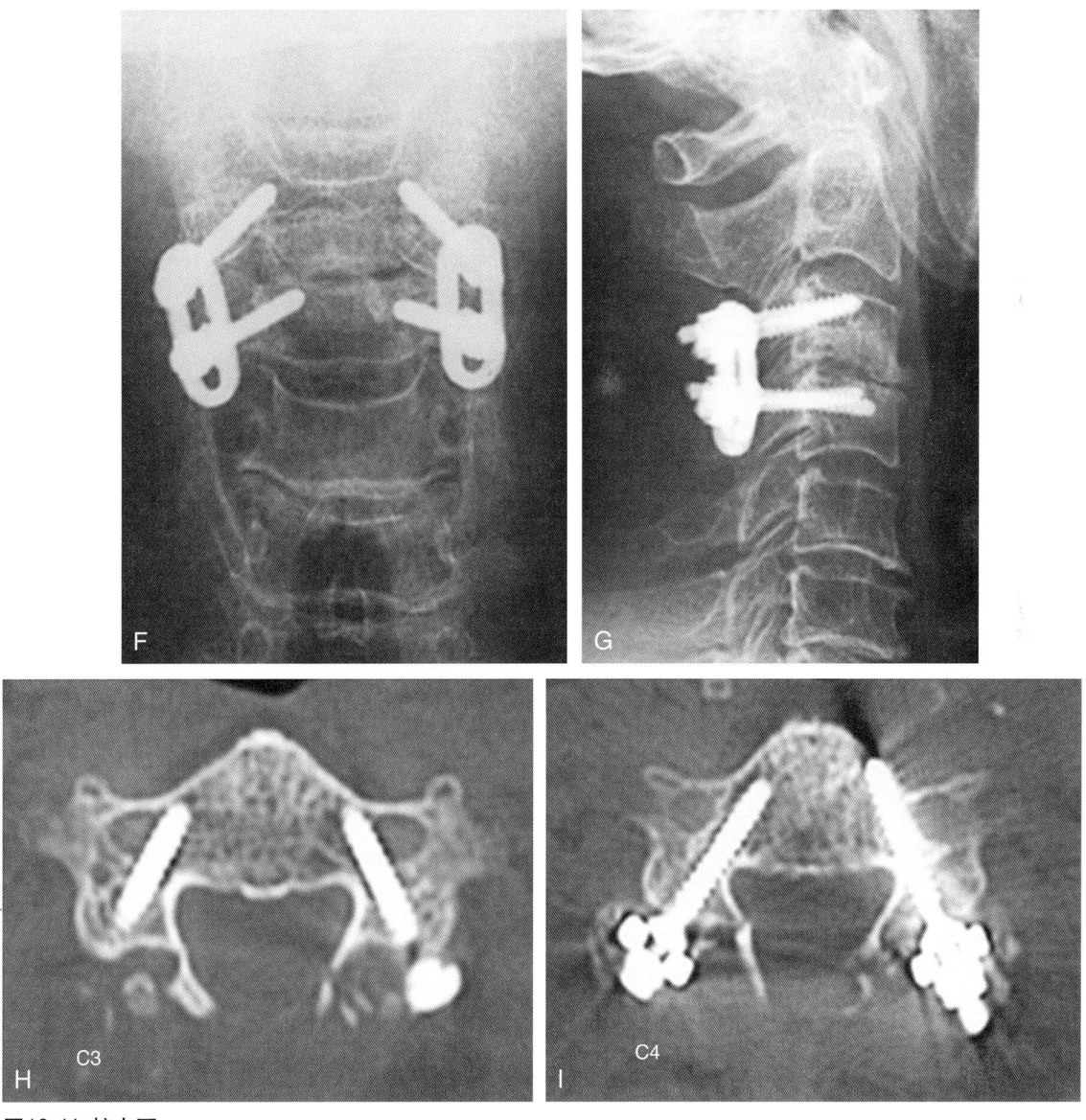

图13-11 接上页

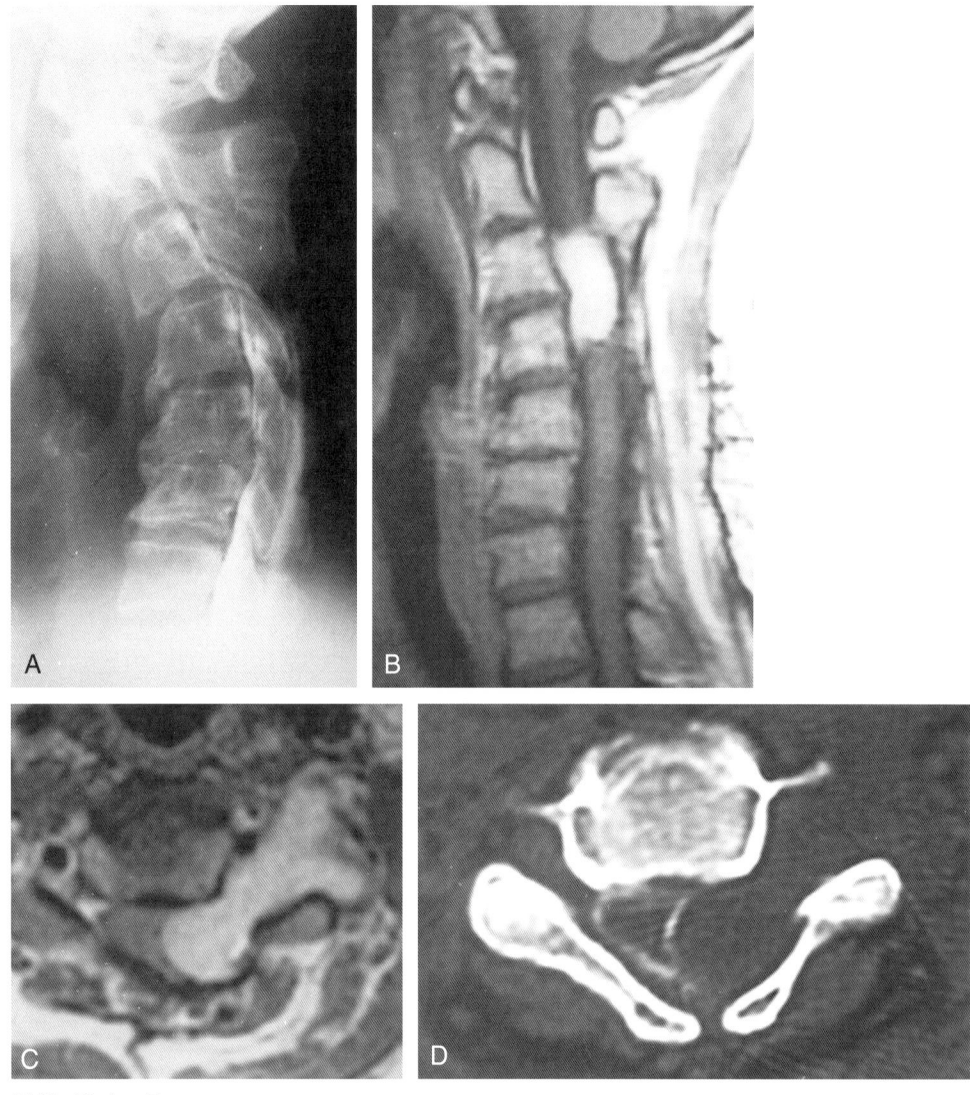

图13-12 A～F

步骤3

- 颈椎椎弓根螺钉技术是矫正颈椎畸形的有力手段。
- 钢板和钛棒在矢状面上都应呈弧形,以矫正颈椎后凸畸形。
- 可通过旋紧螺母或用持棒器旋转钛棒来矫正后凸畸形(图13-12)。术前脊髓造影(图13-12A)显示椎板切除术后脊柱后凸。MRI(图13-12B、C)显示哑铃状复发的脊髓肿瘤(神经鞘瘤)。脊髓造影后CT(图13-12D)显示肿瘤由椎管内硬膜外膨胀生长至椎管外。患者持续有逐渐加重的脊髓受压症状,患者同时行肿瘤切除后路减压和后凸矫形术(图13-12E、F)。因此,颈椎后侧部分略有短缩。

步骤3要点

- 退变性疾病的患者术前椎间孔通常有狭窄，在前缘滑脱减压或矫正后凸时有医源性神经根损伤的风险。
- 斜位重建的CT能提供椎间孔大小的信息。
- 减压过度时在钢板或钛棒下方应使用头颅椎体螺钉的垫圈，有利于锁紧螺钉。
- 在矫正脊柱后凸时，由于存在退行性变，术者必须避免在有椎间孔狭窄的节段过度施加压力。对于有明显椎间孔狭窄的节段，推荐行预防性的椎间孔切开术。

步骤3提示

- 术者必须小心避免脊柱的过度缩短，因为医源性椎间孔狭窄会导致神经根损伤。

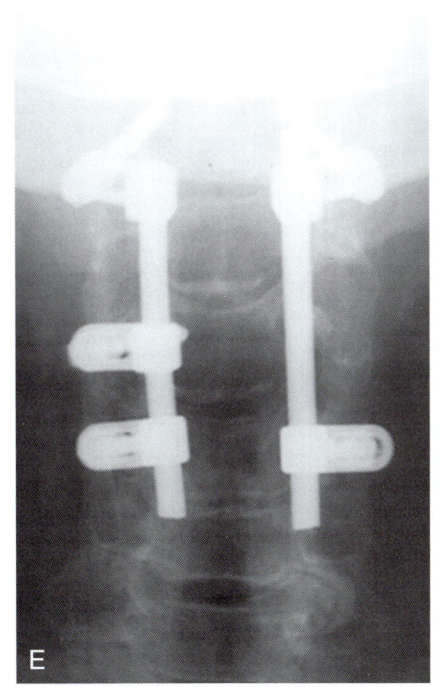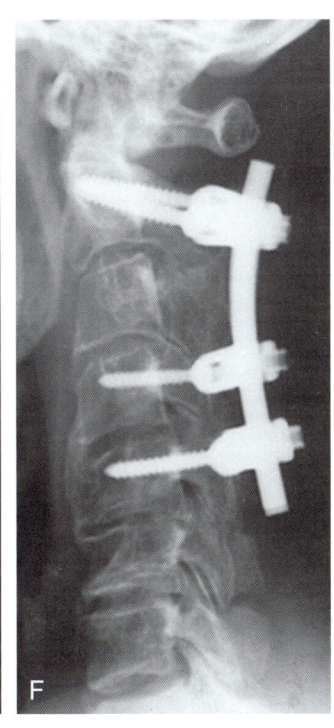

图13-12 接上页

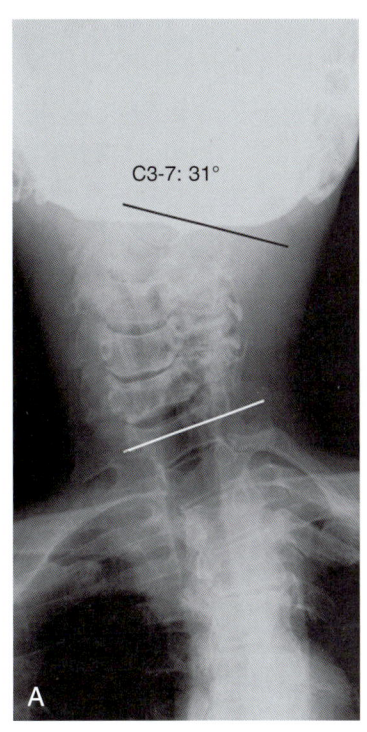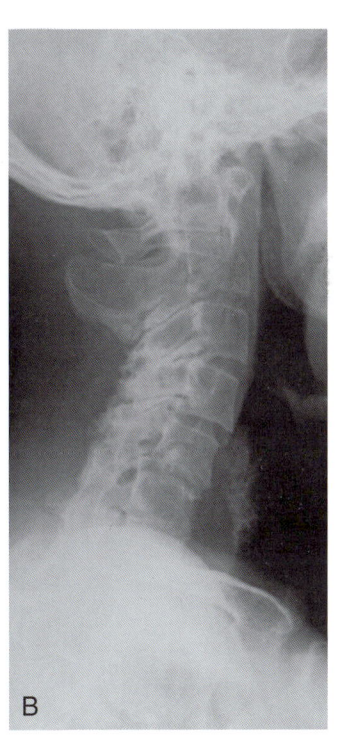

图13-13 A~K 转下页

- 需要手术矫正的颈椎侧凸患者很少，如果需要，可以通过在凹侧行撑开牵引术来矫正畸形（图13-13）。术前影像学资料（图13-13A、B）显示椎板切除术后存在31°的脊柱侧凸。由于C4-5和C5-6椎间孔狭窄，患者C5和C6左侧有严重的根性疼痛。术前CT检查（图13-13C~F）显示左侧侧块增生退变。图13-13G、H显示术后侧凸得到充分的矫正。术后CT检查（图13-13G~K）显示各个椎体内螺钉位置良好。

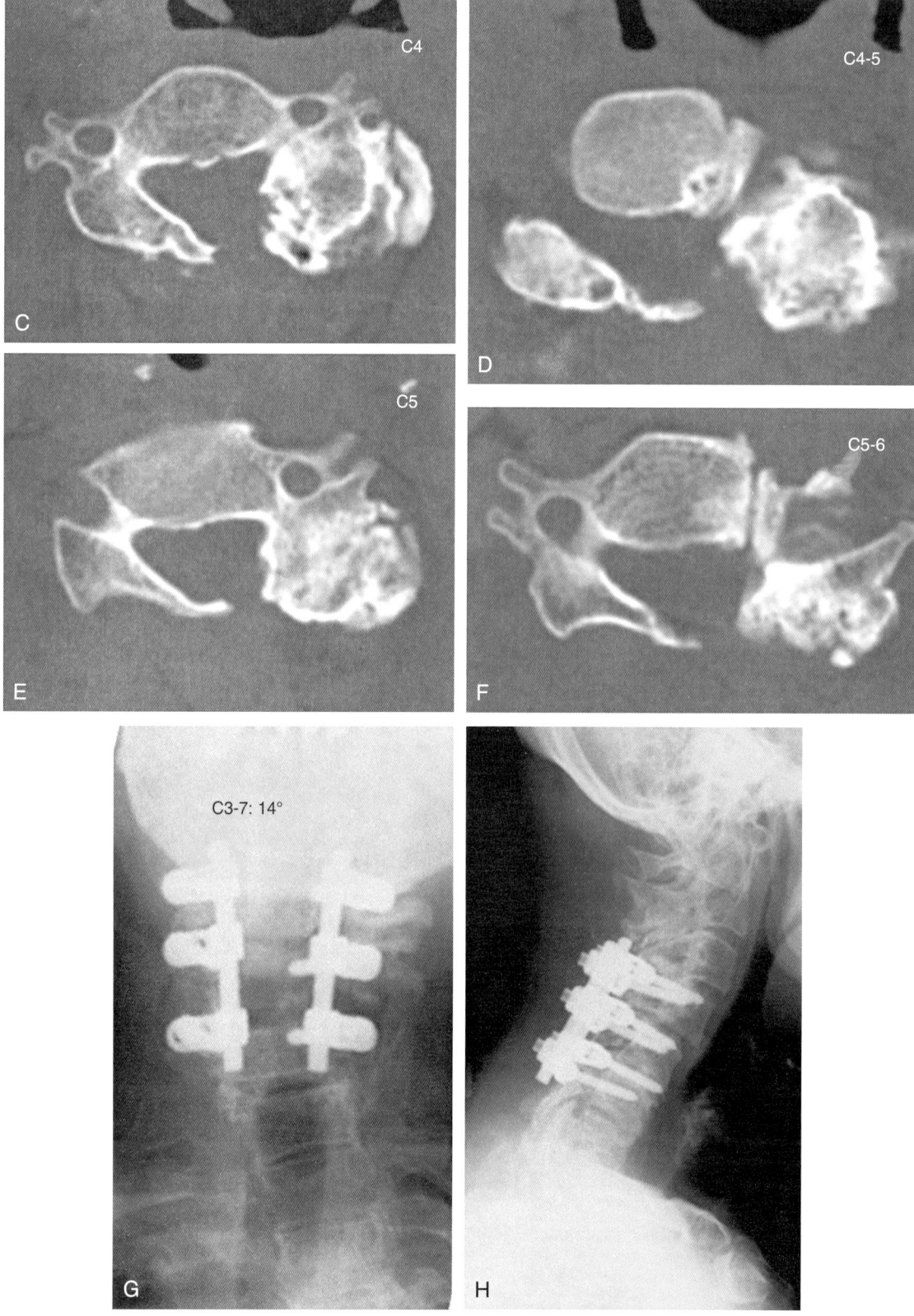

图13-13 接上页

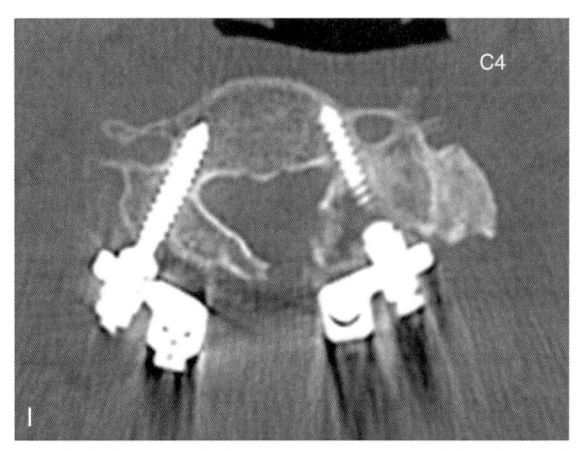
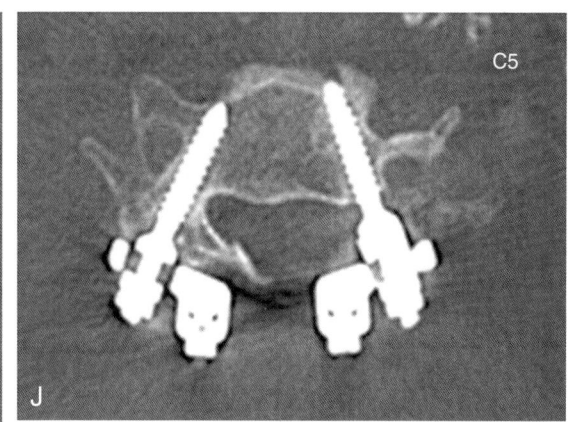
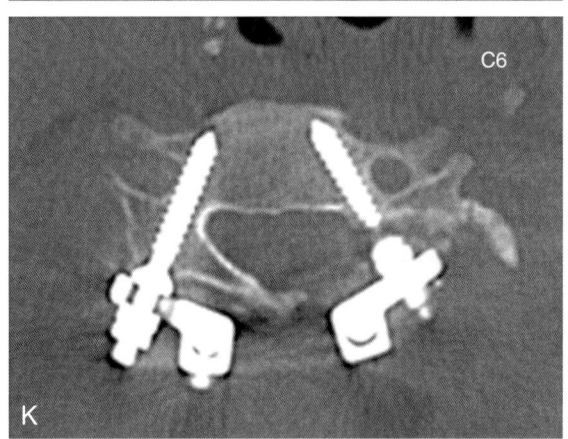

图13-13 接上页

术后护理和预后

- 直接因螺钉植入引起的并发症：
  - 目前有3篇英文文献报道了颈椎椎弓根螺钉固定术的预后。这些报道中，共有306名患者接受了颈椎重建手术。
    - 其中2例发生椎动脉损伤，5例发生神经根损伤，均由螺钉植入引起。
    - 无脊髓损伤的病例报道。
  - Onishi 等报道了1例因颈椎椎弓根螺钉植入偏外侧而导致脑梗死的晚期并发症。
  - Abumi 从1990年至2009年进行了571例颈椎椎弓根螺钉固定手术，他认为神经血管损伤并发症的发生率很低。
    - 仅有5例发生直接由螺钉植入不当引起的神经血管并发症，其中2例椎动脉损伤，3例根性疼痛。

- 其中 1 例患者在术中对 C6-7 骨折的椎弓根进行攻丝时损伤了椎动脉，在钉孔填入骨蜡后出血立即停止。
- 1 例患者在行枕骨寰枢椎固定后由于螺钉向外侧移动，导致椎动脉发生闭塞。
  - 上述 2 例患者未发生缺血性神经系统并发症。
- 3 例患者因植入螺钉位置不当导致出现根性疼痛。
  - 其中 1 例由于 C6 螺钉向上穿透椎体导致 C6 神经根损伤，未取出螺钉，后来症状自行缓解。
  - 另外 2 例因 C4 螺钉向下穿透椎体致 C5 神经根损伤，出现无力，螺钉取出后肌肉力量恢复至正常。

- 非螺钉植入引起的并发症
  - Abumi 等报道在 227 例接受颈椎后路椎弓根螺钉固定术的患者中，有 2.6% 出现晚期神经功能损伤的表现。
    - 神经功能损伤与后路内固定术后颈椎后凸畸形得到矫正有关。
    - 大约 20% 接受颈椎后凸畸形矫形手术的患者出现神经功能损伤。
    - 原因可能是医源性的椎间孔狭窄和后凸畸形矫正后脊髓后移导致神经受到牵拉。
    - 矫正角度越大，该并发症的发生率越高。
      - 如果术前 CT 显示有 C4-5 椎间孔狭窄，建议行预防性的椎间孔切开术。
      - 为了预防该并发症，在中段颈椎，每节段矫正的角度应小于 9.7°。
      - 发生该并发症后，可以进行翻修、减压或观察，大部分患者的症状会随着时间推移而好转。

总结

- 颈椎椎弓根螺钉固定是治疗许多颈椎疾病的有效手段。此外，植入颈椎椎弓根的螺钉对于重建颅颈交界处和颈胸椎也是坚强的锚定点。术者必须牢记由于椎弓根和椎动脉存在解剖变异，在植入颈椎椎弓根螺钉时有许多限制。我们无法完全避免与之相关的并发症，但可通过术前充分的影像学检查、熟悉局部解剖结构和术中严格把控螺钉的植入来将并发症发生率降至最低。
- 在未来，随着辅助技术的进步（例如计算机导航系统、神经监测等），颈椎椎弓根螺钉固定技术在治疗颈椎疾病方面会有更加广阔的应用前景。

循证文献

Abumi K, Ito M, Kotani Y. Complications of cervical pedicle screw placement. Semin Spine Surg 2002;14:112-24.

Abumi K, Ito H, Taneichi H, et al. Transpedicular screw fixation for traumatic lesions of the middle and lower cervical spine. Description of the techniques and preliminary report. J Spinal Disorder 1994;7:19-28.

Abumi K, Kaneda K, Shono Y, et al. One-stage posterior decompression and reconstruction of the cervical spine by using pedicle screw fixation systems. J Neurosurg 1999;90(Suppl 1):19-26.

Abumi K, Shono Y, Ito M, et al. Complication of pedicle screw fixation in reconstructive surgery of the cervical spine. Spine 2000;25:962-9.

Abumi K, Shono Y, Taneichi T, et al. Correction of cervical kyphosis using pedicle screw fixation systems. Spine 1999;24:2389-96.

Abumi K, Takada T, Shono Y, et al. Posterior occipitocervical reconstruction using cervical pedicle screws and plate-rod systems. Spine 1999;24:1425-34.

Duan S, Lv S, Ye F, Lin Q. Imaging anatomy and variation of vertebral artery and bone structure at craniocervical junction. Eur Spine J 2009;18:1102-8.

Dunlap BJ, Karaikovic EE, Park HS, Sokolowski MJ, Zhang LQ. Load-sharing properties of cervical pedicle screw-rod constructs versus lateral mass screw-rod constructs. Eur Spine J 2010;19:803-8.

Goel A, Leheri V. Plate and screw fixation for atlanto-axial subluxation. Acta Neurochir (Wien) 1994;129:47-53.

Hojo Y, Ito M, Abumi K, et al. A late neurological complication following posterior correction surgery of severe cervical kyphosis. Eur Spine J 2010;20:890-8.

Ishikawa Y, Kanemura T, Yoshida G, et al. Clinical accuracy of three-dimensional fluoroscopy-based computer-assisted cervical pedicle screw placement: a retrospective comparative study of conventional versus computer-assisted cervical pedicle screw placement. J Neurosurg Spine 2010;13:606-11.

Johnston TL, Karaikovic EE, Lautenschlager EP, et al. Cervical pedicle screws vs. lateral mass screws: uniplanar fatigue analysis and residual pullout strengths. Spine J 2006;6:667-72.

Karaikovic EE, Daubs MD, Madsen RW, et al. Morphologic characteristics of human cervical pedicles. Spine 1997;22:493-550.

Karaikovic EE, Kunakornsawat S, Daubs MD, et al. Surgical anatomy of the cervical pedicles: landmarks for posterior cervical pedicle entrance localization. J Spinal Disord 2000;13:63-72.

Karaikovic EE, Yngsakmongkol W, Gaines RW. Accuracy of cervical pedicle screw placement using the funnel technique. Spine 2001;26:2456-62.

Kast E, Mohr K, Richter HP, Borm W. Complication of transpedicular screw fixation in the cervical spine. Eur Spine J 2005;15:327-34.

Kim HS, Heller JG, Hudgins PA, et al. The accuracy of computed tomography in assessing cervical pedicle screw placement. Spine 2003;28:2441-6.

Kotani Y, Abumi K, Ito M. Improved accuracy of computer-assisted cervical pedicle screw insertion. J Neurosurg 1993;99(Suppl 3):257-63.

Kothe R, Ruther W, Schneider E, et al. Biomechanical analysis of transpedicular screw fixation in the subaxial cervical spine. Spine 2004;29:1969-75.

Leconte P. Fracture et luxation des deux premieres vertebres cervicales. In: Judet R, editor. Luxation Congénitale de la Hanche. Fractures du Cou-de-pied Rachis Cervical. Actualités de Chirurgie Orthopédique de l'Hôpital Raymond-Poincaré, vol 3. Paris: Masson et Cie; 1964, p. 147-66.

Ludwig SC, Kowalski JM, Edwards CC 2nd, et al. Comparative accuracy of two insertion techniques. Spine 2000;25:2675-81.

Oda I, Abumi K, Sell LC, et al. Biomechanical evaluation of five different occipito-atlanto-axial fixation techniques. Spine 1999;24:2377-82.

14

后路颈椎截骨术

Neel Anand, Brian Perri

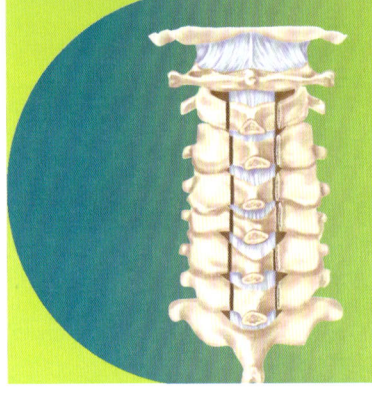

适应证提示

- 感染
- 肿瘤
- 前侧神经压迫—矫正畸形前需行前路减压
- 后纵韧带骨化—可能附着或穿透硬脊膜的腹侧
- 骨质疏松—可能需要长节段固定
- 慢性类固醇依赖—在局部自体骨移植的同时还需要使用骨形态发生蛋白

其他治疗方案

- 椎弓根截骨术（PSO）—单纯后方入路，矫正局部畸形。
- 联合技术
  单纯后路：胸椎截骨术（Ponte/Smith-Petersen 截骨联合或不联合 C7-T1 椎弓根截骨术）；
  前后联合畸形矫正：单节段或多节段前路颈椎间盘切除减压融合联合后路胸椎截骨术。

适应证

- 中段或上段颈椎后凸畸形；C7 至骶骨立线可正常
- 颈胸段后凸畸形
  - 矢状面退行性畸形导致的疼痛
  - 颏 - 胸畸形
  - 畸形致水平视野丧失
  - 机械性开口困难导致的吞咽障碍
  - 颈胸段后凸畸形导致的脊髓和神经根损害
  - 椎板切除术后的后凸畸形
  - 感染后的后凸畸形
  - 肿瘤后的后凸畸形
  - 创伤后的后凸畸形
  - 椎体融合术后的后凸畸形
  - 前路椎体融合术失败
  - 强直性脊柱炎
  - 类风湿关节炎
  - 上位临近胸椎体融合术导致的后凸畸形（交界性后凸畸形）

步骤要点

- 对于全脊椎后凸畸形患者，可在腰椎椎弓根截骨后再行颈胸椎 PSO 截骨。C7 立线在 L5-S1 椎间隙前方，表明仍有颈椎向前方的失代偿。图 14-1A 为晚期强直性脊柱炎患者术前侧位颈胸和胸腰椎后凸畸形的 X 线片。图 14-1B 为该患者术前 CT 扫描，显示存在颈胸后凸畸形和向前的失代偿。图 14-1C 为颈胸椎后凸畸形的侧位 X 线片，图 14-1D 示经过 L2 和 T1 椎体椎弓根截骨术后，在矢状面上达到了很好的平衡。
- 图 14-2A 和 B 示重度类风湿关节炎伴脊椎侧凸患者在行 Luque 椎板下钢丝内固定后失败，取出双侧钛棒。因患者颈胸段和胸椎后凸处于进展期，后路行一期翻修手术将胸椎至骶骨融合固定（图 14-2C）。术后颈胸椎后凸加重，导致矢状面失衡和疲劳性疼痛。图 14-2D 为颈胸椎椎弓根截骨术后矢状面全长 X 线片。图 14-2E 和 F 分别为椎弓根截骨术术前和术后 X 线片。

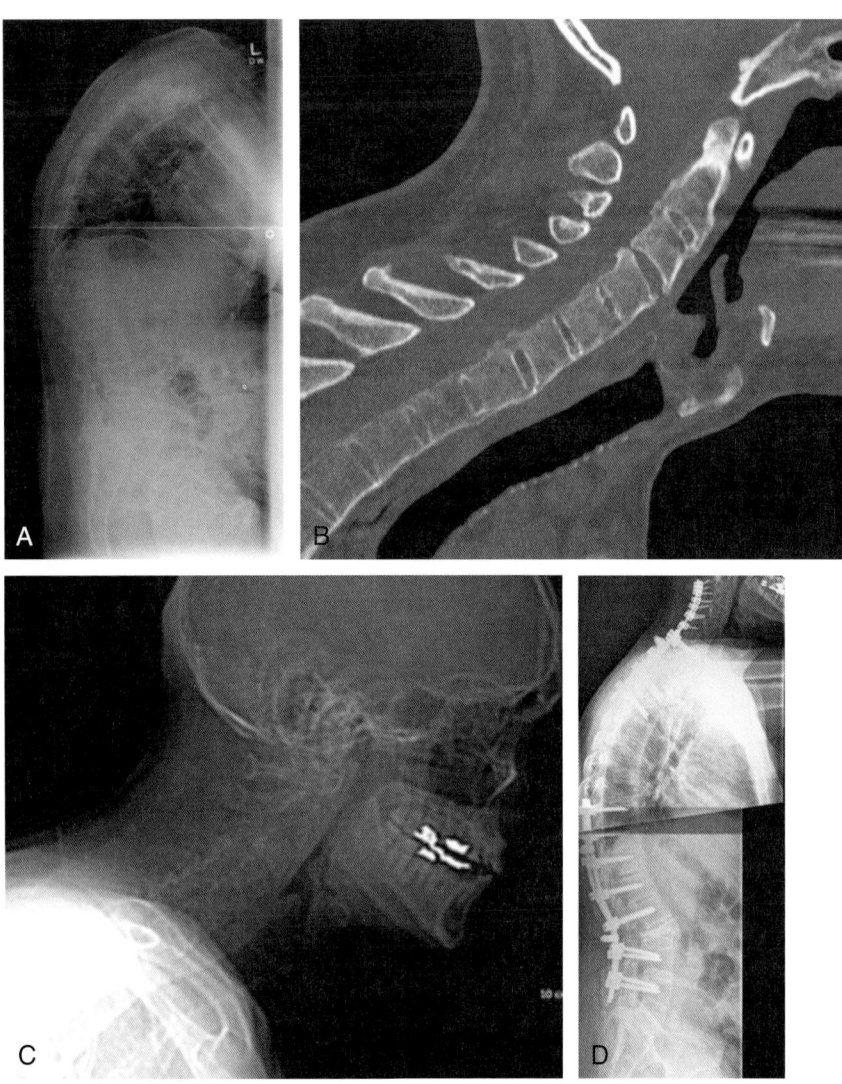

图14-1 A~D

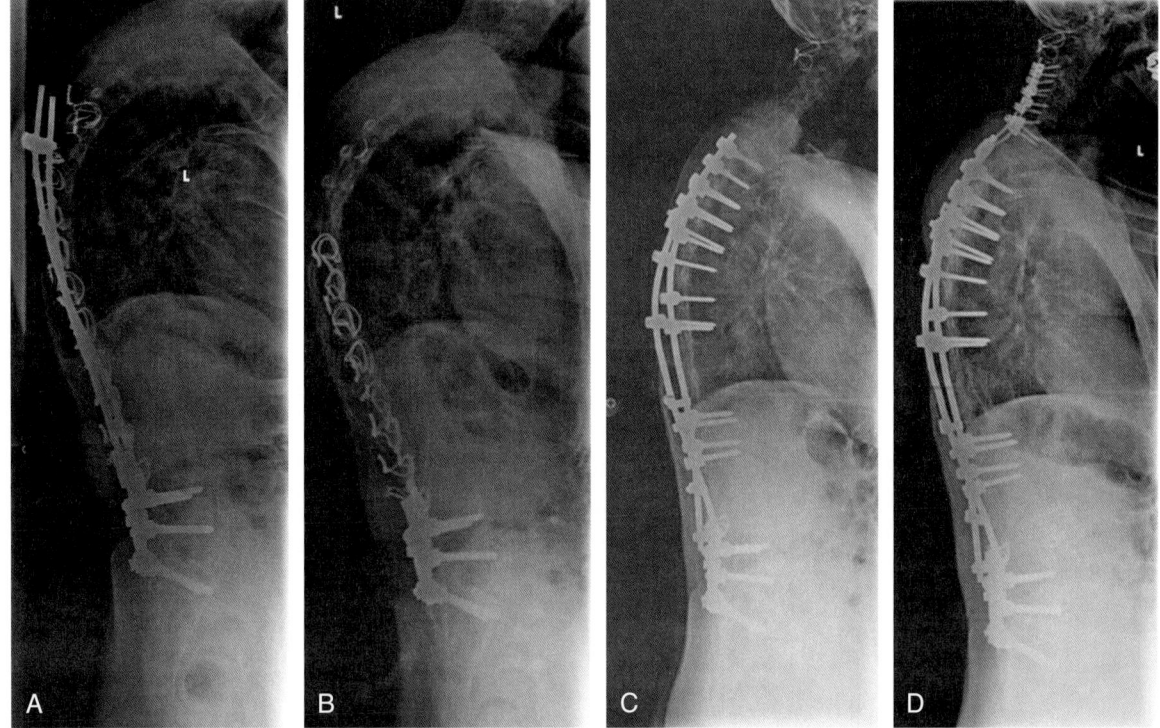

图14-2 A~F

转下页

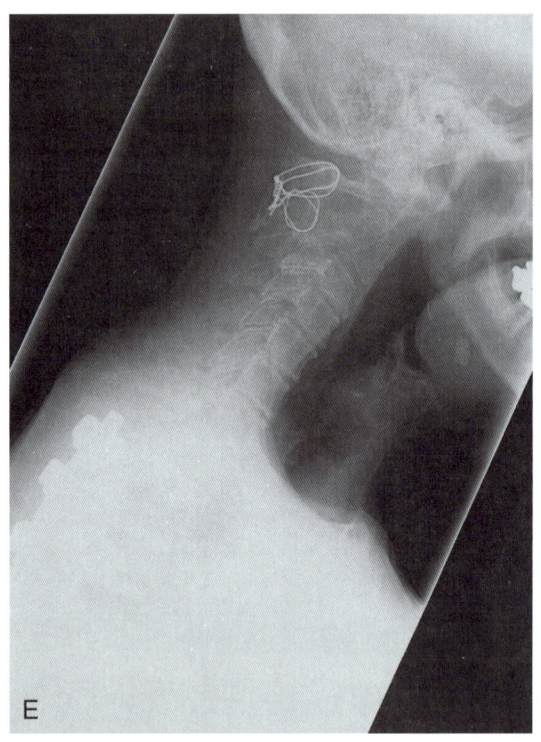
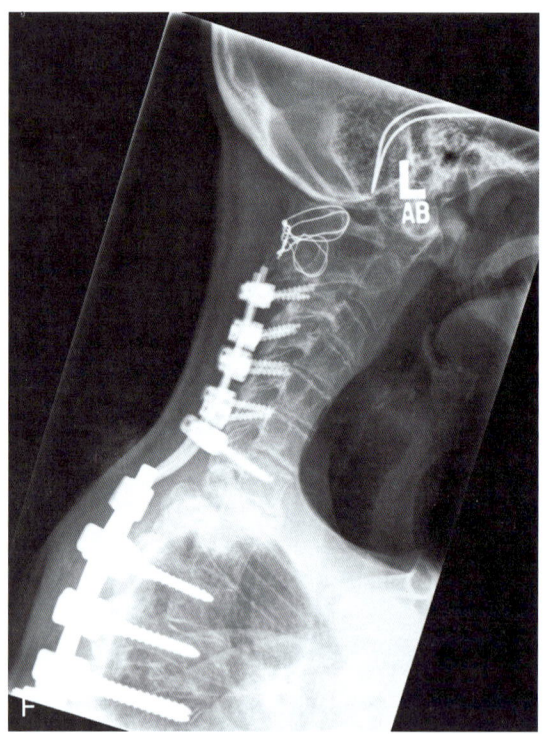

图14-2 接上页

- 截骨术需要达到最大程度矫正脊柱后凸畸形的目的。首先在上胸椎部位行 Ponte 截骨术，然后进行单节段或者多节段的 Smith-Petersen 截骨术，最后进行颈胸段的椎弓根截骨。一个软骨发育不全性侏儒症患者25年前因中央椎管狭窄行 C1-T12 椎板切除术，2年前行 C3-7 融合术后发生进展性颈胸椎后凸畸形，后行 Ponte 截骨术和 Smith-Petersen 截骨术，图 14-3 A 和 B 分别为术前和术后轴向 CT 的图像。需注意对于该患者椎弓根截骨术不是必须的。术前和术后椎旁 CT 扫描显示（图 14-3C 和 D）Smith-Petersen 截骨术后 C7-T11 前柱延长，相反椎弓根截骨术后脊柱后柱缩短（图 14-2F）。

术前检查

- 脊柱侧凸全长站立位 X 线片：髋膝关节伸直的正、侧位片
  - 测量颏额至椎体的角度，以计算获得水平视野需要矫正的角度。可以矫正不足，但不要矫正过度。
  - 测量 C7 垂线是否位于骶岬前方，以判断腰椎或胸椎后凸的情况。
- 颈椎正、侧位及过伸、过屈位的 X 线片
  - 定位后凸畸形的部位（颈胸交界处与颈椎中段）。
  - 动态摄片检查椎体间运动情况（棘突间的运动）。
  - 正位 X 线检查用来评估冠状面失衡的情况。

> **检查要点**
> - 术中可使用 Mayfield 头架调整体位来辅助矫形。术者或助手应在直视和透视下边观察冠状面和矢状面的平衡，边小心调整 Mayfield 头架来逐步完成畸形矫正。检查脊髓，尽可能使硬脊膜的皱褶最小。

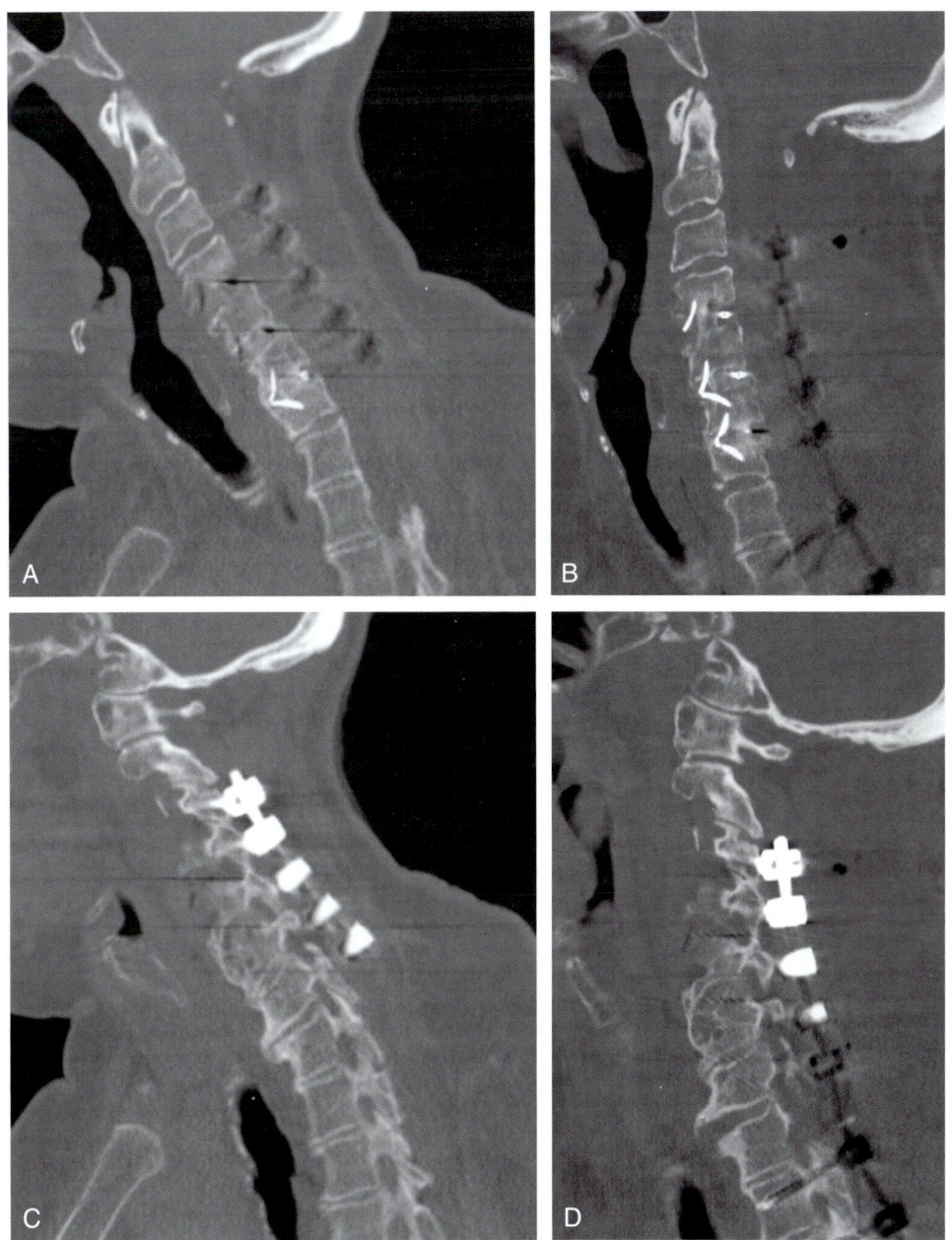

图14-3 A～D

检查提示

- 不使用 Mayfield 头架来进行畸形矫正手术会很危险，术中头颈部快速和不受控制的运动会导致严重的神经损伤。

- MRI 用来检查脊髓受压和椎动脉走行的情况（检查椎动脉进入 C6 和 C7 横突孔的位置是否有异常；在植入 C2 椎弓根螺钉时排除有异常走行的椎动脉）。
- CT
  - 提供详细的解剖关系，测量颈椎和胸椎的解剖结构（椎弓根、椎动脉的位置，术中应用导航的标记）
  - 确定后纵韧带骨化的情况

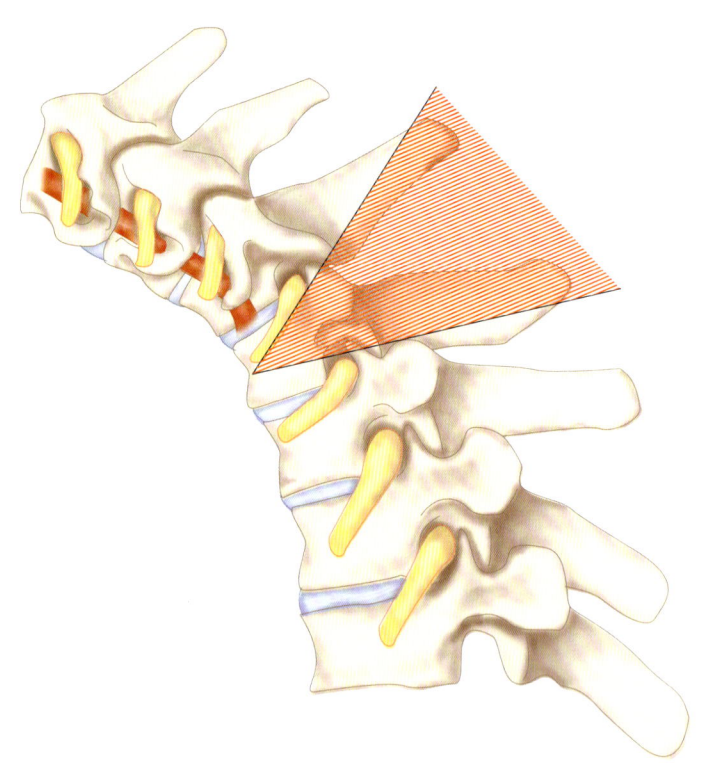

图14-4

外科解剖

- 椎弓根截骨术切除范围包括双侧椎板、关节面和椎体前缘楔形切除的椎弓根（图 14-4）。
- 截骨完成后椎体后方会发生骨重叠现象。两个神经根会穿行于同一个椎间孔（如果在 C7 行椎弓根截骨术，C7 和 C8 会穿行于同一个椎间孔；如果在 T1 行椎弓根截骨术，C8 和 T1 会穿行于同一个椎间孔）（图 14-5）。

体位

- 患者取俯卧位，并用 Mayfield 头架固定。

入路/显露

- C7 或 T1 的椎弓根截骨术——主要用于单节段矫正
- 多节段 Smith-Petersen 截骨——可用于任何节段

体位设备

- 术中应用体感诱发电位和持续肌电图监测脊髓和神经根功能，尤其在矫正畸形的时候。
- 应用自体血回输来补充截骨时大量的血液流失。
- 椎体截骨时尽量减少使用骨蜡，因为骨蜡会影响骨融合。
- 应用浸泡凝血酶的明胶海绵和棉拭子来控制出血。

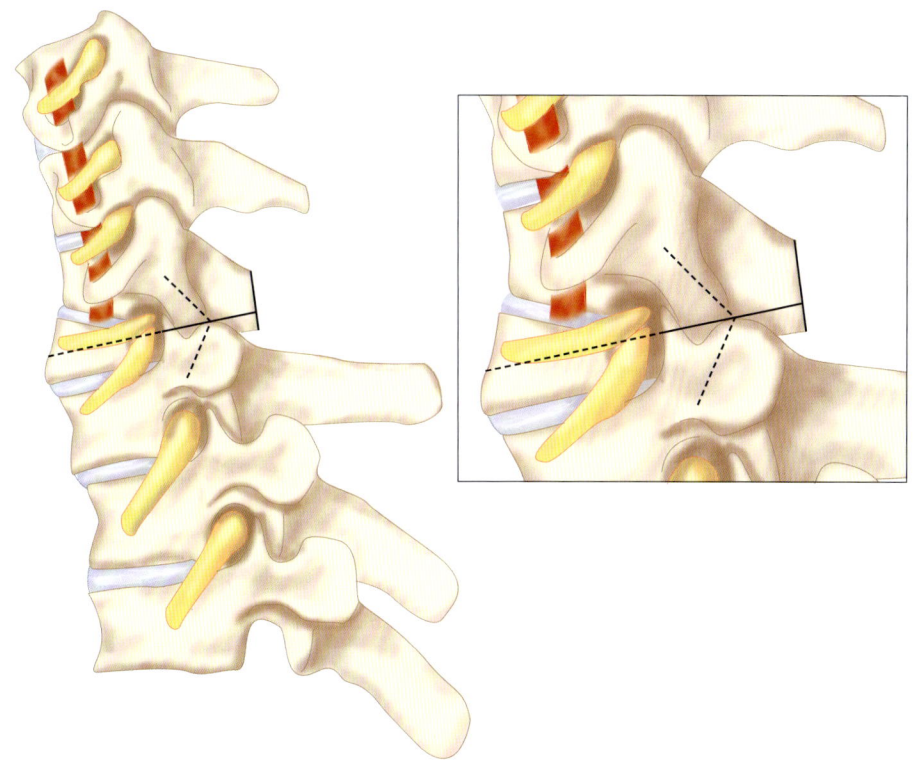

图14-5

手术步骤

步骤1

- 从 C2（如果骨质尚可、C2 椎弓根发育不良或椎动脉走行异常可从 C3）至 T2（如果在 T1 行椎弓根截骨术，可至 T3）正中线切口入路。
- 对于 C7 椎弓根截骨术，从 C3-6 植入关节突多轴螺钉，同时在 C2、T1 和 T2 植入多轴椎弓根螺钉。
- 对于 T1 椎弓根截骨术，从 C3-7 植入关节突多轴螺钉，同时在 C2、T2 和 T3 植入多轴椎弓根螺钉。
- 椎弓根截骨术截骨平面不使用内固定。

步骤1要点

- 进行单节段或多节段颈椎前路椎间盘切除时，使用内植材料矫正颈椎后凸畸形，使其恢复正常前凸，同时也可对神经进行减压。
- 必要时行颈椎前路钢板固定来增强颈椎前路的融合效果。
- 行前路颈椎减压融合术的同时可行钩椎关节切除术以利于畸形的矫正。

步骤1提示

- C7 和 T1 的椎管/脊髓比例比上位颈椎的比例更大，因此在 C7 和 T1 节段，脊髓有更大的空间，脊髓损伤的概率较小。
- 椎动脉通常在 C6 水平进入横突孔。

步骤2要点

- 切除椎体后侧骨皮质以完成截骨。切除腹侧至硬膜囊的骨桥是截骨术的最后一步。这部分的骨质切除后为完成椎体楔形截骨提供了开放的窗口。一旦椎体后侧骨皮质被破坏，椎体后方会关闭，同时椎体下降。
- 应用术中侧位透视来验证椎体截骨的深度。随着椎弓根截骨术向前深入，可得到一系列的图像。例如可将一个小刮匙放在楔形截骨前缘的顶点来确定深度。
- 不对称截骨可纠正矢状面和冠状面的畸形。

步骤2

- 在行椎弓根截骨术的节段切除双侧椎板和关节面，显露硬脊膜和双侧神经根。
- 在行截骨术节段的上、下各2个节段切除双侧椎板，为畸形矫正后缩短变粗的脊髓提供足够的空间，避免受到后方椎板的压迫。
- 在行椎弓根截骨术的节段，通过双侧椎弓根钻探进入椎体。图14-6显示截骨节段及其上、下各2个节段已完成椎板切除。在T1行椎弓根截骨术应切除C7和T1双侧关节面、双侧椎弓根，咬薄皮质边缘最后切除。
- 用尖嘴咬骨钳、垂体钳和刮匙去除皮质边缘。
- 用直、弯刮匙经椎弓根进入椎体行松质骨的V形切除（图14-7）。应切除松质骨至椎体前缘皮质，在操作时应小心，将切除范围保留在椎体皮质边缘以内，可应用术中透视来确定截骨的深度直至

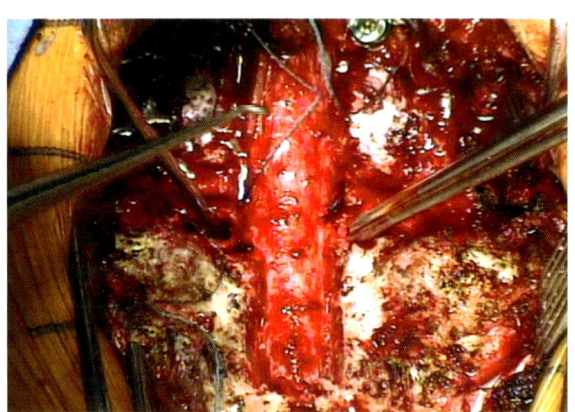

图14-6

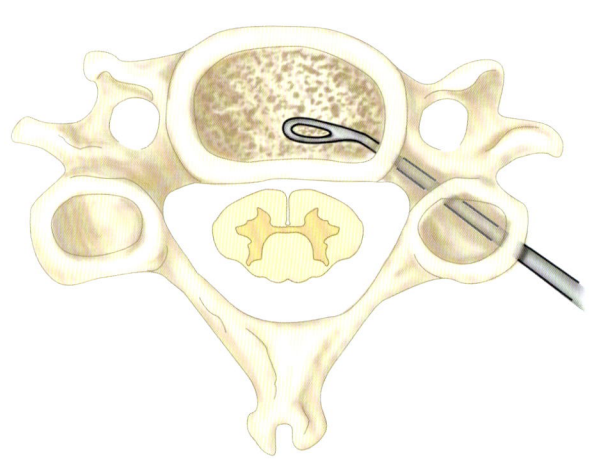

图14-7

步骤2提示

- 术前行 MRI 和（或）CT 检查确定椎动脉的走行是非常必要的。例如：椎动脉进入 C7 横突孔或异常走行，都会可能在 C2 椎弓根螺钉植入的时候发生危险。
- 临时固定棒放置失败，会导致椎体不稳和继发的神经损伤。
- 椎板切除不彻底（尤其在截骨水平近端和远端），在减压完成后会有脊髓损伤的风险。
- 最后切除截骨平面后方和外侧的骨质，否则术中会出现截骨面不稳和复位困难。
- 在手术过程中止血至关重要。应控制截骨时的出血，特别是应该快速、充分地控制松质骨的出血。

椎体皮质的边缘。垂直切除 T1 横突，从后外侧切除双侧骨皮质完成椎体的楔形切除。先用弯刮匙进行骨膜下操作，再使用 2mm 的 Kerrison 咬骨钳。必要时可电烧节段动脉。切除外侧皮质骨以闭合楔形截骨面。

- 在切除椎体后侧皮质前，可用临时可塑性棒固定椎弓根螺钉和侧块螺钉，以防止脊髓的前移或突然移动。
- 通过下压 Epstein 刮匙把后侧和外侧的椎体皮质打压至椎体空腔内（图 14-8）。该步为截骨的最后一步，应双侧同时进行。此后，后方楔形截骨缺口被闭合，从而完成截骨。在操作前应使用单侧临时可塑性棒固定，以防止截骨平面发生塌陷。

步骤2器械/内植物

- 带 M8 型侧方切割钻头的 Midas Rex 高速钻
- Kerrison 咬骨钳（2mm、3mm）
- 直刮匙和弯刮匙
- 垂体咬骨钳
- 下压（Epstein）刮匙
- 骨蜡、Floseal 和浸有止血酶的明胶海绵

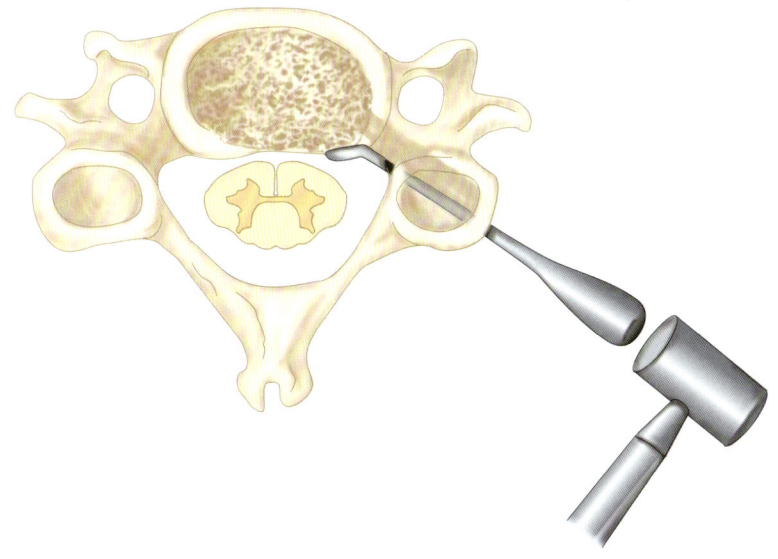

图14-8

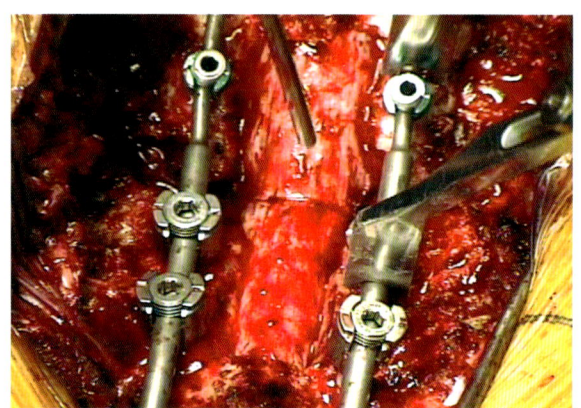

图14-9

步骤3
- 松开Mayfield头架，手动抬高Mayfield头架以利于闭合截骨面，然后再重新拧紧。注意观察硬膜囊和神经根，避免压迫性损伤。
- 拍摄侧位X线片检查矢状面的立线情况。
- 在临时可塑性固定棒的对侧用适当弯曲的固定棒来固定椎弓根/侧块螺钉。
- 去除可塑性固定棒，植入第二根适当弯曲的固定棒。
- 用加压装置在截骨部位行进一步的加压操作（图14-9）。在后凸畸形矫正后，内翻式缝合硬脊膜。
- 安装横连杆，以增加固定的稳定性。

术后护理和预后
- 闭合楔形截骨，恢复颈椎前凸。
- 切除截骨水平脊柱后侧结构，在上下各2个节段行椎板切除术。
- 重建脊柱前、中和后柱。
- 后方内固定稳定了脊柱，同时还维持截骨部位的加压效果，从而增加了融合率和手术成功率。对于骨质疏松症患者，术后可应用Halo架。
- 术后脊柱节段会短缩。
- 后路截骨术的支点是前柱。所以相对于支点是中柱的Smith-Petersen截骨术而言，后路截骨术造成脊髓损伤的风险更小。

循证文献
Mummaneni PV, Mummaneni VP, Haid RW, Rodts GE Jr, Sasso RC. Cervical osteotomy for the correction of chin-on-chest deformity in ankylosing spondylitis. Neurosurg Focus 2003;14:e9.

Webb JK, Sengupta DK. Posterior cervicothoracic osteotomy. In: Vaccaro AR, Albert TJ, editors. Spine Surgery: Tricks of the Trade. New York: Thieme; 2003, p. 35-7.

15

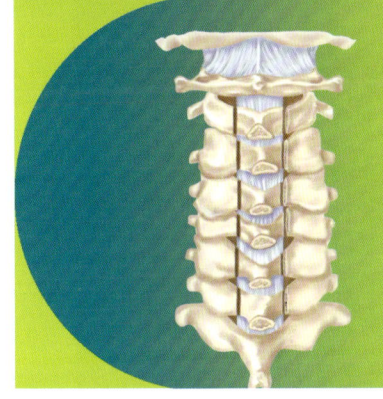

颈椎椎板成形术

Paul Dohyung Kim, Hyun Bae

适应证提示
• 术前脊柱后凸角度超过10°。图15-3 显示的术前颈椎后凸不适于行颈椎椎板成形术。 • 术前明显的轴性颈痛 • 术前椎体不稳（图15-4）

适应证

- 累及3个或多个节段的脊髓型颈椎病（图15-1）
  - 与融合术相比，术后不需佩戴支具
  - 矢状面颈椎立线正常或前凸
  - 最适合于轻微颈痛或无颈痛的患者
- 后纵韧带骨化（OPLL）（图15-2）
- 下颈椎病变切除

适应证争议
• 治疗脊髓型颈椎病的手术入路（前路、后路或前后路联合） • 椎板成形术的分类（"单开门"与"双开门"等）

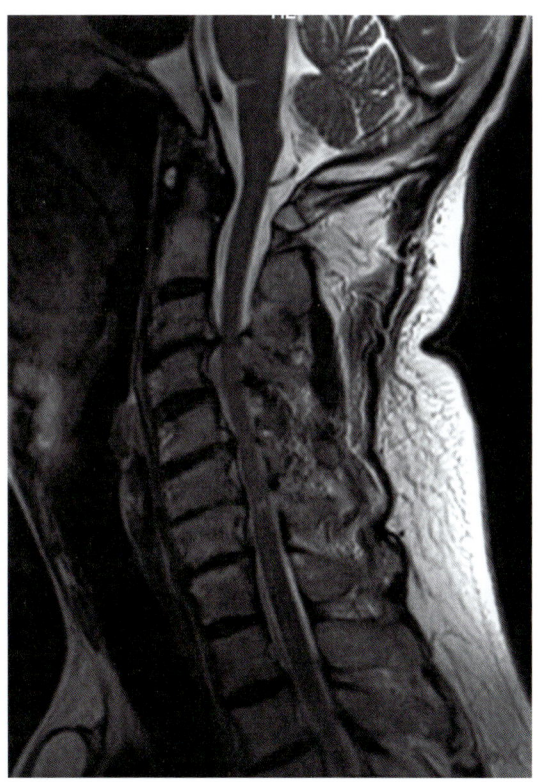

图15-1

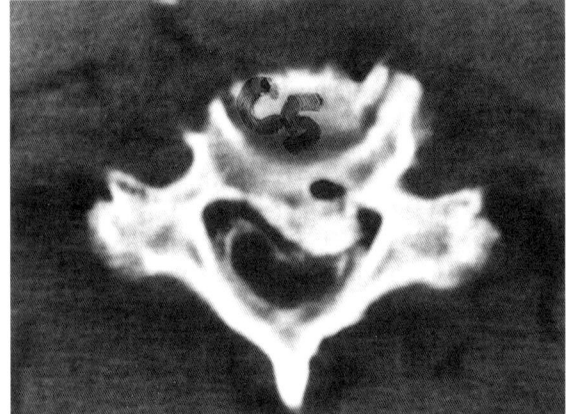

图15-2

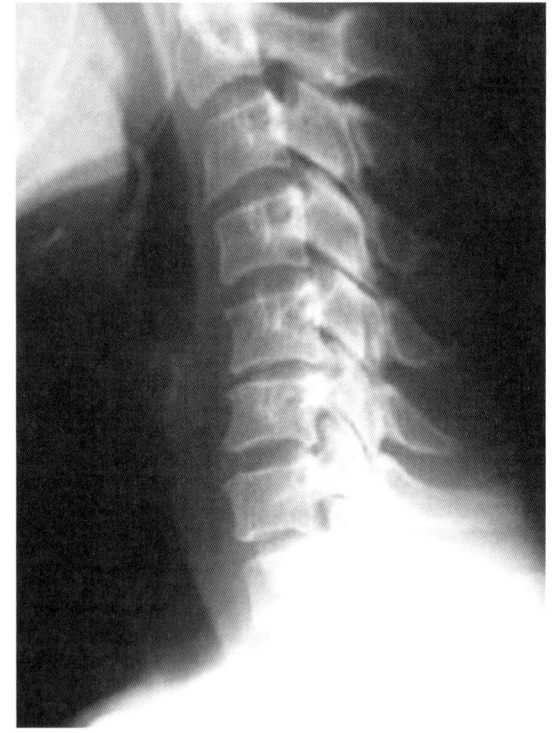

图15-3

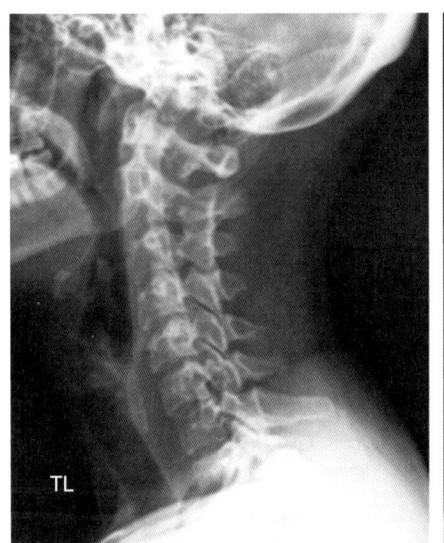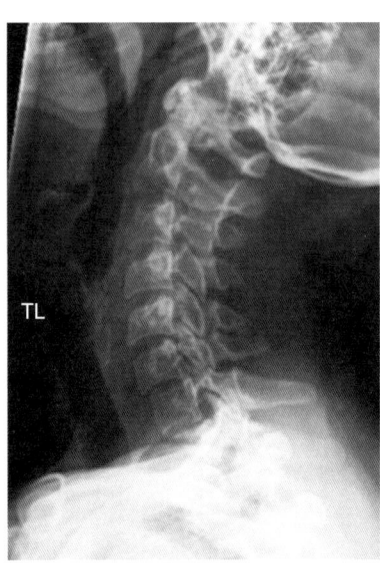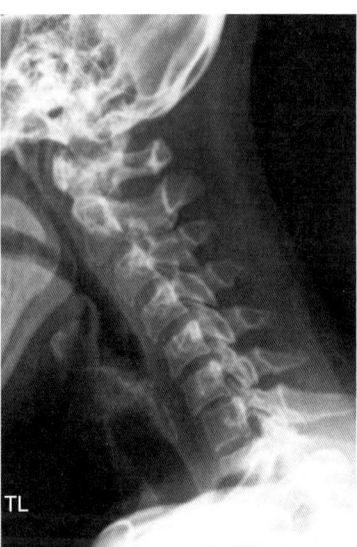

图15-4

术前检查

- 上运动神经元体征（Hoffmann 征、阵挛、上行 Babinski 反射、手指逃逸征）
- 步态和平衡异常
- 精细运动受限（扣扣子，写字）
- 手内在肌萎缩

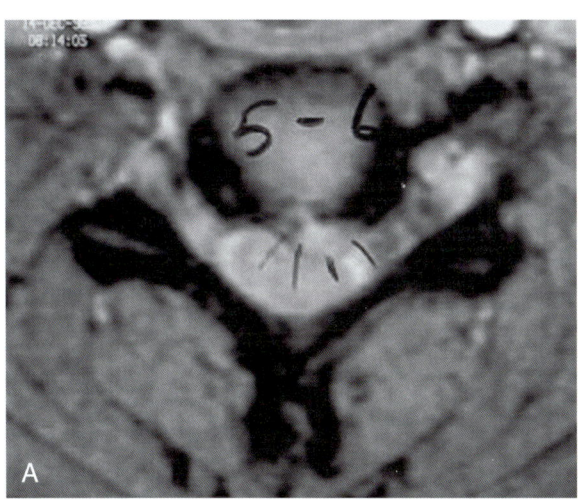 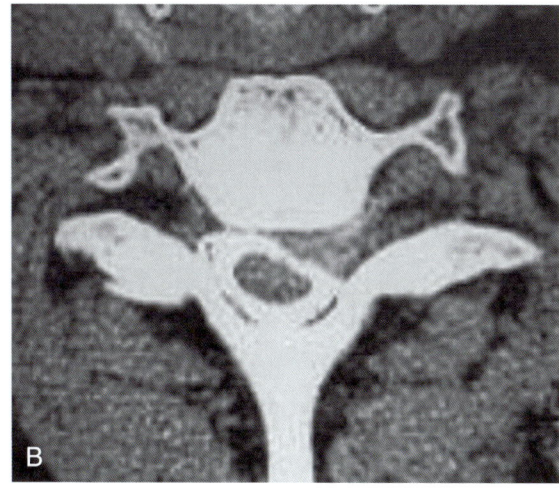

图15-5 A、B

- 影像学检查
  - X线检查：用于检查颈椎立线、颈椎病、不稳和后纵韧带骨化的情况
  - MRI：可以评估脊髓形态、实质的改变和软组织结构
- CT脊髓造影：适用于无法行MRI检查的患者，对骨质和之前植入内固定的情况显示更佳。
- 图15-5为轴向MRI（A）和CT（B）脊髓造影检查，显示左侧神经受压迫。开门侧的选择决定于神经受压的一侧，此例患者应行左侧开门。

其他治疗方案

- 前路颈椎间盘切除融合术（ACDF）
- 前路椎体次全切融合术（ACF）
- 后路椎板切除合并/不合并融合术

手术解剖

- C2、C7和T1的棘突突起很明显，很表浅容易触及（图15-6）。
- C2棘突为二分裂状，是许多肌肉的附着点，应注意保护（图15-7）。

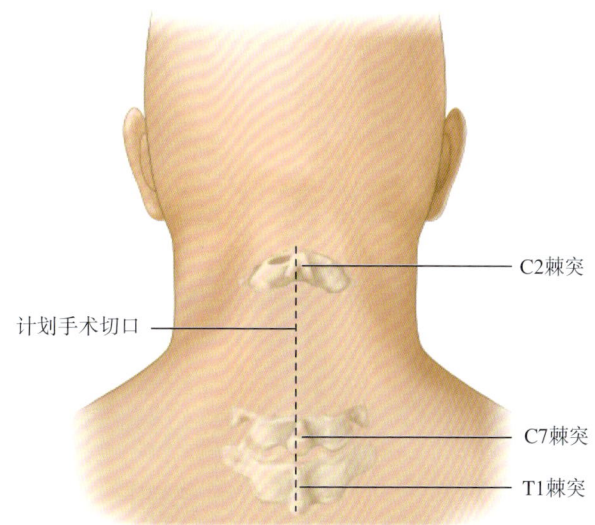

图15-6

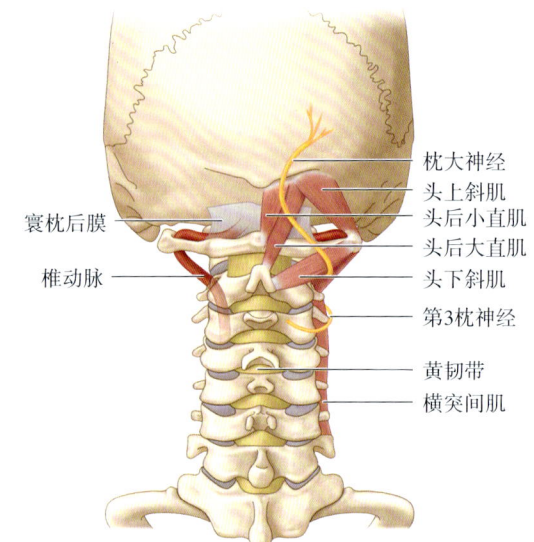

图15-7

体位要点

- 对于严重颈椎病或椎管狭窄患者可使用纤维支气管镜辅助进行气管插管

体位设备

- 可以装 Mayfield 头架的手术台上
- Mayfield 头架

体位

- 患者头发剃至枕骨下缘。
- 患者俯卧于装有 Mayfield 头架的手术台上，头部用 Mayfield 头架支撑。
- 患者头部前屈，使下巴皱起，以利于手术暴露。
- 体位摆放
  - 先将膝盖屈曲以免患者滑动。
  - 30°头高脚低位，以利于手术暴露，减少静脉出血，使颈椎更平行于地面，便于手术操作（图 15-8）。
- 患者体位摆好后，用胶带向下牵拉双肩。
- 可用不透射线的皮肤表面标记物来估计手术切口的长度。也可以根据棘突明显的 C2 和 C7 来估计手术切口长度。

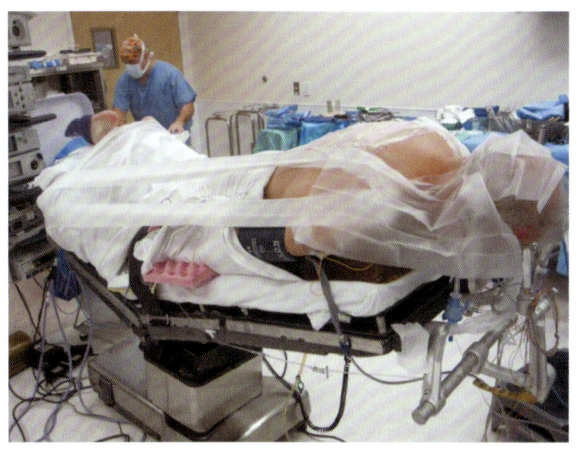

图15-8

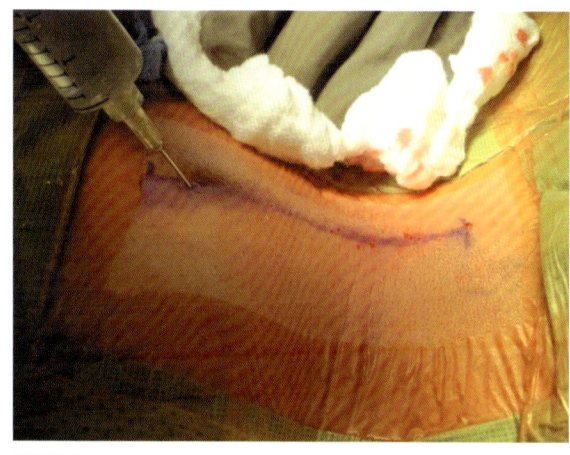

图15-9

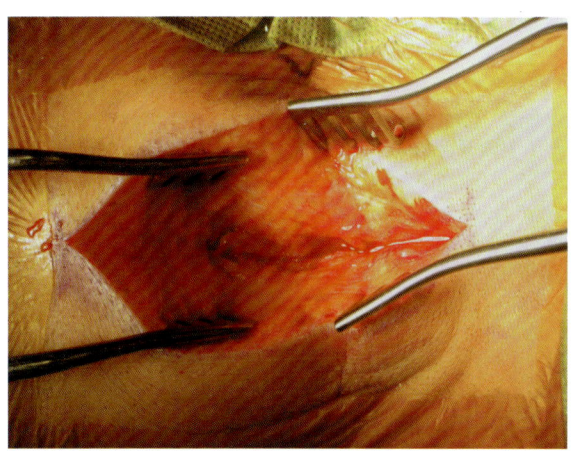

图15-10

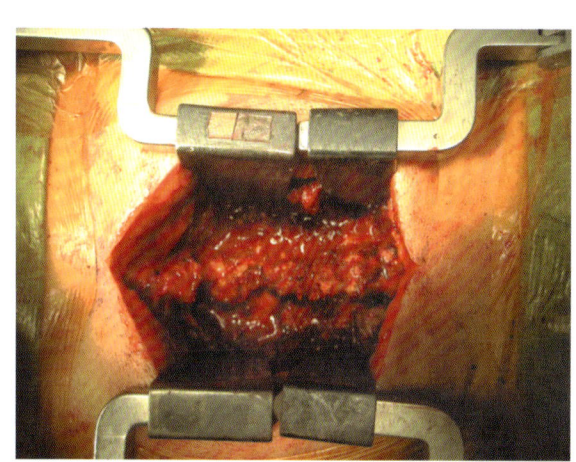

图15-11

入路/显露要点
- 采用后正中入路并沿骨膜下剥离可以减少出血。

入路/显露提示
- 剥离 C2 棘突上的伸肌附着点
- 剥离椎旁肌时可能导致大量出血。
- 脊柱裂
- 既往的颈椎后路手术会导致硬脊膜粘连

入路/显露设备
- McCullough 自动撑开器

入路/显露
- 将 C2 和 C7 的棘突作为手术切口的浅表标志。
- 在椎旁肌局部注射麻醉药和肾上腺素以减少出血（图 15-9）。
- 沿着项韧带切开至棘突（图 15-10）。经项韧带的正中切开能减少肌肉出血。
- 可用标准显露过程显露 C2-T1（图 15-11）。
- 骨膜下将双侧椎旁肌剥离至小关节内侧缘。
- 放置自动撑开器。

手术步骤
- 此处将阐述最先由 Hirabayashi 等提出的改良"单开门椎板成形术"。该技术意味着椎板成形术有很多类型。大体上可以分为"单开门术"和更复杂的"双开门术"。为了保持椎板成形开门的状态，可使用多种方法（椎板成形术钢板、缝合及骨移植）。

步骤1要点

- 若铰链侧不小心磨穿了双层骨皮质，可用钢板来补救。

步骤1提示

- 如果磨损了小关节，会导致术后颈部疼痛。
- 铰链侧骨质磨除过多，椎板成形术就变成了椎板切除术。

步骤1器械/内植物

- 手术显微镜
- AM-8 Midas Rex 高速磨钻

步骤1

- 若不缝合棘突，可将C3至C7的棘突切除，以利于手术显露。
- 用高速AM-8磨钻在侧块内侧或椎板-小关节交界处开2条骨槽（图15-12）。
- 椎板上缘较厚，下缘较薄。
- 在铰链侧，仅磨除外层骨皮质和松质骨，注意不要磨穿内层骨皮质。
- 开门侧磨除双层骨皮质（外层骨皮质-松质骨-内层骨皮质）。

步骤2

- 用Kerrison咬骨钳咬除C2-3和C7-T1椎间隙的黄韧带（图15-13A、B）。切除椎板成形术头端及尾端椎板间隙的黄韧带。
- 用刮匙和2mm的Kerrison咬骨钳松解开门侧粘连的硬脊膜（图15-14）。

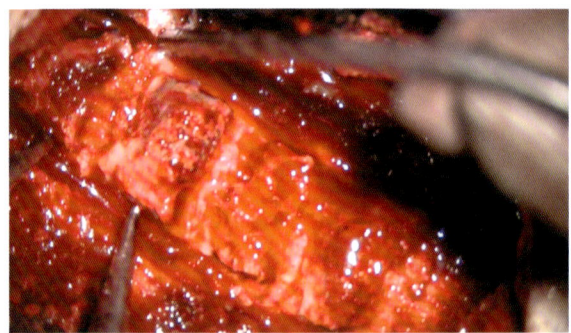

图15-12

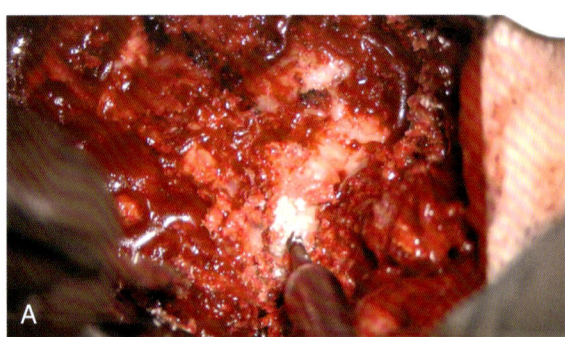

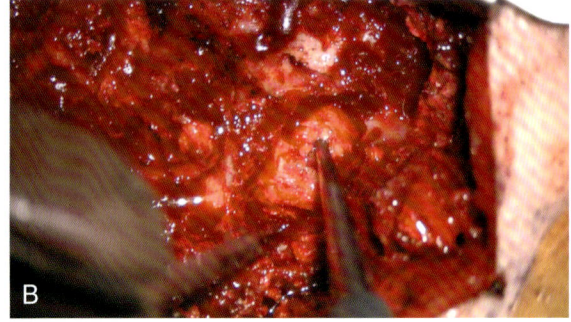

图15-13 A、B

步骤3要点

- 注意不要过多开门，6~8mm的间隙能达到很好的减压效果，同时降低了脊髓后移和神经根牵拉发生的风险。
- 用自体骨移植间隔器试模（图15-15）估计骨块的大小。
- 在开门侧放置移植的自体骨（图15-16）。

步骤3器械/内植物

- 自体移植骨块

步骤4要点

- 若铰链侧不小心磨穿了双层骨皮质，可用钢板来补救。

步骤4提示

- 椎板成形术后开门如果闭合会导致脊髓再次受压

步骤4器械/内植物

- 椎板成形术钢板和螺钉，或不可吸收缝线

步骤3

- 手术助手用小的前弯刮匙或皮肤拉钩小心打开开门侧。
- 缓慢打开椎板使椎板和脊髓轻柔分开，撑开程度恰好能放置6~8mm的移植骨块。

步骤4

- 逐个放置椎板成形术钢板，通常，侧块和椎板螺钉长度分别为8mm和6mm（图15-17、图15-18）。
- 使用钢板后，患者术后可以获得颈椎稳定性和活动性，而无需佩戴颈托。
- 也可以将棘突与小关节囊和椎旁肌缝合来保持椎板的开放状态。
- 联合应用骨蜡、明胶海绵和凝血酶来止血。

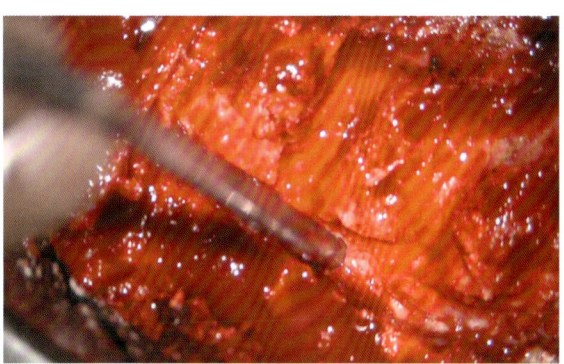

图15-14

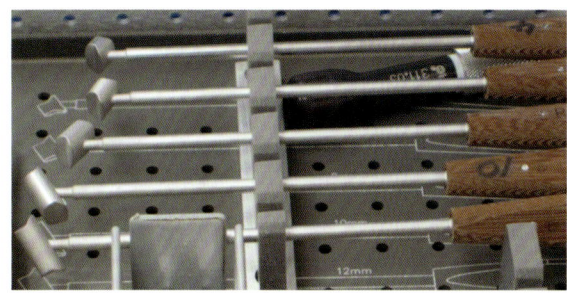

图15-15

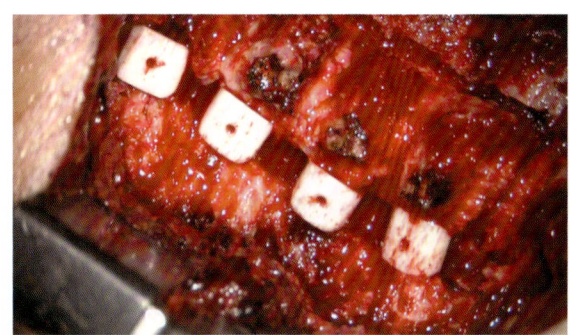

图15-16

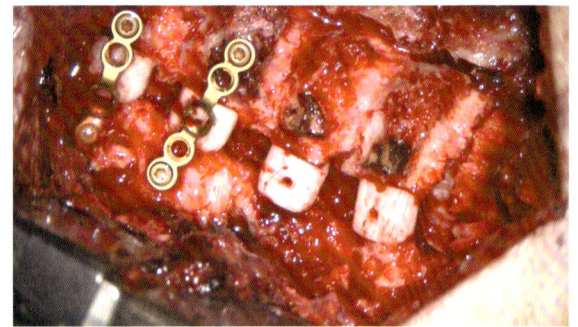

图15-17

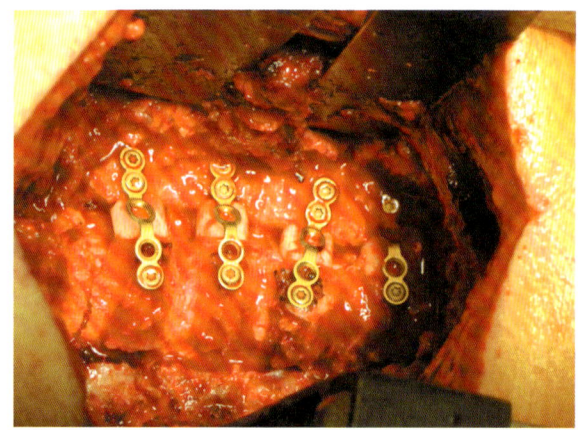

图15-18

术后提示

- 可能发生神经根麻痹，C5 神经根最易受累（高达 5%），其次为 C6 和 C7。
  - 术后观察发现，大多数患者 6 个月后神经根麻痹症状可以恢复。
- 术后颈椎后凸
- 轴性颈痛
- 椎板成形术开门发生关闭

术后护理和预后

- 颈椎椎板成形术预后较好。
- 患者可佩戴软围领，鼓励患者早期主动活动。
- 术后 6 周开始理疗。

循证文献

Herkowitz HN. A comparison of anterior cervical fusion, cervical laminectomy, and cervical laminoplasty for the surgical management of multiple level spondylotic radiculopathy. Spine 1988;13:774-80.

Hirabayashi K, Watanabe K, Wakano K, et al. Expansive open-door laminoplasty for cervical spinal stenotic myelopathy. Spine 1983;8:693-9.

Park AE, Heller JG. Cervical laminoplasty: use of a novel titanium plate to maintain canal expansion–surgical technique. J Spinal Disord Tech 2004;17:265-71.

Satomi K, Ogawa J, Ishii Y, Hirabayashi K. Short-term complications and long-term results of expansive open-door laminoplasty for cervical stenotic myelopathy. Spine J 2001;1:26-30.

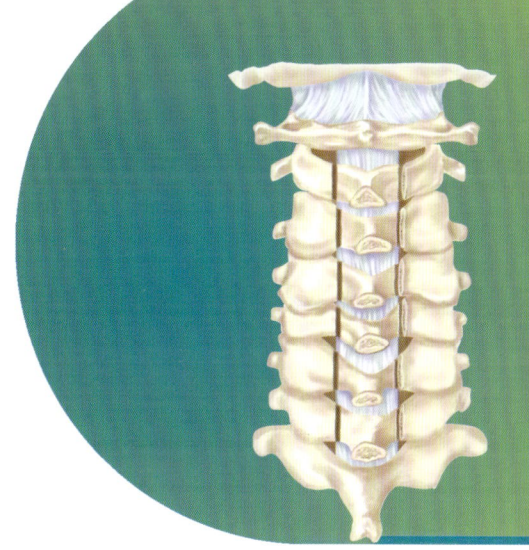

第二部分
胸　椎

16	经前路胸椎间盘切除术和椎体次全切除术	144
17	特发性脊柱侧凸的开放式前路胸腰椎脊柱融合术	158
18	脊柱后凸的手术治疗	166
19	硬膜内髓内或髓外脊柱肿瘤切除术	170
20	内镜下胸椎间盘切除术	178
21	VEPTR 胸腔开放楔形造口术治疗先天性脊柱畸形	191
22	青少年特发性脊柱侧凸的后路融合术	208
23	肋骨畸形的胸廓成形术	225
24	原发性脊柱肿瘤的全椎体切除术	232

16

经前路胸椎间盘切除术和椎体次全切除术

Christopher C. Harrod, Andrew K. Simpson, Alexander R. Vaccaro

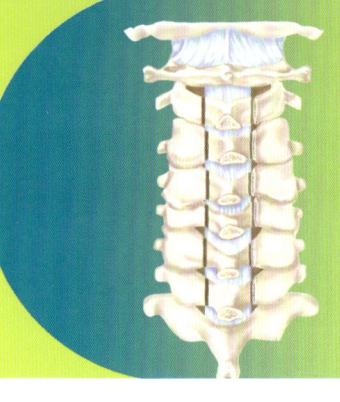

适应证提示

- 无法判断突出椎间盘的性质:"硬或软"(是否有钙化)
- 无法判断突出椎间盘的位置:中央型、旁中央型或侧方型
- 无法判断突出的程度:硬膜下或硬膜外
- 为安全切除钙化突出的椎间盘,无法行临近椎体部分切除
- 其他合并症或无法耐受单肺通气(能否耐受前路手术)

技术争议

- 入路相关并发症:传统前路胸廓切开术对于有明显心肺疾病患者非常困难,并且经常出现因肋骨切除、撑开牵拉、放置胸管引起的疼痛。此入路需要有经验的外科医生操作。经后路开放性手术会使椎旁肌去神经化,导致出血多,感染概率大。
- 胸腔镜的应用指征:最适用于经前路小切口切除非肥胖患者未钙化的中胸部(T4-11)椎间盘。该操作需要特殊的仪器和培训(常常需要与胸外科医生一起进行)。禁忌证包括既往有胸部创伤史、手术史、粘连、感染或心肺疾病,并且还要排除单肺通气的情况。

适应证

- 各种脊髓压迫症:进展期脊髓病,下肢无力,或顽固的不缓解的根性疼痛
- 胸椎间盘突出:软性或硬性(钙化)
- 后纵韧带骨化
- 原发性或转移性肿瘤
- 骨折
- 进行性脊柱畸形
- 骨髓炎:化脓性或结核性

术前检查

- 胸椎病变多较隐匿,起初没有明显症状,有症状的话也与颈椎间盘疾病、心肺疾病、腹部疾病、主动脉疾病、内源性脊髓病、肾结石较类似,需进行鉴别诊断。
- 大多数胸椎间盘疾病患者没有症状,但是胸椎MRI发现成年人中73%有异常,29%为脊髓畸形。
- 患者的症状表现也各不相同,包括胸椎疼痛(前方束带样、根性疼痛)、轴性背痛、无力、大小便频繁、尿失禁或尿频、尿急。
- 体格检查可能发现上肢无力、麻木、Horner综合征(T1椎间盘)、下肢麻木无力(下胸椎间盘)、长节段脊髓病体征、痉挛、反射亢进、步态异常和括约肌功能障碍。
- 影像学检查包括X线、CT、MRI或CT脊髓造影(若不能行MRI)。
- X线片可以很好地显示矢状面和冠状面的脊柱畸形,同时可以发现病理性骨折和钙化的椎间盘。图16-1 A和B分别为术前胸椎正、侧位片,可看到椎间隙轻度塌陷,T11-12后缘骨赘形成(十字)。同时,可看到12根肋骨和5个腰椎。

- 扩大的后路微创技术：提倡者认为该术式对局部组织破坏较小，术后复发率较低。局限性在于需要进行微创手术技术训练和使用内窥镜。如果出血过多或发生硬脊膜漏可转为开放手术。为了更好地掌握适应证和获得更好的预后，术者需要进行更多的训练。

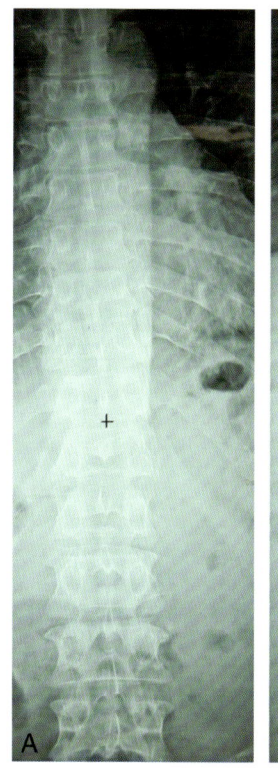
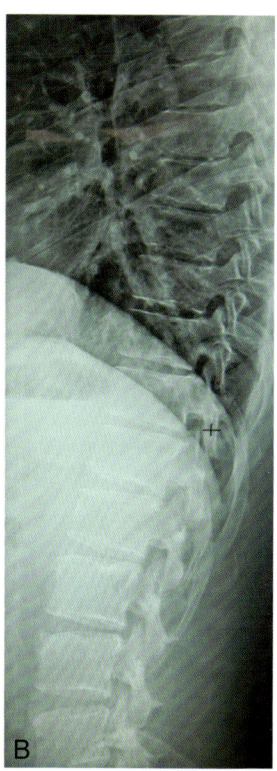

图16-1 A、B

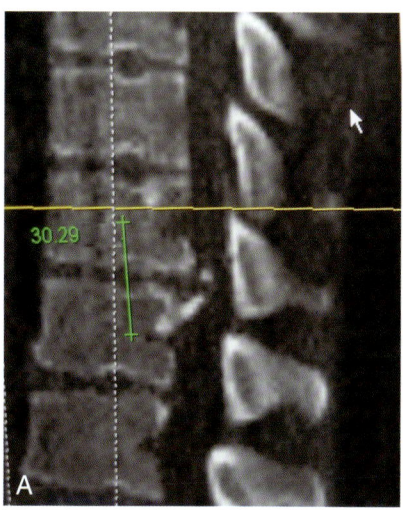
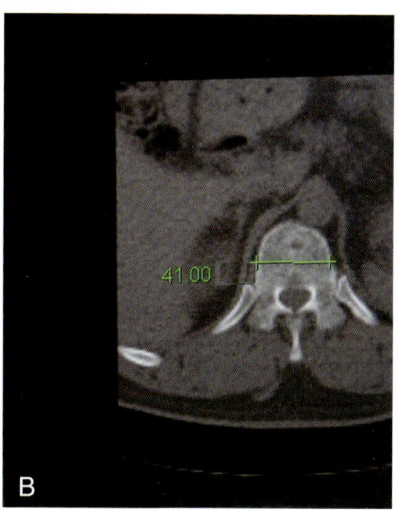

图16-2 A、B

- MRI 最常用于评估软组织（韧带和椎间盘）和神经组织病变，可显示突出的胸椎间盘、肿瘤、感染、神经根或脊髓内损伤。矢状面脊柱全长 MRI 可协助术中定位。
- CT 扫描能帮助评估骨折、后纵韧带骨化、钙化的椎间盘、骨性解剖标志以及椎管狭窄程度，为椎体次全切除和内固定手术做准备（方向、部位、长度和尺寸）。图 16-2 为 T11-12 节段术前正中矢状位（A）和轴位（B）CT，图像显示椎管狭窄严重，轻度椎间隙塌陷，T11-12 椎体后缘骨赘，并且测量了与椎体切除和椎间重建相关的参数（十字）。可评估椎管狭窄的程度、理想的截骨量和计划的内固定（方向、部位、长度和尺寸）。

其他治疗方案

- 胸廓切开术（经胸经胸膜或胸膜后入路）
- 胸腔镜辅助技术
- 椎板切除术
- 经椎弓根椎间盘切除术
- 经小关节椎间盘切除术（保留椎弓根）
- 肋骨椎骨横突切除术
- 侧方胸膜腔外入路手术
- 后路微创手术

- 相临节段椎体次全切除和内固定计划（椎间融合器和螺钉）可通过术前矢状位和冠状位重建来完成。
- 对于肥胖患者，术前 1~2 天可通过 CT 或透视行经椎弓根向椎体内灌注聚甲基丙烯酸甲酯（PMMA），以便于术中定位。
- 对于可疑患者，术前可行肺功能检查来评估心肺阻塞性疾病、受限性疾病或弥漫 - 局限性病变。
- 血管显像（MRI、CT 或标准血管造影）有助于定位正常脊髓血管，或对血管丰富的病变（转移性病变）进行栓塞。
- 对于经保守治疗无效的胸椎轴性疼痛，并且 MRI 显示多节段胸椎间盘突出的患者，有人提倡行椎间盘造影术，以便找到引起疼痛的节段。
- 术前和术中肌电图、神经传导功能、经颅刺激运动神经诱发电位、体感诱发电位检查能帮助监测基础神经功能。

手术解剖

- 右侧胸廓切开术可避免损伤位于上胸椎左侧的胸导管、主动脉和主动脉弓，因此最适合于上胸椎（T1-4）病变（尤其是需切除第 3 肋的手术）。
- 左侧胸廓切开术最适于中下胸腰椎（T4-L2）病变。肝是右侧胸腹入路（胸腰椎）最主要的障碍，主动脉比腔静脉更有弹性，向前下方走行，与右侧入路相比更容易分段结扎。
- "峰"（椎间盘）和"谷"（椎体）结构勾勒了前外侧胸椎的轮廓。
- 多层肌肉覆盖于肋骨上方，后方由浅至深依次为：斜方肌、背阔肌、大菱形肌和后锯肌；在前外侧，肋骨骨膜位于皮肤和脂肪下方；外侧有肋间外肌、肋间内肌和最内层肋间肌；若选择保留肋骨，则需要经过壁层胸膜、胸膜腔和脏层胸膜（肺表层）结构。
- 肋骨计数：通常术前对肋骨进行计数（如 12 根）。对于有 12 根肋骨的患者，第 12 肋通常对应 T11-12 椎间隙。
- 如采用椎体次全切除术的入路方式，通常需要在腋中线切除手术节段头侧 1~2 根肋骨，以便于显露。
- 单纯中央型椎间盘突出并压迫脊髓，需要将该椎间隙对应的肋骨切除（例如：切除 T7-8 椎间盘对应的第 8 肋）。
- 第 1 肋位于第 2 肋内侧，术中透视很难看清楚。通常切除第 1 肋可以处理颈胸交界处的病灶（向上可达 C6）。
- 肋骨解剖对于定位非常重要。沿第 2~10 肋可达肋横突关节（肋骨颈），肋骨头对应椎间隙。第 10~12 肋位于下方椎体椎弓根的下方（目标椎间隙多位于头侧）。图 16-3 表明肋骨头的解剖对于定向很重要，CT 图像显示了冠状位肋椎关节水平。
- 肋间动脉后侧从主动脉发出，前侧源于胸廓前动脉，肋间动脉通常位于椎体的中部。
- 血管神经束位于每一个肋骨的下方，应注意避免损伤。

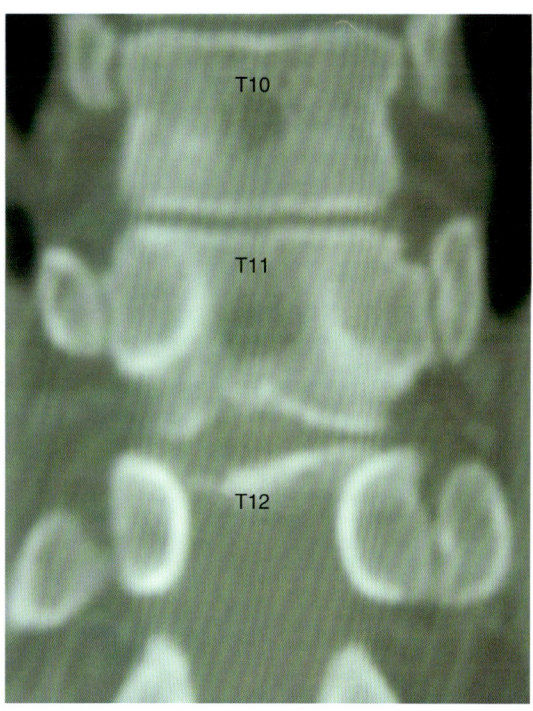

图16-3

- 交感神经干和丛在 T2-12 双侧并平行于椎体。星状神经节（或称为下颈胸神经节）位于 C6-T2。若神经干受损会出现同侧 Horner 综合征（上睑下垂、瞳孔缩小、针尖样瞳孔、眼球内陷和颜面无汗症）。
- 横隔由扁平肌、中央腱以及 2 个汇入胸腰椎前纵韧带的结构组成。它可剥离的特点为向下暴露 L2 提供了条件。胸膜后剥离可以避免切开和修补横隔，并且不影响向尾侧进入腹膜后。
- Adamkiewicz 动脉（根最大动脉）通常（约 70%）起源于左侧肋间动脉或腰椎节段动脉（T9-L2）。传统认为，结扎该动脉有可能引起脊髓缺血。最近研究表明对 3 个节段双侧 Adamkiewicz 动脉进行栓塞或结扎不会引起缺血或神经细胞死亡（Murakami 等，2010）。

体位

- 插入双腔气管内插管。
- 连接神经监测设备（tcMEPs 和 SSEPs），在体位摆好前后获取基础数据，并且在减压和内固定后定时采集数据。
- 放置 Foley 导管，并用间歇加压装置预防静脉血栓栓塞。
- 患者侧卧于可透射线的 Jackson 手术床上，对骨性突起部位妥善衬垫，将圆柱形臂丛腋窝衬垫放置于腋窝下两指处。受压处应全部垫起，注意腓神经和尺神经。

体位要点

- 麻醉时应考虑必要时使用双腔气管插管以免出现肺塌陷。
- 神经监测设备对于神经功能的改变应具有很高的敏感度和特异度
- 为了便于显露，有些医生选择可调节角度的手术床。

体位提示

- 没有使用可透射线的手术床
- 神经监测基础信号不准确
- 不是完全的侧卧位，髋和膝关节没有垂直于地面。这会影响手术视野和对椎管前缘的判断，减压和内固定操作会更加困难，也更危险。
- 若手术床的角度已调节，推荐在行内固定时恢复至水平位，避免医源性的融合性脊柱侧凸。

体位设备

- 双腔气管导管
- 可透射线的手术床
- 透视机
- 神经监测设备
- 腋窝圆柱形衬垫、肾部支撑架和上肢支架
- 头灯
- 开胸设备和撑开器（长把手）
- 长柄手术刀、刮匙、Kerrison 咬骨钳和垂体钳
- 高速磨钻和钻头
- 钉棒或钉板内固定系统
- 椎间融合设备〔网状椎间融合器、脊柱重建椎间融合器试模、结构化自体骨移植（股骨、肱骨或腓骨）〕
- 移植骨
- 引流管或胸管
- 手术显微镜和（或）光学放大镜（可选）

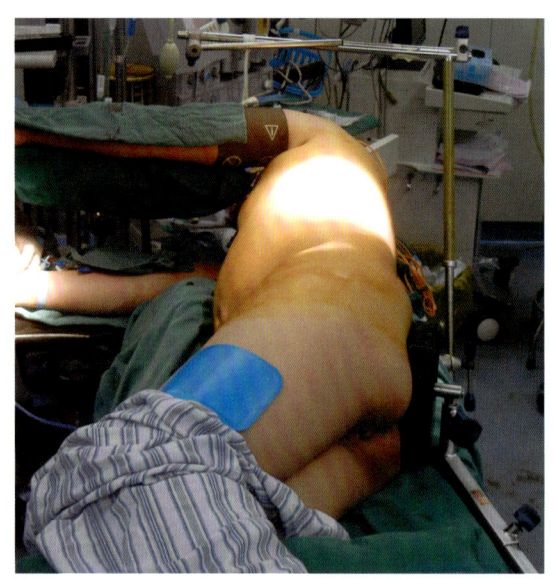

图16-4

- 依据病变节段、血管的位置（主动脉、奇静脉系统）和病变的部位（例如：对于 T7-8 右侧旁中央型胸椎间盘突出患者应选择右侧胸廓切开术）选择左侧卧位或右侧卧位。畸形患者应选择从凸侧的入路。
  - 右侧胸廓切开术：上胸椎病变
  - 左侧胸廓切开术：中下胸椎病变
- 将三点式肾部支撑架放置于骶髂后棘、肩胛骨下和剑突前侧，使患者与地面平行。前腹部悬空有助于减少硬膜外静脉充血。
- 患者双腔气管内插管后侧卧于透射线的手术床上，与地面垂直。放置 Foley 导管，连接神经监测仪，使用腋窝圆柱形衬垫、肾部支撑架及压力靴。对整个胸壁进行术前准备，范围上至腋窝、下至髂嵴，侧方超过前、后正中线（图 16-4）。
- 正侧位透视以确定手术节段，在脊柱和对应肋骨上做好手术切口的标记。
- 确认术前静脉内预防性使用抗生素。
- 用氯己定（洗必泰）对皮肤进行消毒。
- 铺单覆盖范围应包括前方对侧肋骨软骨交界处、脊柱后部结构、头颈部和尾端的髂嵴。
- 术者站于患者后方，一助站在对侧。

16 经前路胸椎间盘切除术和椎体次全切除术

入路/显露要点

- 定位节段
  - 术前透视，确定肋骨数目和腰椎节段。
  - 与术前矢状位 MRI 对比，确定病变节段，术中透视来进一步确定。
  - 前后位透视能数出肋骨数目。图 16-5 示在病变节段正上方标记手术切口。
  - 术中胸腔内所见：最上的肋骨为第 2 肋。
  - 之前已存在的后路内固定和已知节段的骨折或病变可以帮助定位节段。
  - 腰骶交界处：沿此处向上数可以准确定位。
  - 对于肥胖患者术前可向椎体内注射 PMMA 以协助定位。
- 如果需要处理多节段病变椎体，切口上缘应在所需内固定节段头端再向上行至 2 根肋骨处。向尾端延长切口比较容易。
- 对于上胸椎或颈胸交界处的右侧入路，通常需要切掉第 3 肋。

入路/显露提示

- 肩胛骨会限制上胸椎的显露。
- 通常需要向侧方将背阔肌牵开。
- 切除第 2 和第 1 肋能方便显露颈胸交界处以及向头端延长切口。

入路/显露争议

- 开放/胸腔镜入路：胸腔镜支持者认为使用该技术可使出血更少，术后疼痛轻，住院时间短，复发率低。对于非病态性肥胖、中下段（T4-11）胸椎间盘突出程度不严重的患者而言，使用胸腔镜技术肯定更有利。

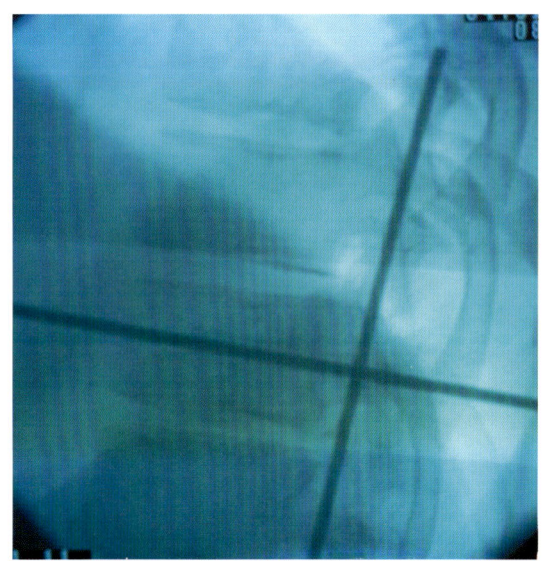

图16-5

入路/显露

- 右/左侧入路：入路的选择依据病变节段、血管的位置（主动脉、奇静脉系统）和病变的部位（例如：对于T7-8右侧旁中央型胸椎间盘突出患者应选择右侧胸廓切开术）。胸导管在T5水平从右至左横过。
  - 右侧胸廓切开术：上胸椎病变。避免损伤左侧主动脉弓。
  - 左侧胸廓切开术：中下胸椎病变。避免肝阻挡，主动脉更靠前方。
- 透视定位后确定手术切口。术前透视确定肋骨数目和腰椎节段后，沿骶骨向上数可以可靠地确定中下段胸椎，也可按上述方法定位肋骨。
- 图 16-5 示透视引导下的手术切口以及对术前定位的确认。通过侧位透视确定手术切口，在皮肤上固定斯氏针，以确定正确的椎间隙或椎体节段。标记好后，沿该肋向前方标记出 15cm 的手术切口。

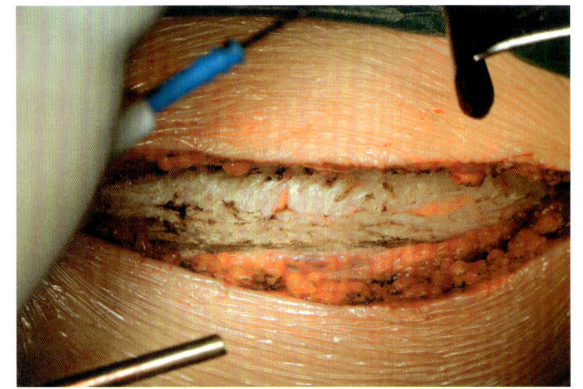

图16-6

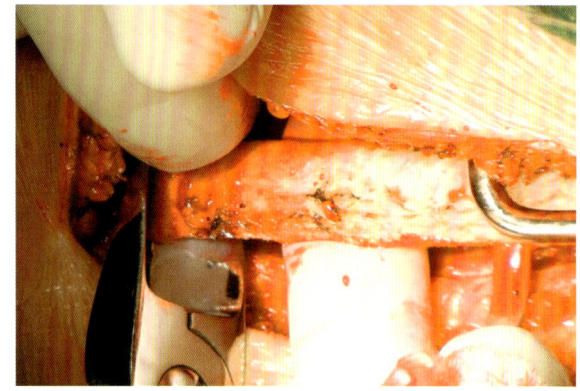

图16-7

手术步骤

步骤1：浅表显露和肋骨切除

- 使用电刀切开浅层骨膜，图16-6显示了切口和浅表入路。按上文所述标记的15cm手术切口切开皮肤，电刀分离脂肪直至暴露肋骨。
- 图16-7示肋骨的显露与切除。用宽头骨膜剥离器分别向上、下剥离骨膜，注意避免损伤下方的血管神经束。用Doyen肋骨剥离器在骨膜下和胸膜外剥离肋骨，然后使用肋骨剪向前和后切断肋骨。
- 将切除的肋骨咬成小块。

步骤2：经胸腔胸膜后显露深部组织

- 图16-8示经胸腔胸膜后显露。用解剖剪刀剪除肋骨床深部骨膜，但该操作仍在胸膜外。用手指、海绵或Kittner剥离器分离胸膜腔后，将壁层胸膜从骨外膜上分离。
- 图16-9示显露脊柱深部并确定节段。在同侧肺部压缩后，使用湿棉垫和肋骨自动撑开器轻柔地撑开胸膜、肺和主动脉，显露出脊柱的"峰"（椎间盘）和"谷"（椎体）。将注射器针头插入椎间隙，透视以确定节段正确。注意在临近椎体中部有节段动脉走行（星号）。
- 图16-10示结扎节段动脉。节段动脉位于椎体中部，将其结扎（在距离主动脉1cm远处打两个结，注意避免将血管从主动脉壁上撕脱下来）。

步骤1要点

- 骨膜下剥离使胸膜外剥离过程很少出血，并避免损伤神经血管束。如果是经胸膜入路，需在肋骨上缘边缘切除肋间肌以避免血管神经束的损伤。
- 可用骨蜡或止血材料（浸有凝血酶的明胶海绵、止血基质或纤维蛋白喷雾剂）对骨面进行止血。

步骤1器械/内植物

- 手术刀、电刀
- 宽头骨膜剥离器、Doyen肋骨剥离器、肋骨剪

步骤1争议

- 肋骨切除与否：切除肋骨可以提供更好的手术视野，但增加了肋间神经痛和伤口不愈合的风险。

步骤2要点

- 胸膜后显露可以避免放置胸管并可以向尾端腹膜后进一步显露，因此可避免切开横隔。
- 肋骨头切除：用Cobb撑开器、刮匙和电刀切除肋骨横突韧带、肋骨椎体韧带和关节囊，切除肋骨头后可显露尾端椎弓根、临近节段的椎间孔和椎体后缘（椎管最前缘），虽然有时会导致交感神经干断裂。

16 经前路胸椎间盘切除术和椎体次全切除术 | 151

步骤2提示

- 手术节段错误：术前必须知道腰椎的数目，术中从腰骶结合处向上数，并与术前影像学资料对比。
- 术前数清肋骨数目，从第12肋（T11-12椎间隙）向头端逐一计数，或从第2肋（能看见的最上肋）开始计数。
- 将术中透视图像与术前矢状位MRI显示的病变节段进行对比，以确定节段。
- 节段血管损伤：需注意在距离主动脉1cm远处结扎，避免将血管从主动脉壁上撕脱下来。

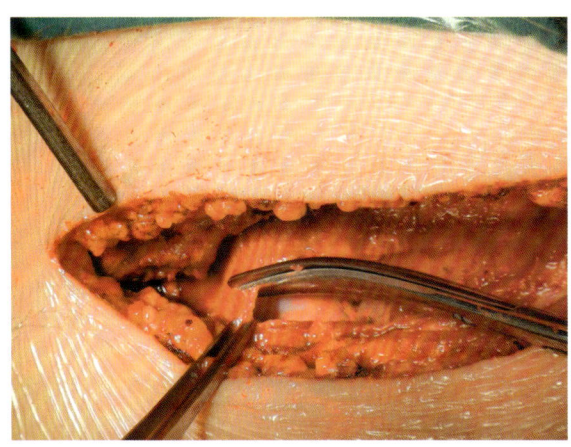

图16-8

步骤2器械/内植物

- 带湿棉垫的肋骨自动撑开器（轻柔撑开胸膜、肺和主动脉）
- 注射器针头
- 透视设备

步骤2争议

- 术前栓塞或术中结扎节段动脉会导致医源性脊髓缺血：一些人对节段血管进行临时夹闭或缝扎，然后行tcMEP/SSEP检查，其结果与结扎前相比没有变化。然而，Murakami等发现对于犬科动物和人类的肿瘤性疾病，行3个节段双侧节段动脉结扎后，会引起医源性的脊髓损伤。

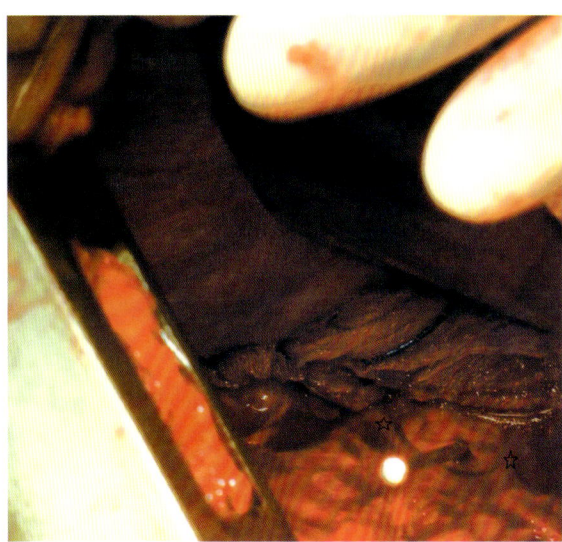

图16-9

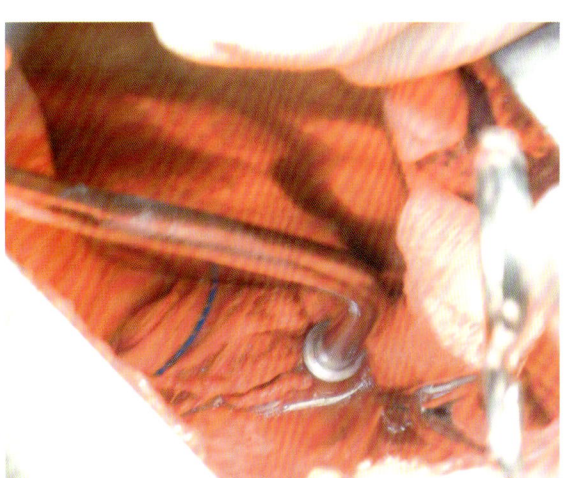

图16-10

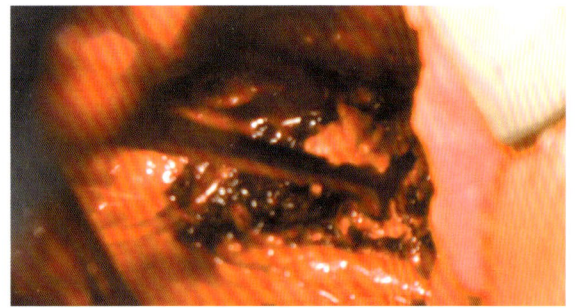

图16-11

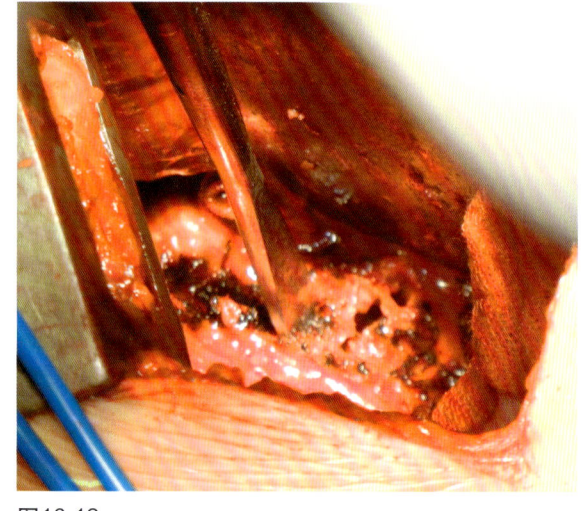

图16-12

步骤3要点
- 该步骤不需要切除前纵韧带、最前缘的椎间盘、临近节段终板和椎体。
- 空洞化：椎间的空隙为移植骨和人工椎间盘的植入提供空间。
- 椎体切除患者：可以用咬骨钳、刮匙和高速磨钻将椎体切除节段的上下椎间盘全部切除。

步骤3提示
- 如果术者在相邻节段椎体次全切除完成之前尝试去除骨化的椎间盘或后纵韧带，有可能导致硬脊膜漏或神经损伤。

步骤3争议
- 对于单纯的非骨化型椎间盘突出患者，使用单独椎间盘切除时是否需要联合应用椎间关节融合内固定技术仍存在争议。虽然很多学者为了治疗或预防胸椎轴性疼痛和畸形而支持行椎间关节融合和内固定，但是仍缺少相关文献支持。

步骤3：椎间盘切除
- 用刮匙和垂体钳部分切除椎间盘。图16-11 示使用带有15号刀片的长柄手术刀在相邻节段的椎间盘-终板交界处切开椎间盘纤维环，然后用Cobb剥离器将椎间盘从终板上剥离。
- 在相邻节段次全切除完成后对椎管内椎体后缘骨化的椎间盘或后纵韧带行直接减压。

步骤4：椎体次全切和脊髓减压
- 图16-12 示T12尾端的次全切除。在后缘骨化的椎间盘和骨赘处，行头端和尾端部分次全切除，在明显受压的上部和下部对脊髓进行安全减压。根据术前计划行减压术，但是切除不能过多，否则侧方螺钉/钢板内固定系统不能起到很好的固定效果（图16-2）。用骨刀在椎体的头尾端凿出骨切除的大概范围。
- 用刮匙将椎体残余部分骨头刮除，直至到达头尾端的椎间隙部位，注意操作时避免进入椎管。
- 最后在直视下，切除钙化的椎间盘和骨赘，对脊髓进行完全减压。该步骤所有操作都应该向远离椎管的方向进行，也可以使用高速金刚石钻头磨钻。图16-13 示减压过程。沿椎弓根对整个椎管进行减压，并用卡尺测量所需椎体间内植物的高度。

16 经前路胸椎间盘切除术和椎体次全切除术   153

步骤4要点

- 对于中央型、巨大以及钙化的胸椎间盘突出患者，开放经胸入路是直视下对脊髓进行安全减压最好的操作方式。
- 在去除最狭窄钙化的椎间盘/骨赘复合体之前，对相邻椎体部分进行次全切除可以更好地界定"正常"的椎管和脊髓。
- 虽然对于肿瘤患者可行多节段连续性或大块完整椎体切除，但是对于图中所示的病例，并不需要行完全的前半部分椎体次全切除。
- 硬脊膜破损后可经前路直接进行修补。

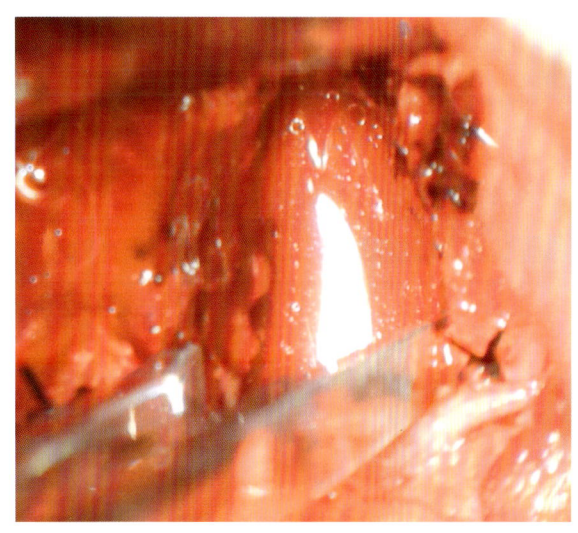

图16-13

步骤4提示

- 过度的椎体次全切除会减弱钢板/螺钉内固定的稳定性，这时就需要行完整的椎体切除并需要扩大使用内固定的范围。
- 如果次全切除后骨面不平行，则会减弱后续椎间融合和内植物的稳定性，并且会出现医源性的冠状面或矢状面畸形。

步骤4器械/内植物

- 骨刀/骨凿
- 高速磨钻

步骤5要点

- 椎间孔和椎体后缘（上和下）是椎管的标记，依靠这些标记不用透视机也可以将椎间融合器准确植入。
- 根据术前影像学资料测量椎体的宽度，有助于准确地将椎间融合器植入到合适的深度。例如图16-2显示椎体宽度为40mm，选择一个20mm宽的椎间融合器，左右各留有10mm的空隙。

步骤5：关节融合，椎间融合器的准备和植入

- 椎间融合器的大小：卡尺测量椎间融合器或自体移植骨块的高度，椎间融合器的直径可依据术前影像学资料来选择。
- 椎间融合器的选择：钛网椎间融合器、块状椎间融合器（椎体重建）、PMMA或结构性自体骨移植。
  - 网状椎间融合器能应用于任何椎间缺损（椎间盘切除、椎体全切或次全切除）。
  - 块状椎间融合器：其尺寸依据椎体和终板大小而不同，能达到矢状面的前凸或后凸。它要求终板的骨质很结实，以便于放置。
- 椎间融合器裁剪及移植骨块的准备
  - 移植骨选择：局部自体骨
    - 自体骨移植：碎骨块或块状骨
    - 同种异体骨移植：结构性骨块或片状冻干的皮质松质骨
    - 辅助生物活性成分
    - 局部抽吸获取的骨髓
  - 在器械台上用器械厂家的工具裁剪网状椎间融合器。图16-14示椎间融合器的选择、裁剪和植入。先用手持式椎间融合器裁剪器（图A）对椎间融合器的高度进行修剪，然后将局部自体骨填充于椎间融合器内，再将椎间融合器装在植入器的手柄上以便植入，最后用锤子将其锤入椎间隙（图B）。
- 当椎间融合器到达合适的深度时，去除植入器。

步骤5提示

- 椎间融合器位置错误：进入椎管、偏心位会导致局部在冠状面或矢状面上出现畸形
- 椎间融合器发生沉降
- 如使用结构性植骨，可能会被吸收

步骤5器械/内植物

- 卡尺
- 椎间融合器裁剪器
- 咬骨钳：准备局部自体骨移植
- 锤子

步骤6要点

- 建议使用双皮质螺钉，术者应小心触摸螺钉对侧骨皮质以确定螺钉位置正确。
- 双钉棒系统可以增加内固定的稳定性。
- 联合使用螺钉/钢板或螺钉/钛棒内固定系统可以避免前柱椎间融合器和移植骨发生移位、沉降，并能增加融合率。
- 残留的前缘骨皮质也可以起到减少移位的作用。
- 另外还可以先放置椎体螺钉，然后内固定撑开，在放置好椎间融合器后去除撑开力，转而对其进行加压。

步骤6提示

- 螺钉移位
- 神经血管或内脏损伤
- 意外造成硬脊膜破损
- 假关节形成

步骤6器械/内植物

- 前外侧螺钉/钢板或螺钉/钛棒内固定系统
- 高速磨钻或锥子
- 椎体加压或撑开器械
- 透视设备

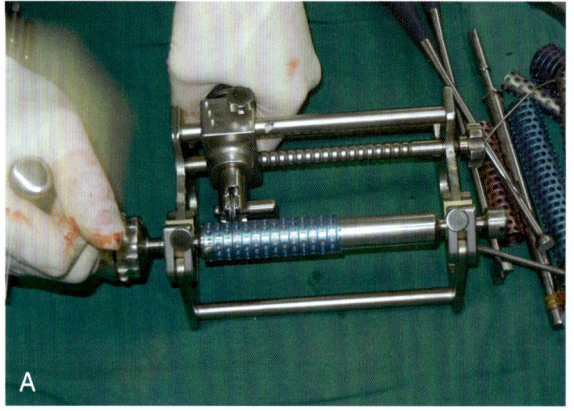

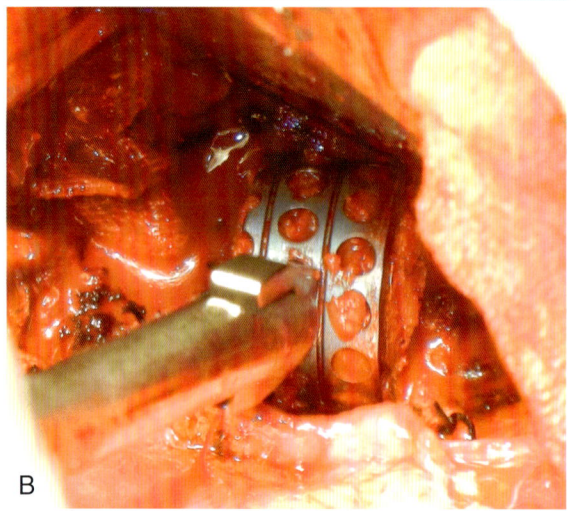

图16-14 A、B

步骤6：螺钉/钢板内固定

- 有很多螺钉/钢板内固定材料可供选择，包括：单螺钉或双螺钉、压力钢板或锁定钢板等。
- 图16-15示前外侧螺钉和钢板内固定系统。后侧椎体螺钉的连线要与脊髓平行，沿椎体逐个植入（图16-15 A）。用高速磨钻或开口锥确定进钉点，然后拧入已准备好的长度合适的螺钉。图16-15B示放置前外侧钢板后对椎间融合器和相邻椎体进行适当加压。前侧螺钉轻微向后成角，与后侧螺钉形成三角形稳定结构（图16-15 C）。将整个内固定系统最后加固后锁紧钉帽。
- 进行前后位（图16-16 A）和侧位（图16-16 B）透视，检查内植物的最终位置是否正确。

步骤7：闭合伤口

- 彻底冲洗脊柱骨床和后胸膜间隙（或胸腔），检查纵隔结构，仔细止血，然后移除胸腔器械和撑开器。
- 直视下，在切口下方1~2个椎间隙的部位放置Jackson-Pratt胸腔闭式引流或Hemovac引流系统。
- 修补壁层胸膜（若发现小的破损）。
- 按照如下顺序关闭伤口：（1）肋骨骨膜，（2）最内层，（3）肋间隙，（4）内侧肋间，（5）外侧肋间，（6）皮下，（7）表皮下。
- 包扎。

16 经前路胸椎间盘切除术和椎体次全切除术 155

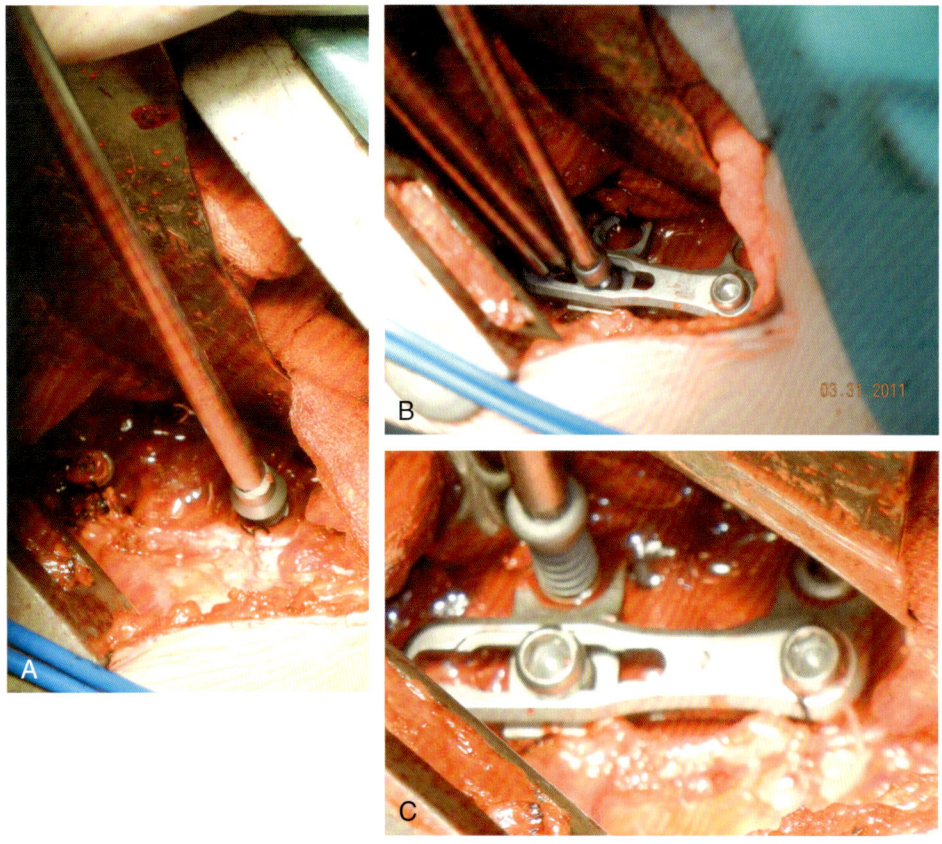

图16-15 A～C

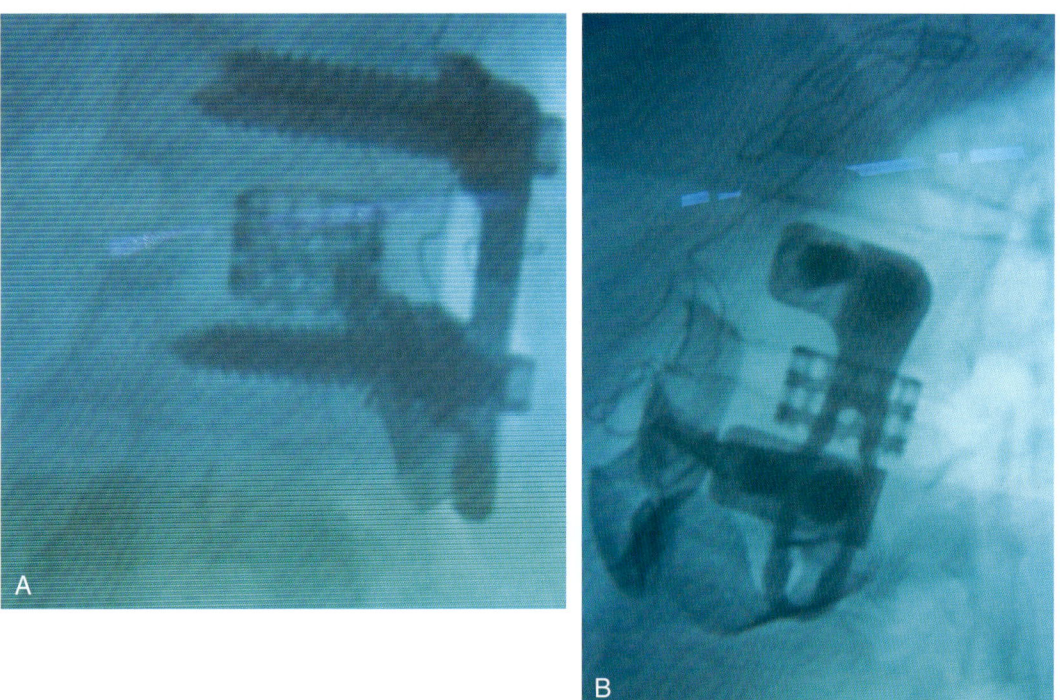

图16-16 A、B

并发症

- 肺部并发症：如发生胸腔积液、气胸和血胸，可通过胸腔穿刺或放置胸管来解决，对于肺不张，需要进行胸部理疗和诱发性肺活量测定，可通过术中每半小时间隙性充气来减少肺不张的发生率。深部脓胸很少见。
- 入路相关并发症包括肋间神经痛、手术部位感染和伤口开裂。
- 血管损伤：包括主动脉、腔静脉和奇静脉系统损伤，或节段血管神经束损伤。需要立即请胸外科医生协助处理。
- 胸导管损伤导致的乳糜胸很少见。
- 神经损伤：术中神经监测（SSEPs 或 tcMEPs）信号如果发生改变需要立即评估进行的麻醉和手术步骤，包括血压、麻醉药物、放置的内植物、骨移植材料以及减压或复位的方法。术后神经受损要求对内植物、椎间骨移植块以及手术的节段进行 STAT 评估，因为内植物移位、移植骨块脱出或硬膜外血肿会引起神经损伤。STAT 影像学检查和 CT 扫描能快速得到结果，MRI 可在骨性结构和内固定评估后进一步评估神经和软组织的情况。
- 破坏交感神经干会引起 Horner 综合征。
- 可以用合成材料对原发硬膜破损进行加强修补，例如纤维蛋白胶和合成的硬膜补片或者其他材料。如果放置了胸管，应同时放置腰椎引流，避免形成脑脊髓瘘。
- 减压不当会导致术后神经症状不能得到缓解，需要借助于横断面影像学检查进行评估。
- 融合相关并发症：假关节形成、移植骨块脱出、沉降和相邻节段椎体骨折，虽很少见，但有可能发生。比较常见的是内植物的位置不佳（特别是螺钉/钢板系统）。

术后护理

- 患者拔除气管内插管后当晚应在 ICU 留观。
- 术后镇痛。
- 围术期抗生素使用 24 小时。
- 引流量小于 30ml/d 时拔除引流。
- 术后不用常规进行胸片检查。
- 术后行常规预防性抗血栓治疗。
- 早期下床活动。
- 术后不必常规使用支具。
- 患者出院前行站立位正、侧位片检查，以确认生理负荷下内植物的状态。

预后

- 虽然前路胸椎间盘切除或椎体切除术的适应证很广，包括退变、创伤、肿瘤、感染和畸形性疾病，但胸椎间盘突出与其他病因相比仍是最主要的适应证。
- 有症状的胸椎间盘突出患者的病情通常处于进展期，许多患者因为脊髓病或顽固性疼痛而选择手术。神经病变可能是由于脊髓受压和血管缺血共同造成的。
- 手术入路有很多选择，包括前路、后路（椎板切除术、经椎弓根、经小关节、肋横突切除术、外侧腔外）、胸腔镜和内镜入路。每一种入路都有其特有的优点和缺点。
- 了解病变的部位（节段、左右侧）、程度、性质（"硬"和"软"的椎间盘）、合并症、身体状态和症状对于选择合适的手术入路极为重要。
- 直接比较单独入路效果的文献很少（大多数为 3～5 级的回顾性研究），可能是因为胸椎间盘突出患者相对较少。大多数患者术后 Frankel 分级评分都有接近 1 级的改善，运动肌力增强，根性或轴性疼痛症状减轻。
- 由于椎板切除术有损伤神经的风险，目前已基本上不再使用。
- 与其他手术入路相比，前外侧开胸手术仍然是最好的手术方式。它的优点是对神经组织有非常好的直视手术视野，可行多节段操作，缺点是术后复发率较高并且对手术医生的经验和技术要求较高。几乎所有患者神经功能都恢复很好。
- 胸腔镜入路可减轻疼痛，缩短住院时间，减少出血和输血量，肋间神经痛发生的可能性较小。
- 处理上胸椎间盘时，由于经胸入路很困难，需要行肋横突切除术。
- 只要掌握脊柱手术的基本原则，各种手术入路都能达到较好的预后。原则包括：充分的手术暴露、对神经组织进行正确适当的减压、对于脊柱不稳部位恰当的重建以及分层次认真关闭伤口。

循证文献

Anand N, Regan JJ. Video-assisted thoracoscopic surgery for thoracic disc disease: classification and outcome study of 100 consecutive cases with a 2-year minimum follow-up period. Spine 2002;27:871-9.

该研究对 100 例胸腔镜治疗胸椎间盘突出患者进行了 4 年的随访，阐述了手术方式和临床预后，结果显示：长期成功率大概是 70%，患者满意率为 84%。

Bohlman HH, Zdeblick TA. Anterior excision of herniated thoracic discs. J Bone Joint Surg Am 1988;70:1038-47.

该研究为经胸椎间盘切除术与肋横突切除术早期预后的比较研究，结果显示前路减压的效果更好。

Brown CW, Deffer PA, Akmakjian J, et al. The natural history of thoracic disc herniation. Spine 1992;17:S97-102.

作者对胸椎间盘突出的诊断和非手术治疗要点进行了总结。

Bransford R, Zhang F, Bellabarba C, Konodi M, Chapman JR. Early experience treating thoracic disc herniations using a modified transfacet pedicle-sparing decompression and fusion.

该研究对使用改良的经小关节椎弓根入路行减压融合术治疗胸椎间盘突出技术进行了回顾性研究，描述了手术技巧、初始并发症及预后。虽然有 6 例患者行翻修手术，但 Nurick 评分和直观类比标度疼痛评分都有改善。

Khoo, LT, Smith ZA, Asgarzadie F, et al. Minimally invasive extracavitary approach for thoracic discectomy and interbody fusion: 1-year clinical and radiographic outcomes in 13 patients compared with a cohort of traditional anterior transthoracic approaches. J Neurosurg Spine 2011;14:250-60.

该文章描述了手术技术并对患者进行 1 年的随访，对不同手术方式的效果进行了比较。其中，13 例患者使用微创胸腔外入路行胸椎间盘切除融合术，对照组行开胸手术。结果显示两组的影像学结果和临床预后相似。

McCormick WE, Will SF, Benzel EC. Surgery for thoracic disc disease. Complication avoidance: overview and management. Neurosurg Focus 2000;9:e13.

该研究对胸椎间盘切除手术的各种并发症做了较完整的综述。包括死亡、神经损伤、术后椎体不稳、椎间盘切除不完全、脑脊液漏和瘘、感染、误诊、肺栓塞、肺炎和肋间神经痛等。

Murakami H, Kawahara N, Demura S, et al. Neurological function after total en bloc spondylectomy for thoracic spinal tumors. J Neurosurg Spine 2010;12:253-6.

作者对 79 例行双侧术前血管栓塞、节段血管结扎和脊柱肿瘤环状减压的脊柱肿瘤患者进行了回顾性研究。结果显示结扎节段血管后，脊柱血流并没有明显减少。

Stillerman CB, Chen TC, Couldwell WT, Zhang W, Weiss MH. Experience in the surgical management of 82 symptomatic herniated thoracic discs and review of the literature. J Neurosurg 1998;88:623-33.

该研究对单中心共计 82 个胸椎间盘突出节段的 71 例患者术后进行了 25 年的随访，对手术治疗效果进行了回顾性研究。结果显示 87% 的患者疼痛明显缓解，76% 的患者肠道/膀胱功能得到改善，58% 的患者运动功能改善，并发症很少，约为 14%。

Wait SD, Fox DJ, Kenny JK, Dickman CA. Thoracoscopic resection of symptomatic herniated thoracic discs: clnical results in 121 patients. Spine 2011 Feb 17. [Epub ahead of print.]

该研究对 121 例胸椎间盘突出患者在经胸腔镜治疗后进行了 2.4 年的随访。结果显示根性疼痛、脊髓病变和背痛症状的改善比例分别为 91%、98% 和 86%，97.4% 的患者愿意再次接受此手术。

Wakefield AE, Steinmetz MP, Benzel EC. Biomechanics of thoracic discectomy. Neurosurg Focus 2001;11:e6.

Wood KB, Garvey TA, Gundry C, Heitkoff KB. Magnetic resonance imaging of the thoracic spine. J Bone Joint Surg Am 1995;77:1631-8.

作者对 90 例无症状患者的 MRI 检查结果进行了回顾性研究。结果显示 73% 的患者在 MRI 有阳性发现，约有 29% 的患者有脊柱畸形。

特发性脊柱侧凸的开放式前路胸腰椎脊柱融合术

Peter G. Gabos

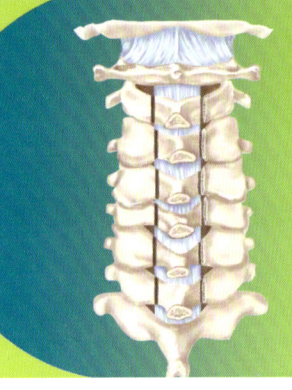

适应证要点

- 前路手术倾向于造成"脊柱后凸"。这种术式不太适合于胸椎后凸大于40°、胸腰段("交界性")后凸以及腰椎轻度前凸的病例。
- 体重大于60kg，并且脊柱侧凸大于75°，伴或不伴有脊柱重度后凸的患者不适合做开放性的或胸腔镜下的单棒融合手术。

适应证争议

- 保留1个脊柱运动节段能够明显让患者受益吗？
- 实施前路手术是否有更多的风险/并发症？
- 与后路手术相比，前路手术是否能更好地矫正曲率？

其他治疗方案

- 通过后路用双棒内固定系统行脊柱融合。
- 应用开放或者胸腔镜技术，使用单棒或双棒行前路脊柱融合。

适应证

- 阻止脊柱侧凸的进展
- 恢复脊柱的立线和平衡
- 与后路脊柱融合相比，尾侧可以保留较多的运动节段（通常1~2个节段）
- 对于骨骼未发育成熟的患者而言，可以防止发生曲轴现象（Risser征0°，髋臼软骨未闭合）
- 也适用于某些可以在胸腔镜下进行手术的病例
- 适用于Lenke1型（结构性单胸）和Lenke 5型（结构性单胸腰/腰）侧凸（图17-1 A、B）。

术前检查

- 临床评估患者的弯曲部位、冠状面和矢状面的平衡，躯干旋转、双肩不对称、骨盆倾斜、脊髓的完整性以及其他任何相关的异常
- 站立正位、侧位和左、右侧方弯曲体位的脊柱全长影像学检查结果有助于确定侧凸的分型、评价侧凸的柔韧性以及选择融合节段
- 对某些病例可以行MRI检查（例如：有神经系统的体征或症状、早发型或幼年型脊柱侧凸、侧凸进展迅速和不常见的侧凸类型）

体位

患者取侧卧位，手术通常在侧凸的凸侧入路。

入路/显露

胸椎

- 行标准的胸廓切开术入路，暴露T2-L1椎体。
- 除非绝对有必要，否则不要行双肋间切口以扩大入口。

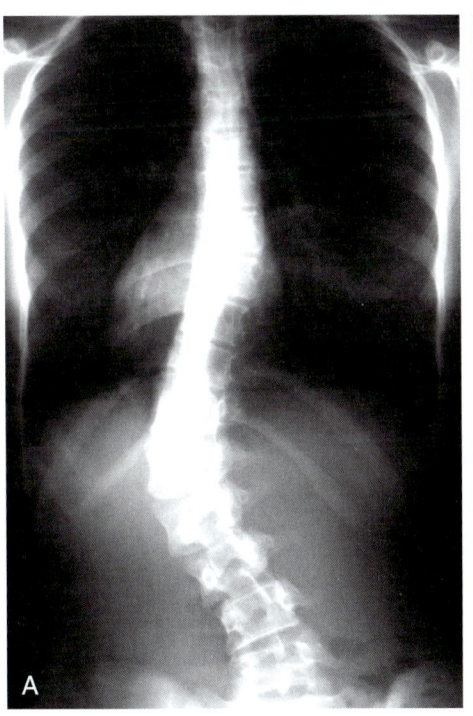 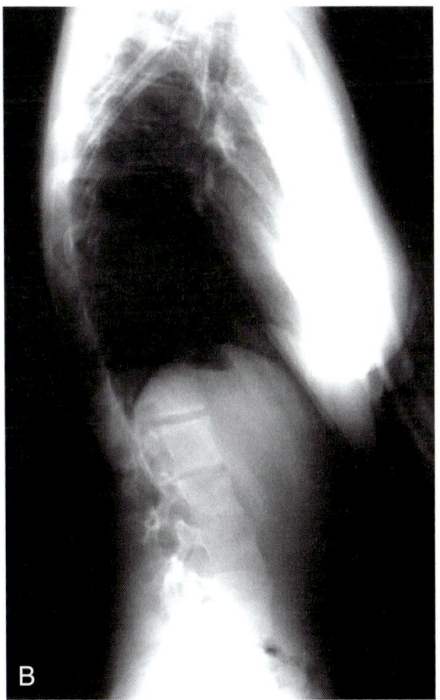

图17-1 A、B

> **体位要点**
> - 所有骨性和软组织突起,如腋下(腋窝)、膝关节外侧,都需要用软垫垫好,以防止压迫导致上肢、下肢或躯干的神经发生损伤或者软组织发生坏死。
> - 应用上肢的电生理检测能够早期发现压迫性神经损伤,可以马上重新摆体位/重新垫好上肢。
> - 使用可透射线的手术台和可塑形沙袋。
> - 使用时,应该在准备铺巾之前确认术中透视没有障碍。
> - 建议使用体感诱发电位和经颅运动诱发电位监测脊髓功能,以保证患者的安全。

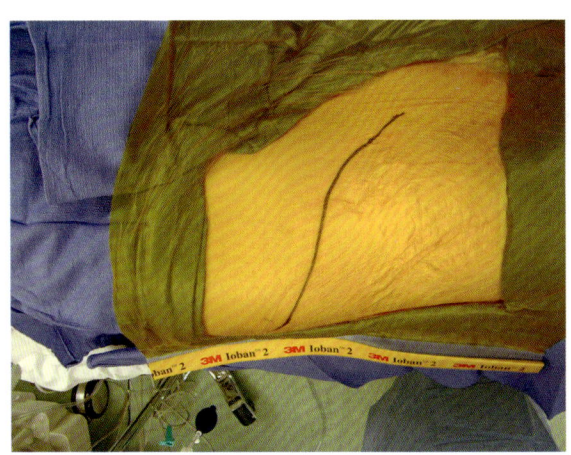

图17-2

胸腰段
- 经第10肋骨的胸腹联合入路可以最大限度地暴露脊柱胸腰段(图17-2)。

腰椎
- 前路腹膜后入路能够充分暴露腰椎椎体。

入路/显露要点

- 胸椎（开放技术）
  - 在手术过程中如果术野暴露良好，不一定要使术侧肺萎陷。
  - 使用标准的胸廓切开术式，通常选择侧凸顶椎对应的间隙。
  - 手术节段超过7个椎体时可能需要经2个肋间切开胸廓。
  - 为了尽量减少切口长度和对胸廓的剥离，在靠近头侧和尾侧的节段可进行经皮小切口椎间盘切除和螺钉植入。
- 胸腰椎
  - 在第10肋骨尖处切断肋软骨，避免损伤膈肌（头侧肋骨端）和腹部肌肉（尾侧肋骨端）的附着点。
  - 切开膈肌时，临时使用缝线进行标记，以便之后进行缝合。
  - 缝合膈肌之前应重新对合固定被切断的第10肋软骨。
- 腰椎
  - 注意变薄的肌肉结构，腹膜在靠近腹直肌鞘附近最为表浅
  - 应沿腰大肌内侧分离。
  - 生殖股神经在腰大肌腹侧走行。
  - 对L4-5节段进行手术时，通常需要结扎髂腰静脉。
  - 在不影响手术分离的情况下，保留脊柱旁交感神经

单棒系统胸腰椎脊柱融合术（开放入路）

步骤1：前路松解和椎间盘切除

- 术野得到充分暴露后，横行切断前纵韧带，彻底切除椎间盘，甚至切除后纵韧带。

步骤2：椎体前路螺钉的植入

- 椎体前路螺钉的植入点位于椎弓根起点与椎体的交界处，通过椎体的中心，直指椎体对侧。在头端和尾端椎体可以使用带齿单孔垫片以防止螺钉松动或拔出。在固定节段可以使用垫圈来帮助分担负荷。
- 首先用开路锥开口。然后用直的椎弓根探子对准术者探到椎体对侧的手指钻入，测量所需螺钉的长度。用丝锥攻丝后植入螺钉。术中可以使用透视引导，以确定植入的螺钉位于椎体中心并平行于椎体终板。

步骤3：切除终板

- 完全切除椎体终板软骨，直到粗糙渗血的骨面。这是骨性融合所必需的（图17-3）。

步骤1要点

- 松解前纵韧带并完全切除椎间盘，以获得最大侧凸柔韧性，并能够更好地矫正畸形。
- 在椎间隙远端使用压肠板可以保护血管结构。
- 对于严重的、僵硬的、椎体已经发生楔形改变的侧凸畸形，有可能需要进行椎体截骨来获得最好的矫正效果。

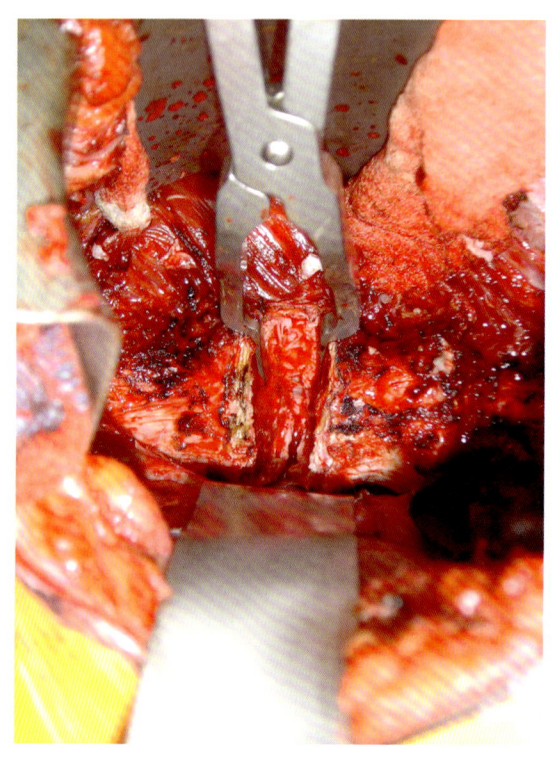

图17-3

步骤 2 要点

- 充分地暴露椎体对（凹）侧，以便允许手指触及到探针、丝锥以及椎体螺钉的钝尖。
- 使用双皮质螺钉时，其尖端突出不应超过 2mm。
- 内固定范围必须包括整个 Cobb 角。

步骤 2 提示

- 外科医生必须了解椎体后壁和靠近椎弓根基底的椎管位置，以避免椎体螺钉进入椎管。

步骤 4 要点

- 任何小的肋骨移植或者髂骨移植都应该放置在椎间支撑物的周围。如果使用同种异体股骨环移植，中空部分可以用自体骨填充。

步骤 4 提示

- 前部加压将导致后凸畸形。注意在腰椎或胸腰交界处不要过分加压椎间隙。

步骤 4：前路椎间支撑物的植入

- 前方椎间支撑对于内固定的整体强度以及获得满意的腰椎前凸都是至关重要的。当使用单棒固定时，前方支撑物应先从侧凸顶椎开始，然后依次在头、尾侧椎间隙内放置支撑物。当重建腰椎前凸时，应该将植入物朝向侧凸的凹侧打开并使其填充在椎体前方。一旦植入支撑物，即便是在棒结构固定之前，脊柱侧凸一般都会得到完全矫形，腰椎前凸也已重建。
- 对于结构性单胸弯（Lenke 1 型）需要融合到胸腰椎交界处（T12 或 L1 节段）的病例，应在下端固定椎上方的 1～2 个节段使用结构性支撑物，以防止胸腰椎交界处出现后凸畸形。

步骤 5：安装棒结构

- 将棒进行预弯在冠状面和矢状面方向达到合适的弧度，并将其放入 U 形螺钉。钉棒配合良好后依次将螺钉拧紧。
- 如果需要的话，可以稍微旋转钉棒，以保证"对合良好"。注意力量不要太大。
- 必要的话，可以通过最终对跨越椎间隙的螺钉进行加压以压紧支撑物。

步骤 6：放置胸腔引流管并缝合切口

- 放入一条标准胸腔引流管并且从一个小的单独的切口引出。
- 切口闭合时必须仔细对合横膈（见"入路/显露"的"要点"部分）。
- 术后胸腔引流管连接负压吸引，并保留 1～2 天。当气胸或血气胸消除或者引流量少于 75～100ml/12h，才可以拔除引流管。

双棒系统胸腰椎脊柱融合（开放入路）

步骤 1：前路松解和椎间盘切除

- 见单棒系统胸腰椎脊柱融合术中步骤 1。

步骤 2：前路椎体螺钉的植入放置

- 如果采用双棒内固定，标准方法是首先植入双孔带齿垫片，然后再打入椎体螺钉（图 17-4）。当植入这些内固定物时，应当注意不要使前面的螺钉太靠近椎体的前部，以免发生椎体骨折。垫片应该选择能够最大覆盖椎体侧面的尺寸，但不能侵犯邻近椎间盘。
- 前部植入螺钉可能会加重后凸畸形，这种结果对腰椎是不利的。后侧螺钉植入位置应该在不侵入椎管的前提下尽可能靠后。

步骤 3：切除终板

- 见单棒系统胸腰椎脊柱融合术的步骤 3。

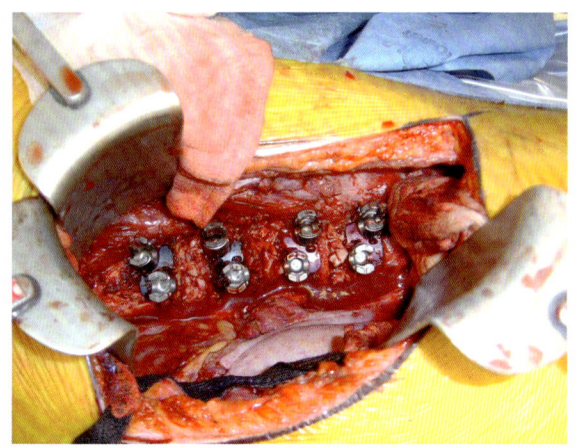

图17-4

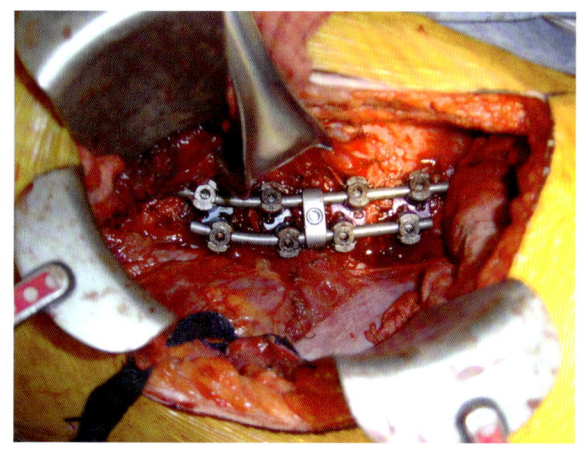

图17-5

步骤4：前路椎间支撑物的植入
- 见单棒系统胸腰椎脊柱融合术的步骤4。

步骤5：植入固定棒
- 将固定棒适当地预弯，使其在矢状位和冠状位达到需要的曲度。
- 将靠后侧的固定棒引入U形螺钉孔后依次拧紧。
- 尽管通过完全切除椎间盘和植入结构性支撑物后畸形已经得到大部分的矫正，必要时可以对固定棒进行适当的旋转以进一步使椎体去旋转。
- 如果必须的话，可以用前路螺钉进一步使椎体去旋转。这一步，通常要加压跨越椎间隙的后部螺钉以压紧支撑物，并最终锁紧后方螺钉。然后安装前棒并在原位拧紧。
- 一些脊柱内固定系统配有横连接棒，可以进行安装（图17-5）。

步骤6：放置胸腔引流管并闭合切口
- 见单棒系统胸腰椎脊柱融合术的步骤6。

术后护理和预后
- 患者术后第1天可以开始活动。如果使用单棒内固定，术后应使用脊柱支具3~4个月。如果使用双棒内固定，不需要使用支具。
- 术后要限制活动至少6个月，术后12个月后或者影像学上看到明显的融合征象时才可以进行竞技性运动。
- 术后1个月、3个月、6个月、12个月分别进行影像学检查评价内置物的稳定性、矫形的维持和骨融合的程度（图17-6A、B）。然后每年进行影像学评估直到见到确切的融合。

术后争议

- 如果固定棒的直径>5mm，单棒内固定并有多个节段的椎间支撑时，在术后早期阶段可以不使用支具。

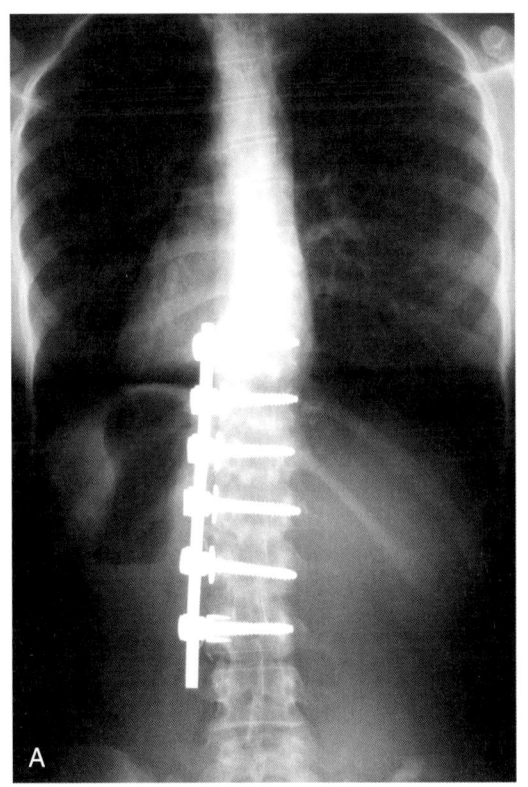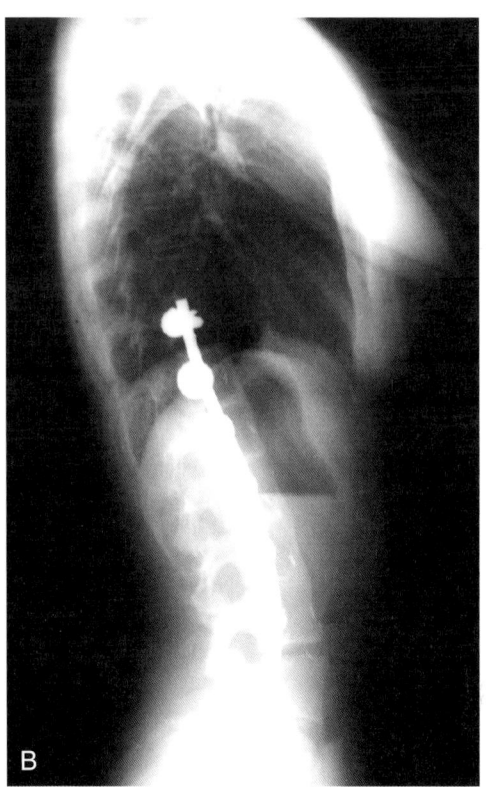

图17-6 A、B

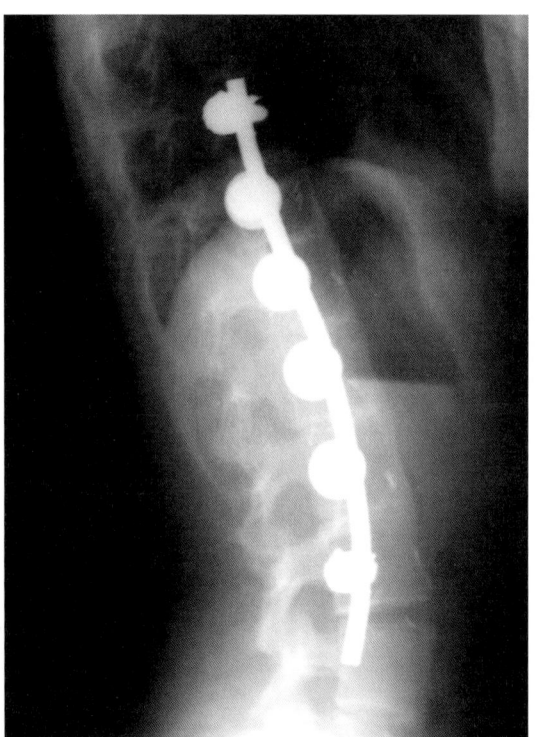

图17-7

循证文献

Fricka KB, Mahar AT, Newton PO. Biomechanical analysis of anterior scoliosis instrumentation: differences between single and dual rod systems with and without structural interbody support. Spine 2002;27:702-6.

使用牛脊椎标本进行生物力学分析发现，在旋转和屈伸方面，双棒固定比单棒固定的强度更好。两种内固定系统侧曲方向的稳定性相似。当使用结构性椎间支撑时，单棒固定系统在弯曲方向的强度明显增加，接近于双棒固定。

Lowe TG, Alongi PR, Smith DA, et al. Anterior single-rod instrumentation for thoracolumbar adolescent idiopathic scoliosis with and without the use of structural interbody support. Spine 2003;28:2221-32.

41 例患有青少年特发性脊柱侧弯的患者使用单棒（6.0mm 或 6.5mm）结构进行前路脊柱融合，其中 21 例应用椎间结构支撑系统，20 例使用自体骨移植。在 3 年随访期间没有发生棒或螺钉等内固定失败及假关节形成。脊柱侧凸研究协会调查结果与本组在矫正侧凸和矢状面平衡的情况基本相似。当使用较大直径的单棒固定时，和自体骨移植相比，椎间结构支撑系统并没有表现出明显的优势。

Lowe TG, Enguidanos ST, Smith DA, et al. Single-rod versus dual-rod anterior instrumentation for idiopathic scoliosis: a biomechanical study. Spine 2005;30:311-17.

对于人尸体标本，不管使用单棒或双棒固定系统，椎间结构支撑可以提高屈曲结构稳定性。在侧弯方向，使用或不使用椎间结构支撑，单棒和双棒固定系统的稳定性都基本相似。在旋转方向，单棒和双棒固定系统以及椎间结构支撑都有助于总体稳定性的提高。在使用双棒固定系统时，横连接棒只能提高旋转稳定性。在牛的标本中，双棒系统比单棒更稳定，椎间结构支撑的作用并不重要。

Polly DW Jr, Cunningham BW, Kuklo TR, et al. Anterior thoracic scoliosis constructs: effect of rod diameter and intervertebral cages on multi-segmental construct stability. Spine J 2003;3:213-19.

在牛脊柱标本中，使用 4mm 或 5mm 的单棒固定系统对以下几种情况进行比较：7 个椎间隙都使用结构支撑、只在顶椎间隙使用结构支撑、两个尾椎间隙使用结构支撑，以及顶椎间隙和两个尾椎间隙均使用结构支撑。结果显示：与单纯增加固定棒的直径相比，每个椎间隙都有结构支撑能明显增加系统的稳定性。当不使用结构性支撑时，轴向压力会产生极大的应力。

Potter BK, Kuklo TR, Lenke LG. Radiographic outcomes of anterior spinal fusion versus posterior spinal fusion with thoracic pedicle screws for treatment of Lenke type I adolescent idiopathic scoliosis curves. Spine 2005;30:1859-66.

这个回顾性研究比较了 40 对 Lenke 1 型脊椎侧凸患者，在分别接受前路单棒结构脊柱融合和后路胸椎弓根螺钉系统固定融合治疗后的侧凸矫正及旋转矫正效果。前路手术至少融合一个节段。结果显示：后路胸椎弓根螺钉系统固定组主胸弯矫正效果更好，非结构性的胸腰弯或腰弯能自发矫正，同时能矫正胸椎的旋转。

Rhee JM, Bridwell KH, Won DS, et al. Sagittal plane analysis of adolescent idiopathic scoliosis: the effect of anterior versus posterior instrumentation. Spine 2002;27:2350-6.

这项回顾性研究对 110 例青少年特发性脊柱侧凸手术后矢状面的形态变化进行了分析。60 例患者进行后路双棒固定融合，50 例患者进行前路单棒固定融合。随访 32 个月，后路手术组头侧相邻节段（最靠近固定系统的头侧的椎体及头侧第 2 个椎体之间）发生后凸的概率更大。前路手术组出现胸椎后凸畸形（T5-T12）更多，两组腰椎前凸均增大。两组中，尾侧相邻节段（最靠近固定系统尾侧的椎体及尾侧的第 2 个椎体之间）均未出现明显变化。作者得出结论：两种手术方式均会对术后矢状面的变化产生不同的影响，尽管程度不大。正确地应用这两种方法均可以获得良好的矢状面立线。

Smith JA, Deviren V, Berven S, Bradford DS. Does instrumented anterior scoliosis surgery lead to kyphosis, pseudarthrosis or inadequate correction in adults? Spine 2002;27:529-34.

该回顾性研究介绍了 14 例患有脊柱侧凸的成年患者，其接受前路单棒（6mm）脊柱固定融合手术，术后无一例发生假关节、渐进性脊柱后凸和内固定失败等并发症。Cobb 角平均矫正 66%，并且每个患者的胸腰椎矢状面立线保持良好或得到改善。脊柱侧凸协会调查显示：术后患者在满意度、疼痛、外形、功能及心理健康等方面评分较高。

18

脊柱后凸的手术治疗

Per D. Trobisch, Wilsa M.S. Charles Malveaux, Alok D. Sharan, Thomas J. Errico

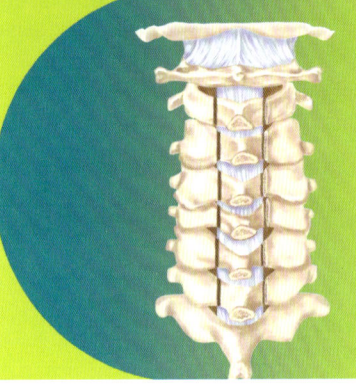

适应证提示
- 如果存在任何上运动神经元受损症状，要进行彻底的神经系统检查，以排除伴发囊肿或胸椎间盘突出的可能。

适应证争论
- 后凸畸形常伴有脊柱滑脱
- 无症状的滑脱不需要治疗。
- 神经功能障碍多由于其他原因（如椎间盘突出）而不是后凸畸形本身引起。

其他治疗方案
- 后路脊柱融合（PSF）（椎板钩、椎弓根螺钉或二者混合使用）
- 前/后路联合脊柱融合
- 通过电视辅助胸腔镜手术（VATS）进行前路胸腔镜下脊柱融合

体位要点
- 采用后路手术时，使双髋关节过伸，可以帮助维持腰椎前凸。
- 双膝关节屈曲30°以放松腘绳肌。
- 上部软垫应该放置在肩关节的尾侧，来被动地帮助纠正胸椎后凸畸形。

适应证
- 大于75°的僵硬性后凸
- 应用支具治疗下，后凸仍进展
- 非手术治疗下进展的疼痛性后凸畸形
- 出现神经症状
- 后凸大于100°并导致呼吸困难

术前检查
- 全脊柱正侧位片
- 过伸位平片
- 胸、腰椎脊柱的MRI检查来排除囊肿或椎间盘突出疾病

外科解剖
- T2到T12椎体可以通过胸腔入路暴露，T12以下的椎体通过腹膜后入路暴露。
- 如果施行VATS手术可以通过一个切口暴露2～3个椎间盘。
- 相反地，多节段后方截骨只能采用后入路。
- 当进行后路截骨时，切除相邻椎体前后方的小关节很重要。
- 应该保留最头侧的棘上韧带来预防近端交界性后凸畸形。

体位
- 前路手术时，患者取侧卧位。
- 优先选择左侧入路，因为损伤到主动脉比损伤到腔静脉容易修补。
- 后入路手术时，使患者俯卧在四脚托架上。

手术步骤

步骤1：前路松解和融合
- 施行开放或电视辅助胸腔镜手术。
- 应该切除过伸位下没有前凸变化的椎间盘。
- 进行支撑植骨来增强融合并预防矫形丢失。
- 前路手术结束后放置单腔胸腔引流管，并使患者保持俯卧位。

术后护理和预后
- 通常不需要佩戴支具。
- 患者应该在 ICU 过夜。
- 术后第 1 天鼓励患者下床活动。

步骤1要点
- 切除肋骨头前部可以更好地暴露后方椎间盘。
- 初步切除椎间盘后使用椎间撑开器来观察剩余的椎间盘组织。
- 松解前纵韧带很重要，因为这是造成畸形的因素之一。
- 当引流量少于 80ml/8h，可以拔除胸腔引流管。

步骤1提示
- 前路手术需要塌陷同侧肺。
- 应该保留节段血管，因为它们对牵张的脊髓很重要。

步骤1器械/内植物
- 进行 VATS 手术时需要特殊的胸腔镜设备。
- 顶椎以下使用复位螺钉，有助于安放固定棒。

步骤1争论
- 施行前路手术可能需要胸外科医师的帮助。
- 后路融合手术进行后路全椎体切除（VCR）或者经椎弓根"V"形截骨（PSO）可能达到与前路松解+后路融合同样的效果。
- 在脊髓节段后路行 VCR 或 PSO 术时，存在神经系统并发症的风险，尤其是老年患者。
- 前、后路联合手术术后并发症的发生率比单纯后路手术高。
- VATS 术式比传统的开胸手术并发症发生率更低，但是其费用要高出大约 30%。

步骤2要点
- 内固定装置的远端应该位于矢状面稳定椎，该椎体应该是被后骶骨中线纵行穿过，并且是最近端的胸椎或者腰椎椎体。
- 内固定装置的近端应该位于 Cobb 角的近端椎体（图 18-1）。

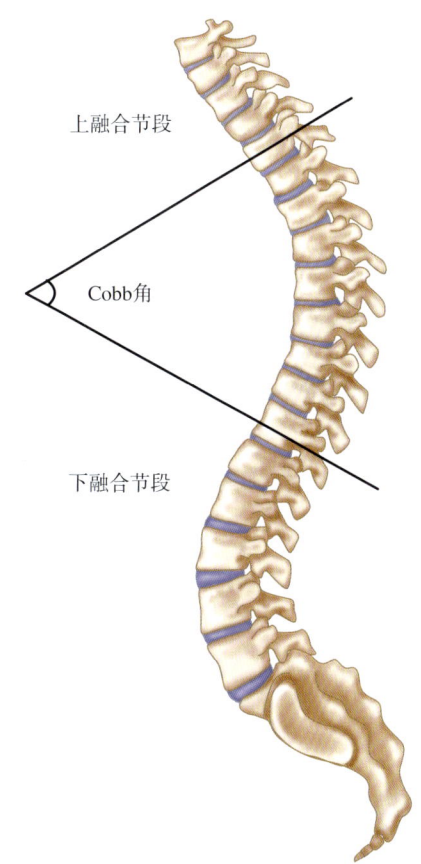

图18-1

步骤2注意事项

- 如果在 MRI 上发现顶椎椎间盘突出，在进行侧凸矫形前应行前路椎间盘切除或 VCR。
- 胸椎 VCR 需要切除肋骨头，通常还需要切断神经根。
- 在矫形前平均动脉压至少应达到 75mmHg。

步骤2设备/内植物

- 后路脊柱融合手术使用强度较大的金属棒（1/4英寸不锈钢棒）可以预防矫形的丢失。

步骤2争论

- 与前、后路联合手术相比，使用胸椎弓根螺钉和节段性截骨行单纯后路手术将缩短手术时间、减少出血量并降低并发症的发生率。

术后提示

- 术后肠系膜上动脉综合征发生率较高。
- 症状主要有恶心、呕吐和腹痛。
- 治疗包括禁食和充分补液，直至症状消失。

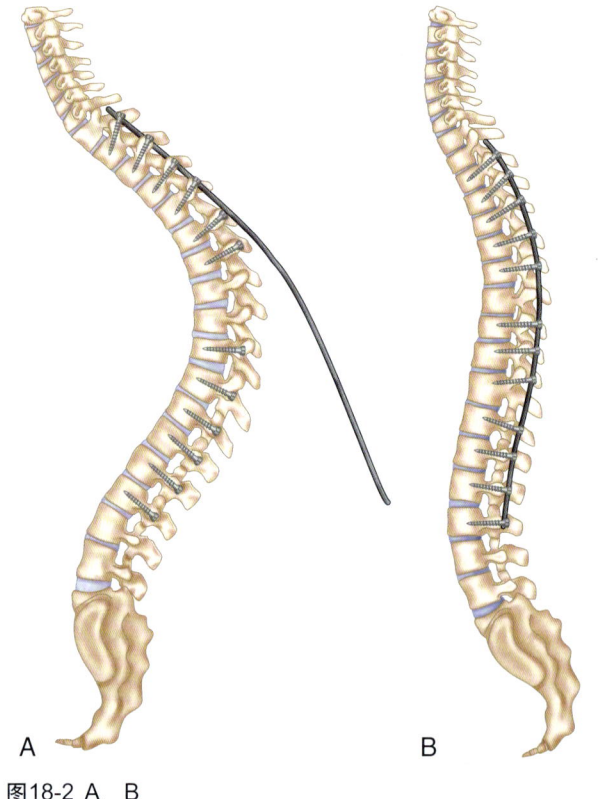

图18-2 A、B

步骤2

- 进行广泛松解，包括顶椎及其头/尾侧相邻的3个椎体的小关节的彻底切除。
- 在顶椎双侧置入椎弓根螺钉，并且顶椎上下椎体至少各植入8枚椎弓根螺钉。
- 预弯金属棒到正常的矢状面生理弧度。
- 将棒嵌入近端椎弓根螺钉内（图 18-2A），然后逐一压入其他螺钉内（图 18-2B）。
- 金属棒植入完成后，进一步加压闭合截骨节段，对侧凸进一步进行矫形。
- 如果施行 PSO 或 VCR，需要使用临时固定棒来进行预矫形。

循证文献

Arlet V, Schlenzka D. Scheuermann's kyphosis: surgical management. Eur Spine J 2005;14:817-27.
  这篇综述文章讨论了使用新型节段内固定器械来矫正后凸畸形。文中还介绍了四棒技术和多种加压技术。

Boachie-Adjei O, Sarwahi V. Scheuermann's kyphosis. In: DeWald RL, editor. Spinal Deformities: The Comprehensive Text. New York: Thieme Medical Publishers; 2003, p. 777-86.
  这篇文章论述了在矫正 Scheuermann 疾病后凸畸形中的手术观念和手术技术。

Lee SS, Lenke LG, Kuklo TR, et al. Comparison of Scheuermann kyphosis correction by posterior-only thoracic pedicle screw fixation versus combined anterior/posterior fixation. Spine 2006;31:2316-21.
  这篇文章比较了 18 例患者行单纯后路融合与 21 例患者行前、后路联合融合手术在术后临床表现和影像学的差异。研究发现：通过使用节段性截骨和胸椎弓根螺钉的单纯后路融合比使用钩／钉内固定系统的前、后路联合融合更有优势。

Murray PM, Weinstein SL, Spratt KF. The natural history and long-term follow-up of Scheuermann kyphosis. J Bone Joint Surg Am 1993;75:236–48.
  这篇经典文章描述了 67 例患有 Scheuermann 后凸畸形患者的长期随访结果，平均随访 32 年。与对照组相比，Scheuermann 后凸畸形患者的背部疼痛更为强烈，只能参加轻体力工作并伴有躯干后伸受限。

19

硬膜内髓内或髓外脊柱肿瘤切除术

John Christos Styliaras, Ashwini Sharan, John Birknes, John K. Ratliff, James S. Harrop

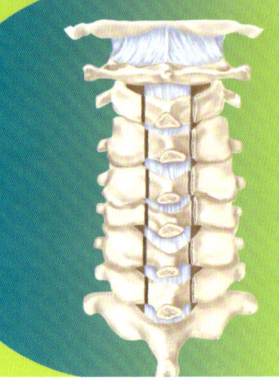

适应证提示

- 注意与肿瘤伴发的神经损伤

适应证

- 脊髓压迫
  - 肌力下降（上肢、下肢或上下肢）
  - 胃肠及膀胱功能障碍
  - 感觉异常（轻触或针刺）
  - 手或步态不协调
- 有神经压迫症状，主要表现为神经根病
- 影像学检查提示肿瘤进行性生长
- 持续性疼痛或神经根病
- 骨骼重塑导致脊柱畸形

术前检查

- 体格检查
  - 脊髓病损的表现
  - 神经根损伤的症状和体征
  - 肿瘤引起的皮肤神经改变（如神经纤维瘤病）
- X 线平片 /CT 扫描
  - 不能明确诊断
  - 长期病变导致的骨质破坏和骨异常（如扇贝样骨化改变）。
  - 可以通过 CT 来判断骨性结构对脊髓等软组织的压迫
- 增强 MRI
  - 科研价值较大，因为它可以提供更多关于肿瘤本身的信息。
  - 可用于鉴别硬膜内病变的不同类型
    - 髓外型——位于脊髓实质之外
      - 脊膜瘤——来源于硬膜。在 T1 和 T2 加权像上，脊膜瘤与脊髓相比，前者表现为均一低信号病变，然而在增强 MRI 其表现为均一增强的钙化灶。
      - 神经鞘瘤（施万细胞瘤和神经纤维瘤）：位于髓外，呈哑铃形，并沿神经走行，穿过椎间孔（图 19-1A）。冠状位图像（图 19-1B）显示肿瘤绕椎弓根生长，并穿过椎间孔。在 T1 加权像上，神经鞘瘤的信号与脊髓相近，然而在 T2 像上，则表现为非神经源性的高信号。在对比增强 MRI 中，神经鞘瘤通常有不规则的边界以及环形的强化。

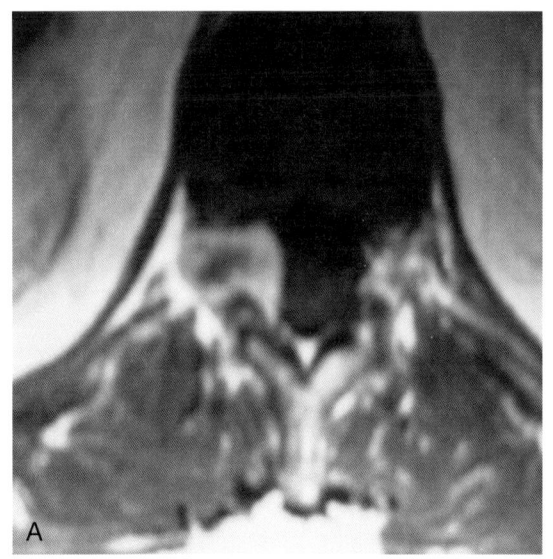
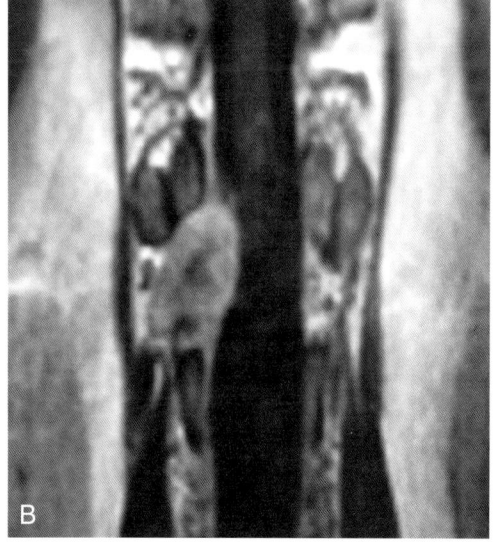

图19-1 A、B

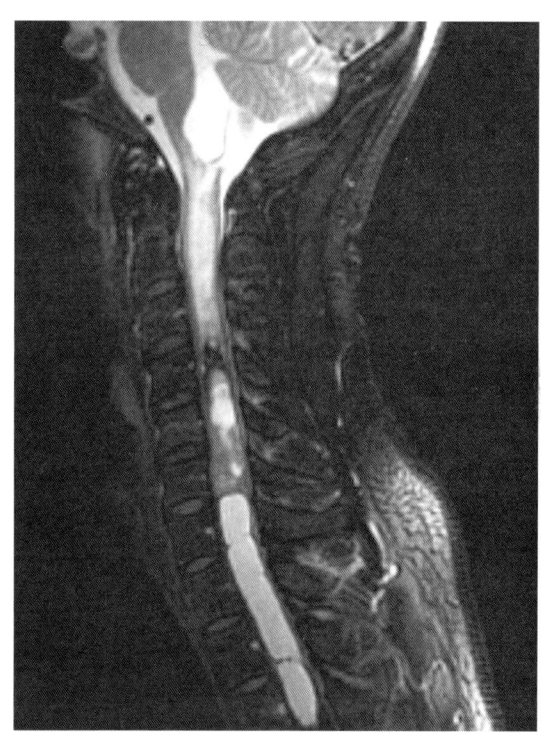

图19-2

其他治疗方案

- 尽可能将肿瘤完全切除：髓内肿瘤切除术的预后取决于肿瘤的病理分期、能否彻底切除以及术前的神经功能。对于绝大多数髓外肿瘤而言，术后神经功能恢复良好。
- 在神经功能正常的硬膜内脊髓肿瘤患者，仍然要进行系统的影像学和临床检查。
- 对于恶性肿瘤或复发性进展迅速的脊髓髓内肿瘤而言，放疗是第二治疗选择或者辅助治疗方案（虽然对这种病例的最佳治疗手段仍存在争议）。

- 髓内型——位于脊髓实质内（图19-2）
  - 脊髓膨大
  - 伴有髓内囊肿或髓内瘘管
  - 原发性神经胶质瘤（如室管膜瘤）较常见。它们在T1加权像上与脊髓信号强度等同，然而在T2加权像上是高信号的。对比增强MRI上这些病变有明确的界限和均一性增强。

外科解剖

- 脊柱可以分为以下几个部分
  - 前方——椎体
  - 外侧——椎弓根
  - 后方——椎板和棘突
- 不同节段
  - 颈椎：7 节
  - 胸椎：12 节
  - 腰椎：5 节
- 脊髓被膜
  - 硬膜
    - 较厚的纤维层
    - 与骨性椎管形成硬膜外腔，其内包含硬膜外静脉、脂肪与纤维组织。
  - 蛛网膜。
    - 蛛网膜在硬膜和软脑膜之间，包含蛛网膜下腔。
    - 蛛网膜下腔充满脑脊液并延伸到 S2 水平
  - 软脊膜
    - 紧贴脊髓表面的一层组织
    - 紧贴脊髓和进入脊髓的血管
- 脊髓
  - 全长大约 45cm
  - 从脊髓发出 31 对脊神经：8 对颈神经，12 对胸神经，5 对腰神经，5 对骶神经和 1 对尾神经
  - 圆锥：脊髓的末端
  - 终丝：位于脊髓远端的纤维，末端位于第 1 尾椎的背侧
  - 脊髓：是高度有序的、有明确体表定位的组织，其由功能和解剖上明显不同的两部分组成
    - 灰质——位于脊髓中央，包含神经元胞体及其营养结构
      - 在横切面上，左右两侧对称，中间以一条状灰质相连，呈 H 形
      - 腹侧——含前角运动神经元
    - 白质
      - 灰质周围部分
      - 包括轴索及无轴索的神经束
    - 中央管——在 H 形结构的中心
      - 是胚胎时期神经板神经化的遗迹
      - 起于第四脑室，沿脊髓延伸
      - 贯穿脊髓全长，止于脊髓圆锥的梭形终室
      - 由立方室管膜细胞排列而成

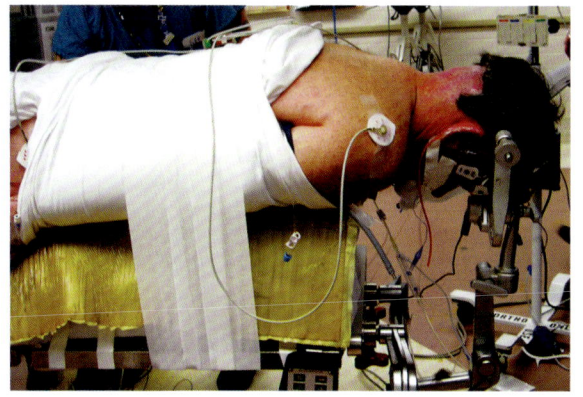

图19-3

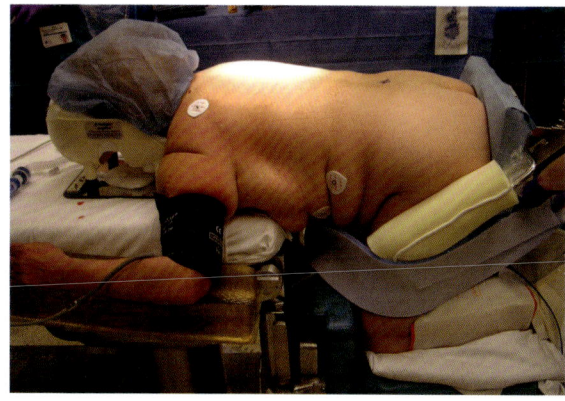

图19-4

体位要点

- 摆放体位时要尽量避免压迫腹部，以降低硬膜外静脉压，从而减少术中出血。
- 胸椎病灶的定位比较困难，术前的定位和术中透视会有所帮助。

体位提示

- 肩部固定时确保没有牵拉臂丛。术中进行肌电图和体感诱发电位监测，以减少臂丛神经损伤的发生率。

入路/显露要点

- 短效的肌松剂有助于显露伤口而且不影响神经电生理监测。
- 术中透视有助于病灶的定位，减少不必要的骨切除。
- 椎板切除暴露硬膜以明确肿瘤边界，切除范围要有助于病灶处理。
- 在硬膜或骨表面局部应用止血药，有助于控制静脉出血。

体位

- 全身麻醉并进行神经电生理监测
- 俯卧位，使脊髓正中线位于身体中线
  - 确保眼部没有受到压迫
  - 确保气管插管通畅没有堵塞
  - 确保体表骨突有神经走行部位有软垫保护（如尺神经和腓神经）
- 病灶位于枕骨到 T4 范围（图 19-3）
  - 使用 Mayfield 头架
  - 将颈部置于中立位，确保眶部和气管插管没有受到外部压迫
  - 固定肩部以便进行术中透视
- 病灶位于 T4 到骶骨范围（图 19-4）
  - 使用 Andrews 支架或椎板卷。
  - 保证腹部没有压迫，这有利于降低术中硬膜外静脉压

入路/显露

- 首先要确定中线的位置和需要切除椎板的范围。
- 作正中切口，逐层切开达到椎旁筋膜。
- 从棘突向两侧沿椎板做骨膜下剥离。
- 此处应用低切迹拉钩暴露术野。
- 使用高速磨钻切除椎板。
- 在椎板两侧与关节突连接部切除椎板。
- 切除头侧和尾侧的棘间韧带。
- 整块切除椎板，仔细分离与椎板粘连的硬膜（图 19-5）。
- 通过以下手段确定硬膜暴露的范围是否充分
  - 术中通过触诊探查肿瘤
  - 术中影像学检查
  - 术中超声检查
- 确定充分止血，尤其是硬膜的边缘。

入路/显露提示

- 不要损伤关节突以免引起远期脊柱不稳定。
- 如果止血尤其是硬膜表面的止血不彻底，切开硬膜时出血会比较多。
- 如果切除椎板时暴露不充分，在切开硬膜后可能需要再次切除周围骨质，会造成血和骨屑进入硬膜囊。

入路/显露设备

- 低切迹拉钩：用于硬膜或软膜缝合过程中的显露
- 椎板拉钩：用于显露术野

步骤1要点

- 将切开的硬膜边缘与止血纱条重叠缝合，以填塞硬膜外区域。
- 将硬膜切口两侧牵引线悬吊在椎旁肌上，有利于脊髓区域的暴露。

步骤1提示

- 如果切开硬膜前暴露不充分会增加骨屑和血液进入椎管的可能。

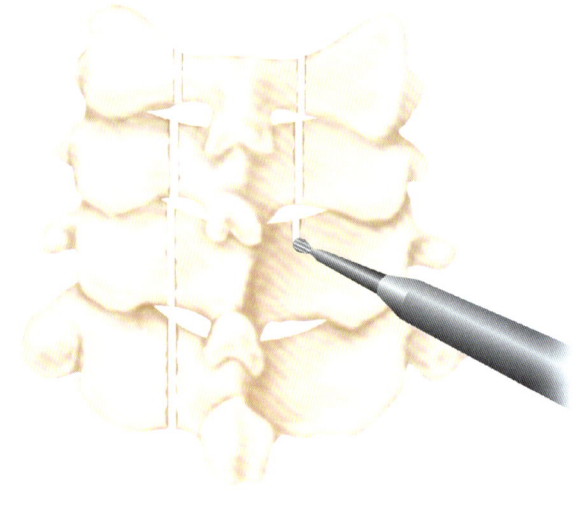

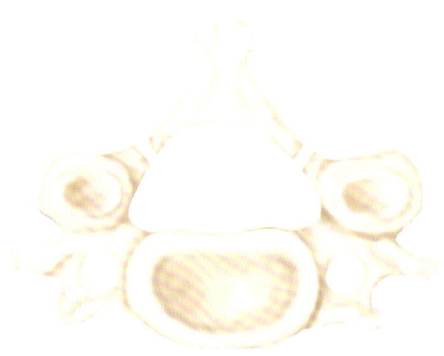

图19-5

步骤

步骤1

- 打开硬膜前，一定要认真止血，尤其是硬膜外区域止血一定要彻底。
- 确定肿瘤头侧和尾侧边界，保证肿瘤范围内的椎板均已充分打开。
- 根据术前影像学检查，在适当位置缝针留线以备牵开硬膜暴露脊髓。
- 在正中或侧方切开硬膜。
  - 尽可能保留蛛网膜。
  - 蛛网膜打开后使脑脊液流出，降低椎管内压力。
- 在切开硬膜后，牵开两侧硬膜缝线既可以暴露肿瘤，又可以防止周围的血液进入脑脊液（图19-6）。另外，在硬膜外区域使用止血材料，有利于保证术野清楚。

19 硬膜内髓内或髓外脊柱肿瘤切除术

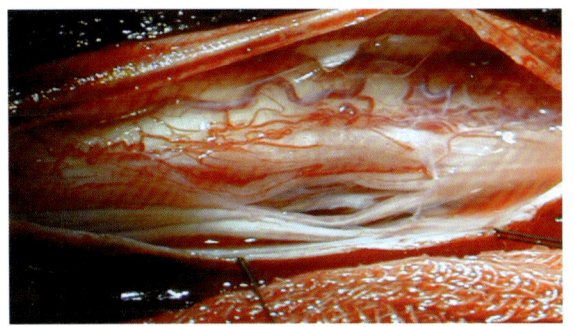

图19-6

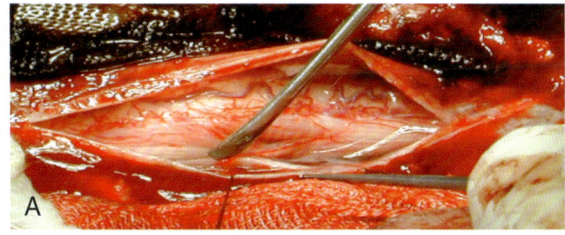

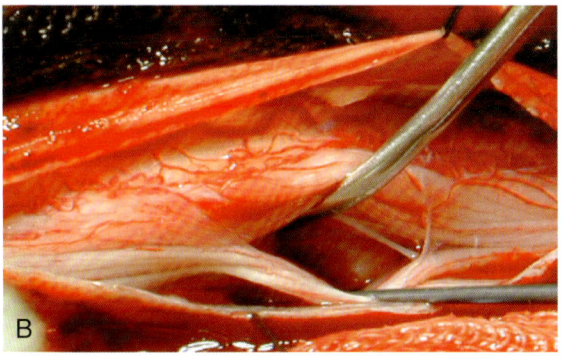

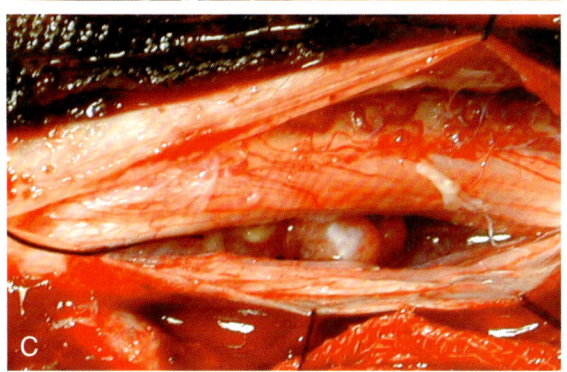

图19-7 A～C

步骤2要点
- 使用配套的平衡装置以保持显微镜的平衡。
- 如有可能，拍摄操作过程。
- 在使用显微器械前，应撤掉之前的手术器械。

步骤2提示
- 使用显微镜时，过度放大会使视野范围受限。

步骤2器械/内植物
- 手术显微镜
- 显微器械

步骤3提示
- 切除创面如有活动性出血，则提示有肿瘤残留。

步骤2
- 将手术显微镜移至术区。
  - 提供局部照明
  - 放大倍数优于头镜
- 使用专门的显微器械切除，优点包括
  - 可以明确病灶远近端的正常解剖结构
  - 可以准确地观察病灶的侵犯范围（图19-7）
  - 可以明确神经根和脊髓的侵犯情况

步骤3
- 髓外肿瘤
  - 对于神经鞘瘤，除了切除脊髓的病灶外，还应切除神经根袖内的病灶（图19-8）。
  - 神经纤维瘤和施万细胞瘤在影像学上呈哑铃形，对于这类病损处理如下：
    - 切开神经鞘并整块切除椎管内肿瘤。
    - 手术主要目的是切除椎管内的占位以到达减压。

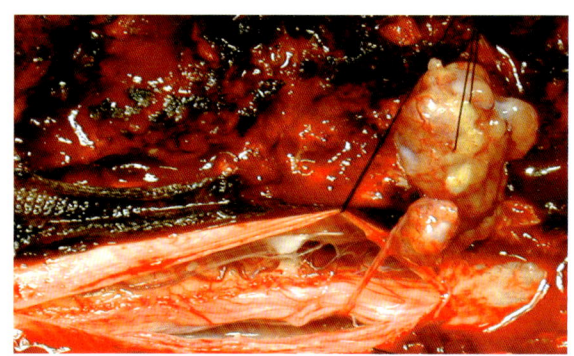

图19-8

步骤3 器械/内植物
- 术中超声检查
- 显微手术器械

- 为明确神经传导和电位情况，切除病灶后应进行神经电生理刺激检查。
- 脊膜瘤基底位于硬膜上，应该一起切除。
- 髓内肿瘤
  - 术中使用超声检查，明确病变范围。
  - 评估脊髓前侧柱切断术的切除范围，使用双极电凝对这一范围内的脊髓背侧血管进行止血。
  - 切口应沿正中裂并与脊髓后柱平行。
  - 取病灶组织并送病理科检查。
  - 将脊髓前侧柱切断，并且要确保脊髓的头侧与尾侧均无肿瘤残留。
  - 明确神经胶质细胞增生层，确定肿瘤位于切除的组织内。
  - 如果肿瘤中心区域有坏死并形成空洞，肿瘤边缘的包膜或假包膜可能会发生塌陷，这时应该根据情况缩小切除范围。

步骤4
- 切除病灶后仔细止血，确保没有活动性出血。
- 检查切除标本以明确已将肿瘤完整切除。
- 用不可吸收缝线缝合硬膜。
- 在完全闭合硬膜前，将生理盐水注入蛛网膜下腔，并检查是否有水漏出。
- 逐层缝合切口。

术后护理和预后
- 术后尽早行MRI检查，以明确手术切除情况，同时以备将来随访比较时使用。
- 在对比增强影像上，可以评估残留的肿瘤组织，这有助于制订术后进一步的治疗方案。

循证文献

Berhouma M, Bahri K, Houissa S, et al. Management of intramedullary spinal cord tumors: surgical considerations and results in 45 cases. Neurochirurgie 2009;55:293-302.

Biswas A, Puri T, Goyal S, et al. Spinal intradural primary germ cell tumour—review of literature and case report. Acta Neurochir 2009;151:277-84.

Brotchi J. Intrinsic spinal cord tumor resection. Neurosurgery 2002;50:1059-66.

Burger PC, Scheithauer BW. Tumors of the central nervous system. In: Rosai J, Sobin LH, editors. Atlas of Tumor Pathology, series 3, facs 10. Washington, DC: Armed Forces Institute of Pathology; 1994.

Cavalcanti DD, Martirosyan NL, Verma K, et al. Surgical management and outcome of schwannomas in the craniocervical region. J Neurosurg 2010;114:1257-67.

Constantini S, Miller DC, Allen JC, et al. Radical excision of intramedullary spinal cord tumors: surgical morbidity and long-term follow-up evaluation in 164 children and young adults. J Neurosurg Spine 2000;93:183-93.

Dong-Ki Ahn, Hoon-Seok Park, Daw-Jung Choi, et al. The surgical treatment for spinal intradural extramedullary tumors. Clin Orthop Surg 2009;1:165-72.

Epstein FJ, Farmer JP, Freed D. Adult intramedullary astrocytomas of the spinal cord. J Neurosurg 1992;77:355-9.

Mechtler L, Cohen ME. Clinical presentation and therapy of spinal tumors. In: Bradley WG, Daroff RB, Fenchel GM, Marsden CD, editors. Neurology in Clinical Practice: The Neurological Disorders, 2nd ed. Boston: Butterworth-Heinemann; 1996.

Osborn AG. Diagnostic Neuroradiology. St Louis: Mosby–Year Book; 1994.

Simeone FA. Intradural tumors. In: Rothman RH, Simeone FA, editors. The Spine, 3rd ed. Philadelphia: WB Saunders; 1992.

20

内镜下胸椎间盘切除术

Stepan Kasimian, J. Patrick Johnson

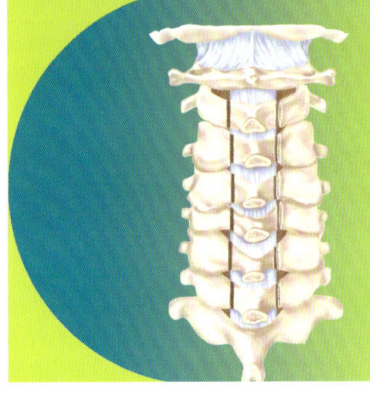

适应证注意事项

- 学习曲线长
- 在多个节段病变时，有些节段的椎间盘突出不会引起症状
- 有些患者有肺部器质性病变的病史
- 术中有些患者对单侧肺通气耐受性差

争 议

- 使用导航系统有助于手术进行（Holly 等，2001）。
- 后外侧入路，如经椎弓根或经肋骨横突入路可以治疗腹型椎间盘突出，但是这些入路更适合于旁中央型椎间盘突出的切除（Johnson 等，2000）。
- 因胸腔镜下手术时间长，因此有多个节段需要手术时最好选择开胸手术。
- 对胸椎间盘切除术来说，建议术前进行血管造影以了解 Adamkiewicz 动脉的位置（Di Chiro 等，1970），但一般不需要结扎椎体节段动脉。
- 当椎间盘切除太多或其他原因导致脊柱不稳时有必要进行脊柱融合。

适应证

- 胸腔镜下胸椎间盘切除术的适应证与其他治疗中央型胸椎间盘突出手术的适应证相似。
  - 腹型胸椎间盘突出，导致脊髓病、步态失稳、双下肢无力及括约肌功能障碍
  - 胸椎间盘突出合并有后背痛、胸神经根病及腿痛，保守治疗无效者（保守治疗方法包括局部封闭、非甾体类抗炎药物、理疗等）
- 胸腔镜下可以进行的脊柱手术包括神经鞘瘤切除术、脊柱侧弯前路松解术、多汗症交感神经切除术及椎体次全切除。图 20-1 示一 55 岁的女性患者在拍胸片时偶然发现纵隔肿瘤，轴位 CT 扫描（图 20-1A）、轴位 MRI（图 20-1B）及矢状位 MRI（图 20-1C）提示神经根"哑铃"形肿瘤（周围神经鞘瘤）伴椎间孔扩大。肿瘤在后路开放手术联合胸腔镜下被成功切除。

术前检查

- 胸椎间盘突出的症状有胸神经根病、胸背部疼痛、脊髓病及不明原因的腿痛（Anand 和 Regan，2002）。
- 选择性胸神经根阻滞既可用于诊断也可用于治疗，虽然文献并没有报道其可以减轻长期疼痛。MRI 可以很好地显示软组织细节及脊髓各个层面的受压情况。作者推荐进行矢状位胸腰椎连接部位的 MRI 平扫并与胸椎 MRI 进行对比以利于术中定位。
- 对于一些解剖定位不清楚的有挑战性的病例，如胸正中部损伤使解剖标志消失，或是明显的椎体畸形，可以术前 CT 引导下经背部皮肤切口在可疑椎间盘邻近的椎弓根内经皮放置一个不透射线的标志（如可脱性弹簧圈）（Binning 和 Schmidt，2010）。
  - 图 20-2 示一例脊髓病患者。矢状位（图 20-2A）和轴位（图 20-2B）MRI 的 T2 加权像显示中央型椎间盘突出严重压迫脊髓。为了安全地进行减压应该从腹侧入路。

All images in this chapter are courtesy J. Patrick Johnson, MD; from Johnson JP, Rogers CD. Thoracoscopic diskectomy. In: Kim DH, Fessler RG, Regan JJ, editors: Endoscopic Spine Surgery and Instrumentation. New York: Thieme; 2005.

20 内镜下胸椎间盘切除术 179

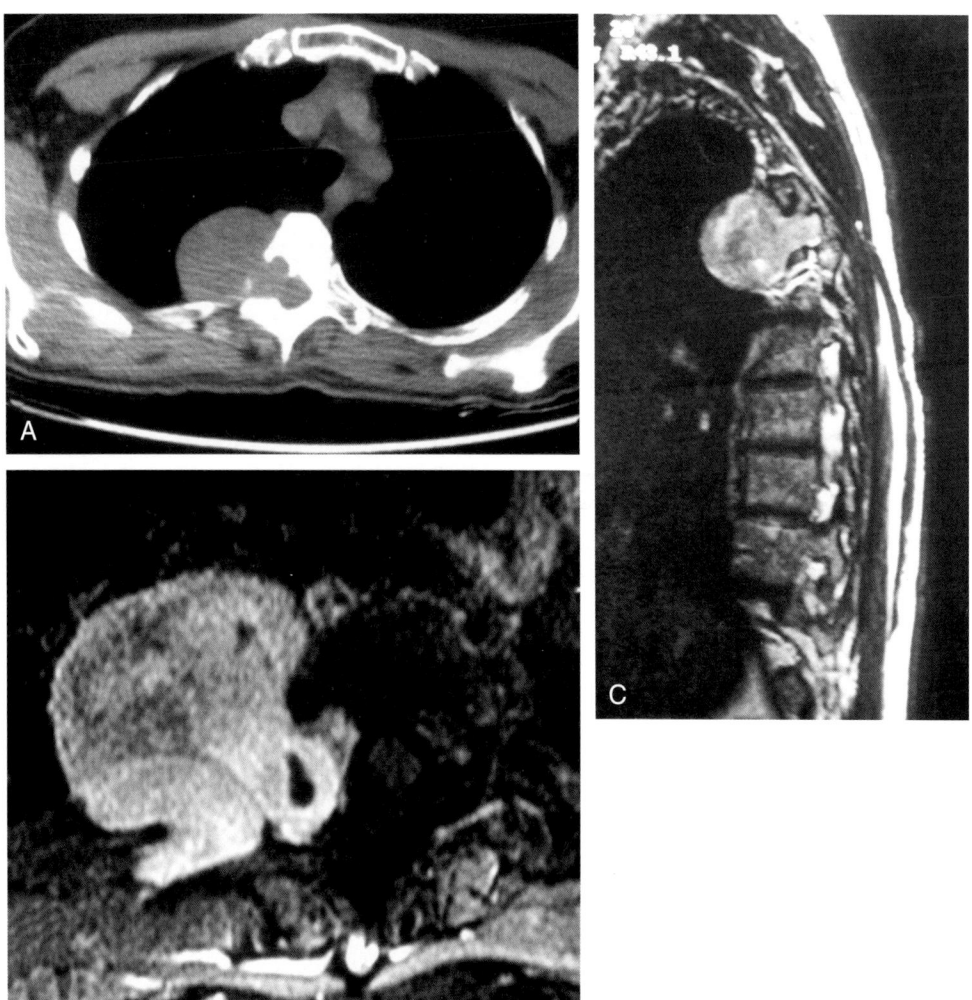

图20-1 A～C

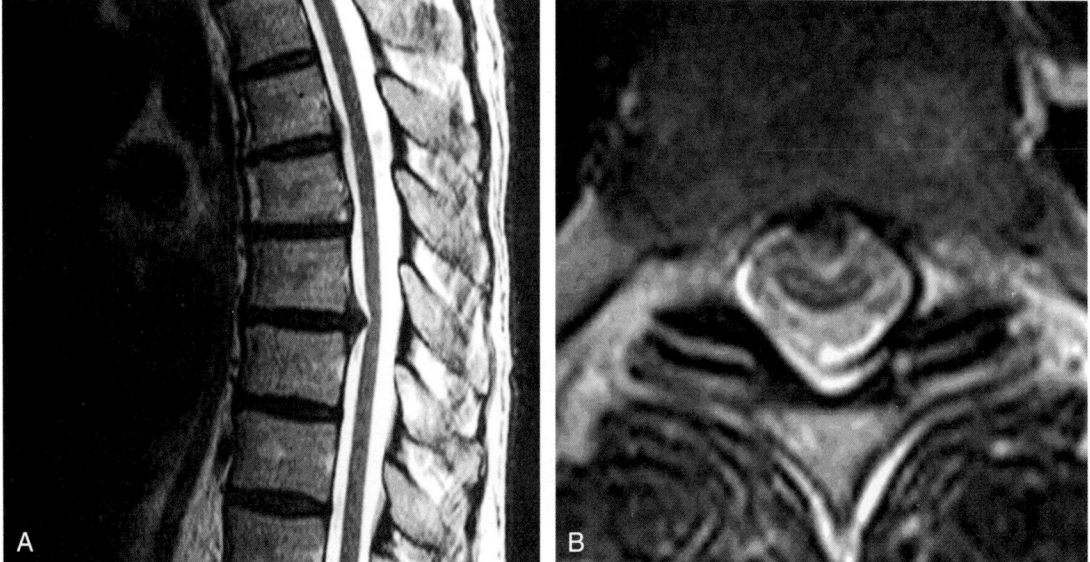

图20-2 A、B

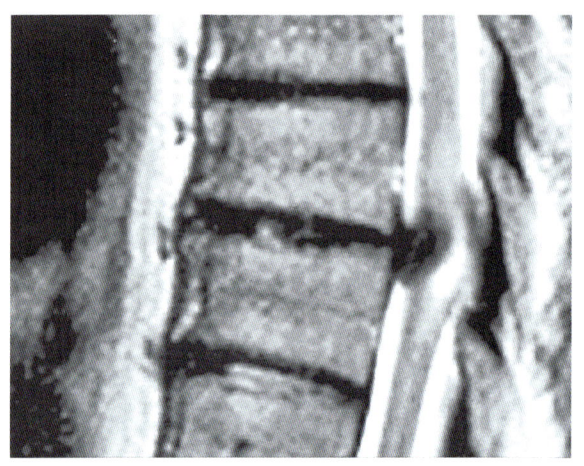

图20-3

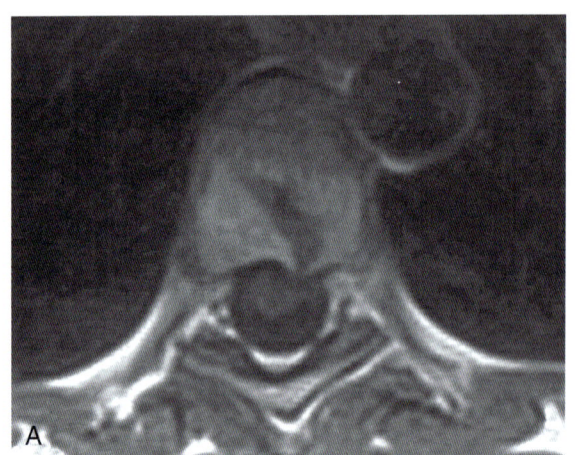
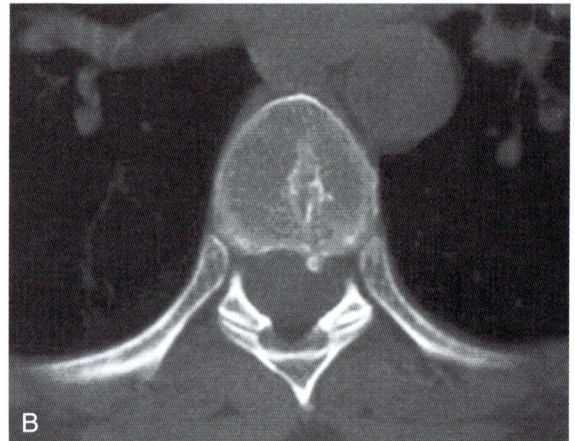

图20-4 A、B

其他治疗方案
• 开胸经胸腔入路切除突出的椎间盘（图20-6A）。 • 后外侧入路切除外侧突出的钙化的椎间盘或中央型突出的软椎间盘：经椎弓根或是经椎间小关节但保留椎弓根的入路（图20-6B）。 • 其他治疗腹侧椎间盘突出的方法包括外侧腹膜外入路和经肋骨横突切除入路（Bohlman 和 Zdeblick，1988）（图20-6C）。

- 图20-3 示一例 MRI 的 T2 加权像上急性软椎间盘突出并伴有明显的脊髓受压。
- CT 扫描对骨结构和钙化的椎间盘的诊断优于 MRI。
  - 图20-4 比较了 T1 加权像的 MRI（图20-4A）和 CT 扫描（图20-4B）的钙化了的旁正中型椎间盘突出引起的胸神经根病。可以看出 CT 更好地显示出了钙化椎间盘的轮廓。
  - 图20-5 示一例较大的钙化的旁正中型椎间盘突出伴有渐进性的脊髓病的病灶在 CT 平扫（图20-5A）及矢状位重建（图20-5B）上可以很清楚地显示。
- 高质量的腰胸椎及胸腰连接部位的 X 线片对于手术阶段的确认很重要，尤其对那些有胸椎解剖变异的患者（如有 13 个胸椎）。

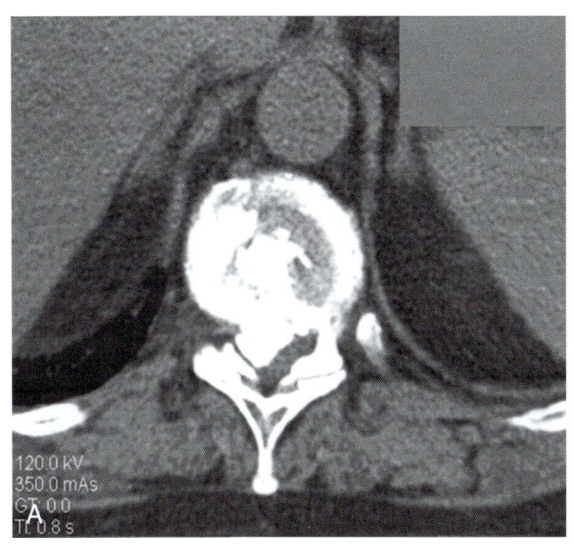
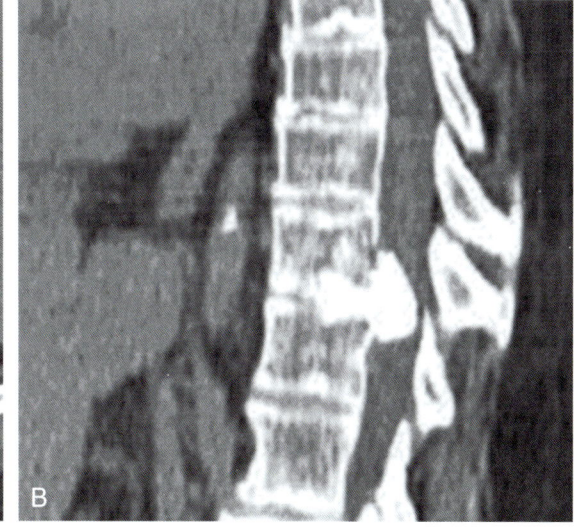

图20-5 A、B

解剖提示

- 身材较小的患者应使用有腰桥的手术床以使患者身体向外侧弯曲，打开肋骨间隙。
- 将患者与房间的建筑结构平行放置。
- 做切口前进行胸部透视以确保定位正确。
- 许多放射科医生喜欢从颈椎开始向下数来定位胸椎，而这有可能导致定位错误，术中确认手术节段时常常是利用腰椎、胸腰椎连接处及肋骨来定位。作者建议术前要有高质量的包含有胸腰段的腰椎X线片和MRI，并且可以观察其与胸椎的一些细微解剖差别（骨赘、破裂的椎间盘及短肋骨等）。
- 同侧的髂嵴处也要进行术前准备，以备进行脊柱融合时取自体骨用。
- 确保手术台可以很容易地向前倾斜，以利于术中牵开肺组织。
- 采用头高脚低位，以利于术中止血。
- 放置好显示器的位置，以免阻碍手术视野及手术进程。
- 如果患者有胸部手术病史，强烈建议在对侧进入胸腔，以避开粘连和瘢痕组织。
- 和透视机平行的真空沙袋、术中监视器的电线和床的附件等都有可能导致术中透视图像不清晰。

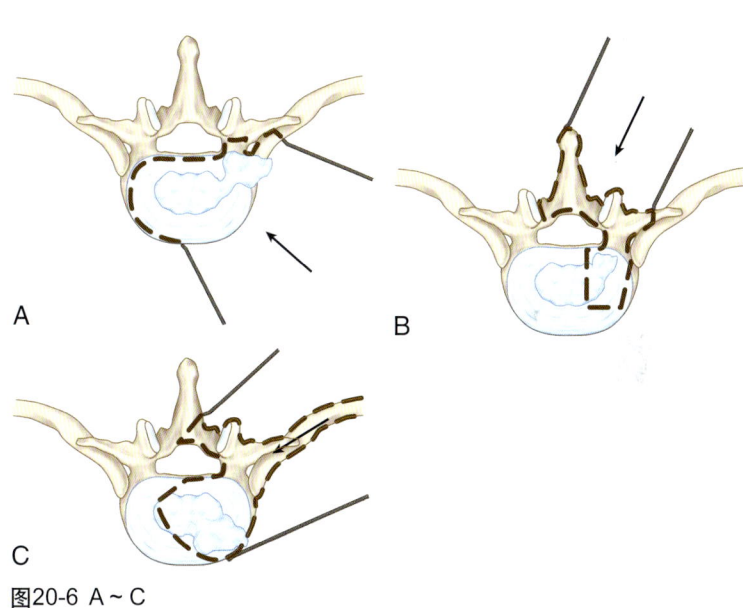

图20-6 A~C

外科解剖

- 血管神经束位于肋骨下缘，越靠近头侧的肋骨头越偏向于头侧（即越靠近椎间隙），显露T10以上的椎间隙需要完全切除肋骨头（Johnson等，2000；Moro等，2004）。
- T7-8椎间盘切除时应该切除第8肋骨的肋骨头。
- 椎间隙位于椎弓根的头部。
- Adamkiewicz动脉通常位于T9-L3之间。
- 椎体节段血管位于椎体的中部，在椎间盘切除时如果有必要的话可以将其牵到一边或是电凝。
- 手术入路低于T7可能会损伤膈肌。

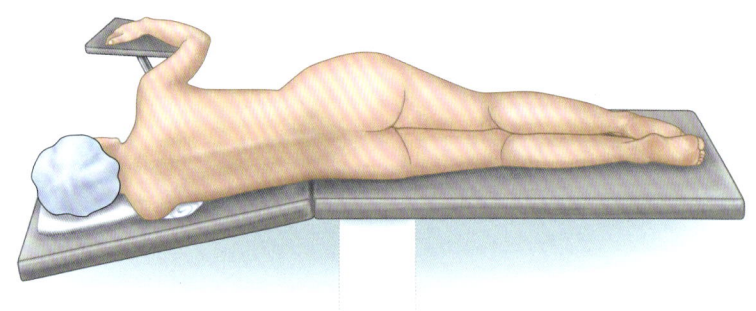

图20-7

争议

- 前面已经提到了选择左侧还是右侧入路的问题。
- 选择左侧入路时，相对于奇静脉，主动脉管壁厚且有韧性不易损伤；选择右侧较低的胸部入路时，肝可能会妨碍手术视野。

体位设备

- 可透射线的腰桥式标准手术台。如有必要，术中可通过调整腰桥的角度将患者摆成折刀位以开放肋间隙。
- 手术床上的垫子有助于患者侧卧位，但仍然要准备足够的软垫、绷带和胶布以助于固定体位。

内镜设备

- 15mm 软管
- 常用的内镜有 0°、30° 或 45° 的 5mm 或 10mm 镜头（图 20-9A）；有角度的镜头可以避免视野盲区（最好是 30° 的内镜）
- 标准光源、照相机附件和视频监视器
- 长柄的空气钻（25cm）及控制旋转的枪式手柄（图 20-9B）
- 粗头金刚钻磨头或大的圆磨头（5mm）（图 20-9C）
- 长柄椎板咬骨钳、Cobb 剥离器、垂体钳及刮匙（图 20-9D）
- 内镜棉签
- 超声刀（Ethicon Endo-Surgery, Cincinnati, Ohio）
- 长柄 Fraser 吸引器
- 扇叶状内镜拉钩（用于牵开肺）

体位

- 预防使用抗革兰阳性菌的抗生素。
- 合理的手术团队、麻醉师及术中监护设备对手术的成功至关重要。
- 使用弹力袜和间歇充气的气压垫。
- 使用双腔气管内插管进行单侧肺通气。
- 患者侧卧位，使通气的肺位于下方（图20-7）。上臂放在"飞机"形支架上以使胸壁暴露。
- 在所有骨性突起和表浅神经（如腓总神经和尺神经）处垫上软垫。
- 同时做好开胸手术和一期后路手术的准备。
- 手术者和助手站在患者腹侧，如果需要一些额外的器械，第二助手站在患者背侧（图 20-8）。
- 患者的两侧都应该放置显示器，并且要直面术者、助手和巡回护士。

入路/显露

- 一般需要 3~4 个腔镜入路才能够插入内镜、拉钩、引流管及冲洗装置以完成椎间盘切除术。
- 入路及切口应该在肋间隙中间，钝性剥离肋骨上缘（图 20-10）。
- 主要的工作通道应在腋后线与病灶部位垂直的位置（图 20-11A、B）。但是第一个通道应该高于第 6 或第 7 肋骨以避开膈肌。直视下插入其他的套管。
- 可以在腋前线设置 2~3 个辅助通道，分别位于主要通路的头侧和尾侧，在胸壁上形成一个三角形。
- 一般垂直的通道插入钻头和咬骨钳，但在安全切除的前提下，不同的器械也可以插入不同的通路。

20 内镜下胸椎间盘切除术

体位提示
- 小心牵开肺以显露出脊柱。
- 入路不在病变中心可能会导致减压不充分。
- T7 以下的手术通路可能会损伤膈肌。

入路/显露设备
- 可以使用套管针穿过肌肉丰富的腹壁（图 20-10）。

入路/显露争议
- 软的套管很少引起胸神经炎，而硬的套管不易塌陷有利于插入和拔出器械。

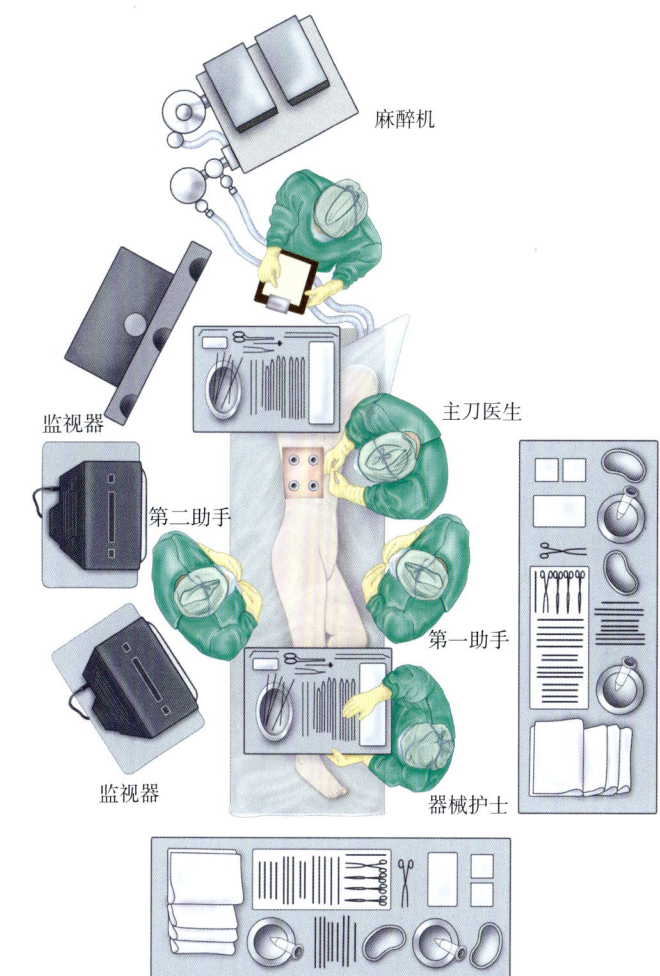

图 20-8

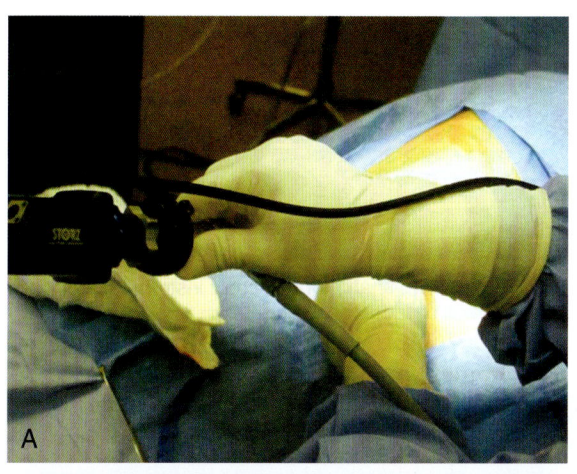

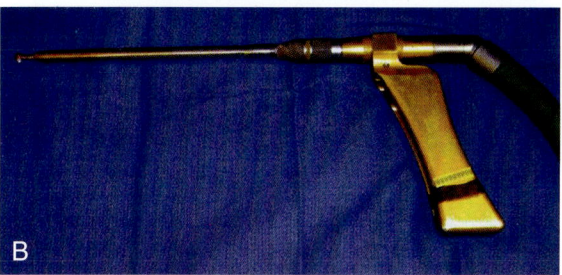

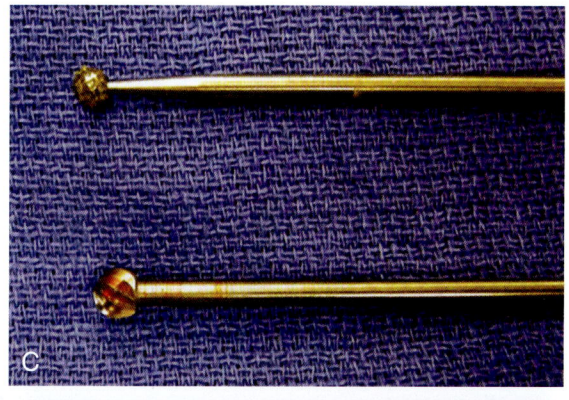

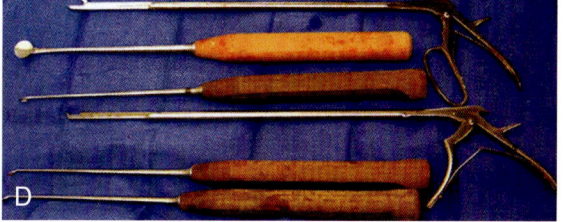

图 20-9 A～D

入路/显露要点

- 椎间隙和近端肋骨头位于同一水平，这有助于术者定位。
- 当看到神经根孔覆盖的硬膜外脂肪时提示已接近神经根。
- 为确保定位正确，可以在椎间盘的位置上放置一个金属器械进行术中透视，并与术前的 X 线和 MRI 比较。

入路/显露提示

- 术中可以将斯氏针插入椎间盘来透视定位，但如果插错了节段会损伤正常的椎间盘。

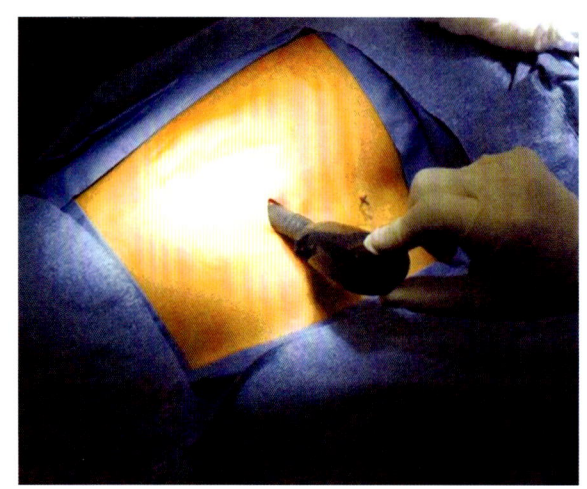

图20-10

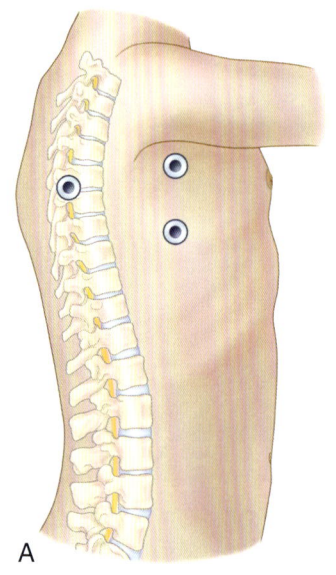 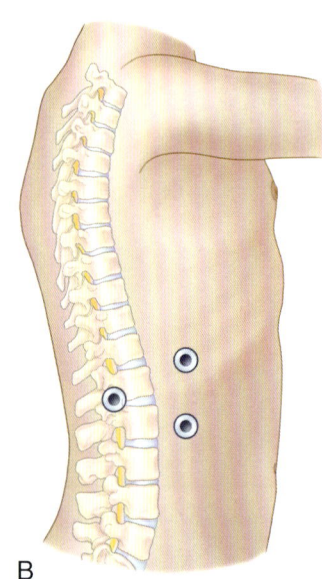

图20-11 A、B

手术步骤

步骤1

- 插入套管后，用扇形拉钩将肺拉向前方，沿着肋骨寻找定位椎间隙。
- 将一个金属器械放置于椎间隙之上，术中透视以保证准确定位（图20-12A、B）。
- 根据骨减压的范围，将邻近的阶段血管牵开或电凝。
- 用超声刀（Ethicon Endo-Surgery）沿肋骨头和椎间隙切开壁层胸膜（图20-13A、B）。
- 用空气钻切除近端2cm长的肋骨以显露出椎弓根外侧壁及神经根孔（图20-14）。
- 打磨椎弓根以显露硬脊膜。

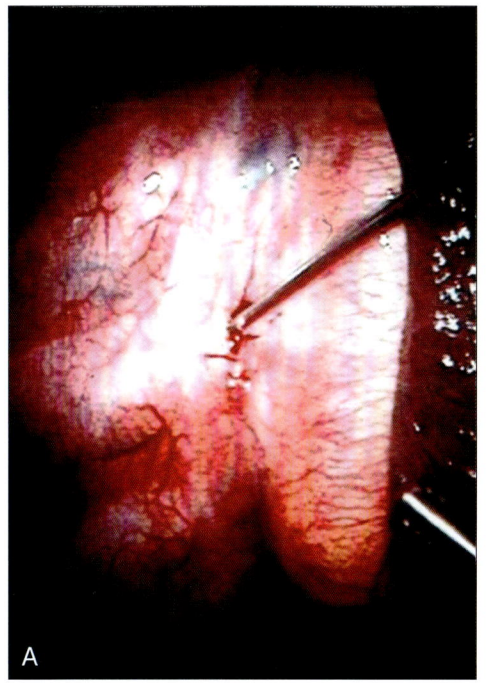 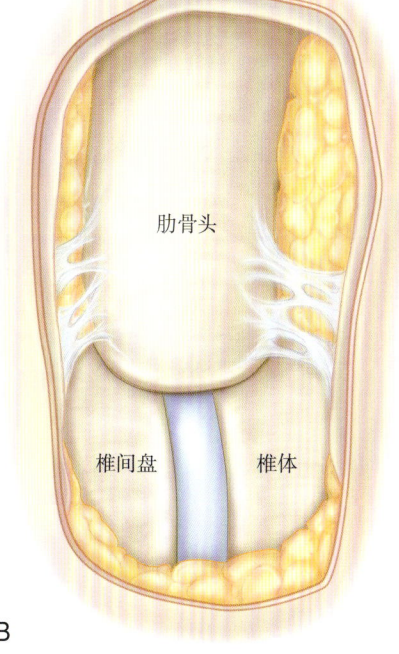

图20-12 A、B

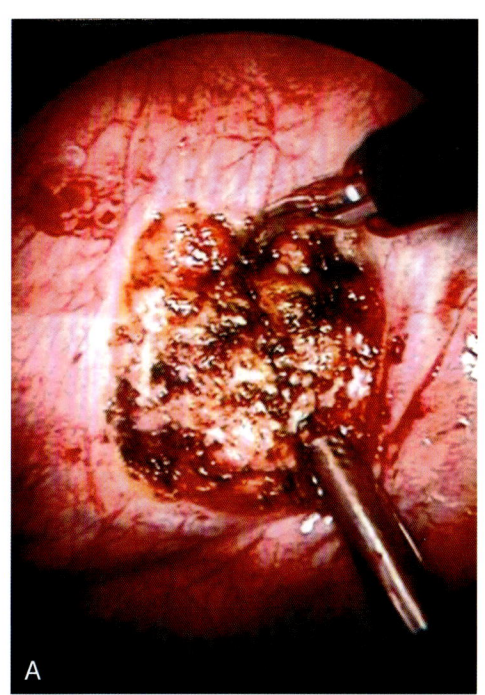 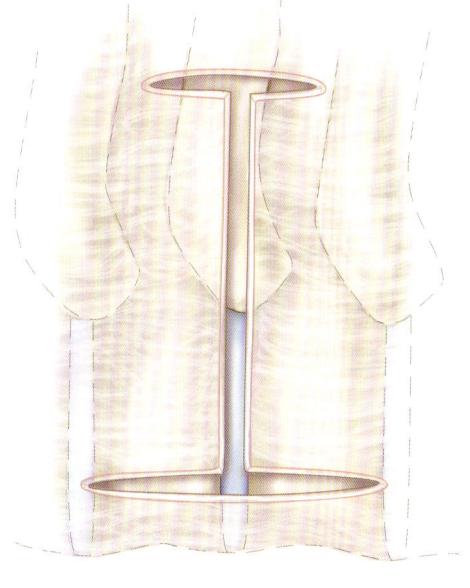

图20-13 A、B

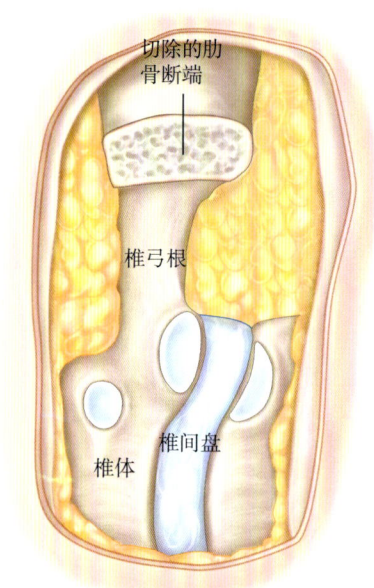

图20-14

步骤2要点
- 根据手术者的习惯，可以使用5mm的钻头进一步扩大减压。

步骤2提示
- 去除终板和椎体时会导致出血。可以使用涂有骨蜡的内镜棉签进行止血。

步骤3提示
- 如果出现脑脊液漏可以用6-0号Prolene线直接缝合或是用硬脑膜补片修补。
- 万一脑脊液漏不能修补，应该放置腰椎引流管引流脑脊液及胸腔闭式引流管。

步骤3注意事项
- 持续的脑脊液漏会引发脑脊液胸膜瘘。

步骤2
- 继续打磨椎弓根显露出神经根孔和硬膜外脂肪组织，触及椎体后缘时，磨除上下终板（图20-15）。
- 从椎体后缘开始磨除矢状位上大约1/3的椎体，保留后方骨皮质以保护腹侧的脊髓。
- 椎体前2/3要保持完整。
- 依据突出椎间盘的大小和移位程度来确定头侧和尾侧的椎体减压范围。

步骤3
- 根据突出椎间盘的大小，磨出一个通向对侧椎弓根的隧道。
- 术中前后位透视以确定磨钻的位置。
- 打磨完成后，椎管底部只剩下了一个皮质壳，可以用小刮匙或椎板咬骨钳去除。
- 去除椎间隙中未突出的椎间盘。
- 用钝的探针或神经拉钩劈开后纵韧带，然后用椎板咬骨钳咬除后纵韧带。
- 将剩余的突出的椎间盘拉到骨减压部位（图20-16A、B）。
- 用磨钻将钙化了的椎间盘打磨成一个薄的壳，随后将碎裂的椎间盘拉入骨减压区域以达到彻底的脊髓减压（图20-17A、B）。

20 内镜下胸椎间盘切除术

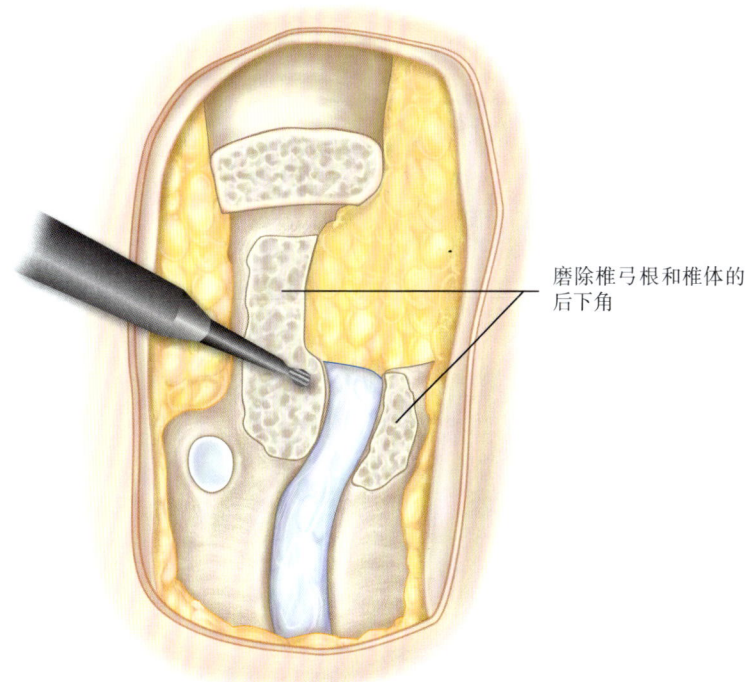

磨除椎弓根和椎体的后下角

图20-15

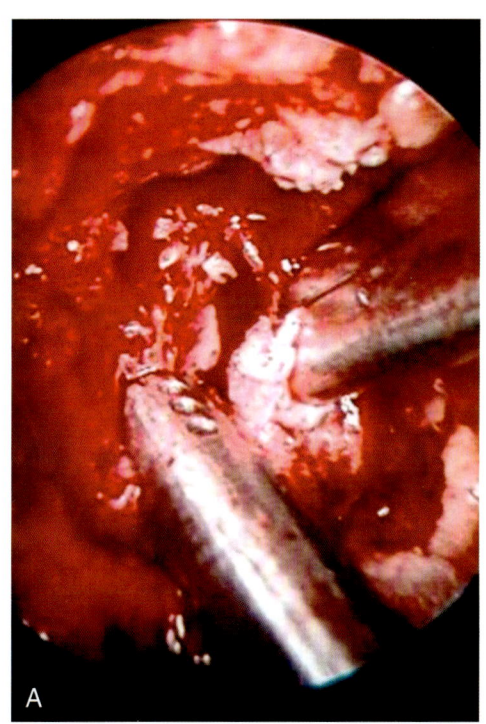

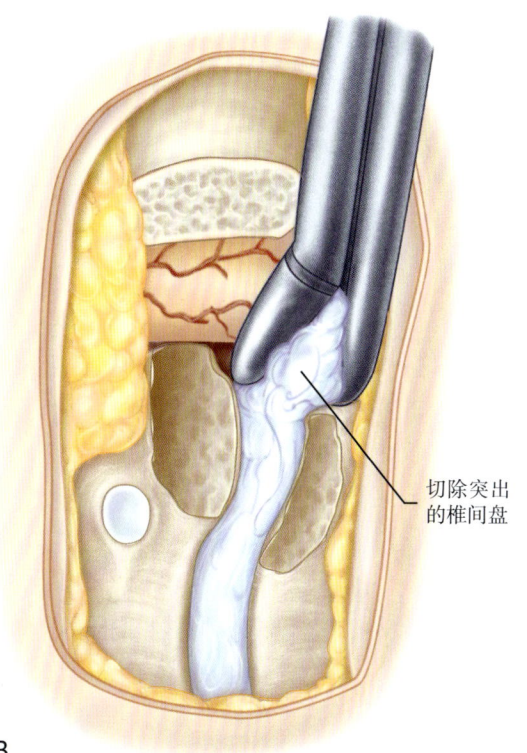

切除突出的椎间盘

图20-16 A、B

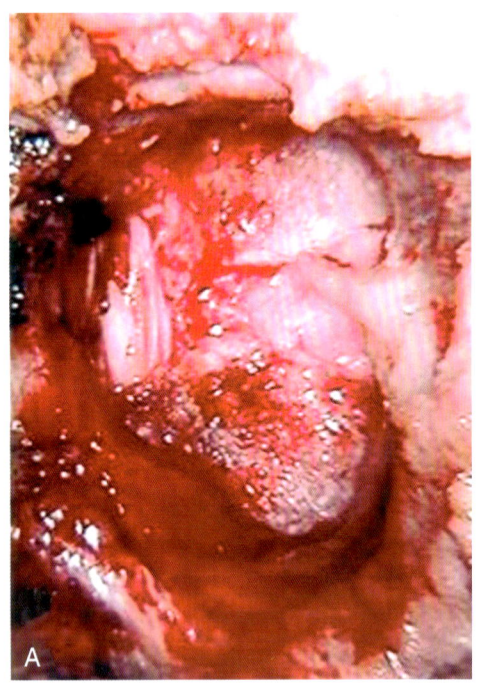
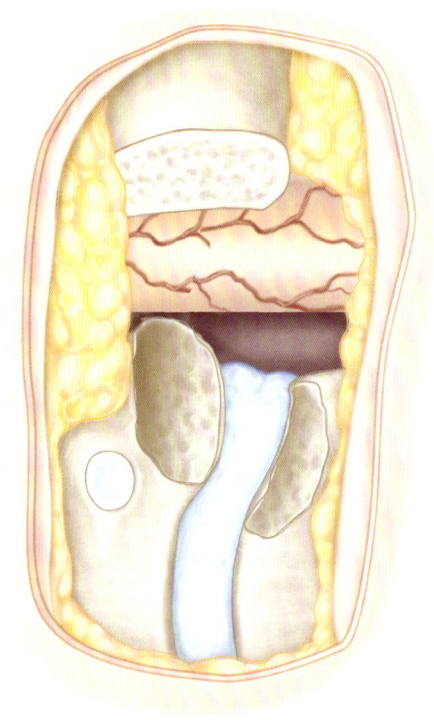

图20-17 A、B

步骤4争议

- 广泛的减压会导致脊柱节段的异常活动增加，这可能会导致后背痛和脊柱不稳。一些患者在减压后进行脊柱融合可能会有帮助（Anand 和 Regan，2002）。Broc 等（1997）报道在尸体研究中发现，胸腔镜切除椎间盘会导致脊柱轻度失稳，但是不会导致严重的失稳。

步骤4

- 经过其中一个手术通道或另切开一个切口放置胸腔引流管，穿过皮下组织由内镜引导至胸腔顶。
- 使用 20cm 水压吸引，肺充气复张。
- 在拔出引流管后应拍摄胸片以确保肺复张。
- 2-0 可吸收 Vicryl 线缝合筋膜，3-0 可吸收 Vicryl 线间断缝合皮下，无菌敷贴覆盖皮肤切口。

术后护理及预后

- 一般在术后第 2 天引流量 < 100ml/d 时拔出引流管。
- 术后第 1 天患者即可下床行走。
- 口服止痛药即能足够控制疼痛。

手术效果

- 有严重的脊髓病或神经功能减退的患者术后病情可以稳定或有轻度改善（Anand 和 Regan，2002；Johnson 等，2000；Oskouian 和 Johnson，2005）。
- 有较轻的脊髓病的患者术后症状通常可以显著改善（Johnson 等，2000；Oskouian 和 Johnson，2005）。图 20-18A 为 MRI T2 加权像显示急性腹侧胸椎间盘脱出压迫脊髓。图 20-18B 示胸腔镜下减压后 MRI 的 T1 加权像，患者术前的症状完全消失。注意骨减压要充分，这样才能在不触动脊髓的情况下去除突出的椎间盘。

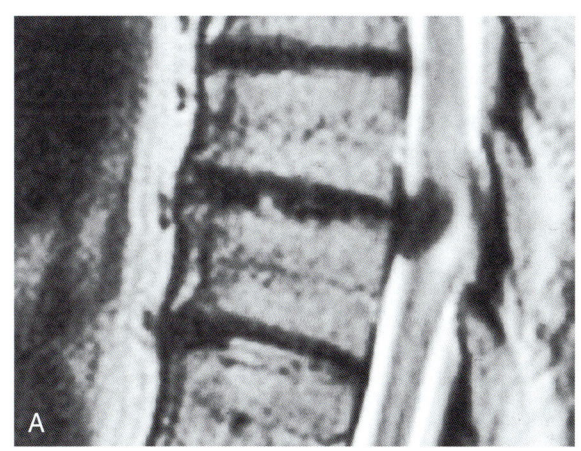 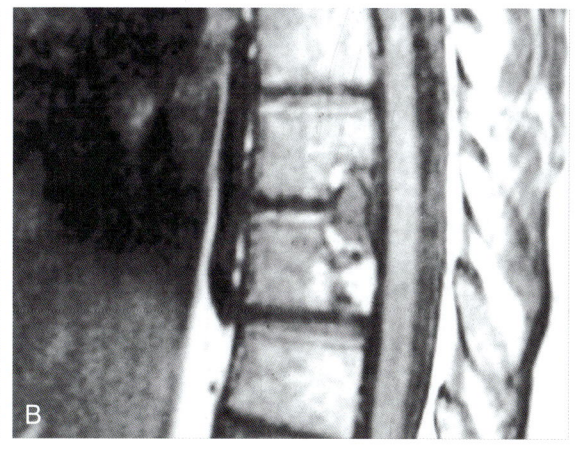

图20-18 A、B

- 胸腔镜下椎间盘摘除后后背痛及胸神经痛的症状在也会改善，比机械性腰背痛的疗效要好（Anand 和 Regan，2002；Rosenthal 和 Dickman，1998）。

并发症和避免方案

- 肋间神经痛
  - 最常见的并发症
  - 常由硬的套管引起
  - 大多数患者的症状会逐渐消失（Le Huec 等，2002）
- 肺不张
  - 单侧肺通气后常会发生肺不张。
  - 术后强力的肺盥洗可以减少肺不张并发症。
  - 在早期学习过程中，术中可以每小时让肺复张 5 分钟（Rosenthal 和 Dickman，1998）。
- 肺炎：与开胸手术相比，胸腔镜下手术不常见（Rosenthal 和 Dickman，1998）
- 椎间盘残留
  - 术前通过影像学确认椎间盘碎片的位置，以防止其向头侧或尾侧移动。
  - 用小的刮匙触探椎体的后缘。
- 神经损伤或瘫痪
  - 可能是由椎间盘残留引起
  - 可能操作时损伤脊髓
  - 在去除突出的椎间盘之前应确保足够的骨减压
- 硬脊膜破裂
  - 硬脊膜可能和突出的椎间盘粘连。
  - 因为胸腔是负压，所以早期修补硬脊膜很重要。
  - 万一出现持续性脑脊液漏，应放置腰椎引流管并进行胸腔闭式引流。
- 持续胸腔引流：减压过程中小心止血并应用骨蜡涂抹在出血的骨面可以避免此并发症。

术后提示
- 术后进行强力肺盥洗。

术后注意事项
- 出手术室前必须进行胸部透视以防可能发生气胸。

循证文献

Anand N, Regan JJ. Video-assisted thoracoscopic surgery for thoracic disc disease: classification and outcome study of 100 consecutive cases with a 2-year minimum follow-up. Spine 2002;27:871-9.

这是一个 B 级推荐的关于胸椎间盘突出减压术的研究。对 100 例患者的前瞻性研究显示内镜下胸椎间盘切除术治疗胸椎间盘突出安全有效，特别是对那些脊髓病患者（Level 2 evidence）。

Binning MJ, Schmidt MH. Percutaneous placement of radiopaque markers at the pedicle of interest for preoperative localization of thoracic spine level. Spine 2010;35:1821-5.

这是一个 B 级推荐的关于病椎定位技术的研究。14 例患者接受了胸椎间盘切除术并且术前使用了 CT 引导下的椎弓根内金属标记定位技术。

Bohlman HH, Zdeblick TA. Anterior excision of herniated thoracic discs. J Bone Joint Surg Am 1988;70:1038-47.

这是一项 B 级推荐的关于椎间盘切除的研究，回顾性研究了 22 例经肋骨椎骨横突切除入路或经胸廓入路的椎间盘切除术患者。

Broc GG, Crawford NR, Sonntag VKH, Dickman CA. Biomechanical effects of transthoracic microdiscectomy. Spine 1997;22:605-12.

这是一项 B 级推荐的关于胸椎间盘切除后不进行椎体融合的研究。尸体标本研究显示内镜下或微创椎间盘切除术并不会导致明显的胸椎不稳，但是会轻度增加胸椎节段的异常活动。

Di Chiro G, Fried LC, Doppman JL. Experimental spinal cord angiography. Br J Radiol 1970;43:19-30.

这是一项 B 级推荐的关于如何根据脊柱的血液供应来选择正确的胸腰椎手术入路的研究。这是一项关于椎管血液供应的研究。

Holly LT, Bloch O, Obasi C, Johnson JP. Frameless stereotaxy for anterior spinal procedures. J Neurosurg Spine 2001;95:196-201.

这是一项 B 级推荐的关于在脊柱手术中使用导航系统来增加植入器械及前路减压时的准确性的研究。

Johnson JP, Filler AG, McBride DQ. Endoscopic thoracic discectomy. Neurosurg Focus 2000;9:e11.

这是一项 B 级推荐的关于胸腔镜下安全切除椎间盘的研究，这是一项前瞻性研究，36 例患者接受胸腔镜下椎间盘切除术，8 例患者接受开胸手术切除椎间盘。

Le Huec JC, Lesprite E, Touagliaro F, et al. Complications of thoracoscopic spinal surgery: analysis of a series of patients. J Bone Joint Surg Br 2002;84:44.

这是一项 B 级推荐的关于比较内镜下及开放手术治疗椎间盘突出、肿瘤及骨折的研究。

Moro T, Kikuchi S, Konno S. Necessity of rib head resection for anterior discectomy in the thoracic spine. Spine 2004;29:1703-5.

这是一项 B 级推荐的关于 T9 以上肋骨头完全切除的研究（尸体标本研究）。

Oskouian RJ, Johnson JP. Endoscopic thoracic microdiscectomy. J Neurosurg Spine 2005;99:459-64.

这是一项 B 级推荐的关于内镜技术治疗胸椎间盘突出的研究。对 46 例患者接受内镜下胸椎间盘切除术的前瞻性研究。

Rosenthal D, Dickman CA. Thoracoscopic microsurgical excision of herniated thoracic discs. J Neurosurg 1998;89:224-35.

这是一项 B 级推荐的关于比较内镜下椎间盘切除与开胸椎间盘切除的安全性和疗效的研究。内镜组 36 例患者，开胸组 18 例患者。

21

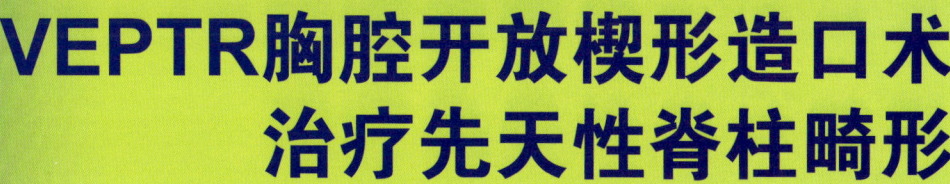

VEPTR胸腔开放楔形造口术治疗先天性脊柱畸形

Robert M. Campbell, Jr.

适应证

- 钛肋骨或 VEPTR（vertical expandable prosthetic titanium rib，垂直可扩张的钛肋骨假体）被美国食品药品管理局（FDA）批准可在《人道装置管制规定》下使用。批准应用的其中一种适应证是限制性胸廓畸形，包括肋骨融合和脊柱侧凸。
- 进展性先天性胸椎脊柱侧凸，患者年龄在 6 个月到骨骼成熟之间
- 凹侧胸椎的顶端上下有 3 个或更多的融合肋骨
- 肺活量降低超过 10%（Campbell 等，2004）
- 存在进展性胸廓功能不全综合征（Campbell 等，2004）

术前检查

- 评估患者的侧凸活动度、头部和躯干的失代偿和躯干的旋转能力。
- 测量静息呼吸频率并且与正常值比较，呼吸频率加快提示患儿有隐匿性呼吸功能不全。检查患儿嘴唇有无发绀和手指有无杵状指，这都是慢性呼吸功能不全的征象。测量体重占正常年龄体重的百分比，当患儿存在过度呼吸时，他们经常处于低体重状态。
- 用拇指偏移试验评估胸廓扩张功能（Campbell 等，2004）。
- 检查者将手轻轻放在患者胸部两侧，两拇指在背部平行向上，与脊柱等距（图 21-1）。患者自然呼吸，胸壁的运动带动拇指远离脊柱运动。正常情况下拇指远离脊柱移动超过 1cm，并且评级为 +3 级；拇指移动在 0.5～1cm 评级为 +2 级；拇指移动少于 0.5cm 为 +1 级；而呼吸时没有拇指移动评级为 +0 级。
- 导致拇指偏移试验异常的原因有肋骨的广泛融合或肋骨隆起变形。缺乏胸壁运动是胸廓功能不全综合征（thoracic insufficiency syndrome, TIS）的征象，因为在正常呼吸时胸廓不能帮助膈肌扩张肺。
- 拍摄包括整个胸廓和骨盆的脊柱全长正侧位片。这可用于评估 Cobb 角、肺有效容积以及头部躯干失代偿（图 21-2）。通过测量凹侧肺的高度（自最近端的肋骨中心到同侧膈肌顶端的距离）与凸侧肺高度的比值来确定肺的有效容积；通过测量骶骨中线到 T7 中心的距离评估头部失代偿；通过测量中胸椎（T6）中心到骶骨中线的距离评估躯干失代偿。

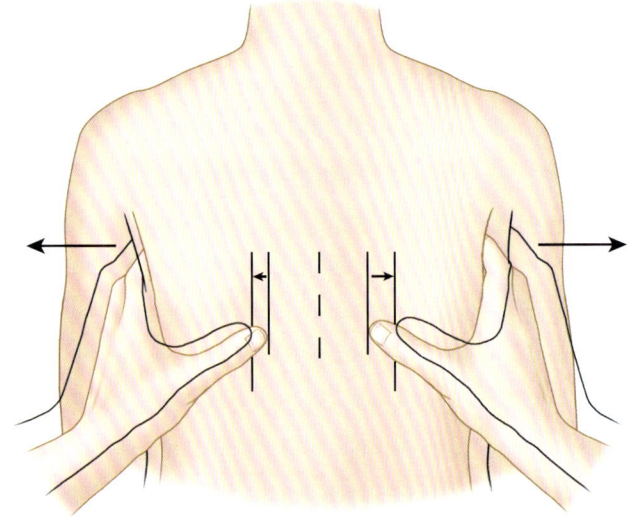

图21-1

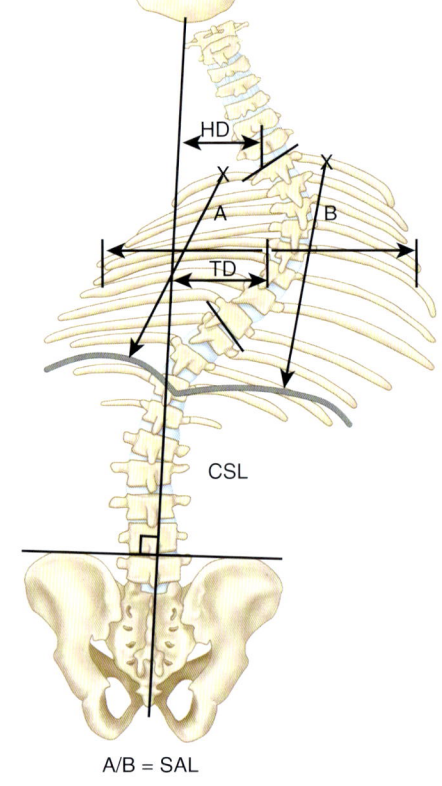

A/B = SAL

图21-2
CSL，骶骨中线
HD，头部失代偿
SAL，肺部有效空间
TD，躯干失代偿

检查提示

- 进展性胸廓功能不全综合征是FDA批准的VEPTR治疗的主要适应证，通过标准的影像学检查难以进行诊断，因为它是一个动态过程。胸廓功能不全综合征（TIS）指胸廓不能支持正常呼吸或肺的生长（Campbell等，2004），只要存在二者之一即可诊断为TIS。功能不全的胸腔，例如有肋骨融合的儿童患者，在受累侧不能通过胸壁运动扩张肺部，因此不能进行正常的生物力学呼吸。同样的，如果胸腔由于肋骨融合导致的胸廓限制不能正常生长，也会造成胸廓功能不全综合征。
- TIS 不是意味着所有患儿都需要氧气支持。需要吸氧的患儿，常因呼吸功能不全而需要持续正压通气或者呼吸机支持，这意味着正常呼吸不能为患者提供生理状态下氧的需求。呼吸功能不全常由于肺部本身的疾病或存在血容量不足和胸腔功能的严重异常造成。儿童的隐匿性呼吸功能不全综合征伴有早期TIS可能被呼吸频率增加或活动量减少等适应性行为所掩盖。晚期TIS常伴有呼吸功能不全。

- 用仰卧位侧方弯曲位片评估侧凸的柔韧性和位于侧凸凹侧限制性胸廓的顶椎（图 21-3，箭头所示）。在胸椎后凸的病例中，在侧凸顶椎垫一软垫支持而获得侧方弯曲位片来评估其柔韧性。
- 拍摄颈椎正侧位和屈伸动力位片评估颈椎有无异常和不稳定。
- 以 0.5cm 间距，从 T1 到骶骨，行胸廓和脊柱 CT 平扫来评估脊柱和胸廓异常。胸椎旋转（从脊柱的旋转到伴有肺容积丢失的凸侧胸廓）即脊柱矢状面和胸骨矢状面的夹角（图 21-4）。为了减少射线暴露，应在有合适的毫安强度和螺距角度的儿科设备下进行扫描。
- 行膈肌透视或超声检查来评估其正常功能。如果有条件，行动态肺磁共振检查，也可评估膈肌功能。
- 行全脊髓长度的 MRI 检查来评估脊髓的异常。

外科解剖

- 首先，辨别附着在第 1 肋和第 2 肋骨上的中、后斜角肌，以及走行于它们上方的臂丛神经和动脉（图 21-5）。这是一个重要的解剖标志，因为神经血管束就在其前方走行。VEPTR 近端肋骨附着的安全区是在斜角肌的后方，从第 2 肋延伸到第 4 肋。

21 VEPTR胸腔开放楔形造口术治疗先天性脊柱畸形

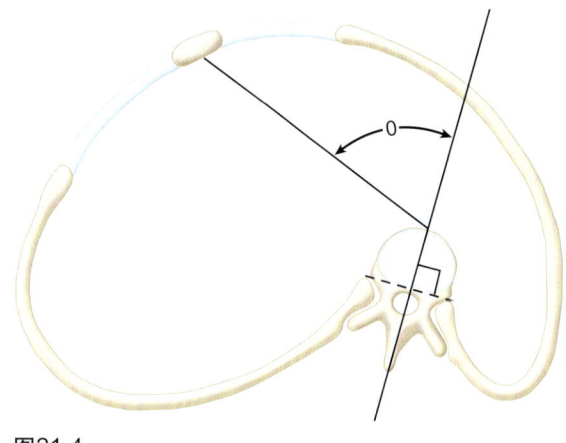

图21-4

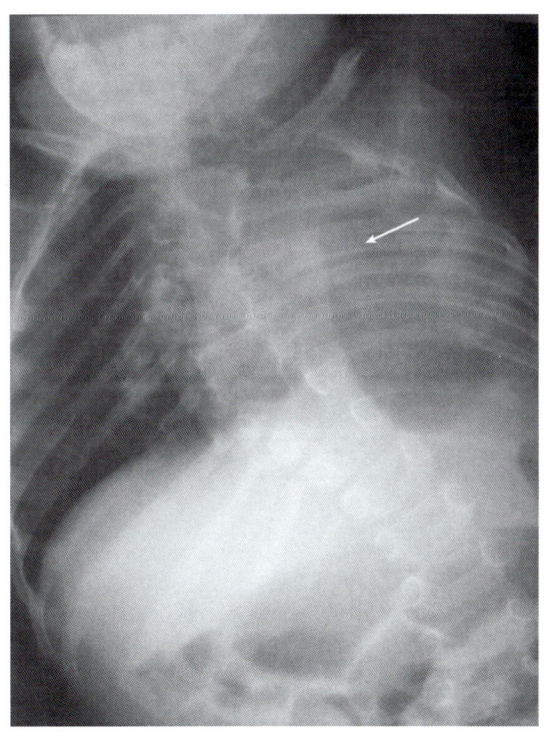

图21-3

争　论

- 患有 TIS 和先天性脊柱侧弯的患者，他们常常在骨骼成熟的年龄：如果胸腔高度接近正常，胸腔体积和功能良好，VEPTR 技术治疗脊柱畸形对于肺产生的影响很小，所以，脊柱融合是更好的选择。
- 伴有限制性肋骨融合的孤立性胸腰椎半椎体畸形的先天性脊柱侧凸：如果胸椎脊柱接近于正常的年龄高度，用半椎体切除或半关节融合术治疗只涉及 3 个节段或更少，因此这些技术比 VEPTR 更加合适。
- 可活动的胸壁在侧弯的凹侧：虽然由于肋骨融合，侧弯凹侧的胸壁总是僵硬的，并且用 VEPTR 治疗僵硬性凹胸壁的可能是一个有争议的问题，如果在呼吸时凹侧胸壁的拇指偏移试验没有出现向外移动，则应该考虑实行保护生长的治疗而不是采用 VEPTR。

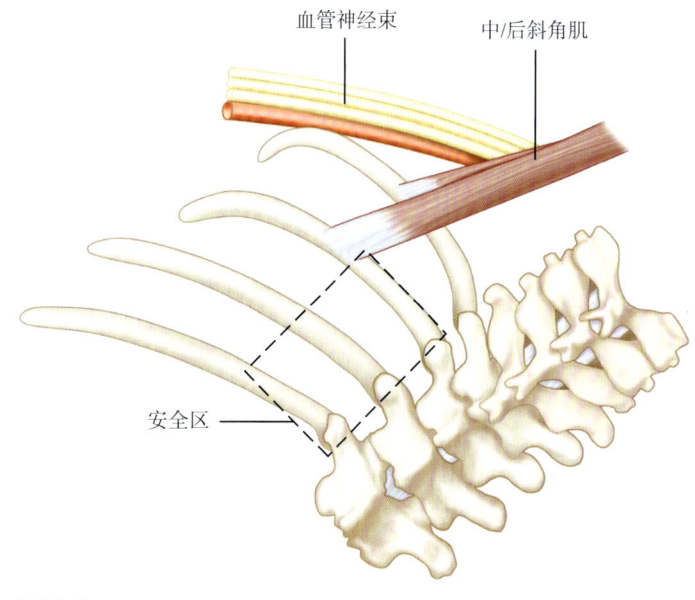

图21-5

其他治疗方案
• 当胸段脊柱高度相对正常并且胸壁是可活动的，有限的（1~2个节段）半椎体切除或凸侧半关节融合术对孤立的半椎体畸形是适合的。 • 当先天性脊柱畸形更加广泛并且侧弯凹侧胸壁可活动，脊柱的生长棒技术是合适的。 • 当扩大胸腔对肺的发育没有效果，患者的骨骼接近成熟时，后路脊柱融合是合适的。

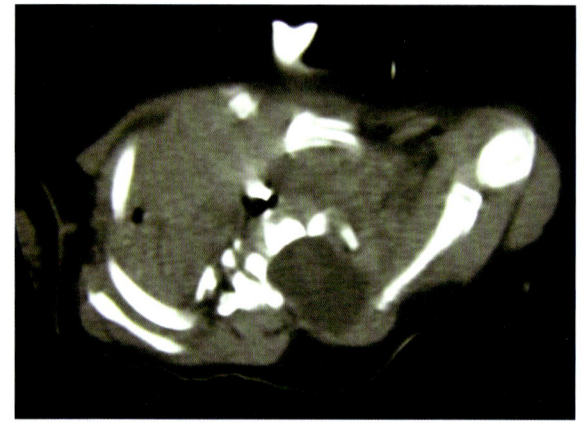

图21-6

体位要点
• 使用腋垫和放置于骨盆和下肢的软垫。放置软垫在胸椎畸形的顶点来帮助矫形。 • 在上肢放置脉冲血氧计检测上肢血氧饱和度。通过上下肢的电极，用体感诱发电位和经颅刺激运动诱发电位检测脊髓功能。

体位提示
• 注意不要让上肢后伸超过 90°，因为这会牵拉臂丛神经。

争　论
• 如果对侧凸侧的胸廓也必须放置 VEPTR 装置，患者取俯卧位，并使凹侧开胸侧在手术台的位置足够低，以便更好地进行暴露。

- 通过在连枷区触诊识别缺少的肋骨。这经常与脊柱的闭合不全相并出现，并且在切开时注意不要侵犯髓腔。术前 CT 扫描通常可以发现椎管的骨缺损。图 21-6 为一例患有脊柱闭合不全的小儿 CT 影像，他的硬脊膜延伸到肩胛骨的内侧缘并且在影像上模糊不清。手术过程中，轻轻向上牵拉肩胛骨，在肩胛骨的边缘切断菱形肌，这样可以避免损伤硬膜。

体位

- 患者取改良侧卧位，使上半身略向前倾斜（15°）（图 21-7）。
- 将上肢牵至手术区之外，使肩关节前屈 90°，肘关节屈曲。放置腋垫，与放置在凸侧胸顶点下的软枕平行。用毛巾在四肢中段固定，用 2 英寸宽的布条在臀部固定。
- 使用中心静脉导管、动脉血压监测、导尿管和脊髓电生理检测。

入路/显露

- 为避免皮肤坏死，采用长弧形切口，近端起自 T1 棘突和肩胛骨内侧缘之间，向远端延伸到第 10 肋，前方为沿肋骨到腋后线的平滑曲线（图 21-8）。
- 与皮肤切口平行切开分离斜方肌、菱形肌和背阔肌。
- 向外侧轻轻牵拉肩胛骨。
- 通过钝性分离胸壁和覆盖的肩胛骨得到一个间隙，前方到达肋软骨，向上到达第 1 肋。辨别附着于第 1 肋和第 2 肋的中后斜角肌，保护走行于前方的神经血管束。

21 VEPTR胸腔开放楔形造口术治疗先天性脊柱畸形

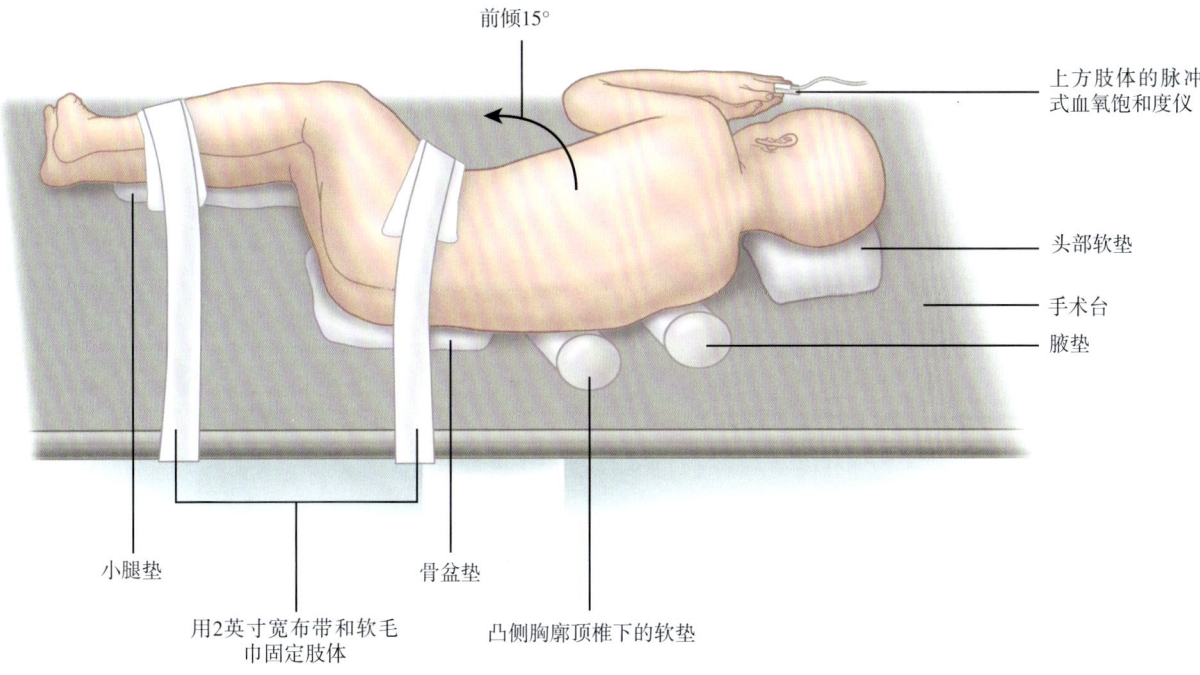

图21-7

体位要点

- 对于胸腔和脊柱的先天性畸形，通常存在解剖明显变异伴有肋骨融合和肌肉止点变异。然而斜角肌一般都存在，即使外形异常，通常可以通过触诊确定，因此可以为位于其前方的神经血管束的辨别提供一个解剖标志。
- 为了识别正确的肋骨节段安放假体，可以通过触诊位于斜角肌和横突尖之间后侧的第1肋，然后通过触诊依次向下计数。

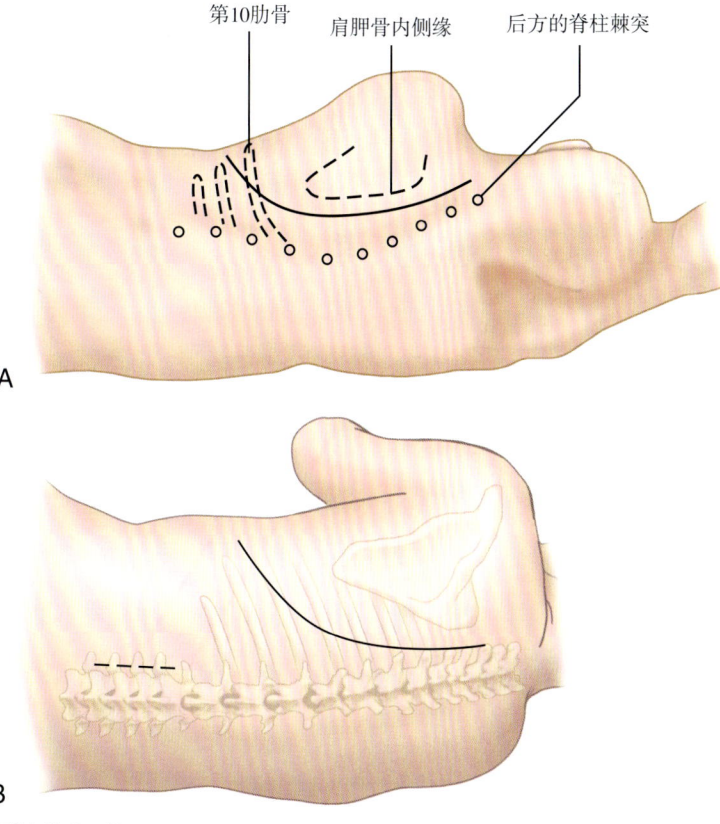

图21-8 A、B

- 为放置椎板钩，在腰椎棘突中心外侧 1cm 处做一单独切口。
- 从外向内用电刀分离椎旁肌，直达横突尖端，保留 1mm 厚的软组织覆盖肋骨，以避免肋骨缺血（图 21-9）。不要剥离脊柱以避免意外融合。

体位提示

- 在毗邻缺如肋骨的脊柱裂区，小心避免损伤脊柱。
- 在 Sprengel 畸形中，存在融合肋骨和脊柱侧凸，在脊柱和上移的发育不良的肩胛骨之间通常存在纤维性或骨性连接。但如果存在闭合不全，肩胛骨的内侧缘位于椎管内，毗邻脊髓。在这种解剖变异下，从菱形肌内侧切开的常规开胸方法将会损伤脊髓。因此，这样的情况下，用小拉钩轻轻向上牵拉肩胛骨，使其远离椎管，仔细从椎管上剥离肩胛骨内侧肌肉，小心避免侵及硬脊膜以免损伤脊髓（图 21-10）。术前 CT 扫描可以发现这种变异。

相关设备

- 用放置在肩胛骨下方的 Israel 拉钩可以很好地牵拉肩胛骨，用 2 把小巾钳用 M.D. Smith 方法夹紧下方的肌肉组织，然后将巾钳用 RayTec 纱布环绕于大的拉钩上。Israel 拉钩可以通过 RayTec 纱布连接到固定于床头的麻醉监护架上的大巾钳上（图 21-11），这可以提供很好的自动牵拉效果。

步骤 1 争论

- 选用这种远端外侧开胸长切口有两个原因：（1）在胸廓开放楔形造口术完毕后，长的开胸皮瓣易于延伸及闭合；（2）对女性患者，更远端的皮瓣可避免损伤乳腺组织，对青少年患者则可降低后期影响乳腺发育的风险。
- 上方假体支架安装完毕后，如果支架附着处的肋骨过于脆弱而不能提供有效支撑的话，则需要将上部的支架重新安装在远端更稳定的肋骨上。

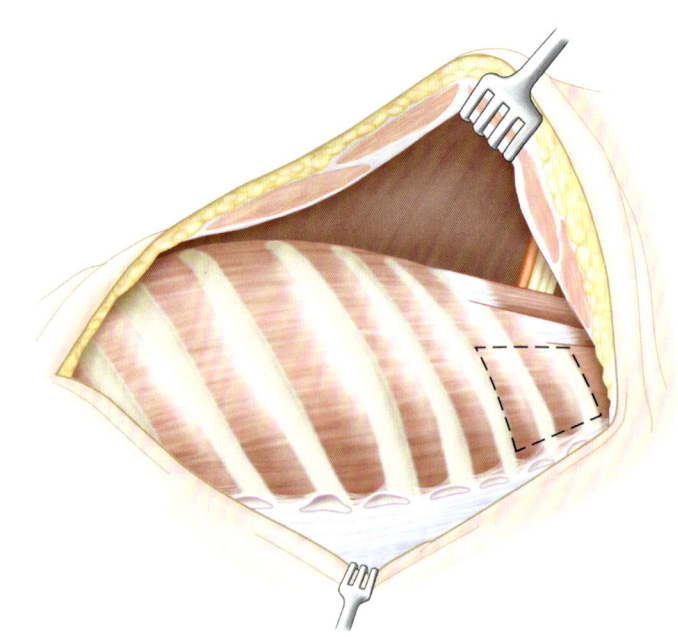

图 21-9

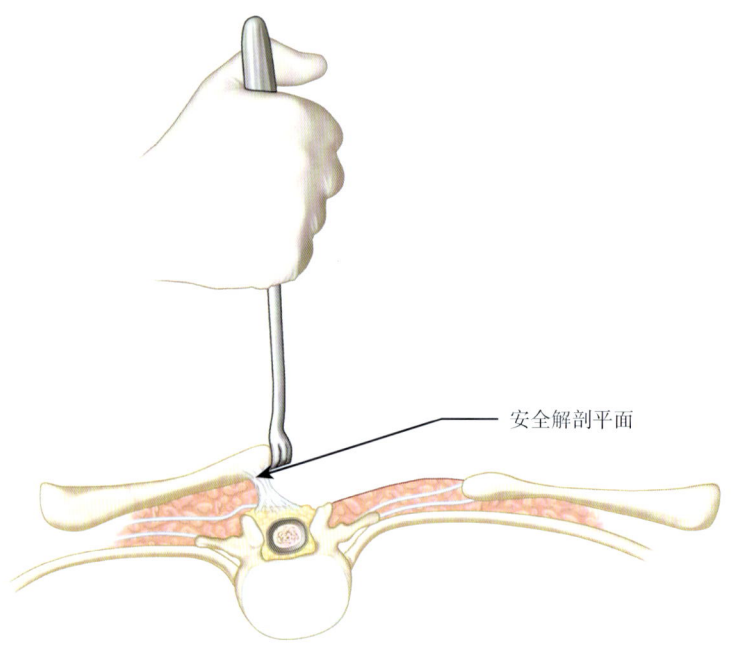

安全解剖平面

图 21-10

21 VEPTR胸腔开放楔形造口术治疗先天性脊柱畸形 197

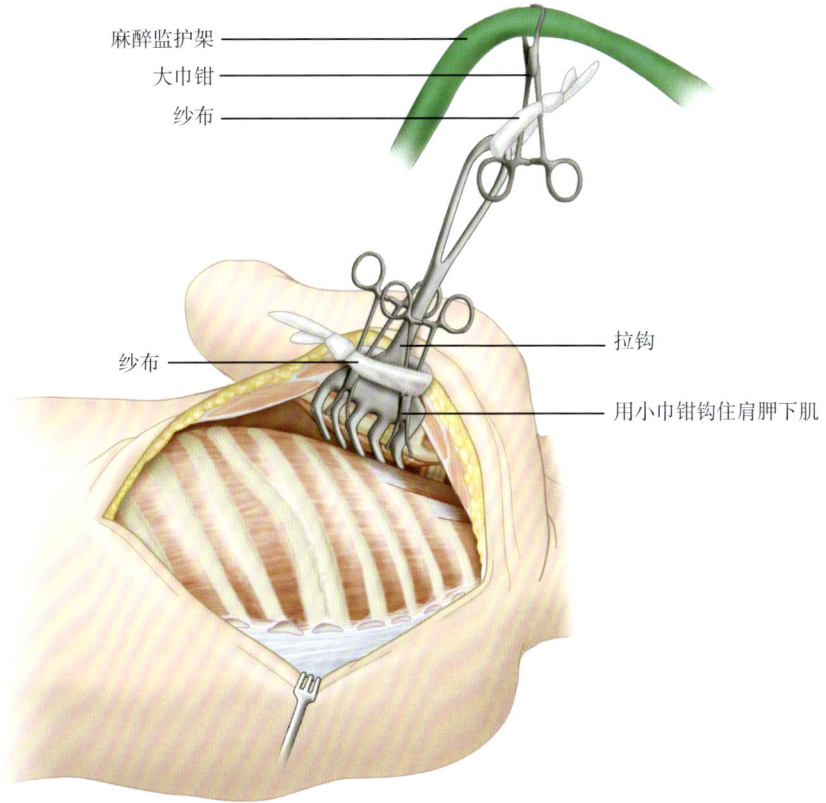

麻醉监护架
大巾钳
纱布
纱布
拉钩
用小巾钳钩住肩胛下肌

图21-11

步骤1要点

- 如果连接上部支架的肋骨较细，那么可以用加长的支架帽连接两根肋骨来增加连接强度。
- 如果近侧肋骨有明显的后凸畸形，可以使用VEPTR II型，它有更多的肋骨连接点可以向上连接到第2肋，并且有一个预弯成适当后凸形状的长肋骨套筒延伸棒来适应异常的骨结构。
- 如果肋骨连接处有些活动，可以将连接点内移并包绕横突外5mm的位置以增加其强度。
- 如果上部或下部肋骨支架的连接处存在肋骨的骨性融合，为了植入上部支架，可用骨刀在靠近横突尖的位置开槽0.5~1.5cm。

手术步骤

步骤1：安装混合VEPTR装置中的近端肋骨假体支架

- 暴露完全后，确定上端肋骨支架的水平，这依赖于影像学证据和通过触诊定位第1肋及计数下端肋骨。上部支架应置于限制性胸廓的近端，它通常靠近先天性脊柱侧凸的顶部。在横突尖外侧用电刀烧灼做标记。
- 在肋间肌的中部或肋骨之间的纤维连接处，取合适水平，用电刀做一1cm长切口，安置上部支架，这里邻近横突尖。
- 在上部支架的上方另做一个约5mm宽的切口安置支架帽。如果使用标准的支架帽，那么应该为肋骨支架在入口上下分离大约1cm。如果用加长支架包绕更多的骨甚至2根肋骨，那么需要分离1.5cm。
- 将弯曲的肋骨剥离器插入肋间切口，从下方入口穿入，并指向近端，仔细地从肋骨前方表面剥离胸膜/骨膜，从而形成一个连接上方入口的软组织通道，应避免损伤神经血管束。然后将另一把肋骨剥离器从上方入口穿入直至与第一把肋骨剥离器汇合，并确保其软组织通道的通畅（图21-12）。
- 将试模分别插入到上下入口内以扩大软组织通道。

步骤1提示

- 注意不要将肋骨支架置入到脊柱的近端活动段，限制性胸腔之上。VEPTR 的撑开力会使上胸椎过度矫形成为代偿侧凸，但是对原发性限制性胸廓或先天性脊柱侧凸没有效果。

器械/植入物

- 用固定钳将上部支架帽插入上方入口，深达肋骨之间，避免触及食管和大血管，然后向下旋转到合适位置。
- 然后，将上部支架插入下方入口的深部，用肋骨前方的临时固定钉将其固定于肋骨下方（图 21-13）。将上部支架帽和上部支架交联并用支架帽锁将二者锁在一起。
- 如果由于软组织不能将肋骨支架安置到肋骨上，可以用脊柱压缩钳将上部支架和支架帽压缩到一起并锁定。
- 移除持假体帽的钳子，然后用夹持上部支架的钳子轻轻向上移动支架以证实其稳定性。

步骤2要点

- 由于附着处肋骨存在倾斜，应稍向内倾斜置入上部支架。但是由于通过胸廓开放造口可以成功矫正畸形，通常要假想一个与身体纵轴平行的位置，以此横向定位附着处肋骨的位置。
- 如果肋骨融合区域在侧凸凹侧面，并且融合多于 4 根肋骨，需行 2 个甚至 3 个胸廓开放造口来完全矫正畸形，并且两个开口间至少有 2 根肋骨的宽度。
- 在进行胸廓造口和安置肋骨支架时，使用软组织保留技术很重要。在显露过程中从肋骨上剥离骨膜可能损伤其血运并导致后期骨吸收。
- 胸膜小的裂缝（小于 2cm）并不严重并且不需修补。更大的裂口要用

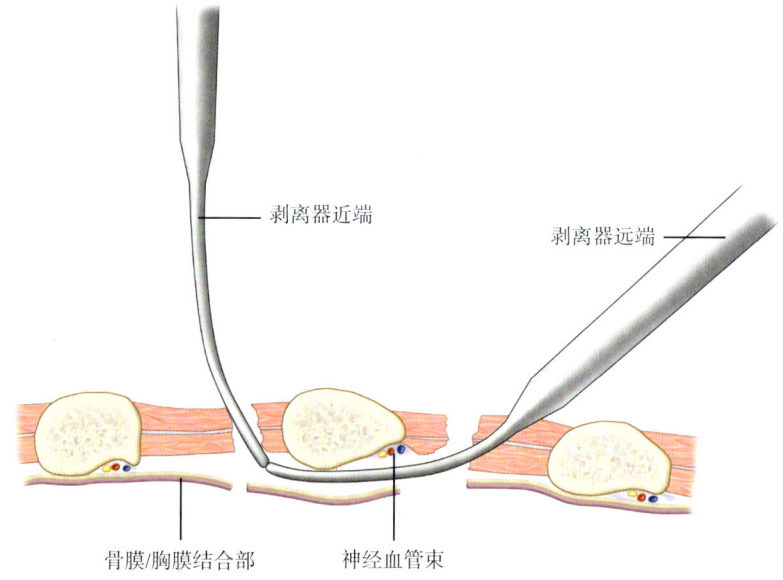

图 21-12

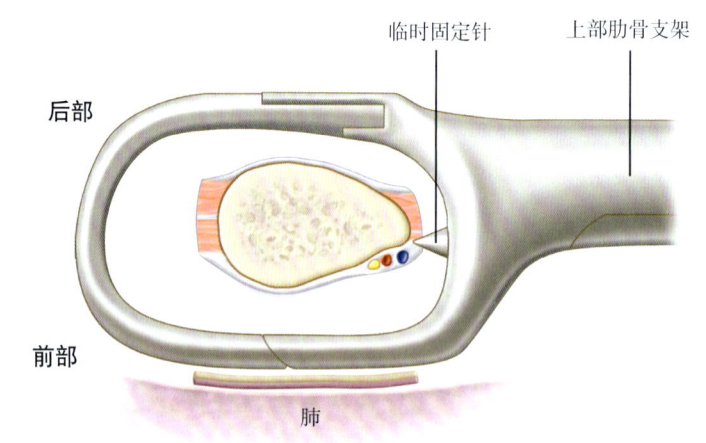

图 21-13

步骤 2：胸部开放楔形造口

- 然后在限制性胸腔的中心进行胸廓开放楔形造口。可以通过正侧位平片来确定位置，特别是侧方弯曲位片上可以显示融合肋骨的限制区或狭窄的椎间隙。
- 如果有 3～4 根融合肋骨，推荐使开放楔形造口通过其中心。
- 沿着融合肋骨间沟，在合适水平用电凝标记胸廓造口的切口。
- 从分离肋骨的前方开始进行胸廓开放楔形造口术，这里通常有纤维组织或肋间肌间隔，向后逐渐变窄成为融合的骨槽（图 21-14）。
- 用 Bovie 电凝分离纤维组织或肌肉后，沿着胸廓造口后方插入 4 号 Penfield 剥离器，在胸膜和骨膜之间分离 2cm。然后用 Kerrison 咬骨钳或 Midas Rex 骨刀沿骨槽的内侧分离而通过骨层，用 Penfield 剥离器保护下方的软组织。重复上述步骤直到到达横突尖。
- 可以向前延伸胸廓开放造口到达肋软骨关节水平。

Surgisis 生物可吸收膜修补。
- 当术后预期存在肺的脏层胸膜撕裂或有大量胸腔积液时，需要放置胸管引流。
- 如果要纠正的限制侧胸的胸廓开放楔形造口的宽度大于 3~4cm，患者可能形成连枷胸。这需要通过中心转运技术来解决（Campbell 等，2004），即在开放楔形造口的上下，两根融合肋骨的一部分，通过第 2 个开放楔形造口进行自由截骨并向中心旋转。这样可使第 1 个开放楔形造口的大的间隙通过中心转运得到稳定，发生连枷胸的风险将大大降低。
- 另外，可以通过在前外侧增加一个"肋骨-肋骨"装置来稳定胸壁的连枷区。由于临近臂丛神经所以这些装置不应向近侧延伸超过第 3 肋骨。

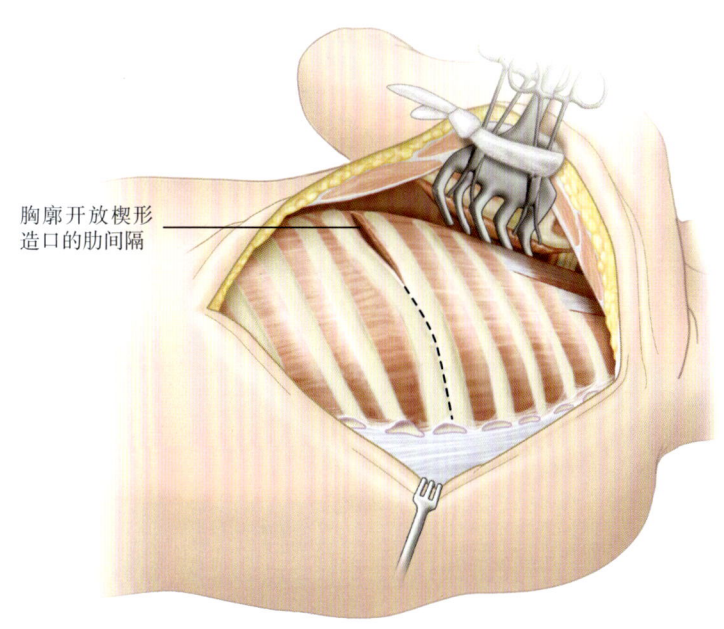

胸廓开放楔形造口的肋间隔

图 21-14

步骤 2 争议

- VEPTR 开放楔形造口的目的是延长一侧胸壁间接纠正侧凸，没有进行脊柱融合，因此胸椎可以继续生长并且扩大胸腔容量。在进行 VEPTR 时不需同时行脊柱截骨术、半椎体切除术或半关节固定融合术/半骨骺阻滞术。VEPTR 治疗带来的胸椎脊柱生长的效应，可使侧凸凹侧的未分节骨桥长度增加（Campbell 等，2003b）。如果脊柱手术和开放楔形造口术同时进行，存在脊柱撕脱伤和严重神经损伤的风险，这是由于 VEPTR 装置的撑开力量造成的。

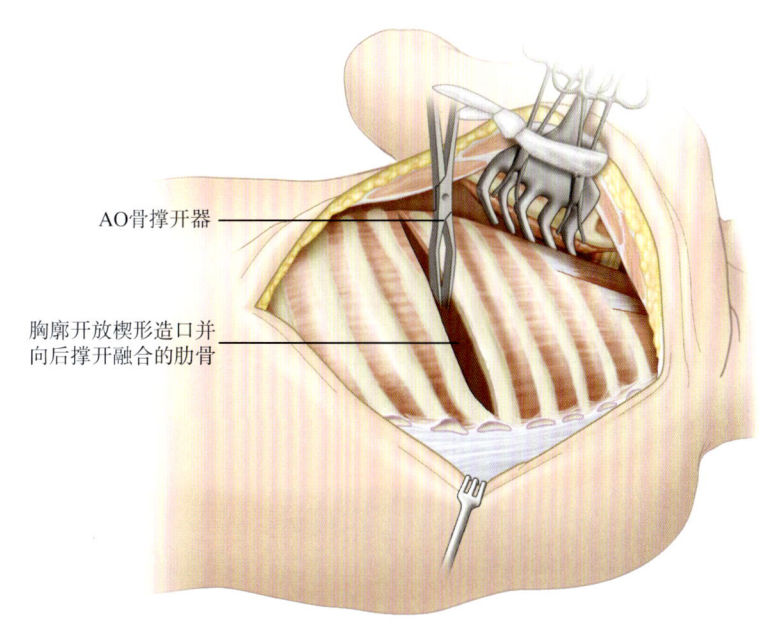

AO 骨撑开器

胸廓开放楔形造口并向后撑开融合的肋骨

图 21-15

- 如果肋间存在纤维连接或者靠近融合中心存在完整的肋间肌，则优先考虑在此处进行胸廓开放造口。这时，用合适角度的弯钳挑起肌肉组织，然后用电刀分离肋间肌或纤维连接以减少对下方胸膜的损伤。
- 一旦胸廓开放造口通过肋间肌、纤维组织和骨层后，将 AO 骨撑开器插入肋间，逐渐扩大间隙，延长凹侧胸廓并间接纠正侧凸（图 21-15）。
- 靠近横突的内侧间隙应该比较容易分开，但是如果存在致密纤维

组织，要用骨膜剥离器轻轻试探并松解，注意不要进入椎管。
- 如果横突尖内侧沿造口方向存在骨组织，必须予以切除。
- 用骨膜剥离器仔细分离融合的肋骨，用咬骨钳咬除肋骨，切开一个 1cm 宽的通道到达椎体，注意不要损伤任何融合肋骨的变异的节段动脉。在脊柱周围 1cm 范围内，用弯形刮匙刮除剩余骨组织，并用它分离融合肋骨的剩余内侧部分。
- 移除 AO 骨撑开器，放置 VEPTR 肋骨撑开器来进一步扩大造口的间隙。
- 从造口间隙的上下，在小的湿棉片保护下，从肋骨骨膜下方分离胸膜。

步骤 3：混合 VEPTR

- 一旦混合 VEPTR 的近端暴露完成，为了进行混合 VEPTR 腰椎侧组件的延伸，在躯体远侧进行腰椎暴露以安置脊柱钩。
- 在上腰椎外侧行一 6cm 长的皮肤切口，电凝分离至中线内侧，这仅需要暴露两个节段的腰椎。
- 用电凝分离两节段腰椎棘突的突起部分，并用 Cobb 骨剥离器向外侧牵拉椎旁肌。
- 切除黄韧带

步骤 4：植入混合 VEPTR

- 通过测量附着于上部肋骨支架的肋骨下端到 T12 椎体下终板的距离确定置入的混合 VEPTR 装置的正确尺寸。通过触诊第 12 肋骨来确定 T12 椎体。这个距离与刻在 VEPTR 肋骨套筒与腰椎混合延伸装置的型号一致（图 21-16）。

步骤 3 要点
- 确保有充足的空间来安放脊柱钩。仔细切除黄韧带为外侧钩的置入提供理想位置。进行上位椎板的部分切除，为椎板钩的置入提供充足空间。

步骤 3 提示
- 注意避免损伤下位椎板的皮质，这里是安置椎板钩的部位。一旦侵及皮质，它的强度会下降。基于同样原因避免进行下位椎板的部分切除。
- 在硬膜和椎板之间的远端置入 4 号 Penfield 剥离器，松解可能的粘连，为使用椎板钩操作提供空间。

步骤 3 设备
- 将椎板钩插入间隙，指向内侧，并向远端旋转。

步骤 3 争议
- 在任何后凸交界区域的下方小心安置椎板钩来避免加重畸形。
- 对于柔韧性较好的年轻患者，可以考虑使用两个下行钩来分散应力，这被称为"Düsseldorf 结构"。

步骤 4 要点
- 用台式切割器切割金属棒，减少锋利的边缘，以避免损伤皮肤。
- 如果腰椎后伸明显，使用原位弯棒技术将棒弯到更多前凸，这可使装置更加隐蔽。

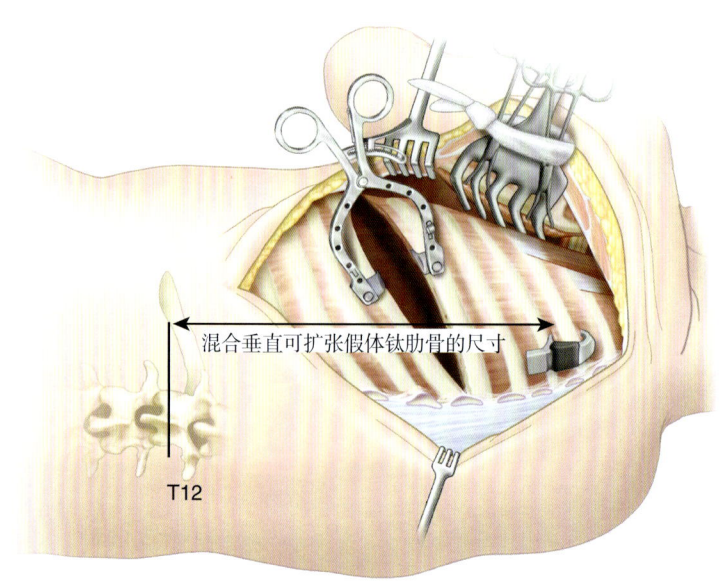

图 21-16

- 将合适型号的装置置入手术区，在椎板钩的下方 1.5cm 处标记棒的末端。
- 剪断金属棒，并将腰椎延伸装置预弯到轻度的前凸及外翻状态。
- 从近端到远端之间的肌肉钝性分离出一条通道，使 VEPTR 肋骨套管及腰椎延伸装置能通过。为了安全地完成这步，可用一把长的 Kelly 钳首先从近端切口插入，通过椎旁肌，远端朝向腰椎切口，注意不要穿透胸廓。
- 在脊柱钩上方暴露远端切口，钳夹 20 号胸管，拉到近端切口内。确保 VEPTR 肋骨套筒的末端脊柱棒和腰椎延伸装置的合适长度，用撑开锁锁定，置于胸管内。使得混合装置能安全地通过肌肉导入远端伤口内。

步骤 5：用髂嵴上方的 Dunn-McCarthy 钩将 VEPTR 装置连接至骨盆

- 如果脊柱后方没有充足的附件结构来连接 VEPTR 混合脊柱钩，例如先天性脊柱侧凸的脊髓脊膜突出或脊柱裂患者，那么可以通过放置在髂嵴上方的 Dunn-McCarthy 钩，将 VEPTR 混合腰椎延伸棒连接到髂嵴上，跨过脊柱进行撑开。
- 在腰椎混合延伸装置侧髂嵴上方作一 6cm 长的纵向皮肤切口，并切至背侧脊膜，到达髂后上棘外侧。显露中后 1/3 出的髂嵴。

步骤 4 提示

- 在置入之前确保安置撑开锁到混合 VEPTR 装置上，因为它可能会掉入远近端切口之间的皮肤桥下。

步骤 4 器械/植入物

- 一旦装置安装完毕，拔除胸管，将混合装置的棒穿入椎板钩，将肋骨套筒穿引至上部肋骨假体支架并用撑开锁锁定。
- 用 C 形钳撑开金属棒，锁紧椎板钩，然后移除钳子。
- 当移除肋骨撑开器后，如果 VEPTR 装置保持合适张力，开放楔形造口应该保持开放状态（图 21-17）。

步骤 4 争论

- 尽管非常少见，如果在撑开时下肢的脊髓监护仪测得改变，则需要将撑开钳放松 0.5cm，并重新监测。
- 如果改变持续，那么进一步放松撑开钳直到改变消失。

步骤 5 要点

- 在髂嵴前的中部向后倾斜之前有一个扁平过渡区，刚好将 90° 的钩置于这个扁平区。
- 如果存在严重的骨盆倾斜伴有胸腰段或腰段脊柱侧凸，可以通过使用 Harrington 外侧支架撑开骨盆和胸廓来纠正畸形。
  - 临时的肋骨支架插入到腋后线，上部支架环绕一根肋骨。4 号肋骨套管穿入肋骨支架，然后将 Harrington 外侧支架上方的栓插于肋骨套筒内用老虎钳咬持固定。

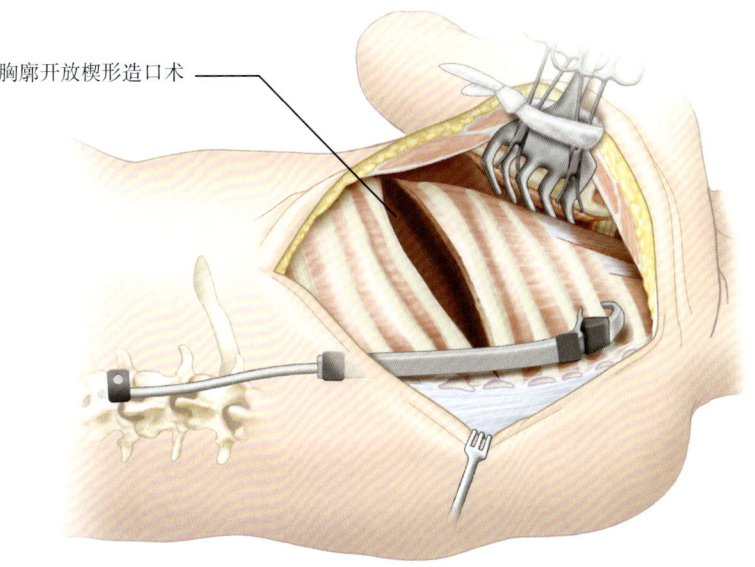

图 21-17

第二部分 胸 椎

- 将支架的下方栓安置于髂嵴，位于 Dunn-McCarthy 钩的前方（图 21-20）。缓慢撑开支架直到骨盆倾斜和腰椎侧凸得到纠正，然后置入混合 VEPTR 装置来稳定矫形。

- 使用电刀松解附着于髂嵴上的髋部外展肌群，利用 Cobb 骨膜剥离器向外侧分离并形成一个"口袋"，用来放置位于髂嵴中 1/3 的 Dunn-McCarthy 钩的外侧部分（图 21-18）。
- 在髂嵴骨性突起的中央作一横行切口，其上下保留等量的软骨。用 Crigo 骨膜剥离器分离扩大，然后在髂嵴的前侧皮质做一通道。骶髂关节应该处于通道内侧，这可以通过将 Crigo 骨膜剥离器穿过髂嵴上的骨切口，然后移动骨膜剥离器触碰骶髂关节的外侧缘来确定（图 21-19）。然后通过此切口插入 Dunn-McCarthy 钩。
- 将 Dunn-McCarthy 钩安放完毕后，用 1 号 Prolene 线穿过骨突将钩缝合固定。术后 4 周内，会在钩的上方形成骨帽。

步骤 5 要点

- 放置 Dunn-McCarthy 钩过于靠后将会导致钩沿髂嵴向后下方移动并最终移出，可以通过推动穿入骨切口的 Crigo 骨膜剥离器触碰骶髂关节的外侧缘来确定正确的位置。

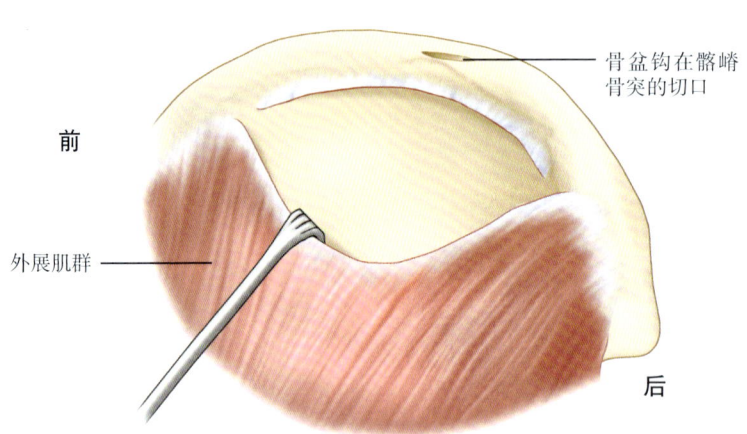

图 21-18

步骤 5 相关设备

- 插入 Dunn-McCarthy 钩后，在钩的上方放置 5~6mm 的平行的多米诺连接器，并将 6mm 接口指向内侧。
- 用弯钳分离从近端胸壁切口到骨盆切口的软组织通道，并将胸骨置入近端切口内。
- 腰椎混合延伸装置及肋骨套筒的大小能延伸至 T12 椎体的底部。金属棒剪至足够的长度来与 Dunn-McCarthy 钩的末端重叠 2cm，并预弯至轻度前凸，不必将棒向外弯曲，因为骨盆钩正好与装置的近端附着点平行。
- 肋骨套管、腰椎混合延伸装置以及撑开锁定装置应通过胸骨穿至骨盆切口。
- 腰椎延伸装置首先连接至多米诺连接器，然后与上方支架连接，并用撑开锁锁定到上部支架上。
- 撑开金属棒末端后，锁紧多米诺连接器（图 21-21）。

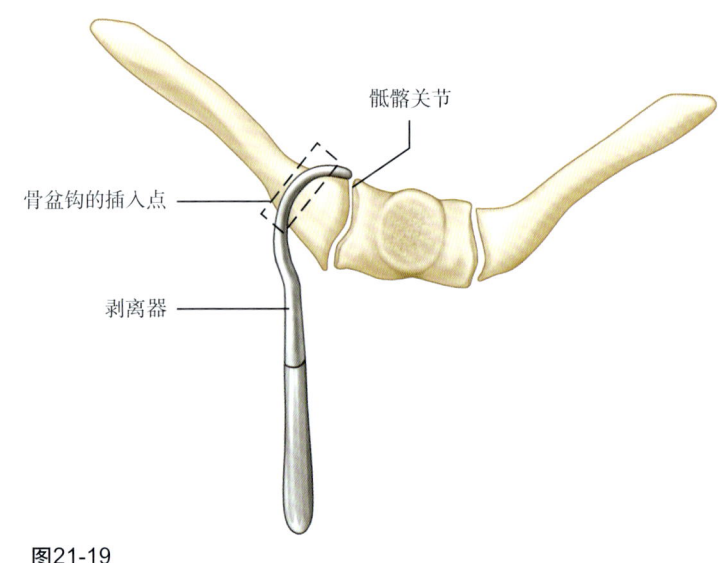

图 21-19

步骤5争议

- 随时间推移，Dunn-McCarthy 钩将会逐渐向骨盆远端移位。这通常不产生症状，并且它们可以向髂嵴内移位几厘米而不产生损害。如果钩的尖端位于髋臼内5mm或出现症状，则需要进行翻修。
- 进行翻修时，需重新打开切口，从钩和多米诺连接器上剥离外展肌群。髂嵴通常已经重新塑形，并且在迁移钩上部的骨比正常的增厚。移除多米诺连接器，用小刮匙刮除穿透髂嵴的钩末端上方的骨组织，这样很轻松地将钩拉出。然后很容易地将Dunn-McCarthy 钩重新安置到重塑髂嵴上部先前的位置（图21-22）。
- 避免在髂嵴上逆向安置 Dunn-McCarthy 钩。因为钩的体积较大，并且多米诺连接器最终会移到骨盆深处的髂嵴的前方，所以这样的钩重建很困难。

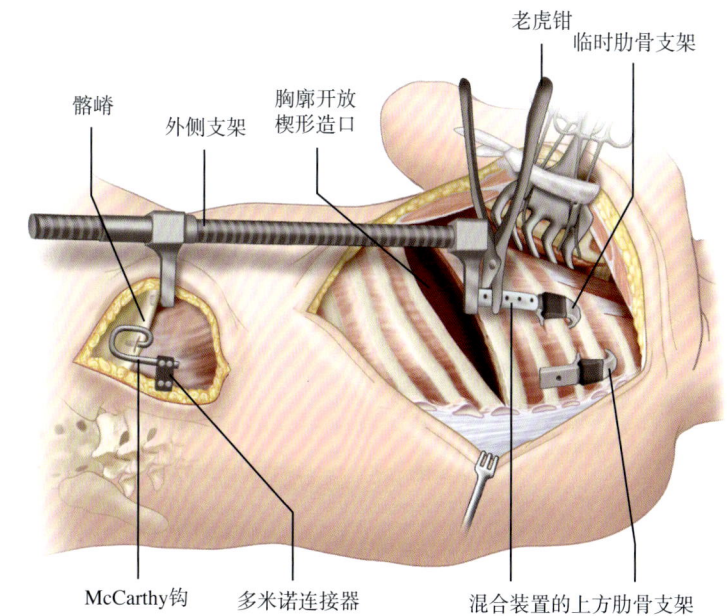

图21-20

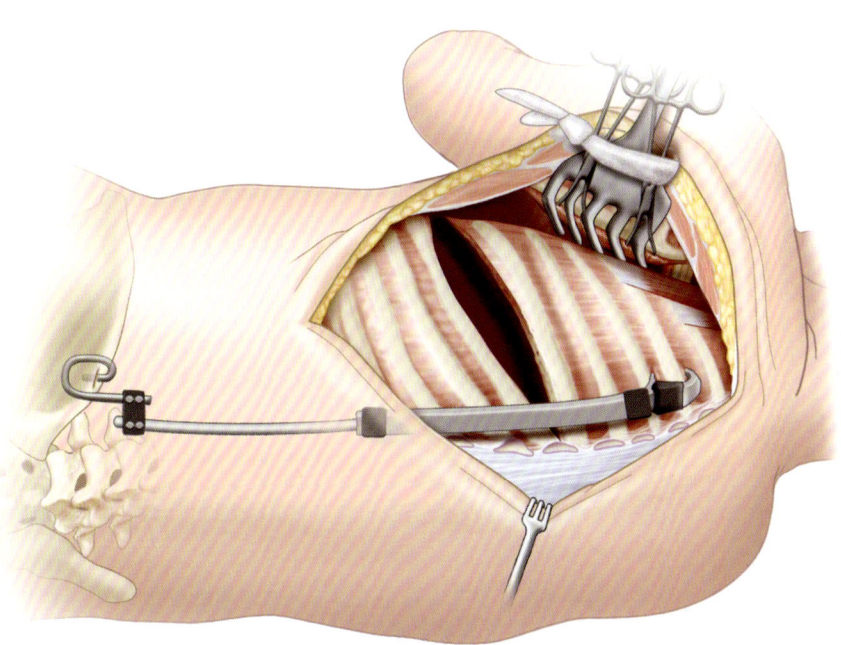

图21-21

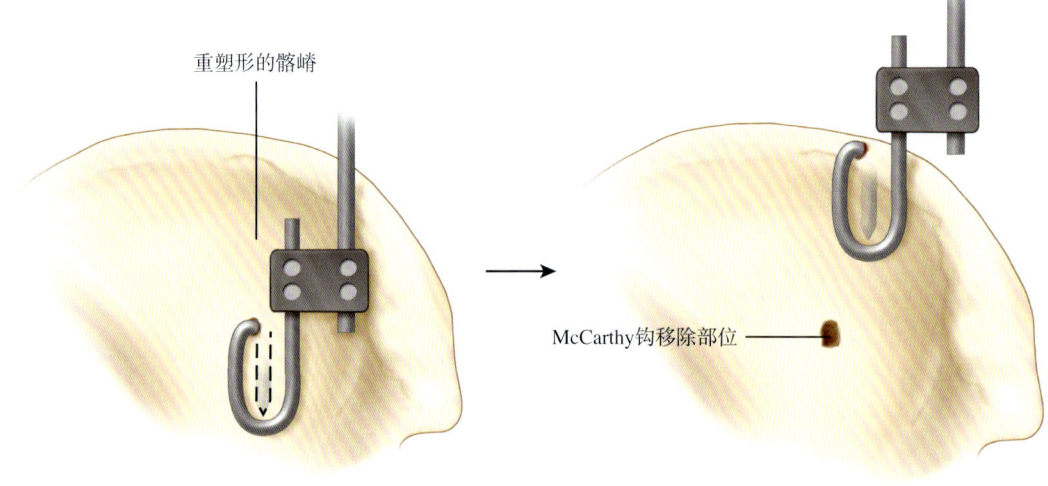

McCarthy钩向远方移位　　　　　　　　　　　重置

图 21-22

步骤 6 要点
- 使第二套装置平行于第一套，向内侧微微倾斜，使装置垂直于下方连接的肋骨。
- 使用软组织保留技术，保留装置内外侧的肋间肌，将明显降低装置滑向肋骨外侧的风险。
- 如果装置的切迹较高，使用 0 号 Prolene 线临时将其拉近到胸廓，当愈合后可以固定在一个较低的切迹的位置。

步骤 6 设备
- 上部假体支架安置完成后，选用合适型号的带有肋骨套筒的肋骨支架放置在下部肋骨连接处的上方，并与上部假体支架连接。
- 用钳子将装置轻柔地调整到合适位置，用撑开锁锁定上部，然后将装置延伸 0.5cm，在远端安置第二个锁并锁定。
- 去除肋骨撑开器。
- 在肌瓣下放置 7 号和 10 号 Jackson-Pratt 引流管。

步骤 6：增加第二个"肋骨 - 肋骨"VEPTR
- 第二个"肋骨 - 肋骨"VEPTR 结构，是放置在腋后线来帮助混合装置进行畸形矫正。这个"肋骨 - 肋骨"VEPTR 装置安置在第一个混合装置的外侧，与之平行或向其轻度倾斜以避免向外侧移位（图 21-23）。
- 安置第二个上部肋骨支架环绕近端肋骨，并且被第一个混合装置的上部支架环绕。
- 选择下部肋骨支架的附着处，通常为第 9 或第 10 肋骨，并且采用与上部支架同样的方式准备支架位点。
- 再次置入 Synthes 肋骨撑开器，并扩大胸廓造口的间隙。
- 测量上部支架肋骨底端至下部支架附着的肋骨顶端的距离，并用厘米计数。这个厘米距离与"肋骨 - 肋骨"VEPTR 装置的型号一致。

步骤 7：闭合伤口
- 将椎旁肌覆盖于内侧装置的背外侧。
- 剩余的肌肉组织用 0 号 Vicryl 线分层连续缝合。深层组织和皮肤用可吸收线缝合。
- 术后至少 1 周内进行包括雾化和排背在内的肺部排痰治疗。
- 患者术后尽早下床。允许他们坐在床上、扶坐在床边或在帮助下下床行走。
- 不需要使用脊柱支具，因为支具可能会限制胸廓运动。

21 VEPTR胸腔开放楔形造口术治疗先天性脊柱畸形

步骤6 争议

- 不要使用装置的自身扩张性调整其到合适的大小。测量的间隙应与使用的VEPTR肋骨套筒及下部腰椎混合/支架延伸装置的型号相匹配。
- 对于小于18个月的儿童患者，没有充足的椎管容积来容纳椎板钩，通常不选用混合VEPTR装置。相反，可以选用单独的"肋骨-肋骨"VEPTR装置。当患儿年龄大于18个月，如果需要的话，可以用混合VEPTR装置替代"肋骨-肋骨"装置。

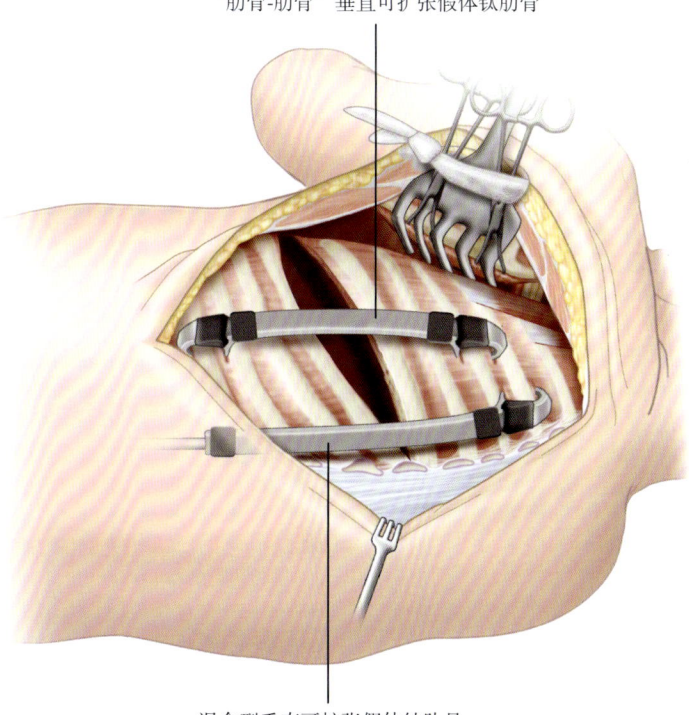

图21-23

步骤7 要点

- 为了帮助闭合伤口，用干的剖腹手术棉片包住联合肌皮瓣，牵至术野的中部。这种方法足够对合皮缘。
- 如果需要的话，可在肌皮瓣下方植入输注局部麻醉药的管子。
- 如果存在大于3~4cm的胸膜裂口，可以用生物可吸收膜修补，例如Surgisis，用可吸收线环绕裂口周围胸膜缝合。
- 为了促进伤口闭合，可用电刀分离肌皮瓣上下的肌肉层。
- 如果闭合伤口时出现急性胸廓出口综合征，这可以通过脉冲式血氧计检测到血氧下降及上肢的脊髓监测提示信号改变发现，则需要松解切口，信号通常会变为正常。
- 体感诱发电位和脉冲式血氧计信号持续下降，提示融合的第1、2肋骨上抬压迫臂丛神经，如果松解牵拉没有改变征象，可能需要立刻将臂丛神经上的第1、2肋部分切除减压。可以从支架外侧在融合肋骨处开槽以允许神经血管束通过而不损害整个结构（图21-24），操作可通过胸廓造口或者腋路进行。

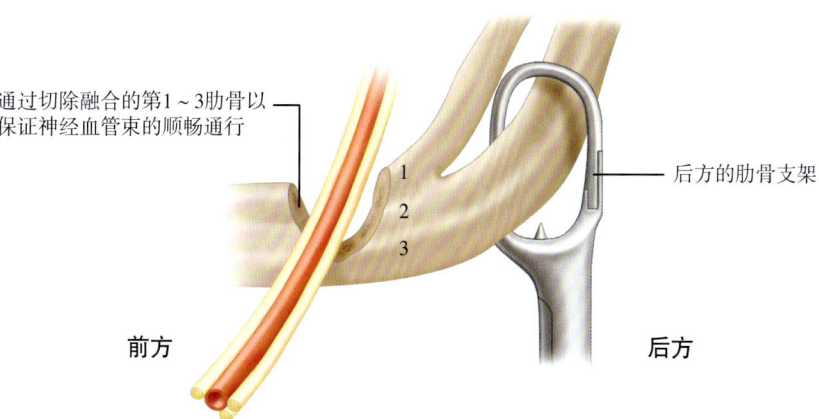

图21-24

> **步骤 7 要点**
>
> - 在闭合伤口时，在装置上覆盖尽可能多的肌肉组织很重要。
> - 如果局部有肌肉缺损，可以通过向内或向外旋转肌皮瓣来覆盖装置。
> - 皮肤坏死多发于外侧假体的下端，因此应覆盖足够的肌肉组织。

> **步骤 7 争议**
>
> - 除非损伤到脏层胸膜，一般很少需要胸腔引流管。如果胸腔存在明显积液，除了要插入 2 根 Jackson-Pratt 引流管外，还要插入 1 根 20 号的胸腔引流管。
> - 软敷料覆盖切口并在其上覆盖无菌敷贴。可在敷料上加用手术贴膜以辅垫切口，避免皮肤坏死。

> **术后要点**
>
> - 如果患者拔除胸管后开始出现呼吸窘迫，可能是由于胸腔积液逐渐增多并压迫肺部，这需要通过从前方置入临时胸管来解除胸腔积液造成的压迫。

> **术后提示**
>
> - 术后感染率为 3.3%，皮肤坏死率为 8.5%。通过清创后用 Prolene 线缝合装置之上部分的伤口并静脉应用抗生素 4~6 周来治疗感染。
> - 通过清创并部分闭合伤口来处理皮肤坏死，应用抗生素直至伤口完全愈合。
> - 持续感染的患者或许需要去除装置的下半部分，保留上部肋骨支架。第二次手术后关闭伤口，并应用抗生素 4 周。当伤口闭合并且红细胞沉降率和 C 反应蛋白水平达到正常，可以重新置入下部假体。
> - 最近，作者单位开始使用创面负压引流技术来帮助闭合感染伤口，早期结果满意。

术后处理和预后

- 患者在重症监护室监护 3~5 天。
- 术后 48~72 小时拔除引流。
- 通过静脉注射吗啡和口服可待因镇痛。
- 通常 48 小时内拔除皮下局麻药导管。
- 术后 3~4 天内每天行胸片检查。
- 尽管实际手术操作时通常出血量较少，由于肌皮瓣下持续渗血，约有 50% 的患者需要输血。术后数天内每天都要查红细胞压积和血红蛋白量。为了维持红细胞压积在 30% 以上，作者单位给儿童患者输血，这样可以维持较好的氧携带能力。
- 24 小时内每根 Jackson-Pratt 引流管的引流量仅仅 20ml 或更少，可以将其拔除。
- 当引流量降到 1ml/（kg·d）时可以拔除引流管。
- 拔除所有引流管后进行术后拍片，包括站立位包含胸部的脊柱全长正侧位片。
- 通常在平片上可以看到大量的胸腔积液，这是正常的，手术操作实际上扩大胸腔但是肺维持在正常大小，因此增加的体积由胸腔积液填充。术后 3~6 个月，胸腔积液会逐渐由增大的肺所替代。
- 术后预防性静脉应用抗生素：植入假体用 7 天，置换操作用 3~5 天，延长操作用 2 天。
- 肋骨融合和先天性脊柱侧凸治疗的预期结果包括：侧凸平均矫形 25°，肺的可利用空间平均增加 80%（Campbell 等，2003b），伴随胸椎高度的增长，单侧未分节骨桥的长度平均增长 7%（Campbell 和 Hell-Vocke，2003）。对于年龄 ≤ 2 岁的患儿，用 VEPTR 开放胸膜楔形造口术治疗后随访显示肺活量良好，而对于年龄 > 2 岁、既往有行前路脊柱融合病史的患儿，行 VEPTR 手术后随访显示肺活量恢复不满意。

装置的延长

- 装置按计划每 6 个月延长一次。如果患者生长较快并且畸形恢复，可以考虑延长手术每 4 个月进行一次，当生长放缓后，恢复到每 6 个月一次。
- 在外科手术室进行全身麻醉，在撑开锁之上做一 3cm 长的切口，移除锁定，用撑开钳撑到反作用力变大（5~10mm）（图 21-25）。持续撑开（每 3 分钟撑开 2mm）直到反作用力增大到不能继续撑开，全部的撑开范围平均为 0.5~1.5cm。然后用新的撑开锁锁定装置，仔细处理软组织后闭合切口。
- 伤口皮下注射 0.5% 丁哌卡因麻醉剂，用软敷料覆盖切口，并用无菌敷贴覆盖。
- 术中拍摄正位 X 线片来确定装置位置。

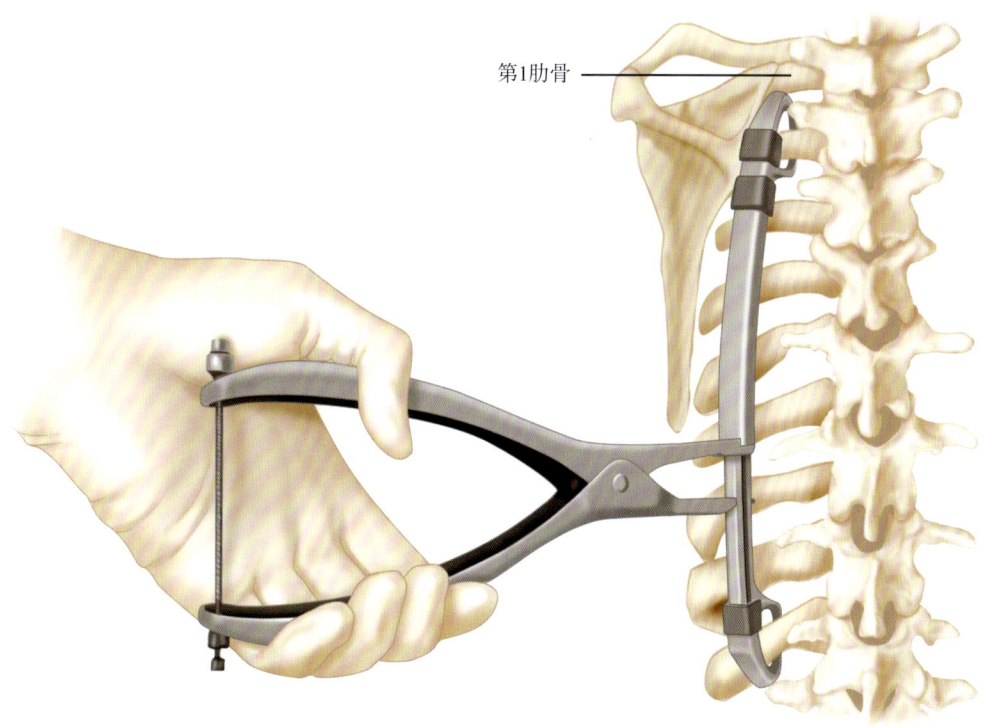

第1肋骨

图21-25

延长要点

- 应该慢慢地撑开装置。在撑开第一个5mm如果存在过大反作用力时，可以通过手柄将撑开钳锁住，停止3分钟使胸壁组织适应撑开力，并且使反作用力消散。然后再进一步撑开2～3mm，重复这个过程，直到撑开力持续变大，然后放置撑开锁锁定。
- 对于后凸患者采用VEPTR Ⅱ型手术，术者可以考虑通过一个单独切口置入近端金属棒以轻微地增加其强度，并通过原位弯棒来为后凸畸形及装置延长提供矫形力量。

延长提示

- 过度撑开，即当存在大的反作用力时进一步延长装置，将会导致连接处的肋骨骨折，这是需要避免的。
- 延长手术的目的是解除系统的松弛状态，而不是进一步矫正畸形。

置换操作

- 当装置完全延长而患者仍继续生长，需要更换更长尺寸的装置。
- 在门诊手术室行全身麻醉，在关键区域切开局部皮肤。对于混合装置，通过单独切口取出肋骨套筒-上部支架连接体、肋骨套筒的撑开锁和椎板钩；对于"肋骨-肋骨"装置，取出肋骨套筒-上部支架连接体、肋骨套筒的撑开锁和下部肋骨支架的末端部分。通过移除撑开锁和支架末端锁定来解锁装置，放松椎板钩，行下端切口取出旧的装置。插入适合新长度的更长的装置，撑开使整个装置保持一定张力。
- 常规闭合切口，术后护理与延长操作类似。

循证文献

Campbell RM, Hell-Vocke AK. Growth of the thoracic spine in congenital scoliosis after expansion thoracoplasty. J Bone Joint Surg Am 2003;85:409-20.

Campbell RM Jr, Smith MD. Thoracic insufficiency syndrome and exotic scoliosis. J Bone Joint Surg Am 2007;89(Suppl 1):108-22.

Campbell RM, Smith MD, Hell-Vocke AK. Expansion thoracoplasty: the surgical technique of opening-wedge thoracostomy. Surgical technique. J Bone Joint Surg Am 2004;86(Suppl 1):51-64.

Campbell RM Jr, Smith MD, Mayes TC, et al. The characteristics of thoracic insufficiency syndrome associated with fused ribs and scoliosis. J Bone Joint Surg Am 2003a;85:399-408.

Campbell RM, Smith MD, Mayes TC, et al. The effect of opening wedge thoracostomy on thoracic insufficiency syndrome associated with fused ribs and congenital scoliosis. J Bone Joint Surg Am 2003b;85:1615-24.

22

青少年特发性脊柱侧凸的后路融合术

Coleen S. Sabatini, David L. Skaggs

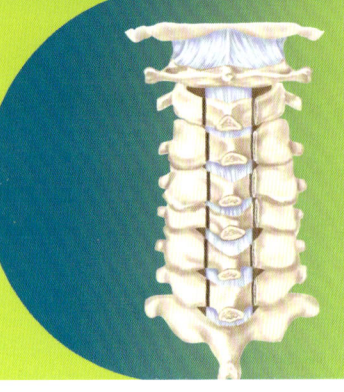

适应证提示

- 不要遗漏潜在的诊断，要注意：特发性脊柱侧凸只是一个排除性诊断。
- 如果有异常疼痛或者任何神经症状，应该行颈椎、胸椎或腰椎 MRI 检查。继发于空洞、Chiari 畸形或骨样骨瘤引起的脊柱侧凸容易被误诊为特发性脊柱侧凸。同样，发生在青春期前的侧凸，胸椎后凸超过 40°～50° 的侧凸，或者进展迅速的侧凸都应该行 MRI 检查。
- 青少年脊柱侧凸的一个特征是旋转畸形，表现为驼背或者在 Adams 前屈位置上的不对称。如果在临床检查和（或）放射性检查时没有发现明显的旋转畸形，应当怀疑是否有青少年特发性脊柱侧凸以外的疾病。图 22-1A 显示了一个没有旋转的脊柱侧凸；图 22-1B 显示了一个瘘管的病例，该患者的脊柱侧凸没有旋转成分。
- 应该仔细分析影像学检查结果以判断有无骨形态异常，从而排除先天性脊柱侧凸的可能。

适应证争议

- 如果只有一个主弯，则应进行前路而非后路的脊柱融合手术。该情况通常见于单个的胸腰弯。

适应证

- 胸弯 ≥ 50°
- 胸腰弯或腰弯 ≥ 45°
- 侧凸角度轻微，未达到上述标准的病例，存在明显的失代偿或者有改变形体畸形的要求

外科解剖：选择融合节段

- 主弯是测量角度最大的弯，通常是融合手术的关键。图 22-2 示 Lenke 分型。

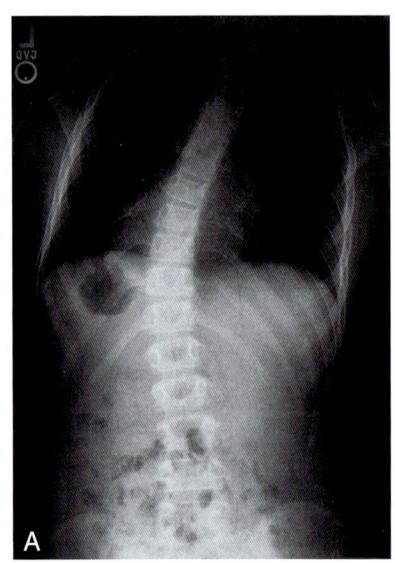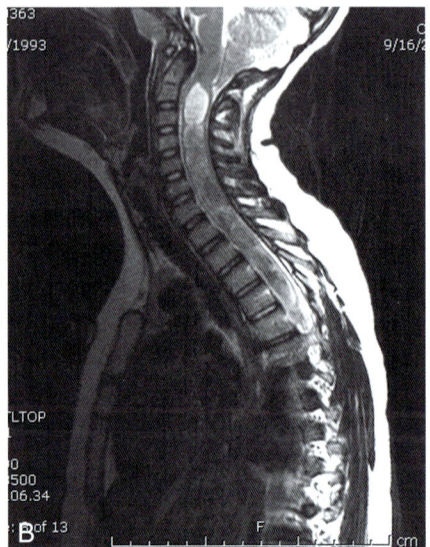

图22-1 A、B

Figures 22-1, 22-4 through 22-21, and 22-23 through 22-30 are reproduced with permission from Children's Orthopaedic Center–Children's Hospital Los Angeles, Los Angeles, Calif.

侧凸分型

分型	上胸弯	主胸弯	胸腰弯/腰弯	侧凸分型
1	非结构性弯	结构性弯（主弯*）	非结构性弯	主胸弯（MT）
2	结构性弯	结构性弯（主弯*）	非结构性弯	双胸弯（DT）
3	非结构性弯	结构性弯（主弯*）	结构性弯	双主弯（DM）
4	结构性弯	结构性弯（主弯*）	结构性弯	三主弯（TM）
5	非结构性弯	非结构性弯	结构性弯（主弯*）	胸腰弯/腰弯（TL/L）
6	非结构性弯	结构性弯	结构性弯（主弯*）	胸腰弯/腰弯-主胸弯（TL/L-MT）

* 主弯 = Cobb 角最大测量值，通常是结构性的
次弯 = 其余使用结构标准所定义的弯曲

结构性标准（次弯）

上胸弯	侧方弯曲像 Cobb 角 ≥ 25° T2-T5 后凸角 ≥ +20°
主胸弯	侧方弯曲像 Cobb 角 ≥ 25° T10-L2 后凸角 ≥ +20°
胸腰弯/腰弯	侧方弯曲像 Cobb 角 ≥ 25° T10-L2 后凸角 ≥ +20°

顶椎位置（SRS 定义）

弯曲部位	顶椎
胸椎	T2-T11，T12 椎间盘
胸腰段	T12-L1
腰椎	T1-2 椎间盘 -L4

腰弯修正型

腰椎修订	CSVL 与顶椎的关系
A	CVSL 在顶椎至稳定椎的椎弓根之间
B	CSVL 在凹侧椎弓根内侧缘与顶椎椎体外侧缘之间
C	CSVL 完全在顶椎凹侧的内侧

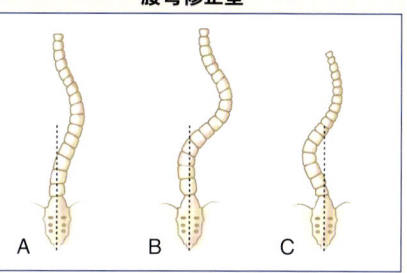

胸椎矢状位轮廓 T5-T12

−	（低）	<10°
N	（正常）	10°~40°
+	（高）	>40°

弯曲类型（1~6）+ 腰椎修正（A、B 或 C）+ 胸椎矢状位修正（−、N 或 +）
分型（例如：1B+）：_____

图22-2 CSVL，骶正中线；SRS，脊柱侧凸研究学会。(From Lenke LG, Betz RR, Harms J, et al. Adolescent idiopathic scoliosis: a new classification to determine extent of spinal arthrodesis. J Bone Joint Surg Am 2001;83:1169-81.)

融合水平要点

- 以下几种情况属于左上胸弯：
  - 体格检查
    - 左肩高于右肩。
    - 在颈基底部，左侧肋骨比右侧高。
  - 影像学检查
    - 左侧锁骨明显比右侧高。
    - T1 椎体终板面的左侧明显高于右侧。
    - 上部弯曲角度至少 25°。
    - 右主胸弯角度大约 70° 甚至更多。
- 主胸弯的远端融合椎通常触及骶骨中线（图 22-3）。

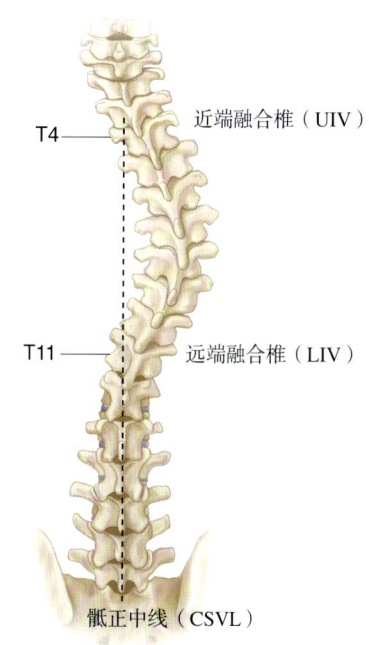

图22-3

- 对于任何 Lenke B 或 C 修正型的侧凸进行选择性胸椎融合时，通常以能够最大程度被骶正中线均分的标准选择远端融合椎。
- 对于腰椎顶椎体没有完全偏离中线的侧凸（腰椎修正 A 和 B 型），建议行选择性胸椎融合。对于腰椎顶椎体完全偏离中线的侧凸（腰椎侧弯 C 型），该型骶正中线完全位于腰弯顶椎体的内侧，合适选择的侧凸也可用选择性胸椎融合的方法治疗。选择的依据取决于很多因素，包括临床上弯曲的程度和正位及动力位平片上的相对弯曲度和活动度。这是一个有争议的问题。
- 当选择融合水平时，不可过分强调仔细评估矢状面形态的重要性。从矢状位角度来看，T2-5 ≥ 20°的侧凸，或者 T10-L2>20°的侧凸，应该被认为是结构性侧凸，并且需要被融合。

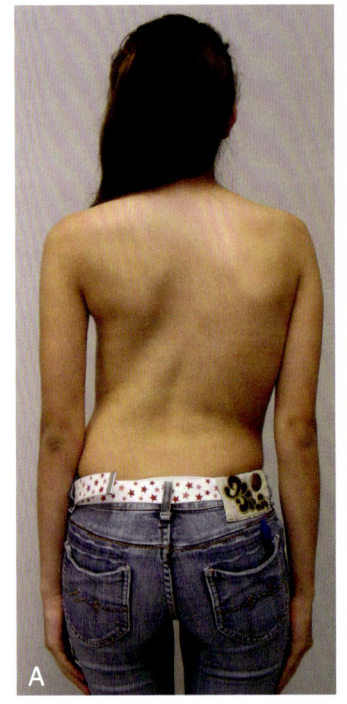
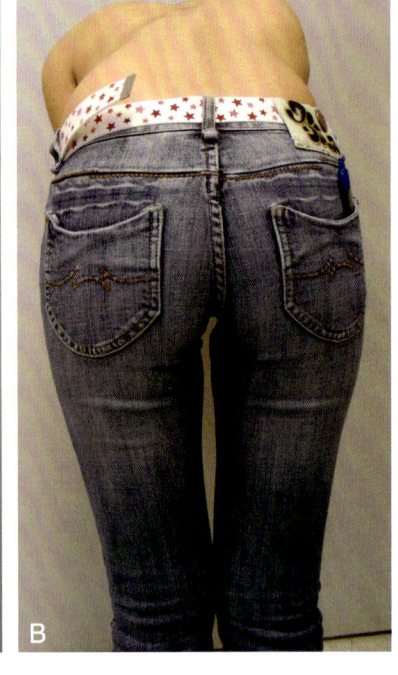

图22-4 A、B

融合水平提示

- 如果没有在矢状面上正确评估脊柱后凸的状况，并且仅将后凸畸形顶椎以上的节段融合，术后容易发生交界性后凸畸形并且需要行翻修手术。
- 切忌将远端融合椎定位于侧凸顶椎。例如，如果一个腰椎侧凸的顶椎位于 L3，那么远端融合椎决不能是 L3，否则将会出现明显的失代偿。
- 谨记：检查每一个脊柱侧凸病例的椎体和肋骨数量。如果忽视了腰椎或胸椎椎体数目的异常，可能导致融合节段的选择错误。

术前检查

- 体格检查内容包括：详细的神经功能检查，肩部和髂嵴的高度测量，矢状面平衡检查，注意明显的脊柱后凸或前凸（图 22-4A），以及 Adams 前屈试验中旋转畸形的评估（图 22-4B）。在 Adams 前屈试验中有明显旋转畸形的侧凸比那些没有明显旋转的侧凸更可能属于结构性侧凸。
- 标准的影像学检查包括正位（图 22-5A）、侧位（图 22-5B）平片和向左、向右侧方弯曲位平片（图 22-5C、D）。在大于 90°的严重的侧凸，仰卧位牵引平片（图 22-6C）比弯曲位平片更有意义（图 22-6A、B）。作者常规测量站立位和侧方弯曲位平片的 Cobb 角来帮助判断是否属于结构性侧凸并明确融合节段。这对于确定后凸畸形的顶椎或发生畸形的节段范围，避免远端融合椎位于这些部位非常重要。

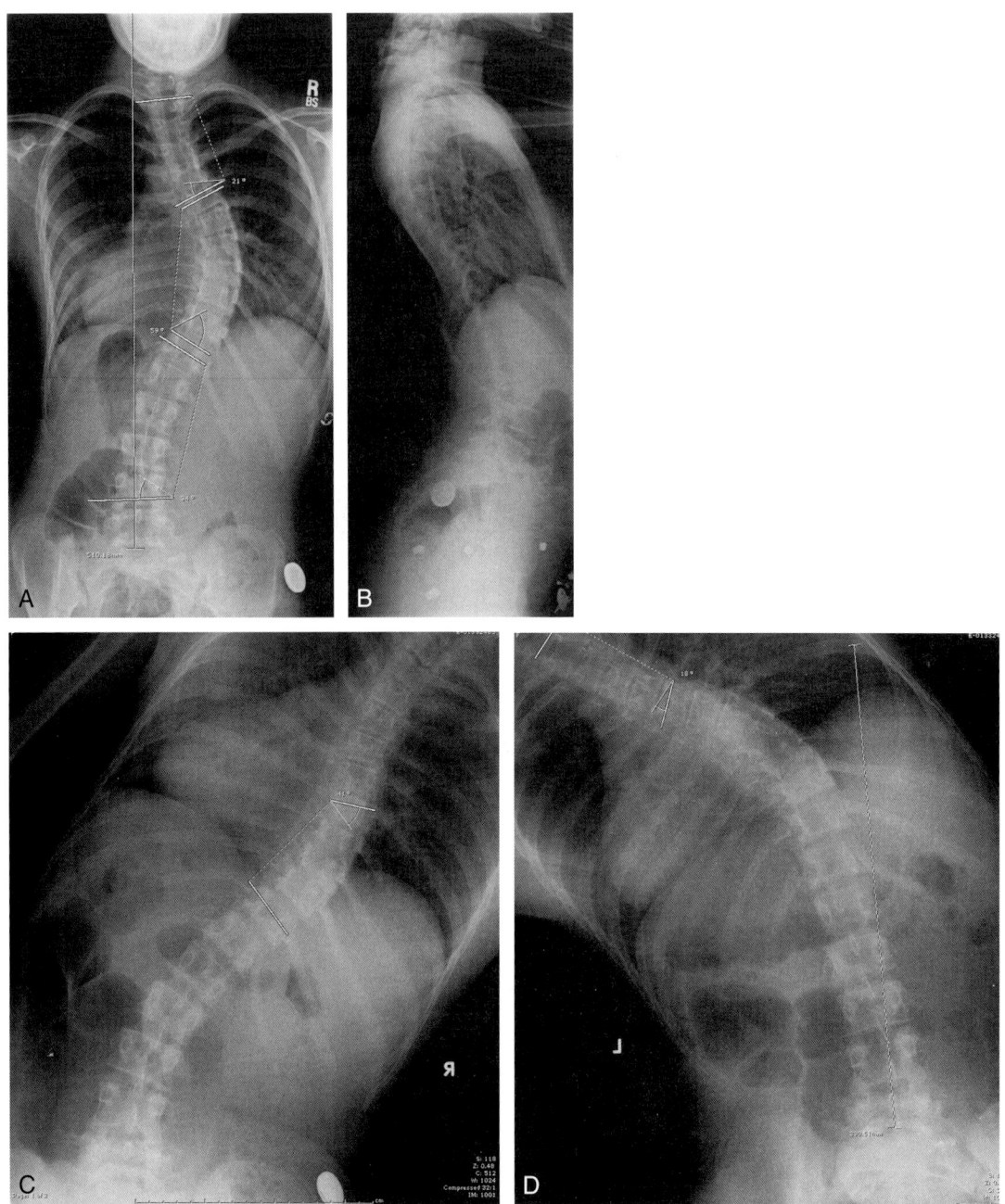

图22-5 A～D

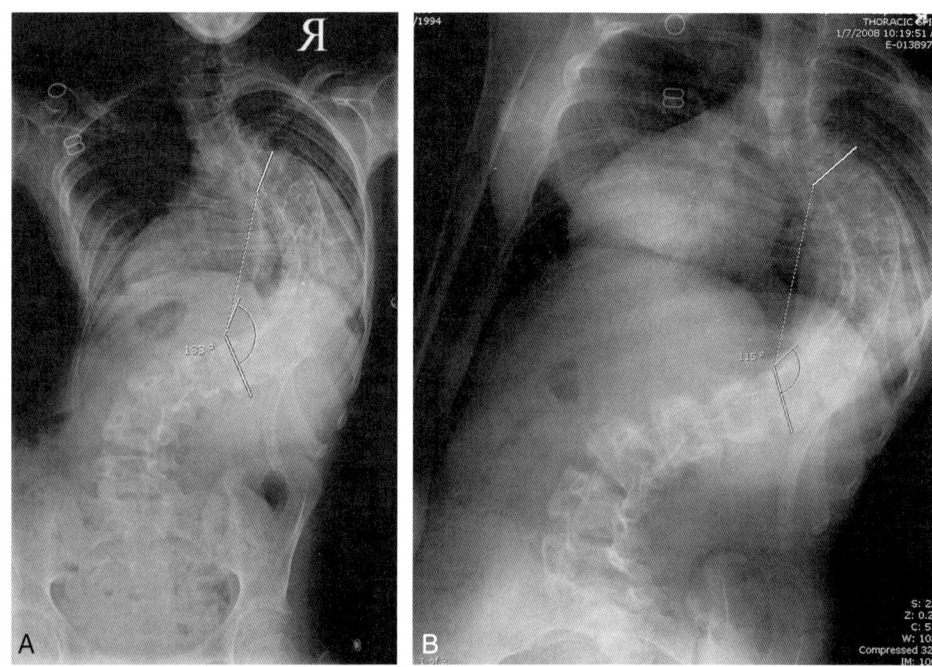
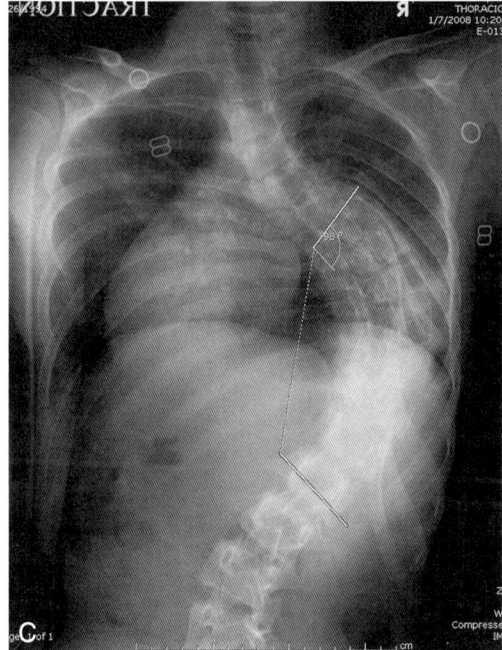

图22-6 A~C

体位要点

- 如果融合节段延长到T2或更高，需要确保患者的颈部不被融合。
- 术前准备的座右铭是："你不能太高"，包括准备颈后将确保获得足够的上胸椎暴露。
- 开始摆体位时，在患者的臀部放置一条束带以免患者的身体向尾端移动。因为一旦身体向尾端移动，患者头部的位置就不正确，手术开始前还需要重新摆体位（图22-8）。
- 使用Jackson脊柱翻身床进行头-股骨牵引非常简单。颅骨牵引中用到的滑轮和头部在力线方向上一致，腿部的牵引带则在床的末端垂下（图22-9）。

体位提示

- 如果肩部外展小于90°，在进行上胸椎手术时，上臂会妨碍手术操作。
- 如果肩部或肘部向上伸展，将会影响上胸椎的影像学检查。稍微降低肘部后可以得到更清楚的上胸椎的侧位透视图像。

体位

- 将患者腹部悬空，以免静脉淤血。
- 患者体位摆放有不同方法，例如使用Relton-Hall支架、调整侧卧体位、调整头脚高度或者使用Jackson脊柱翻身床（作者的首选）。使用Jackson脊柱翻身床时，用一个头部支架支撑患者的头部。头架下装有一面镜子，以便麻醉师观察患者眼部和面部是否受压。横向放置一个用一次性垫片包裹的胸垫，以降低对乳房的压力。使用大小不同的腰垫将上/下髂棘垫好，这样可以使腹部和骨盆中部悬空。将双腿用吊带吊好，通常在两腿下面或者之间放置枕垫。手臂放置在托板上。通常肩部外展角度不应超过90°，以免牵拉损伤臂丛神经。需要对上肢进行监护，以便发现任何由于体位不适引起的神经或血管问题，如有必要可以术中调整（图22-7）。

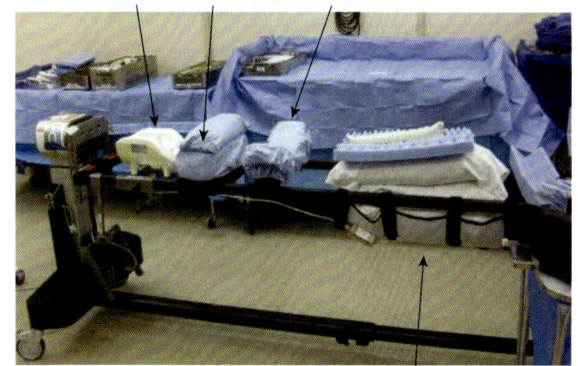

图22-7

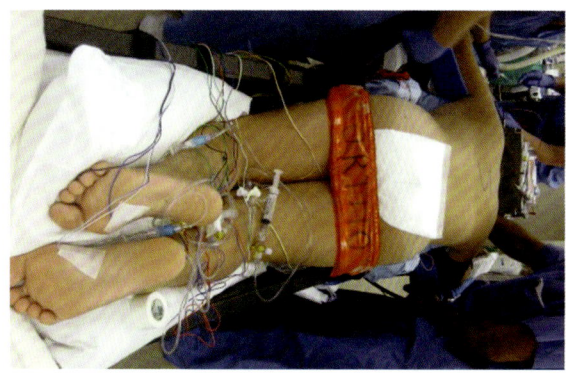

图22-8

麻醉要点

- 与麻醉团队交流对于手术的安全和效果非常重要。
- 作者更喜欢在矫形过程中使平均动脉压达到 75~80mmHg 或更高。
- 氨甲环酸可以减少出血。在 David L. Skaggs 的医院中，特发性脊柱侧凸患者手术过程前 30 分钟内给予 50mg/kg 的负荷剂量（最大 5g），然后给予 5mg/（kg·h）维持剂量。
- 在切开前或者在分离早期，麻醉医师准备好阿片类药物后交由外科医师鞘内注射。在 David L. Skaggs 的医院，通常使用舒芬太尼（剂量：0.5mc/kg，最大剂量：30mcg）和硫酸吗啡（剂量：5mc/kg，最大剂量：250mcg）。

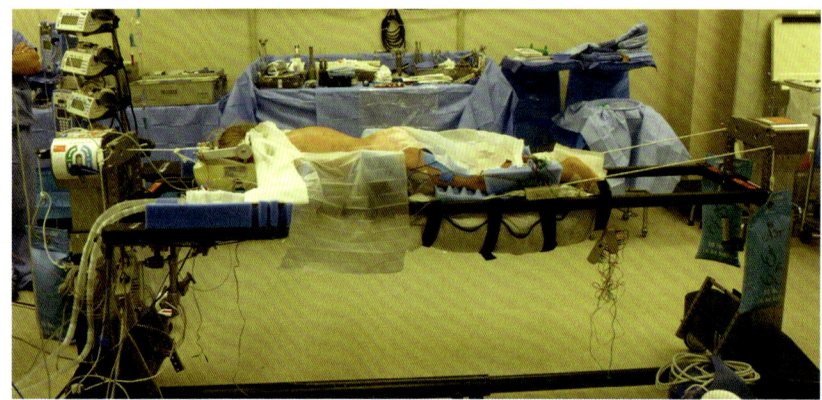

图22-9

入路/显露要点

- 剥离软组织时应进行术中透视，以便尽早确定暴露部位及近端和远端的融合节段是否正确。
- 有效地放置自动撑开器有助于从骨面上分离组织。作者通常建议在切口的最上端和最下端放置一个小脑牵开器，用一个或者两个长直拉钩牵拉切口中部（图 22-10）。
- 将纤维蛋白黏合剂喷撒于软组织上将有助于减少出血。
- 使用骨蜡直接封堵任何出血的骨面将有助于减少出血。
- 确保关节突关节的侧面和下面没有软组织，如果这些部位的软组织已经在前面的操作中被剥离，将有效地减少椎骨关节面切除所使用的时间。否则，在进行椎骨关节面切除时，软组织黏附处将会出血。
- 计划融合范围上下的棘突间韧带和小关节囊必须保持完整，否则将会增加发生交界性后凸的风险。

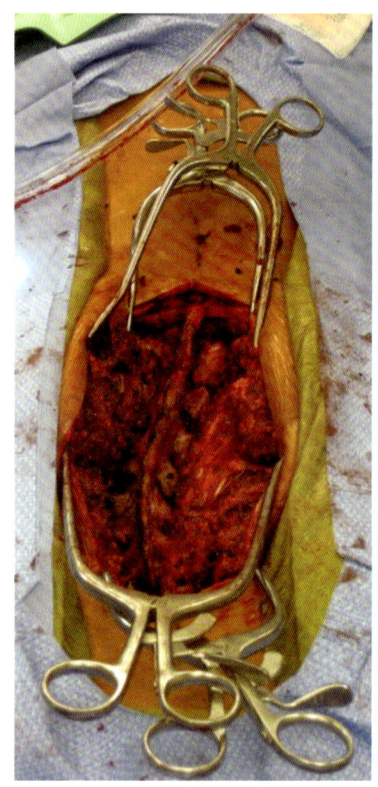

图22-10

入路/显露

- 做一个轻微曲线切口，当脊柱被拉直时，切口也随之被拉直。对于侧凸程度较大和较瘦弱的儿童，切口的弯曲度应该加大；相反，对于较小的侧凸和肥胖的患者应该较直。
- 切开皮肤后，使用 Bovie 电刀分离组织，应该注意要在中线解剖，因为这个区域血管很少。用手指或者 Cobb 骨膜剥离器探查棘突位置，并将棘突上的软骨帽从中间劈开。用 Cobb 骨膜剥离器牵拉软组织，并用 Bovie 电刀将肌肉组织从骨面上剥离。注意不能直接用 Cobb 骨膜剥离器从骨面上剥离肌肉，而是用其尽可能地牵拉肌肉，以便用电刀从骨面上剥离肌肉。
- 应该在骨膜下进行剥离，以便完全暴露椎板、关节面以及两侧的横突。

手术步骤

步骤1：椎骨关节面切除

- 胸椎：使用一个 1/2 英寸宽的骨刀或特制的方形骨刀，做一个方形的截骨切除下关节突。这步需要完全暴露上关节突（图 22-11）。
- 腰椎：使用一个 1/2 英寸宽的骨刀，锤击一次，去除腰椎的下关节突。或者用咬骨钳将其咬除。

> **步骤1要点**
> - 保留上关节突的椎体关节面切除术对于直视下植入椎弓根螺钉、避免脊柱僵直以及达到最好的融合效果都是非常重要的（图 22-12、图 22-13）。

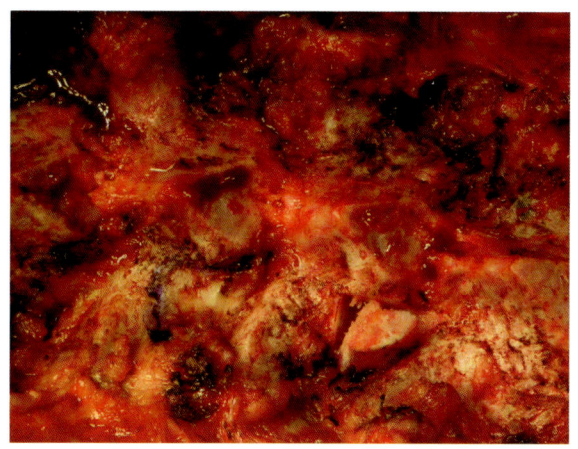

图22-11

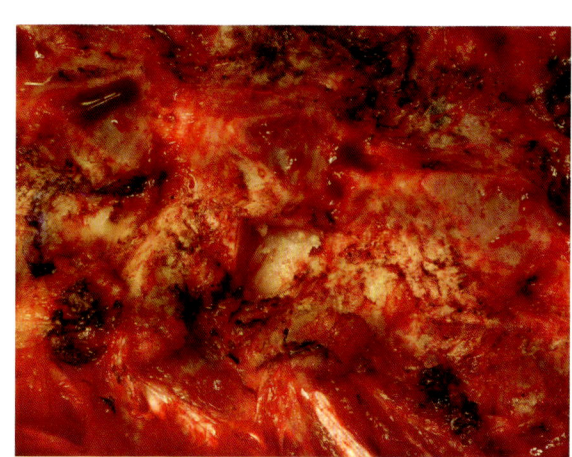

图22-12

步骤1提示

- 用磨钻进行椎骨关节面切除将会导致出血，并且会破坏上关节突关节软骨，术野会变得非常不清晰。
- 如果椎骨关节面没有被完全切除，将会影响椎弓根螺钉的准确植入。

步骤2要点

- 有经验的术者通常使用大咬骨钳去除棘间韧带和黄韧带。
- 如果患者术前脊柱后凸不足，充分切除后面所有的软组织结构，包括关节囊、棘间韧带和黄韧带，这对于重建生理性脊柱后凸是必须的。
- 对于非矫形节段，不必要切除这些节段近端或远端椎体的黄韧带。

步骤2提示

- 所有参与手术的医生必须注意，尤其是缺乏经验的手术助手，从这一步往后，椎管是开放的，一定要注意避免无意中进入椎管。

步骤3B要点

- 为了区别皮质骨和松质骨钉道，缓慢移动头钻比使用椎弓根探针手感更好。

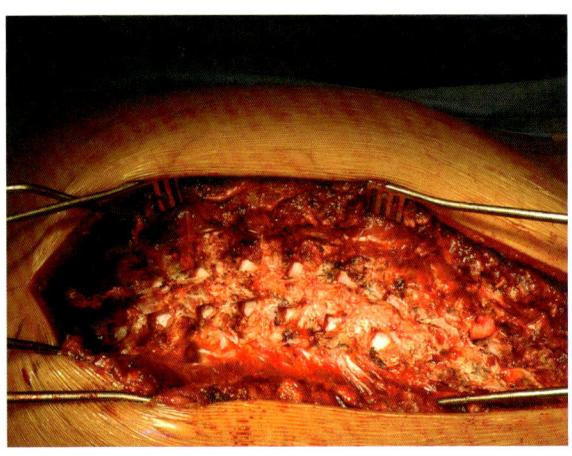

图22-13

步骤2：脊髓减压

- 作者通常用棘突刀切除棘突的下半部，用咬骨钳咬除棘间韧带并且用椎板咬骨钳咬除黄韧带。

步骤3：植入椎弓根螺钉

- 胸椎弓根螺钉的植入点是从上关节突中点的外侧垂线与横突中点水平线的交点由内向外的方向植入。在头/尾端，T1、T2和T12（上下段胸椎），植入点位于横突中点。这两条线的交叉点是椎弓根螺钉的进针点。在T7-9（中段胸椎），横突的近头侧边缘提供头侧向尾侧的进针点。
- 腰椎椎弓根螺钉的进针点是椎弓峡部垂线与横突中点水平线的交点。
- 植入椎弓根螺钉的方法有很多，包括使用椎弓根开路锥、刮匙或者作者常用的电钻（作者通常在术中备3个钻头）。
- 可以在透视/图像引导下或单凭手感植入椎弓根螺钉。
  - **步骤3A**：用Midas Rex M8磨钻或相当大小的开口器在螺钉进针点开口，只要穿透皮质就好。通常在这点可以看到椎弓根的松质骨。

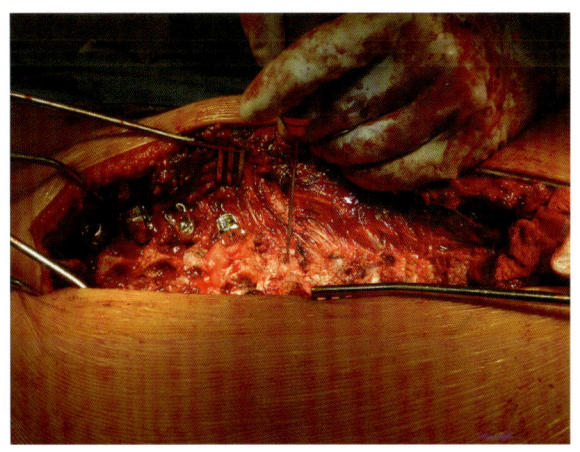
图22-14

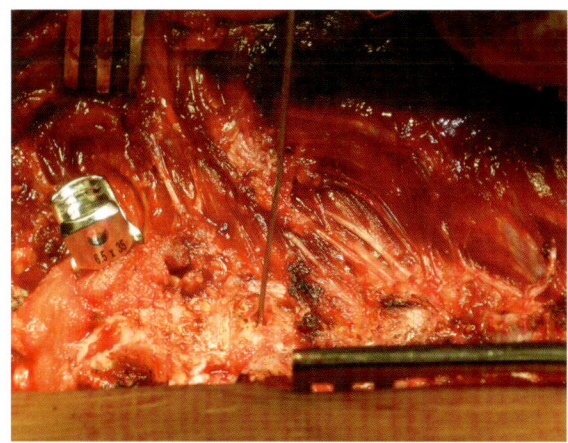
图22-15

> **步骤3B提示**
> - 不要进入得太快。快速钻入可能穿透骨质或者体会不到进入的感觉。慢慢钻入，可以更好地体会当钻头碰到皮质骨或者松质骨的感觉。

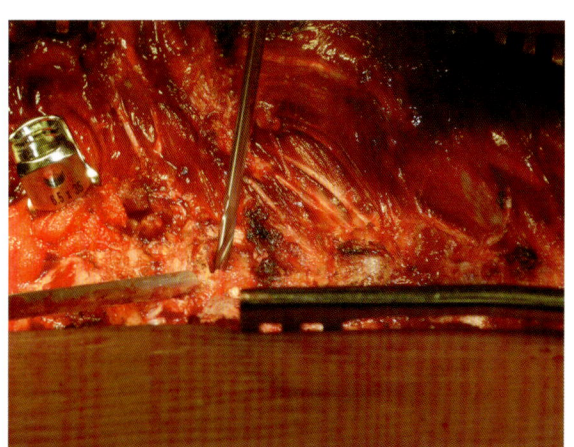
图22-16

> **步骤3要点**
> - 手术者必须依靠手感把椎管周围皮质骨和椎弓根皮质骨区分开。钻孔技术非常依赖于手感；因此，术者的手应该保持"柔和"并且缓慢钻入。
> - 对于D型胸椎椎弓根（没有椎弓根通道），术者可以通过椎弓根外侧进入椎体。
> - 如果进入椎弓根比较困难，可以考虑行椎板切开术，并使用牙科器械从内部探查椎弓根。术者也可以用透视机协助定位椎弓根位置。

- **步骤3B**：用直径1.9mm的钻头慢速进入椎弓根（图22-14）。手术者的手必须"柔和"以便根据磨钻进入的感觉调整方向。1.9mm磨钻进入的深度约22mm，这是该钻头螺纹的长度。用圆头探子确保钉道四周都是骨质，没有突破钉道内侧、外侧、头侧、尾侧和底面的皮质（图22-15）。
- **步骤3C**：用直径3mm的钻头扩大钉道（图22-16）。再次用圆头探子确定钉道周围都是骨质。

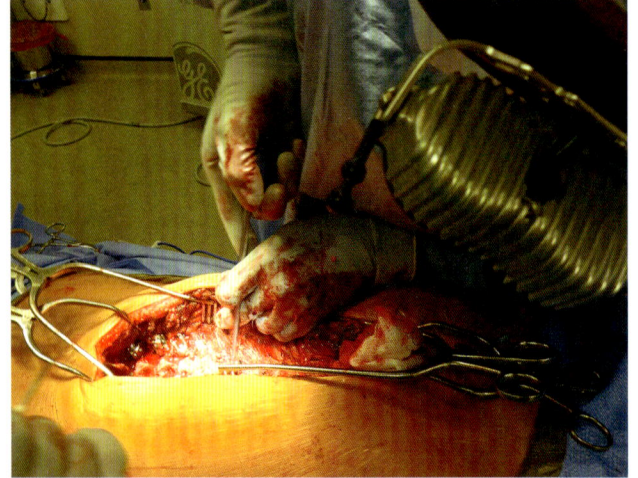

图22-17

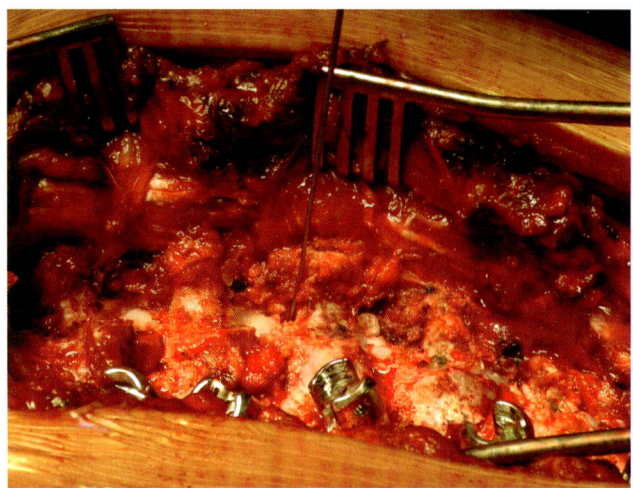

图22-18

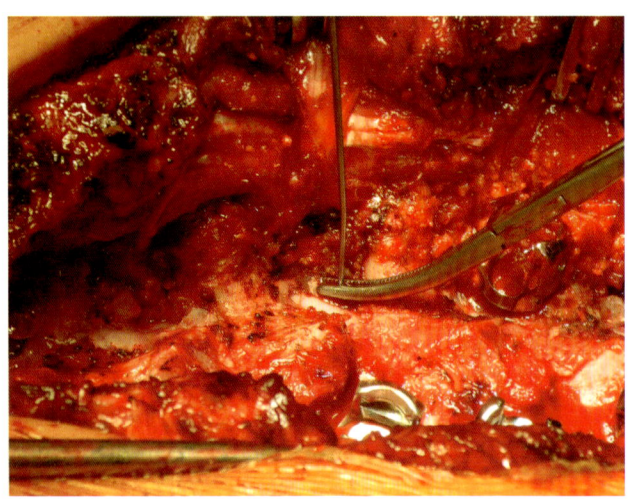

图22-19

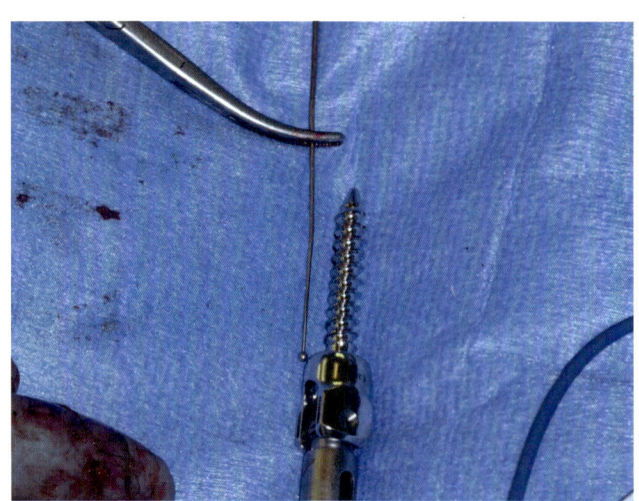

图22-20

步骤3争议

- 可以在每一节段植入椎弓根螺钉，特别是对于生长发育期的儿童，这样做可以预防发生曲轴现象。
- 对于标准的青少年原发脊柱侧凸，使用矫正棒装置可以通过多个点以分散应力，所以作者在左侧（凹侧）每个节段都植入椎弓根螺钉。对于右侧（凸侧）棒，至少应该在上端和下端植入两枚椎弓根螺钉，两枚螺钉应该位于上下两端椎以便进行去旋转。

- **步骤 3D**：用不同直径的椎弓根探针仔细扩大钉道。探针进入时应稍有阻力，但还是比较容易进入。如果计划植入 35mm 螺钉，椎弓根探子应该打入大约 40mm 深（图 22-17）。圆头探针再次试探没有突破皮质骨，并确保钉道底部骨质坚硬（图 22-18）。用弯钳夹持探针，以标记椎弓根内探针的长度（图 22-19）。然后将圆头探针与拟行植入的螺钉进行比较，以确保螺针长度合适。这可以避免因为交流不当或者选择错误而导致植入错误型号的螺钉（图 22-20）。
- **步骤 3E**：放置椎弓根螺钉。作者使用电钻进行这步，但是也可以用手操作（图 22-21）。

步骤3提示

- 在椎弓根螺钉进入时，钉头可能在横突上滑动而改变螺钉的植入位置。通常，为了避免这个问题，需要咬除部分的横突。正侧位透视可以明确螺钉植入位点和方向是否正确。
- 一旦在正位透视图像上显示螺钉头相碰，预示着一个或两个螺钉已经进入椎管。同样，如果螺钉头越过椎体中线，提示钉道的内侧壁可能已经被穿破（图22-22）。
- 确保螺钉没有侵及椎间盘，否则会引起术后疼痛。
- 如果使用椎弓根螺钉固定不够牢固，可以考虑其他固定方法，例如使用椎板下钢丝或椎板钩。

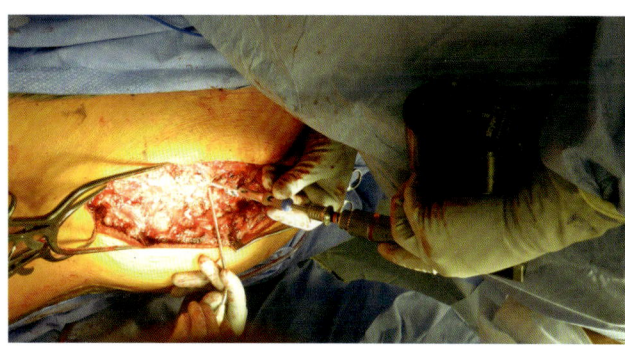

图22-21

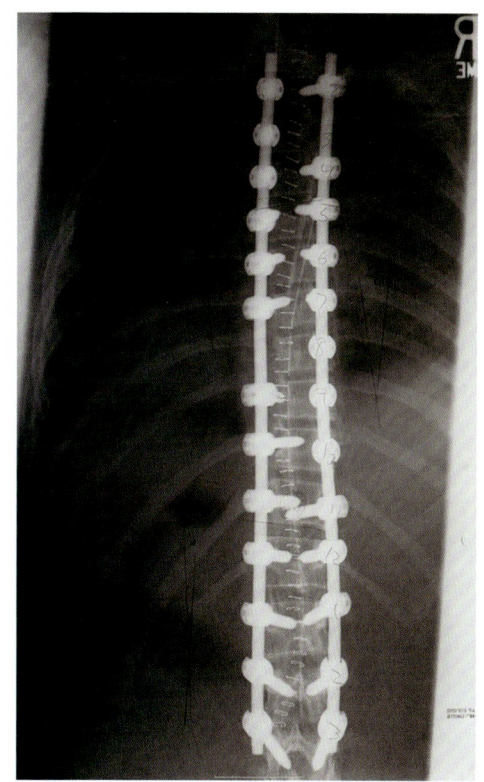

图22-22

第二部分　胸　椎

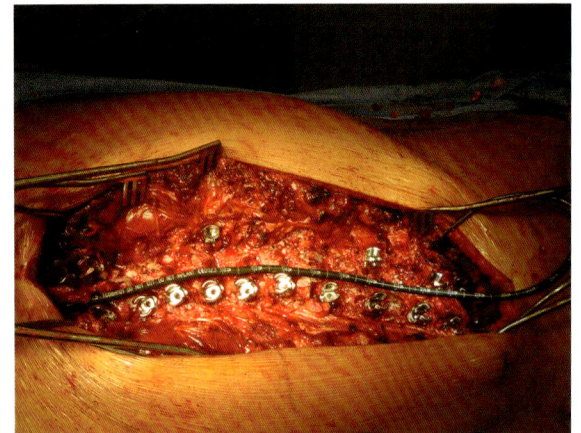

图22-23

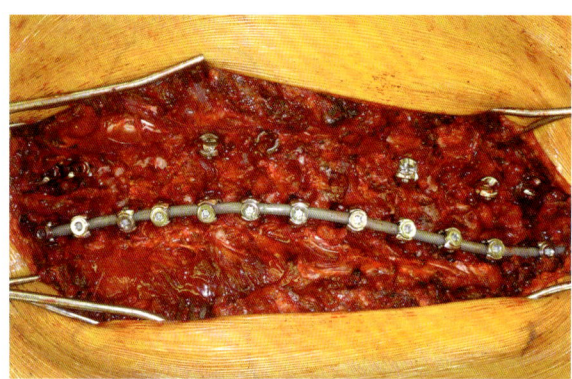

图22-24

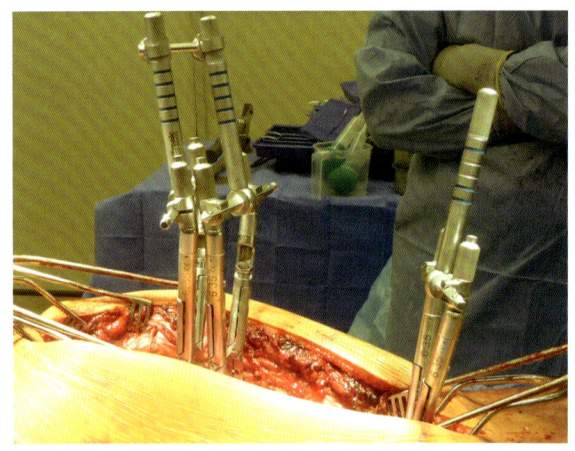

图22-25

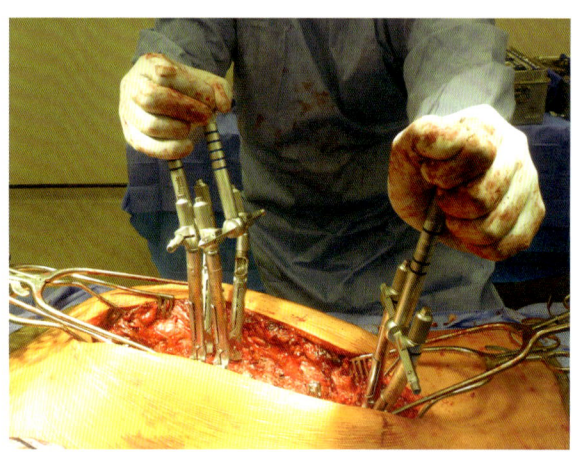

图22-26

步骤4：放置固定棒并矫正畸形，包括脊柱去旋转过程

- 使用试模棒测量以确定固定棒的长度，固定棒既不能太长也不能太短（图22-23）。
- 对于标准的脊柱侧凸——后凸不足或标准的脊柱后凸，首先应该植入左侧的固定棒（凹侧）。而对于过度后凸的病例，应该先植入右侧（凸侧）的固定棒。
- 不要拧紧螺钉帽，以便调整固定棒的位置（图22-24）。
- 将脊柱操纵器固定于脊柱侧凸的顶椎和下端椎，例如Lenke 1型侧凸的L1椎体（图22-25）。通过对脊柱操纵器施加扭矩和反扭矩，使脊柱发生去旋转（图22-26）。

步骤4要点

- 对于非常僵直的侧凸畸形，应该行后路截骨并使用复位螺钉。
- 开始复位前，确保患者的平均动脉压在75～80mmHg或更高。
- 在固定棒上涂抹无菌矿物油以便于调整固定棒的位置并可减少螺钉和固定棒间的摩擦。
- 脊椎操纵器可以对固定螺钉或单轴螺钉进行操作。通常，作者在Lenke 1型侧凸的顶椎右侧（凸侧）和反扭矩（通常在L1节段）的右侧植入单轴螺钉。

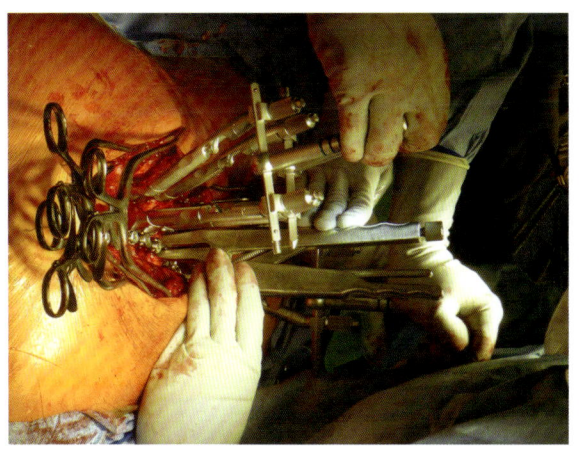

图22-27

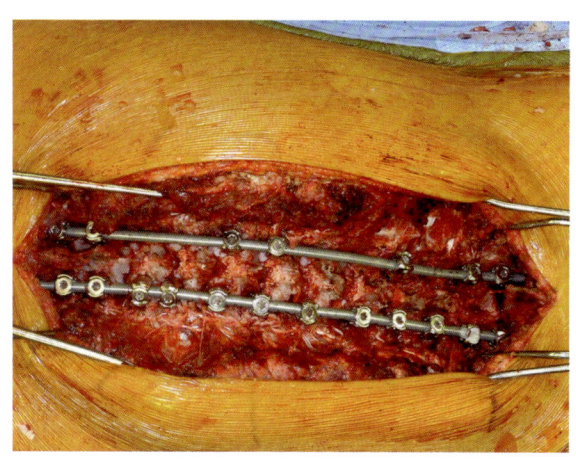

图22-28

步骤4提示
- 如果固定棒预弯程度不够或者棒强度较低，矫正的胸椎后凸很容易丢失。在多数侧凸病例中，作者使用1/4英寸的不锈钢或材质强度相当的固定棒来矫正并维持生理性后凸。

步骤4争议
- 作者认为对远端融合椎体进行完全去旋转并且进行适当的加压和撑开使椎体垂直于固定棒可以有效地帮助腰椎侧凸自行矫正。还有人认为进行选择性胸椎融合术时，将远端融合椎体纳入腰弯椎体序列，可以防止发生失代偿。

步骤4植入争议
- 由于不锈钢螺钉的强度和弯曲性能，许多医生倾向于使用不锈钢螺钉进行矫形。
- 钛金属可能也会被优先考虑，因为不会影响术后患者行MRI检查。
- 近来开始使用的钴铬合金棒结合了强度和MRI相容性的优势，但是对于非订制螺钉而言，这种固定棒可能过硬了。

- 将固定棒旋转90°恢复生理性的胸椎后凸和腰椎前凸（图22-27）。
- 首先拧紧侧凸顶椎上的螺钉，在胸椎区域，撑开螺钉后锁紧钉帽以矫正冠状面上的侧凸，并恢复矢状面上的后凸。在腰椎区域，对螺钉进行加压以矫正侧凸恢复腰椎前凸。将所有螺钉钉帽锁紧后，移除脊柱操纵器。
- 对于上左胸弯伴有明显的反向旋转的病例，需要在顶椎和胸弯中段之间进行一个去旋转操作。
- 可以用原位或"L"形折弯器来对固定棒进行塑形。塑形时必须要保持后凸曲度，因为固定棒通常有变平直的倾向。
- 然后放置右侧固定棒。通常，右侧棒的后凸程度偏小，以便对右侧顶椎产生一个向下的作用力，有助于进一步使脊柱去旋转。过程中需要进行适当的加压和撑开（图22-28）。
- 通常不需要使用横向连接棒。

步骤5：缝合
- 确定已拧紧所有螺钉。
- 通过正侧位平片评估脊柱矫形效果并确定椎弓根螺钉的位置正确，确定没有内侧或外侧臀位的证据。
- 使用Midas Rex M8型磨钻或其他类似的设备对所有暴露出来的骨面进行去皮质。
- 将来源于棘突和关节突的自体骨和皮质/松质异体骨植在固定棒下面去皮质化的骨面上。开放的椎管部位可以用明胶海绵覆盖，注意不要将明胶海绵或骨碎片放进椎管。
- 使用丁哌卡因以减轻术后疼痛，通常情况下，作者在这个时候会沿着内植物放置On-Q导管。

- 肌肉层及筋膜层用 1 号 Vicryl 缝线缝合，作者在筋膜层外放置 Hemovac 引流管，然后用 0 号 Vicryl 缝线缝合脂肪和皮下层，用 3-0 的 Monocryl 可吸收缝线间断缝合皮肤，然后在切口上涂抹医用胶，在切口旁涂抹安香息，待医用胶干后贴消毒敷贴，并使用 4×4 的无菌纱布覆盖包扎。

术后护理和预后

- 待患者在苏醒室苏醒后将其送回病房。
- 建议行诱发性肺量测定。
- 通常患者术后 1 天可坐起，术后 2 天可下床活动。
- 通常患者术后 5 天出院。出院前复查正、侧位片（图 22-29A、B）。3～4 周后可以上学，大约 3 个月后可以开始竞技性运动（图 22-30）。
- 作者术后并不常规使用支具，除非术中发现患者骨质较差或者患者患有影响骨质的疾病。

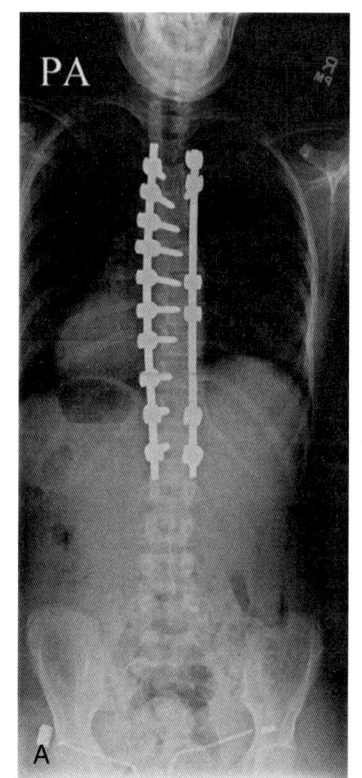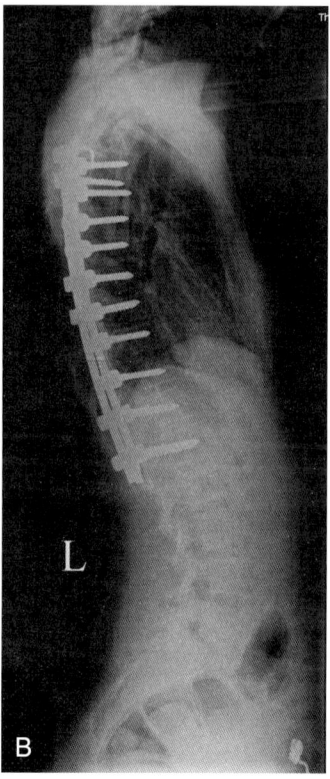

图 22-29 A、B

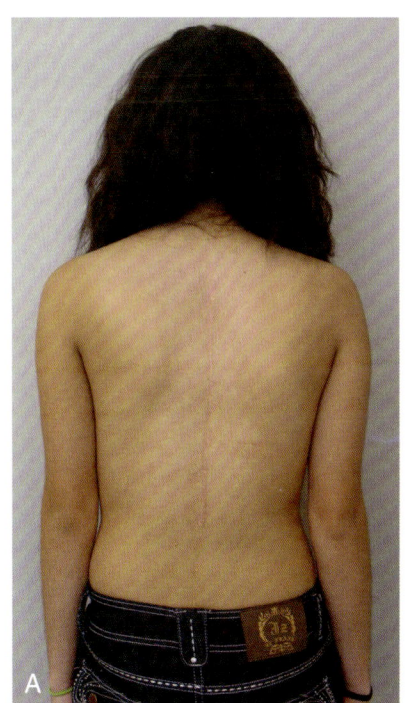
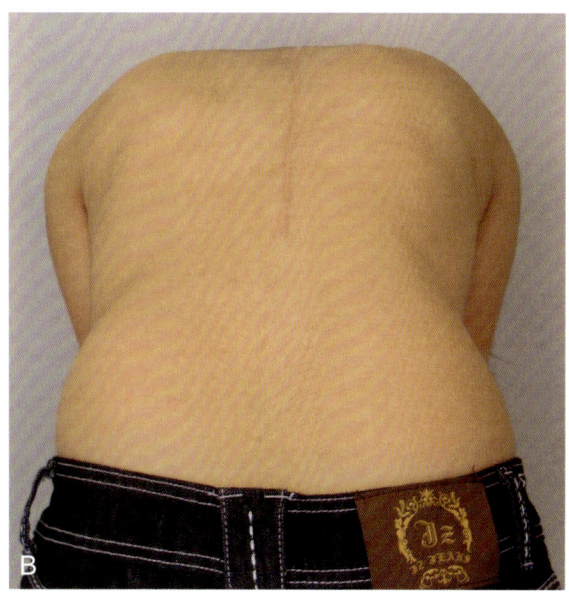

图22-30

循证文献

Edwards CC, Lenke LG, Peelle M, et al. Selective thoracic fusion for adolescent idiopathic scoliosis with C modifier lumbar curves: 2-16 year radiographic and clinical results. Spine 2004;29:536-46.

作者进行了一个平均 5 年的随访，研究选择性胸椎融合术治疗主胸弯合并代偿性 C-修正型腰弯的影像和临床的结果。结果发现，腰弯的上部得到矫正，该影像和临床方面均较为理想的效果不需要通过腰椎融合手术就可以达到。

Kim YJ, Lenke LG, Bridwell KH, Cho YS, Riew KD. Free hand pedicle screw placement in the thoracic spine: is it safe? Spine 2004;29:333-42.

这项研究评估了对 394 名患者完全凭手感植入的 3204 枚胸椎螺钉。这些螺钉的植入时间超过 10 年，没有产生神经、血管或者内脏损伤等并发症。作者认为按照逐步、一致的方式凭手感植入胸椎弓根螺钉是精确、可信并且也是安全的。

Kim YJ, Lenke LG, Cheh G, Riew KD. Evaluation of pedicle screw placement in the deformed spine using intraoperative plain radiographs: a comparison with computerized tomography. Spine 2005;30:2084-8.

通过术后 CT 平扫，作者从影像学角度总结出了椎弓根螺钉植入位置的标准。作者发现了可以敏感并且准确判断在脊柱侧凸和后凸性矫形手术中钉道内外侧壁不完整的 3 个指标：（1）如果在正位平片上发现植入螺钉尖端异常，提示钉道内侧壁或外侧壁骨质破坏；（2）如果正位平片上植入椎弓根螺钉的钉道内侧壁没有交叉，提示钉道的外侧壁骨质破坏；（3）如果正位平片上的椎弓根螺钉尖端越过椎体中线，提示钉道的内侧壁受侵犯。

Lenke LG, Betz RR, Harms J. Adolescent idiopathic scoliosis: a new classification to determine extent of spinal arthrodesis. J Bone Joint Surg Am 2001;83:1169-81.

这项研究描述了一个青少年特发性脊柱侧凸复杂的分类系统，它主要依赖三点：侧凸类型（1～6 型），腰椎修正型（A、B、C），矢状面胸椎修正型（－、N、＋）。这个分类系统与 King 分类系统相比能提高观察者间和观察者内的可靠性。

Lenke LG, Edwards CC, Bridwell KH. The Lenke classification of adolescent idiopathic scoliosis: how it organizes curve patterns as a template to perform selective fusions of the spine. Spine 2003;28(20S):S199-207.

适用于青少年特发性脊柱侧凸的 Lenke 分型如何为选择适合做选择性脊柱融合手术的病例提供指导？针对这一问题，该研究回顾性地分析了 44 名患者的影像学结果。作者发现即使次弯已经完全偏离中线，针对主弯所进行的选择性胸椎或胸腰椎/腰椎融合术仍然非常成功。做哪种类型的融合手术依赖于 Lenke 分型系统、对拟融合和非融合节段之间结构标准的分析，以及患者的临床检查结果。

Newton PO, Yaszay B, Upasani VV, et al. Preservation of thoracic kyphosis is critical to maintain lumbar lordosis in the surgical treatment of adolescent idiopathic scoliosis. Spine 2010;35:1365-70.

这项回顾性研究对患有 Lenke1 型畸形的 251 例来源于多中心的患者的预期数据进行了收集和分析。患者接受了经前路或后路的选择性胸椎融合手术，至少随访 2 年。作者强调术中重建胸椎后凸对于预防腰椎前凸的丢失和远期扁平背畸形的发生是非常重要的。

Parent S, Labelle H, Skalli W, et al. Thoracic pedicle morphometry in vertebrae from scoliotic spines. Spine 2004;29:239-48.

该研究共测量 325 例脊柱侧凸标本的胸椎体和 358 例正常标本的胸椎体，作者发现中度到重度侧凸患者凹侧的椎弓根宽度明显较小，建议在侧凸凹侧特别是在侧凸的顶椎部位的凹侧应该选择合适的椎弓根螺钉。

Ross PA, Smith BM, Tolo VT, Khemani RG. Continuous infusion of bupivacaine reduces postoperative morphine use in adolescent idiopathic scoliosis after posterior spine fusion. Spine (Phila PA 1976) 2011;36:1478-83.

这是一项 244 例儿童患者的回顾性研究，年龄 10～18 岁，这些患者接受了青少年特发脊柱侧凸后路结构融合手术。只有极少数接受局麻药物（丁哌卡因）持续静脉滴注的患者仍然需要持续给予吗啡进行镇痛。该结果显示：总体上，术后第一天阿片类药物的使用量是减少的。

Suk SI, Kim WJ, Kim JH, et al. Indications of proximal thoracic curve fusion in thoracic adolescent idiopathic scoliosis. Spine 2000;25:2342-9.

这项研究对 40 例特发性胸椎侧凸并接受融合手术的患者进行了回顾性分析。作者得出结论：近段胸弯大于 25°并且双肩水平或者左肩较高的特发性胸椎侧凸应该考虑属于双胸弯，这类患者进行节段性融合手术时应该将两个弯曲畸形同时进行矫正融合。

Suk SI, Lee CK, Kim WJ, et al. Segmental pedicle screw fixation in the treatment of thoracic idiopathic scoliosis. Spine 1995;20:1399-405.

这是一篇最早对全椎板钩、混合和全椎弓根螺钉系统最初的矫正效果以及随访期间的效果丢失进行直接比较的文章。结果发现全椎弓根螺钉固定系统的矫正效果最好，并且其不容易发生丢失。

23

肋骨畸形的胸廓成形术

Suken A. Shah, Avrum Joffe

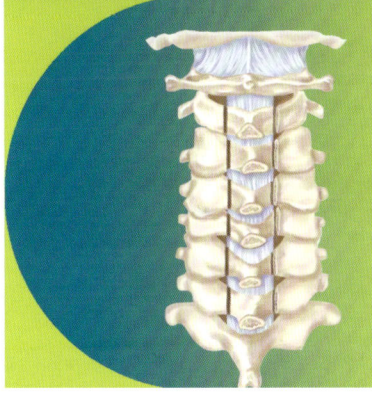

适应证提示
- 肺功能的损害可能会持续至术后2年。
- 术中可能会过多切除肌肉组织、增加手术出血及延长手术时间。

适应证争议
- 有些学者认为胸廓成形术没有必要，因为：
  - 脊柱侧凸的早期诊断及治疗已经较普遍，很少会发展成为严重的脊柱侧凸。
  - 使用椎弓根螺钉进行节段性脊柱固定可以对脊柱进行三维矫形及去旋转，从而减轻肋骨隆凸。
  - 缺乏胸廓成形术远期疗效的数据。
  - 严重的肋骨隆凸需要进行胸廓成形术的患者（综合征的患者或幼年早发型脊柱侧凸）有可能耐受不了手术对肺功能的损害。

其他治疗方案
- 后路/胸膜外胸廓成形术
- 前路/胸膜内胸廓成形术

体位要点
- 在给患者铺手术单时两侧手术单的间距要足够宽（两侧的手术单应该铺至腋后线的位置）。

适应证
- 青少年/成人脊柱侧凸：僵硬的失代偿胸廓旋转畸形及双主弯导致的肋骨隆凸。当后路脊柱矫形融合手术不能完全地去旋转时就需要进行凸侧的胸廓成形术，例如肋骨隆凸>4cm，肋骨角>15°，弯曲柔韧性<50%。
- 肋骨隆凸在青少年特发性脊柱侧凸病情进展中很常见。尽管肋骨隆凸只是影响美观，但如果不能达到患者的期望，患者就可能对手术效果不满意。胸廓成形术对肺功能的影响也是手术需要考虑的一个问题，其临床重要性各家报道不同。
- 对于不需要进行后路融合的代偿性弯曲导致的肋骨隆凸，或之前已经进行融合的脊柱弯曲再次出现：在这两种情况下，其症状可能不明显或者仅是在坐在椅子上或靠在墙上时感到不舒服。
- 为了增加侧凸的柔韧性：可行凹侧肋骨切开术，把背侧凹陷肋骨抬高使之离开胸壁。
- 用作自体移植骨材料的来源

术前检查
- 通过倾角计来评估胸椎旋转角度
- 肺功能检查
- X线片：正侧位的脊柱全长片、侧方弯曲位片及Stagnara位片
- 患者的临床整体照片

外科解剖
- 肋骨和横突：切除结构性弯曲中部分与椎体相对应的肋骨
- 胸腰部筋膜
- 后锯肌
- 背阔肌
- 肋间神经血管束
- 胸膜

体位
- 患者俯卧于Jackson手术床上，采用脊柱后路融合术标准体位。为了更好地显露肋骨隆凸，铺手术单时两侧手术单的距离要足够宽。

入路/显露

- 单切口技术
  - 用电刀线和记号笔标记切口，切口顶端位于 C7 水平，下端位于臀肌中部的皱褶处，并沿棘突画一条直线。
  - 对于同时需进行选择性右侧胸椎融合和胸廓成形术的患者，应该把切口向远端延伸 0.5~1 英寸（1.3~2.5cm），以便能更好地将胸腰肌筋膜从中线向外牵开。
  - 切开皮肤后，暴露棘突，自棘突上切开胸腰筋膜。
  - 用镊子拉起或者用钩子牵开胸腰肌筋膜，将此筋膜自椎旁肌肉上锐性和钝性剥离，逐渐向侧方延伸形成一个间隙（图 23-1）。将筋膜向肋骨隆凸的方向进行上下和左右剥离，同时助手用拉钩把筋膜牵开以更好地显露术野。
- 为了增加脊柱柔韧性，按上述操作步骤切除凹侧肋骨。

手术步骤

步骤 1

- 触摸到需要切除的肋骨，用电刀沿肋骨中线向外侧剥离肋骨骨膜至距离横突 2~3cm 或者尽可能地接近肋骨角（图 23-2）。

入路/显露要点

- 分离筋膜与椎旁肌时应该轻柔操作以减少出血及肌肉损伤。
- 切口需延长至拟融合最低位置的椎体下缘的远端，以便能暴露所有需要切除的肋骨。

入路/显露提示

- 为避免术后形成疼痛性瘢痕，应避免在肩胛骨附近的高位胸廓区域做切口。

入路/显露设备

- Cobb 骨膜剥离器
- 韦氏拉钩（皮肤自动牵开器）
- 耙形拉钩
- 镊子
- 电刀

入路/显露争议

- 另一种选择是直接在肋骨隆凸处做切口，这样可以更方便地达到需要切除的肋骨，但是这种切口会影响美观。

步骤 1 要点

- 把骨膜从肋骨上完整剥离很重要，注意不要使用普通的骨膜剥离器以防其从肋骨上滑落而刺透胸膜。

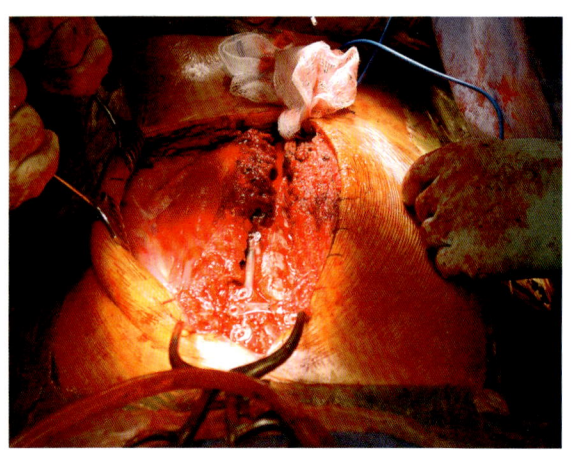

图 23-1

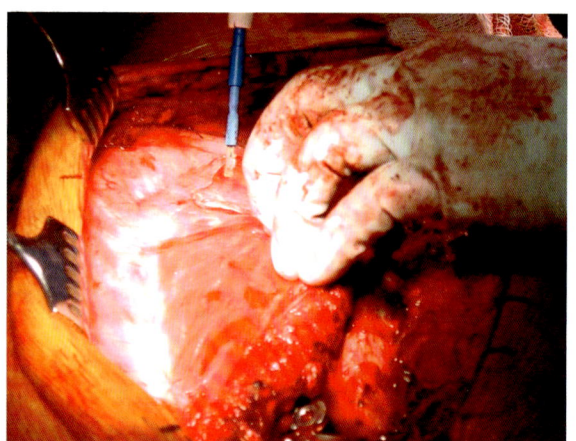

图 23-2

步骤1 器械/植入物

- 电刀
- Alexander 骨膜剥离器
- Cobb 和 Doyen 骨膜剥离器

步骤1 争议

- 目前对切除肋骨的时机尚有争议：有些学者认为在器械植入和畸形矫正之前，而有些则认为应该在脊柱手术完成之后。本书作者倾向于在侧凸畸形矫正之前切除肋骨，这样可以使侧凸的脊柱有更好的柔韧度，以达到更好的矫形效果。

- 借助 Freer 骨膜剥离器，小的 Cobb 骨膜剥离器或 Alexander 骨膜剥离器沿肋骨的背面剥离骨膜，暴露出需要切除的长度（通常需要 2cm）。
- 使用小号骨膜剥离器或弯血管钳在肋骨前面轻柔地行骨膜下剥离，注意不要损伤下方的胸膜（图 23-3、图 23-4）。
- 使用 Doyen 牵开器环形通过已显露的肋骨，并将其沿肋骨向内外再推一小段距离，以便能够显露出足够长度的肋骨（图 23-5、图 23-6）。

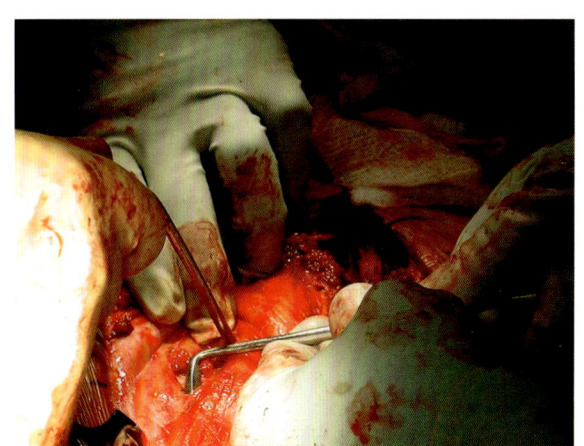

图23-3

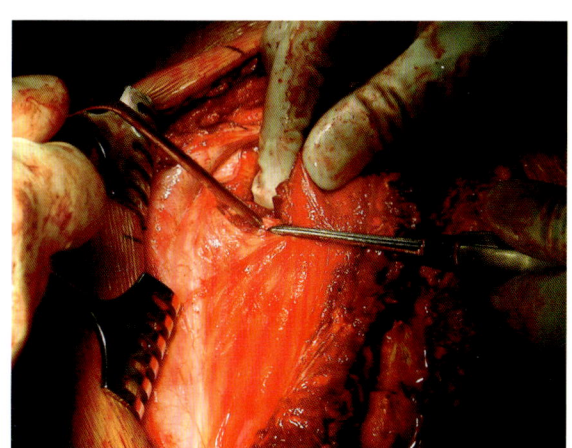

图23-4

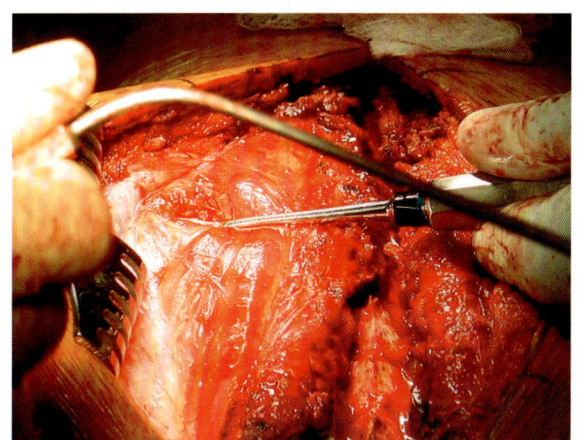

图23-5

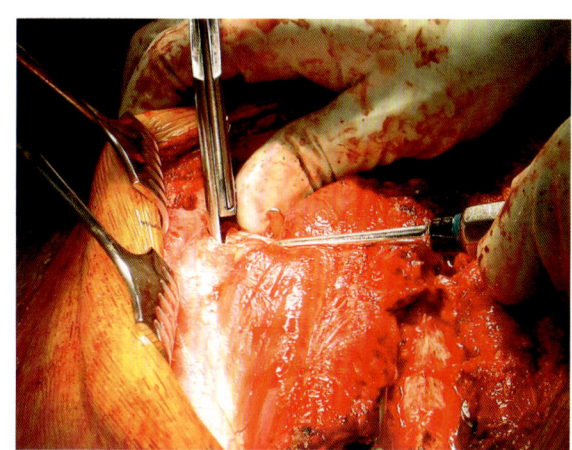

图23-6

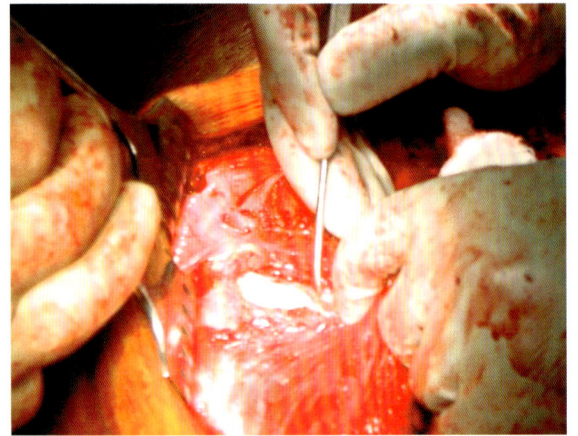
图23-7

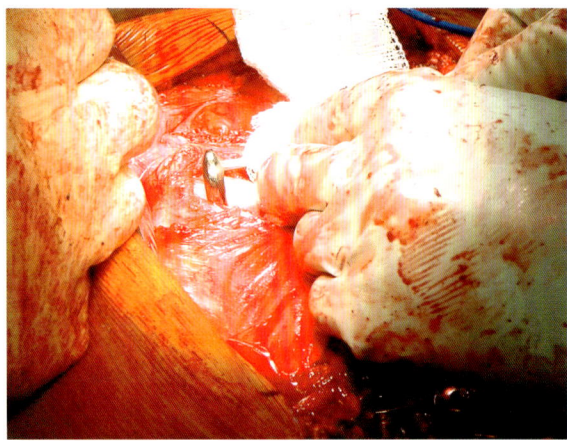
图23-8

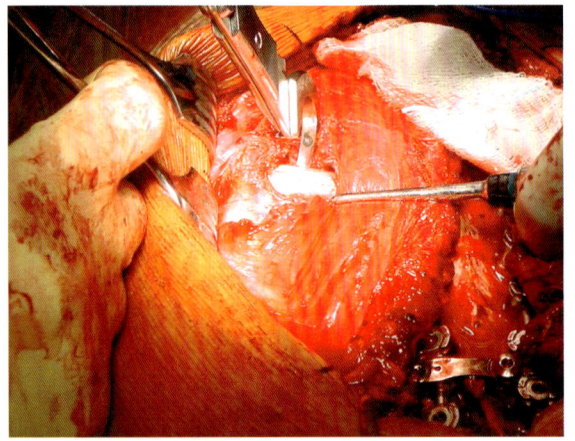
图23-9

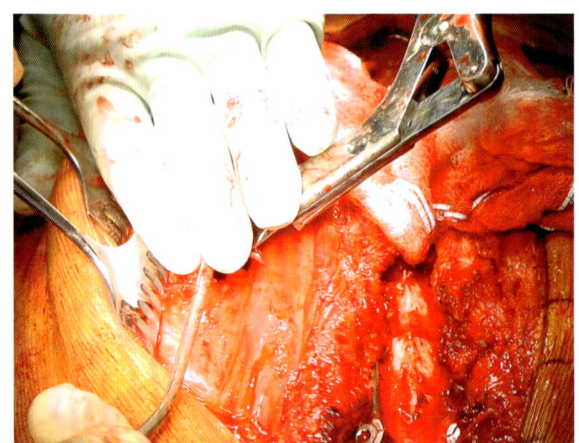
图23-10

步骤2要点
- 使用布巾钳固定肋骨，以防止切断时刺破胸膜。
- 注意不要切除过多的肋骨，因为术者可以在脊柱矫形内固定后再返回来扩大切除肋骨，但如果先切除了过多的肋骨就无法挽回了。切除肋骨过多引起的肋骨凹陷会比残留部分肋骨畸形更影响美观。
- 矫正侧凸后弯曲的顶点将会移向中线，留下一个很大的间隙，远远大于初期肋骨切除时所见。

步骤2提示
- 如果胸膜破损应当立即意识到并用2-0可吸收线缝合。
- 最好把肋骨的内侧部分同时切除，不然术后会形成隆起。

步骤2
- 用2把直角拉钩从肋骨的内侧向旁边牵开椎旁肌肉。
- 用Cobb骨膜剥离器剥离骨膜以暴露出肋骨在横突最内侧的附着点（图23-7）。
- 插入肋骨剪并将其沿肋骨尽可能向内推向横突（图23-8）。在内侧切断肋骨，使切口尽量与地面平行。
- 将肋骨剪移向外侧，开始时先切除肋骨头侧2cm（图23-9）。从弯曲的顶点开始，以同样的方式对称地切除上下位的肋骨。一般来说，从弯曲的顶点开始，切除的肋骨长度要逐渐变短。在这个步骤中，最困难和最具挑战性的技术是如何评估肋骨畸形并以此决定切除肋骨的长度（图23-10）。
- 在肋骨断端涂抹骨蜡，骨膜床塞入明胶海绵止血（图23-11）。

23 肋骨畸形的胸廓成形术　229

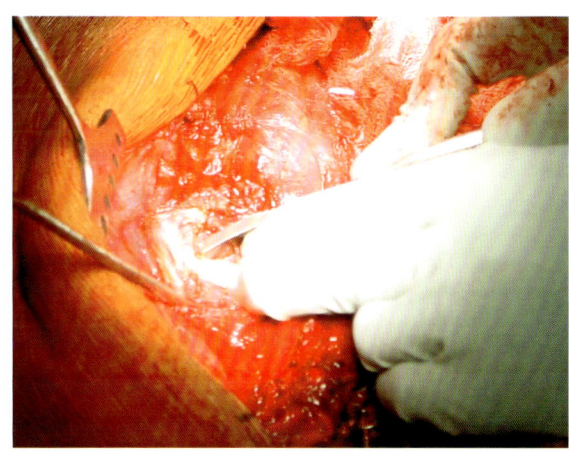

图23-11

步骤2器械/植入物

- Cobb 骨膜剥离器
- 直角拉钩
- 肋骨剪
- 布巾钳

步骤3要点

- 术后要拍摄胸部X线片以排除气胸和胸腔积液。
- 术后进行胸部理疗。

步骤3提示

- 要警惕未被发现的胸腔积液或血气胸。

步骤3

- 切除的肋骨可以剪成碎块，用做脊柱融合的自体骨移植材料。
- 脊柱矫形内固定及骨移植手术完成后，在被切除肋骨的两断端打孔并用坚韧的可吸收缝线收拢在一起。这将会更好地纠正肋骨隆凸并且保持肋骨断端的稳定，有利于术后康复及提高患者舒适度。肋骨骨膜也要缝合。
- 为了确保胸膜的完整，要进行注水试验。用小水壶仔细地向伤口内灌注生理盐水，注意不要产生任何气泡。同时让麻醉师进行鼓气操作3次，以检查是否有胸膜破损。如果有破损应该用2-0可吸收线缝合修补。
- 用可吸收线将肋间肌对合，在肋骨切除处放置一个中号的Hemovac引流管，从脊柱侧方穿出。从伤口远端开始用长效的可吸收缝线连续缝合关闭胸腰筋膜。

术后护理和预后

- 可以在肋骨切除区域使用小的石膏背心，它可以防止术后发生连枷胸以及减小肋骨断端在胸膜上的摩擦，同时也可以减少胸膜渗出液（这一步可以选择性使用）。
- 胸廓成形术可能会增加脊柱矫形术后的疼痛及延长康复时间。
- 为了尽早活动，需要积极地进行肺部护理和胸部理疗，并有效控制疼痛。
- 如果患者术后有中、重度的肺部症状，应每2～3天拍摄半卧位胸部X线片。如果胸腔积液持续存在且有症状，则需要进行胸腔穿刺术。若穿刺后再发生胸腔积液，则应考虑放置胸腔引流管。
- 如果仅有少量的胸腔积液，可以口服或静脉注射呋塞米进行利尿。

- 术前严格筛选患者很重要，因为术后早期会出现持续性的肺功能减低：术后 6 个月内患者的最大肺活量（FVC）会下降 22%，第 1 秒用力呼气量（FEV_1）会下降 24%，总的肺活量会下降 25%。在接下来的 3 年里肺功能将会逐渐改善。因此肺功能小于预计值 60% 的患者不建议行胸廓成形术。
- 2007 年，Newton 等开始在青少年特发性脊柱侧凸患者中研究哪些指标可以预测术后 2 年的肺功能试验（pulmonary functions tests，PFTs）。在他们前期的研究中发现胸廓成形术会导致 PFTs 明显降低。他们研究了 254 个病例中 107 个接受胸廓成形术的患者。其中，51 个是后路脊柱融合手术（PSF），56 个是前路矫形手术。术后 54% 的胸廓成形术患者预测 PFTs 下降 15% 甚至更多，其中，接受前路手术患者的 PFTs 下降更明显。
- 2008 年，Suk 等回顾性地分析了文献中报道的使用椎弓根螺钉进行脊柱矫形的青少年特发性胸椎侧凸并进行胸廓成形术的病例的手术结果。共比较了 3 组手术数据中的畸形矫正效果、对肺功能试验的影响及术后并发症，这 3 组手术分别是：没有接受胸廓成形术、接受胸廓成形术但是没有进行椎体旋转及接受胸廓成形术同时进行椎体旋转。
- Suk 的研究表明肋骨隆凸畸形的矫正效果在 3 个手术组中有明显的统计学差异。接受胸廓成形术并进行椎体去旋转的手术方式矫正肋骨畸形效果最好。另外，目前的随访研究发现肺功能指标在 3 个手术组中并没有明显的降低或差异（主要检测了 FVC 和 FEV_1）。Suk 认为研究中缺少了单独进行椎体去旋转手术组，因为这种手术病例太少而不能进行统计分析。
- Greggi 等回顾性地比较分析了后路脊柱融合术与后路脊柱融合并进行胸廓成形术的手术结果，每一组中有 40 名患者，大部分是 Lenke 1 型脊柱侧凸患者。
- 他们发现，后路脊柱融合并进行胸廓成形术能够更好地矫正胸弯畸形和肋骨隆凸畸形。脊柱侧凸协会评分常用来评价患者对手术的满意度，但是该评分在这两组患者中没有明显统计学差异。这表明后路脊柱融合并胸廓成形术并不比单纯后路融合手术在外观上有更好的患者满意度。同时两组手术前后肺功能试验指标也没有明显的统计学差异。但是，在长期随访中，每个组患者的 FVC 和 FEV_1 都较术前有明显的改善。
- Newton 证明侧凸角度 >50° 时术后发生限制性肺疾病的概率很高。但是 Suk 和 Greggi 的研究显示并没有患者在术后发生限制性肺疾病。因此，尽管他们发现术后肺功能改善有统计学意义，但是可能没有显著的临床意义。
- 总之，对接受脊柱侧凸矫形的患者来说，胸廓成形术确实能够很好地改善外观和提高患者满意度，但是同时也会增加手术时间和手术出血量，还可能影响肺功能。

循证文献

Barnes J. Rib resection in infantile idiopathic scoliosis. J Bone Joint Surg Br 1979;61:31-5.

Barret DS, Maclean JG, Betany J, et al. Costoplasty in adolescent idiopathic scoliosis: objective results in 55 patients. J Bone Joint Surg Br 1993;75:881-4.

Flinchum D. Rib resection in the treatment of scoliosis. South Med J 1979;36:1378-80.

Geissele AE, Ogilvie JW, Cohen M, et al. Thoracoplasty for treatment of rib prominence in thoracic scoliosis. Spine 1994;19:1636-39.

Greggi T, Bakaloudis G, Fusaro I, et al. Pulmonary function after thoracoplasty in the surgical treatment of adolescent idiopathic scoliosis. J Spinal Disord Tech 2010;23:e63-9.

Harvey CJ Jr, Betz RR, Clements DH, Huss GK, Clancy M. Are there indications for partial rib resection in patients with adolescent scoliosis treated with Cotrel-Dubboset instrumentation? Spine 1993;18:1593-8.

Manning CW, Prime FJ, Zorab PA. Partial costectomy as a cosmetic operation in scoliosis. J Bone Joint Surg Br 1973;55:521-7.

Newton PO, Perry A, Bastrom T, et al. Predictors of change in postoperative pulmonary function in adolescent idiopathic scoliosis: a prospective study of 254 patients. Spine 2007;32:1875-82.

Owen R, Turner A, Banforth JSG, Taylor JF, Jones RS. Costectomy as the first stage of surgery for scoliosis. J Bone Joint Surg Br 1986;68:91-5.

Shufflebarger HL, Smiley K, Roth HJ. Internal thoracoplasty: a new procedure. Spine 1994;19:840-4.

Steel HH. Rib resection and spine fusion in correction of convex deformity in scoliosis. J Bone Joint Surg Am 1983;65:920-5.

Suk SI, Kim JH, Kim SS, Lee JJ, Han YT. Thoracoplasty in thoracic adolescent idiopathic scoliosis. Spine 2008;33:1061-7.

Thulburne T, Gillespie R. The rib hump in idiopathic scoliosis: measurement, analysis and response to treatment. J Bone Joint Surg Br 1976;56:64-71.

Westgate HD, Moe JH. Pulmonary function in kyphoscoliosis before and after correction by Harrington instrumentation method. J Bone Joint Surg Am 1969;51:935-46.

24

原发性脊柱肿瘤的全椎体切除术

Rick C. Sasso, Paul Kraemer

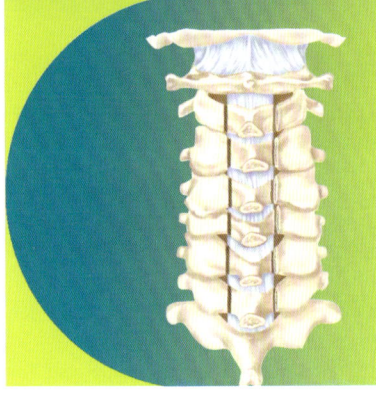

适应证提示

- 全椎体切除术只适用于确诊的原发性脊柱肿瘤且没有远处扩散或者只有一些孤立的转移灶。
- 多发的跳跃性病灶是全椎体切除术的禁忌证。
- 超过3个节段的连续性病灶是全椎体切除术的禁忌证。

其他治疗方案

- 制订周密的术前计划：包括熟悉肿瘤周围的动、静脉血管及软组织与肿瘤的相对位置。
- 可以考虑术前栓塞病椎及上下节段椎体的双侧节段动脉。这样可以把椎体血流量降低至75%，同时不会影响脊髓诱发电位，从而减少术中出血。

体位要点

- 注意不要使眼睛受压。
- 将腹部悬空于手术台之上可以减少脊髓静脉丛充血，从而减少手术出血量。

体位设备

- 应用特殊设计的手术台，如Jackson脊柱外科手术台，可以减少术中对胸、腹部的压迫。

适应证

- 恶性或局部有侵袭性的良性原发性脊柱肿瘤
- 间室内肿瘤侵犯椎体和椎弓根及其他附件[Weinstein-Boriani-Biagini（WBB）分期：1~12区，B层和C层]
- 间室外肿瘤仅侵犯硬膜外或椎旁组织（WBB分期：1~12区，A层和D层）
- 脊柱肿瘤仅与腔静脉和或主动脉轻微粘连，没有侵及邻近内脏
- 单一病灶的转移癌，没有侵犯椎旁区域

术前检查

- 术前MRI检查有利于确定肿瘤分期。
- 术前CT检查有助于确认是否有远处的转移灶。
- MRI检查的另一个重要作用是可以显示肿瘤周围重要的血管，有助于制订正确的术前计划。

外科解剖

- 胸主动脉与T5以上的胸椎前柱相邻，切除这些椎体时必须先仔细分离胸主动脉，并将其拉向前方。这样在处理T1-4时，损伤胸主动脉的可能性较小。
- 必须要游离环绕胸椎体的胸椎节段动脉并且予以结扎。研究发现节段血管的解剖变异很常见，有些节段血管并非起源于肋间血管，而有些完全缺如。
- 为了便于切除椎体，分离伸向头部或横行的神经根并予以结扎（图24-1 A、B）。

体位

- 患者俯卧于手术床上（图24-2）。
- 在患者两侧纵行放置两个软垫，避免将前胸和腹部直接压在手术台上。

24 原发性脊柱肿瘤的全椎体切除术 233

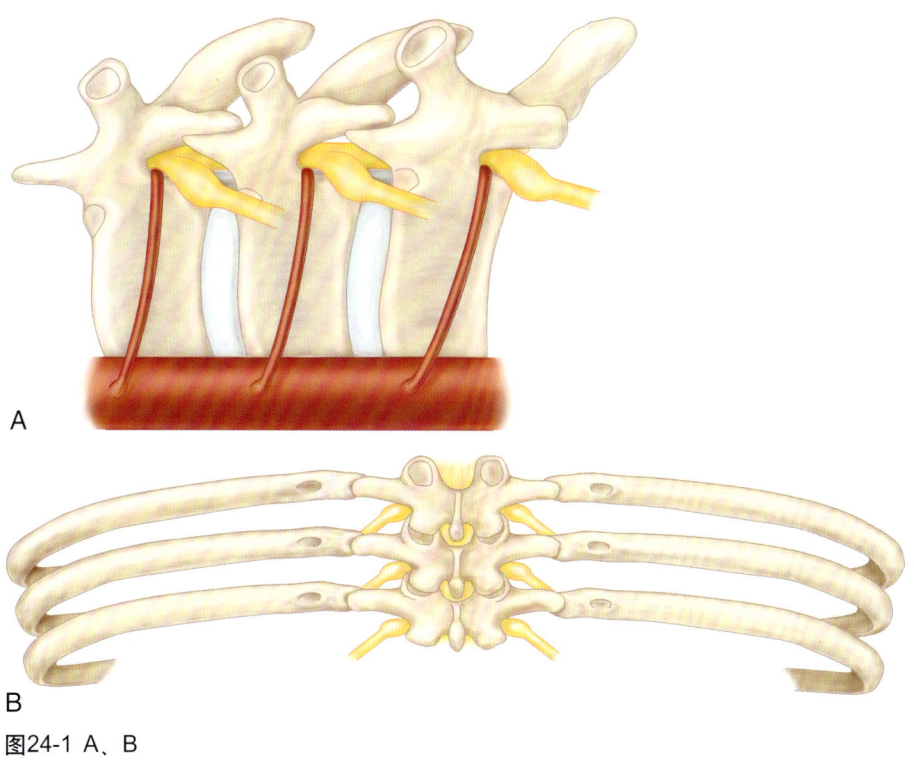

图24-1 A、B

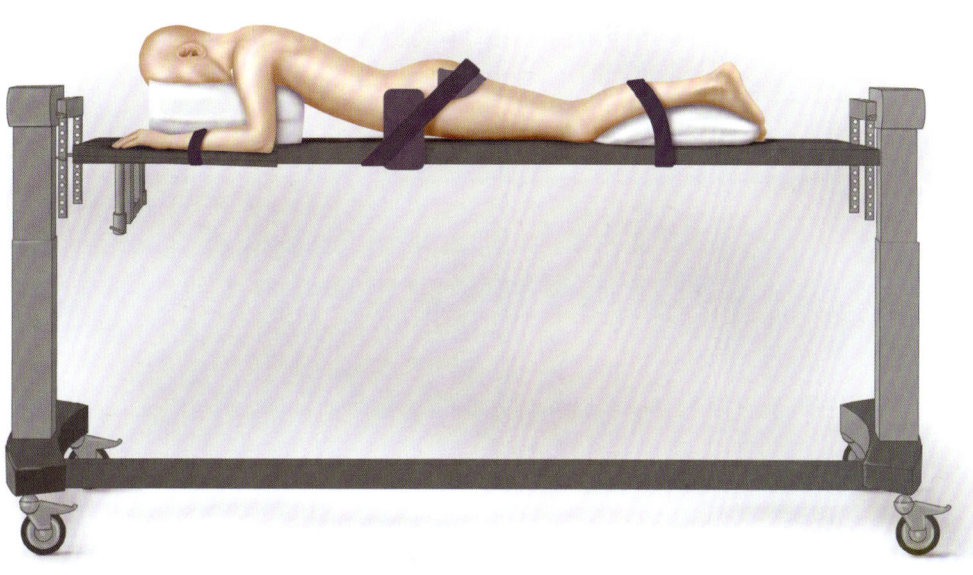

图24-2

入路/显露要点

- 应充分暴露术野以完全显露出两侧横突，有些节段还要向两侧延伸以显露肋骨。

入路/显露提示

- 如果患者术前做过穿刺活检，术中须切除穿刺通道，以防止肿瘤细胞污染术野。

入路/显露争议

- 如肿瘤已侵犯到周围软组织，有学者建议在胸椎切除时增加一个前外侧切口行胸腔切开术，有利于进行前方松解。
- 另外，也可以在胸腔镜下进行前方松解和前柱重建，与传统的胸腔切开术相比，其并发症更少。

步骤1要点

- 因为脊柱特殊的三维结构，在切除椎弓根时必须使用钢丝线锯或Gigli锯。
- 使用有延展性的线锯导向器引导钢丝线锯穿过椎间孔以保护神经。

步骤1提示

- 椎管一旦打开，出血会比较多，因此在此步骤前应将所需器械准备好，以便迅速而高效地完成此操作。

步骤1器械/植入物

- 后方固定系统的棒应有向外较大的弯曲弧度，以免阻挡术野。

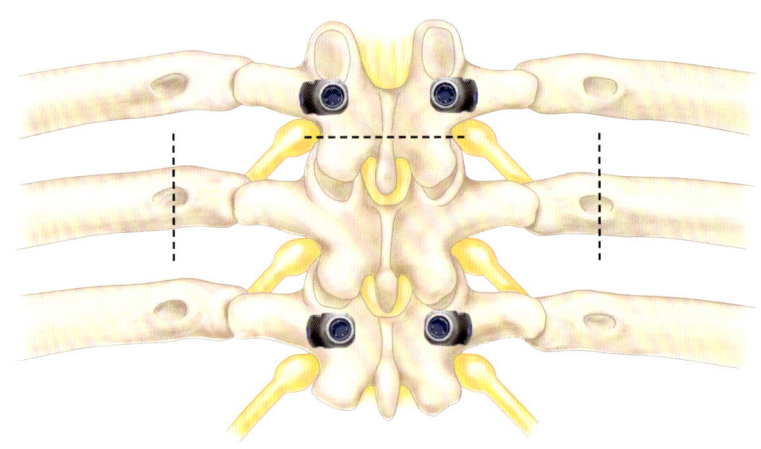

图24-3

入路/显露

- 单纯的后方入路是比较理想的入路。
- 以棘突为中心纵向切开，并分别向头侧和尾侧延伸到1~3个椎体的长度。
- 将椎旁肌肉从棘突和椎板上剥离并向两侧牵开。

手术步骤

步骤1：整块切除椎板

- 在病椎上、下一个健康脊椎上分别植入一对椎弓根螺钉，以备后方固定（图24-3）。术者也可以选择植入更多的椎弓根螺钉，这主要取决于患者的骨质情况、病椎的位置以及患者的体质情况。
- 在胸膜下对病椎水平的双侧肋骨近端进行游离，在距胸肋关节外侧3~4cm的部位切断肋骨。
- 切除头侧健康脊椎的棘突和下关节突，暴露病椎的上关节突。
- 将钢丝线锯由病椎椎板内侧向尾侧、外侧穿过椎间孔（图24-4 A）。
- 将钢丝线锯围绕椎弓根放置于病椎的上关节突和横突之下。
- 向头侧方向用力，来回拉动钢丝线锯，将椎弓根从尾侧向头侧锯断（图24-4 B）。
- 同样方法处理对侧椎弓根。将脊柱后部（包括棘突、上下关节突、横突和椎弓根）整体切除（图24-5）。
- 安装临时的后方内固定棒。

步骤2：整块切除椎体

- 钝性分离椎体周围软组织，识别病椎双侧节段动脉。
- 游离并结扎病椎的节段动脉（图24-6）。
- 在切除病椎体的一侧切断经过椎体的神经根。

24 原发性脊柱肿瘤的全椎体切除术

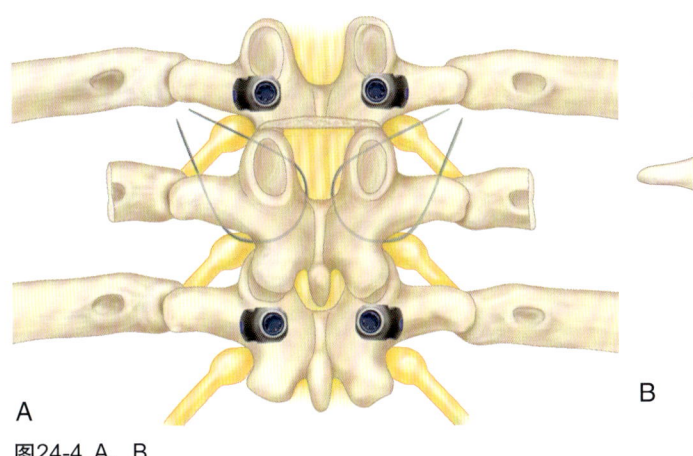
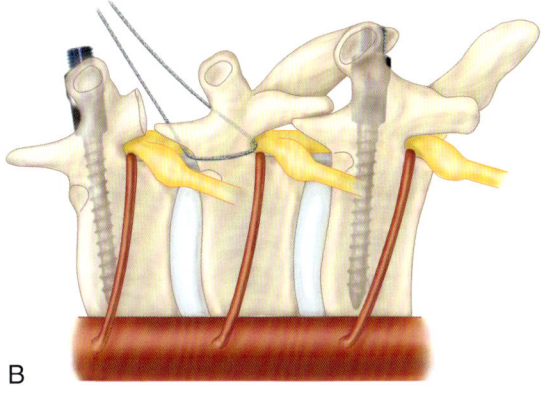

图24-4 A、B

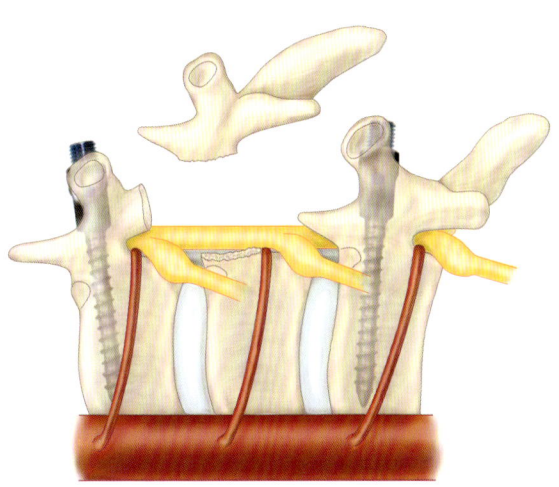

图24-5

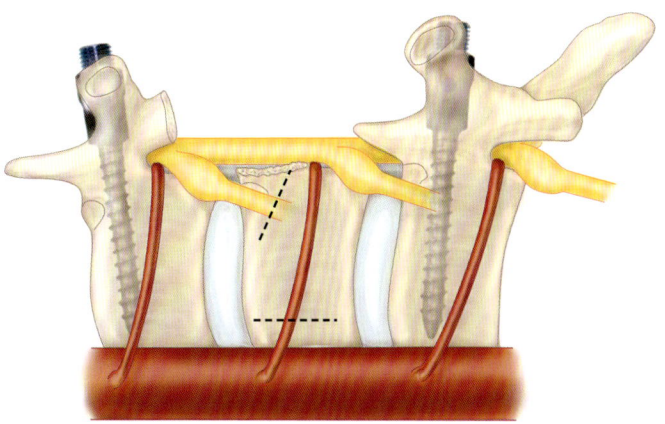

图24-6

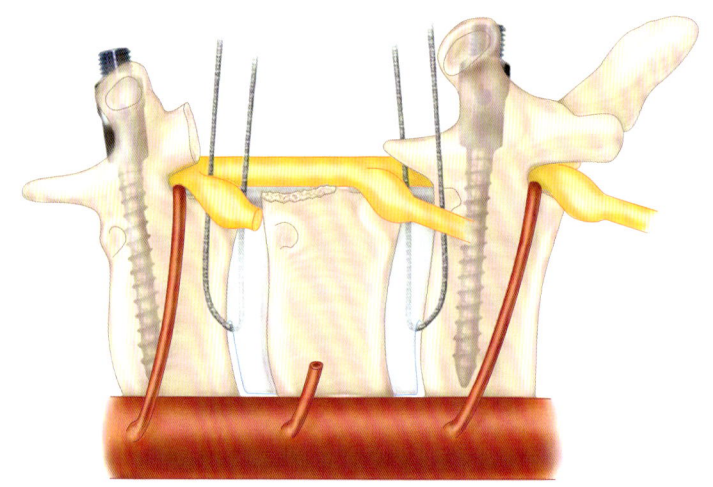

图24-7

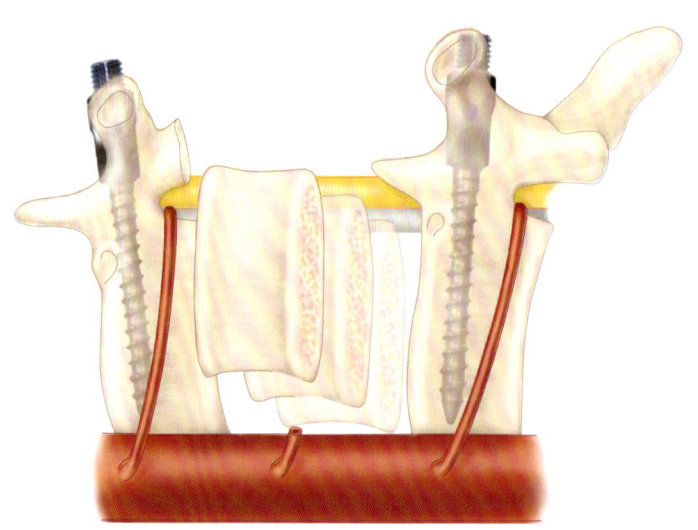

图24-8

步骤2提示
- 确保所有的软组织都已完全松解，特别是对侧的神经根。
- 因为在切除椎体时有可能损伤相应节段的脊髓，所以在进行该操作时必须使用一些特殊器械，如神经挡板和弹性拉钩，以保护脊髓。

- 从椎体的前方和侧方钝性分离胸膜。
- 从椎体的前方分离主动脉。
- 从椎体的前方绕过钢丝线锯。
- 钝性游离脊髓。
- 用钢丝线锯切断病椎上一椎体的下终板以及下一椎体的上终板（图24-7）。
- 围绕脊髓，小心地旋转着取出完整切除的椎体（图24-8）。

步骤3：前方重建和后方固定
- 植入钛网重建脊椎前柱（图24-9）。
- 取下临时的固定棒，在上、下椎体椎弓根上植入新固定杆进行最终的后方固定。

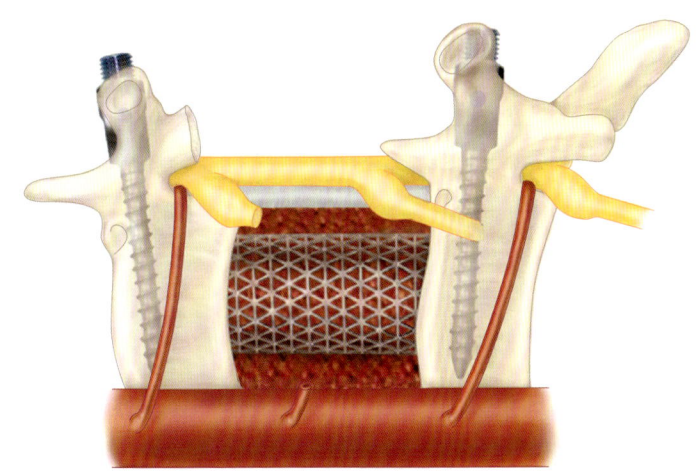

图24-9

术后护理和预后

- 在切口深部放置引流，持续负压吸引 2～3 天。
- 如果患者有明显的出血及低血压，术后应在重症监护室（ICU）观察 24 小时。
- 术后 2～3 个月内，患者应佩戴胸腰骶支具。

循证文献

Boriani S, Weinstein JN, Biagini R. Primary bone tumors of the spine: terminology and surgical staging. Spine 1997;22:1036-44.

这篇综述论述了原发性脊柱肿瘤的 WBB 外科分期系统。WBB 外科分期系统是根据脊柱特殊的三维解剖结构制订的，为原发性脊柱肿瘤的分类和制订术前计划提供了统一的标准。

Kawahara N, Tomita K, Baba H, et al. Cadaveric vascular anatomy for total en bloc spondylectomy in malignant vertebral tumors. Spine 1996;21:1401-7.

该尸体研究结果阐明了脊柱的血管解剖结构。胸主动脉与脊柱前柱直接接触，并且文中报道了节段动脉的变异情况。因此，在全椎体切除术中，熟悉相应节段周围血管解剖与术中仔细操作同等重要。

Nambu K, Kawahara N, Kobayashi T, et al. Interruption of the bilateral segmental arteries at several levels: influence on vertebral blood flow. Spine 2004;29(14):1530-4.

研究者在狗模型上对病椎及上下相邻节段双侧节段动脉进行栓塞，结果表明栓塞减少了脊柱 75% 血流但是脊髓的诱发电位没有受到影响。因此，术前栓塞可能比较安全并可以有效地减少术中出血。

Tomita K, Kawahara N, Baba H, et al. Total en bloc spondylectomy: a new surgical technique for primary malignant vertebral tumors. Spine 1997;22(3):324-33.

Tomita 等介绍了他们的脊椎全切技术并报道了 7 例患者的术后结果。由于文中讨论的病例数较少，因此其提供的临床证据的可靠性较低。

Van Dijk M, Cuesta MA, Wuisman PIJM. Thoracoscopically assisted total en bloc spondylectomy: two case reports. Surgical Endosc 2000;14:849-52.

本文论述了胸腔镜下进行前方松解和前柱重建技术。与传统的胸椎切除术相比，这项技术更安全。但该研究的缺点在于包含的病例数较少。

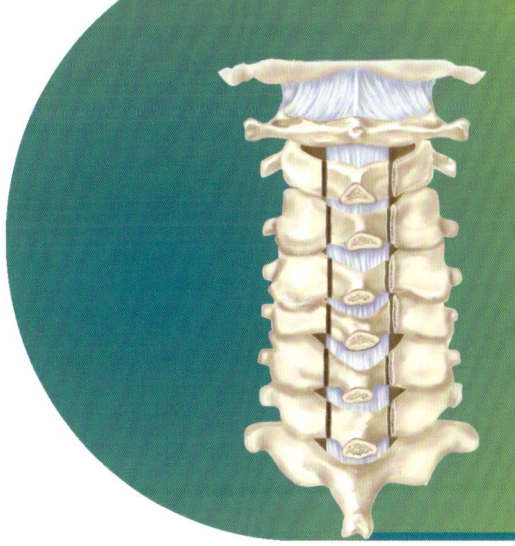

第三部分
腰 椎

25	骨盆骶骨固定术	240
26	极外侧型椎间盘突出	256
27	经胸（腹）膜外入路椎体切除术	263
28	截骨术（Smith-Petersen 截骨术和经椎弓根楔形截骨术）重建脊柱矢状面平衡	270
29	峡部裂修复	280
30	重度脊柱滑脱复位	285
31	腰椎棘突间动态稳定内固定术	292
32	腰椎前路椎间融合术	297
33	经椎间孔椎体间融合术	305
34	经腰肌入路胸腰椎体间融合术	314
35	腰椎间盘置换术	327
36	椎体后凸成形术	336
37	腰椎微创手术	346
38	半椎体切除术	359
39	腰椎椎板切除减压术	366
40	微创经皮前路腰骶椎间轴向融合术	373

25

骨盆骶骨固定术

Khaled Kebaish, Mostafa H. El Dafrawy

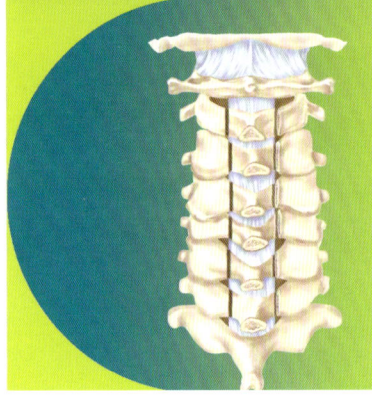

适应证提示

- 骶骨和骨盆的解剖变异会导致手术难度增加。
- 骶骨的骨质较差,主要是松质骨且常合并骨质疏松。
- 骨盆骶骨是作为一个整体发挥功能的:在静止状态,如下坐或站立;以及运动状态,如行走或跑步时,它把身体的重量从脊柱传导到一侧或双侧股骨头。
- 由于身体大量的负荷通过这个节段传导,因此会产生向外的牵拉力量,这是内固定失败的主要原因。

适应证争议

- 一些学者认为长节段融合是包含L2及其以下椎体的4个节段的融合,而有些学者则认为长节段融合应定义为经过胸腰交界部位的脊柱融合。
- 多个节段融合而产生的长力臂需要在腰骶交界部位有额外的固定点才能形成一个坚固的结构。
- 融合至骶骨会导致假关节形成(9%~41%)、内固定失败(3%~44%)及正常腰椎前凸减少(20%~49%)。
- 如果长节段融合只融合到L5椎体,有可能导致L5-S1椎间盘退变及矢状面失衡。
- 虽然到目前为止没有明显的临床证据,但内置物破坏骶髂关节后可能导致骶髂关节退变。

适应证

- 需要融合骶骨的长节段脊柱融合
  - 坚强的骨盆骶骨固定可以作为胸腰骶椎重建的基础,常用于复杂的腰骶部疾病。
- 神经肌肉源性脊柱侧凸
  - 文献报道称骨盆固定术是目前矫正神经肌肉源性脊柱侧凸的标准手术。包括 Duchene 肌营养发育不良、脊髓性肌肉萎缩症、肢带型肌营养不良症、脊髓脊膜突出及脊髓损伤。手术适应证包括头部或矢状面不平衡及骨盆倾斜导致的坐姿不稳、渐进的脊柱后侧凸及呼吸功能损害。
- 退行性脊柱畸形
  - 需要截骨矫形的腰骶交界部位脊柱畸形是骨盆固定最常见的适应证。主要包括L5椎体倾斜、成人退变性脊柱侧凸、减压翻修手术、后椎板切除术后平背综合征,以及严重的L5-S1节段退变,这些疾病会导致腰骶部不稳,从而导致腰骶部承受巨大的应力,因此延骨盆骶骨融合是进行和维持矫正的前提。
- 腰椎滑脱(重度)
  - 在处理3~4度峡部裂性L5-S1滑脱时,为确保S1螺钉的牢固应使用椎间融合器和骨盆固定螺钉。
- 骶骨切除术
  - 部分或全部骶骨切除术治疗原发或继发性骶骨肿瘤(包括脊索瘤、软骨肉瘤及骨巨细胞肿瘤)导致的腰椎骨盆部不稳。重建手术需要恢复骨盆环的连续和脊柱的完整并使之能够将负荷由脊柱传递到骨盆。
- 创伤
  - 下腰椎和骶骨骨折合并腰骶部滑脱。

生物力学考虑

- 腰骶关节是由一个高度活动的结构向一个相对固定结构的过渡，当这个关节的生物力学被内固定和骨融合改变后会导致此处承受很高的应力。这些应力包括：在日常生活中该处会承受多达3倍体重的轴向压力；大量的剪切力，特别是相对垂直的S1终板部位；弯曲和伸展力以及扭曲力。
- 下面的3个概念对理解腰骶椎固定及其与头侧装置坚强度的相关性很重要。
- 腰骶部枢轴点（McCord等，1992）
  - 基于体内的生物力学研究模型，McCord定义枢轴点是指L5-S1椎间盘的弯曲力臂靠近中柱的位置。图25-1显示了矢状面和横切面的McCord枢轴点示意图及其和S1、S2及髂骨螺钉的关系。
  - 将内置物延伸到这个枢轴点前方可以增加其坚强度。

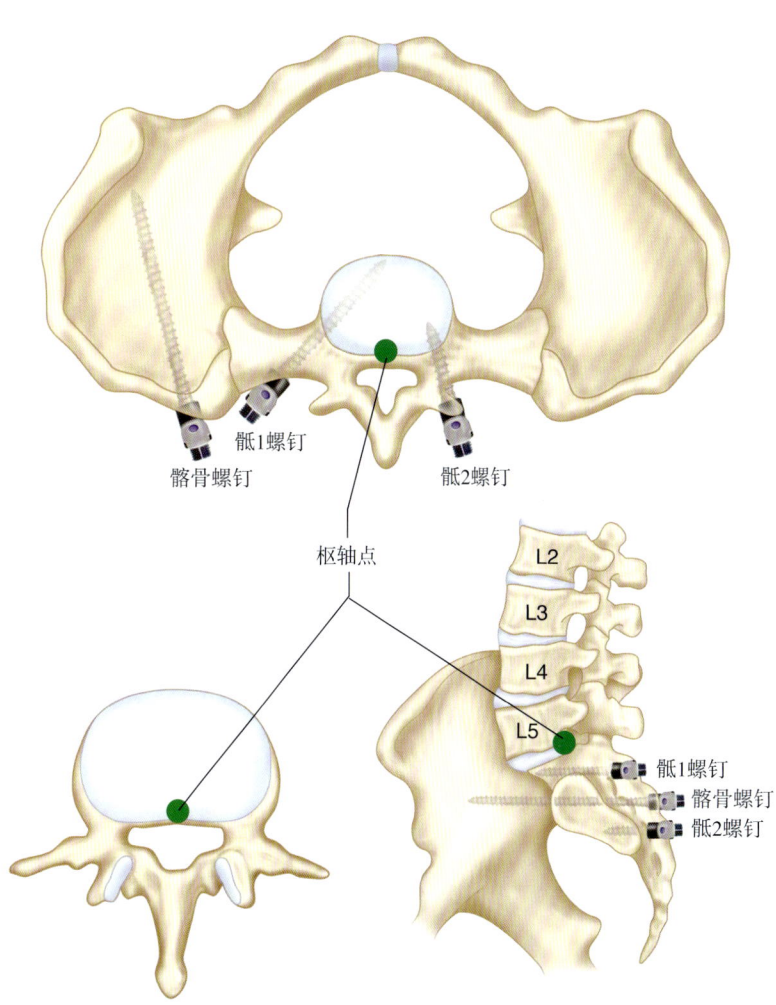

图25-1

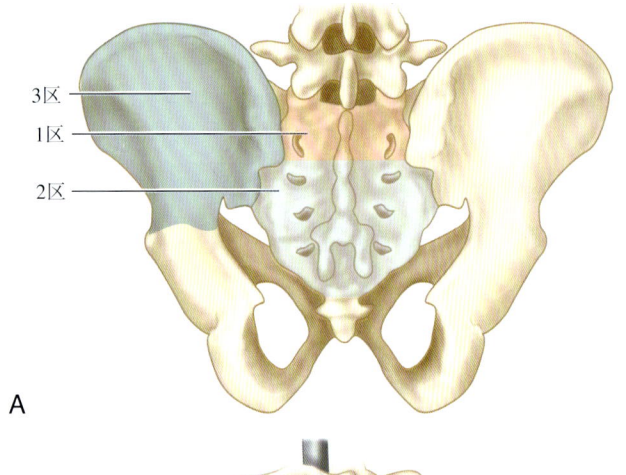

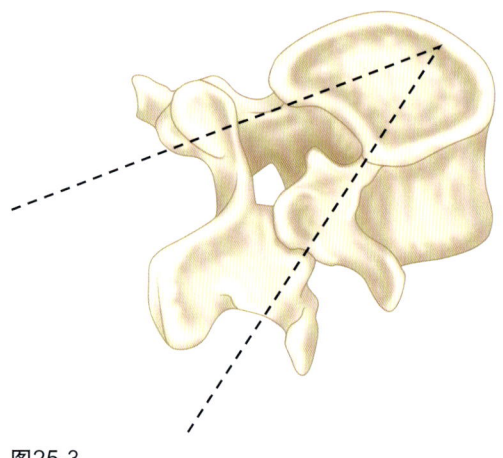

图25-3

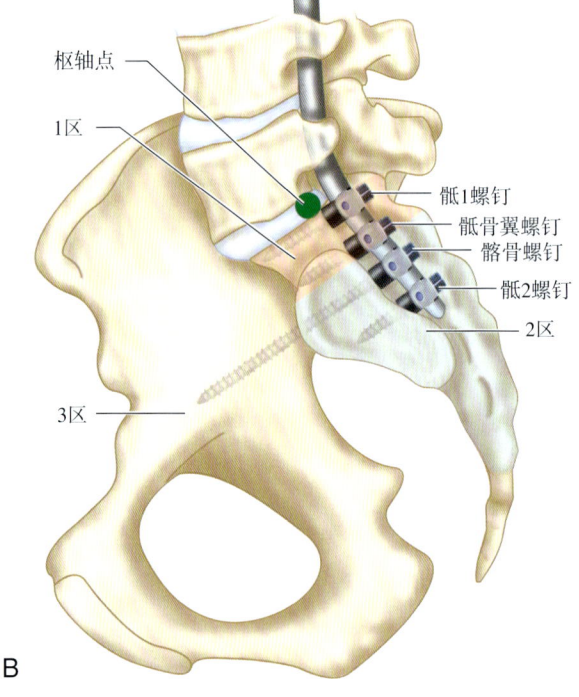

图25-2 A、B

- 骨盆骶骨固定的区域
  - O'Brien 等定义了骨盆骶骨的 3 个不同的区域。内固定的力量从 1 区到 3 区明显增强。图 25-2 中，A 显示了 O'Brien 定义的骨盆骶骨固定区域的冠状面示意图，B 显示了不同骨盆骶骨固定术与 O'Brien 的 3 个区域和 McCord 枢轴点关系的矢状面示意图。
    - 1 区：S1 椎体和骶骨翼的头侧缘
    - 2 区：骶骨翼的前缘、S2 及延伸到尾骨尖的区域
    - 3 区：2 个髂骨
- 螺钉的三角固定
  - 椎弓根螺钉的三角固定可以显著地提高螺钉的抗拔出负荷。将螺钉的方向向内侧植入，可以保证最大程度的三角固定，可增加骨 - 金属界面的稳定性。在三角固定螺钉时，其固定的力量取决于两个螺钉之间骨质的量（图 25-3）。

25　骨盆骶骨固定术　243

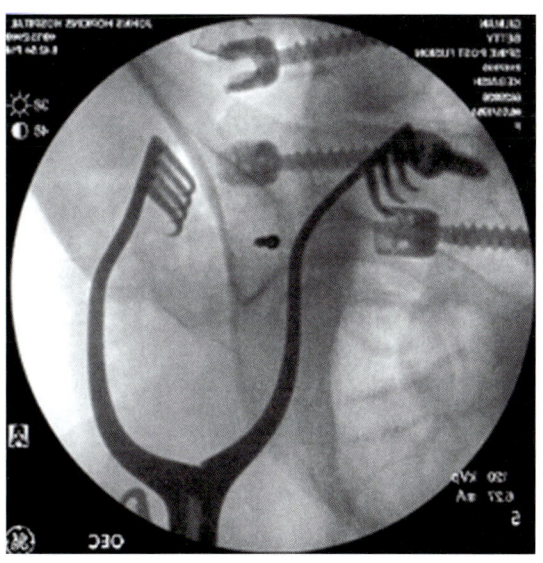

图25-4

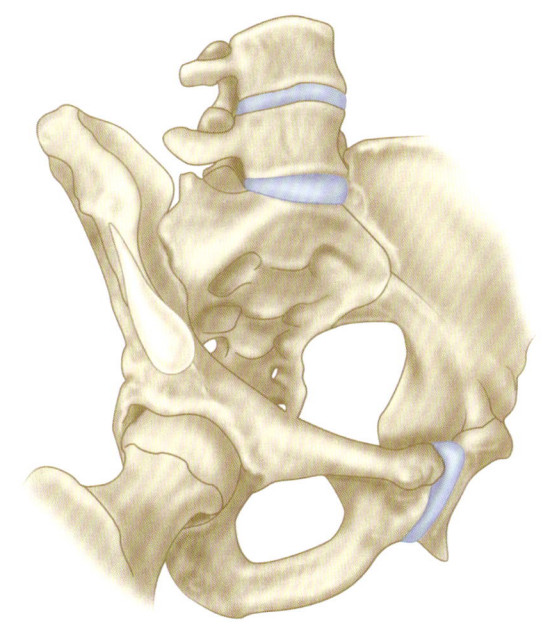

图25-5

其他治疗方案

- S1 椎弓根钉
- 骶骨翼螺钉
- 骶髂螺钉
- 棒
- 髂骨螺钉
- 髂骨棒
- S2 翼 - 髂骨螺钉

术前检查

- 要注意骨盆倾斜程度和骶骨倾斜角，特别是脑瘫患者。

- 骶骨的正、侧位片有利于分辨骶骨岬部、上关节突（SAP）、骶孔及 S1-3 椎体。

- 对于融合到骨盆的长节段脊柱融合，影像学检查应包括站立位的脊柱正侧位片，以评估脊柱是否平衡。

- 对于有硬脑膜扩张、解剖变异或进行翻修的病例，在靠近这些异常部位植入螺钉时要注意避免损伤神经。

- 由于骨密度与螺钉的把持力有很大关系，术前应行双能 X 线吸收扫描（DEXA）以排除骨质疏松，尤其是那些大于 50 岁的女性患者。

- 在手术中，以骨盆的泪滴点为参照可以很安全地在髂后上棘（PSIS）和髂前下棘（AIIS）之间的骨道中植入髂骨和骶髂螺钉。图 25-4 显示术中摄片确定泪滴点的位置及导丝走行在髂后上棘（PSIS）和髂前下棘（AIIS）之间的骨道中。

- 术中可以联合使用闭孔斜位 - 出口位投照来观察泪滴点，即将射线束向头侧和前方分别倾斜 45°。图 25-5 显示拍摄泪滴点的图像时骨盆的位置：髂后上棘（PSIS）和髂前下棘（AIIS）相重叠，髂骨缘位于坐骨切迹之上。

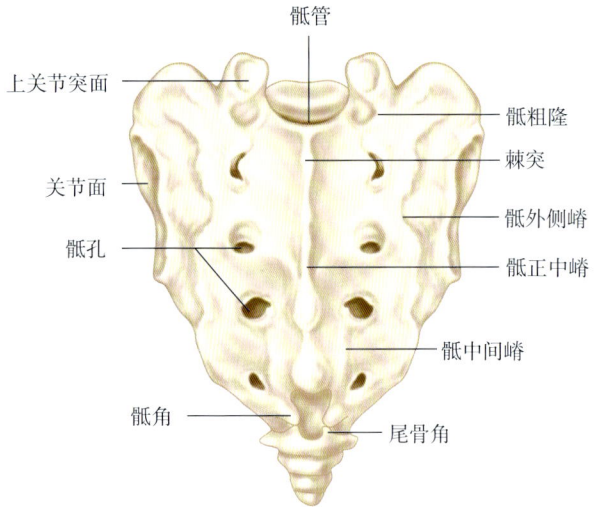

图25-6

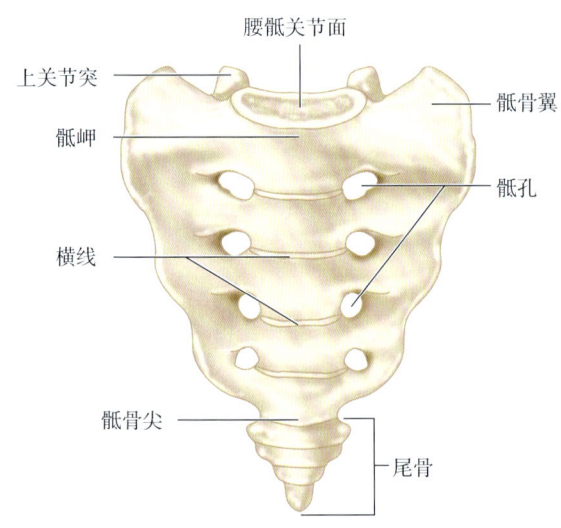

图25-7

外科解剖

- 骶骨腹侧（图 25-7）及后方的解剖（图 25-6）。
- 重要的解剖特征如下
  - 骶骨椎弓根的内侧缘
  - 神经根
  - 上关节突
  - 骶正中嵴
  - 骶骨上切迹
  - S1 骶孔
  - S2 骶孔
  - 骶外侧嵴
  - 骶横结节

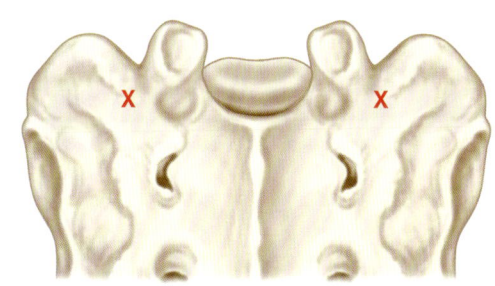

图25-8

体位要点
• 双侧的髂嵴应对称地处于水平位置。 • 消毒、铺单时应尽量向两侧及远端延伸以暴露出髂后上棘。

体位提示
• 体位不正确可能会改变骨盆倾斜度和骶骨水平角。 • 确定没有物体阻碍术中骨盆拍片。

体位

- 患者体位根据术式而定。绝大多数患者采取俯卧位,将胸部、髂嵴及大腿部位垫起使脊柱保持前凸。腹部悬空以减少腹内压,从而减少硬膜外出血。

入路/显露

- 采用标准的后正中切口。根据所采用的手术技术不同,也可以选择其他的切口。
- 如果要植入 S2 螺钉,需要显露 S2 的骶孔。
- 如果要植入髂骨螺钉,需要在髂后上棘处切开筋膜。

手术步骤A:S1椎弓根螺钉

- S1 椎弓根螺钉可以行单皮质固定、双皮质固定或三层皮质固定。S1 螺钉固定常常是远端固定或椎间融合的补充,因为其很少单独用于骨盆融合。
- 一般不推荐单皮质固定,因为骶骨主要由松质骨构成,并且椎弓根较短粗,单皮质固定螺钉容易发生松动从而失去固定作用,且容易被拔出。
- 很多年来双皮质固定是标准的固定方式。经典的进钉路线是与 S1 终板平行,并适当地向内侧偏以避开髂血管。
- 三层皮质固定是把螺钉直接打向内侧的骶骨岬并进入其背侧、前方骨皮质及上方的皮质终板。这样植入螺钉的把持力是双皮质固定的 2 倍。
- 手术技术
  - S1 椎弓根螺钉的进针点在 S1 上关节突根部的稍外侧,用尖锥或钻头开口(图 25-8)。

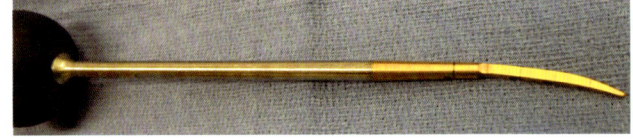

图25-9

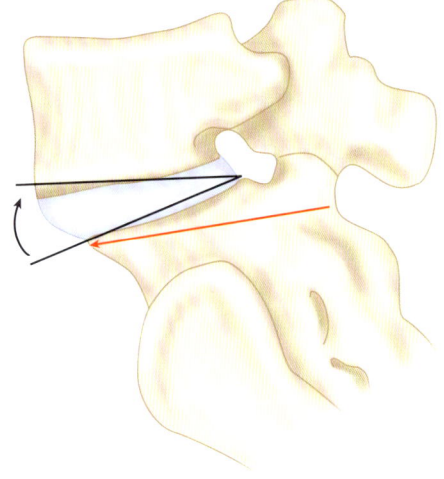

图25-10

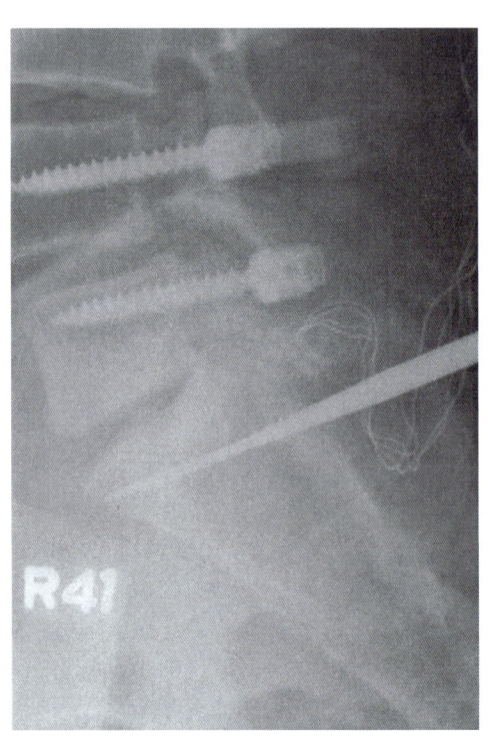

图25-11

步骤A要点

- 三层皮质固定技术可以提供三点固定效果。
- 与单皮质和双皮质固定相比，三层皮质固定技术可以在骶骨中植入更长的螺钉。
- 这个技术可以使用标准的内侧角，因此可以允许在矢状面和冠状面进行三角定位以增加螺钉的抗拔出力。
- 使用粗的椎弓根探针（图25-9）比用细的探针或钻头更好，因为其与S1螺钉更相似，从而可以更好地进行三角定位。

步骤A提示

- 如果钉道偏前，只能使用较短的螺钉并且有可能损伤髂血管和L5神经根。

- 用一个稍弯的粗椎弓根探子协助确定椎弓根钉的进钉方向（图25-9），为稍向前内侧倾斜30°~40°，向上指向骶骨岬。通常在额状面向头侧倾斜15°或与水平面向上成5°~10°，方向指向骶骨岬的前端（图25-10、图25-11）。
- 螺钉长40~50mm。

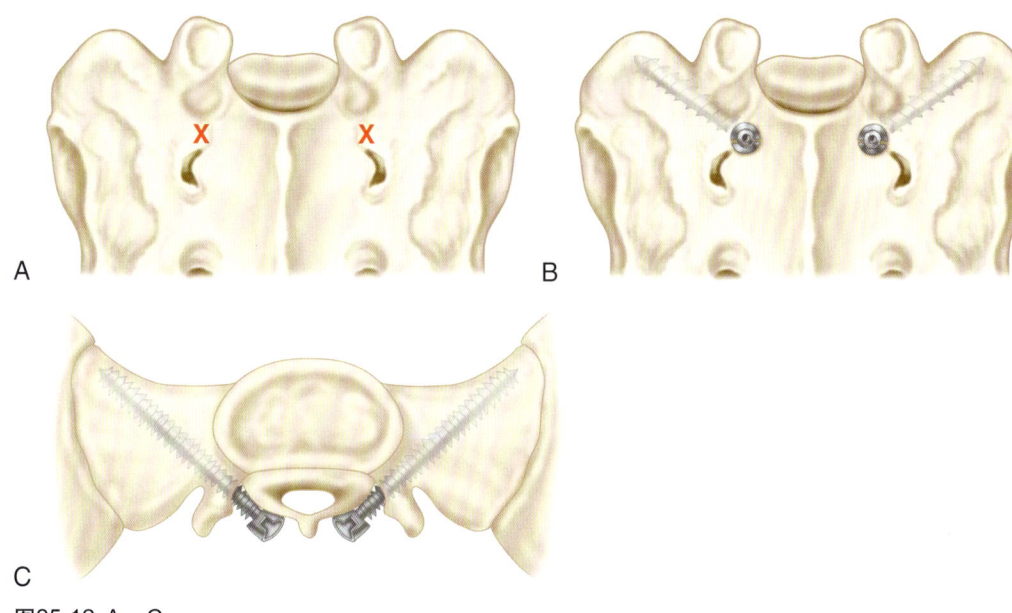

图25-12 A~C

步骤B要点

- 生物力学研究表明，骶骨翼螺钉和S1椎弓根螺钉联合固定比单独使用S1椎弓根螺钉的固定效果好。
- 骶骨翼螺钉和S1椎弓根螺钉需要连在同一根固定棒上。

步骤B提示

- 骶骨翼螺钉是直接固定在低骨密度的松质骨上的。
- 不建议行双皮质固定，因为双侧的L5神经根在骶骨翼两边穿过，并且髂血管正好走行于骶骨的前面。
- 如果进钉角度向外侧倾斜超过20°就有可能穿透前方骨皮质，并有可能损伤L5神经根。
- 如果进钉角度向外侧倾斜超过30°，则容易在骶骨翼前方外侧1/3处损伤L4神经根。

步骤B：骶骨翼螺钉

- 这一步主要是通过单皮质固定技术将螺钉植入骶骨翼的松质骨内。螺钉直接从两侧植入骶骨翼。如果螺钉穿透了前方皮质则有可能损伤髂内血管、腰骶干神经及骶髂关节。目前骶骨翼螺钉常用作辅助固定手段。
- 手术技术
  - 进钉点位于S1骶孔头侧5mm，上关节突远端与S1骶孔连线的中点（图25-12 A）。
  - 螺钉的方向向外侧偏30°~40°，向头侧倾斜25°（图25-12 B）。进针点越靠下，尾部的倾斜角度越小。
  - 螺钉的长度平均35mm。

步骤C：骶髂螺钉

- 骶髂螺钉从髂骨的外侧骨板进入，穿过骶髂关节面，并进入骶骨外侧。有关该手术入路的报道已经有很多，并且常用于治疗骨盆损伤的手术。骶髂螺钉穿过髂骨内外侧骨板并且进入了骶骨，因此有很强的抗拔出力。骶髂螺钉在生物力学上要优于S1椎弓根和骶骨翼螺钉固定，但是随着手术发展，对手术简单化和安全性追求越来越高，这项技术使用得越来越少了。

步骤D要点
• 近来主要用于神经肌肉源性脊柱侧凸
• 内植物相对便宜

步骤D提示
• 固定棒塑形比较困难
• 松动率很高，术后如果出现疼痛需要取出

步骤E要点
• 髂骨螺钉应该足够长，以便螺钉前端可以到达枢轴点的位置，这样能够最大程度地降低拔出性应力。
• 咬除部分髂后上棘骨质，可以避免髂骨螺钉被突起的骨质挡住，以便髂骨螺钉能够更深地植入髂骨。
• 髂骨螺钉应指向坐骨切迹的骨皮质，因为此处是髂骨最坚固的部分。

步骤D：Galveston棒固定

- 20世纪80年代，Allen和Ferguson（1982）介绍了Galveston棒固定技术，该技术把一根预弯好的光滑固定棒从髂后上棘插入到两侧髂骨的内外侧骨板之间。棒可以用椎板下钢丝（近来较多使用椎弓根螺钉和椎弓根钩）固定于上骶椎节段（图25-13）。
- 手术技术
  - 进钉点位于髂后上棘。
  - 插入的方向是向头侧倾斜30°~35°，向外侧倾斜20°~25°，指向坐骨大切迹上方区域。

步骤E：髂骨螺钉

- 髂骨螺钉是由Galveston技术改进发展而来。髂骨螺钉能够提供很强的抗拔出力，该特性仅次于松质骨螺钉。髂骨螺钉分为半螺纹和全螺纹，使用特殊的连接装置将其与棒固定。当进行涉及骨盆的长节段融合手术时，常需要应用该技术。术中可植入一根或者多根髂骨螺钉，并且以往手术在髂骨上形成的取骨面上也可以植入螺钉。图24-14显示使用S1椎弓根螺钉和2个髂骨螺钉进行腰骶部固定。

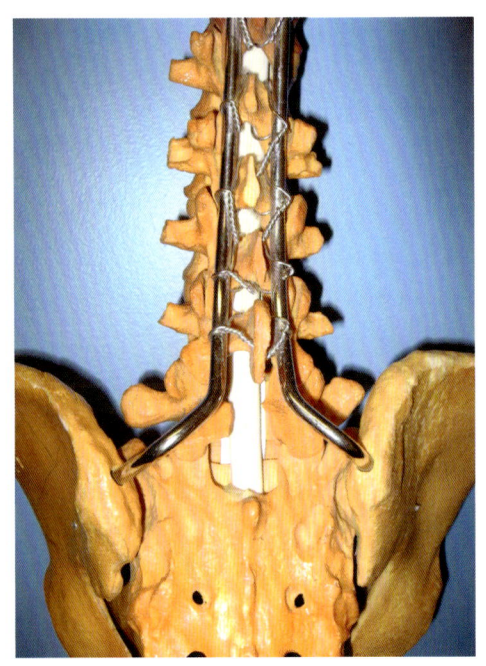

图25-13

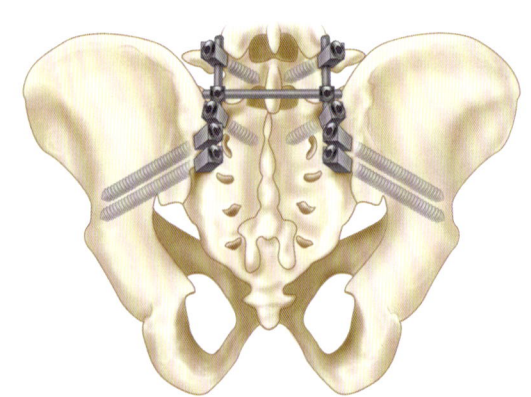

图25-14

步骤E提示

- 髂骨螺钉需要增加一个切口。
- 该操作可能会减少自体骨移植的骨量。
- 安装连接装置会比较麻烦（图25-17）。
- 髂骨螺钉可能会因为突起而导致疼痛。
- 有22%的患者术后需要取出髂骨螺钉（Tschiya等，2006）。

■ 手术技术

- 进钉点在髂后上棘稍靠前的位置。图25-15示术中在髂后上棘髂骨螺钉的进钉点。
- 有两种进钉方向，一种是指向髋臼上缘（图25-16路径A），另一种是指向髂前下棘（图25-16路径B）。应首选后一种，因为这个方向可以使用更长的螺钉，而前一种可能会损伤髋臼。进钉时向外侧偏25°，向头侧偏30°。术中要进行透视，以确保正确植入髂骨螺钉。
- 髂骨螺钉长度至少80mm，直径为7~8mm。

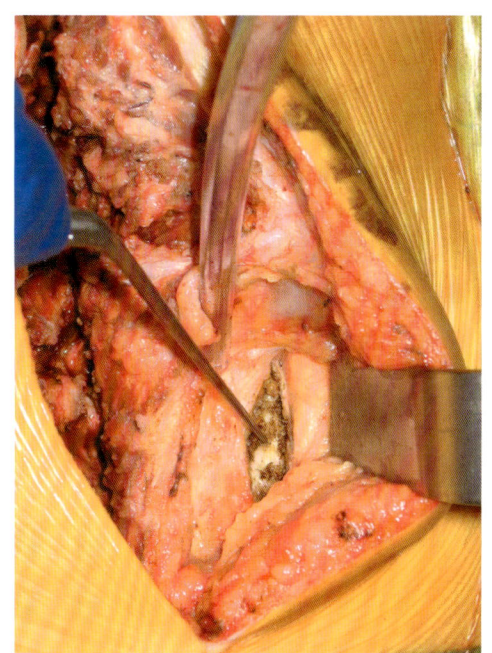

图25-15

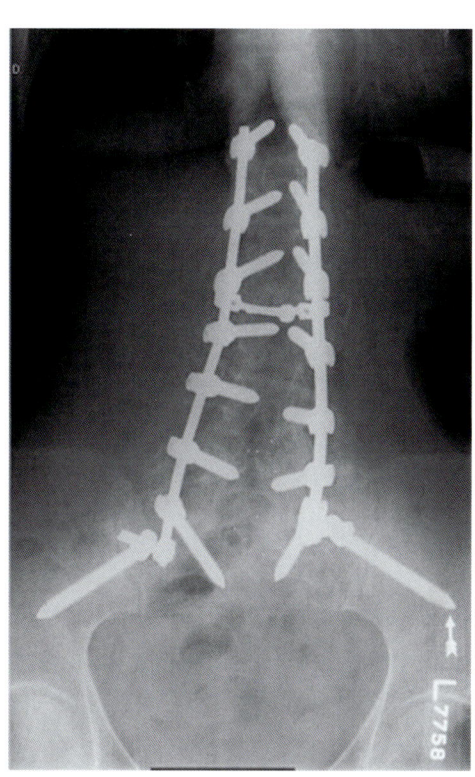

图25-17

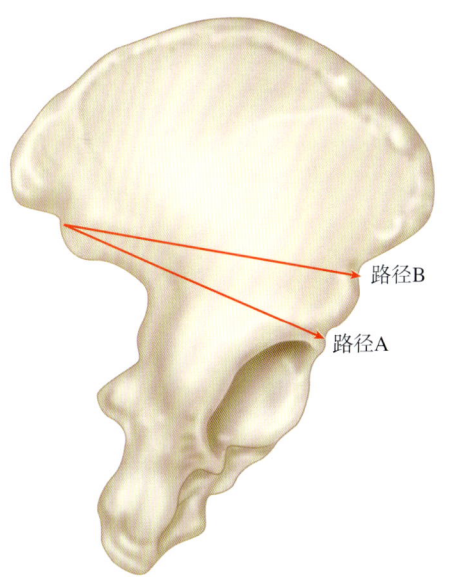

图25-16

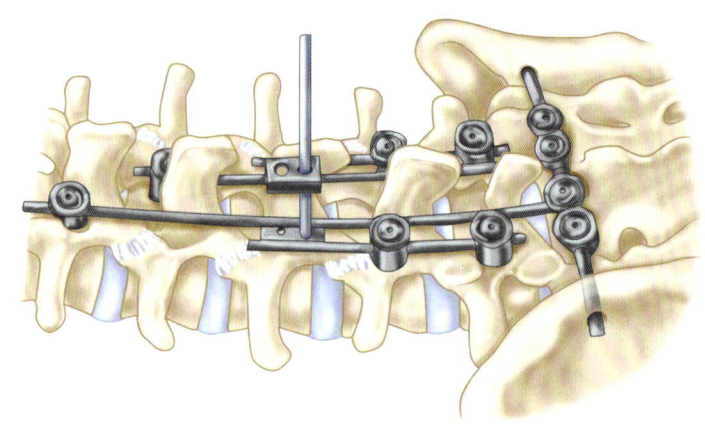

图25-18

步骤F要点

- 将S1螺钉稍埋入，以便将骶骨棒植入髂嵴。
- 将棒稍微弯曲以免撞击椎管。

步骤F提示

- 骨质疏松患者术后可能会出现骶骨不全骨折，这种骨折通常是S1椎弓根钉及其以下部位的剪切/压缩性骨折。
- 安装连接装置可能会比较麻烦。
- 术后因为疼痛可能需要取出内植物。

步骤F：髂骨连接棒

- 20世纪60年代，Harrington发明了骶骨棒。当时固定棒仅仅使用钉钩固定，因此其不能对抗旋转应力和弯曲应力。Kostuik（1988）后来通过使用横穿髂骨并固定在S1的椎弓根螺钉上的棒结构改进了Harrington骶骨棒的力矩（图25-18）。使用髂骨连接棒技术进行骶骨骨盆融合是一个简单有效的方法，可以使长节段的脊柱融合锚定在骨盆上，但是如果没有使用前柱支撑系统则不建议使用髂骨连接棒技术。
- 手术技术
  - 进钉点在髂后上棘前方1~2cm。
  - 进钉方向：将髂骨连接棒逆行植入一侧髂骨翼（由内至外方向），再以类似的方法穿过另一侧髂骨翼。然后将棒嵌入S1椎弓根螺钉并且依次和其他结构相连接。

步骤G：髂骨翼螺钉

- 使用S2髂骨翼螺钉技术进行骨盆固定是Kebaish（2010）和Sponseller等（2010）报道并用于成人及小儿骨科手术的。S2髂骨翼螺钉技术可以解决很多脊柱-骨盆固定地问题，并且不需要额外的皮肤切口、分离筋膜及横连结构。S2髂骨翼螺钉不会影响到在髂嵴自体骨的获取，同时与髂骨螺钉相比可以使用更长的S2髂骨翼螺钉。S2髂骨翼螺钉能够牢固地锚定于骨盆上，因此可以在腰骶部进行矫形手术（比如L5和S1截骨术），同时可以在矢状面达到更好的线性矫正，从而更好地重建矢状面平衡。
- 手术技术（作者推荐）
  - 进钉点位于第1和第2骶孔之间（图25-19、图25-20）。
  - 螺钉方向
    ◆ 进钉方向依据骨盆倾斜的角度不同，钉子大致朝向外侧，与水平面成大约40°角，向头侧倾30°。图25-21显示了不同平面上钉子的方向：横断面（图25-21A）、冠状面（图25-21B）和矢状面（图25-21C）。

25 骨盆骶骨固定术 251

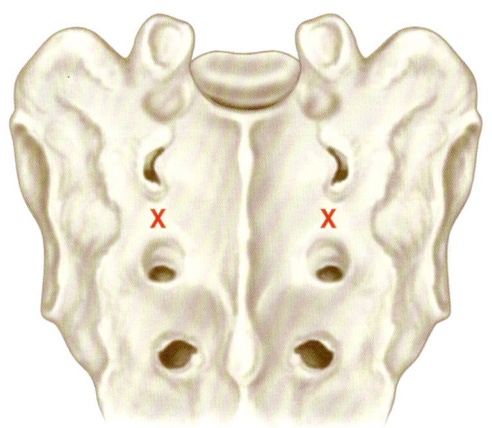

图25-19

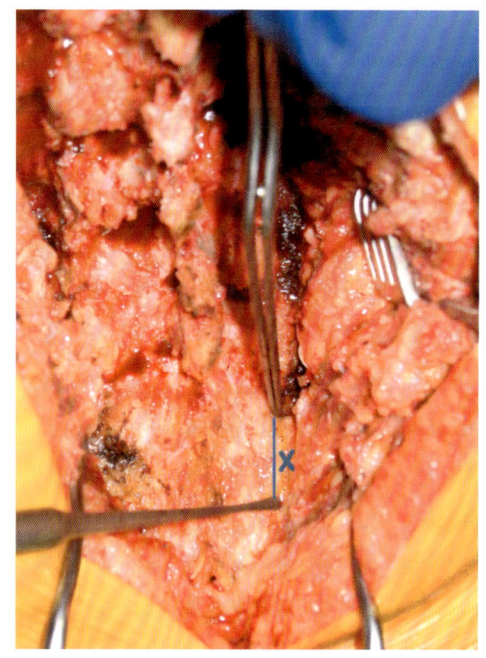

图25-20

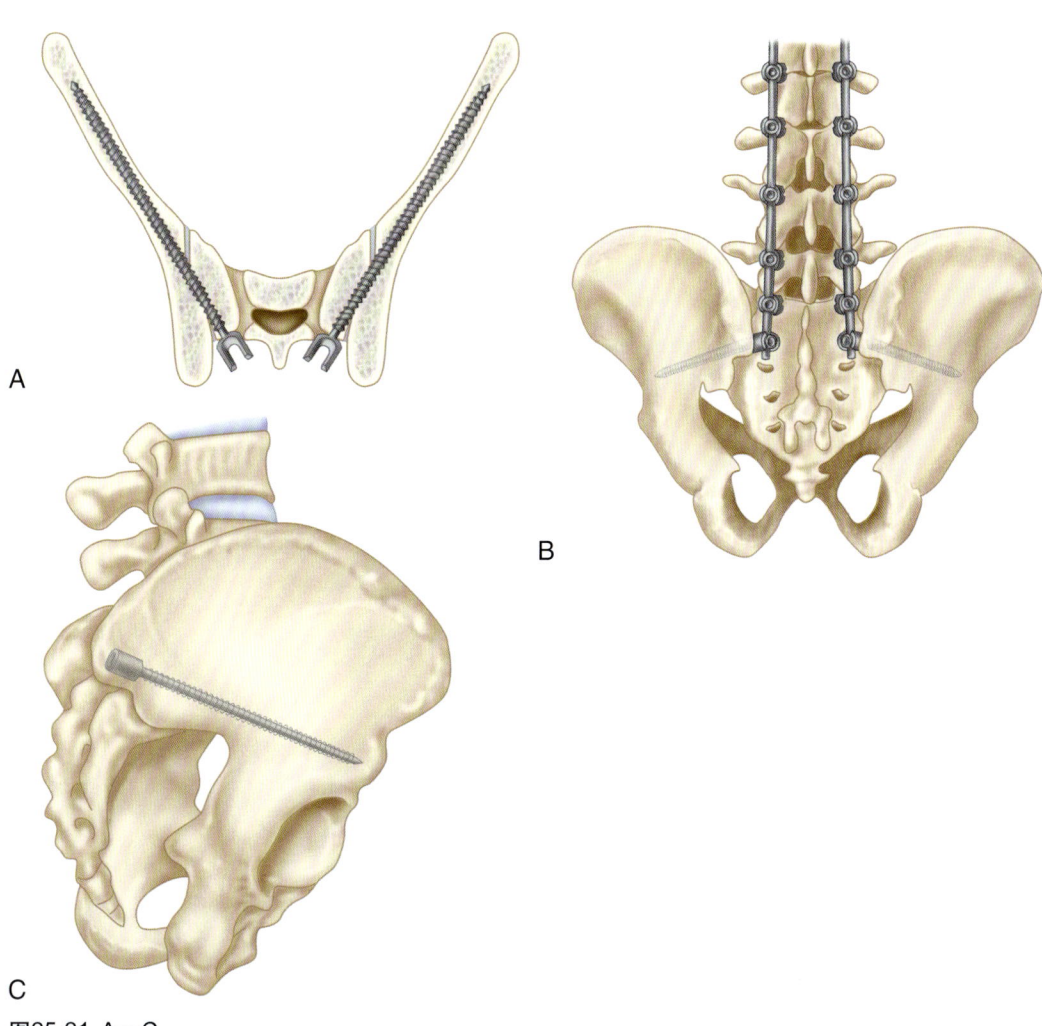

图25-21 A～C

> **步骤 G 要点**
> - 先植入 S1 螺钉可以确定起点的位置，以便植入内嵌式固定棒。
> - 对大部分患者来说，即使不用透视，仅以大转子为参照植入螺钉仍然很安全。图 25-22 显示术者用一只手触及大转子，同时用另一只手向大转子植入 S2 髂骨翼螺钉。
> - 进行攻丝并且确保丝攻在行进过程中没有落空感，以免破坏髂骨骨皮质。
> - 初次钻孔后使用探子来确定隧道位置正确，以减少 C 臂机的使用次数。
> - 泪滴位片可以保证骨隧道的正确建立（图 25-23A）。
> - 要保持钉道在坐骨大切迹上方，这样可以使用最大直径的螺钉（图 25-23B）。
> - 将螺钉头部部分埋入皮质下可以避免形成突起，并且螺钉植入深度也可以比髂骨螺钉平均深 15mm。
> - S2 髂骨翼螺钉可以通过微创入路经皮植入（图 25-24）。
> - 图 25-25 示术后两侧 S2 髂骨翼螺钉固定的 X 线片。

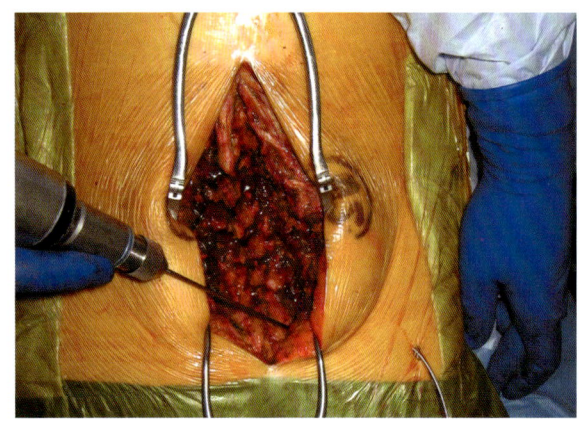

图 25-22

- 术中透视对定位有帮助但非必须，前后位的透视图像最好能显示出骨盆和坐骨切迹。
- 钻头的位置应在坐骨大切迹近端 20mm 以内并指向髂前下棘。
- 先使用 2.5mm 的钻头穿透骶骨翼，一旦穿过了骶髂关节就需要换用 3.2mm 的钻头，以免钻头断裂。
- 在这一步要使用 C 臂透视泪滴位片，以帮助确认钉道位于髂骨最厚的部分，以免穿破皮质。

■ 使用 80~100mm 的万向螺钉，直径一般为 8~10mm，但是不要小于 8mm，以免螺钉断裂。

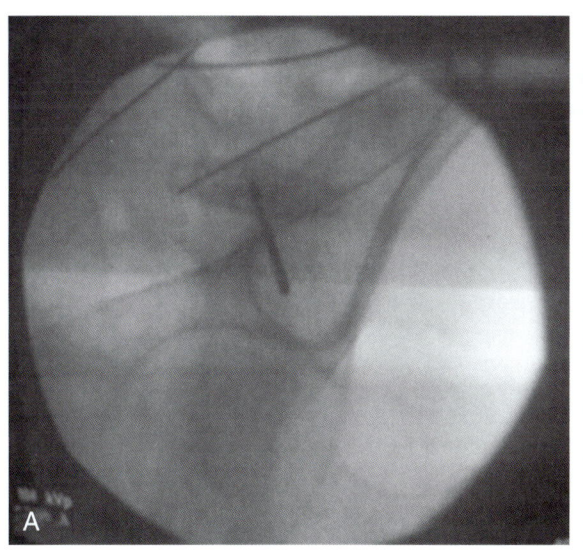
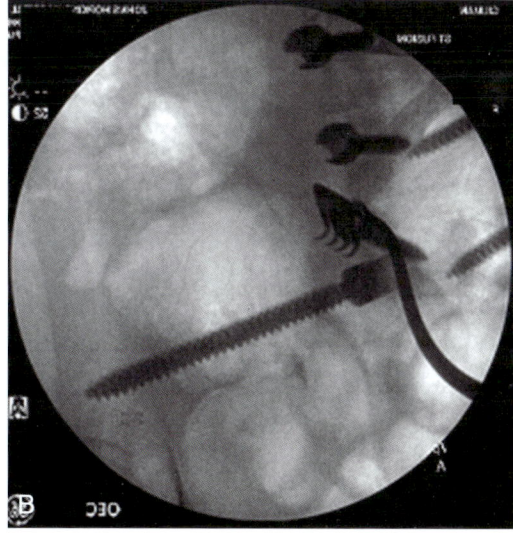

图25-23 A、B

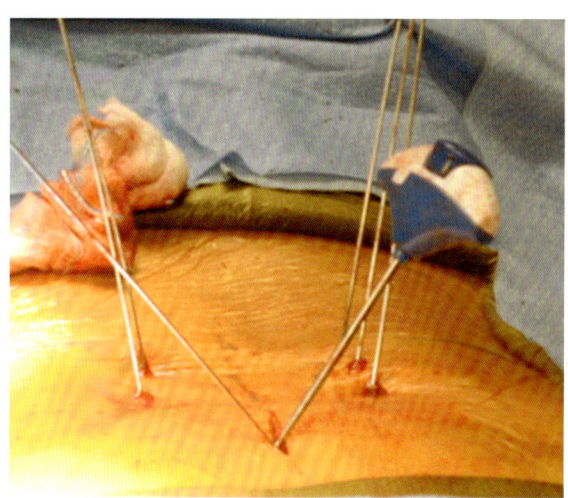

图25-24

步骤G提示

- 外侧骨皮质被穿透比较常见。
- 2年内，螺钉对骶髂关节没有明显的影响，但是长期的影响尚不明确，还需要进行随访。

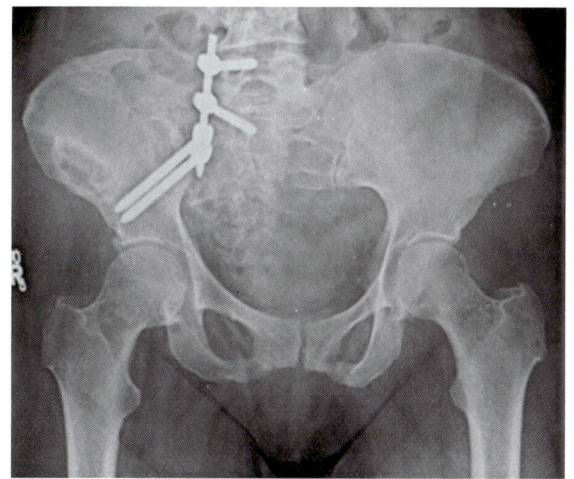

图25-25

> **术后要点**
> - 切口应放置引流。
> - 坚强的内固定便于让患者早期活动而不使用外固定。

术后护理和预后

骨盆固定的并发症

- 内固定植入位置错误及相邻结构受损
  - 坐骨切迹附近结构，包括臀肌上动脉和坐骨神经，较少发生损伤。
  - 熟悉骨盆的解剖结构并使用外部骨骼标志进行定位可以避免该并发症的发生。一些学者建议用手指或钝性器械放在切迹处以保护此处的结构，但是这需要做额外的切口。
  - 如果术者对手术步骤还不是特别熟练，术中 X 线透视将很有帮助，特别是对于那些合并有解剖异常的患者。
  - 保持钉道末端是骨性结构、测量准确以及选用合适的螺钉，这些方法都可以避免螺钉突破内外侧骨皮质。
- 植入物突出和松动
  - 对于体型较小或软组织较松弛的患者而言，植入物突出比较常见，神经肌肉畸形的小儿患者也会出现类似的情况。
  - 植入物松动在使用 Galveston 棒的病例中较常见，但是在使用 S2 髂骨翼螺钉的病例中较少见。骨组织完全融合后，植入物松动一般也不会出现临床症状。
- 伤口并发症及感染
  - 切口范围越大，术后伤口出现并发症的概率就越高，其中包括感染。
  - 有研究报道（Tsuchiya 等，2006）称 81 例患者接受髂骨螺钉固定术后的感染率为 4%。
  - 近来，有研究（Sponseller 等，2010）称 27 个儿童患者使用骶骨翼螺钉行骨盆融合术后切口感染率为 0，这可能与手术中采用微创切口有关，因其最大程度地保留了软组织覆盖。
- 未发生融合及内固定失败
  - 如果术后长时间内仍没有发生融合，那么内固定肯定会失败，会发生植入物断裂或松动。
  - 这两种问题经常同时出现；不论内固定是多么坚强，患者自身的情况在骨性融合过程中将发挥重要的作用。

循证文献

Allen BL Jr, Ferguson RL. The Galveston technique for L rod instrumentation of the scoliotic spine. Spine 1982;7:276-84.

Berry JL, Stahurski T, Asher MA. Morphometry of the supra sciatic notch intrailiac implant anchor passage. Spine 2001;26:E143-8.

Bridwell KH, Edwards CC, Lenke LG. The pros and cons to saving the L5–S1 motion segment in a long scoliosis fusion construct. Spine 2003;20:234-42.

Devlin VJ, Asher MA. Biomechanics and surgical principles of long fusions to the sacrum. Spine State Art Rev 1996;10:515-44.

Farcy JP, Rawlins BA, Glassman SD. Technique and results of fixation to the sacrum with iliosacral screws. Spine 1992;17(Suppl. 6):S190-5.

Glazer PA, Colliou O, Lotz JC, et al. Biomechanical analysis of lumbosacral fixation. Spine 1996;21:1211-22.

Gokaslan ZL, Romsdahl MM, Kroll SS, et al: Total sacrectomy and Galveston L-rod reconstruction for malignant neoplasms. Technical note. J Neurosurg

1997;87:781-7.

Harrington PR. Treatment of scoliosis: correction and internal fixation by spine instrumentation. J Bone Joint Surg Am 1962;44:591-610.

Kebaish, KM. Sacropelvic fixation techniques and complications. Spine 2010;35:2245-51.

Kim YJ, Bridwell KH, Lenke LG, Rhim S, Cheh G. Pseudarthrosis in long adult spinal deformity instrumentation and fusion to the sacrum: prevalence and risk factor analysis of 144 cases. Spine 2006;20:2329-36.

Kostuik JP. Treatment of scoliosis in the adult thoracolumbar spine with special reference to fusion to the sacrum. Orthop Clin North Am 1988;19:371-81.

Kostuik JP, Musha Y. Extension to the sacrum of previous adolescent scoliosis fusions in adult life. Clin Orthop 1999;364:53-60.

Lebwohl NH, Cunningham BW, Dmitriev A, et al. Biomechanical comparison of lumbosacral fixation techniques in a calf spine model. Spine 2002;27:2312-20.

Lehman RA Jr, Kuklo TR, Belmont PJ Jr, et al. Advantage of pedicle screw fixation directed into the apex of the sacral promontory over bicortical fixation: a biomechanical analysis. Spine (Phila Pa 1976) 2002;27:806-11.

Lemma M, Cohen DB, Riley LH 3rd, et al. Fusion to the sacrum: results of transiliac fixation. Spine J 2002;2:3S-44.

McCord DH, Cunningham BW, Shono Y, et al. Biomechanical analysis of lumbosacral fixation. Spine (Phila Pa 1976) 1992;17:S235-43.

Moshirfar A, Rand FF, Sponseller PD, et al. Pelvic fixation in spine surgery. Historical overview, indications, biomechanical relevance, and current techniques. J Bone Joint Surg Am 2005;2(Suppl. 87):89-106.

O'Brien JR, Matteini L, Yu WD, Kebaish KM. Feasibility of minimally invasive sacropelvic fixation percutaneous S2 alar iliac fixation. Spine (Phila Pa 1976) 2010;35:460-4.

O'Brien, MF, Kuklo TR, Lenke LG. Sacropelvic instrumentation: anatomic and biomechanical zones of fixation. Semin Spine Surg 2004;16:76-90.

Ogilvie JW, Schendel M. Comparison of lumbosacral fixation devices. Clin Orthop Relat Res 1986;203:120-5.

Peelle MW, Lenke LG, Bridwell KH. Comparison of pelvic fixation techniques in neuromuscular spinal deformity correction: Galveston rod versus iliac and lumbosacral screws. Spine 2006;31:2392-8.

Ruland CM, McAfee PC, Warden KE, Cunningham BW. Triangulation of pedicular instrumentation: a biomechanical analysis. Spine 1991;16:S270-6.

Santos ERG, Rosner MK, Perra JH, Polly DW. Spinopelvic fixation in deformity: a review. Neurosurg Clin N Am 2007;18:373-84.

Schildhauer TA, McCulloch P, Chapman JR, Mann FA. Anatomic and radiographic considerations for placement of transiliac screws in lumbopelvic fixations. J Spinal Disord Tech 2002;15:199-205.

Shirado O, Zdeblick TA, McAfee PC, et al. Biomechanical evaluation of methods of posterior stabilization of the spine and posterior lumbar interbody arthrodesis for lumbosacral isthmic spondylolisthesis. J Bone Joint Surg Am 1991;73:518-26.

Smith SA, Abibto JJ, Carlson GD, Anderson DR, Taggart KW. The effects of depth of penetration, screw orientation, and bone density on sacral screw fixation. Spine 1993;18:1006-10.

Sponseller PD, Zimmerman RM, Ko PS, et al. Low profile pelvic fixation with the sacral alar iliac technique in the pediatric population improves results at two-year minimum follow-up. Spine (Phila Pa 1976) 2010;35:1887-92.

Tsuchiya K, Bridwell KH, Kuklo TR, et al. Minimum 5-year analysis of L5–S1 fusion using sacropelvic fixation (bilateral S1 and iliac screws) for spinal deformity. Spine (Phila Pa 1976) 2006;31:303-8.

26 极外侧型椎间盘突出

Chadi Tannoury, D. Greg Anderson, Alexander R. Vaccaro, Todd J. Albert

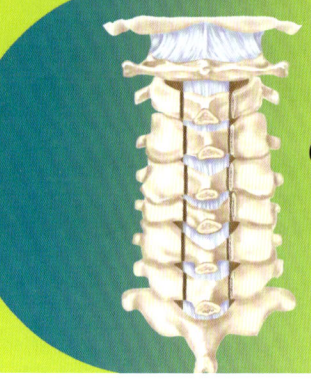

适应证提示
- 诊断较困难。
- 常常有临床症状但是影像学没有异常，很难和其他疾病鉴别诊断。
- 影像学与临床症状不符，和（或）影像提示的假阳性结果。

适应证争议
- 极外侧型椎间盘突出伴上一节段椎管狭窄。
- 需要对单根神经根受压症状（表明单独的极外侧型椎间盘突出）与多根神经根受压症状（表明极外侧型椎间盘突出还合并有其他的局部病理改变，包括退行性改变、椎管狭窄或者中央型椎间盘突出）进行鉴别。

适应证
- 保守治疗无效的顽固性神经根性痛
- 单侧、单节段、椎间孔外侧神经根受压
- 极外侧型椎间盘突出可以通过 CT 或 MRI 确诊：突出的椎间盘全部在椎间孔外侧，或至少三分之二突出于椎弓根外侧（Papavero 和 Caspar，1993）。
- 不合并脊柱节段不稳和其他疾病，如椎管狭窄或中央型椎间盘突出
- 相关的影像学检查证实极外侧突出的椎间盘压迫神经根并出现症状

术前检查
- 临床表现
  - 最常发生于 40 岁以上的人
  - 男性较多见
  - 各个节段均可发病，但上腰椎神经根发病最为常见（如大腿前侧疼痛）
  - 发出神经根比过往神经根更易受侵犯
  - 下肢症状比腰部症状明显
  - 由此引起的膝关节痛常被误诊为原发性膝关节或髋关节疾病。
- 体格检查
  - 腰椎活动受限，疼痛保护步态
  - 神经功能缺失（感觉、运动，或两者都有），L2：腹股沟/大腿内侧；L3：大腿前方；L4：大腿前外侧/小腿内侧；L5：足背
  - 腱反射减弱或消失
  - 向患侧弯曲会出现症状
  - 神经牵拉试验阳性：股神经牵拉试验和直腿抬高试验（取决于椎间盘突出的节段）
  - 肌肉萎缩
  - 椎旁压痛点（横突间膜水平）
  - 无大小便功能障碍

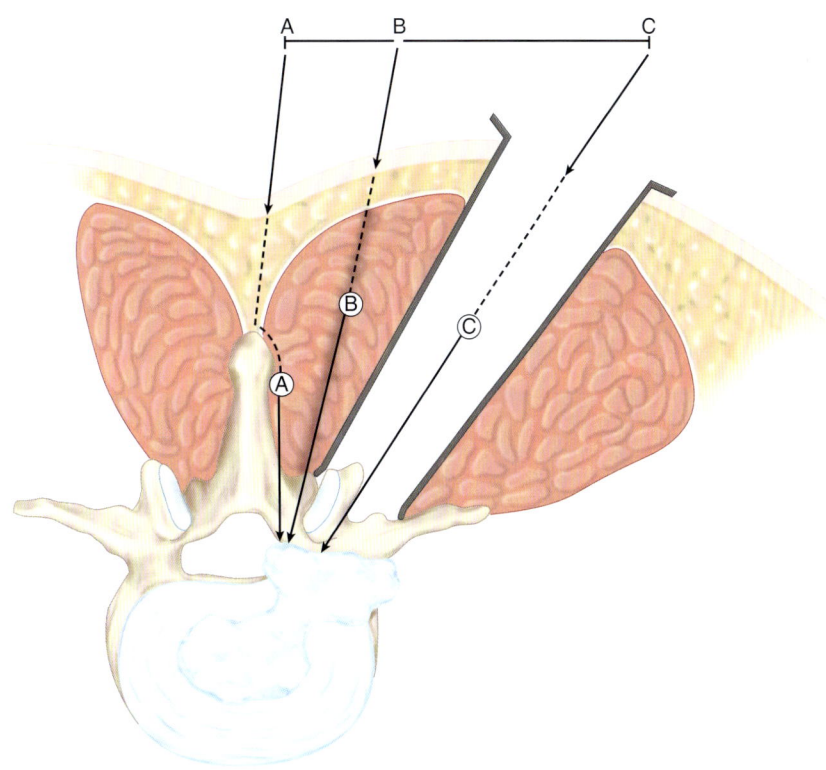

图26-1

其他治疗方案

- 保守治疗
- 使用或不使用透视机引导进行局部脊髓封闭治疗（局部麻醉镇痛剂、皮质类固醇药物等）
- 手术治疗
  - 研究显示在术后随访的各个阶段，手术治疗效果良好（Person 等，2008）
  - 正中椎板入路（部分或全部小关节突切除，或上下关节突间狭部切除）（图26-1，箭头 A）
  - 经肌间隙横突间入路（图26-1，箭头 B）
  - 经肌肉内横突间入路（图26-1，箭头 C）
  - 经皮椎间孔入路

- 影像学检查
  - X 线平片：主要目的是排除其他疾病（峡部裂/腰椎滑脱、腰椎管狭窄等）。
  - 也可以选择 MRI（最敏感的诊断工具），但是有报道称仍有 1/3 的极外侧型椎间盘突出病例发生漏诊（Osborn 等，1988）。75% 的极外侧型椎间盘突出发生在 L4-5 及以上节段（O'Hara 和 Marshall，1997），46% 的病例发生在 L2-3 和 L3-4 水平。
  - CT 椎间盘造影术是最准确的诊断方法（Jackson 和 Glah，1987）。
  - 支持极外侧型椎间盘突出的诊断包括
    - 突出的椎间盘位于神经孔的外侧
    - 神经根周围没有神经孔脂肪组织

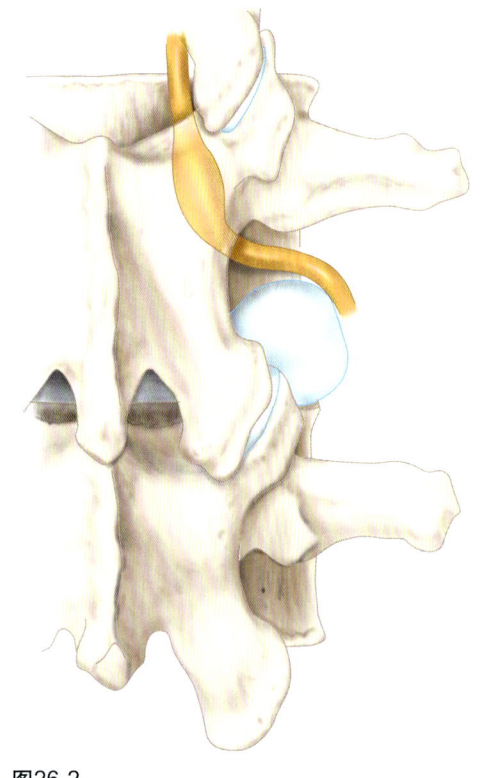

图26-2

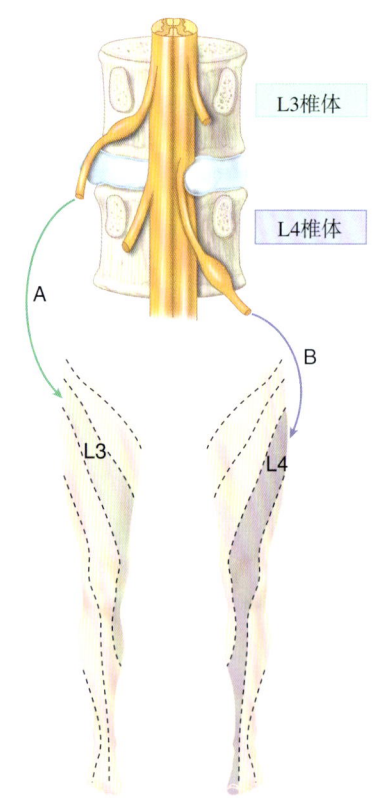

图26-3

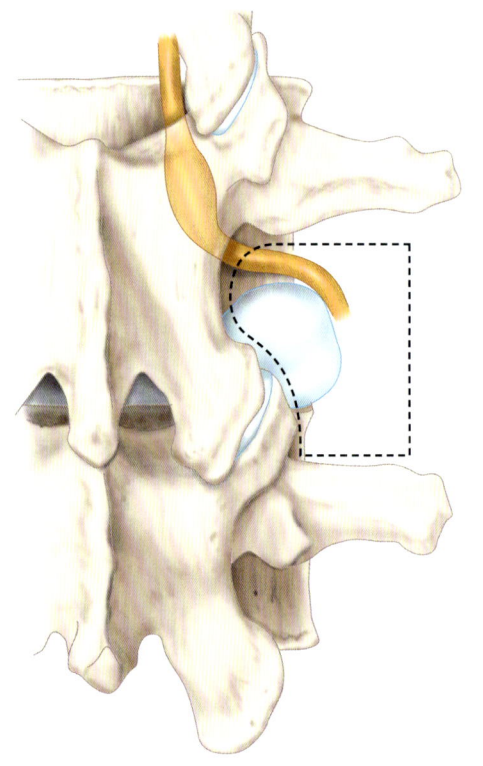

图26-4

外科解剖

- 解剖学定义：极外侧型椎间盘突出是指椎间盘突出于椎间孔和小关节的外侧（图26-2）。由于突出的椎间盘挤压，神经根多被推至上外侧。
- 极外侧型椎间盘突出的解剖特点决定了其压迫的是与突出椎间盘节段相同的发出神经根（图26-3A），而后外侧椎间盘突出压迫的是过往神经根（图26-3B）。
- 横突间外侧入路的"手术窗"或"手术通路"的解剖边界
  - 上界：椎弓根下缘和上一位横突
  - 内侧边界：上、下关节突之间
  - 下界：关节突和下位横突的上缘

体位

- 患者取俯卧位并将腹部悬空。
- 尽管局部麻醉和全身麻醉均有报道（Reulen 等，1996），但作者更倾向于便于管理气道的气管插管下全身麻醉。

入路/显露

- X 线平片或 C 臂机透视可以帮助选择准确的手术切口位置，在透视确认椎间盘突出节段后在皮肤上分别画出两条水平线和两条竖线。
- 水平线：上面的一条标记在受累椎间隙的上位横突的下缘，下面那条标记在受累椎间隙的下缘。
- 竖线：一条是沿棘突的中线，一条是旁正中线（中线外 4~5cm），是受累椎间隙上下椎弓根在正位上的外侧缘。
- 依照这些水平线和竖线来定位皮肤切口的位置（中线偏外 4~5cm，长 3~4cm）。
- 肌肉分离技术：沿手术切口切开胸腰筋膜，纵向切开竖脊肌腱膜，钝性分离多裂肌和最长肌，用自动拉钩牵开，显露出手术区域。该区域的上缘是上位横突的下缘，下缘是下位横突的上缘，外侧缘是横突尖，内侧缘是上下关节突间部的外缘（图 26-3）。

手术步骤

步骤 1
- 标记切口，切开皮肤，分离椎旁肌肉（见"入路/显露"部分）

步骤 2
- 显露骨性标志：横突、小关节突和峡部
- 显露横突间肌
- 在 L5-S1 节段的关节突附近，如果有关节突增生可以使用高速磨钻或 Kerrison 咬骨钳去除部分骨质以利于显露。

体位要点
- 将患者放置在 Andrews 架上使其保持跪位，这样可以使腰椎前屈，横突椎间隙变大，以便暴露神经孔。
- 将腹部悬空可以防止腹内压增加而导致椎管内静脉充血，从而减少术中出血并且有助于腰椎前屈。

体位提示
- 摆放体位时所有的受压点都要用软垫保护，避免牵拉上肢以保护臂丛神经和尺神经。

体位设备
- 可以使用多种体位用具（Wilson 架、Jackson 手术台、Andrews 架、Montreal 气垫床等）

入路/显露要点
- 正侧位片对于准确地定位手术节段至关重要。

入路/显露设备
- 术前和术中使用 C 臂机透视或者拍摄 X 线平片有助于确定正确的手术节段。
- 改良的 Caspar 窥器和腰椎自动牵开器有助于显露切口。
- 管状牵开器系统有助于到达椎间孔外侧区域。

入路/显露争议
- 经肌间隙横突间入路和经肌肉内横突间入路。
- L5-S1 节段解剖特点妨碍了术野的显露，因此可去除 L5 横突，以达到更好的显露。

步骤1要点

- 用手指钝性分离并且触摸一些骨性标志（横突和关节突的外侧面）有助于定位"手术窗"。
- 可以使用 Kerrison 咬骨钳咬出部分峡部外侧的骨质以便更好地显露。
- 使用2号刮匙和3-0弯头刮匙刮除手术区域内骨性标志上的软组织和横突间膜。

步骤1器械/内植物

- 手术显微镜：有助于放大和辨别解剖结构
- 钝性剥离器
- 自动牵开器：Caspar 牵开器、McCulloch 牵开器、Gelpi 牵开器
- 2号刮匙和3-0弯头刮匙
- 长柄的和带角度的高速磨钻
- 髓核钳

步骤3要点

- 将手术床向术者对侧倾斜15°~20°，可以更好地直视手术区域。
- 神经根多数被突出的椎间盘挤压到上外侧，而且多数为脱出的髓核（50%的病例）（见图26-2）。

步骤3提示

- 如果术中过度牵拉背根神经节，术后可能会出现大腿前方烧灼感及感觉迟钝，但通常几天后即可恢复。
- 约21.7%的手术患者术后会出现持续性的或反复的腿痛，可能是由于发育性椎管狭窄或是椎间盘双突出（后外侧突出和极外侧型突出）导致（Chang等，2006）。

步骤3

- 从中间切开横突间肌并将其拉向外侧，显露"横突间膜"。
- 使用显微镜确认脊神经后支，后者在横突间膜中穿过，并发出分支支配椎旁肌肉。
- 以脊神经后支为参照来定位位于椎间孔外脂肪和横突间膜结缔组织中的脊神经和背根神经节。
- 对脊神经的操作应该柔和，以免刺激背根神经节。
- 用圆头探针拨开神经根，显露出突出的椎间盘并将其切除。
- 或者找到椎弓根下缘，进而找到突出的椎间盘和发出神经根（椎弓根的背侧）。
- 在横突间膜的下方，神经根/脊神经分支与动静脉分支（腰动脉）和突出的椎间盘很靠近。腰动脉损伤后会导致大出血，应注意保护。如果突出的椎间盘被静脉丛遮挡，使用双极电凝仔细地止血以利于显露。

步骤4

- 神经减压：用髓核钳去除突出的椎间盘，对大多数患者来说，虽然这一步已经足够解除神经压迫症状了，但是仍有必要用钝头的神经探针进一步探查神经根管，去除可能残留的髓核或其他导致椎管狭窄的组织。
- 有些学者建议在神经根探查完毕后，用含激素的明胶海绵覆盖神经根。

步骤5

- 一般不用放置引流管。
- 逐层关闭切口：不缝合椎旁肌肉，用可吸收线缝合筋膜和腱膜。
- 可在软组织内注射局部麻醉药[如：不加肾上腺素的麻卡因（丁哌卡因）]止痛，注意不要注射太深以免阻滞神经根。

术后护理及预后

- 术后护理
  - 鼓励患者进行适当的活动和步行。
  - 对大多数患者来说，该手术可以在门诊手术室进行。
  - 物理治疗。
  - 6周内禁止搬运重物和弯腰，以防止椎间盘突出复发。
  - 如果患者能够耐受的话可以恢复工作。

步骤3器械/内植物
• 可视化器械：显微镜（三维影像）与双目放大镜加纤维光导头镜 • 内镜或显微手术器械

步骤3争议
• 解剖和手术标志 • 脊神经后支（Fankhauser 和 de Tribolet，1991） • 后支的外侧分支（O'Brien 等，1995） • 后支的内侧分支（O'Hara 和 Marshall，1997）

术后提示
• 一旦手术椎间隙定位错误，需要再次手术，术中行X线检查或透视可避免该错误的发生。 • 化脓性脊柱椎间盘炎应该制动并使用敏感抗生素治疗。 • 如果峡部切除过多会导致脊柱不稳并加速脊柱退变。 • 因为神经损伤、术中减压不充分或者诊断错误（20%的病例）可能会导致持续性或反复的腿痛。 • 小关节紊乱症是指下腰痛和腿痛，其常见于L5-S1节段减压术后。经肌间隙横突间入路可以将此并发症的发生率降低一半。

■ 预后
  • 大多数患者（89%）都获得了神经功能的改善（Chang 等，2006；Darden 等，1995；O'Hara 和 Marshall，1997；Papavero 和 Caspar，1993）。
  • 78%的患者运动功能可以完全恢复。
  • 50%的患者感觉障碍完全恢复。
  • 41%~60%的患者术后效果非常好。
  • 术后效果好的占30%-35%。
  • 约21.7%的患者没有达到满意的手术效果。

循证文献

Chang SB, Lee SH, Ahn Y, Kim JM. Risk factor for unsatisfactory outcome after lumbar foraminal and far lateral microdecompression. Spine 2006;31:1163-7.
  本文分析了极外侧型椎间盘突出减压手术后效果不好的危险因素。对年龄、性别、症状的持续时间、椎间盘退变的程度、存在相关的椎间盘脱出及腰椎不稳等因素进行了研究。21.7%的患者术后效果不好（存在持续性的或反复的腿痛）。该研究认为有双椎间盘突出的患者出现持续性或反复性腿痛的概率是其他患者的3倍。

Darden 2nd BV, Wade JF, Alexander R, et al. Far lateral disc herniations treated by microscopic fragment excision: techniques and results. Spine 1995;20:1500-5.
  本文对接受经椎旁肌肉切开入路手术的极外侧型椎间盘突出患者进行了回顾性分析，分析因素包括病史、体格检查、疼痛问卷表、疼痛视觉模评分及平片检查。总体的术后效果良好，且无脊柱不稳定的影像学表现。此外，经椎旁肌肉切开入路可以减少背根神经节的损伤，后者是术后出现感觉障碍的主要原因。

Fankhauser H, de Tribolet N. Extraforaminal approach for extreme lateral lumbar disc herniation. In: Torrens MJ, RA Dickinson, editors. Operative Spinal Surgery (Practice of Surgery Series). Edinburgh: Churchill Livingstone; 1991, p. 145-60.
  作者观察了经肌间隙横突间入路手术治疗极外侧型椎间盘突出患者的脊神经后支的情况。文中对将其作为解剖标志的实用性进行了讨论，其很难辨认并且进行暴露，可能耗费较多的手术时间。

Jackson RP, Glah JJ. Foraminal and extraforaminal lumbar disc herniation: diagnosis and treatment. Spine 1987;12:577-85.
  在本研究中，10%的椎间盘突出患者在进行手术时发现有极外侧型椎间盘突出。文中比较了各种影像学检查的诊断准确率，其中椎间盘造影后行CT检查的准确率大于90%。作者推荐双侧半椎板切除加内侧小关节部分切除加部分内侧椎间孔切开术，因为其可以有效地切除椎间盘和神经减压。

O'Brien MF, Peterson D, Crockard HA. A posterolateral microsurgical approach to extreme-lateral lumbar disc herniation. J Neurosurg 1995;83:636-40.
  O'Brien等使用Watkins后外侧入路对极外侧型椎间盘突出患者进行了手术，推荐用后侧第一分支作为寻找神经根和椎间孔的标志。

O'Hara LJ, Marshall RW. Far lateral lumbar disc herniation: the key to the intertransverse approach. J Bone Joint Surg Br 1997;79:943-7.
  在一系列采用经横突间肌劈开入路手术方式治疗极外侧型椎间盘突出的患者都取得了极好的效果。尸体解剖研究关于后侧第一分支在横突间膜走行已有报道。作者推荐在经横突间肌肉切开入路治疗极外侧型椎间盘突出时把后侧第一分支作为安全分离的解剖标志。

Osborn AG, Hood RS, Sherry RG, Smoker WRK, Harnsberger HR. CT/MRI spectrum of far lateral and anterior lumbosacral disc herniations. AJNR Am J Neuroradiol 1988;9:775-8.

CT 和 MRI 检查显示大多数的极外侧型椎间盘突出发生在 L4-5 节段，但是约 46% 的患者容易漏诊，漏诊的患者多发生在 L2-3 和 L3-4 节段。使用 CT 或 MRI 从 L2 扫描到 S1 并仔细检查椎旁和神经孔能够很容易地诊断出极外侧型椎间盘突出。避免漏诊的出现也就避免了手术失败的发生。

Papavero L, Caspar W. The lumbar microdiscectomy. Acta Orthop Scand Suppl 1993;64:34-7.

Pearson AM, Blood EA, Frymoyer JW, et al. SPORT lumbar intervertebral disc herniation and back pain: does treatment, location, or morphology matter? Spine 2008;33:428-35.

本文把因椎间盘突出导致的坐骨神经痛和下腰痛进行了随机对照研究和队列研究。目的是想确定是否椎间盘切除可以治疗下腰痛以及是否椎间盘突出的位置和外形会影响治疗效果。研究表明：不论在手术组还是非手术组，治疗后腿痛比下腰痛改善得更明显，因此作者建议应该把缓解腿痛作为手术的首要目标。

Reulen HJ, Muller A, Ebeling U. Microsurgical anatomy of the lateral approach to extraforaminal lumbar disc herniations. Neurosurgery 1996;39:345-50; discussion 350-1.

作者在人的尸体标本上对 L1-2 和 L5-S1 间隙手术视野的相对距离和大小进行了解剖研究。解剖研究的发现对微创治疗极外侧型椎间盘突出有重要的意义：在 L1-2 到 L3-4 节段采用中央入路并向外牵开椎旁肌，即可充分暴露外侧神经空并避免损失小关节；而在 L4-5 和 L5-S1 节段，间隙旁的经椎旁肌入路则更易操作。

27

经胸（腹）膜外入路椎体切除术

Kene T. Ugokwe, Edward C. Benzel

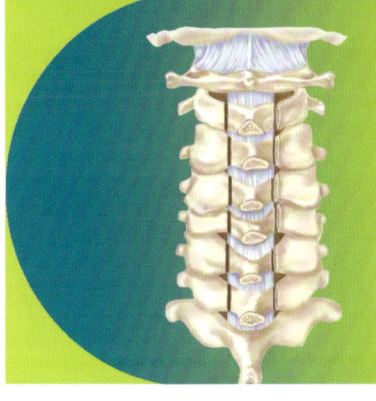

适应证要点

- 因为此手术难度较大，应由有经验的、熟悉后腹膜解剖结构的医生完成。
- 需要患者有较好的耐受性，因为减压加内固定需要 4～6 小时。
- 单侧入路不能到达对侧的椎弓根。
- 该入路不能直接显露邻近的腹腔内结构（如：主动脉和腔静脉），因而它们可能因病变受累或在术中被误伤。
- 手术出血量可能较大，因此，有条件的话应使用自体血回输。

适应证争议

- 这是一个高难度和复杂的手术，如果转移癌患者需要接受此手术，医生必须对患者的全身其他系统的病变及治疗情况有全面的了解。

适应证

- 经胸（腹）膜外入路椎体切除术是 1976 年由 Larson 及其同事提出，该术式通过一个切口既达到前方椎体又可以显露脊柱后方结构，从而将腹侧的减压和背侧的脊柱固定一次手术完成。该术式是由肋骨椎骨横突切除术演变而来，但因其需要切除更多的肋骨和肋间神经血管束，也相应增加了手术显露的范围。
- 该手术是由治疗伴神经损害的脊柱结核而发展起来的（Alexander，1946；Capener，1954；Bohlman 和 Eismont，1981）。
- 脊髓减压手术在近 40 年中有了很大的变化（Schneider，1962；Morgan 等，1970；Wagner 和 Chehrazi，1980；Clark，1981）。
- 该术式适用于 T3-S1 任何节段的病灶，包括肿瘤、炎症（Capener，1954；Larson 等，1976）、椎间盘突出和骨折（Capener，1954；Ericksondeng，1977；Larson，1980）。
- 该术式无需进入胸（腹）腔，因而在进行上胸段椎体手术时也不需要劈开胸骨或切开胸廓，但是为了获得足够的手术视野以进入椎管仍需要牵开胸膜。
- 该术式可以允许医生在一次麻醉下经过一个切口，同时完成脊柱腹侧的减压和后路的固定。
- 依病灶位置的不同，可以选择左或右侧入路。
- 如果行全椎体切除术，可以考虑双侧入路。

术前检查

- 脊柱血管造影可以确定脊髓 Adamkiewicz 动脉的走行。对于脊柱肿瘤患者，在术前 24～36 小时可根据病变位置进行血管栓塞。
- 在制订手术计划时，医生必须有关于病灶处完善的影像学资料。
- 钆增强的 MRI 检查有助于判断硬膜和脊髓的完整性，也有助于判断肿瘤及炎症的侵及范围。MRI 的 T2 像对判断软组织和韧带损伤也很有用。
- CT 有助于了解骨结构的解剖。

其他治疗方案

- 对于胸段或胸腰段病灶可以选择开胸手术，也可以进行经胸膜外入路手术。
- 前外侧经胸腔入路
- 后外侧肋骨椎骨横突切除术
- 分段经胸腔和后方联合入路

体位要点

- 在上胸段（T3-5）手术时，将上臂放于可调节的 Mayo 架上，在切开暴露后下调 Mayo 架，旋转肩胛骨，以显露术野。
- 应将患者牢固地固定在手术床上，以便于术中对手术床进行倾斜。
- 该入路也可以使用俯卧位并将患者腹部悬空。

体位提示

- 患者取俯卧位时可能导致腹部受压，增加术中出血。
- 如采用膝胸卧位进行腰椎融合术，术后远期易出现平背综合征。

体位设备

- 如果患者采取俯卧位，为便于术中转动手术床以利于显露术野，可以使用 Jackson 架。

体位争议

- 可以使用体感诱发电位、运动诱发电位和肌电图监测脊髓功能。在矫正重度脊柱畸形时，脊髓功能监测有帮助。

- 平片联合 CT 扫描有助于了解骨质情况及骨对内固定的把持力。
- 通过影像学资料可以了解病灶与腹腔内结构的相对位置（如：肿瘤是否侵犯或包裹主动脉）。

外科解剖

- 胸椎后方的肌肉组织根据手术节段不同可分为浅层组、中层组和深层组。
- 浅层组包括斜方肌、背阔肌和菱形肌。
- 中层组是上、下、后前锯肌。
- 深层组织包括竖脊肌和横突棘突间肌。
- 胸椎节段动脉位于胸椎体的腰部，向外侧分为背侧支和腹侧支。
- 胸椎神经根紧贴椎弓根下由椎间孔发出，分为背侧支和腹侧支，其中背侧支进入竖脊肌后与后侧肋间血管的背侧支伴行，术中应将其结扎以防止出血。
- 应该分离出交感神经干并给予保护。

体位

- 采用俯卧位或 3/4 俯卧位，这两个体位都可避免腹部受压。下面介绍的是 3/4 俯卧位的步骤。
- 全身麻醉成功后，患者取 3/4 俯卧位。
- 在气管插管和术前准备时患者一定要采取仰卧位，在插管和术前准备结束后，将患者靠向手术台并翻转变成侧俯卧位。
- 应由 4~5 个助手一起搬动患者，防止操作不当损伤神经。
- 前臂外展，放置于比身体纵轴稍高的位置，腋下垫软垫。然后进一步翻转患者至 3/4 俯卧位，用宽胶布固定（图 27-1）。
- 避免让患者的腹部受压。将上臂放在包好的 Mayo 架或软枕上。手术床可由术者或助手来回倾斜以利于术中术野显露。

入路/显露

- 摆好体位后，在铺单前进行透视，定位病变部位。手术切口应位于病灶的中央。铺单时在切口周围留出足够宽的范围以便术中扩大切口。
- 根据病灶部位选择左侧或右侧切口，全椎体切除时选择双侧入路。

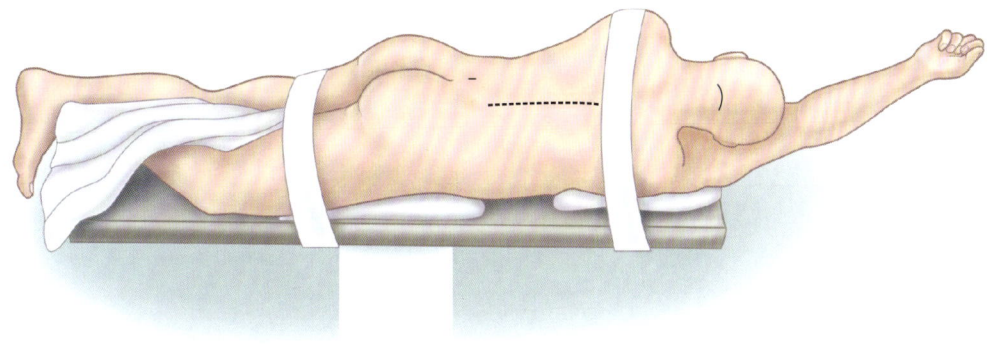

图27-1

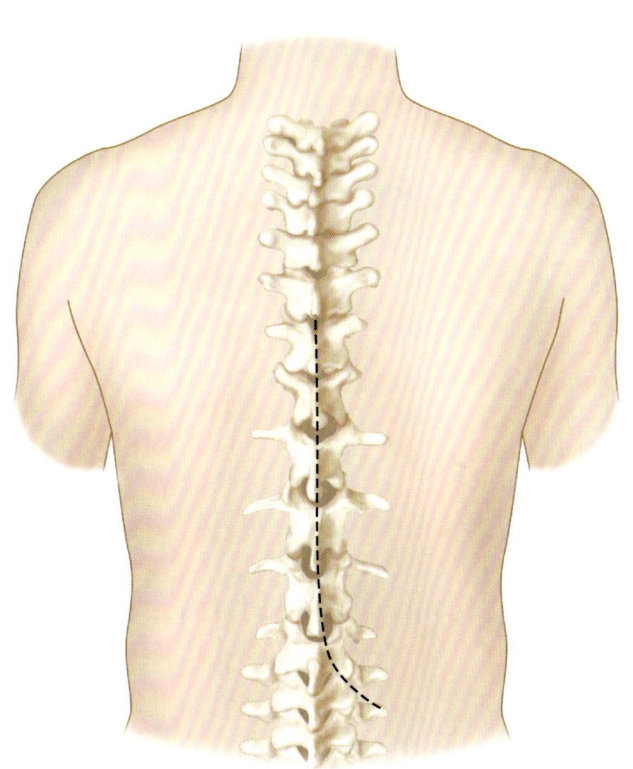

图27-2

- 通常采用曲棍球棒形切口，弧形切口向病灶侧偏8～10cm，纵切口位于脊柱正中线（图27-2）。弧形切口可以防止皮肤发生缺血性坏死。有时候也可以采用L形切口，但切口拐弯处皮肤易发生缺血坏死。
- 做纵向切口时，可以用电刀切开皮下和胸背筋膜直到棘突。
- 胸背筋膜采用T形切口，用Cobb剥离器或骨膜剥离器于骨膜下剥离肌肉，这样可以减少出血及电刀对肌肉的热损伤。

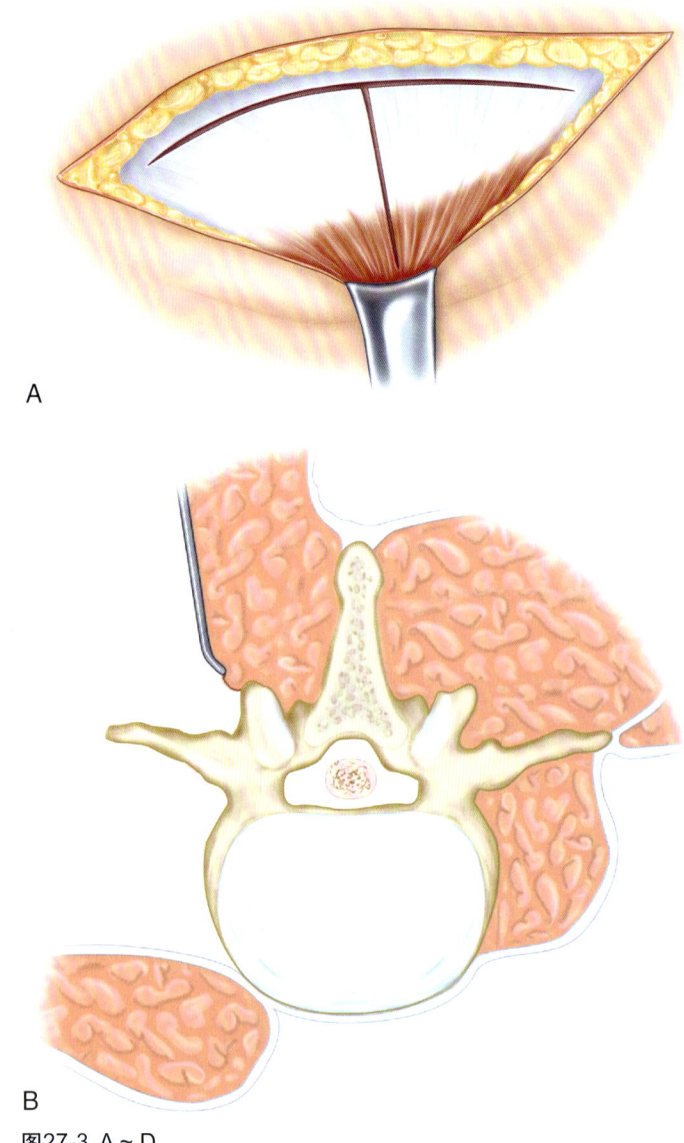

图27-3 A～D

手术步骤

步骤1

- 切开胸部筋膜后（图27-3A），向两侧牵开肌皮瓣，显露竖脊肌（图27-3B），向中线牵开竖脊肌（图27-3 C、D），切除相应的肋骨，由胸膜外显露脊柱的后外侧。
- 使用Doyen肋骨骨膜剥离器分离肋骨下或腹侧的软组织，直到肋椎关节。
- 然后用肋骨剪切除肋骨，在肿瘤椎体切除手术中，需切除从肋椎关节开始8～10cm长的肋骨。对于椎间盘手术切除3cm肋骨即可。切除的肋骨应保留并用于植骨融合。

步骤1要点

- 术中透视确定手术节段很重要。
- 用自动牵开器（如Omni牵开器）牵开肺叶，以便显露术野。

步骤1提示

- 肋骨切除后，如果肋间神经血管束辨别不清和保护不当会导致术后腰部不适。

27 经胸（腹）膜外入路椎体切除术

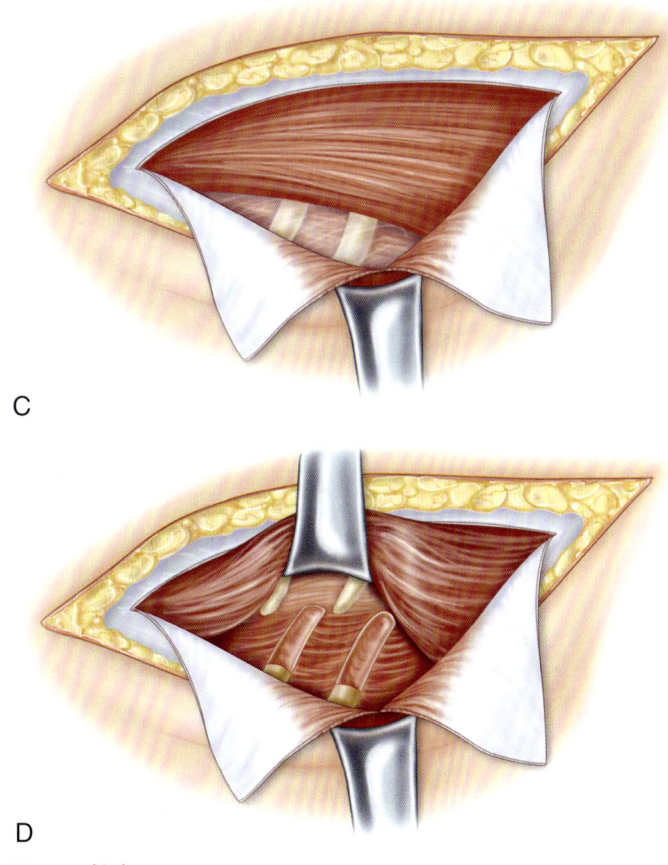

C

D

图27-3 接上页

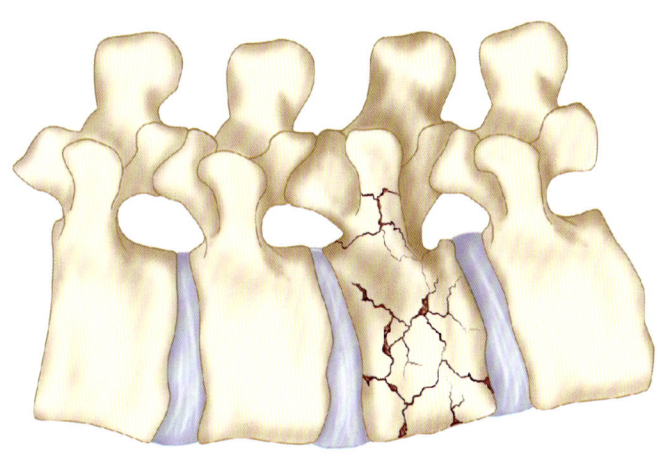

图27-4

步骤2要点
- 完全显露病椎上下位椎体的结构，可以保证腹侧有足够的术野显露。
- 显露过程中仔细止血以减少失血。
- 如硬脊膜有损伤应尽可能缝合修补，也可选用牛心包膜或其他补片替代修补。

步骤2
- 辨认肋间神经血管束后，沿着神经血管束找到椎间孔，分离扩大病椎上下的椎间孔，如果病灶不明确应再次透视定位。
- 用手术刀切除病椎上下的椎间盘。在直视下用高速磨钻或咬骨钳去除椎体（图27-4），可用高速磨钻、咬骨钳或刮匙进一步显露硬膜。

步骤2提示

- 肋骨切除后，如果肋间神经血管束辨别不清和保护不当会导致术后腰部不适。
- 减压过程中一定要避免损伤神经。
- 术前血管造影有助于辨别Adamkiewicz动脉，并有利于术中选择结扎哪些节段动脉。
- 胸膜受到刺激后可能导致隐匿性气胸。

步骤3要点

- 对于上段胸椎的手术，应该仔细检查壁胸膜是否有损伤。较小的损伤可以一期修补，较大的损伤可能需要放置胸腔闭式引流。

步骤3提示

- 一些患者术后取骨区会出现明显不适，因此应尽量避免取髂骨。
- 如果植骨块太靠近脊髓，术后植骨块可能会移动并损伤脊髓。
- 刺激胸膜时有可能导致隐匿性气胸。

步骤3争议

- 当出现脑脊液漏时，一些医生会犹豫是否需要放置引流管。如果放置引流管，应先确保损伤的硬脊膜已经被修补并且要严密监控引流量。

- 切除椎体至椎弓根末端，椎管减压要彻底。但是这一步比较困难，因为很难直接看到所有骨碎片。探查上方椎间隙内是否有骨碎片残留，切开后纵韧带以显露硬膜外腔。

步骤3

- 切除椎体后重建脊柱的完整性很重要。沿中线在骨膜下剥离相应节段的棘突和椎板以进行后路固定，在椎体切除后应在上下椎间隙保留一定的活动度，以利于最佳的脊柱复位。
- 后路内固定时会再次显露原手术部位。
- 用打压器或锤子将修整好的肋骨、髂骨植骨块或椎间融合器植入到相应的位置。下胸椎及腰椎手术的患者，在手术切口的下外侧可切取三面骨皮质的髂骨块，而对于胸椎和胸腰段的患者，可以用切除的肋骨进行支撑植骨。
- 同种异体胫骨或用切除的肋骨和椎体填充钛质椎间融合器进行融合（图27-5）。
- 在植入椎间骨块前用刮匙在病椎上下椎体上做植骨床。如果有必要，可以在后路固定后再加做前路钢板固定。
- 逐层缝合切口，在切口附近放置引流。

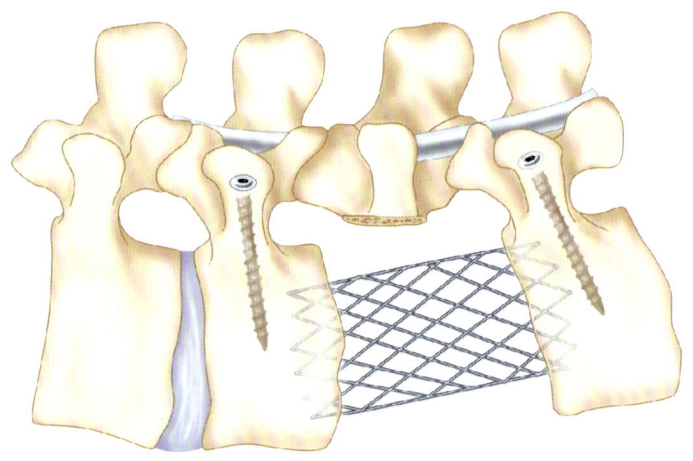

图27-5

术后要点

- 鼓励患者尽早下床活动。
- 如果术后不能早期下床活动，应该预防深静脉血栓的发生。

术后提示

- 拔出引流管和硬膜外镇痛导管时，一定要确保体内没有导管残留。

术后护理和预后

- 多数患者术后因颜面部肿胀需在重症监护室带气管插管观察一晚。
- 术后第 2 天可戴支具活动，并进行物理治疗。
- 引流管一般在术后第 2 天拔出。
- 术后拍摄站立位 X 线片。
- 可使用自控式镇痛泵。
- 术后 3～5 天就可以出院。
- 最常见的并发症有气胸、胸腔积液、肺炎、伤口感染和脑脊液漏。

循证文献

Alexander GL. Neurological complications of spinal tuberculosis. Proc R Soc Med 1946;39:730-4.

Bohlman HH, Eismont FJ. Surgical techniques of anterior decompression and fusion for spinal cord injuries. Clin Orthop 1981;154:57-67.

Capener N. The evolution of lateral rhachotomy. J Bone Joint Surg Br 1954;36:173-9.

Clark WK. Spinal cord decompression in spinal cord injury. Clin Orthop 1981;154:9-13.

Erickson DL, Leider LL, Brown WE. One-stage decompression-stabilization for thoracolumbar fractures. Spine 1977;2:53-6.

Larson SJ. Unstable thoracic fractures: treatment alternatives and the role of the neurosurgeon. Clin Neurosurg 1980;27:624-40.

Larson SJ, Holst RA, Hemmy DC, et al. Lateral extracavitary approach to traumatic lesions of the thoracic and lumbar spine. J Neurosurg 1976;45:628-37.

Morgan TH, Wharton GW, Austin GN, et al. The results of laminectomy in patients with incomplete spinal cord injuries. Paraplegia 1970;9:14-21.

Schneider RC. Surgical indications and contraindications in spine and spinal cord trauma. Clin Neurosurg 1962;8:157-84.

Wagner FC Jr, Chehrazi B. Spinal cord injury: indications for operative intervention. Surg Clin North Am 1980;60:1049-54.

28

截骨术（Smith-Petersen截骨术和经椎弓根楔形截骨术）重建脊柱矢状面平衡

Lukas P. Zebala, Michael P. Kelly, Keith H. Bridwell

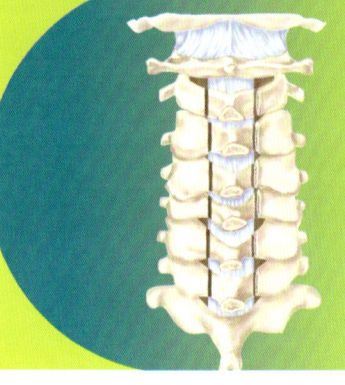

适应证提示

- Smith-Petersen 截骨术可能导致冠状面失衡，导致侧弯加重。
- 在进行 Smith-Petersen 截骨术时，如果关节突关节切除不够可能会损伤神经根。
- Smith-Petersen 截骨术需要一个可变的椎间隙空间，以达到截骨后闭合中柱和后柱而开放前柱的要求。
- 经椎弓根截骨术可能导致神经功能损害（常常是单根神经损伤）、椎体半脱位及术中大出血。
- 在 L3 以下或是在之前行椎板切除术的节段进行椎弓根截骨导致神经功能损伤的概率更大。
- 即使截骨水平头尾端的椎间盘正常或仅轻度退变，经椎弓根截骨术仍可能会导致假关节形成。

适应证争议

- 对于大多数冠状面和矢状面的僵硬畸形来说，既可以选择多个节段 Smith-Petersen 截骨术，也可以选择单一经椎弓根截骨术。
- Smith-Petersen 截骨术是在僵硬的脊柱节段截骨，而 Ponte 截骨术与 Smith-Petersen 截骨术不同之处是在非融合节段截骨。一般来说，不管是在已融合的节段截骨还是在非融合节段截骨，均统称为 Smith-Petersen 截骨术。

适应证

- 重建矢状面平衡。
- Ⅰ型和Ⅱ型矢状面失衡：Ⅰ型是节段性失衡，只有一部分脊柱前凸或后凸，但是脊柱整体的平衡性仍可（C7 椎体的垂线经过骶骨或在骶骨前 2cm 的范围之内），而弯曲部分头尾端的椎体会发生代偿性的过伸。Ⅱ型失衡是在前凸或后凸椎体的头尾端的椎体不能代偿而出现明显的退变时出现的，此时这些失代偿的椎体不能过伸或维持脊柱的平衡。
- 平滑的后凸畸形和成角后凸畸形
- 矢状面和冠状面均失衡
- Smith-Petersen 截骨术（SPO）或 Ponte 截骨术适用于轻度矢状面畸形的患者，表现为长的、平滑的、圆背畸形（图 28-1 A、B）。在胸椎和腰椎均可安全地进行这种手术，且不需要缩短硬脊膜囊。
- 椎弓根截骨术（PSO）适用于成角畸形明显和显著的矢状面失衡的患者（大于 10cm）（图 28-2 A、B）。L2 或 L3 是理想的截骨平面，因为在截骨平面上下有足够多的内固定植入点。L3 节段以下截骨可以更好地纠正矢状面畸形，但是截骨平面远端的内固定植入点会减少。胸椎也可以进行椎弓根截骨术，但是需要进行肋骨椎体横突切除术，不需要缩短硬脊膜囊。对于冠状面和矢状面均失衡的患者可采用不对称椎弓根截骨术。

术前检查

- 在临床表现及影像学两个方面评定患者的整体冠状面和矢状面平衡是非常重要的（图 28-1 A、B 和图 28-2 A、B）。
- 术前长节段（36 英寸）站立位的正、侧位 X 线片（最好包括患者的膝关节）。
- 对于矢状面畸形，比较站立位的正、侧位 X 线片和俯卧或仰卧位的支点过伸位长节段 X 线片将有助于评估畸形节段的活动度。
- 对于之前做过脊柱融合术的患者，倾斜的正、侧位片和 CT 有助于评估之前的手术是否有假关节形成。
- MRI 和脊髓造影 CT 可以观察椎管狭窄的部位。

28 截骨术（Smith-Petersen截骨术和经椎弓根楔形截骨术）重建脊柱矢状面平衡

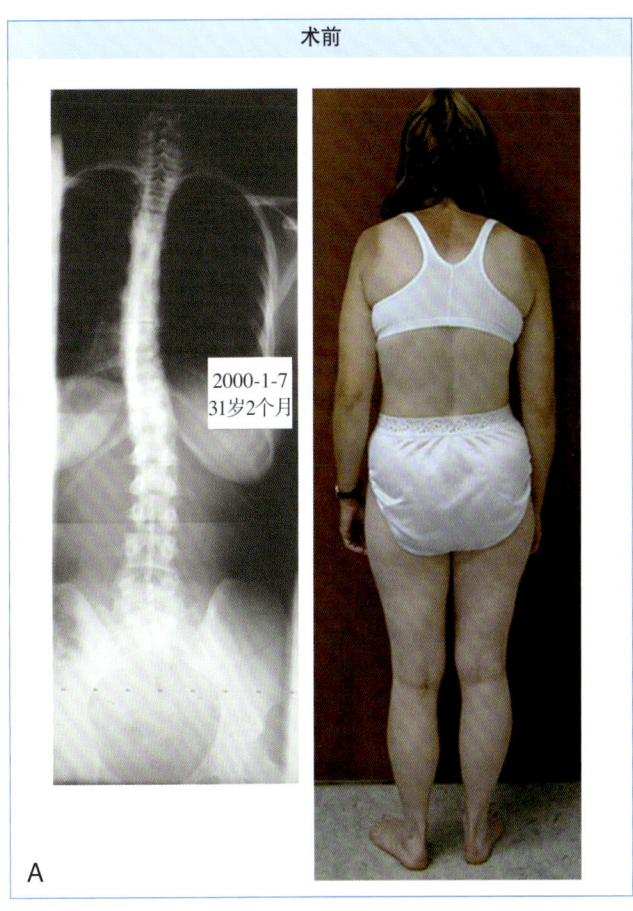

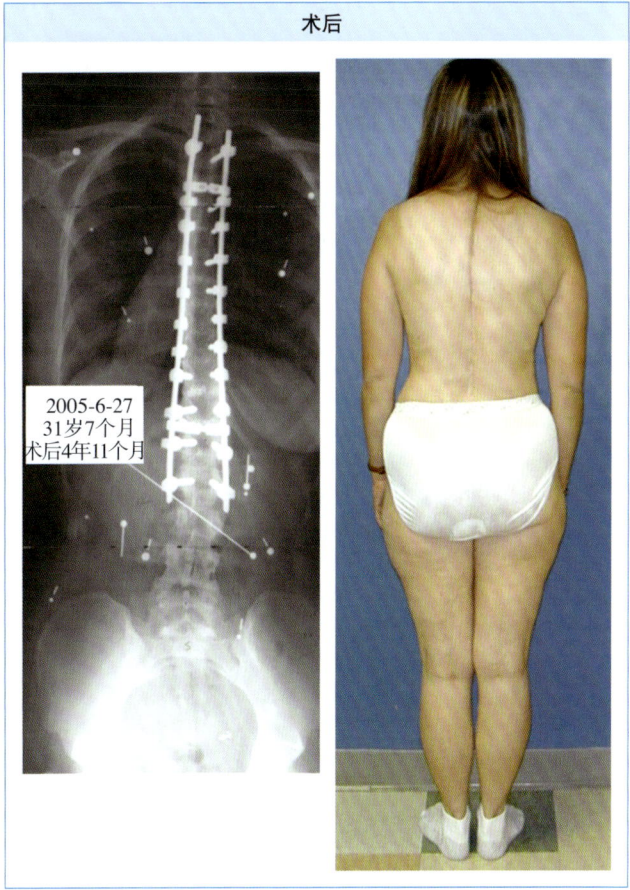

A

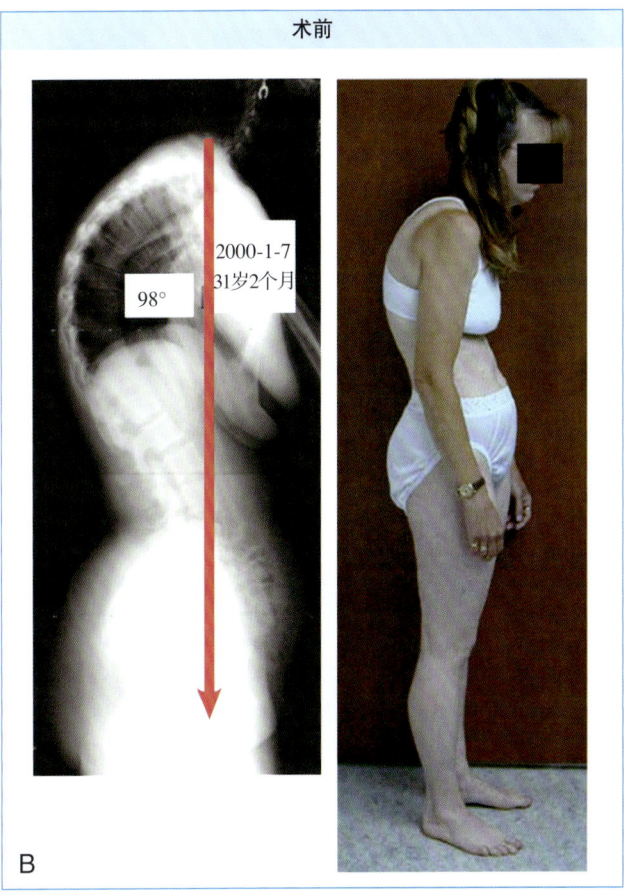

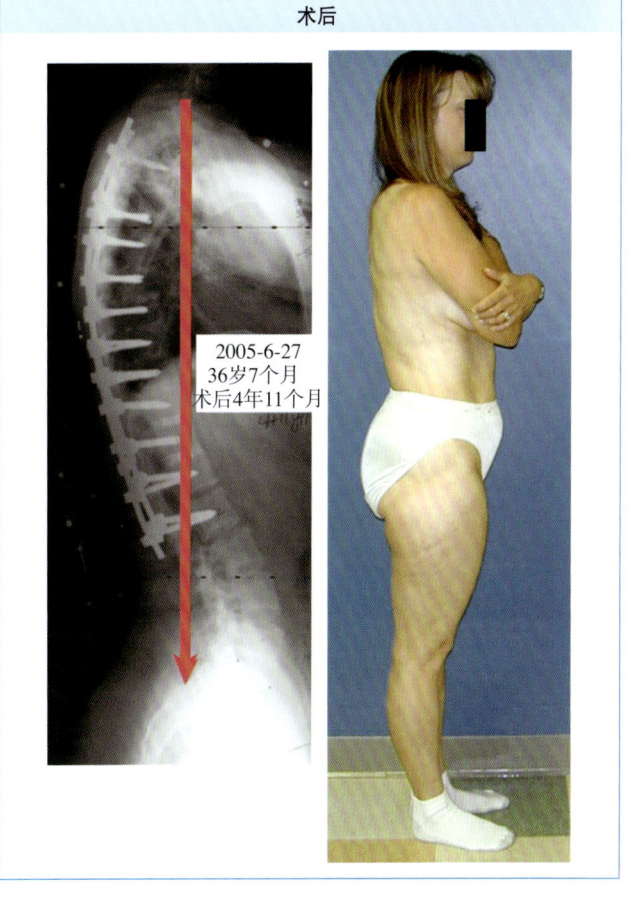

B

图28-1 A、B

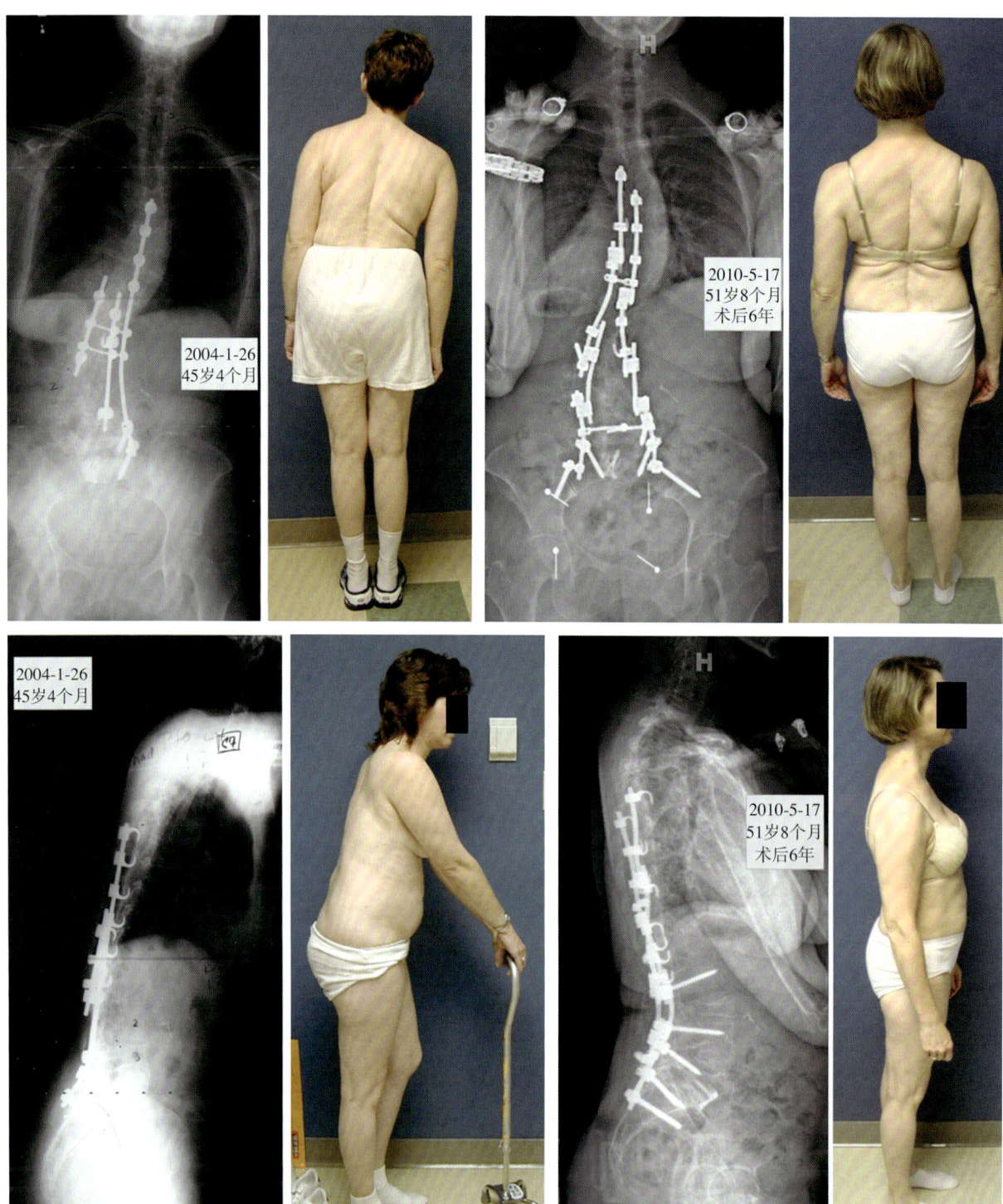

图28-2 A、B

28 截骨术（Smith-Petersen截骨术和经椎弓根楔形截骨术）重建脊柱矢状面平衡

Smith-Petersen 截骨术

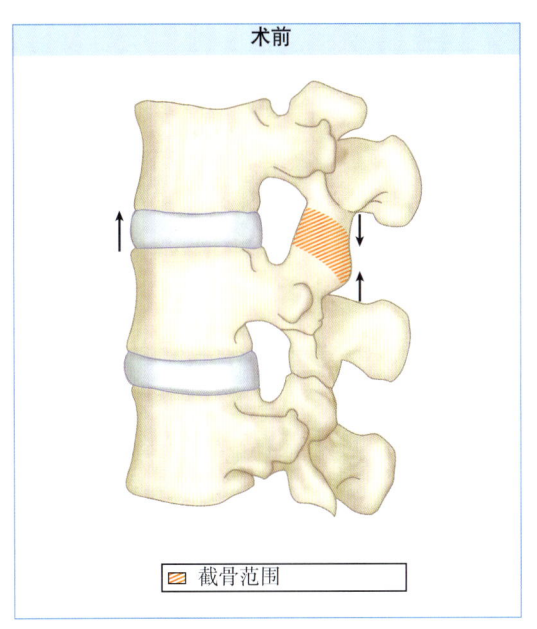
术前 截骨范围

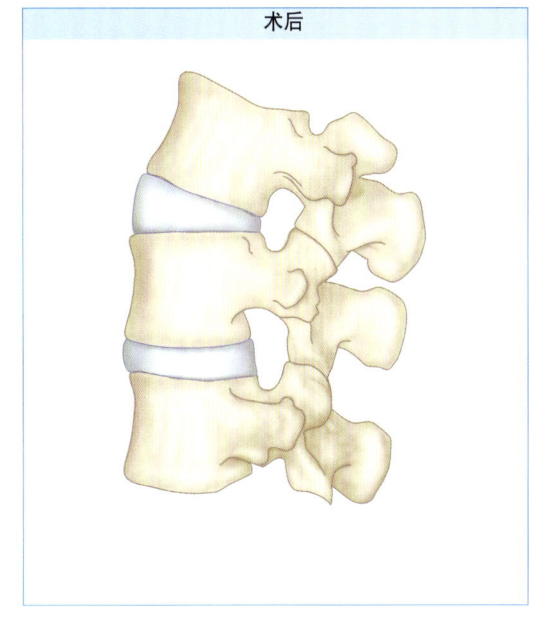
术后

图28-3

其他治疗方案

- 矢状面上的僵硬性失衡既可以选择多个节段Smith-Petersen截骨术也可以选择单个节段的经椎弓根截骨术。对于光滑型的后凸畸形或中度的矢状面失衡（5~10cm），在弯曲顶点多个节段行Smith-Petersen截骨术能够较好地纠正畸形。对于成角脊柱后凸或者重度矢状面失衡（大于10cm），单个的经椎弓根截骨术会比较合适。一般来说，单个节段的Smith-Petersen截骨可以纠正10°的后凸畸形或是每切除1mm骨质可以纠正1°的后凸畸形。腰椎单节段经椎弓根截骨术可以纠正平均30°~40°的矢状面畸形，而胸椎的单节段经椎弓根截骨术可以纠正25°的矢状面畸形。
- 如果矢状面的僵硬畸形合并冠状面畸形，而冠状面凸侧缩短后可以恢复平衡，那么既可以选择多个节段不对称的Smith-Petersen截骨术，也可以选择单一节段的不对称经椎弓根截骨术（见图28-2 A、B）。

外科解剖

- Smith-Petersen截骨术需要通过关节面和椎弓根峡部切除后方结构和后方的韧带（棘上韧带、棘间韧带及黄韧带），再闭合后柱，前柱自然地通过椎间隙的伸展而打开（图28-3）。
- 经椎弓根截骨术需要通过椎弓根切除后方结构、椎弓根及部分椎体的松质骨，从而产生一个V字形的截骨区域。当上下截骨处闭合时，接触面有大量的松质骨。当中柱和后柱闭合后，截骨的旋转点位于前方椎体。更激进的截骨术包括切除椎体上方的椎间盘，这样可以在矢状面上达到更好的平衡（图28-4）。

三柱经椎弓根截骨术

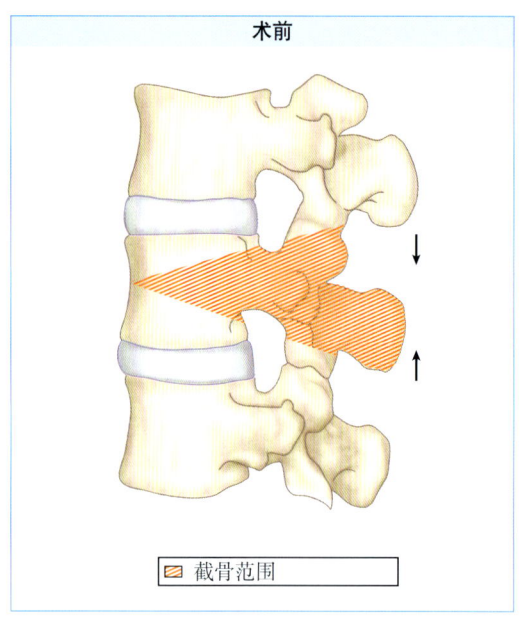
术前

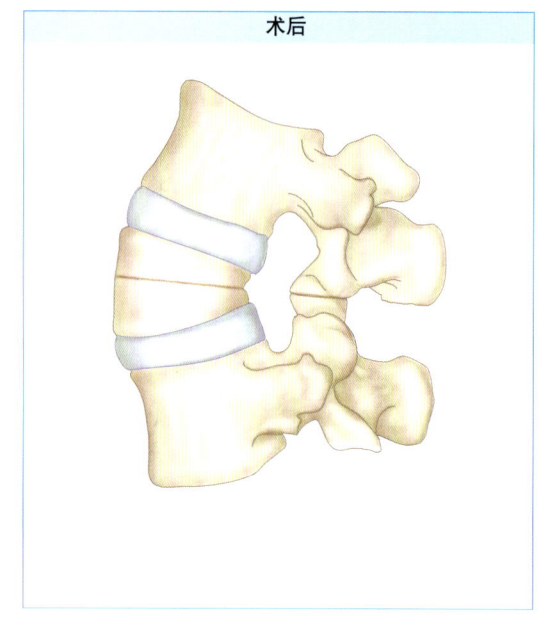
术后

截骨范围

图28-4

体位要点

- 使用六向 Jackson 手术床，其可以让腹部悬空。
- 两种手术术中都需要进行神经功能监测。

体位提示

- 使用前胸垫和腹部垫很重要，如果腹部受压会导致硬膜外出血量增加。
- 把患者的下肢妥善放置，以便于护士术中调整其位置使截骨椎间隙闭合。

体位

- 两种手术方式都需要患者俯卧位，使腹部悬空以减少腹内压及硬膜外出血。
- 如果患者的矢状面畸形明显并且已经僵硬，可以使患者的髋关节和膝关节适当地屈曲。通过在手术台上伸展髋关节使截骨间隙易于闭合。
- 在手术期间使用软垫圈或 Gardner-Wells 牵引器，以避免使脸部和眼睛受压。
- 将上肢固定在衬垫好的支架上，注意避免过度牵拉肩关节。

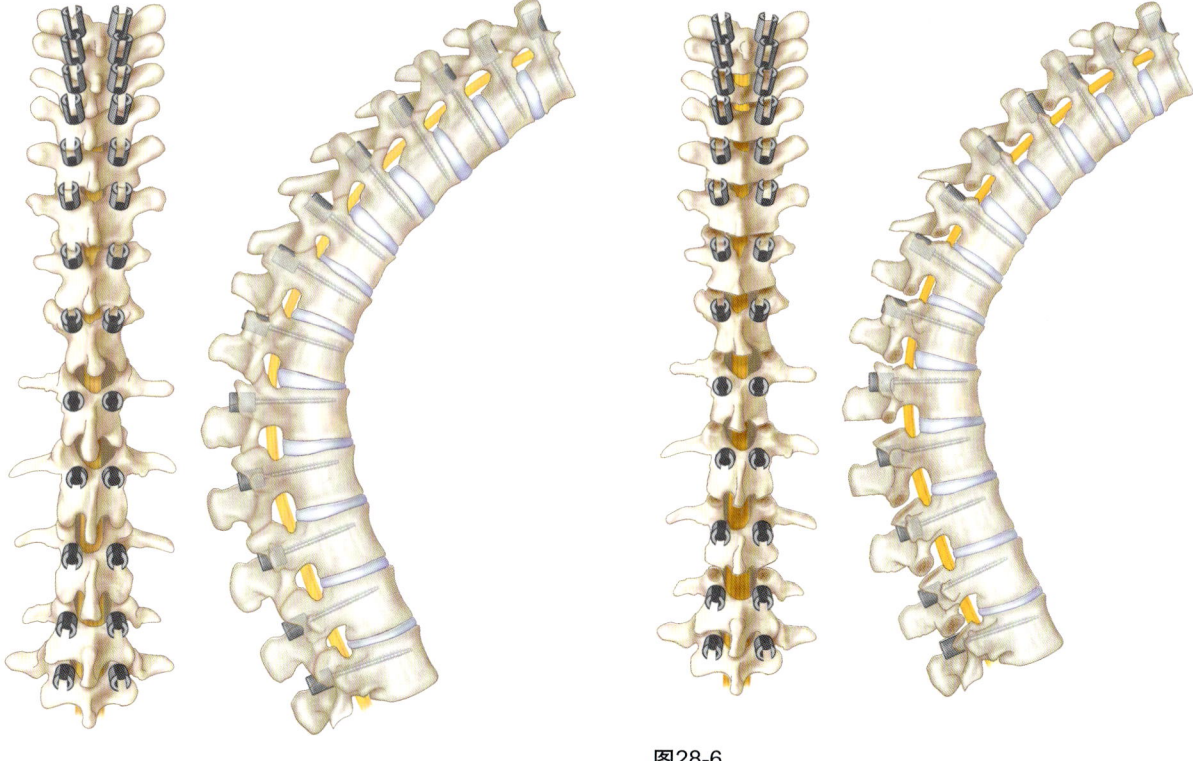

图28-5

图28-6

手术步骤A：Smith-Petersen截骨术

步骤1

- 明确并暴露所有计划植入椎弓根螺钉节段的椎弓根（图28-5）。

步骤2

- 切除棘间韧带并向深部直到暴露黄韧带，明确正中缝。在硬膜和黄韧带之间使用Woodson拉钩暴露手术视野，用Kerrison骨凿切除一个V形的骨块，通过关节面和峡部由中心向两侧进行截骨（图28-6）。

步骤1要点

- 在截骨之前选取后路内固定植入点。
- 对于畸形严重或者有椎弓根解剖变异的患者，应先行截骨再植入螺钉，这样有助于辨别椎弓根的内缘及上缘，以便明确进钉点及进钉路线。

步骤2要点

- 对于Smith-Petersen截骨术，应尽可能多切除组织，并尽可能清除黄韧带。

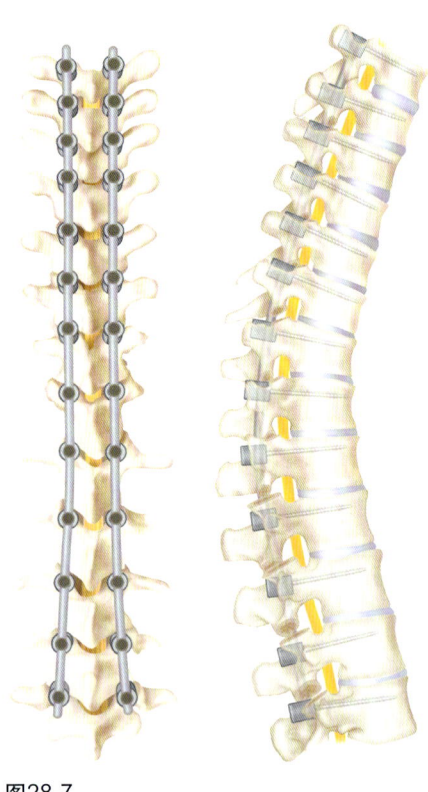

图28-7

步骤 3
- 通过联合使用加压和杠杆力闭合截骨间隙（图 28-7）。

手术步骤B：经椎弓根截骨术

步骤 1
- 用 Leksell 咬骨钳、高速磨钻和 Kerrison 骨凿去除椎弓根周围所有的后方结构（图 28-8）。

步骤 2
- 去除椎弓根和椎体的松质骨（图 28-9）。

步骤 3
- 使用 Woodson 剥离器或者直角刮匙破除椎体后壁的骨皮质进入椎体内。椎体背侧骨皮质很薄，因此操作时要小心（图 28-10）。

步骤 4
- 咬骨钳去除两侧椎体皮质（图 28-11）。

步骤 5
- 通过挤压、抬臂以及伸展前胸和下肢来闭合截骨间隙（图 28-12）。

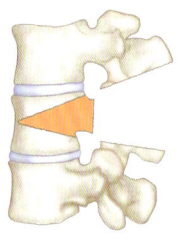

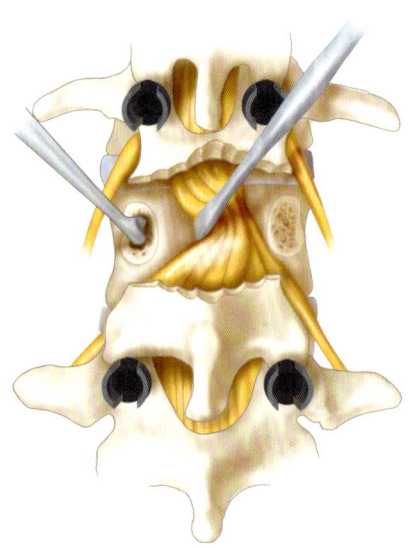

图28-8

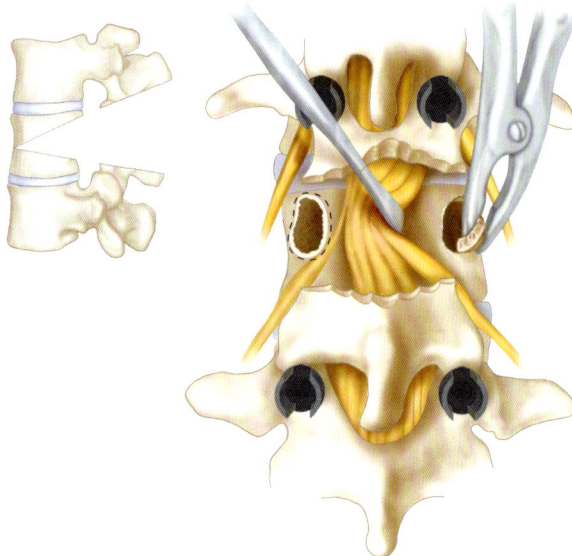

图28-9

28 截骨术（Smith-Petersen截骨术和经椎弓根楔形截骨术）重建脊柱矢状面平衡

步骤1器械/内植物
• 内固定器械应该覆盖所有融合区域。

步骤2要点
• 椎体内截骨时应保证左右均匀，以避免截骨闭合后出现冠状面的失代偿。

步骤3提示
• 尽量使椎体背侧的骨皮质发生青枝骨折，但是如果骨皮质很厚就可能需要很大的力量，这有可能增加损伤硬脊膜的风险。

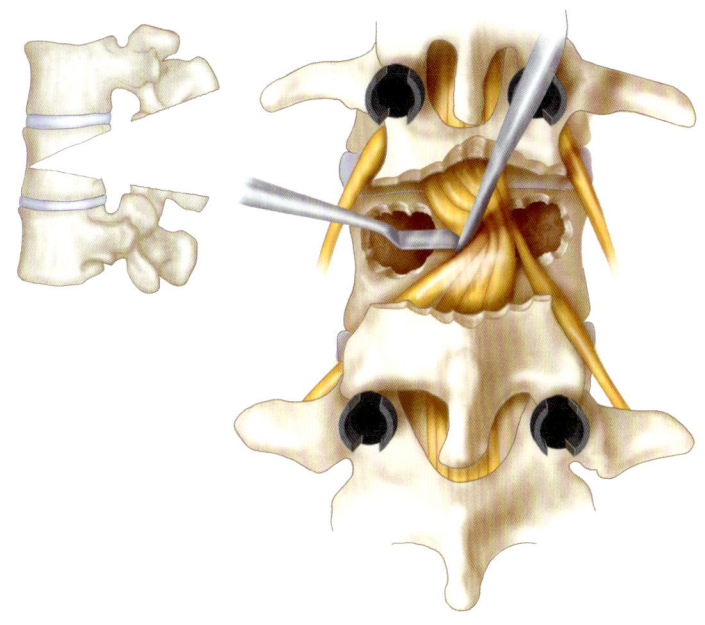

图28-10

步骤3要点
• 应注意，当截骨间隙闭合时，棒的外形会改变，矢状面截骨角度越大，需要棒前凸的角度就越大。 • 尽量限制施加于椎弓根螺钉的力量，并使之通过后方结构传导力量。

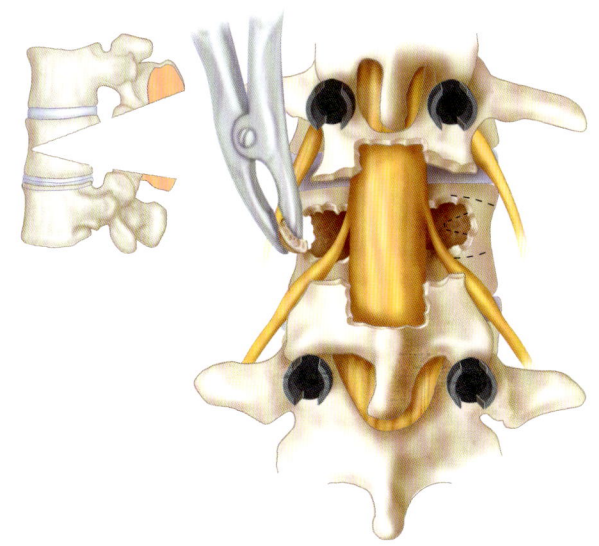

图28-11

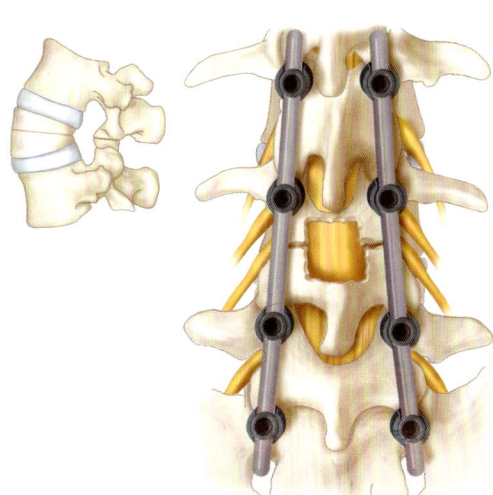

图28-12

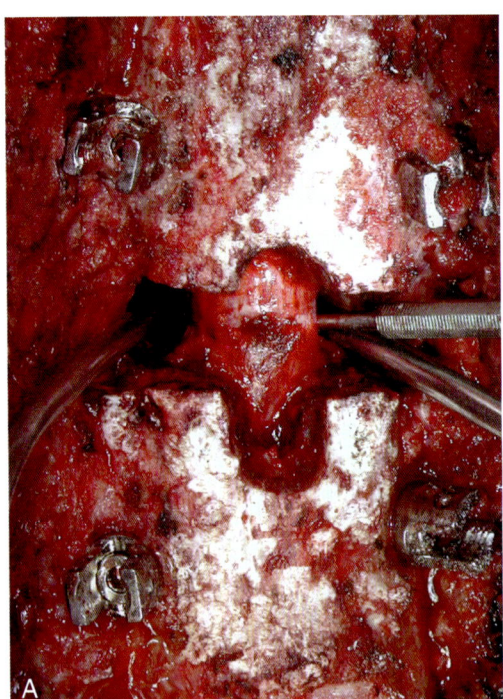 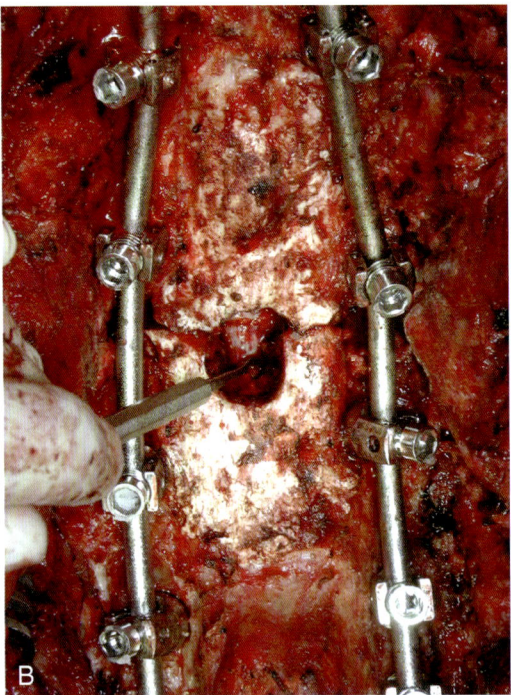

图28-13 A、B

步骤3器械/内植物
- 内固定器械应覆盖所有融合区域。

步骤1要点
- 在截骨之前选取内固定植入点。

步骤5要点
- 牢记,当截骨间隙闭合时,棒的外形会改变,矢状面截骨角度越大,需要棒前凸的角度就越大。
- 尽量限制施加于椎弓根螺钉的力量,并使之通过后方结构传导力量。

步骤5提示
- 经椎弓根截骨后,有发生硬脊膜皱褶和后方结构刺破硬脊膜的危险。作者倾向于扩大中心区域直视下观察是否有硬脊膜皱褶(图28-13),并用神经拉钩或Woodson剥离器来"感觉"背侧的空间。
- 注意是否有椎体半脱位。

术后护理和预后

- 据文献报道,绝大多数患者在术后2年和5年的随访中,SRS-30和Oswestry健康评分(QOL)改善了20%~30%。
- 术后第2天清晨患者可在站立,以及在病房内行走。
- 术后2个月时患者应该能够每天步行3英里。
- 术后4个月内应避免脊柱屈曲和轴向负重。
- 术后不必使用支具和腰围。
- 术后2个月应停用所有的止痛药。
- 术后6个月停用所有的非甾体类抗炎药。

循证文献

Berven SH, Deviren V, Smith JA, et al. Management of fixed sagittal plane deformity: results of the transpedicular wedge resection osteotomy. Spine 2001;26:2036-43.
经椎弓根截骨术效果可靠,但可能会出现并发症。

Bridwell KH. Decision making regarding Smith-Petersen vs. pedicle subtraction osteotomy vs. vertebral column resection for spinal deformity. Spine 2006;31(19):S171-8.
Smith-Petersen 截骨术最适用于长节段的胸椎后凸畸形和轻中度的矢状面失衡患者。经椎弓根截骨最适用于重度矢状面失衡、角形脊柱后凸以及合并有Ⅰ型冠状面失衡的患者。

Bridwell KH, Lewis SJ, Edwards C, et al. Complications and outcomes of pedicle subtraction osteotomies for fixed sagittal imbalance. Spine 2003;28:2093-101.
经椎弓根截骨术的并发症包括神经损伤、术中大出血以及胸椎和腰椎融合失败后出现的脊柱矢状面畸形。

Bridwell KH, Lewis SJ, Lenke LG, Baldus C, Blanke K. Pedicle subtraction osteotomy for

步骤5器械/内植物
• 棒必须要有足够的强度，但是不能太僵硬。作者倾向于使用5.5mm的不锈钢棒。 • 用第3根棒穿过截骨部位后不用在椎弓根螺钉上施加过度的力量就可以闭合截骨间隙。棒可以留在截骨处作为截骨术过程中一个额外的锚定装置。

术后要点
• 如果截骨椎间隙在中间和（或）两侧都安全闭合，那么患者通常可以早期活动。 • 如果截骨椎间隙没有完全闭合，就可能有必要进行前方手术，以促进融合和分担负荷。

术后提示
• 两种手术方式都有导致神经损伤的风险，但经椎弓根截骨术的风险更高。术中脊髓功能检测并不能完全预防损伤的发生，因此术中可进行Stagnara唤醒试验。

术后争议
• 有些患者术后可能发生近端或远端的后凸畸形加重。术后手术节段上下方的螺钉可能会脱出，造成其他的畸形。

the treatment of fixed sagittal imbalance. J Bone Joint Surg Am 2003;85:454-63.
经椎弓根截骨术适用于特发性脊柱侧凸术后僵硬的矢状面失衡、腰椎术后退行性变以及创伤后后凸畸形和强直性脊柱炎畸形。

Buchowski JM, Bridwell KH, Lenke LG, et al. Neurological complications of lumbar pedicle subtraction osteotomy: a 10-year assessment. Spine 2007;32:2245-52.
对108位经椎弓根截骨术患者的回顾研究显示术中和术后神经损害率为11.1%，其中2.8%为永久性损伤。

Cho K, Bridwell KH, Lenke LG, Berra A, Baldus C. Comparison of Smith-Petersen versus pedicle subtraction osteotomy for the correction of fixed sagittal imbalance. Spine 2005;30:2030-37.
椎弓根截骨术的出血量是Smith-Petersen截骨术的3倍。经椎弓根截骨术出血量较大。

Lagrone MO, Bradford DS, Moe JH, et al. Treatment of symptomatic flatback after spinal fusion. J Bone Joint Surg Am 1988;70:569-80.
Smith-Petersen截骨术可用来纠正特发性脊柱侧凸矫形术后的矢状面失衡。

Rose PS, Bridwell KH, Lenke LG, et al. Role of pelvic incidence, thoracic kyphosis, and patient factors on sagittal plane correction following pedicle subtraction osteotomy. Spine 2009;34:785-91.
骨盆入射角和胸椎后凸能够预测需要经椎弓根截骨术矫正的矢状面失衡的腰椎前凸。

Voos K, Boachie-Adjei O, Rawlins BA. Multiple vertebral osteotomies in the treatment of rigid adult spine deformities. Spine 2001;26:526-33.
多节段的Smith-Petersen截骨术治疗成人僵硬的脊柱畸形时常常需要前后路联合手术。

Yang BP, Ondra SL, Chen LA, et al. Clinical and radiographic outcomes of thoracic and lumbar pedicle subtraction osteotomy for fixed sagittal imbalance. J Neurosurg Spine 2006;5:9-17.
对于矢状面畸形来说，腰椎的经椎弓根截骨术的临床和影像学预后均要好于胸椎。

29

峡部裂修复

Manish K. Kasliwal, Brian Walsh, Ernest Found, Vincent C. Traynelis

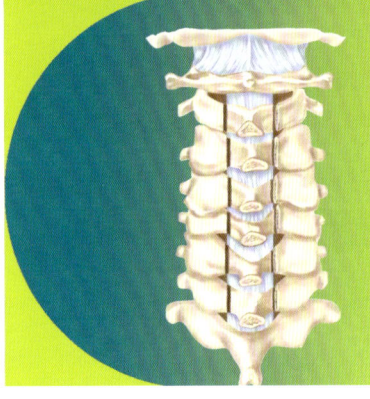

适应证要点
- 年轻健康的患者，矢状位立线正常，无显著脊柱不稳，骨扫描阳性且保守治疗无效者，是此手术的最佳适应证。

其他治疗方案
- 关节融合
- 缺损处直接进行螺钉固定

体位要点
- 尽量使患者腰椎处于正常的前凸位。可以通过伸展臀部完成。

体位提示
- 避免腰椎过度屈曲。尽管这样有利于手术显露，但是这会影响术后腰椎获得良好的矢状位曲度，影响手术效果。

体位设备
- 胸腹卷轴侧垫，Jackson 手术床

步骤1要点
- 可使用小的刮匙或磨钻进行此步操作。应尽可能地注意避免去除过多的骨组织。如果缺损部过大，可使用自体移植骨。
- 操作不要影响到邻近的小关节囊。

适应证
- 椎骨脱离引起的疼痛
- 影像学检查无脊柱不稳
- 轻度的椎间盘变性
- 患者年龄小于30岁
- 无吸烟史

术前检查
- 腰椎正、侧位片
- 腰椎动力位片（图 29-1A、B）
- 腰骶段 CT（图 29-2）
- 骨扫描

手术解剖
- 病椎椎板
- 病椎峡部
- 病椎椎弓根

体位
- 患者取仰卧位于 Wilson 架、胸腹卷轴侧垫或 Jackson 手术床上

入路/显露
- 采用标准腰椎后正中入路到达病变椎体，并显露椎板、小关节突以及横突近端（Buck，1970；Askar，2003；Chung，2007；Debusscher，2007）。
- 近年来，脊柱微创技术使用经皮螺钉以及管状牵开器进行显露（Nichol，1986；Morscher，1988）。

手术步骤

步骤1
- 刮除病变峡部。
- 使用磨钻去除缺损处的硬化骨，暴露新鲜骨质（图 29-3）。注意在图 29-3 中，为了更好地阐述手术，缺损处的磨除范围被扩大了。事实上，该步骤应该尽量减少磨除的骨组织。
- 移除峡部间的软组织（图 29-4）。

29 峡部裂修复 281

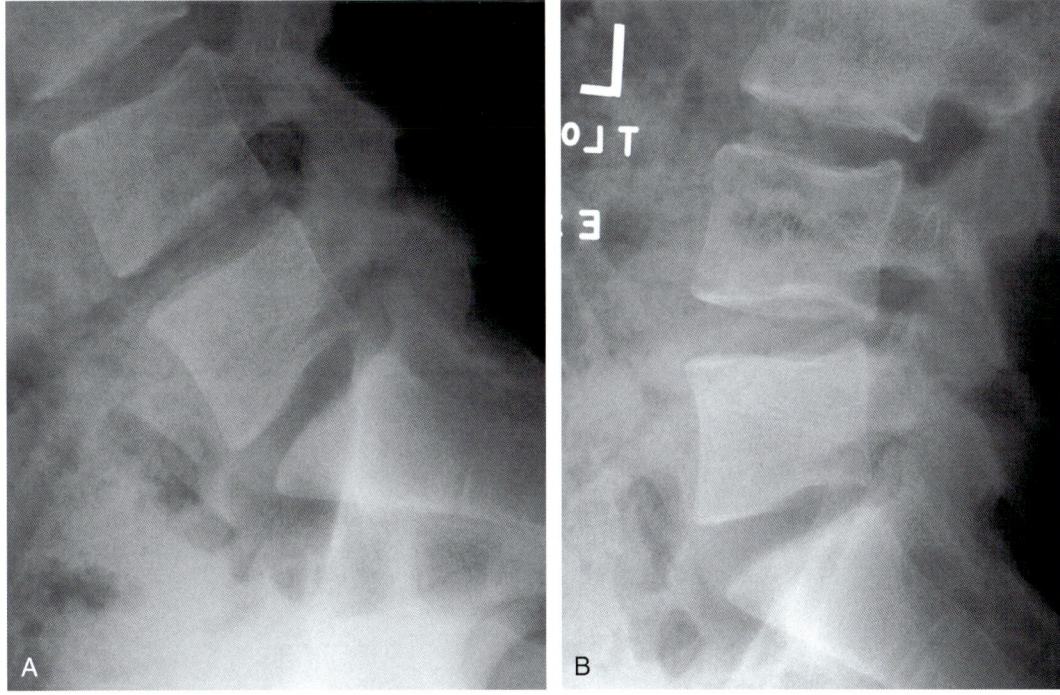

图29-1 A、B

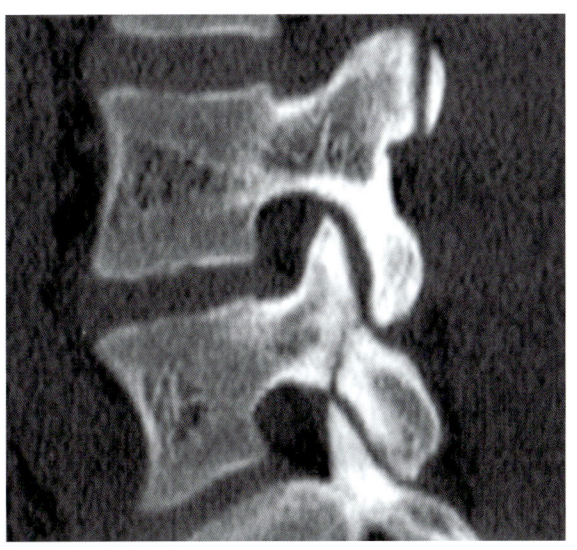

图29-2

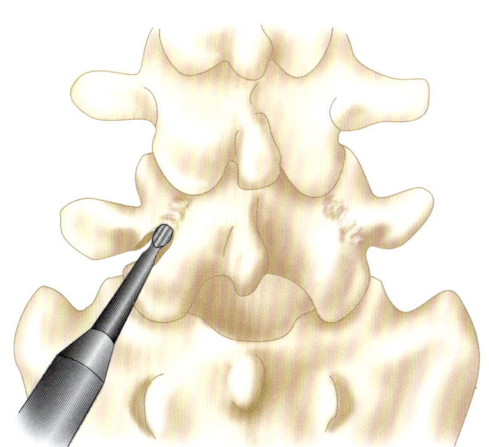

图29-3

282　第三部分　腰　椎

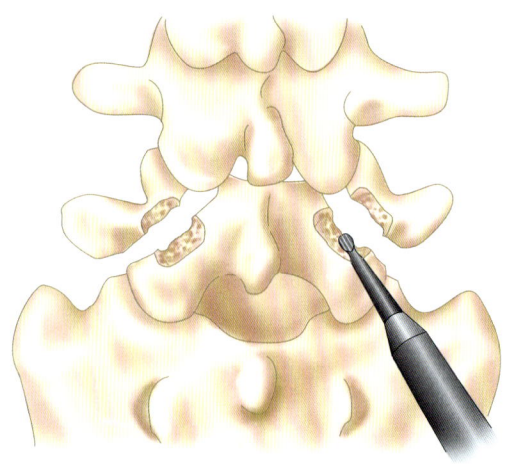

图29-4

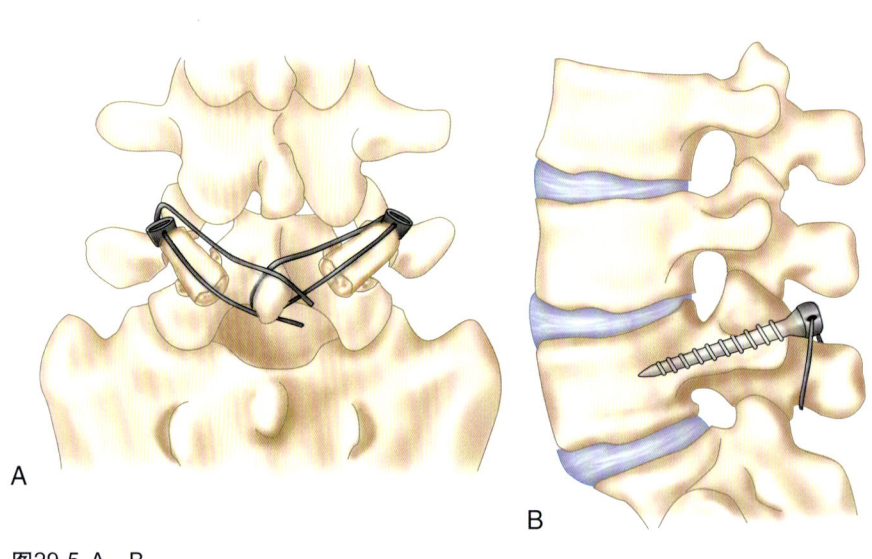

图29-5 A、B

步骤2器械/内植物
• 椎弓根螺钉 • 线缆

步骤2
- 采用常规技术植入钉杆部带孔道的椎弓根螺钉。
- 使用线缆穿过椎弓根螺钉的孔道，并缠绕在棘突上（图29-5A、B）。

步骤2要点
• 拉紧线缆时应仔细检查病变峡部。一旦线缆拉紧，缺损的两侧应该靠近（图29-6A、B）。

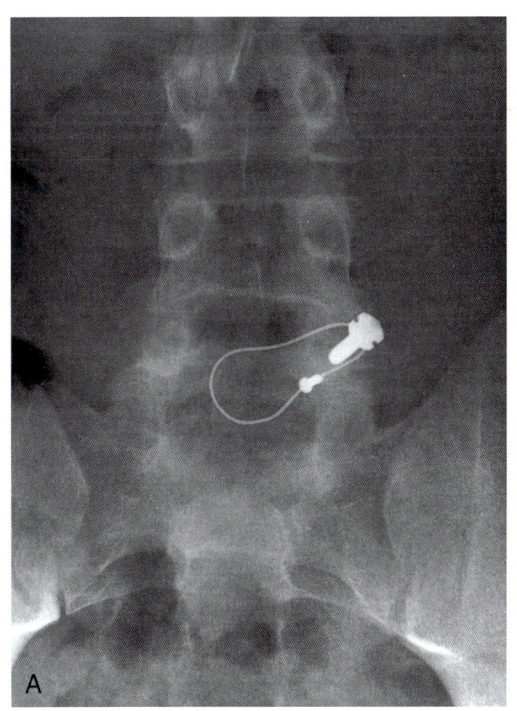 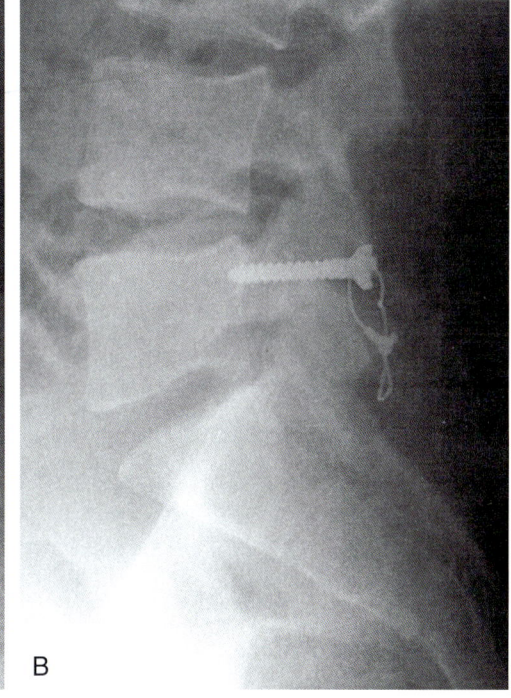

图29-6 A、B

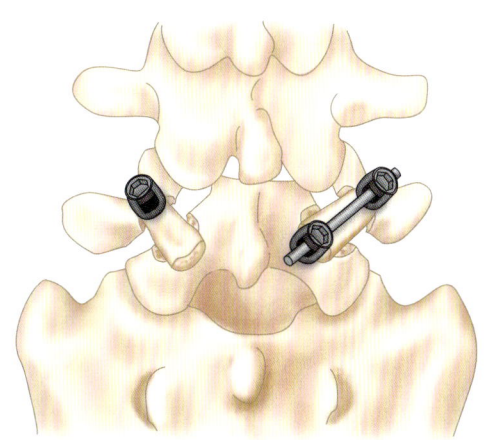

图29-7

步骤3要点
- 应尽量避免过度分离椎板，其可导致缺损部力线不良。

步骤3器械/内植物
- 椎弓根螺钉
- 椎板钩

步骤3
- 可以使用钩/棒系统替代固定（图29-7）。
- 常规植入椎弓根螺钉。
- 植入椎板钩，用钉棒使之与椎弓根螺钉相连，加压锁紧。
- 可使用微创技术进行该步操作。

术后护理和预后
- 术后6周内使用Camp支具。

循证文献

Askar Z, Wardlaw D, Koti M. Scott wiring for direct repair of lumbar spondylolysis. Spine 2003;28:354-7.
该文章报道了 14 例接受 Scott 钢丝内固定的病例。（Grade-B description）

Buck JE. Direct repair of the defect in spondylolisthesis: preliminary report. J Bone Joint Surg Br 1970;52:432-7.
文章报道使用螺钉直接穿过病椎峡部。（Grade-B description）

Chung CH, Chiu HM, Wang SJ, Hsu SY, Wei YS. Direct repair of multiple levels of lumbar spondylolysis by pedicle screw laminar hook and bone grafting: clinical, CT, and MRI-assessed study. J Spinal Disord Tech 2007;20:399-402.
该文章是关于 10 例多节段峡部裂患者使用矢状位椎弓根螺钉和椎弓根钩固定以及自体骨移植的前瞻性研究。术后 CT 证实融合率达到 75%（18/24）。（Grade-B description）

Debusscher F, Troussel S. Direct repair of defects in lumbar spondylolysis with a new pedicle screw hook fixation: clinical, functional and CT-assessed study. Eur Spine J 2007;16:1650-8.
该文章报道的 23 例使用椎弓根钩和螺钉系统治疗的患者中，20 例临床预后良好，CT 显示融合率为 91%。（Grade-B description）

Morscher E, Gerber B, Fasel J. Surgical treatment of spondylolisthesis by bone grafting and direct stabilization of spondylolysis by means of a hook screw. Arch Orthop Trauma Surg 1988;103:178-88.
作者报道了 12 例接受钩钉固定技术治疗的患者，其中 10 例手术效果良好。（Grade-B description）

Nichol RO, Scott JHS. Lytic spondylolysis repair by wiring. Spine 1986;11:1027-30.
本文是关于钢丝技术的回顾性研究。（Grade-C description）

Noggle JC, Sciubba DM, Samdani AF, et al. Minimally invasive direct repair of lumbar spondylolysis with a pedicle screw and hook construct. Neurosurg Focus 2008;25:E15.
本文对于 5 例患者所采用的椎弓根螺钉钩棒微创技术进行了综述。（Grade-B description）

Sairyo K, Sakai T, Yasui N. Minimally invasive technique for direct repair of pars interarticularis defects in adults using a percutaneous pedicle screw and hook-rod system. J Neurosurg Spine 2009;10:492-5.
作者对 2 例成年峡部裂患者所使用的微创修复技术进行了报道。（Grade-C description）

Songer MN, Rovin R. Repair of the pars interarticularis defect with a cable-screw construct: a preliminary report. Spine 1998;23:263-9.
作者对螺钉线缆技术进行了详细描述，并对 7 名患者的疗效进行了回顾性综述。（Grade-B description）

Tokuhasi Y, Matsuzaki H. Repair of defects in spondylolysis by segmental pedicular screw hook fixation: a preliminary report. Spine 1996;21:2041-5.
本文对 6 例接受钩钉技术固定患者进行了报道。（Grade-B description）

30

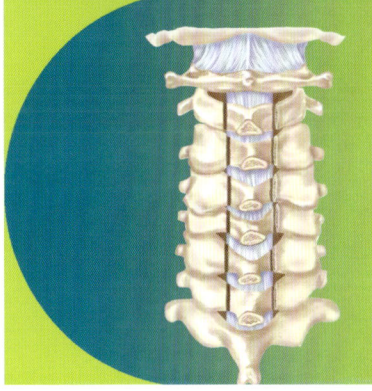

重度脊柱滑脱复位

Frank L. Acosta, Jr., and Christopher P. Ames

适应证提示
- 无症状脊柱畸形
- 可以缓解的下背痛
- 其他原因引起的神经损害

其他治疗方案
- 直接复位 / 经椎间孔椎体间融合术
- Gaines 术式
- 经骶骨椎间融合器 / 螺钉技术
- 骶骨圆顶截骨术

适应证
- 严重顽固性下背痛
- 脊柱矢状位不稳
- 有神经损害的症状
- 神经性间歇性跛行

术前检查
- 腰椎平片（图 30-1）
- 脊柱全长平片（图 30-2）
- 腰椎 CT 平扫（图 30-3）
- 腰椎 MRI（图 30-4）

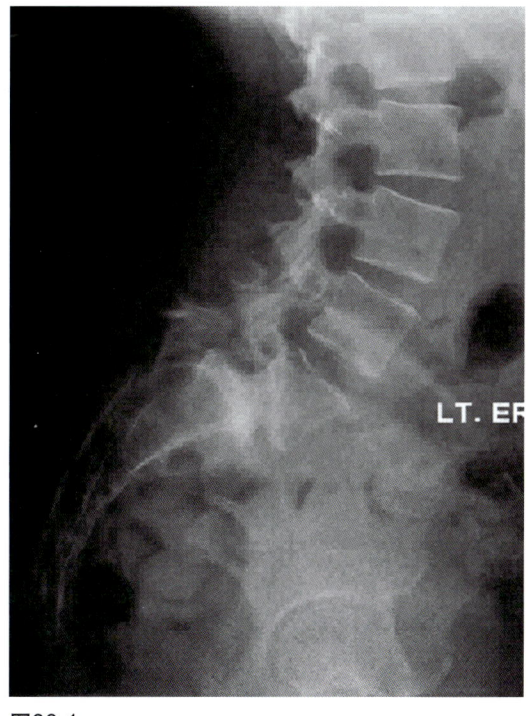

图30-1

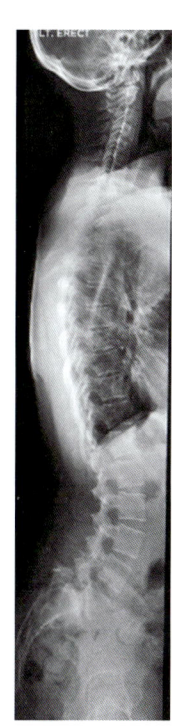

图30-2

体位要点

- 使用充足的防压垫进行保护
- 在髂嵴水平放置 Jackson 保护垫
- 可使用手术巾抬高胸部以增加腰椎前凸度

体位提示

- 避免使用 Wilson 架，因其会导致脊柱后凸

体位设备

- Jackson 手术台
- Mayfield 头架（可选）

入路/显露要点

- 充分显露椎板及横突

入路/显露提示

- 对病变部位的局部解剖要有充分了解

入路/显露设备

- C 臂机
- 神经监护设备 [动作诱发电位（MEPs）和体感诱发电位（SSEPs）]
- 术中 CT 扫描仪

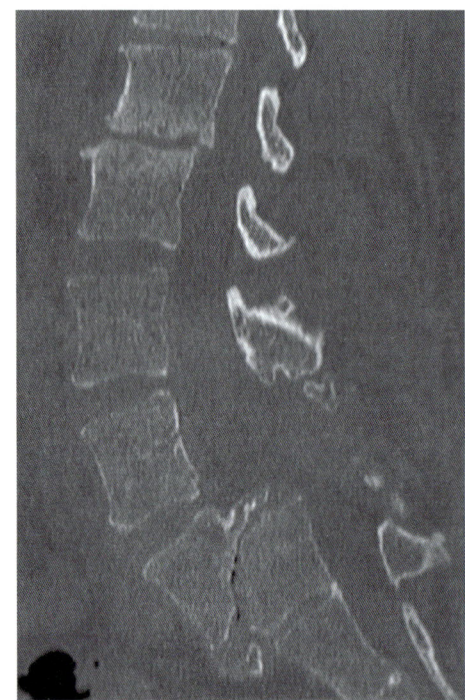

图30-3

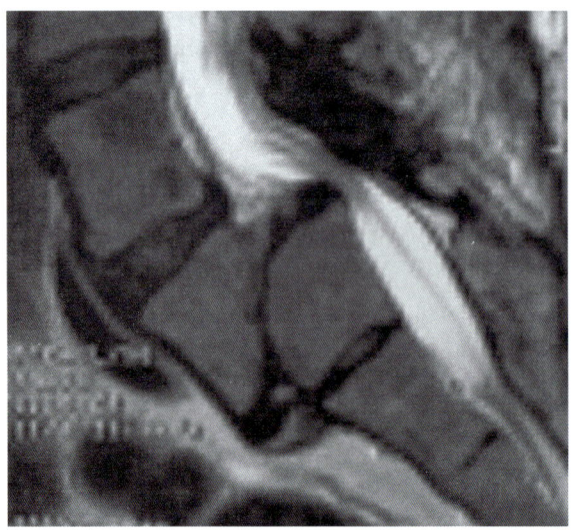

图30-4

手术解剖
- 硬膜囊/腰骶神经根
- 椎体
- 回肠
- 椎弓根

体位
- 患者俯卧于 Jackson 手术台上

入路/显露
- 后入路暴露双侧横突
- 暴露回肠

手术步骤

步骤 1
- 显露脊柱后缘以及回肠
- 双侧植入椎弓根螺钉
- 双侧植入髂骨螺钉
- 必要时可行椎板切除术

步骤 1 要点
- 术中 CT 导航可以提高椎弓根螺钉植入的准确度。
- 大部分病例都行骨盆固定。
- 如果选择直接复位,可在受累部位植入复位螺钉。

步骤 1 提示
- 准确辨认病变部位椎弓根和(或)神经根

步骤 1 器械/内植物
- 椎弓根螺钉(受累节段的复位螺钉)

步骤 2
- 骶骨圆顶截骨术(图 30-5)

步骤 2 要点
- 轻柔探拨硬膜囊
- 使用术中透视机

步骤 2 提示
- 进入 L5 椎体
- 进入腹腔

步骤 2 器械/内植物
- 骨刀

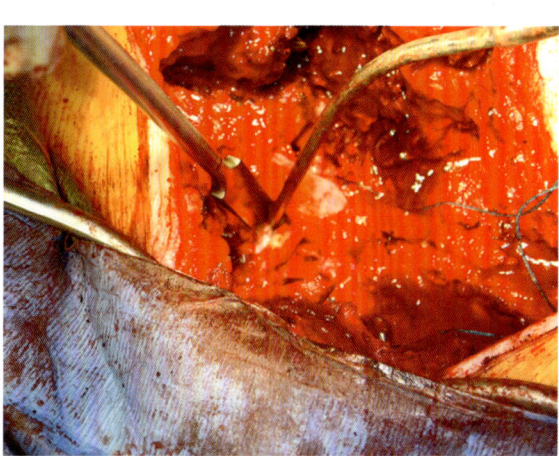

图 30-5

288　第三部分　腰　椎

步骤3要点
• 进行复位时要缓慢轻柔

步骤3提示
• 避免过度复位

步骤3器械/内植物
• 复位螺钉
• 加压器

步骤3
■ 对受累节段进行复位（图 30-6）

步骤4
■ 骶骨钻孔（图 30-7）
■ 植入经骶钛笼/螺钉（图 30-8）

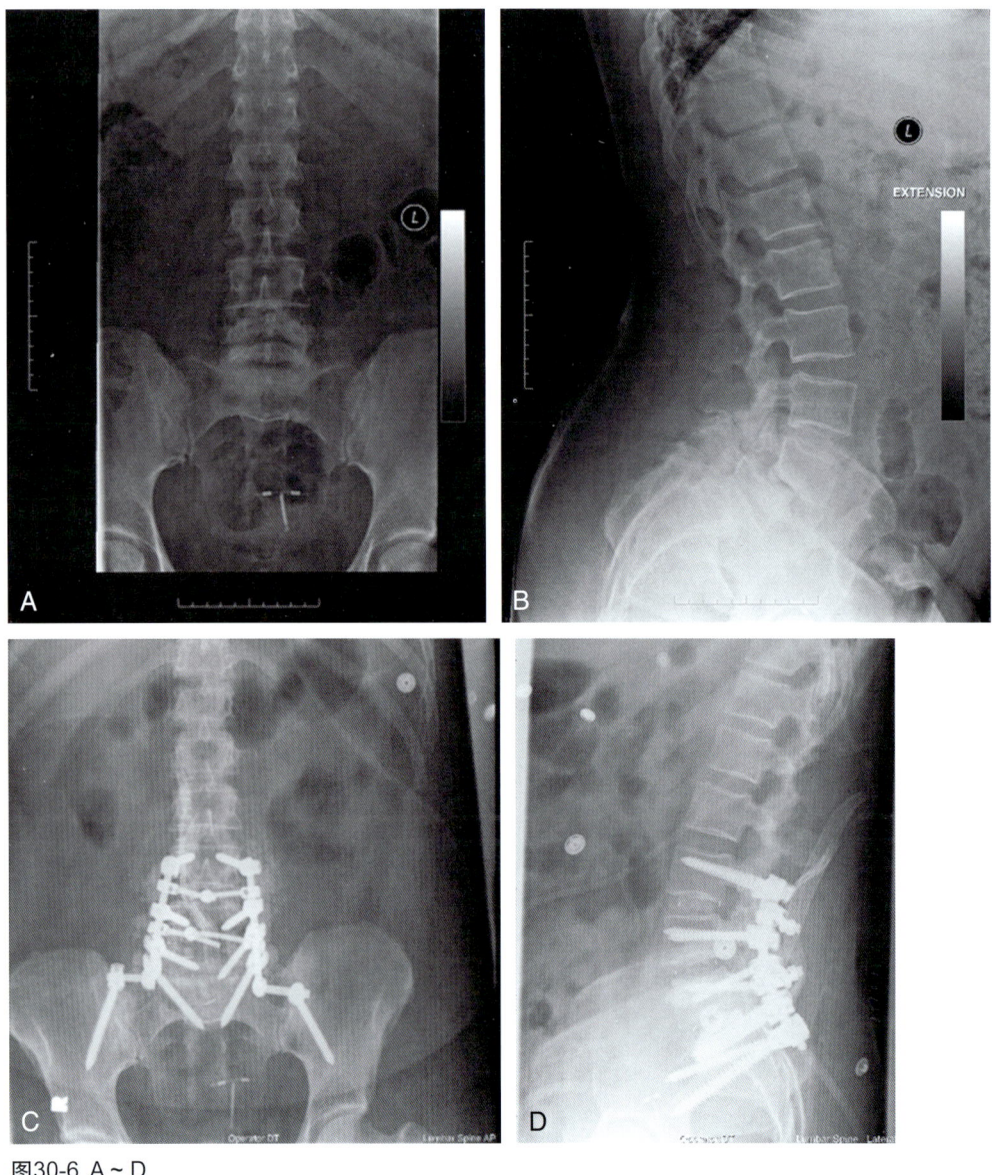

图30-6 A～D

步骤3争议
- 完全复位的必要性

步骤4要点
- 术中使用X线透视机

步骤4器械/内植物
- 十字形铰刀（图30-9）
- 钛笼

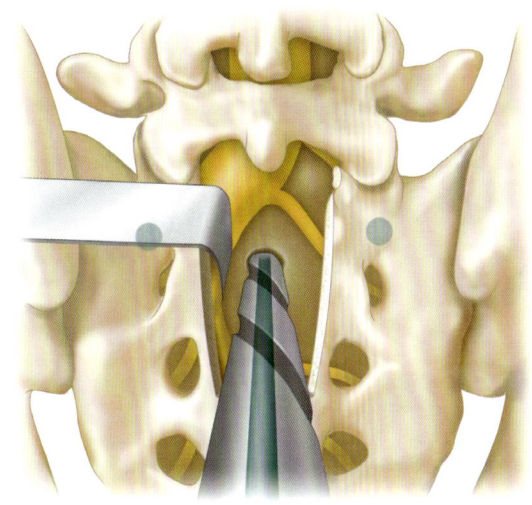

图30-7

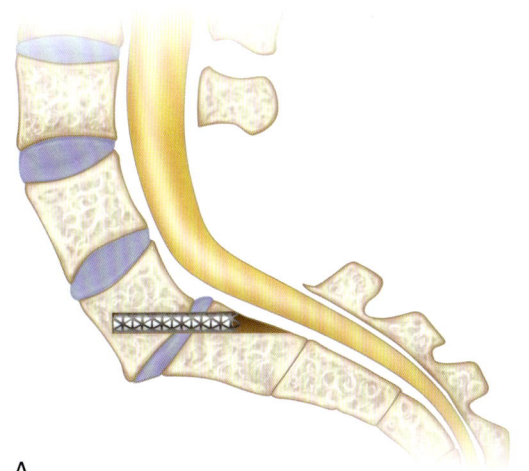

A

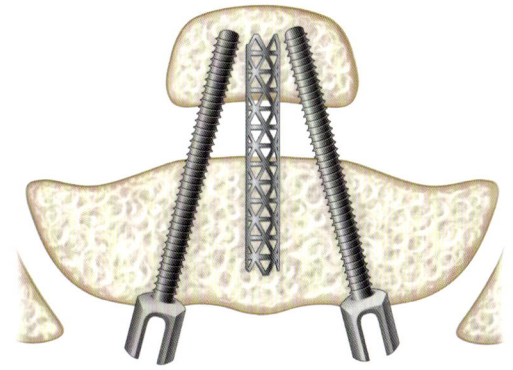

B

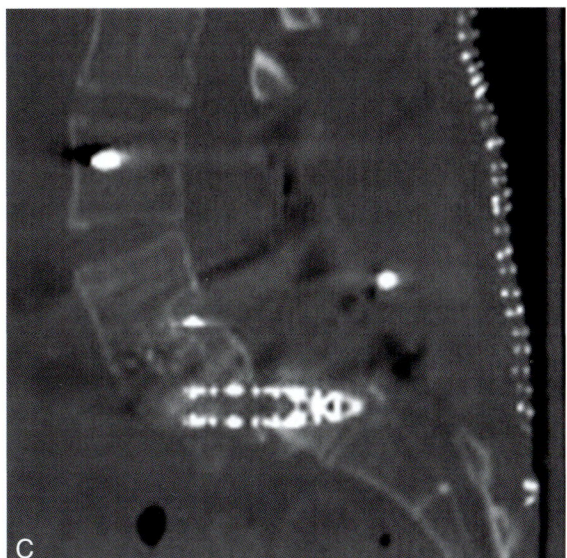

C

图30-8 A~C

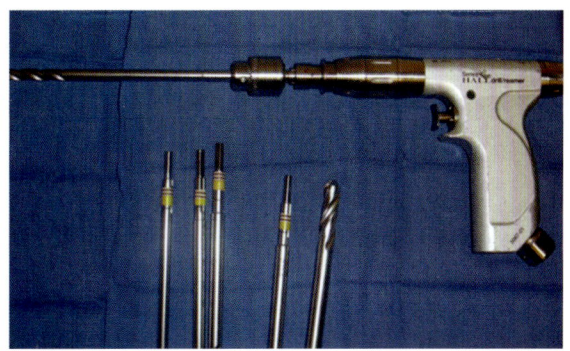

图30-9

290　第三部分　腰　椎

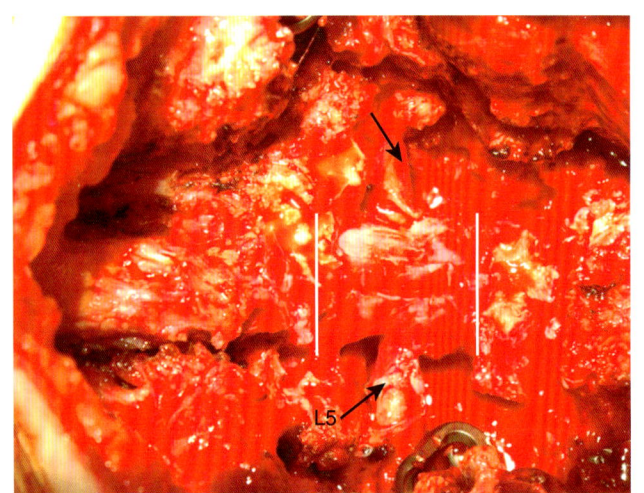

图30-10

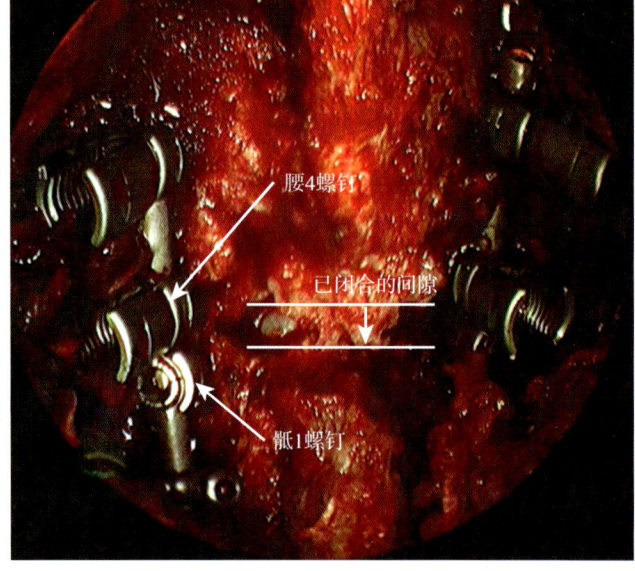

图30-11

步骤5要点
• 在关闭截骨区域过程中需进行神经监测

步骤5
- 切除L5椎体（图30-10）
- 从后方闭合所切除的节段椎体（图30-11）

步骤5提示
• 避免复位过度

步骤5器械/内植物
• 椎体切除部位植入经椎间孔椎体间融合术（TLIF）中所使用的移植骨块

术后要点
• 采用积极的物理治疗对康复非常重要。

术后提示
• 出现严重神经损伤的患者应被立即送回手术室接受复位矫正。

术后器械/内植物
• 术后即时拍摄腰椎正侧位片
• 如出现新的神经损伤症状应进行CT扫描
• 行站立位正侧位脊柱全长片检查，评估脊柱矢状面上是否平衡

术后争议
• 如果手术效果稍欠佳，是否需要重新进行手术调整。

术后护理和预后

- 全血细胞计数（CBC），实验室检查。
- 疼痛干预（患者自控型止痛，PCA）。
- 神经监测（24小时内每2小时进行一次神经检查）。
- 术后当日进行抗凝治疗。

循证文献

Gaines RW. L5 vertebrectomy for the surgical treatment of spondyloptosis: thirty cases in 25 years. Spine 2005;30(Suppl 6):S66-70.

Hanson DS, Bridwell KH, Rhee JM, et al. Correlation of pelvic incidence with low- and high-grade isthmic spondylolisthesis. Spine 2002;27:2026-9.

Labelle H, Roussouly P, Berthonnaud E, et al. Spondylolisthesis, pelvic incidence, and spinopelvic balance: a correlation study. Spine 2004;29:2049-54.

Lehmer SM, Steffee AD, Gaines RW Jr. Treatment of L5-S1 spondyloptosis by staged L5 resection with reduction and fusion of L4 onto S1 (Gaines procedure). Spine 1994;19:1916-25.

Ogilvie JW. Complications in spondylolisthesis surgery. Spine 2005;30(Suppl 6): S97-101.

Sailhan F, Gollogly S, Roussouly P. The radiographic results and neurologic complications of instrumented reduction and fusion of high-grade spondylolisthesis without decompression of the neural elements: a retrospective review of 44 patients. Spine 2006;31:161-9; discussion 170.

Smith JA, Deviren V, Berven S, et al. Clinical outcome of trans-sacral interbody fusion after partial reduction for high-grade L5-S1 spondylolisthesis. Spine 2001;26:2227-34.

31 腰椎棘突间动态稳定内固定术

Christopher F. Wolf, Mark M. Mikhael, Arya Nick Shamie

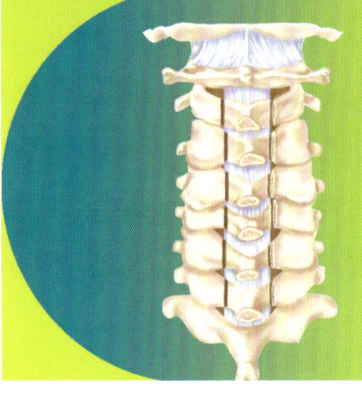

适应证提示
- 腰椎前屈时症状无缓解
- 主诉为轴性背痛（相对于一侧臀部痛和/或腿痛）
- 近期出现过脆性骨折的骨质疏松（严重的骨质疏松）
- X线平片或者动力位片显示椎体滑脱超过25%
- 严重的脊柱侧凸（侧凸角度超过25°）
- 受累节段关节僵硬

适应证
- 一个或两个节段的椎管狭窄
  - 中央型椎管狭窄
  - 侧隐窝狭窄
  - 神经根孔狭窄
  - 关节突增生以及囊肿形成
- 患者的症状在以下情况下可以缓解：坐立位时或者直立位向前屈曲时（例如：推购物车征）。

术前检查
- 站立位正侧位及动力位 X 线片（图 31-1）

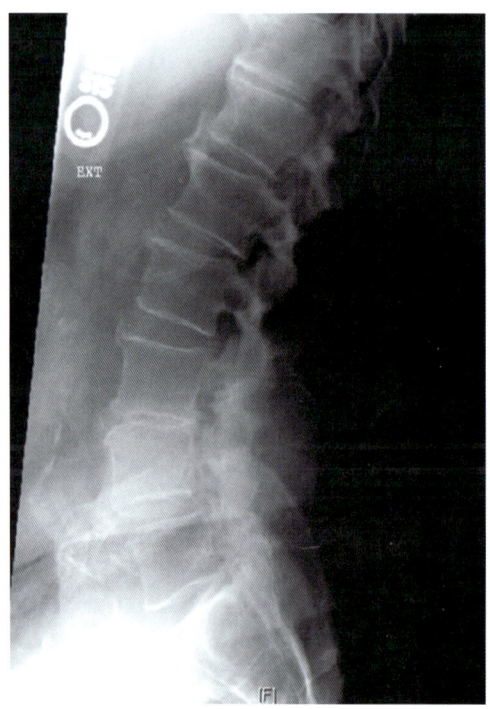
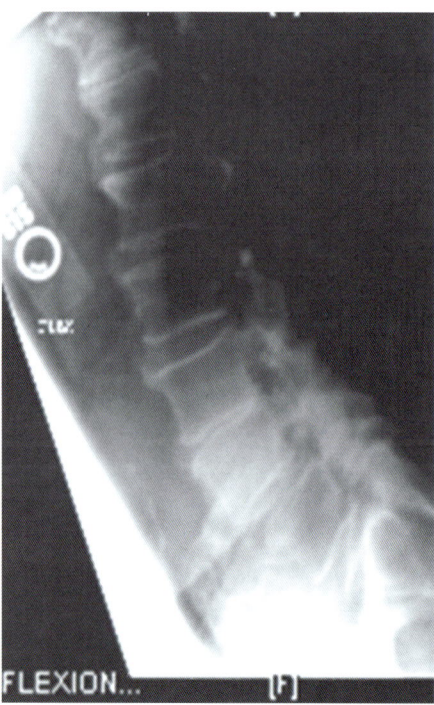

图31-1

Figures 31-3, 31-5, 31-6, and 31-8 © 2011 Medtronic Spine, LLC. Used with permission.

适应证争议

- 腰椎棘突间动态稳定内固定术适用于轻中度椎管狭窄患者，该适应证的界定是基于患者的症状[步行距离少于50英尺（约15米）]，而不是根据MRI检查结果。
  - 虽然研究显示腰椎棘突间动态稳定内固定术可以改善重度椎管狭窄（MRI显示）患者的跛行症状，但是一些外科医生仍将该术式仅用于轻中度椎管狭窄患者。
- 目前仍不推荐将棘突间动态稳定内固定术用于三节段椎管狭窄患者，虽然有医生成功将该手术方式应用于治疗此类患者。

其他治疗方案

- 保守治疗，例如理疗、硬膜外糖皮质激素注射等
- 用于治疗椎体滑脱的融合性或非融合性椎板切除术
- 前入路椎体间融合术合并间接减压术
- 椎间盘置换术

体位要点

- 可透X线手术床
- 使患者的髋膝关节屈曲从而提高腰椎的屈曲度；此体位可以打开棘突间隙，便于棘突间装置的植入。

体位提示

- 若影像学资料不完整，可以使用术中正、侧位的X线透视以确定手术切口位置。

体位设备

- 应使用足够多的软垫对所有骨性突出进行衬垫。
- 用皮带固定患者，尤其是采用意识镇静或局部麻醉时。

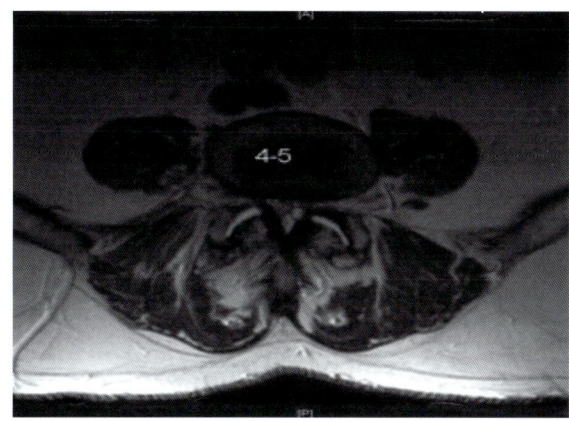

图31-2

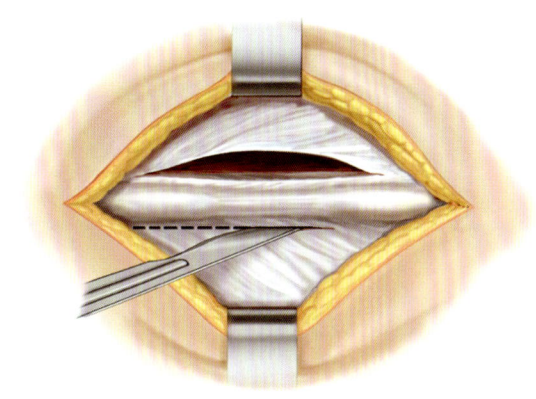

图31-3

- 如果平片或动力位片显示患者有2度椎体滑脱，则可以认为是棘突间内固定术（ISP）的禁忌证。
- 需结合MRI以及轴位、矢状位和冠状位影像学资料来评估椎间盘突出、椎管狭窄 和Modic 变化的程度（图 31-2）

外科解剖

- 采用后正中入路，切开双侧筋膜，暴露手术节段棘突间的上下缘（图 31-3）。
- 注意保留棘上韧带。
- 避免破坏小关节的解剖结构。

体位

- 患者侧卧在可透射线手术床上（图31-4）
- 也可以俯卧在配有 Wilson 架的 Jackson 手术床上，以便使定位节段尽可能地屈曲

入路/显露

- 后正中切口。
- 用骨膜分离器钝性分离骨膜，避免过度损伤周围肌肉。
- 避免损伤棘上韧带和小关节的解剖结构。
- 咬骨钳去除过多的棘突骨赘。

手术步骤

步骤1：体位

- 在使用意识镇静或局部麻醉时，采用侧卧位进行手术（见图31-4）。
- 在使用 Wilson 架时，推荐行全麻俯卧位手术。

步骤2：切口

- 采用后正中入路，切开双侧筋膜，暴露手术节段棘突间的上下缘（图31-5）。

体位争议

- 采用侧卧位时合适的腰椎屈曲度。
- 相对于俯卧位，侧卧位能获得最大的屈曲度。

入路/显露要点

- 如果手术在 L4-5 水平，避免直接在 L4 棘突突出的位置切口，可以将手术切口稍向尾端移至棘突间隙。
- 需对肥厚的关节囊进行修整，从而使内固定材料的位置尽可能靠前。

入路/显露提示

- 将患者安全地固定在手术床上。
- 如果关节囊增生，固定器的位置会相应后移，这会影响固定器的效果，并增加了其脱出的风险。

入路/显露设备

- Cobb 骨膜剥离器
- 大号右弯 Gelpi 牵开器

步骤1要点

- 若患者麻醉风险较高，最好采取侧卧位，并在意识镇静或良好局部麻醉下进行手术，避免使用全身麻醉。

步骤2要点

- 如果手术在 L4-5 水平，避免直接在 L4 棘突突出的位置切开，可以将手术切口稍向尾端移至棘突间隙。

步骤2提示

- 切口若太靠近头侧，会导致移植物植入非常困难。

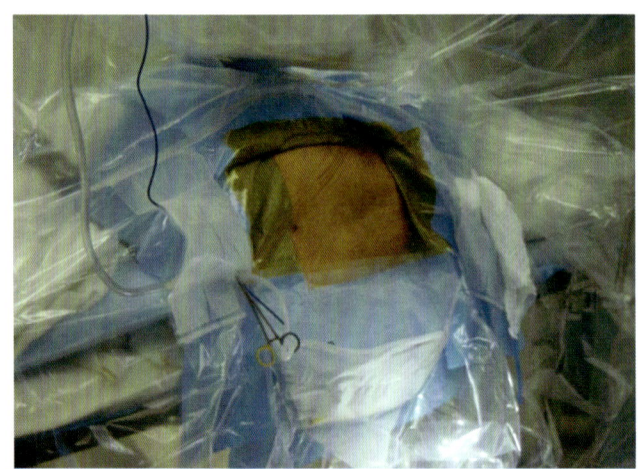

图31-4

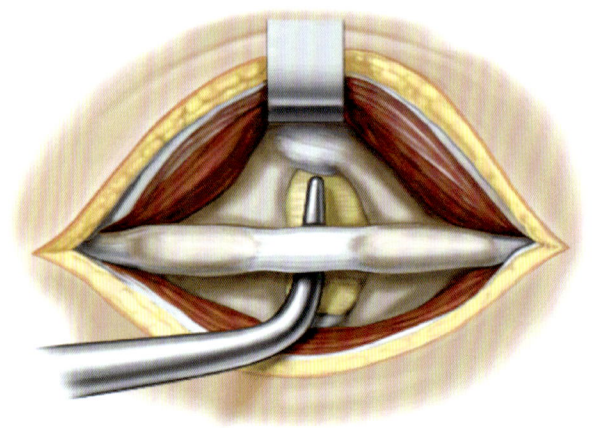

图31-5

步骤3：处理间隙

- 用不同型号的撑开器撑开棘突间隙，并使用透视机定位（图31-6）。
- 使用撑开器逐渐增大棘突间隙，直到棘上韧带绷紧（有时可以在X线上看到椎间隙的后方出现"椎间盘真空"征，提示棘间隙已被撑开）（图31-7）。

步骤4：植入内固定装置

- 根据试模的尺寸选择大小合适的内植物。
- 每种动态稳定装置都有不同的固定方式，手术医生应做好充分的术前准备（图31-8）。

步骤3要点
- 每种棘突间动态内固定系统都有特殊的撑开器械，术前应充分了解手术器械。

步骤3提示
- 在影像学上确保手术节段准确，撑开器和内固定相关器械的位置应尽量靠前，应该位于棘突椎板交界处的后缘。
- 避免撑开过度，导致棘突骨折或棘上韧带/棘间韧带断裂。

步骤4要点
- 选择植入装置的尺寸时，要注意棘上韧带的张力，避免选取尺寸过大的内植物。

步骤4提示
- 不要植入太大的内植物，否则会导致棘突应力过大，造成棘突迟发型骨折。

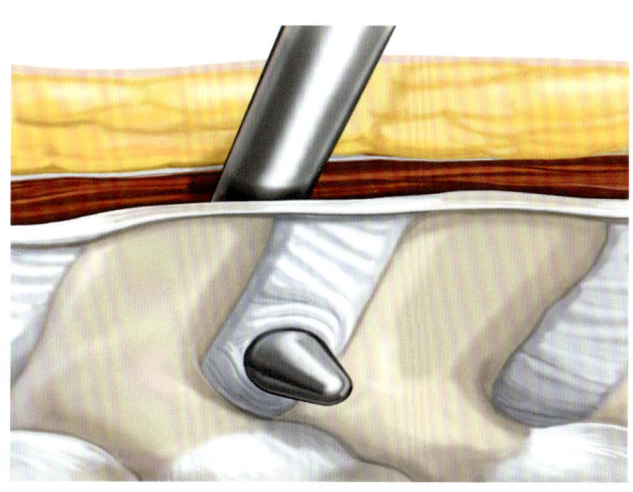

图31-6

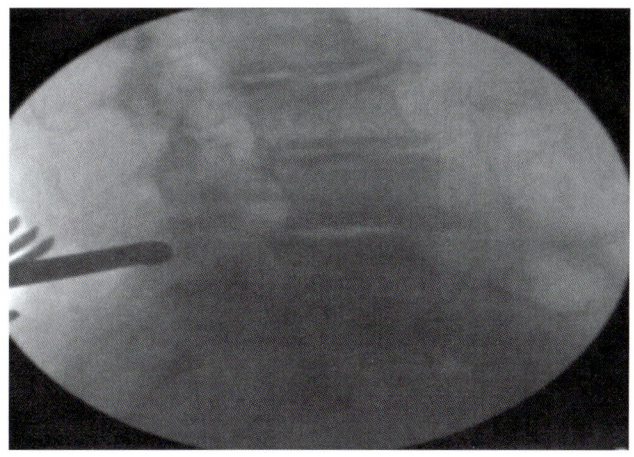

图31-7

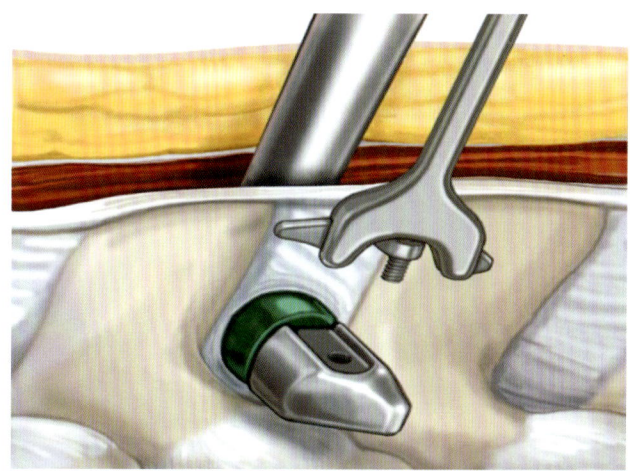

图31-8

术后要点
• 大部分患者表示术前的跛行和疼痛症状在术后可以立刻得到缓解。 • 若术前症状改善不明显，则需再次进行影像学评估并进一步完善治疗，包括理疗和定时硬膜外注射类固醇激素。 • 如果患者仍有后背部疼痛，可以向其解释手术主要是缓解臀部和腿部的疼痛症状。一旦臀部和腿部的疼痛症状得到缓解，患者就会开始抱怨下背部疼痛了。

术后提示
• 虽然神经损伤的发生率很低，但是术后一旦突然出现神经症状，应该立刻引起术者的重视。因为移位、骨折、椎间盘突出和感染都可能发生，并会影响神经功能。

术后护理和预后

- 患者在术后充分镇痛的情况下可以下床活动。
- 术后2周进行随访，以评估伤口愈合情况，同时行X线平片检查，以确定动态稳定装置的位置正确。

循证文献

Christie S, Song J, Fessler R. Dynamic interspinous process technology. Spine 2005;30(Suppl 16):S73-8.
　作者通过这篇文章，对棘突间动态稳定装置技术进行了全面的讨论。

Kabir SM, Gupta SR, Casey AT. Lumbar interspinous spacers: a systematic review of clinical and biomechanical evidence. Spine 2010;35:E1499-506.
　这是一篇关于棘突间内固定装置的生物力学和临床效果的综述。

Kim D, Albert T. Interspinous process spacers. J Am Acad Orthop Surg 2007;15: 200-7.
　这篇文章讲述了棘突间技术的概况。

Siddiqui M, Nicol M, Karadimas E, et al. The positional magnetic resonance imaging changes in the lumbar spine following insertion of a novel interspinous process distraction device. Spine 2005;30:2677-82.
　该文章报道了棘突间内固定装置植入术前和术后的MRI变化。

Weiner BK. Interspinous process decompression system device affords superior outcomes and equal safety to non-operative therapy. Spine 2005;30:2846-7.
　该文章强调了棘突间内固定装置相对于非手术治疗的临床优势。

Zucherman JF, Hsu KY, Hartjen CA, et al. A multicenter, prospective, randomized trial evaluating the X STOP interspinous process decompression system for the treatment of neurogenic intermittent claudication: two-year follow up results. Spine 2005;30:1351-58.
　该文章阐述了神经性间歇性跛行患者接受棘突间动态稳定内固定术后2年的治疗效果。

32

腰椎前路椎间融合术

Michael D. Daubs

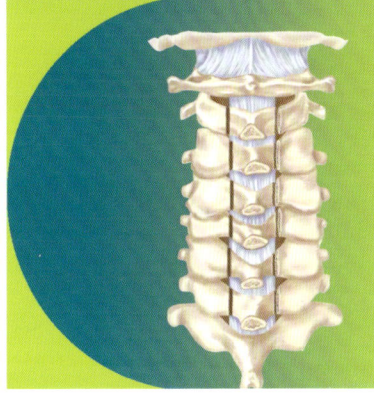

适应证提示

- 既往前路腰椎手术史
- 既往前路腹部手术史（腹膜后手术）
- 外周血管疾病/血管钙化
- 骨质疏松症
- 病态肥胖

适应证争议

- 接受前路腰椎手术的男性患者中有 2%～5% 出现逆向射精。

适应证

- 腰椎间盘退行性变
- 长节段融合的前柱支撑
- 重建腰椎前凸
- 腰椎后路融合形成的假关节
- 存在骨不连风险较高的腰椎融合
- 肿瘤和外伤

术前检查

- 使用 MRI 检查评估椎间盘退变的程度（图 32-1）。
- 使用标准站立位腰椎侧位 X 线片评估骶骨斜面以及 L5-S1 椎间盘角度是否可行前路手术（图 32-2）。如果骶骨倾角过大（如 L5-S1 椎体滑脱），进入椎间隙将会非常困难。

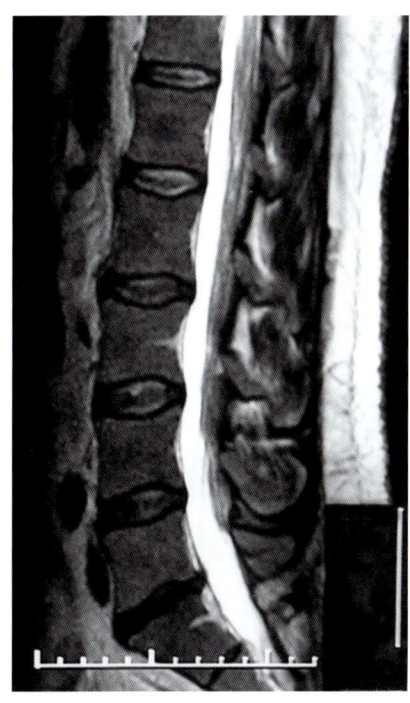

图32-1

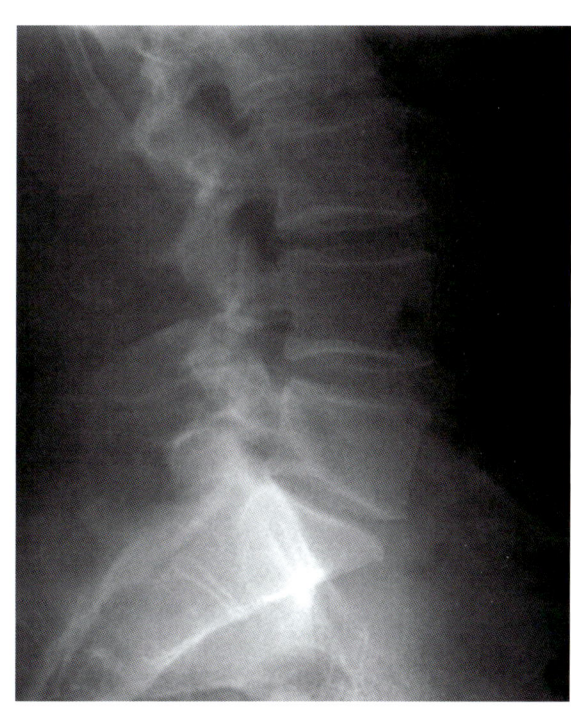

图32-2

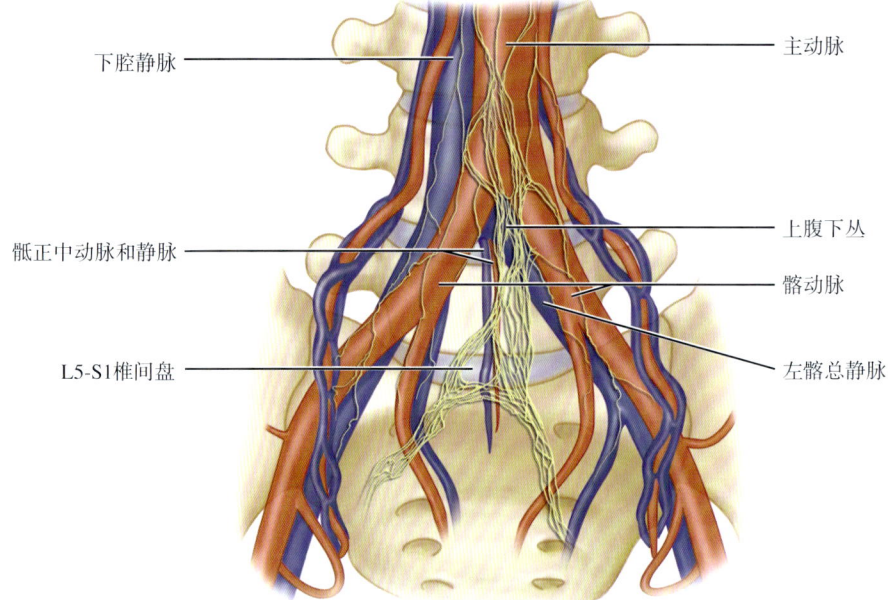

图32-3

其他治疗方案
• 后路横突间融合术 • 后路椎间融合术 • 椎间孔椎间融合术 • 侧路腹膜后椎间融合术

体位要点
• 腰下可放一软垫，以获得手术所需的腰椎前凸体位。

体位提示
• 如需术中透视，术前应进行预透视，以确保术中透视机的移动不会受到手术床或患者四肢的影响。

体位设备
• 使用可旋转的手术床以便在手术过程中获得更好的视角。

外科解剖

- 腹主动脉、下腔静脉、髂静脉及髂动脉（图32-3、图32-4）
- 输尿管
- 交感神经
- 腹下丛

体位

- 患者仰卧于可透X线的手术床上。
- 将患者手臂固定于两侧外展位，以便术中进行侧位透视（图32-5）。

入路/显露

- 侧位透视标记出手术切口的位置。
- 用不透射线的针或棒标记出椎间盘的角度及其在腹壁上的投影。调整切口位置以获得进入椎间隙的最佳入路。
- 在相应的椎间盘水平，于中线旁几厘米处做横向或纵向切口，使之与椎间盘角度相对应。图32-6（线A）显示了L4-5节段的垂直入路以及较高水平的切口，图32-6（线B）显示了L5-S1节段的入路。如果需要对两个节段进行手术，切口应选在节段中间或使用纵向切口。
- 横向切开腹直肌鞘，避免损伤下方的腹直肌。
- 用15号刀片轻轻切开腹横筋膜，分开腹膜与筋膜之间的间隙。
- 沿中线（从左至右）钝性分离腹膜后间隙，推开腹腔内脏器，暴露椎体前缘。

入路/显露提示

- 切口位置不当会引起椎间盘切除和器械操作困难，而且可能会影响内植物的植入。
- 腰骶部解剖结构存在变异时，注意要准确标记椎间盘位置。
- 尽量避免使用电刀，以降低逆向射精的发生率，推荐使用双极电凝或其他方法进行止血。

入路/显露设备

- 注意使用边缘光滑的牵引器，以避免损伤血管。
- 术中腹腔脏器视野清楚非常重要。可使用头灯或者纤维光导照明。

入路/显露争议

- 腰椎前路手术时是否需要其他外科医生（如普通外科医生或血管外科医生）的配合，取决于骨科医生是否有相应的临床经验。

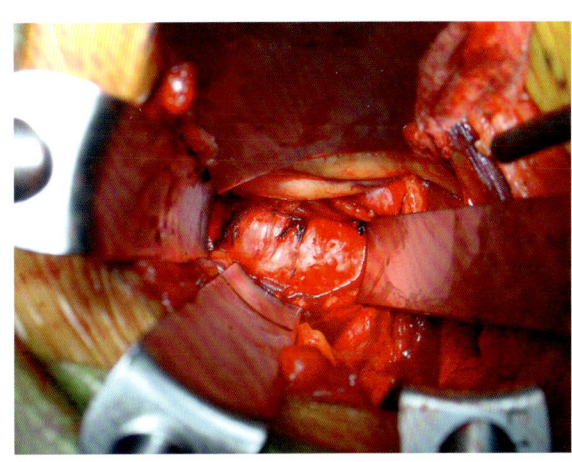

图32-4

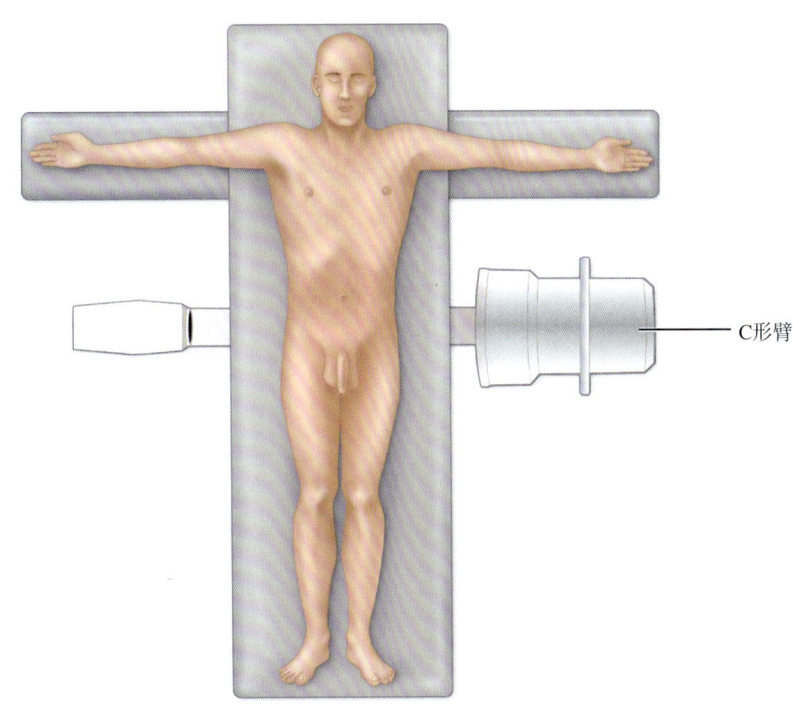

图32-5

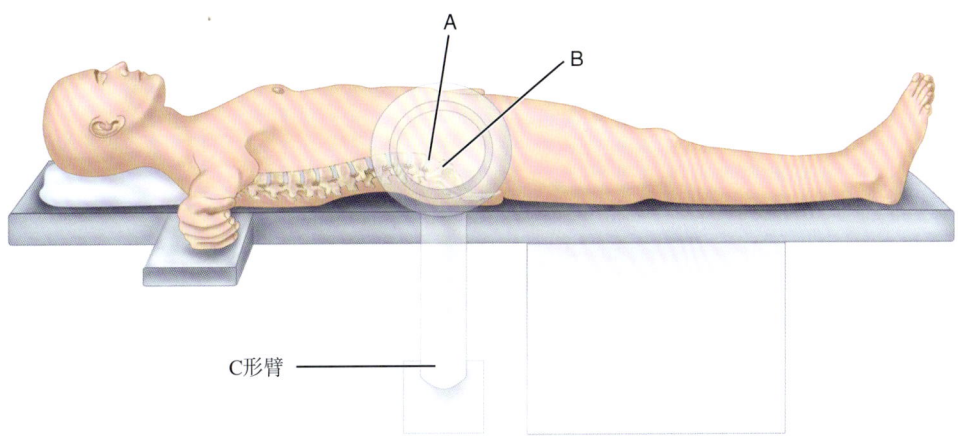

图32-6

入路/显露要点

- 如果 L5-S1 椎间盘在骨盆中位置较低，且角度过小，切口应在腹部较低位置以便切除椎间盘和进行植骨。
- 必须使用透视或术中 X 线检查，确认手术的椎间盘位置，以免手术椎间隙错误。

步骤1要点

- 在软骨下骨与终板之间制造一个间隙，并且用拉钩牵开终板，这些操作对于完整切除椎间盘很重要。
- 如果终板发生硬化，可使用骨钩在软骨下骨上钻孔以显露新鲜骨质。

步骤1提示

- 切除椎间盘边缘时，刀刃应避开血管结构。
- 切除椎间盘时器械进出于椎间隙，要仔细辨认局部的血管结构，避免将静脉带入拉钩下方。
- 切除椎间盘时要注意终板的方向，避免损伤软骨下骨。

- 钝性分离至椎间隙前缘。
- 根据椎间隙的投影位置放置拉钩。在 L4-5 水平，将腹主动脉和下腔静脉从左向右牵拉。在 L5-S1 水平，结扎骶中动脉和静脉（图 32-4），并将髂静脉牵拉至一侧。

手术步骤

步骤 1

- 使用长柄 10 号刀片切开椎间盘前缘。
- 使用终板拉钩打开软骨下骨和软骨终板（图 32-7）。
- 用椎间盘咬骨钳去除大块椎间盘组织（图 32-8）。
- 用长柄刮匙轻轻刮除剩余的终板软骨，暴露新鲜骨质。

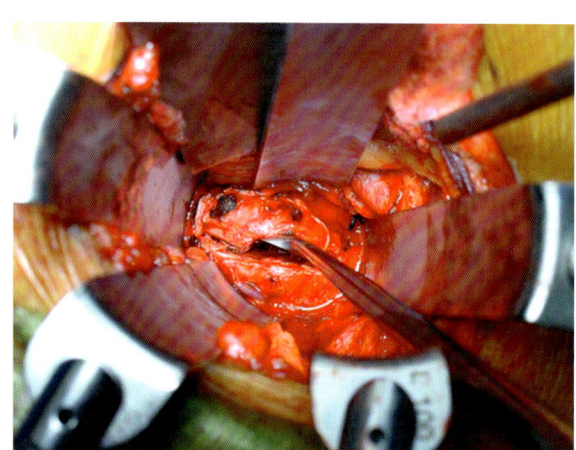

图32-7

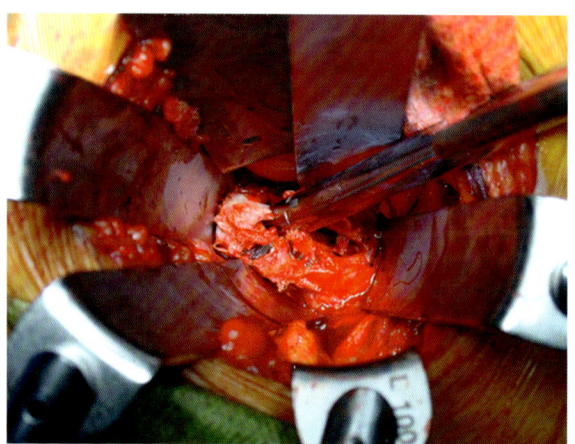

图32-8

步骤2要点

- 缓慢撑开狭窄的椎间隙，避免损伤弹性组织并重建椎间隙高度。依次插入不同高度的桨状撑开器并将其在椎间隙中旋转，以重建相应节段腰椎前凸。
- 确保内植物以平行于终板的方向植入。

步骤2提示

- 内植物的植入角度与终板不平行会导致软骨下骨骨折，并会引起内植物下沉和脊柱前凸的消失。
- 插入内植物时过于粗暴可能会引起骨折和椎体移位，进而导致硬膜和神经根损伤。

步骤2设备/内植物

- 可使用多种前路椎间融合器，包括同种异体骨移植、钛笼、聚醚醚酮（PEEK）和可吸收移植物，其形状和尺寸各异。

步骤2

- 撑开椎间隙，以重建椎间隙高度。
- 通过试模来决定内植物或椎间融合器的型号。
- 根据试模大小挑选合适的内植物。
- 可将碎骨块填充于内植物，并将其沿前后方向插入椎间隙（图32-9、图32-10）。植入后椎间隙将被撑开。

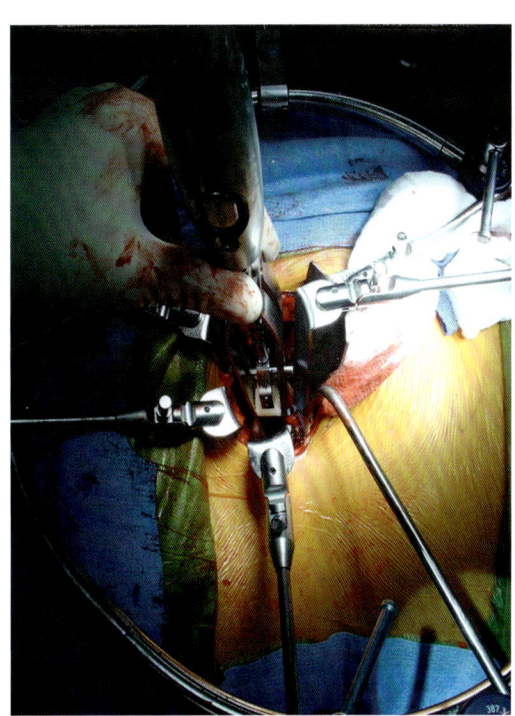

图32-9

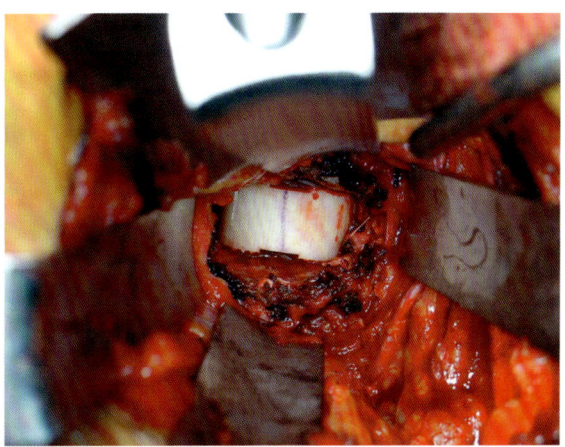

图32-10

步骤2争议

- 手术医生要决定是否使用前路钢板进行固定和支撑。
- 目前许多椎间融合器自身就带有固定螺钉，可避免再使用钢板固定。
- 许多医生认为单纯前路内植物固定术不够稳定并且融合率不高。然而，近期的研究（Burkus，2005）显示联合应用骨形态发生蛋白（BMP）与椎间融合器，融合率可达99%。

- 术中使用透视机确认融合器的位置是否正确。
- 若要使用前固定装置，需将其跨椎间隙进行固定（图32-11、图32-12和图32-13）。
- 对于自身带有固定螺钉孔的椎间融合器，其植入方式与上述描述的椎间融合器植入方式相同（图32-14）。
- 植入后，在钻头导向器的帮助下进行钻孔（图32-15）。
- 将螺钉拧入椎间融合器，并穿过终板上下缘固定在椎体上（图32-16、图32-17）。

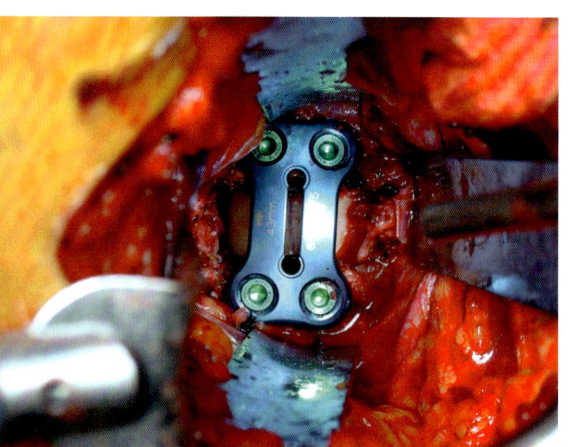

图32-11

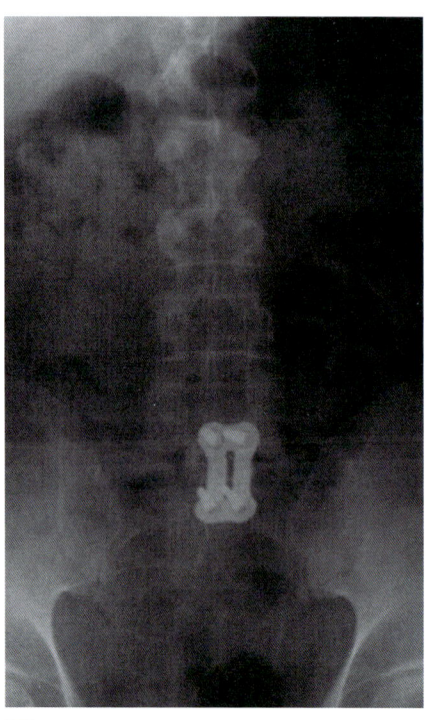

图32-12

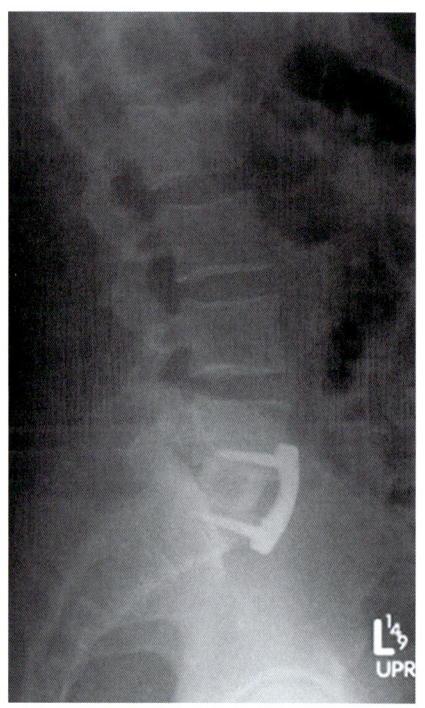

图32-13

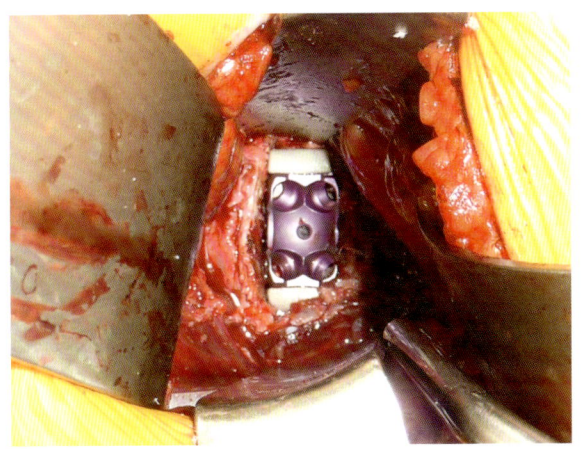
图32-14

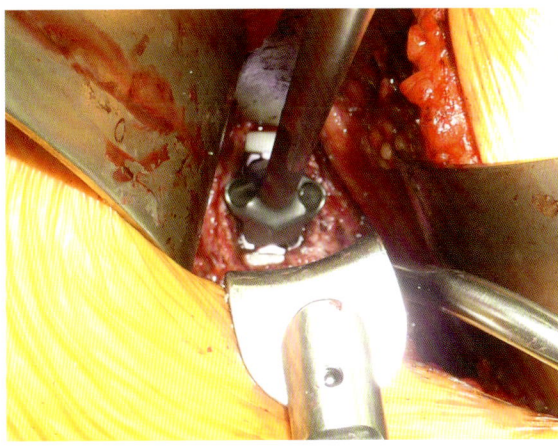
图32-15

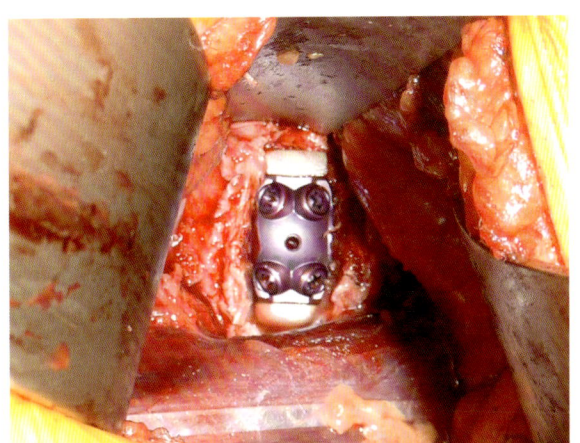
图32-16

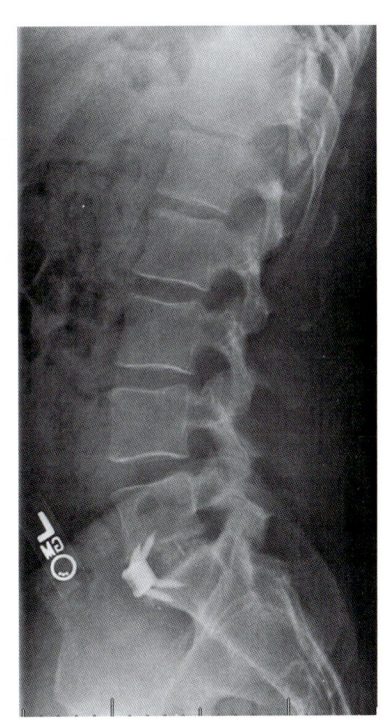
图32-17

术后护理和预后

- 术后患者采用流质饮食，然后根据耐受情况调整饮食。
- 患者术后第1天就可以活动，应鼓励患者早日下地。
- 术后6周内需使用支具。
- 接受单纯前路腰椎椎间融合术的患者，术后2~3天就可以出院。
- 联合使用前路腰椎椎间融合术和后路固定术，或在内植物加入BMP时，融合率可达90%。

循证文献

Brau SA. Mini-open approach to the spine for anterior lumbar interbody fusion: description of the procedure, results and complications. Spine J 2002;2:216-23.
这是一篇关于小切口前路腰椎手术并发症的综述。(Ⅳ级证据)

Burkus JK, Gornet MF, Schuler TC, Kleeman TJ, Zdeblick TA. Six-year outcomes of anterior lumbar interbody arthrodesis with use of interbody fusion cages and recombinant human bone morphogenetic protein-2. J Bone Joint Surg Am 2009;91:1181-9.
联合使用钛笼椎间融合器以及重组人骨形态发生蛋白-2，可达到98%的融合率。6年随访发现：Oswestry功能障碍指数和SF-36评分均得到提高。(Ⅱ级证据)

Burkus JK, Sandhu HS, Gornet MF, Longley MC. Use of rhBMP-2 in combination with structural cortical allografts: clinical and radiographic outcomes in anterior lumbar spinal surgery. J Bone Joint Surg Am 2005;87:1205-12.
医疗器械临床试验豁免进行了关于腰椎前路异体骨联合使用骨形态发生蛋白融合率的前瞻性研究，融合率可达99%。(Ⅰ级证据)

Sasso RC, Kitchel SH, Dawson EG. A prospective randomized controlled clinical trial of anterior lumbar interbody fusion using a titanium cylindrical threaded fusion device. Spine 2004;29:113-22.
单独使用钛笼椎间融合器的效果优于异体骨。(Ⅱ级证据)

33

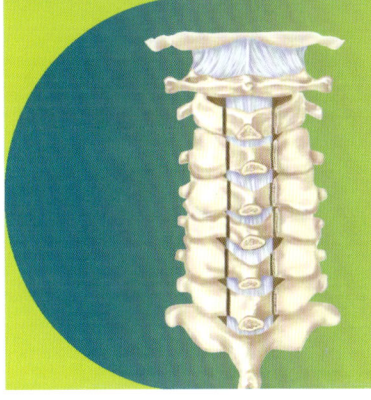

经椎间孔椎体间融合术

*Kamal R.M. Woods, Eli M. Baron, Neel Anand,
Alexander R. Vaccaro*

适应证提示

- 骨质疏松症或严重骨量减少：在手术过程中很容易造成终板断裂或导致椎间融合器陷入椎体中
- 严重的椎间隙塌陷：很难在不损伤终板的情况下获得足够的椎间隙高度

适应证争议

- 多节段（>3个节段）椎间盘退变性疾病
- 严重的椎体滑脱

其他治疗方案

- 前路椎体间融合术（ALIF）
- 后路椎体间融合术（PLIF）
- 外侧经腰肌椎间融合术 [极外侧椎体间融合术（XLIF），直接外侧椎体融合术（DLIF）]
- 后外侧融合术
- 轴向经骶椎体融合术（AxiaLIF）
- 椎板椎孔切开术

适应证

- 椎体滑脱（尤其是由峡部裂和退行性变引起的）
- 有症状的退变性椎间盘疾病
- 椎间盘突出症复发
- 椎间盘高度消失引起椎间孔狭窄
- 远端长节段后路融合（脊柱侧凸）
- 节段性椎体冠状面上出现骨折或倾斜导致出现单侧神经根症状

术前检查

- 相关的术前病史和体格检查对于诊断和制订手术方案非常重要。选择症状较重的一侧作为经椎间孔腰椎椎体间融合术（TLIF）的手术入路。
- 使用X线平片评估是否有脊柱滑脱、其他畸形、骨质疏松和隐性脊柱裂。动力位片用于排除脊柱的动态不稳。图33-1A~C为一名L4-5 1度退行性脊柱滑脱的60岁男性患者的前后位片和动力位片，该患者在接受了椎板和小关节囊切除术后腿痛和背痛复发。
- MRI显示退化的椎间盘和神经受压情况。图33-2为同一患者的矢状位MRI T2加权像，显示L4-5椎体滑脱节段存在椎间关节囊肿以及严重的椎间孔狭窄情况。
- CT检查用于排除椎体滑脱患者存在峡部裂的情况。通常，CT也有助于评估骨骼质量和解剖结构，为内固定方式及器械的选择做准备。
- 患者摆好体位行侧位透视检查。通常情况下，患者在俯卧并且伸髋位时，由退行性变引起的椎体滑脱可能会发生自动复位。

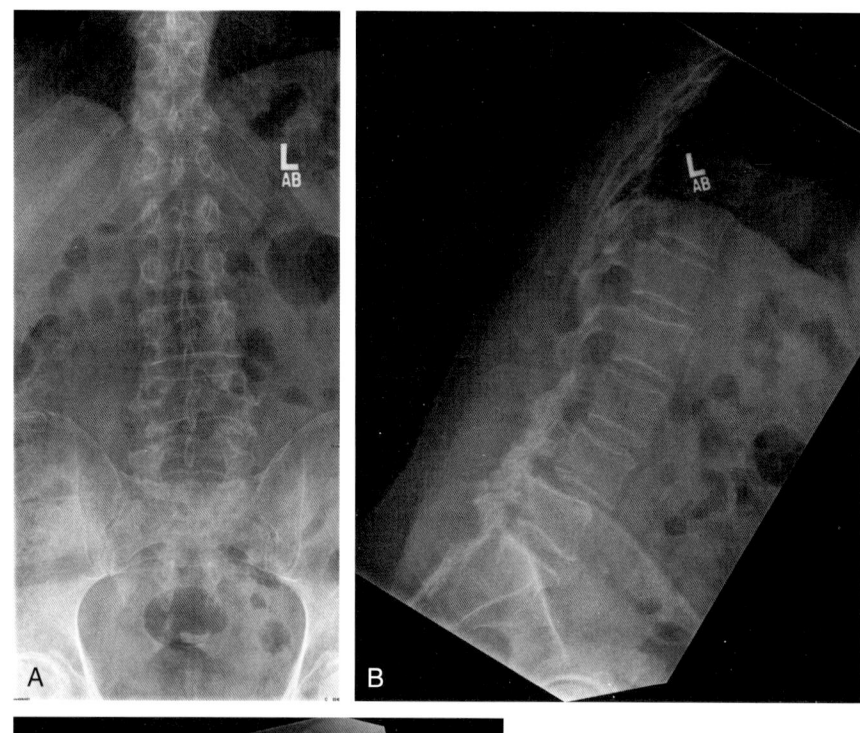
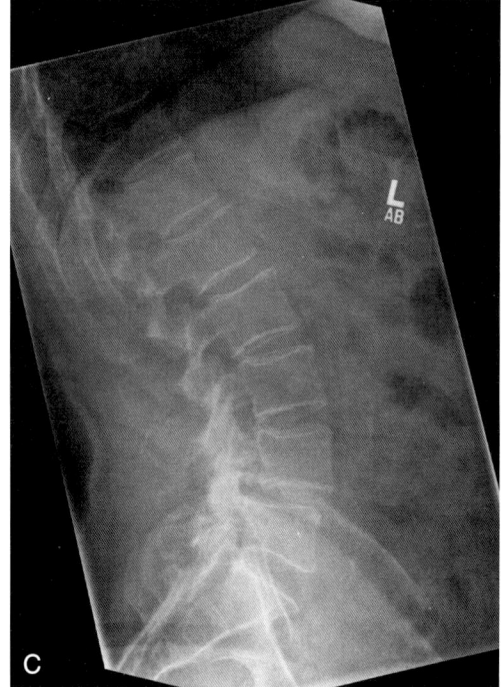

图33-1 A~C

33 经椎间孔椎体间融合术 307

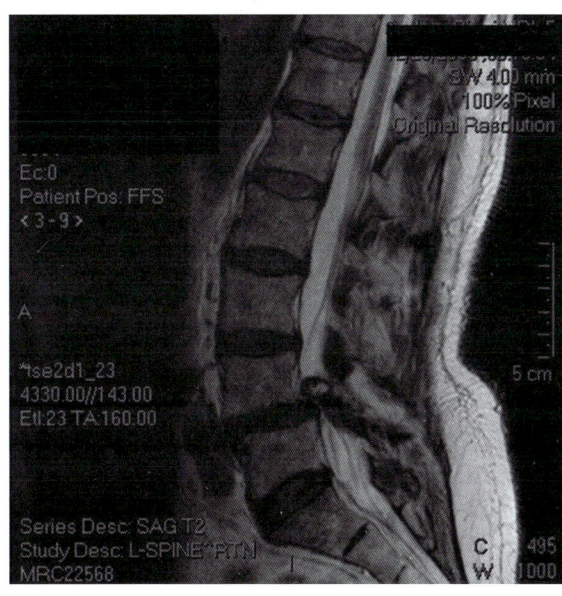

图33-2

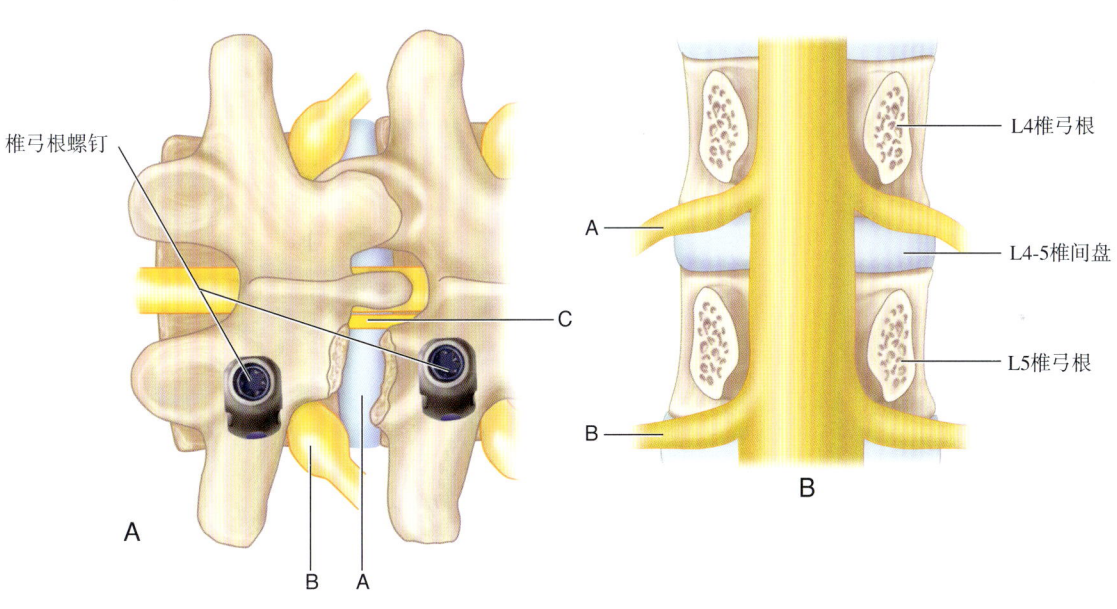

图33-3 A、B

外科解剖

- 暴露同侧棘突、椎板、关节突和横突非常重要。经椎间孔腰椎椎体间融合术手术入路的内界是过往神经根和硬膜囊，上界是上位椎体的椎弓根和发出神经根，下界是该椎间盘下位椎体的椎弓根。需要注意的是，发出神经根在紧贴上椎弓根的下表面走行，在这个区域进行操作相对安全。
- 图33-3 所示的侧方（A）和断面（B）示意图展示经椎间孔腰椎椎体间融合术的手术区域，以及过往神经根和发出神经根与椎间隙的解剖关系。

体位提示

- 屈曲髋部以打开椎间隙后方，以便进入椎间隙；但是这样的体位会导致腰椎前凸角度减小，可能会引起手术固定后腰椎矢状面不稳定。因此，笔者不建议这样做。
- 对于严重的狭窄性脊柱滑脱或因滑脱导致出现了明显的脊柱后凸畸形，如果采用后侧入路手术，可能需要进行双侧后路椎体间融合而不是经椎间孔腰椎椎体间融合。

体位设备

- Jackson 手术床

步骤 1 要点

- 切除目标区域的椎弓和关节突关节时可以使用高速磨钻，其操作方便，并且可以减小创伤。
- 回收所有被切除的骨组织，包括磨钻的骨屑，作为自体骨移植的材料。
- 若无中央型狭窄，不需切除黄韧带。
- 同样，不需要暴露过往神经根，并且保留血管鞘和发出神经表面的脂肪。
- 进行透视以确认骨刀的初始横向切口位置足够低，避免伤及发出神经根。在 L5-S1 水平，作者建议使用磨钻而不使用骨刀，因为 L5 神经在椎间孔中的位置较低，理论上讲使用骨刀损伤 L5 背根神经节的风险更高。由于该水平的椎管较宽，如果可能的话，建议此时适当改变 TLIF 手术方式，可以不用切除下方关节突，以避免损伤 L5 发出神经根。

步骤 1 提示

- 硬膜外出血会影响手术视野，并增加意外损伤神经根的风险。作者习惯使用低功率双极电凝止血。

体位

- 患者取俯卧位，避免腹部受压引起静脉淤血。
- 大腿处于中立位稍微外展。
- 通过平片或透视检查确认最终手术体位是否合适。

入路/显露

- 常规正中切口，暴露骨膜下骨性结构。
- 或者也可以采用 Wiltse 椎旁肌间隙入路进行显露。
- 一些脊柱微创入路（例如：用管状撑开器）还需要使用到肌肉分离技术。
- 如果不需要进行椎管中部减压，则应保留后方中线的韧带和骨性结构。

手术步骤

步骤 1

- 进行骨膜下显露。暴露和目标椎间隙水平相对应的椎间关节全部结构以及相邻上下位椎骨的横突和椎弓根峡部，避免破坏相邻上位节段的椎间关节囊。
- 使用 ¼ 骨刀去除相邻上位椎骨的下关节面，为进行这项操作，需要在下方椎骨椎弓根上方的椎弓根峡部水平做一横行切口。虽然通常在下方椎骨的上关节面的顶部水平操作，但是对于退行性脊柱病变还是要格外小心，可能因为骨赘向上挤压，间接导致切口沿峡部升高，进而损伤发出神经根。作者会在做切口前使用透视进行确认。图 33-4 是术中透视图像，显示出了骨刀位于下方椎体上关节面的顶部水平位置。这个水平对应于椎间盘间隙，并且刚

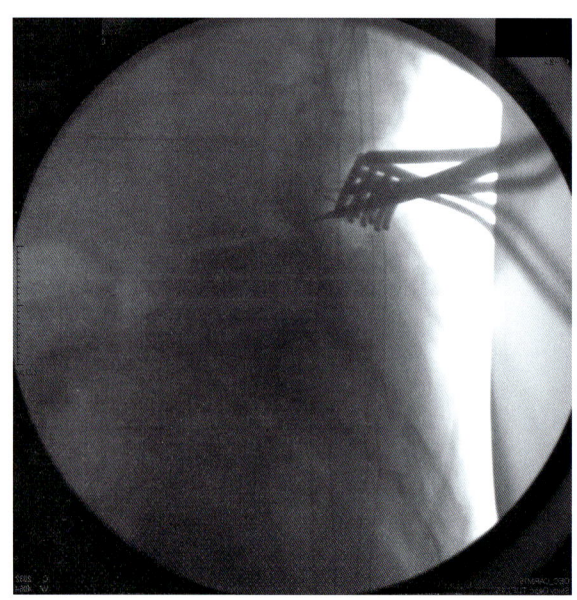

图 33-4

步骤2要点

- 使用钝性器械轻轻触探间隙内纤维环的弧度,有助于获得对于椎间隙及其周围结构的三维立体认识。
- 尽量减少对神经根的牵拉,以降低发生神经根激惹或损伤的危险。
- 使用略弯的刮匙和髓核钳对于切除对侧椎间盘非常有帮助。使用显微镜的话,该步骤过程中手术床应该是处于中立位的。注意在椎间隙中使用髓核钳时,髓核钳的位置不能太表浅,以免刺破纤维环或者损伤神经。
- 作者习惯在下位椎体的截骨面、椎间关节的上关节面以及椎弓根内表面使用骨蜡以减少出血。从理论上讲,这样可以尽可能地降低椎间孔出现异位骨化的风险。另外,使用纤维蛋白胶或凝胶密封剂对椎间隙进行密封,可以减少发生异位骨化和骨形态发生蛋白(BMP)相关性脊神经根炎的风险。

好处于上方椎骨椎弓根的下缘。
- 再在平行于下关节突的位置做一尾侧切口,然后去除下关节突,暴露出下位椎体的椎间孔和上关节面。
- 如果需要,可以切除下位椎体的上关节突以显露椎间隙。必要的话可将其与椎弓根一起切除。
- 必要的话,可以切除椎板下缘及韧带,以达到减压和显露神经根的目的。

步骤2

- 切除下方椎体上缘以便更好地在椎间隙进行操作。
- 先使用11号手术刀切开椎间盘,再使用TLIF器械,包括刮匙、锉、环形刮匙和Kerrison咬骨钳完全切除椎间盘(图33-5)。
- 对于塌陷的椎间盘,可以依次使用不同尺寸的钝性旋转牵引器撑开椎间隙。也可以按照同样的方法使用刨刀。注意不要损伤终板。图33-6是刨刀位于椎间隙时的侧位透视图像。在较高的椎间隙中使用小刨刀更有助于切除椎间盘。作者建议避免使用较大的刨刀,因为操作过程中刀刃可能会损伤终板。

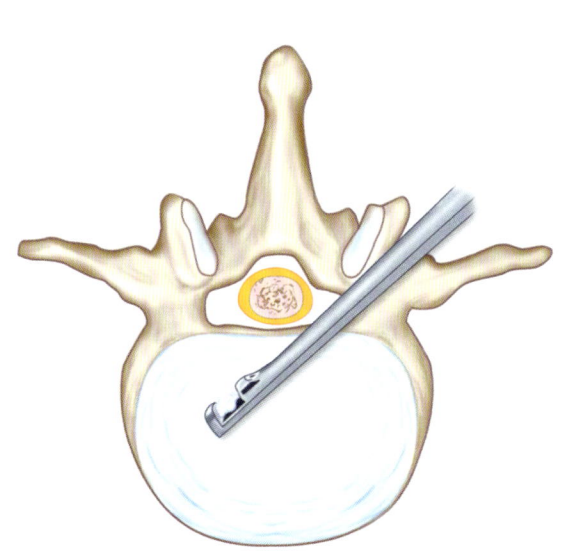

图33-5

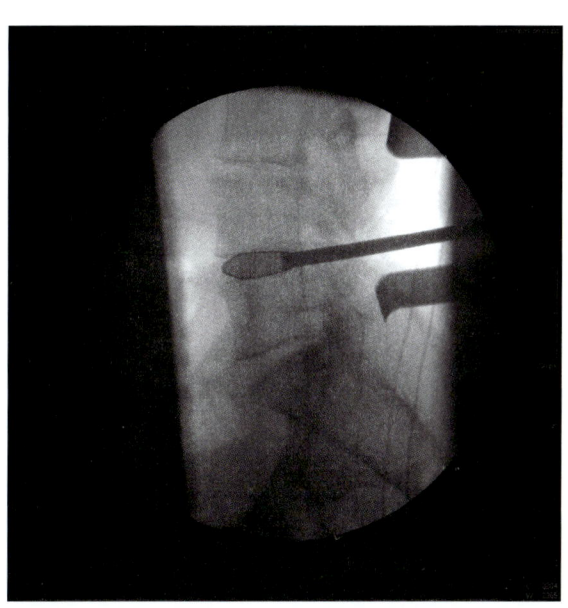

图33-6

步骤2提示

- 切除椎间盘时如果器械穿破前方、侧方纤维环,可引起血管、内脏或神经损伤。在椎间盘切除术中,尤其是使用显微镜时,手术床应处于中立位。注意在椎间隙中使用髓核钳时,髓核钳的位置不能太表浅,以免刺破纤维环或者损伤神经。进行椎间盘切除术时应反复进行透视。
- 软骨终板和椎间盘切除不完全会降低融合的成功率。
- 终板切除过多会导致内植物或植骨块发生沉降。

步骤3要点

- 移除椎体后骨赘,有利于植入大小合适的移植物。
- 稍靠前方放置椎间植入物将有利于重建腰椎前凸。
- 选择接触面积尽可能大的植入物,使贴合更紧密。

- 使用骨锤将试模敲入椎间隙。试模应和上下终板紧密嵌合,以确定内植物的高度(图33-7)。
- 使用环形刮匙刮除终板软骨以显露软骨下骨。

步骤3

- 将含有重组人BMP-2的胶原海绵置于已准备好的椎间隙前方、前纵韧带后方或填充在聚醚醚酮(PEEK)间隔器内。
- 也可以使用自体移植物。
- 如果需要的话,在插入椎间异体植入物或间隔器之前,可将经异体移植物加强的局部自体移植物,或自体髂骨移植物植入椎间隙。也可以将骨粉和脱钙骨基质植入C形移植物后的空隙中,其理想位置是椎间隙的前部。
- TLIF C形(香蕉形)PEEK间隔器或结构移植物应在透视引导下尽可能地置于椎间隙前部。图33-8显示了C形TLIF移植物的位置。然后旋转C形移植物(间隔器)(图33-9)。作者在显微镜下首先使用小号刮匙对植入物进行旋转,然后再使用冲击锤,击打方向与植入物的边缘垂直。旋转植入物时应进行透视检查。旋转时植入物应该向前方发生移动,当其固定不动时,停止旋转。对于有些新型间隔器,可以将其连接在植入柄上进行旋转。

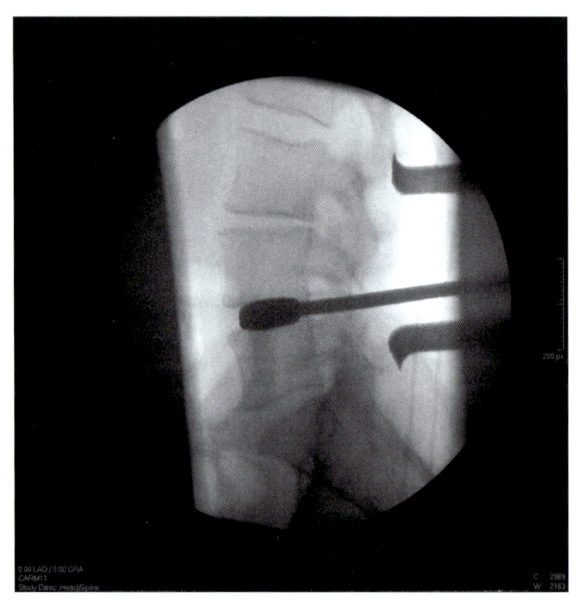

图33-7

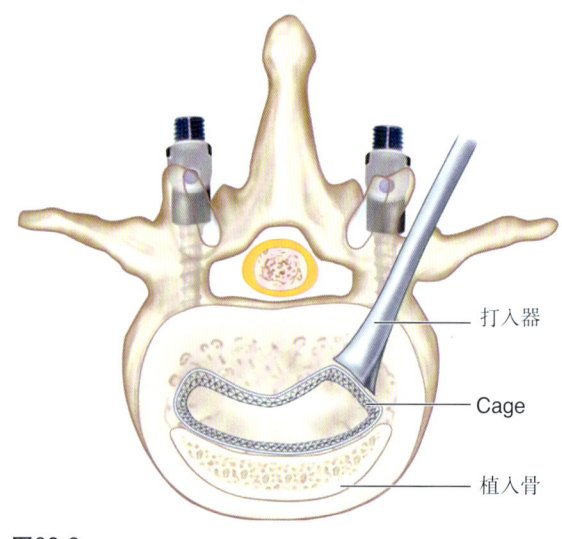

图33-8

33 经椎间孔椎体间融合术 311

步骤3提示

- 穿透纤维环，假体经椎间隙前部进入腹膜后间隙
- 插入的内植物过大导致终板破坏，出现内植物下沉和脊柱的矢状位失稳。
- 内植物植入角度不正确（不平行于终板）导致软骨下骨破坏，发生植入物下沉。
- 内植物植入过程中撞击神经根

- 近年来，膨胀性植入物已经进入临床应用。图33-10是一位使用了 Staxx XD 膨胀装置进行了两个节段 TLIF 术患者的侧位（A）和正位（B）腰椎 X 线片。这种方式可以不使用冲击锤，从而降低终板和神经损伤的风险。
- 除了使用 C 形植入物，也可以斜角植入 PLIF 型植入物。近年来，插入-旋转式 PLIF 型假体应用得也越来越多。

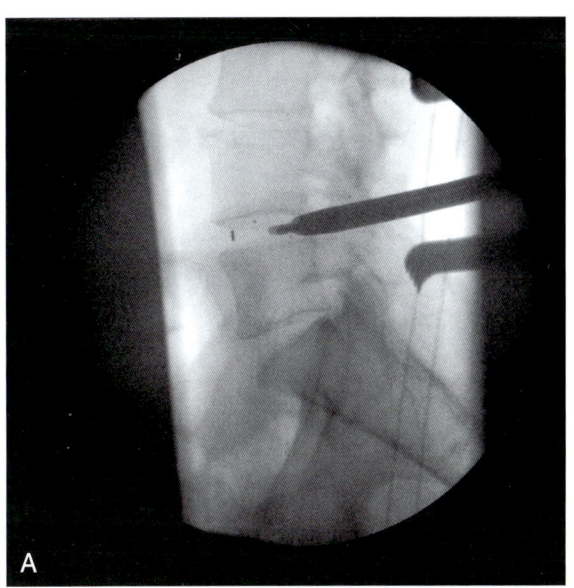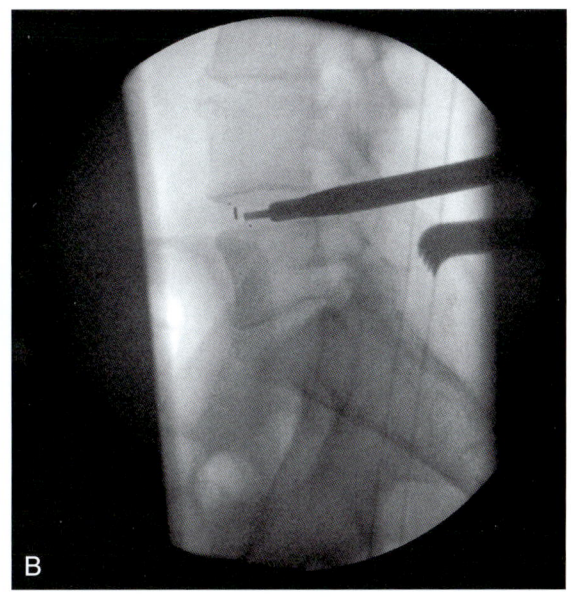

图33-9 A、B

步骤3争议

- TLIF 术中是否使用 BMP 仍有争议，术中应用 BMP 被认为是非常规使用 BMP。曾有报道称会出现骨生长过度并进入硬膜外腔。使用纤维蛋白胶或水凝胶密封椎间隙后缘以将胶原成分局限在内植物内和/或椎间隙前部，可以降低这种并发症及 BMP 相关性神经根炎发生的风险。在下节椎体的截骨面、上关节面的剩余表面以及椎弓根表面使用骨蜡可以降低发生异位骨化的概率。
- 可供选择的结构性椎间间隔器包括：机械加工的同种异体骨、经塑形的自体骨、钛制椎间融合器、聚醚醚酮，以及可吸收的椎间融合器。

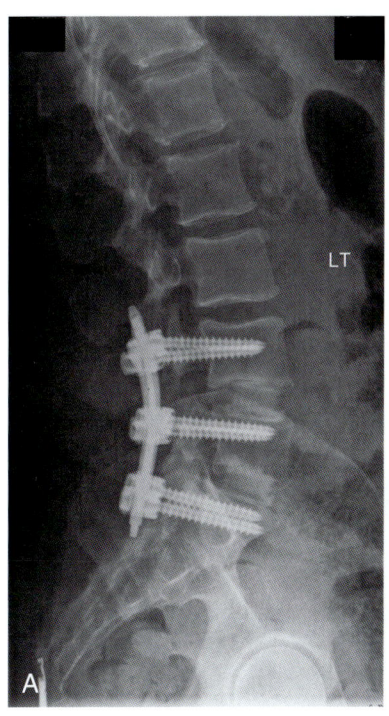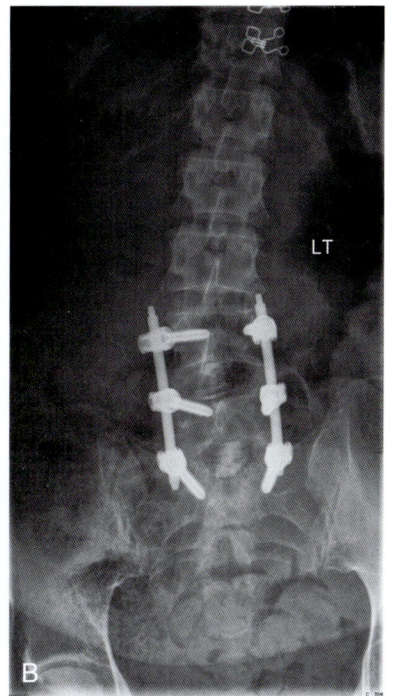

图33-10 A、B

步骤4要点

- 闭合切口前行最终的正位和侧位X线检查，以确认植入物的立线良好。

步骤4争议

- 有人主张在切除椎间盘前植入对侧椎弓根钉棒，以打开椎间隙。作者认为这一步是不必要的。
- 若在椎间融合的水平进行椎板切除术，使用椎板撑开器可便于植入椎间内植物。

步骤4

- 应在解剖位置和透视引导下植入同侧椎弓根螺钉。
- 按照同样的方法植入对侧椎弓根螺钉。图33-11为侧位（A）和正位（B）的透视图像，显示椎弓根螺钉和TLIF内植物的位置正确。图33-11C为1年后的侧位图像，显示腰椎前凸良好并且椎间融合牢固。术前的参考图像（图33-11D）显示存在两个节段的退行性脊柱滑脱。

步骤5

- 通过切除对侧关节突、峡部及横突可行后外侧融合。局部可以放置剩余的移植骨材料和BMP。

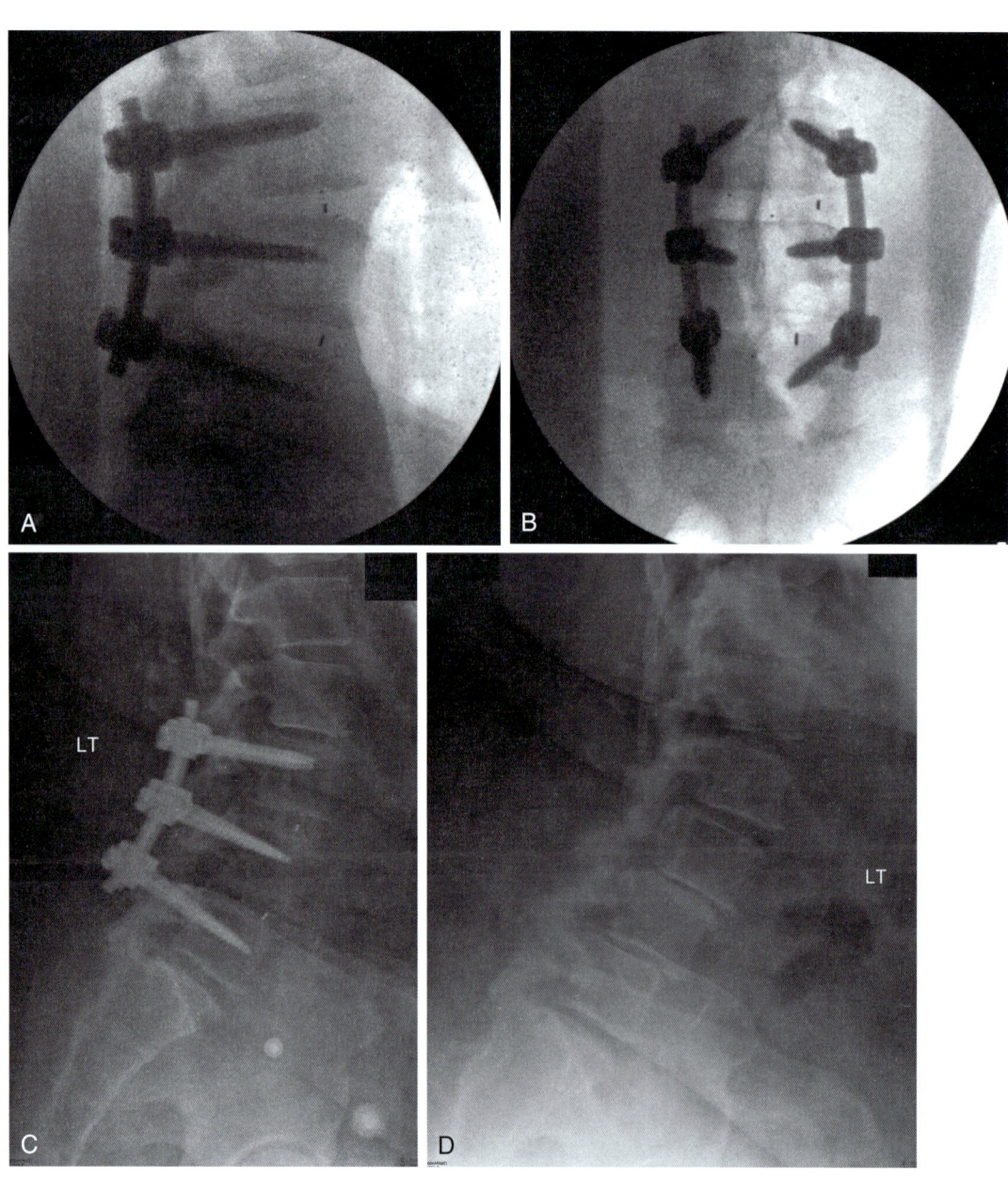

图33-11 A~D

步骤5要点

- 在 TLIF 术操作的对侧进行后外侧植骨，可有助于防止骨碎片迁移进入椎管、椎间孔而引起神经受压。

术后要点

- 术后 12 周内避免使用非甾体抗炎药，以免影响骨融合。

术后提示

- 牢固融合前进行剧烈运动会引起内植物松动，导致融合失败。
- TLIF 术的并发症包括神经功能障碍/神经根损伤、内植物移位、血肿/血清肿、神经根炎、伤口感染、椎体骨质溶解、异位骨化，以及与髂骨移植相关的并发症。在一项使用 BMP 的研究中，使用 BMP 而未用水凝胶密封的患者中有 20.4% 发生神经根炎，而使用 BMP 同时用水凝胶密封的患者中仅有 5.4 % 发生神经根炎。在髂骨自体移植的患者中，神经根炎发生率为 3.0%。

术后争议

- 一些骨外科医生建议对于骨不愈合的高危患者（例如吸烟患者），术后使用支具固定。

术后护理和预后

- 术后第 1 天或第 2 天早晨患者即可下床活动，无需使用支具。
- 术后第 1 天开始物理治疗。
- 术后 8～12 周之内，融合尚不牢固，应避免过度屈伸、举提重物等活动。
- 大约 90% 的患者可以达到成功融合，多数患者术后功能得到改善。

循证文献

Anand N, Hamilton JF, Perri B, Miraliakbar H, Goldstein T. Cantilever TLIF with structural allograft and RhBMP2 for correction and maintenance of segmental sagittal lordosis. Spine 2006;31:748-53.

本研究对 100 例成功接受经椎间孔腰椎椎间融合术的患者进行手术疗效观察，以评估手术在维持脊柱前凸、避免神经根损伤等方面的效果。研究人员发现，97% 的患者对疗效满意，并且推荐该手术方式。他们还发现了腰椎前凸得到了 2°～9° 的显著改善，椎间隙高度恢复也很明显。在平均 30 个月的随访中，99% 的患者实现了稳定融合。所有患者的神经根疼痛症状都有所改善，无神经损伤发生。

Hackenberg L, Halm H, Bullmann V, et al. Transforaminal lumbar interbody fusion: a safe technique with satisfactory three- to five-year results. Eur Spine J 2005; 14:551-8.

作者对 52 例患者的随访结果显示，TLIF 的影像学融合率可达 89%。VAS 评分和 ODI 评分都显示术后患者疼痛症状明显改善。

Owens K, Glassman SD, Howard JM, et al. Perioperative complications with rhBMP-2 in transforaminal lumbar interbody fusion. Eur Spine J 2010;20:612-7.

本文对 204 例 TLIF 术中使用了 rhBMP-2 的患者进行了回顾性研究。其中 47 例患者（21.6%）在 3 个月的围术期内出现了并发症。13 例患者（6.4%）出现了严重并发症，34 例（16.7%）出现轻微的并发症。13 例（6.4%）患者出现了新的或更严重的术后神经症状，其中 6 例需要再次手术。这项研究表明，TLIF 术中使用 rhBMP-2，会增加并发症的发生率。

Potter BK, Freedman BA, Verwiebe EG, et al. Transforaminal lumbar interbody fusion: clinical and radiographic results and complications in 100 consecutive patients. J Spinal Disord Tech 2005;18:337-46.

此项研究表明 TLIF 是一项安全有效的腰椎融合方式，术后影像学融合率可达 93%。尽管 81% 的患者症状减轻程度只达到 50% 以上，但 76% 的患者表示再手术时还会选择该术式，仅有 29% 的患者疼痛可以完全缓解。手术并发症并不常见，通常只是轻微暂时性的并发症。

Rihn JA, Patel R, Makda J, et al. Complications associated with single-level transforaminal lumbar interbody fusion. Spine J 2009;9:623-9.

这篇文章是对 119 例接受单节段 TLIF 术并使用髂骨自体移植或 rhBMP-2 的患者进行的回顾性研究。平均随访时间为 27.6 个月。33 例患者接受髂骨植骨，86 例患者接受了 rhBMP-2。其中 40 例患者出现了并发症（33.6%）。自体骨移植组有较高的并发症发生率（45.5% 比 29.1%），但无显著统计学差异（$P = 0.09$）。自体骨移植组的并发症包括持续的供区疼痛（30.3%）、供区感染（3.1%）、腰椎伤口感染（6.1%）、术后神经根炎（3.0%）。使用 rhBMP-2 组的并发症包括术后神经根炎（14.0%）、椎体骨溶解（5.8%）、异位骨形成（2.3%）、腰椎伤口感染（3.5%）。在 rhBMP-2 组的 86 例患者中，37 例使用水凝胶密封剂。使用这种密封剂后，术后神经根炎的发生率从 20.4% 降至 5.4%（$P =0 .047$）。在近期随访中，影像学骨不愈合率在自体移植组为 3.0%，rhBMP-2 组为 3.5%（$P = 0.90$）。

Schwender JD, Holly LT, Rouben DP, Foley KT. Minimally invasive transforaminal lumbar interbody fusion (TLIF): technical feasibility and initial results. J Spinal Disord Tech 2005;18(Suppl 1):S1-6.

对 49 例患者随访显示，微创 TLIF 术的影像学融合率达到 100%，是一种安全有效的手术方式。VAS 评分和 ODI 评分都表明患者术后疼痛得到明显改善。

经腰肌入路胸腰椎体间融合术

Eli M. Baron, Timothy Davis, Neel Anand

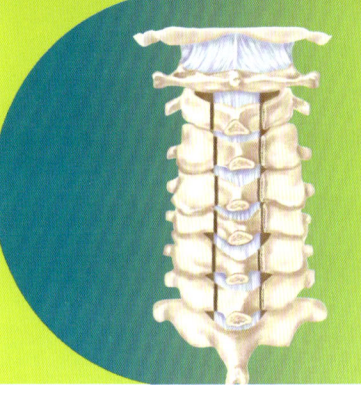

适应证提示

- 解剖学上，经腰肌入路会受到髂嵴的限制。用这种方法可能不能到达 L4-5 椎间隙。
- 由于髂嵴和腰骶神经丛的影响，经此入路不能进入 L5-S1 椎间隙。
- 腹膜后手术史为该入路的禁忌证。
- 重度腰椎滑脱也是禁忌证。对于 2 度或更严重的滑脱，由于可能引起神经损伤，作者不推荐使用此技术。

适应证争议

- 通常情况下，通过经腰肌椎间盘切除和椎体间融合术不能矫正脊柱的旋转畸形。
- 虽然有医生提倡单独使用该手术技术，但作者通过联合应用后路椎弓根螺钉固定可以提高手术的成功率。

适应证

- 经腰肌椎体间融合术是腰椎椎体间融合的一种手术方式，可在 T10 至 L5 间使用。
- 此手术常用于代替腰椎前路融合术，对于退行性脊柱侧凸效果良好。
- 此入路可以代替椎体后入路和经腹部椎体前入路，而且还可以作为人工椎间盘置换术失败时的补救手术方式。
- 典型适应证包括
  - 侧凸畸形
  - 侧方椎体滑脱
  - 退行性椎间盘疾病
  - 轻度退行性脊柱滑脱
  - 轻度狭窄性脊柱滑脱

术前检查

- 术前 X 线平片、磁共振检查。
- 作者通常也会行 CT 检查。
- 存在脊柱畸形时需要行 36 英寸站立位平片（脊柱全长片）检查。

外科解剖

- 第 12 肋和髂嵴上缘会限制该手术入路。通过将肾部支撑架固定在髂嵴上方或者在髂棘水平使手术床一定程度折叠可以扩大入路范围。
- 相关的神经解剖结构包括腰丛的分支。腰丛由髂腹下（L1）、髂腹股沟神经（L1）、生殖股神经（L1-2）、股外侧皮神经（L2-3）、闭孔神经（L2-4 腹丛分支）以及股神经（L2-4 腹丛的背支）组成。这些结构都各自独立地通过腰肌。
- 腰丛的分支从 L1-4 的腹侧支（运动神经）和背侧支（感觉神经）发起，并穿行过腰肌。这些神经结构由后正中进入腰肌，穿行至前外侧。这些神经纤维与椎间隙的后外侧缘毗邻。有时解剖变异可高达 20%。

> **其他治疗方案**
> - 对于腰椎退变性侧凸和单侧神经根疾病（由椎间孔变窄导致），可以考虑使用单侧椎板椎间孔切开联合椎间小关节切除术。
> - 其他融合方式包括前路椎间融合术和经椎间孔椎间融合术。
> - 后路腰椎椎间融合术。
> - 使用椎间融合器的后外侧椎间融合术。

- 进入椎间隙的过程中要注意避开神经结构。前文中已经讲到了经腰肌进入腰椎间盘的安全窗。该入路的安全窗从头侧（L1-2）至尾侧（L4-5）在矢状径上逐渐减小。
- 入路的安全窗是为了在首次使用椎间盘探针时为每一个椎间盘确定相对安全的范围。一旦置入撑开牵引器后大多数神经结构都将发生一定程度的移位。
- 由于腰丛上分支的走行特点，L1-3 神经发生严重损伤的可能性较小。然而如果在 L2-3 水平进入椎间盘时太偏背侧，仍然可能损伤到闭孔神经和股神经的 L2 运动支。
- 生殖股神经通常在 L3 椎体的水平穿过腰肌前方肌腹。因此，在进入 L3-4 椎间盘时，探针要位于生殖股神经之后，并在其他神经结构之前，包括闭孔神经和股神经的 L2 和 L3 的运动支。
- L4-5 椎间盘入路的安全窗最小，并且可能会受到高位髂嵴的影响，这在男性患者中更为常见。大多数情况下，大量的神经结构均位于 L4-5 椎间盘侧方中点的背侧。因此，在腰肌入路时建议在椎间隙前中三分之一交点处选择手术入路。这将有利于避开跨过 L4-5 椎间隙的闭孔神经和股神经。触发肌电图可在定位椎间盘的过程中帮助定位这些运动神经。
- 患者经常会出现大腿皮肤感觉异常，但通常是一过性的，常在 6 周内缓解。通常认为这是由于术中牵拉或受压引起的一过性神经功能障碍。同样，后路腰椎手术出现一过性感觉异常性股痛的概率也较高。
- 以下神经感觉纤维的损伤会导致出现大腿皮肤感觉异常：生殖股神经、股外侧皮神经、闭孔神经和股神经。
- 肾和输尿管位于腰肌前侧。主动脉和腔静脉沿 L1-4 椎体前壁下行。与腰椎前路椎间融合术相比，经腰肌入路进入腰椎间盘可以避免对腰椎前重要血管进行相关操作，而前者则需要对这些大血管进行处理。
- 保留前纵韧带可以避免对其他椎前结构造成损伤。
- 侧位透视图像标准以及终板和神经孔的立线合适，将有助于准确定位椎间盘。这将降低损伤前纵韧带、血管或脏器的可能性。
- 解剖要点
  - 侧位透视图像可以清楚地显示终板和神经孔的位置
  - 腹膜后解剖应避免损伤
    - 神经结构：髂腹下神经、髂腹股沟神经、生殖股神经和股外侧皮神经
    - 脏层腹膜
    - 肾和输尿管
  - 在 L1-2 和 L2-3 水平正确定位椎间隙中心
  - 在 L3-4 和 L4-5 水平正确定位椎间隙前中三分之一交界处

- 利用触发肌电图辅助定位运动神经结构（闭孔神经和股神经），尤其是在 L4-5 节段
- 沿定位探针轨迹正确放置撑开器以避免在切除椎间盘时损伤前纵韧带、血管和内脏结构
- 从对侧终板松解纤维环时要注意避免损伤神经和血管结构
- 偶尔可见股神经比较大，并位于 L4-5 椎体前方，可能需要对其充分牵拉才能继续操作。

体位

- 患者取侧卧位。
- 腋下放置软垫避免腋神经损伤。
- 此外，患者髋部要垂直于地面。脊柱也要尽可能地垂直于地面。
- 使用卷起的毯子给患者躯干作支撑，并用胶带固定。
- 将患者用胶带固定在手术床上。
- 为避免伤及皮肤，皮肤接触到胶带的地方用毛巾垫衬。
- 在固定患者的体位前，将髋部置于肾部支撑架下方，肾部支撑架的放置以使髂嵴至肋支架（胸廓）的距离最大化为原则。图 34-1 显示了患者的侧卧位摆放方式。注意抬高的肾部支撑架和被翼状支架支撑的上臂。另外注意固定患者的胶带，是与毛巾而不是直接与患者的皮肤接触。
- 然后使用捆绑胶带固定体位，一人固定胶带，一人手持胶带卷。另外，第三个人维持患者的身体稳定，使之不向前或后倾斜。

体位要点

- 术者的操作方向应与地面垂直，这一点非常重要，以确保所有器械的安全操作，同时术中也可以获得更好的脊柱解剖。保持 C 臂机垂直于地面，必要时可以旋转手术床。
- 翼状支架用于支撑患者上臂。下方的上臂固定于支撑板上。
- 腋下放置软垫。
- 使用可透 X 线的滑动手术床。同时，肾部支撑架的放置以使髂嵴至肋支架（胸廓）的距离最大化为原则。
- 在患者消毒、铺巾前应进行侧位透视，以确定可以清楚地看到椎间隙。有时患者需要采取头高脚低位，以获得更大的椎间隙操作角度，尤其是处理 L4-5 椎间隙时（因为髂嵴会影响 L4-5 椎间隙的操作角度）。这时，采用头高脚低位可进入 L4-5 椎间隙，虽然髂嵴看似会有阻碍。
- 另外，使用可透 X 线的手术床，手术床腰桥可调节，手术床的头尾也可以反转。
  - 调节手术床腰桥，使肋骨和髂嵴之间的手术安全窗增大。对于高位髂嵴患者，需要升高腰桥。
  - 进行多节段手术时手术床腰桥升高幅度较大，应首先在 L4-5 节段进行操作。完成该节段的手术后，可以稍降低腰桥，从而减轻在其他节段进行操作时对腰丛造成的牵拉。

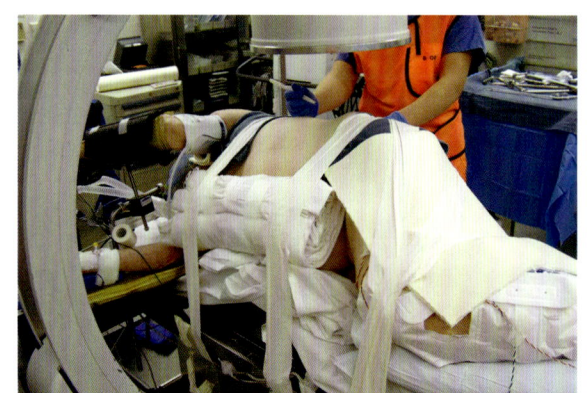

图34-1

34 经腰肌入路胸腰椎体间融合术

- 使用胶带安全固定患者之后，再交叉缠绕胶带将患者大腿固定于手术床上。
- 将髋关节尽可能屈曲以使腰肌松弛。
- 小腿腓骨头处应放置足够的软垫，以降低腓总神经发生损伤的风险。
- 侧位透视确定椎间盘位置。如果存在旋转畸形，可以旋转手术床使该椎间隙平行于地面。不旋转 C 臂机而转动手术床，以便于医生进行操作。
- 根据经验，作者习惯采取左侧肢体向上的体位，因为这样可以最大限度地降低前部血管或内脏损伤的风险。

手术步骤

步骤 1

- 行侧位透视后标记皮肤。作者习惯沿腹外斜肌的走行进行标记。图 34-2 显示了一个不透射线的标记物；术者将一个 10 号刀片置于 L2-3 和 L1-2 椎间隙之间，可以通过一个切口到达两个椎间隙。
- 作者沿侧面做了一个约 2½ 英寸的切口。切口位于两个手术椎间隙的中间，这样可以通过一个切口而完成在两个椎间隙的操作。
- 使用 10 号刀片切开皮肤。
- 使用电刀进行皮下凝血。
- 术者用手指沿腹膜后间隙钝性分离至最尾侧的节段。
- 手指由后部进入髂嵴内侧，沿髂嵴内侧推开软组织，将腹膜内脏器和腹膜推向前方。然后使用手指向头侧触诊横突并确认完成对腹膜后间隙的清理。

> **步骤 1 要点**
> - 或者也可以行后切口。术者的手指可以沿髂嵴进入腹膜后腔，使腹膜远离腹膜后间隙；然后再触诊横突。

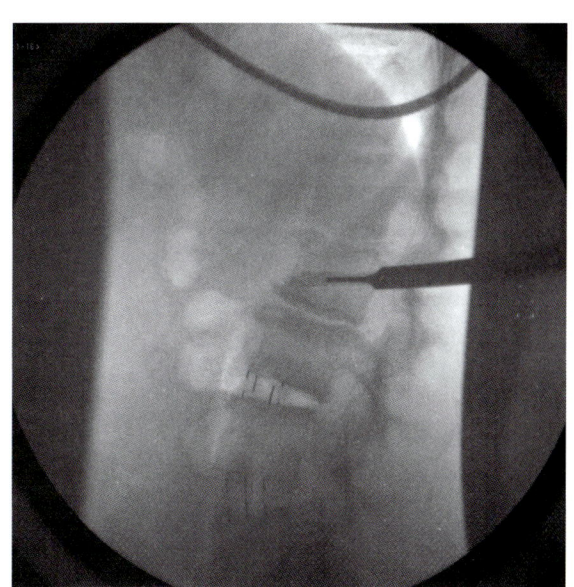

图 34-2

步骤2要点

- 保存导丝或针头在椎间隙中的图像相当重要。因为当进行椎间盘切除时，通过这个标志，术者可以知道椎间隙中进行操作的具体位置。
- 也可以使用小型锥形探针而非PAK针来定位椎间隙。通常在T12-L1或以上水平进入胸腔。当PAK针在胸腔内走行时，作者会请麻醉师暂停患者呼吸，以避免损伤肺组织，然后将PAK针插入椎间隙。一旦开始使用撑开器，不论是椎间盘切除术还是椎间融合术，都和腰椎手术的操作步骤一样。

步骤2

- 将PAK（经皮入路装置）针在侧位透视引导下插入并到达腰肌水平。
- 将血管钳固定在患者皮肤上同时夹住PAK针，并对其牢固固定。
- 椎间盘定位探针应该位于L1-2和L2-3椎间盘中间以及在L3-4和L4-5椎间盘的前中部三分之一交界处。在图34-3中，椎间盘的前中三分之一交界处被PAK针头定位。在对椎间盘进行定位时，可在探针顶部连接触发肌电图仪，以检测运动神经刺激。
- 通过探针插入导丝，并在侧位透视下确定位置是否正确并保存图像。

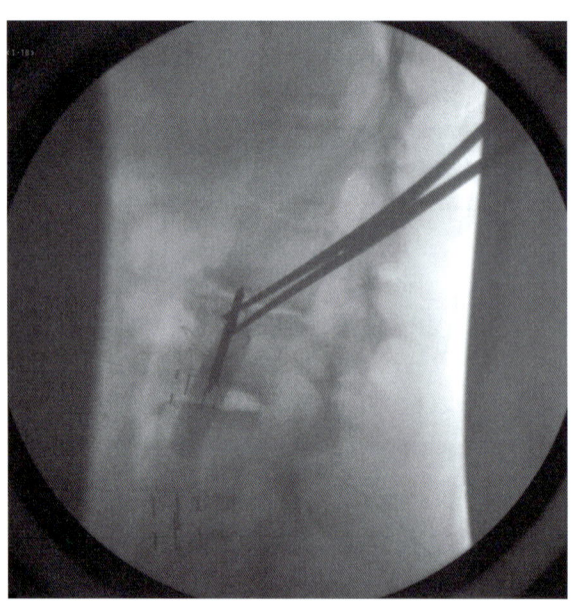

图34-3

步骤3要点
• 当在头侧进行此操作时，横膈会将扩张器和撑开器向下推移。因此，在置入 PAK 针和各种扩张器的时候，应将横膈推出操作区域。 • 使用固定针将撑开器固定在椎骨上。作者通常根据撑开器的角度及其在椎体上的位置，选择一个节段性血管损伤风险最小的椎体，并且，如果是在靠近头侧操作，作者通常将撑开器固定到最靠近头侧的椎体上，以最大限度地对抗肋支架（胸廓）的阻力。

步骤 3

- 将 C 臂机摆放至前后位。
- 依次使用扩张器逐渐扩张腰肌。图 34-4 中，A 图是一个透视图像，显示第一个扩张器沿着导丝推进至椎间隙水平；B 图显示使用不同型号的扩张器撑开腰肌纤维，从而打开了一个工作通道。在分开腰肌纤维的过程中应将扩张器向前、向后缓慢旋转。
- 自由节律和触发肌电图检查仅在确定运动神经结构时有用，对于识别感觉神经无效。
- 扩张器的使用可能会引发自由节律性的肌电反应，提示对运动神经结构产生了机械刺激。这是一个机械性接触的提示。
- 一些器械制造商可以提供定向刺激扩张器，可以利用触发肌电图确定运动神经结构的位置。在插入过程中旋转扩张器，并使用直流/交流电刺激。随后根据牵引器引发的肌电反应可以帮助辨认运动神经。按由小至大的尺寸依次插入定向刺激扩张器，直到最后使用撑开器。

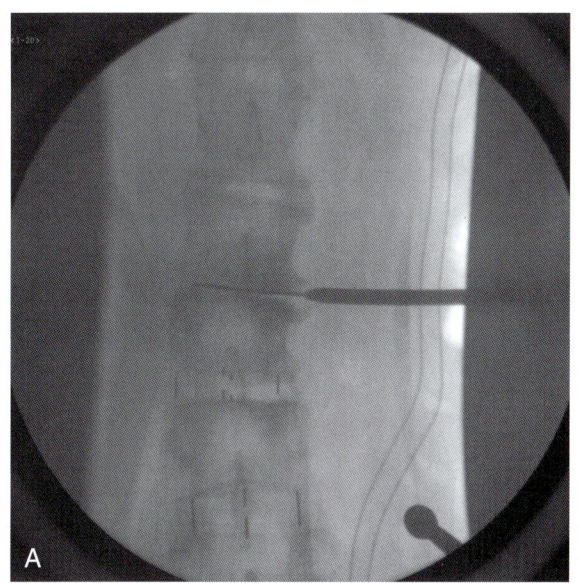
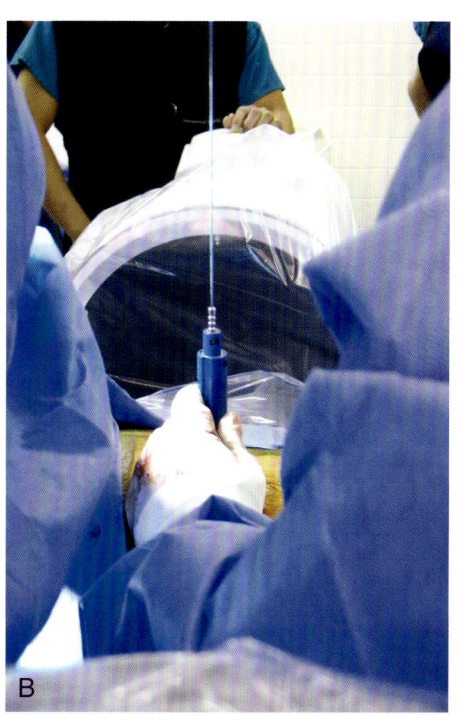

图34-4 A、B

- 这时，撑开器的深部出现了一个小的手术视野。一些外科医生喜欢通过该视野进行手术，而有些医生更愿意扩大撑开器以获得更大的手术视野。
- 在未到达椎体前，可以慢慢推进撑开器，在其分离走行于腰肌中时可以辨认神经结构。
- 使用圆头探子直接进行刺激，有利于识别在纤维环和撑开器之间受压的运动神经。
- 应该将所有可疑的神经结构推至术野外。
- 在使用固定针或垫片固定撑开器前，应先清理手术区域。然后用固定针将牵引器牢固地固定于椎体上。
- 再使用铰接臂将撑开器装置固定于手术床上（图34-5）。

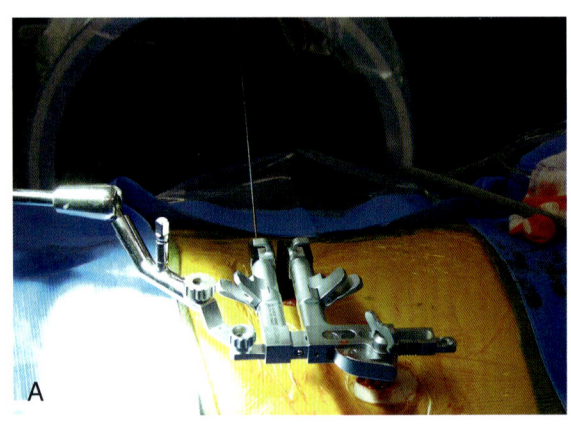
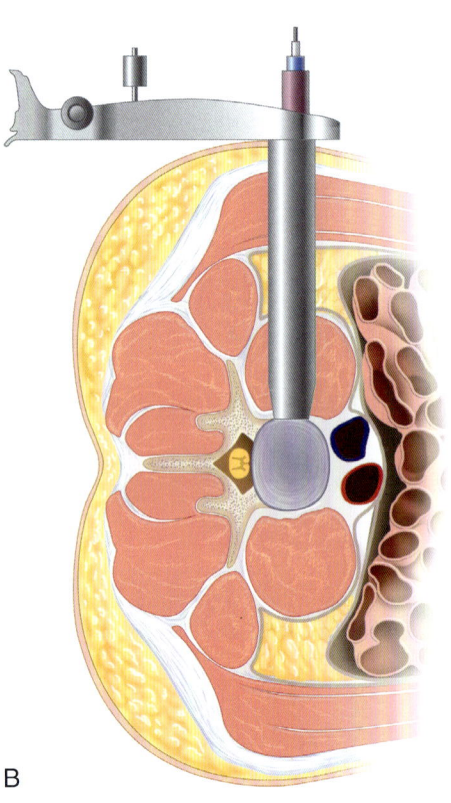

图34-5 A、B

步骤 4

- 在正位（AP）透视下行椎间盘完全切除术。用15号刀片切除椎间盘。注意不要破坏前纵韧带。在椎间盘切除术前应仔细辨认前纵韧带。
- 随后，用锤子将小号 Cobb 骨膜剥离器打入椎间隙，使用前后位透视图像确认其刚超过椎间隙。图 34-6 是一个正位透视图像，显示小号 Cobb 骨膜剥离器正穿过椎间隙。注意此时导丝仍然存在，当骨膜剥离器完全进入椎间隙后才移除导丝。同时还要注意固定牵引器的定位针，在此例患者中，牵引器被固定在下位椎体上。

步骤4要点

- 注意避免破坏前纵韧带。在椎间盘切除术前应仔细辨认前纵韧带。
- 反复使用透视仪，以确保器械不会损伤腹部。

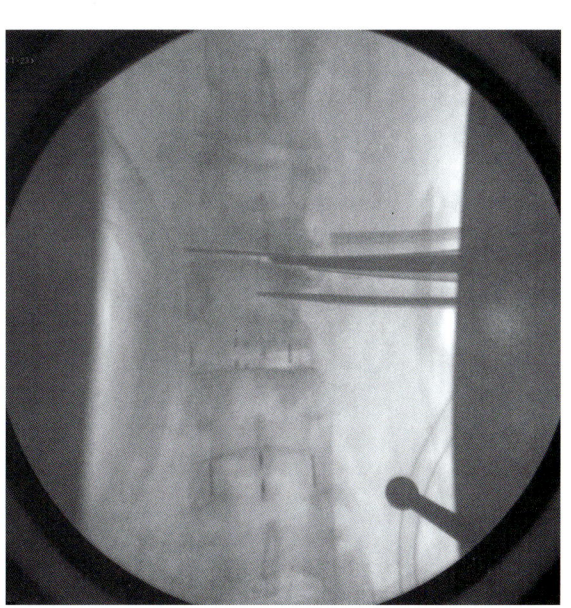

图34-6

- 旋转骨膜剥离器切除对侧纤维环。将小号骨膜剥离器推进至对侧纤维环（图34-7A），将其旋转以切除纤维环（图34-7B）。这一步是矫正畸形的关键。随后，使用较大的骨膜剥离器并用相同的方法，进一步切除椎间盘。
- 减压对侧纤维环时应注意避免损伤对侧的神经和血管结构。
- 使用不同型号的刮匙（图34-8A）、锉（图34-8B）、子宫刮匙和耙彻底切除椎间盘并准备终板。这项操作也应该在侧位透视引导下进行。

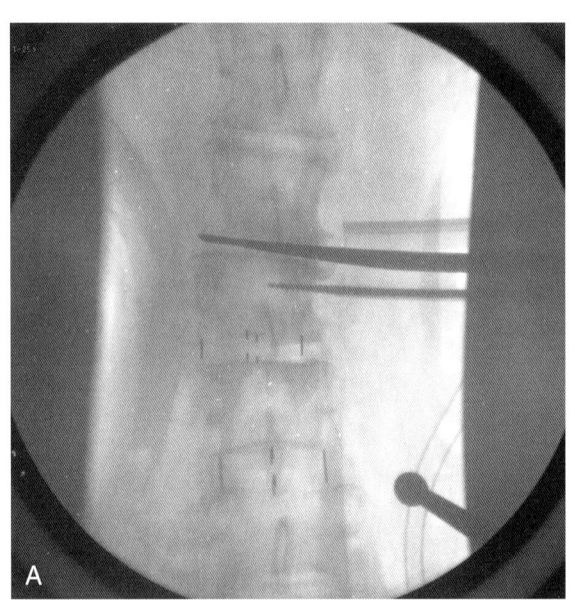 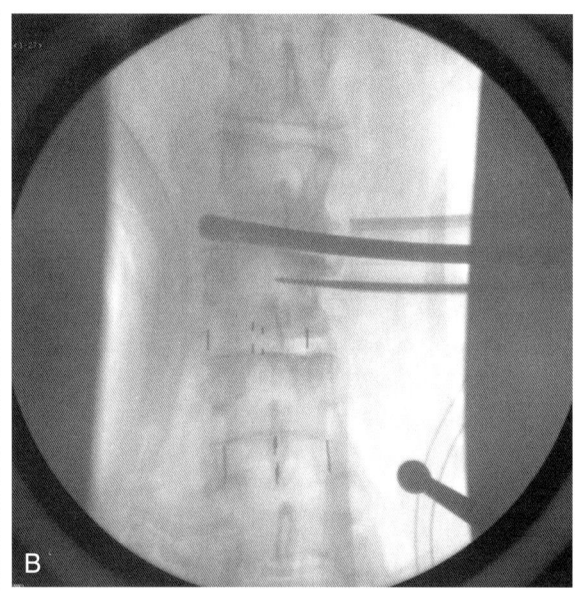

图34-7 A、B

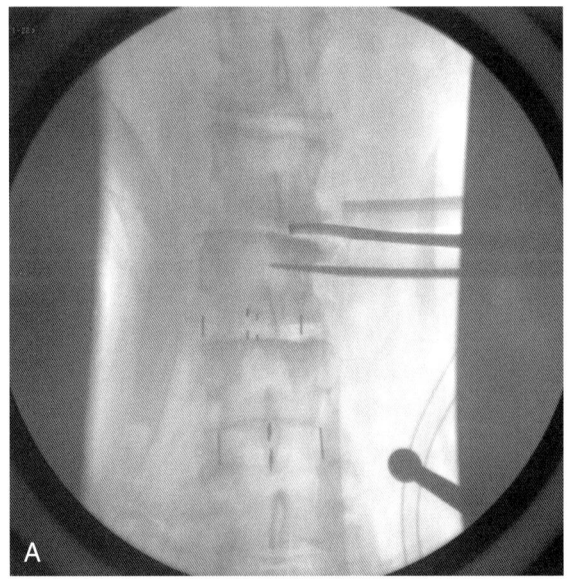 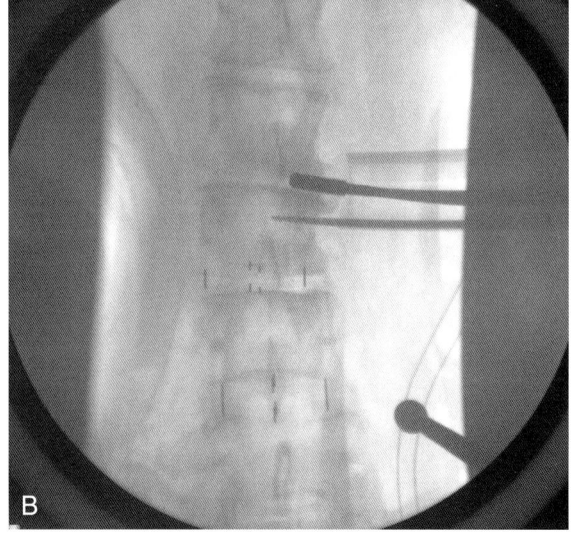

图34-8 A、B

步骤 5

- 依次将多个试模植入椎间隙，在前后位透视下进行检测并确认位置。
- 每次植入试模后，都可以移除更多的椎间盘组织。
- 最终试模应紧贴上、下终板（图 34-9）。
- 冲洗椎间隙，用脱钙骨基质和重组人骨形态发生蛋白-2/可吸收胶原海绵（RhBMP2/ACS）填满聚醚醚酮（PEEK）间隔器，并将其打入椎间隙。

步骤 5 要点

- 如果在插入的过程中试模弹出，通常提示椎间盘切除不够完全。如果试模不能顺利进入椎间隙，应该将其移出，可能还需要进一步切除椎间盘组织。
- 对于 RhBMP2/ACS，作者使用的剂量为每个聚醚醚酮（PEEK）笼 2～4mg。
- 有人还将脱钙骨基质填充于椎间隙中，然后再移除撑开器。
- 对于胸腔受累并进行荷包缝合的患者，作者从未使用过留置胸管。术后 X 线片显示 <10% 患者发生气胸，可以保守观察。

步骤 5 提示

- 应特别注意保护好前纵韧带。在任何时候，如果试模突然掉出，最有可能的就是前纵韧带损伤。
- 如果前纵韧带受到了损伤，可以通过将试模和间隔器位置向后移位进行补救。然而，这种情况下更要注意的是，前纵韧带损伤会增加血管和内脏受损的危险，应尽可能避免。

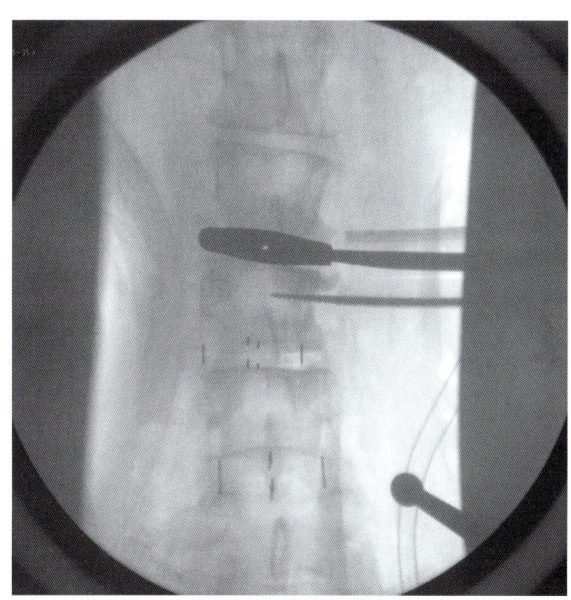

图 34-9

- 正位（图34-10A）和侧位（图34-10B）透视图像显示了去除植入柄之前撑开器的位置。图34-10C是假体实际位置的透视图像。
- 移除牵引器，显露腹膜后内容物，并确认没有明显出血。另外，还应该确认脱钙骨基质未漏入腹膜后间隙。
- 对于胸腔受到累及的患者，应通过和胸腔相同的切口置入一个红色的橡胶引流管。严密缝合胸腔切口。
  - 对于引流管穿出的切口，应在引流管周围进行荷包缝合。
  - 要求麻醉师使患者做Valsala动作。
  - 与此同时，将引流管连接到负压吸引器上，并在拔出引流管的同时关闭荷包缝合。

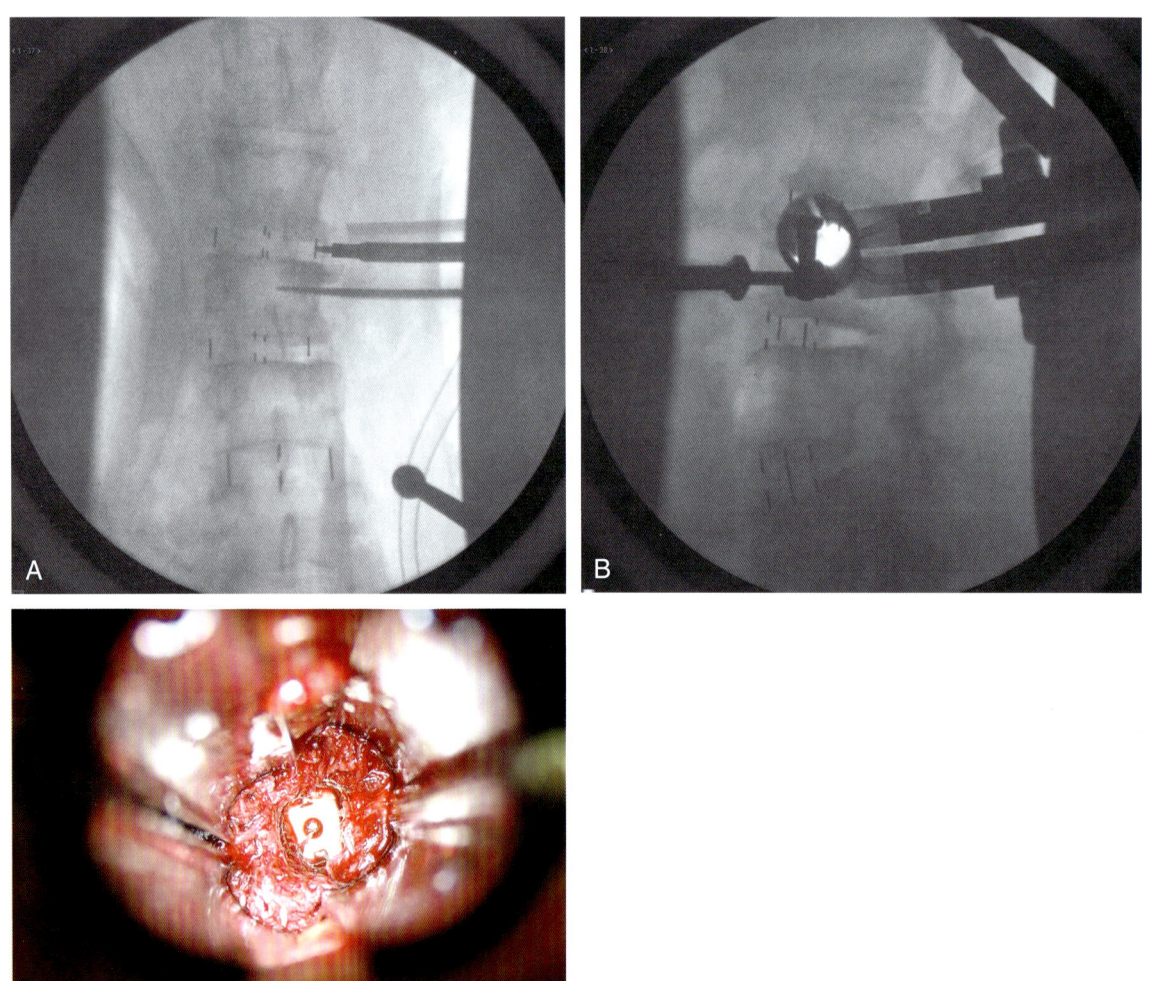

图34-10 A~C

术后提示
• 常见的并发症，如大腿皮肤感觉异常、髋部屈肌和股四头肌无力，通常与支配这些肌肉的神经结构密切相关。 • 手术可能会造成腹膜后结构，如输尿管、肾、肠道和血管损伤，尽管这些损伤的发生率可能比传统的腹部入路低得多。 • 如果在采用此手术入路的手术过程中出现大量出血，应尽快转换为开腹手术和（或）开胸手术。

术后护理和预后

- 通常情况下，作者会一期或者二期进行后方内固定手术。
- 这种方式不能矫正旋转畸形；可以通过使用椎弓根螺钉装置矫正旋转畸形。
- 术后，大部分患者会出现大腿感觉迟钝的表现。这些症状往往会随时间而改善，最后都能康复。
- 个别患者可能会有短暂的腰肌和股四头肌无力。为了尽量减少这种风险，应避免在椎体后使用刀片，尤其是在 L4-5 节段。此外，应尽量避免肌肉扩张和置入撑开器的时候出现神经激惹。
- 偶有几次，作者在手术区域发现有神经走行，遂选用其他入路进行椎体融合。

循证文献

Anand N, Baron EM, Thaiyananthan G, Khalsa K, Goldstein TB. Minimally invasive multilevel percutaneous correction and fusion for adult lumbar degenerative scoliosis: a technique and feasibility study. J Spinal Disord Tech 2008;21:459-67.

这是一篇回顾经腰肌入路手术的文章，该脊柱微创手术（MISS）用于畸形矫正和融合。包括 12 例经验报道。平均手术时间前路手术为 4.01 小时 [标准差（SD）1.88]，而后路手术为 3.99 小时（SD 1.19）。平均 Cobb 角术前为 18.93°（SD 10.48），术后是 6.19°（SD 7.20）。

Anand N, Rosemann R, Khalsa B, Baron EM. Mid-term to long-term clinical and functional outcomes of minimally invasive correction and fusion for adults with scoliosis. Neurosurg Focus 2010;28:E6.

本文对 28 例接受了经腰肌腰椎椎间融合术作为微创畸形矫正方法的患者，进行了平均 22 个月的随访。平均 Cobb 角为 22°（范围 15°～62°），而术后平均 Cobb 角为 7°（范围 0～22°）。发生的主要并发症有：2 例股四头肌麻痹，6 个月内康复；1 例持续肾血肿和 1 例不相关的小脑出血。作者的结论是：成人脊柱侧凸的微创手术，在中期至长期的预后中类似于传统手术方法。在手术时间与传统开放手术相近的情况下，微创畸形矫正在失血和复发率上都有了显著下降。

Davis TT, Bae HW, Mok MJ, Rasouli A, Delamarter RB. Lumbar Plexus Anatomy within the Psoas Muscle: Implications for the transpsoas Lateral Approach to the L4-5 Disc. J Bone Joint Surg Am. 2011 Aug 17;93(16):1482-7.

本文综述了 18 例尸体标本腰大肌中腰丛的神经结构。

Ozgur BM, Aryan HE, Pimenta L, Taylor WR. Extreme Lateral Interbody Fusion (XLIF): a novel surgical technique for anterior lumbar interbody fusion. Spine J 2006;6:435-43.

这是关于经腰肌入路的原创技术文章。作者在第一批 13 例患者中未观察到并发症。结论是，使用该方法可经前路进入椎间隙，并且可以避免发生前路经腹入路手术的并发症。

Wang MY, Mummaneni PV. Minimally invasive surgery for thoracolumbar spinal deformity: initial clinical experience with clinical and radiographic outcomes. Neurosurg Focus 2010;28:E9.

通过评估临床和影像学结果，作者对 23 例接受微创手术的成年胸腰椎畸形患者进行了回顾性研究。所有患者均行侧方椎间融合，如果需要对腰骶交界区域进行融合的话，再进行后路经皮螺钉内固定及经椎间孔腰椎椎体间融合。平均随访时间为 13.4 个月。有 2 例患者因并发症重返手术室，1 例患者发生脑脊液漏，另外 1 例患者出现了内植物松动。30.4% 的患者出现大腿麻木、感觉迟钝、疼痛或无力，并且其中 1 位患者的这些症状一直没有消失。

35

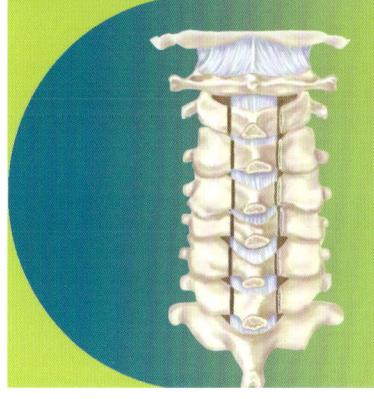

腰椎间盘置换术

Michael F. Duffy, Jack E. Zigler

适应证提示

- 全身范围活动性感染或者手术区域局部感染
- 经双能 X 线吸收测量法检测后骨密度指数低于 –1.0 的骨质疏松症患者
- 腰椎管狭窄
- 对金属内植物（钴、铬、钼、聚乙烯、钛）过敏或敏感者
- 椎间盘突出引起的孤立的神经根受压迫症状

适应证

- 适用于有神经症状的单节段腰椎间盘变性（L3-S1），患者骨骼发育已成熟，在病变节段没有严重的腰椎滑脱（不超过 1 度滑脱），并且经过保守治疗至少 6 周后症状没有好转。

术前检查

- 图 35-1A 和 B 为腰椎侧位过伸过屈片，提示 L5-S1 椎间盘高度变窄以及变性，腰椎不稳。

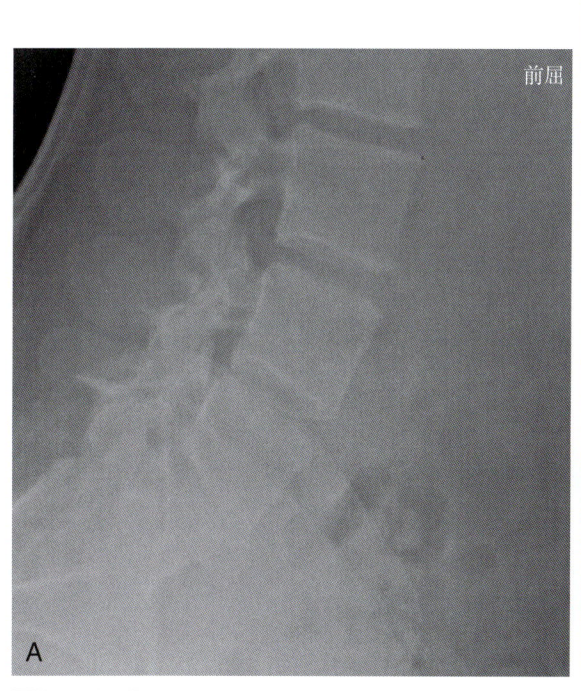
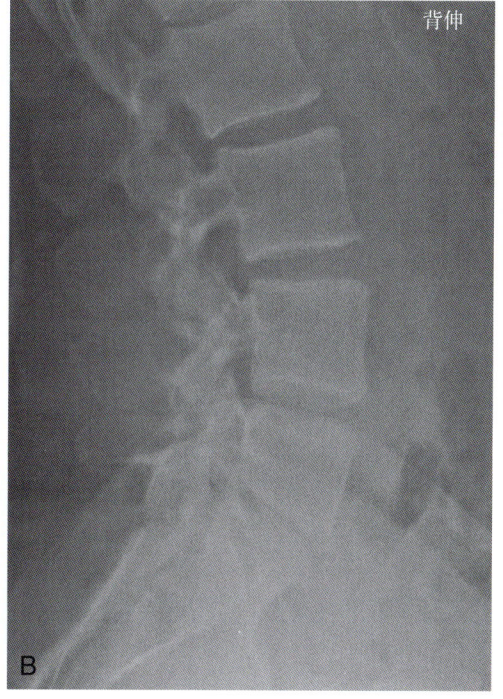

图35-1 A、B

- 峡部缺损
- 病椎终板内外径小于 34.5mm，前后径小于 27mm
- 相应节段椎体因曾经或现在的创伤导致椎体结构受损，椎体强度降低
- 脊柱滑脱超过 1 度
- 脊柱侧凸（腰弯大于 11°）
- 前入路的绝对禁忌证是主动脉钙化及广泛的腹壁重建
- 前入路的相对禁忌证是高龄、肥胖症、有腹腔及腹膜后手术史、严重的盆腔炎病史、前入路脊柱手术史

适应证争议

- 有些学者认为使用椎间盘造影术来诊断椎间盘突出症是有争议的。
- 椎间关节成形术中椎间盘高度丢失的上限尚不明确。

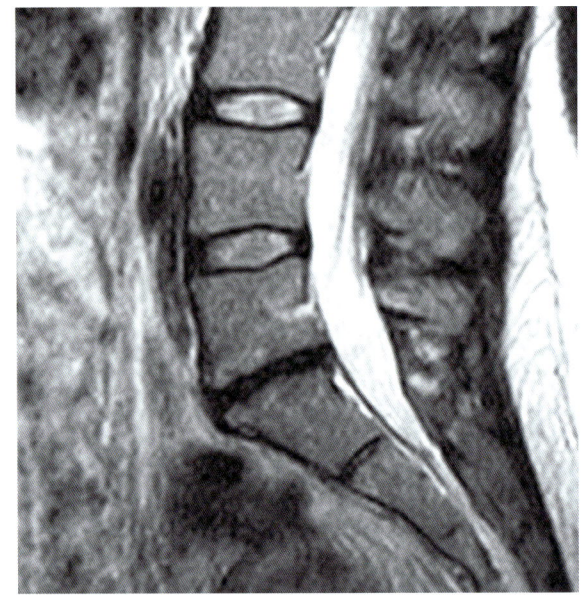

图35-2

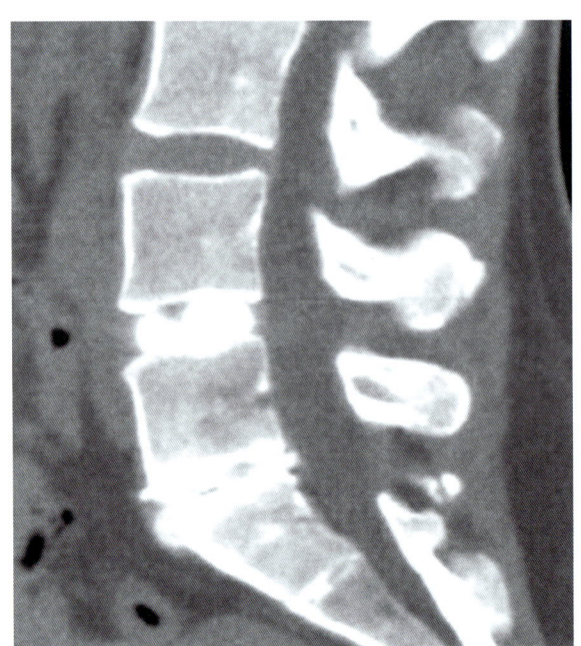

图35-3

其他治疗方案

- 使用药物、理疗和注射疗法持续保守治疗
- 对受累节段使用各种方式进行融合
- 对相关节段进行人工椎间盘置换

- 矢状面 T2 增强的 MRI 证实椎间盘变性（图 35-2）。
- 使用轴位 MRI 评估严重椎间关节退行性变等椎间盘置换的禁忌证。
- 术前使用双能 X 线吸收测量法检测骨密度是否足够高（T- 评分大于 −1.0）。
- 图 35-3 CT 显示 L5-S1 椎间盘形态学发生变化；患者诉说是 10/10 一致性疼痛。L4-5 节段椎间盘形态正常，感觉稍有不适。

外科解剖

- 前路显露 L5-S1，椎间盘在左、右髂静脉之间（图 35-4）。
- 对于 L3-4 和 L4-5 节段的手术，应该将血管从脊柱前方剥离并向右侧牵开以暴露脊柱（图 35-5）。

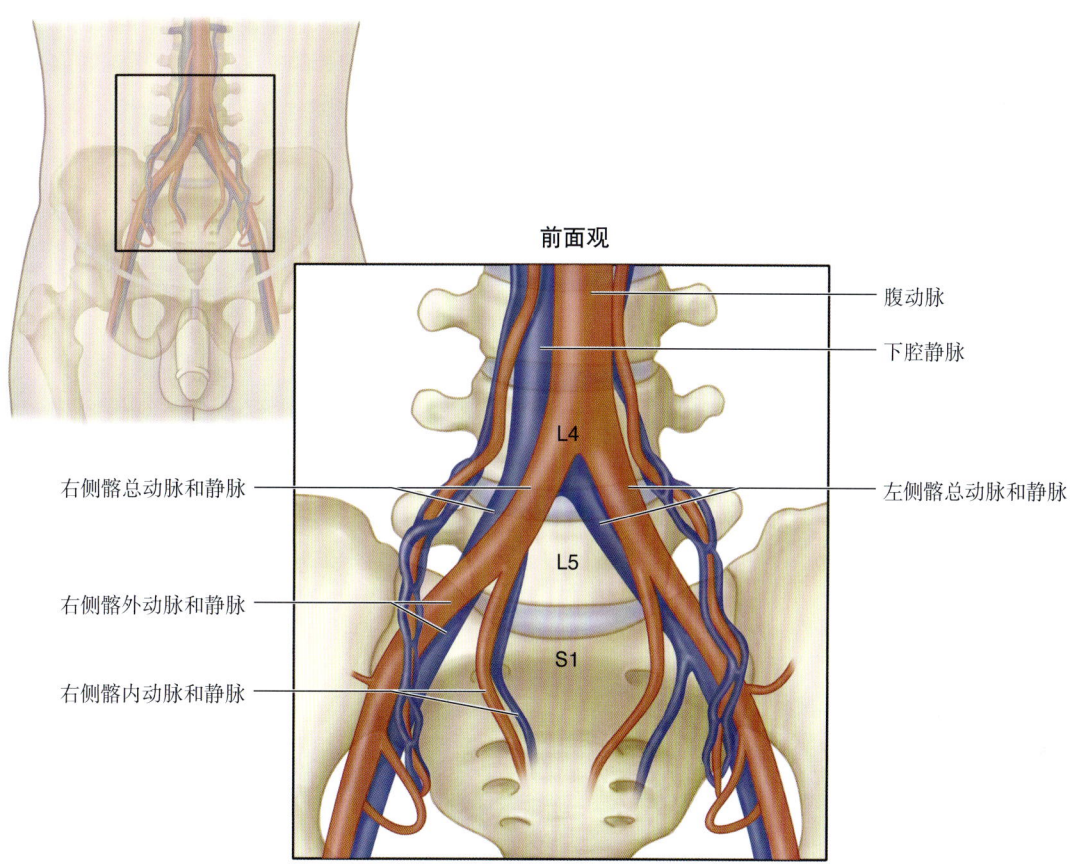

图35-4

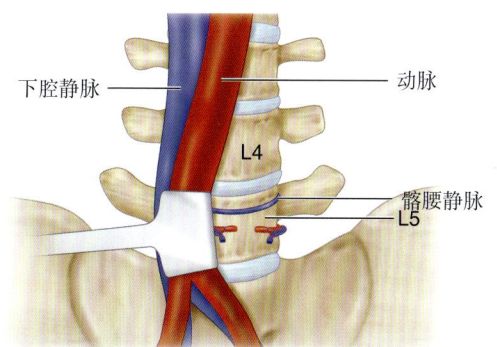

图35-5 *(Reproduced with permission from Martinez JL, Wang MY. Anterior lumbar interbody fusion. In: Jandial RJ, McCormick PC, Black PM, editors. Core Techniques in Operative Neurosurgery. Philadelphia: Elsevier-Saunders; 2011; Figure 72-5.)*

体位要点

- 使手术节段位于手术台的"腰桥"处可以术中拉伸腰椎，以便进入椎间隙。
- 保持骨盆与地面平行将有助于正确地放置内植物。

体位提示

- 不要在骨盆下面放置衬垫或枕头。
- 选择截石位（欧洲应用较广泛，美国应用较少）。

入路/显露要点

- 术中使用透视机来显示椎间盘的角度和节段以便设计切口，尤其是在做水平切口时。
- 对于体格较大的患者，最好行垂直切口。
- 避免损伤腹直肌肌腹下的腹壁下血管。
- 确定输尿管后尽量和腹膜囊一起进行牵拉，一定不能单独对输尿管进行剥离。
- 对 L5-S1 节段进行显露时，需要辨认骶中动脉并将其结扎。
- 对 L3-4 和 L4-5 节段进行显露时，需要辨认节段血管并将其结扎。
- L4-5 节段的腰升静脉可能限制血管活动性，必要时需将其结扎。

入路/显露提示

- 水平切口位置不恰当会对后续的手术操作造成影响。

入路/显露设备

- 可以使用手持牵开器或者腹部自动牵开器。

入路/显露争议

- 推荐请血管外科或相关科室的医生协助显露。
- 腹膜后入路造成男性逆行射精的发病概率比经腹膜腔入路低 10 倍。

体位

- 患者仰卧于常规手术床，将胳膊肘部垫好，固定患者胸部以免滑动。

入路/显露

- 采用横向或水平切口从前路显露腰椎。
- 切开腹直肌筋膜，确认腹直肌中线。
- 沿腹直肌内侧缘进行腹膜后分离，并向外侧及后侧分离到腹肌部位。尽管可能性较小，该步骤有可能损伤到支配腹直肌的神经。
- 沿左侧腹壁与腹膜之间的间隙在腹内容物表面进行钝性分离，然后向后分离至腰大肌（图35-6）。
- 钝性剥离整个腹膜囊（包括输尿管）并用牵开器向中线方向牵开。
- 将螺钉或弯针插入椎间隙并在透视下确定手术节段及椎间盘中线（拔去标志物前用电刀在椎体前缘灼烧以做标记）。

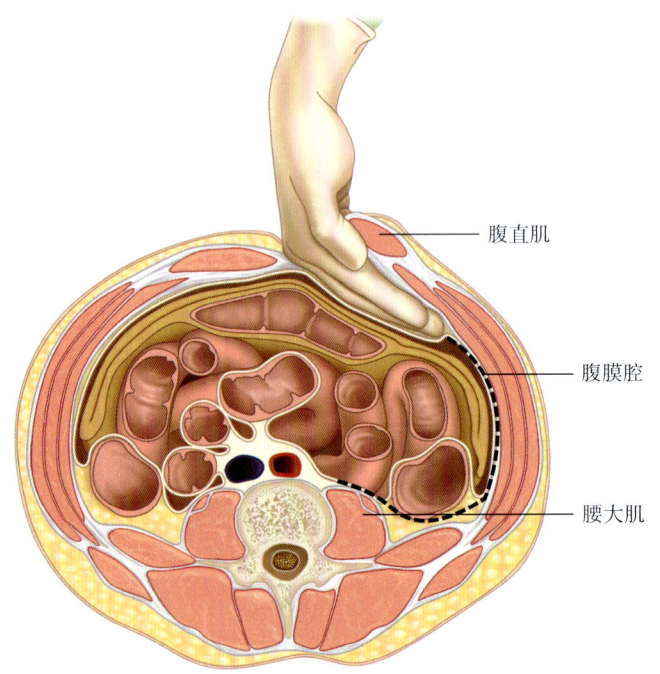

图35-6

手术步骤

步骤1：切除椎间盘
- 完整地切除椎间盘（仅保留外侧的纤维环及后纵韧带），去除上下椎体软骨终板（图35-7）。

步骤2：撑开椎间隙
- 用小弯刮匙深入椎体后缘对后纵韧带进行松解（图35-8）。
- 用特制的撑开器和拨片插入椎间隙帮助撑开椎间隙（图35-9）。

步骤1要点
- 彻底切除椎间盘后角对于内植物的成功移植非常重要。
- 标记出椎间盘的中线位置，以便对称性地切除椎间盘。

步骤1提示
- 切除椎间盘时应避免损伤骨性终板。

步骤2要点
- 充分恢复椎间隙的高度十分重要，不仅可以增加原有节段的活动度，还可以避免因周围软组织张力太大导致人工椎间盘脱出。

步骤2提示
- 使用椎间隙撑开器时，需将撑开器置于椎间隙后方边缘的皮质骨上，否则会导致终板骨折。
- 在透视下使用刮匙松解后纵韧带，以降低手术风险。

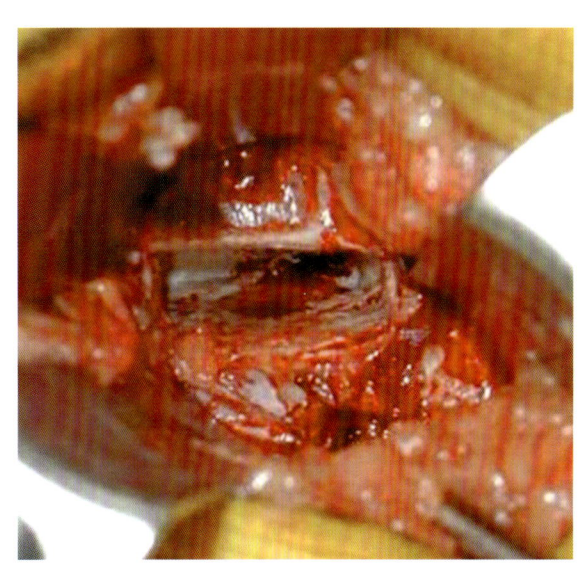

图35-7

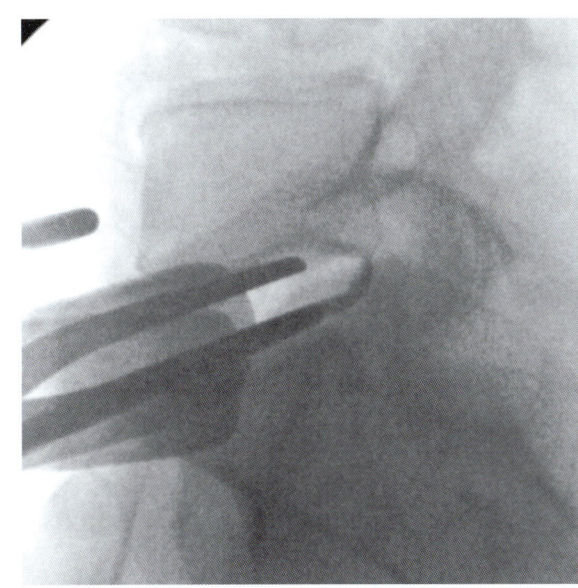

图35-8

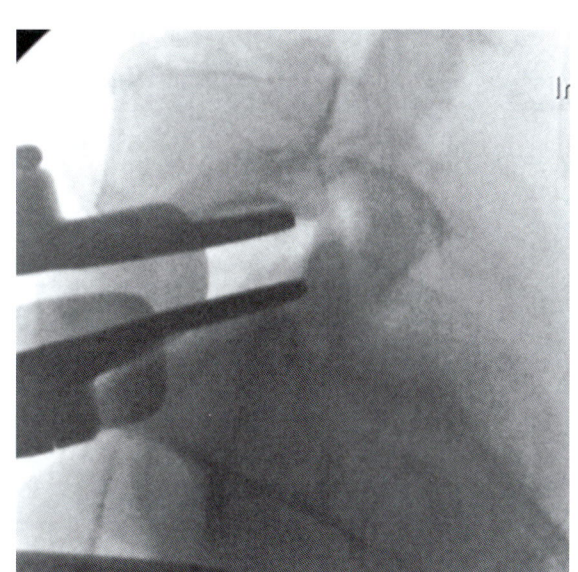

图35-9

步骤3要点

- 准备假体的同时应了解其可用的各种尺寸。
- 如果试模不在中央，可能需要进一步切除椎间盘及部分纤维环来"平衡"椎间隙，以使试模居中。

步骤3提示

- 试模位置不正确可能导致假体安放不当，最终导致手术失败。

步骤3：插入试模

- 基于中线标记，在侧位透视帮助下将大小合适的试模放入椎间隙并通过正侧位透视进行检查（图35-10）。
- 从10mm的试模开始，然后根据阻力感及侧位透视图像上椎间盘高度的恢复来逐步调整试模的大小。

步骤4：龙骨的准备

- 对于带有龙骨突起的人工椎间盘假体来讲，应该在侧位透视下修整龙骨。

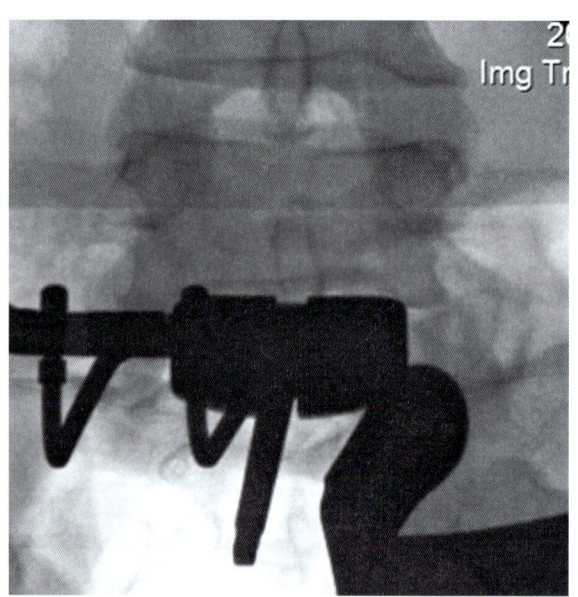

图35-10

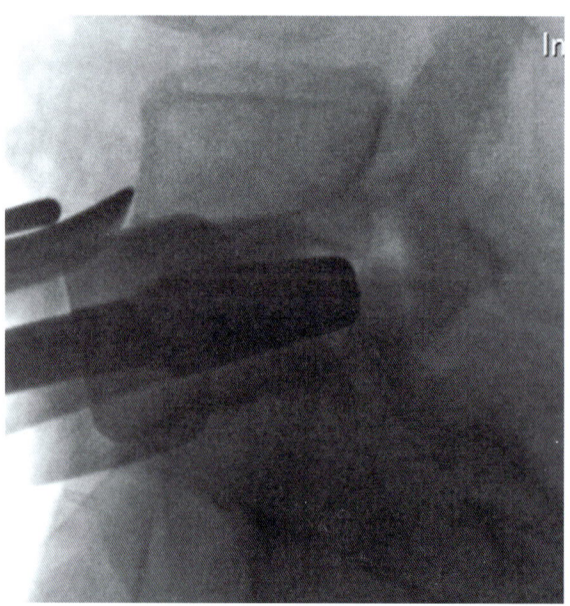

图35-11

步骤5：植入假体
- 将人工椎间盘尽量插入椎间隙后方（图35-12）。
- 应多次行侧位透视以检查人工椎间盘植入的角度和深度。
- 最后需要进行正位透视检查以确定假体位于正中央（图35-13）。

术后护理及预后
- 患者应该住院观察。
- 刚开始采用流质软食，根据患者病情逐步调整饮食。
- 手术当天就可以下床活动。
- 伤口愈合以前需佩戴腰围。

步骤5要点
- 插入前再次检查植入器上器械的型号尺寸。
- 如果术中器械难以置入，可以通过调节手术床伸展腰椎（但是在最终植入假体之前需要将腰椎恢复至中立位）。

步骤5提示
- 对于没有龙骨的假体，如果试模在椎间隙内放置得不够靠后，那么也无法将假体安放在正确的位置上。

术后提示
- 伤口愈合后即可开始物理治疗，6周内腰部避免伸屈活动。
- 3个月后可不佩戴腰围进行活动，并可以进行低强度运动（比如高尔夫、网球、滑冰、篮球）。

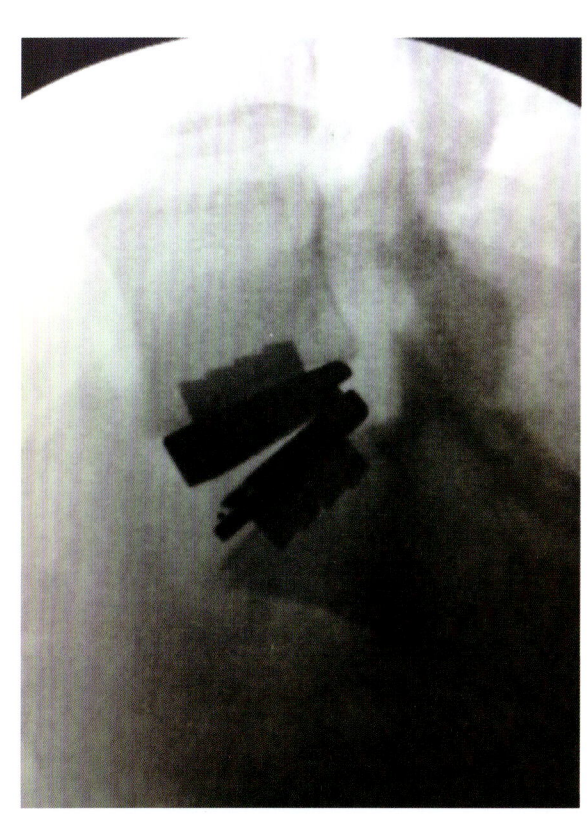

图35-12

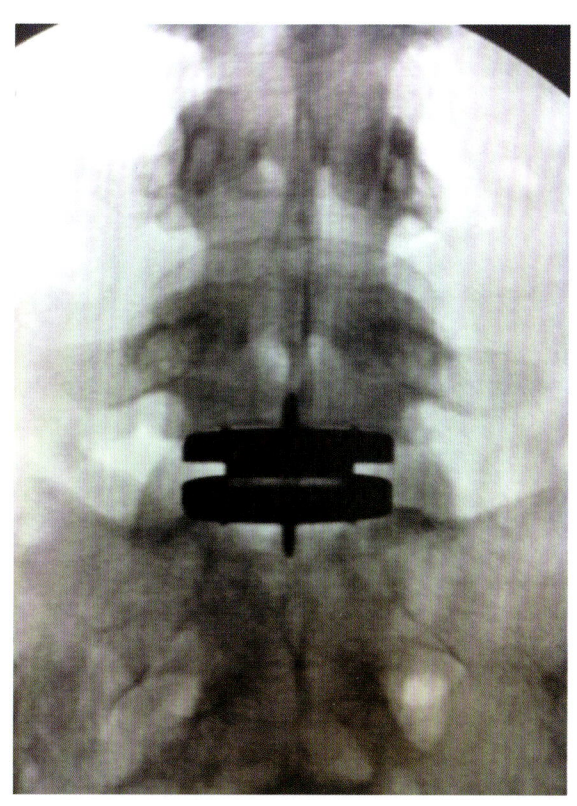

图35-13

循证文献

Bertagnoli R, Yue JJ, Shah RV, et al. The treatment of disabling single-level lumbar diskogenic low back pain with total disc arthroplasty utilizing the ProDisc prosthesis: a prospective study with 2-year minimum follow-up. Spine 2005;30:2230-6.

作者在这个前瞻性研究中，对118例因腰椎间盘突出症引起下腰痛而行椎间盘置换手术的患者进行了2年随访。对L3-S1单节段椎间盘置换术后患者在3、6、12和24个月时进行随访后，结果显示，3~24个月之间的VAS评分、腰痛ODI评分和患者满意度均有明显提高并具有统计学意义。手术节段的椎间隙高度由4mm增加到13mm，活动度由3°增加至7°，这些结果均有统计学意义。通过2年的随访，作者认为腰椎间盘置换术能成功替代腰椎椎体融合术。尽管这是一个前瞻性的病例分析，但它阐述了使用腰椎间盘置换术治疗腰椎间盘突出症引起的下腰痛是可行的。

Blumenthal S, McAfee PC, Guyer RD, et al. A prospective, randomized, multicenter Food and Drug Administration Investigational Device Exemptions study of lumbar total disc replacement with the CHARITE Artificial Disc versus lumbar fusion: part I: evaluation of clinical outcomes. Spine 2005;30:1565-75.

该研究对304名患者随机分组进行L4-S1单节段人工椎间盘置换术（TDR）和前路腰椎椎体融合术，并对两种手术方式进行了对比。两组患者术后症状都有显著改善。TDR组的患者术后6周至24个月内仅出现较轻的不适症状。在2年随访期间内，相对于融合组，TDR组患者对治疗效果的满意度更高（$P<0.05$）。两组并发症发生率大致相同。TDR组患者住院时间较融合组显著缩短。TDR组患者再次手术的比例也较融合组低（5.4% vs 9.1%）。

Brau SA, Delamarter RB, Schiffman ML, et al. Vascular injury during anterior lumbar surgery. Spine J 2004;4:409-12.

作者对连续1315位腰椎前路手术病例进行了回顾性队列研究。文章报道，血管方面并发症发病率仅为1.9%。其中6名患者出现了左髂动脉栓塞，19名患者出现大静脉的损伤。该研究表明腰椎前路手术安全性较高。尽管如此，我们在术中牵动血管时仍应特别小心，以避免出现严重的并发症。

David T. Long-term results of one-level lumbar arthroplasty: minimum 10-year follow-up of the CHARITE Artificial Disc in 106 patients. Spine 2007;32:661-6.

这是一篇关于对人工椎间盘置换患者进行长期随访研究的文章。经过平均13.2年的随访，约80%的Charité人工椎间盘置换术后的患者获得了很好或较好的临床效果。90%的椎间盘假体仍保有活动度。7.5%的患者需要二次融合手术，2.8%的患者出现了邻近节段的椎间盘退化。90%的患者术后重返工作岗位。并发症发生率为4.6%，2.8%的患者假体出现下沉，仅有不足2%的患者出现假体半脱位。

Guyer RD, McAfee PC, Banco RJ, et al. Prospective, randomized, multicenter Food and Drug Administration Investigational Device Exemption study of lumbar total disc replacement with the CHARITE Artificial Disc versus lumbar fusion: five-year follow-up. Spine J 2009;9:374-86.

作者经历5年随访，完成了这篇关于腰椎间盘置换术和腰椎椎体融合术的对比研究。作者对随机挑选的133例患者进行了5年术后随访，发现全部患者腰椎症状均得到改善：ODI评分较术前至少提高15分、植入假体无异常、无严重并发症，并且神经功能也得到改善；TDR组手术成功率为57.8%，而融合组为51.2%；两组ODI、VAS及SF-36健康调查分数无明显差异；TDR组的患者满意度为78%，融合组为72%；TDR组患者术后就业率更高，融合组中存在长期功能障碍者则高出TDR组约3倍（$P=0.441$）；融合组术后需要对其他节段进行手术治疗的比例更高；作者对两组影像学结果进行了2年的随访，其结果类似。（见Blumenthal等，2005）

Guyer RD, Tromanhauser SG, Regan JJ. An economic model of one-level lumbar arthroplasty versus fusion. Spine J 2007;7:558-62.

作者通过使用一个成本最小化模型，对 TDR 与其他三种脊柱融合术的花费进行对比，另外三种手术方式包括了前路腰椎椎间融合术（ALIF）+髂骨移植（ICBG）、ALIF+INFUSE 骨移植和 LT-笼、经后路椎体间融合术（IPLIF）+髂骨移植（ICBG）。院方比较的是住院期间的直接医疗费用，而患者比较的是住院期间的直接医疗费用以及术后 2 年间产生的费用。相比较 TDR 术，ALIF+ICBG 术式的院方成本要高出 12%，ALIF+INFUSE 术式及 IPLIF+ICBG 术式更高出 36.5%；对于患者而言，ALIF+ICBG 术式的花费比 TDR 低 4.4%，然而 ALIF+INFUSE 和 IPLIF+ICBG 的花费比 TDR 则分别高出 16.1% 和 27.1%。该研究表明单节段 TDR 手术的总体花费（对于患者和医院）低于融合手术。

Lemaire JP, Carrier H, Sariali el-H, et al. Clinical and radiological outcomes with the Charité Artificial Disc: a 10-year minimum follow-up. J Spinal Disord Tech 2005;18:353-9.

这是一个超过 10 年的长期随访研究：总数为 107 例接受腰椎间盘置换术的患者，54 例单节段手术和 45 例两节段手术以及 1 例三节段手术患者，62% 的患者疗效非常好，28% 的患者疗效良好，10% 的患者疗效欠佳。超过 90% 符合手术适应证的患者术后重返工作岗位。经测量，所有置换节段的活动度为 10.3°。未出现假体半脱位，未发生关节僵硬。因为术后临床疗效不佳，5 例患者再次接受腰椎后路融合手术，但是假体本身没有出现问题。

Zigler J, Delamarter R, Spivak JM, et al. Results of the prospective, randomized, multicenter Food and Drug Administration Investigational Device Exemption study of the ProDisc-L total disc replacement versus circumferential fusion for the treatment of 1-level degenerative disc disease. Spine 2007;32:1155-62.

这是另一个关于使用 TDR 术与环形脊柱融合术治疗 L3 至 S1 之间单节段腰椎间源性疼痛治疗效果的研究。该研究共包括 286 例患者，TDR 组患者未发生严重并发症。在 2 年的随访期间，77.2% 的 TDR 组以及 64.8% 的对照组患者 ODI 提高了至少 15%。对于总体的神经系统功能情况，TDR 组优于对照组。2 年后，TDR 组 VAS 评分较对照组有明显提高（P=0.015）。影像学检查显示 TDR 组患者的病椎平均活动度为 7.7°，其中 90% 的患者病椎活动度已恢复至正常值。作者认为，TDR 术的疗效不仅不逊于融合术，在某些临床参数上还要优于融合术。

36

椎体后凸成形术

Issada Thongtrangan, Isador H. Lieberman

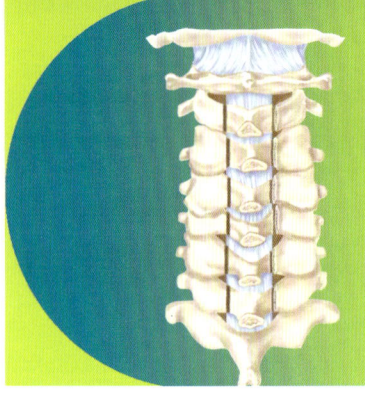

适应证提示

- 局部活动性骨髓炎
- 系统性疾病
- 凝血功能障碍
- 心肺系统疾病
- 脊柱爆裂性骨折
- 椎体后缘皮质骨不完整
- 椎弓根骨折
- 合并有神经症状及体征
- 创伤引起的急性非骨质疏松性骨折
- 对造影剂过敏

适应证争议

- 介入治疗的时机（急性期或者6周后治疗）
- 骨填充材料的选择（使用聚甲基丙烯酸甲酯或者合成材料）
- 进行生物力学治疗或疼痛治疗

适应证

- 压缩性骨折引起的进行性加重性疼痛，不伴有神经症状
- 溶骨性椎体压缩性骨折（多发性骨髓瘤）
- 因转移性肿瘤（乳腺、肺、前列腺、胃肠道源性肿瘤）导致椎体塌陷、肿瘤坏死、放疗引起的疼痛
- 骨质疏松或溶骨塌陷引起的脊柱矢状面立线不良

术前检查

- 可疑骨折部位有触痛或叩击痛，进行常规神经检查
- X线平片，包括36英寸长度脊柱侧凸平片（正侧位）
- 磁共振检查（T1、T2加权像，STIR 序列，T1加权增强序列）；急性压缩性骨折在T1加权像上表现为低信号（图36-1A），在T2加权像上表现为高信号（图36-1B）

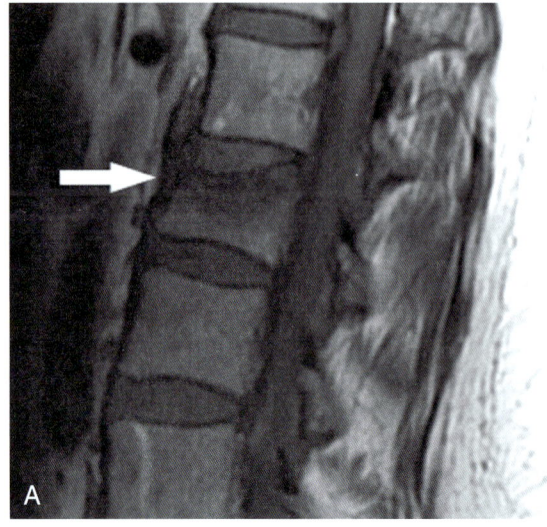 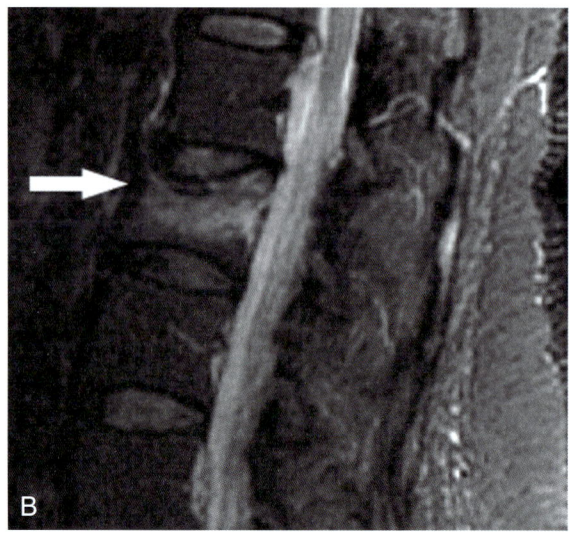

图36-1 A、B

其他治疗方案
• 卧床休息 • 支具 • 麻醉性镇痛药 • 椎体成形术 • 开放式外科手术

入路/显露要点
• 获得标准的正侧位透视图像。 • 反复进行正侧位透视以确定进针点及钉道位置。

- CT 扫描
- 骨扫描
- 白细胞计数、红细胞沉降率、C 反应蛋白、血小板计数、国际标准化比值、凝血酶原时间 / 活化部分凝血活酶时间

外科解剖

- 椎弓根为两头粗中间细的圆柱形，神经根在其内下方走行（图 36-2，椎弓根形态）
- 辨认椎弓根环（椎弓根腰部）以确定进针点。
- 明确棘突以估计椎体的旋转程度。
- 明确终板以设计前后及上下的钉道。
- 明确皮质边缘以避免损伤椎管的前缘、大血管及肺。

体位

- 使用全身或局部麻醉。
- 患者俯卧于 Jackson 手术床或其他有合适衬垫、可透射线的脊柱手术床上。
- 图 36-3 显示了双平面透视系统和手术室的摆设。

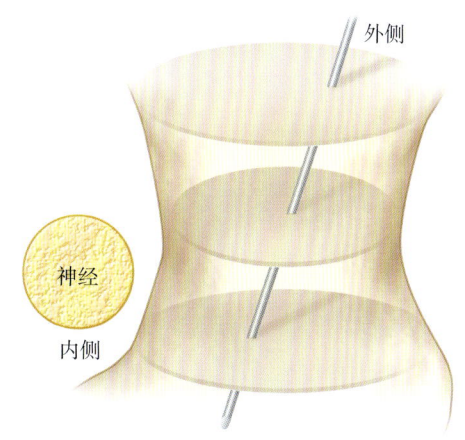

图36-2

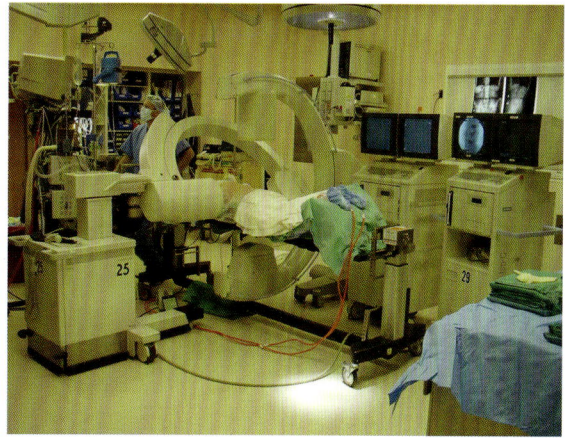

图36-3

第三部分 腰 椎

入路 / 显露提示

- 准确确认放射学标记
- 在正侧位透视图像上要确保上下椎体终板相平行
- 棘突到椎体两侧椎弓根的距离应相等。
- 侧位片上两侧椎弓根应重叠（图36-4 A 和 B，标准的正侧位透视图像）。

入路 / 显露设备

- 双平面透视系统
- 用 Jamshidi 针经皮通过椎弓根或椎弓根外到达椎体。

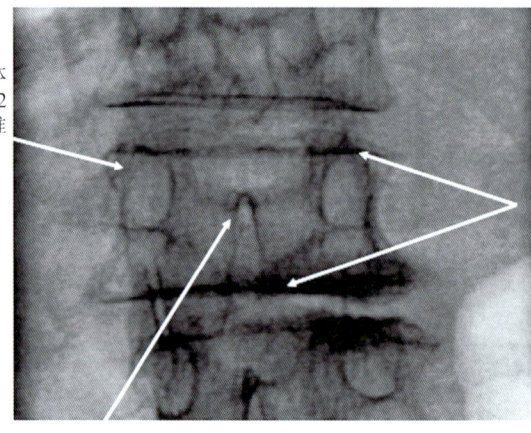

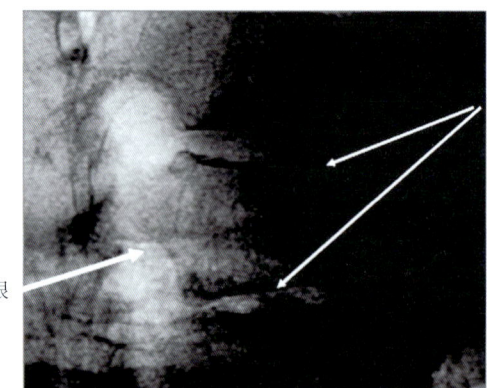

图36-4 A、B

步骤1提示

- 避免 Jamshidi 针太偏内或偏外，如果穿刺针将椎弓根内侧皮质破坏可能会损伤脊髓，如果椎弓根外侧的皮质被破坏可能会损伤肺部。
- 避免穿透椎体前皮质而损伤大血管。
- 术中应反复行正侧位透视，监测所有器械的推进情况。

步骤1器械/内植物

- 局部麻醉剂
- Jamshidi 针
- 骨科锤
- 导丝
- 钝头分离器
- 工作套管

手术步骤

步骤1

- 通过双平面透视图像确定进针点及皮肤切口。
- 局部麻醉后，在骨折椎体进针点处做 3mm 椎旁切口。
- 将 Jamshidi 针置于椎弓根进针点并感觉骨性标志物。
- 用锤轻敲使 Jamshidi 针穿过椎弓根。
- Jamshidi 针应该位于椎弓根与椎体的交界处。
- 拔出针芯，插入导丝。
- 继续插入导丝，直到导丝至椎体前皮质后侧。
- 拔出 Jamshidi 针。
- 经导丝将套管及钝头分离器推入椎体。
- 将工作套管穿出钝头分离器，直到固定于椎体后皮质的前方（图36-5）。
- 拔出钝头分离器。
- 用钻头或硬探针在椎体内建立一个通道以便放置球囊，此时可利用合适的环钻来获取椎体组织进行活检。
- 在对侧重复以上操作。

步骤1要点

- 做3mm旁正中切口时，应比最初估计的位置偏外一点，这样就更容易由外到内调整工具的角度以获得正确的钉道；而切口偏内会迫使工具向外调整。只有紧抵椎旁肌及筋膜才能获得正确的钉道。
- 反复进行双平面X线透视，以确保工具在椎弓根内。
- 正位透视下Jamshidi针在椎弓根正中央时，侧位透视下应在椎弓根与椎体交界处。穿刺针应成一定角度，避免损伤脊髓。当侧位片显示针到达椎体后缘时，则它在正位片上一定不会突破椎弓根的内侧壁（图36-6A：标准图像）。如果钉道太偏内侧，侧位片显示Jamshidi针仍在椎弓根内，但可能在正位片上Jamshidi针已经紧贴或穿破椎弓根内侧壁（图36-6B：太偏内侧）。同样道理，当钉道偏外时，会发生相反的问题（图36-6C：太偏外侧）。
- 经椎弓根入路时，导丝在侧位片上应指向下终板，在正位片上应位于正中央。从椎弓根外单侧入路时，导丝应超过中线。
- 经椎弓根入路时，正位片上导丝最终应在中线上。侧位片上导丝最终应超过椎体的80%。
- 正位透视下，椎弓根外入路的进针点应恰好在椎弓根影像的外侧。
- 椎弓根外入路的进针点在横突的顶点。Jamshidi针穿透横突后，在肋横突和肋椎关节之间穿过肋骨，在椎弓根底部的外侧进入椎体。
- 如果导丝前进困难，可转动或敲击导丝，也可用手摇钻钻头在椎体内钻开一通道。

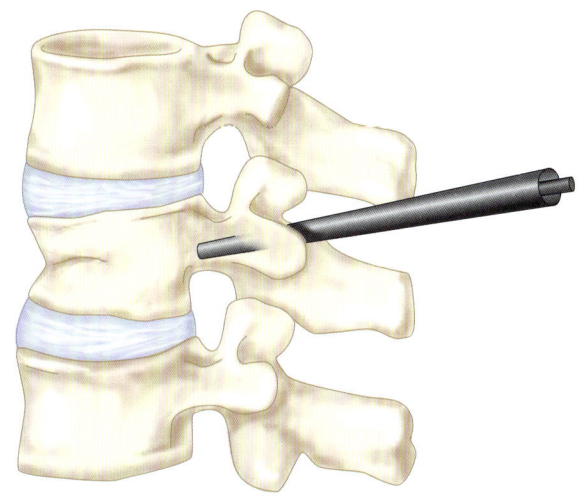

图36-5

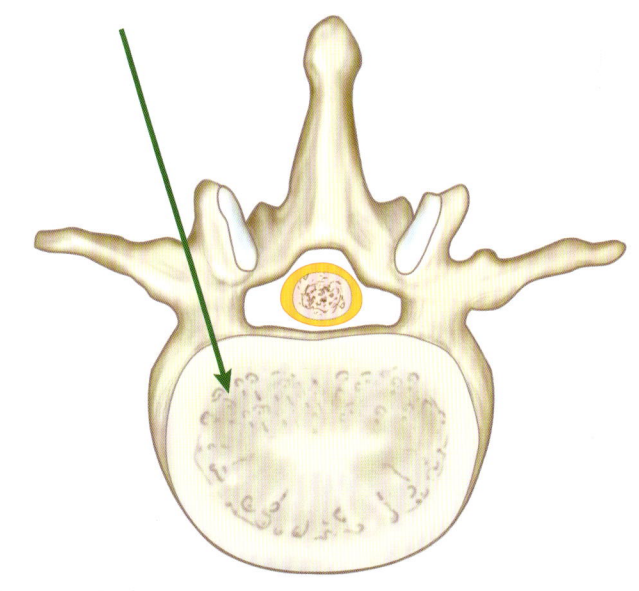

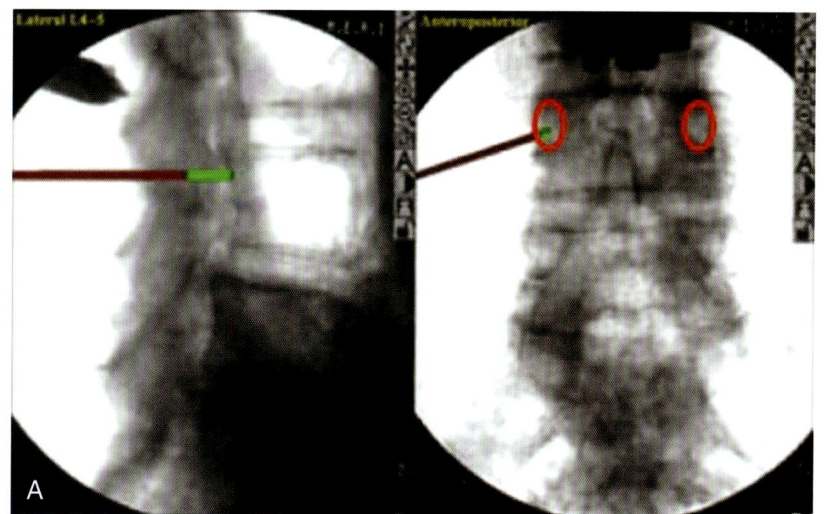

图36-6 A～C 续

340　第三部分　腰　椎

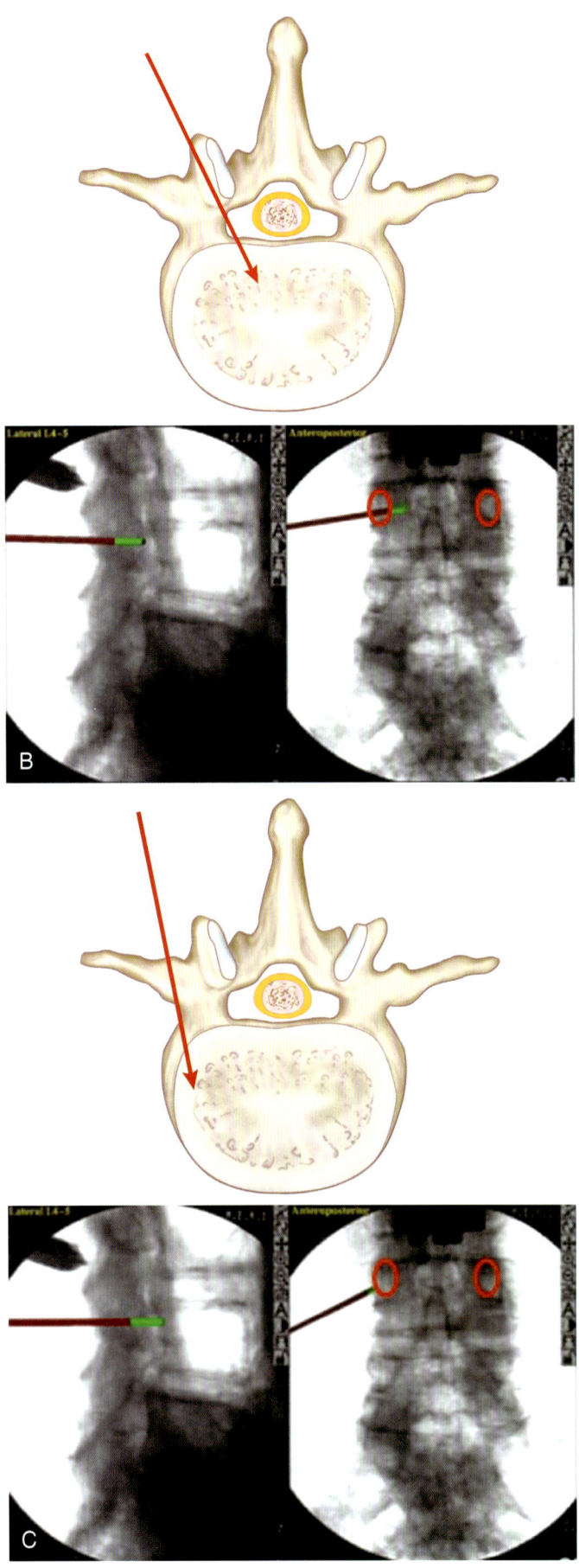

图36-6 A～C

步骤2要点

- 注意不要穿透前方皮质。
- 球囊扩张时，注意不要穿透侧方的皮质。
- 球囊扩张时，严格控制膨胀压力，不要超过300psi。
- 如果球囊的扩张压力达到最大时，球囊仍未完全膨胀，扩张的不够，可先撤除球囊，用弯刮匙在椎体内为球囊扩充空间（图36-9A）。
- 如果需要取活检，可在放置球囊前用活检钳通过工作套管取活检标本（图36-9B）。

步骤2

- 在透视下通过工作套管置入未充气的球囊。
- 根据球囊中的不透X线的标记指示，将球囊放置于正确的位置。
- 球囊准确定位后（图36-7），可在反复正侧位透视监视下对其充气使其膨胀。
- 利用无菌生理盐水和显影剂扩张球囊来监测其位置，使用配有压力传感器的注射器将液体通过软套管注入球囊，来监测球囊的体积及膨胀的压力。
- 令人满意的结果是扩张球囊后实现骨折复位（图36-8）。
- 在对侧进行相同的操作。

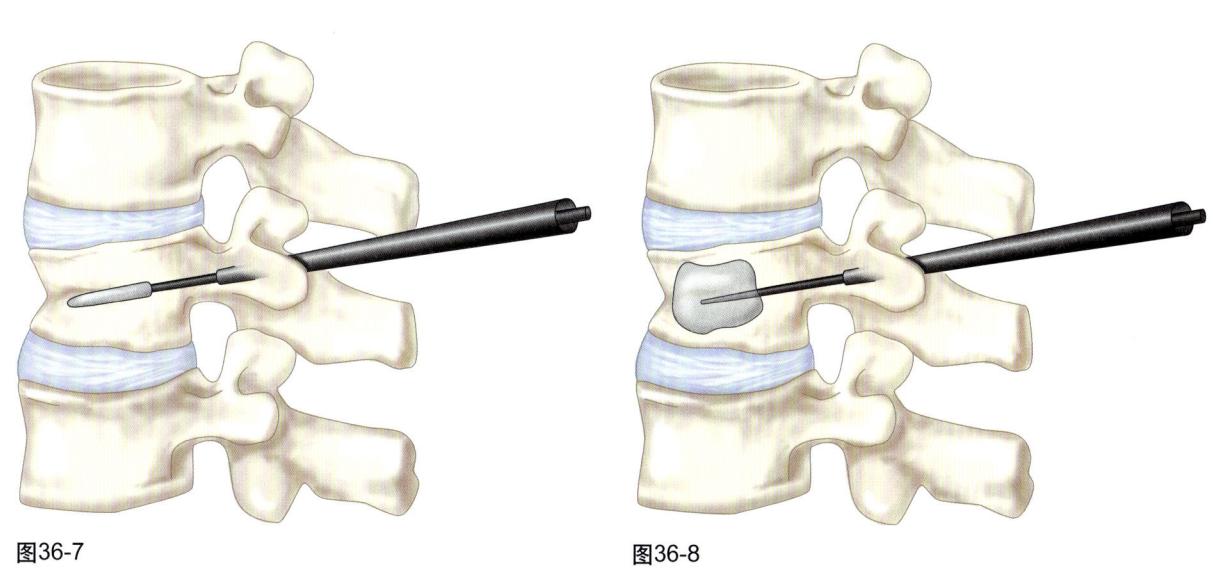

图36-7

图36-8

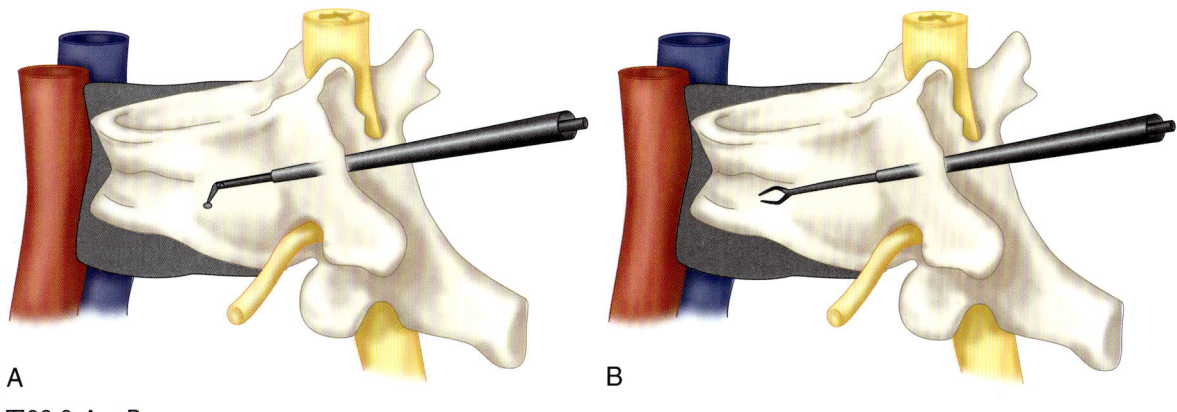

A B

图36-9 A、B

步骤2器械/内植物

- 球囊
- 刮匙
- 活检钳

步骤3要点

- 骨水泥注入椎体前应调至适当的稠度，以降低其通过骨折裂纹漏出或渗漏至静脉窦的风险。
- 填充时应利用正侧位透视图像对骨水泥流入路径进行实时监测。
- 如果骨水泥接近骨皮质或从骨皮质漏出，则需要待骨水泥在椎体内硬化后，再注入另一层骨水泥。
- 填充骨水泥使其到达上下终板。

步骤3提示

- 注入的骨水泥太稀
- 骨水泥不足量
- 骨水泥通过上下终板或椎体前后缘发生渗漏
- 过早拔出了骨水泥填充器

步骤3器械/内植物

- PMMA 骨水泥
- 骨水泥填充器

步骤3

- 在双侧球囊得到扩张、骨折复位满意后，抽空并撤除球囊（图36-10），这样，椎体内就形成一个空腔。
- 将PMMA骨水泥混合后灌注于填充器内。在骨水泥变硬前，将其通过工作套管从填充器注入椎体空腔内。
- 缓慢低压注入骨水泥，使其先填满前部区域。然后缓慢拔针使其填满上方的区域（图36-11），密切监控骨水泥灌注的压力及剂量，以避免骨水泥穿透上下终板及前后皮质渗漏到邻近区域。
- 注入骨水泥的安全剂量通常只是略高于球囊膨胀后的容量，以便于骨水泥块进入椎体内松质骨间隙。
- 当骨水泥接近上下终板、椎体侧壁或后缘皮质，或发现渗漏时，应立即停止注入。
- 在骨水泥未完全硬化前，不能拔出骨水泥填充器，以避免骨水泥倒流入工作套管。
- 在对侧重复以上操作。

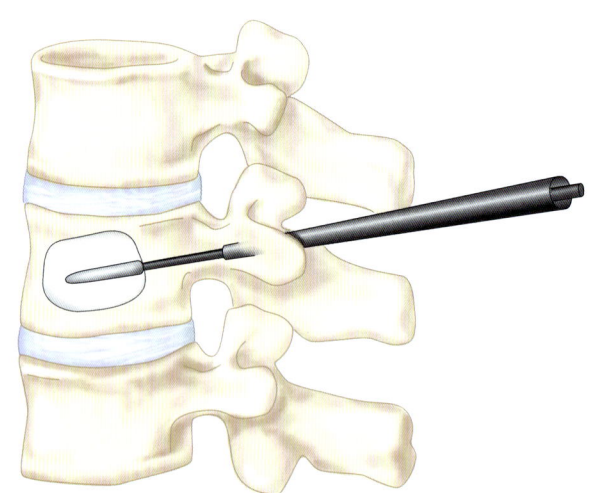

图36-10

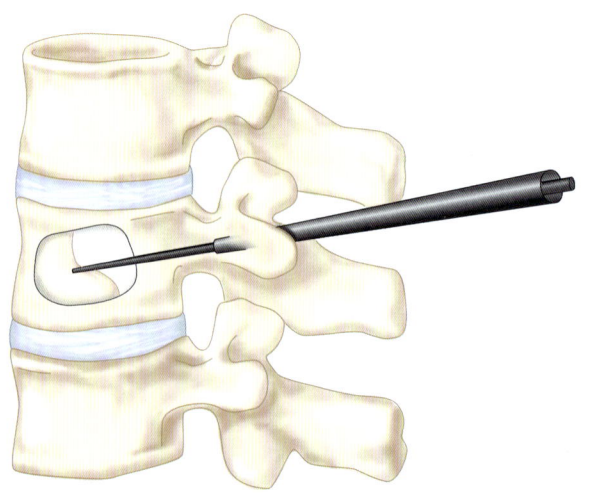

图36-11

36 椎体后凸成形术　343

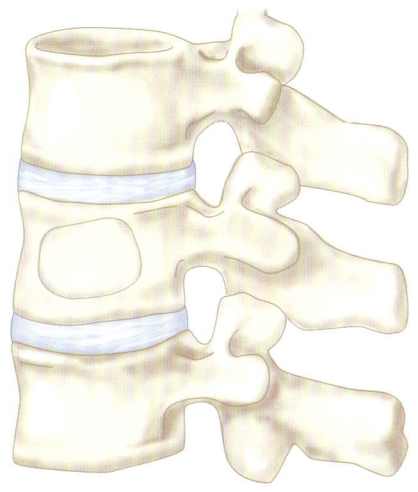

图 36-12

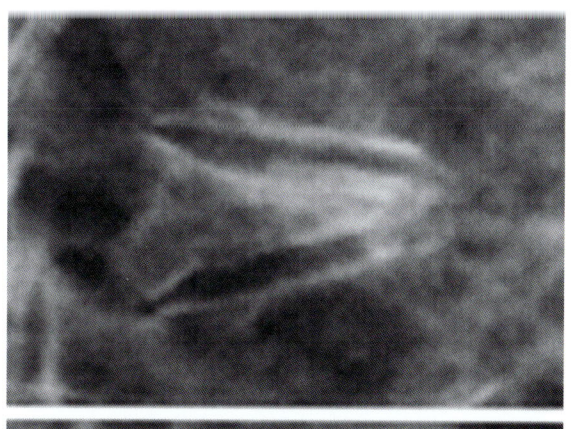

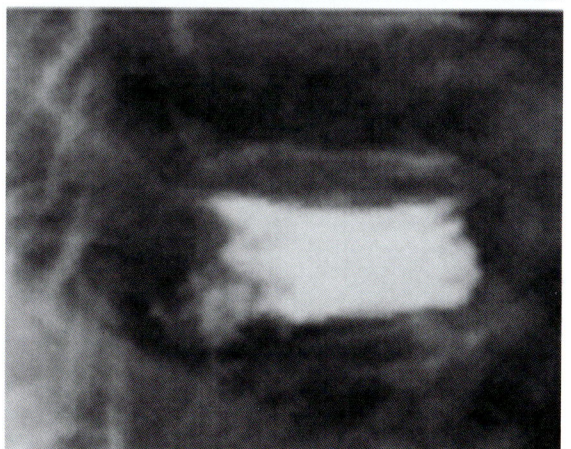

图 36-13

- 工作套管拔出后（图 36-12），使用可吸收缝线关闭伤口。
- 术后影像显示椎体内填入骨水泥后，椎体的高度得以恢复（图 36-13）。

术后护理和预后

- 无需支具。
- 如果神经检查正常，大多数患者可以当日出院。
- 短期内可使用镇痛药物缓解疼痛。
- 潜在的并发症包括骨水泥渗漏、邻近椎体压缩性骨折和硬膜外血肿。

循证文献

Cohen D. Balloon kyphoplasty was effective and safe for vertebral compression fractures compared with nonsurgical care. J Bone Joint Surg Am 2009;91:2747.

和非手术方法治疗相比，椎体后凸成形术在 SF-36 量表躯体健康评分方面有很大提高。这种差异出现在 3 个月和 6 个月。两组不良事件的发生频率之间没有显著差异。在椎体后凸成形术组有两个严重不良事件（血肿和尿路感染）。

Garfin SR, Reilley MA. Minimally invasive treatment of osteoporotic vertebral body compression fractures. Spine J 2002;2:76-80.

此项前瞻性多中心研究发现，在 600 例病例中共有 6 种主要的并发症。其中 0.75% 的患者术后出现神经方面的并发症。

Khanna AJ, Neubauer P, Togawa D, Reinhardt MK, Lieberman IH. Kyphoplasty and vertebroplasty for the treatment of spinal metastases. Support Cancer Ther 2005;3:21-5.

椎体成形术和椎体后凸成形术都是可用于治疗腰部疼痛患者，同时安全性得到肯定的强化椎体微创技术。两者均可用于治疗骨质疏松及肿瘤转移引起的椎体压缩性骨折，并且运用时并不互相排斥。考虑到临床上有大量的继发性脊柱转移瘤引起的椎体压缩性骨折患者，如何运用上述技术，在确保手术安全性的前提下实现"花费-效益"最大化，确实需要更多的研究来进一步验证。

Khanna AJ, Reinhardt MK, Togawa D, Lieberman IH. Functional outcomes of kyphoplasty for the treatment of osteoporotic and osteolytic vertebral compression fractures. Osteoporos Int 2006;17:817-26.

作者对连续 314 名因骨质疏松或多发性骨髓瘤导致进展型和疼痛型且经非手术治疗无效的压缩性骨折患者进行了研究。平均腰痛 ODI 评分总体下降了 12.6 分（$P<0.001$），其中短期随访组为 11.8 分（$P<0.001$），长期随访组为 8.6 分（$P<0.001$）。除了总体健康状况和角色心理状况以外，与同一时间点的基础值相比，其余所有的 SF-36 量表躯体健康评分指标均明显提升，且具有统计学意义。骨质疏松症和多发性骨髓瘤两组在功能预后方面无显著统计学差异。椎体后凸成形术为因骨质疏松症和多发性骨髓瘤引起的椎体压缩性骨折并导致疼痛和功能障碍的患者提供了一种安全有效的治疗方法。另外，我们发现骨质疏松患者和多发性骨髓瘤患者之间的功能预后没有显著统计学差异。

Ledlie JT, Renfro M. Balloon kyphoplasty: one-year outcomes in vertebral body height restoration, chronic pain, and activity levels. J Neurosurg 2003;98(Suppl 1):36-42.

接受椎体后凸成形术后，90% 的患者不需要帮助即可行走，并且没有发生设备或操作相关并发症；9% 有无症状骨水泥泄漏。

Lieberman IH, Dudeney S, Reinhardt MK, Bell G. Initial outcome and efficacy of "kyphoplasty" in the treatment of painful osteoporotic vertebral compression fractures. Spine 2001;26:1631-8.

70% 椎体高度得到恢复。

Lieberman IH, Reinhardt MK. Vertebroplasty and kyphoplasty for osteolytic collapse. Clin Orthop Relat Res 2003 Oct;(415 Suppl):S176-86.

原始数据显示，椎体后凸成形术是一种安全的手术技术，其发生骨水泥渗漏的风险较低，可以较好地恢复椎体高度及矢状面脊椎的力线。对于多发性骨髓瘤引起溶骨性椎体骨折的患者，椎体后凸成形术能迅速缓解疼痛；同时，还可以明显改善患者的健康状态。

Majd ME, Farley S, Holt RT. Preliminary outcomes and efficacy of the first 360 consecutive kyphoplasties for the treatment of painful osteoporotic vertebral compression fractures. Spine J 2005;5:244-55.

89% 的患者疼痛得到立刻缓解，在 69% 的骨折患者中约 20% 的患者的椎体高度得以恢复。10% 的患者发生骨水泥渗漏，12% 的患者出现邻近或远处椎体骨折。

McGirt MJ, Parker SL, Wolinsky JP, et al. Vertebroplasty and kyphoplasty for the treatment of vertebral compression fractures: an evidenced-based review of the literature. Spine J 2009;9:501-8.

作者对 74 篇文献进行了综述。虽然有迹象表明，在治疗后的前 3 个月内，在功能恢复、健康状况、疼痛缓解等方面，椎体成形术（VP）和椎体后凸成形术（KP）均优于药物治疗，但仍需要有 2 年随访时间的高质量随机对照试验来证实这一点。此外，对于 VP 和 KP 术后出现有症状的并发症，文献中鲜有报道。

Phillips FM, Ho E, Campbell-Hupp M, et al. Early radiographic and clinical results of balloon kyphoplasty for the treatment of osteoporotic vertebral compression fractures. Spine 2003;28:2260-5; discussion 2265-7.

脊柱后凸角度平均得到了 14.2° 的矫正，没有发现与器械或手术相关性的并发症，9.8% 的患者发生无症状的骨水泥渗漏，9% 的患者发生远处或邻近节段的椎体骨折。

Wardlaw D, Cummings SR, Van Meirhaeghe J, et al. Efficacy and safety of balloon kyphoplasty compared with non-surgical care for vertebral compression fracture (FREE): a randomised controlled trial. Lancet 2009;373:1016-24.

300 名有 1～3 个椎体发生压缩性骨折的患者被纳入了这项研究。术者对其随机选择进行了椎体后凸成形术治疗，并根据 SF-36 量表躯体健康评分、VAS 评分、生活质量评分、镇痛药使用情况以及不良事件发生情况等参数对术后结果进行分析。作者表明，与保守治疗手段相比，椎体后凸成形术治疗急性椎体压缩性骨折更有效，并且其发生术后并发症的风险并不比保守治疗高。

腰椎微创手术

D. Greg Anderson, Christopher K. Kepler

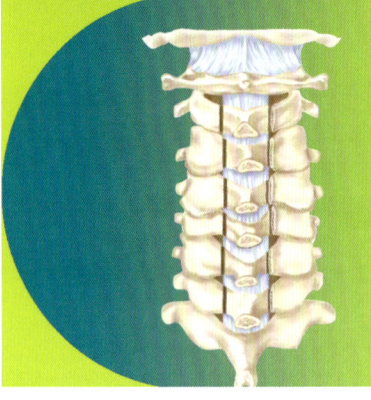

适应证提示

- 诸多因素都可以导致术中影像学检查结果不理想，比如：
  - 严重骨质疏松
  - 腹内干扰影
  - 重度肥胖，导致管状撑开器无法到达手术区域

适应证争论

- 关于 MIS 和传统开放性手术的手术效果仍存在争论。
- 对于翻修手术、严重畸形和重度肥胖患者，微创脊柱手术的技术难度更大。

其他治疗方案

- 腰椎微创手术的备选手术方案是传统开放性手术。
- 对于有经验的医生而言，微创手术适用于几乎所有的腰椎退行性病变；然而，一些特定的临床情况不适合微创手术操作，通常术者必须时刻做好行开放手术的准备。

适应证

- 需要行腰椎减压手术的疾病，并满足微创手术技术条件
- 微创技术（MIS）包括：
  - 腰椎间盘切除/减压
  - 后路腰椎融合
    - 后外侧入路
    - 后路椎体间融合术
    - 经椎间孔椎体间融合术
  - 前路腰椎椎体间融合术

术前检查

- 虽然很难准确界定经皮手术、小切口或者传统开放手术，但是对微创手术原则的应用比追求小手术切口更重要（Jaikumar 等，2002；Lehman 等，2005）。
- 选择合适的患者，这对于手术能否成功很重要。
- 医生必须在术前仔细研究患者的影像学资料（包括 X 线平片、MRI 及 CT），然后制订详细的手术计划以及最佳的手术流程。
- 对影像学资料进行分析非常重要，因为只有发现所有病变并对其进行处理，微创手术的效果才能够相当于开放手术甚至比后者的效果更好。
- 如果由于严重骨质疏松、重度肥胖或腹腔干扰影导致透视图像不够清楚，这时就应该考虑更换手术策略。
- 如果要使用经皮椎弓根内固定系统，椎体的立线必须要正确，只有这样，正位透视图像上棘突才会位于椎弓根的正中间，并且上终板会平行于透视线（标准的正位透视图像）（图 37-1）。

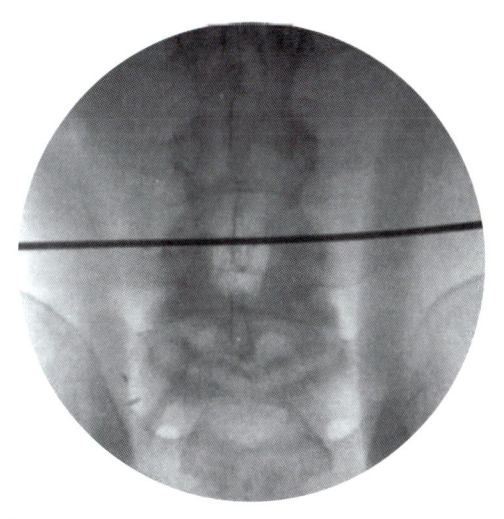

图37-1

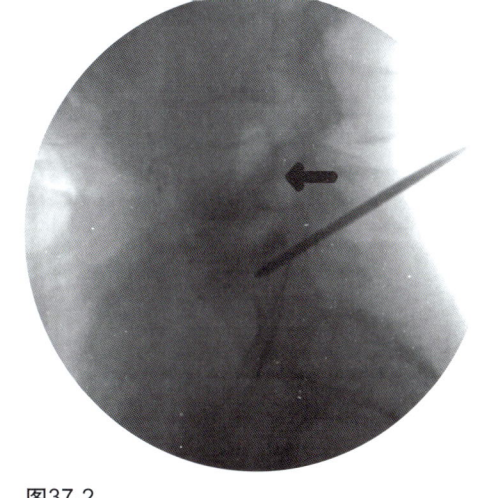

图37-2

外科解剖

- 做切口前，必须进行 X 线透视以明确所有相关解剖结构的位置。
- 选择切口位置应该以最利于抵达病变部位为原则。
- 锐性切开皮肤和筋膜。
- 穿过肌肉时操作应轻柔，操作应该在肌肉之间或者肌束之间进行。
- 将管状撑开器抵在脊柱上，避免在显露骨性结构时损伤肌肉组织。
- 在对骨质进行切除之前，应该明确相关的骨性标志。
- 如果不需要对手术节段进行融合，应注意保留尽可能多的椎弓根峡部和下关节突结构。
- 当进行椎管内操作时，看到硬膜外的脂肪，提示已经到达了黄韧带平面以下，并接近硬脊膜。
- 椎弓根是一个重要的标志，可以帮助术者进行椎管内定位。通过探触椎弓根，术者可以估算出切除的骨量，也能定位出发生移位的椎间盘碎片。
- 根据患者症状和病变情况，决定是否对过往神经根进行减压。

体位

- 对于后路手术（包括微创椎间盘切除术、腰椎减压术、后外侧融合术、后路椎体间融合术、经椎间孔椎体间融合术等），患者应当俯卧于可透视射线的手术床上。
- 避免腹部受压（Lehman 等，2005；Seldomridge 和 Phillips，2005）。
- 注意将重要部位和骨性突起部位用软垫垫好。
- 确认没有障碍物影响术中透视操作。
- 确认手术显微镜可以正常使用。
- 前路手术铺单范围是从剑突至耻骨，充分暴露手术区域。
- 对于侧方入路行椎体间融合（极外侧入路，直接外侧入路）的患者，应行标准的侧卧位，并稍微侧屈，以便更容易地到达目标椎体的侧面。

解剖学要点

- 术前必须对手术切口进行准确定位。
- 在透视下，在拟行手术切口的部位插入腰椎穿刺针以明确位置是否准确。
- 仔细触诊手术节段后，利用 Kerrison 咬骨钳去除椎管区域骨质。

解剖学提示

- 术中如有必要，可以通过解剖结构和手术器械在 X 线透视图像中的位置来确认操作部位。而有经验的术者不需要频繁借助于 X 线透视图像进行定位。

体位要点

- 如果患者体位摆放不正确，可能会导致器械误进入脊柱重要区域并对其造成损伤，或者影响手术效果。

后路管状撑开系统手术的常规要求

- 术者必须经过微创手术相关技术的学习和考核。
- 相对于术中减压，术中重建步骤（图37-3）更加困难，这就要求术者加强进一步的学习。
- 首先利用透视准确定位皮肤切口（Seldomridge 和 Phillips，2005）。
  - 切开皮肤、筋膜后，使用扩张器分离椎旁肌，注意尽量减少对组织的损伤。然后可将管状撑开器插入并抵在骨性结构上（图37-4A）；在透视下，再次确认管状撑开器位置（图37-4B）。
  - 使用 Cobb 拉钩对肌肉和韧带外膜进行骨膜下剥离，以显露操作区域。
  - 手术显微镜的使用可以帮助获得很好的视野，特别是进行减压操作时。

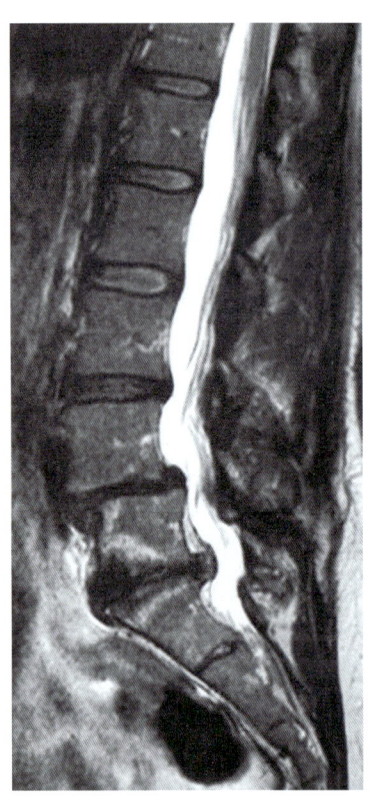

图37-3

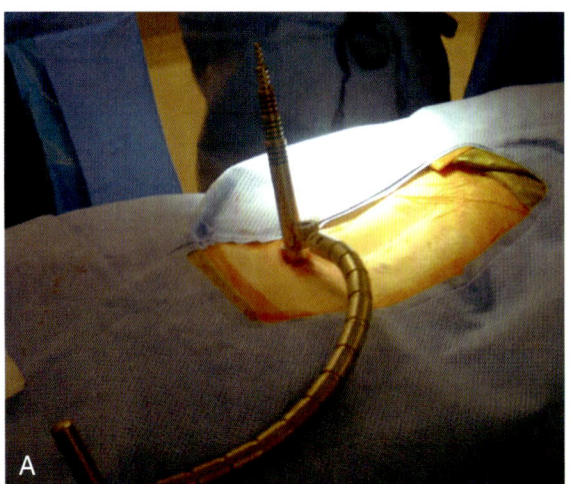

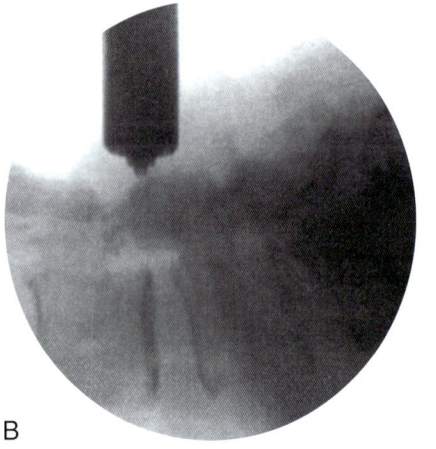

图37-4 A、B

- 利用可扩张管状撑开系统有助于更好地显露，但同时也要注意加重软组织损伤和软组织蠕变的问题。
  - 将管状撑开器牢固地抵在脊柱上可以降低软组织蠕变对手术视野造成的影响（Khoo 等，2002；Tafazal 和 Sell，2004）。
  - 应该选用最短的管状撑开器，因为过长的管状撑开器会影响手术器械的活动角度。
  - 术前利用透视确定管状撑开器的位置。
  - 调整管状撑开器至最佳位置。
- 尽管微创脊柱手术中使用的器械和传统的开放手术的器械类似，然而使用长的、刺刀状的手术器械可以避免术野被术者的手部遮挡，因而其在微创脊柱手术中更有用。
  - 术者通常选择一手握吸引器，而另一手持工作器械（如 Kerrison 咬骨钳或刮匙）（图 37-5）（Seldomridge 和 Phillips，2005）。
  - 大多数情况下，助手只有在进行椎管腹侧部位手术时协助牵拉神经根。
- "摇摆"（wanding）管状撑开器是一项重要的技术，通过"摇摆"，调整撑开器的角度以更好地显露术野。
  - "摇摆"是在松开手术床和撑开器之间的固定后，调整撑开器角度或者位置，以更好地适应手术操作（图 37-6）。
  - 一般来讲，通过"摇摆"，可以从一个手术切口对相邻两个节段的椎体的两侧进行手术操作。

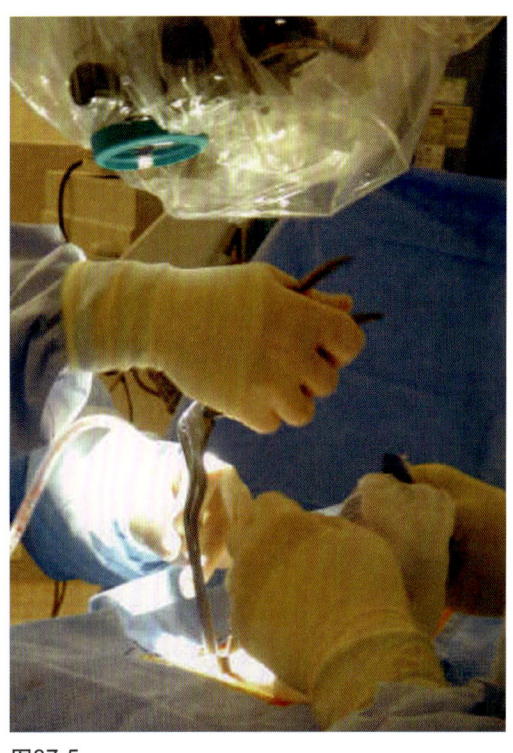

图 37-5

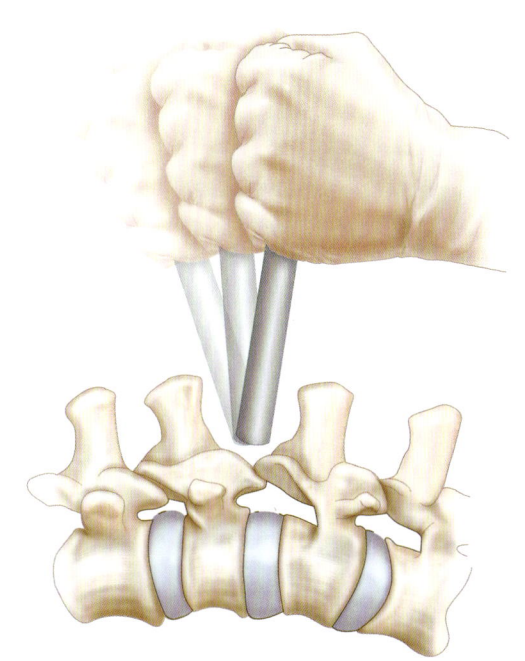

图 37-6

- 除了撑开器提供的直观术野，利用器械进行"触摸"也是微创手术中常用的重要技能。
- 如果术中出现硬脊膜破裂，作者建议进行直接修补处理（Bosacco等，2001）；然而，有的学者报道对于小的硬脊膜裂孔可以不进行修补，而使用生物胶进行封堵即可成功地解决该问题，当然，前提是没有出现神经根的外露。
- 手术伤口内的死腔可能会形成脑脊液皮肤瘘。与传统开放手术相比，微创手术技术可以降低脑脊液皮肤瘘发生的风险。

手术步骤

步骤1

- 微创技术是治疗局部椎管狭窄或腰椎间盘突出症的有效方法。
- 对于在微创脊柱手术方面经验不足的外科医生来说，可以先从单纯微创减压手术技术开始练习。
  - 务必牢记：尽管微创脊柱减压术的皮肤切口很小，但是对脊髓的减压必须充分彻底，才会获得令人满意的术后效果。
  - 对于椎间盘突出患者，术前必须在影像学检查结果中（最新的MRI）定位出椎弓根和椎间隙附近的游离的髓核碎片。
  - 通过简单的椎板切除，可以移除髓核碎片，并对神经进行减压。
  - 对于椎管狭窄患者，术前应明确狭窄的部位，术中进行神经减压之前应该在直视下再次确认狭窄部位。
- 通过单侧皮肤切口可以完成双侧腰椎减压或"椎板成形术"，从而解决椎管狭窄的问题。
  - 椎板成形技术：首先完成半椎板的完全切除，然后切除内侧关节面，以完成对椎管一侧的减压过程。
  - 将管状撑开器倾斜朝向对侧椎管（利用前文所述"调节棒"技术完成），切除棘突和对侧椎板的底边（选用高速磨钻），至此建立进入对侧椎管通道（图37-7）。
  - 使用高速磨钻时，尽量完整保留黄韧带，以保护其下方的硬脊膜。
- 将骨质磨除后，切除黄韧带，直接显露神经根并完成对硬脊膜囊的减压过程。

普遍争议

- 是否需要直接修补微创手术中造成的"稳定"硬脊膜裂口，对此问题专家们的意见尚不一致。

步骤1要点

- 减压操作时不要使用口径过大的管状撑开器，以避免使术者的操作区域偏离正中线。
- 作者倾向于使用14~18mm直径（外径）的撑开器用于切除椎间盘，而进行椎管减压时则选用18~20mm的撑开器。
- 使用高速磨钻时，保持黄韧带完整，以保护下方的硬脊膜囊。

步骤1提示

- 操作过程中要避免伤及硬脊膜囊，以防造成医源性硬脊膜损伤。

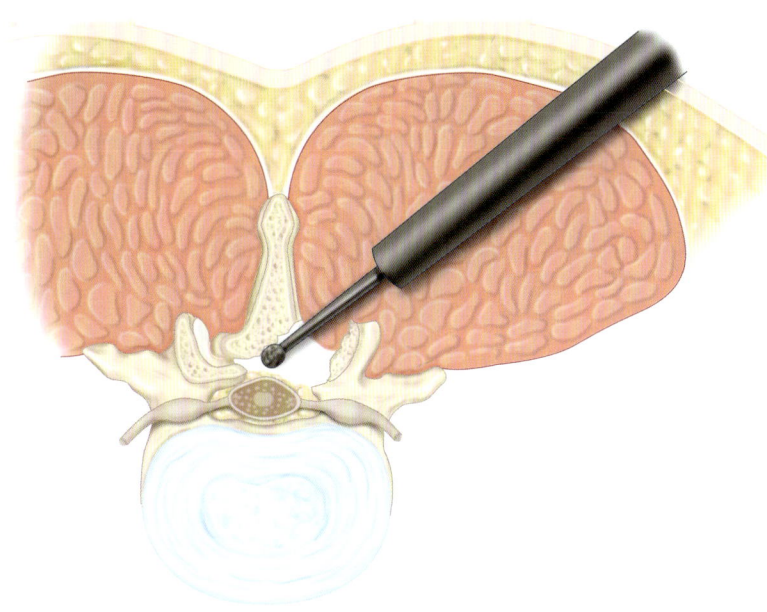

图37-7

步骤2

- 后外侧（外嵌）融合
  - 通过管状撑开系统，可以完成相邻节段横突间后外侧融合。
  - 进行横突间（外嵌）融合时，使用可扩张的撑开器，以暴露邻近的横突间隙。
  - 抵达横突后，剥离软组织以充分暴露下方去皮质化的骨组织。
  - 拔出撑开器，将合适的骨移植材料充填于横突间隙。
  - 注意避免侵犯横突间膜，以免损伤下部的神经根。
- 后路椎体间融合术
  - 进行后路椎体间融合或经椎间孔腰椎椎体间融合时，应切除足够的椎间关节，以尽可能地减少对过往神经根造成牵拉（German 和 Foley，2005；Khoo 等，2002；Lehman 等，2005）。
  - 理论上讲，相对于经横突间融合而言，椎体间融合方法的融合条件更好，并且可以对已发生骨质破坏的椎间隙进行重建。
  - 进行微创经椎间孔腰椎融合术时，皮肤切口的位置距离正中线要大于4cm，术中才能完成对侧椎间隙的操作（图37-8）。
  - 由于微创经椎间孔腰椎融合术的技术难度较大，因此术者必须具备使用微创技术进行腰椎减压手术方面的经验。

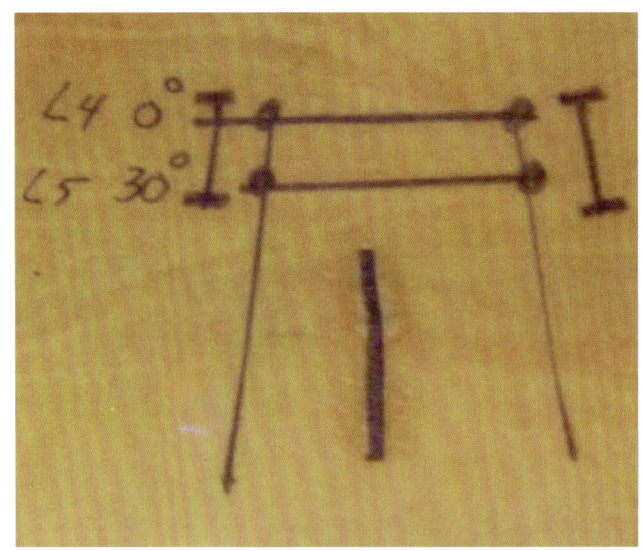

图37-8

- 通常在下肢疼痛最显著的一侧进行经椎间孔腰椎融合术。
- 切开后外侧纤维环，进入椎间隙。要注意小心牵拉并保护过往神经根。
- 利用刮匙和髓核钳切除椎间盘。
- 操作过程中不要损伤终板，以免引起出血及术后椎间融合器发生下沉。
- 利用侧位透视图像，控制器械进入椎间隙的深度，避免因进入过深侵犯腹侧纤维环引起大出血。
- 将椎间隙清理干净并进行测量，以便植入合适的椎间融合器。
- 使用合适的骨移植材料将椎间填满，并且融合器周围的空隙也需要用骨移植材料填满。
- 植入试模或者椎间融合器时，一定要注意避开对发出神经造成压迫。
- 正位透视图像显示植入的融合器应居中并左右对称，侧位透视图像显示融合器应在靠近椎间隙前方的位置。
- 经椎间孔腰椎椎体间融合术结束前，应再次用器械去触探检查发出神经根和过往神经根是否存在卡压。

- 前路椎体间融合术
  - 相比于后路椎体间融合术，前路椎体间融合术不仅能很好地重建椎间隙，同时还能完全避免临近硬脊膜囊的一些操作，因此可以降低脊髓损伤或硬脊膜囊瘢痕形成的风险。
  - 前路椎体间融合术完成后，可经皮植入椎弓根螺钉以完成对后方的加强固定，从而形成环形稳定的融合内固定系统。
  - 目前，可使用小切口腹膜后入路进行前路椎体间融合术。
  - 该入路方式为到达椎间隙提供了充足的操作空间，不仅可以完全切除椎间盘，同时还便于植入更大的椎间融合器。
- 经腰大肌外侧入路椎间融合术
  - 微创经腰大肌外侧入路椎间融合术越来越多地应用于 L5-S1 以上节段的椎间融合。
  - 该方法的优势包括：避免损伤血管，便于植入体积大的、机械强度高的椎间融合器，并且在治疗脊柱畸形时可以在冠状面上达到良好的矫形效果。
  - 缺点：存在腰丛损伤的风险（Seldomridge 和 Phillips，2005）。
  - 该手术方式可能会造成大腿上段感觉异常、屈髋疼痛或一过性髋部屈曲肌肉疼痛或无力等不良后果。
  - 患者取侧卧位，使用 C 臂透视机对目标椎间盘的中心区域进行定位。
  - 将肌肉劈开，进入腹膜后间隙并到达腰大肌前。
  - 作者习惯将腰大肌从前 1/3 和后 2/3 层面劈开，进入外侧椎间隙。
  - 术中使用神经监测仪定位腰大肌内的神经根。
  - 术中必须使用透视机纠正撑开器相对于椎间隙的位置。
  - 完全切除椎间盘。
  - 将椎间融合器沿骨突环从侧面植入椎间隙。
  - 将骨移植材料植于融合器及椎间隙内。

步骤2要点
- 在椎间隙内使用锐利器械进行操作时要避免损伤终板结构。
- 必须完全切除终板上的软骨，否则会影响融合效果。
- 进行椎体间融合时，避免椎间融合器的尺寸过小，否则不仅影响重建节段的稳定性，而且存在融合器松动的风险。
- 应将椎间隙边缘的骨赘去除，以便切除椎间盘以及植入尺寸合适的椎间融合器。

步骤2提示
- 避免损伤前方纤维环，否则可能会造成大血管损伤。
- 联合神经根可能会影响经椎间孔腰椎椎体间融合或腰椎后路椎体间融合术中手术通路的安全建立。如果术中遇到联合神经根（虽然比较罕见），则需要选择其他融合方法。

步骤 3：手术器械

- 随着经皮套管椎弓根螺钉植入系统的出现，脊柱微创技术中内置物的植入也更加容易。
- 术者应该在术前熟悉相关手术器械的特点。
- 对病椎进行标准正位透视后，才能进行经皮植入椎弓根螺钉（图37-9A）。
- 切口位置应该是在距离正位透视图像上椎弓根外缘1cm的部位（图37-9 B）(Lehman等, 2005; Seldomridge和Phillips, 2005)。
- 可以通过前期经椎间孔腰椎椎体间融合或腰椎后路椎体间融合手术切口植入椎弓根螺钉。
- 使用Jamshidi导针在皮肤切口插入并抵在椎弓根侧缘3点钟（右侧）及9点钟（左侧）的位置。
- 确定针尖达到指定位置后（图37-10A），使用锤子将针尖钉入骨质内数毫米深（图37-10B）。
- 再次通过正位透视，确定针尖位置。

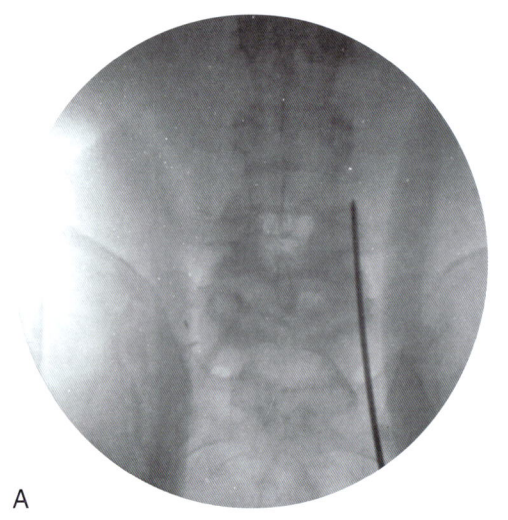 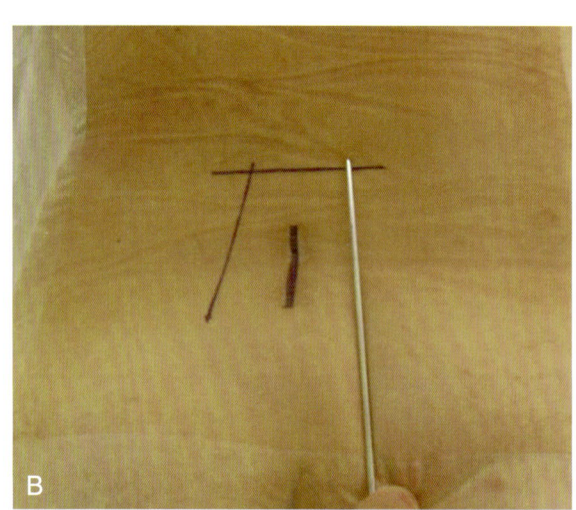

图37-9 A、B

- 然后，在皮肤外 20mm 处对针轴进行标记。
- 保持针轴方向与终板平行，由外向内调整 10° 左右的角度，然后将导针敲入椎弓根，直到上述标记的位置到达皮肤（这时，导针已经穿过了椎弓根峡部）。
- 利用正位透视图像确定针尖位置。针尖应该位于椎弓根由内侧到外侧 1/3~2/3 的部位（图 37-11）。
- 沿针轴插入导丝，并进入椎体内大约 15mm 的距离。
- 继续将 Jamshidi 导针沿着椎弓根推进。如果导针碰到硬骨质，针尖很可能是由于偏内而碰到了上关节突的皮质骨面。这时，应该重新调整导针的位置，使其以稍向外的角度进入，从而避免穿破椎间小关节。
- 导丝应该沿着针轴穿入到松质骨内。导针进入松质骨时会有落空感，然后再插入导丝。

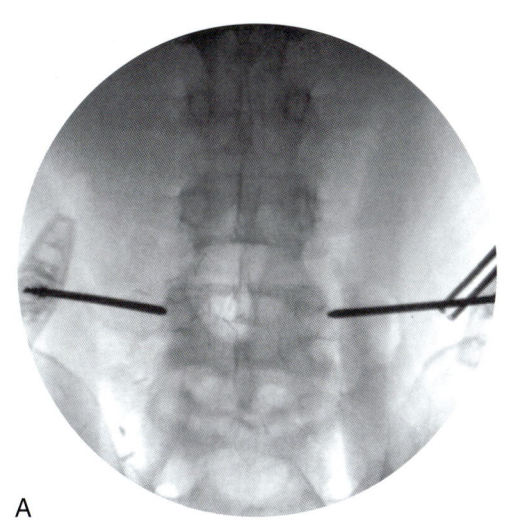
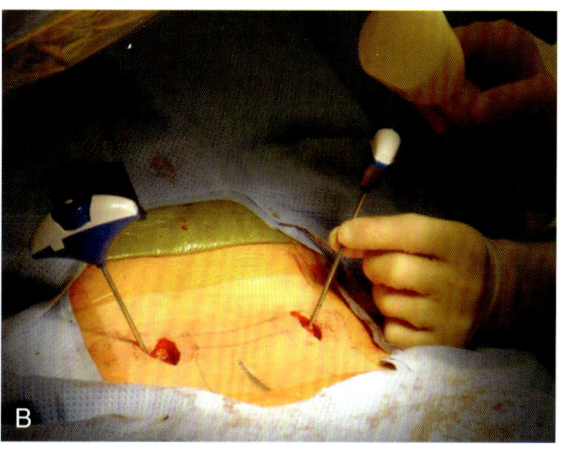

图37-10 A、B

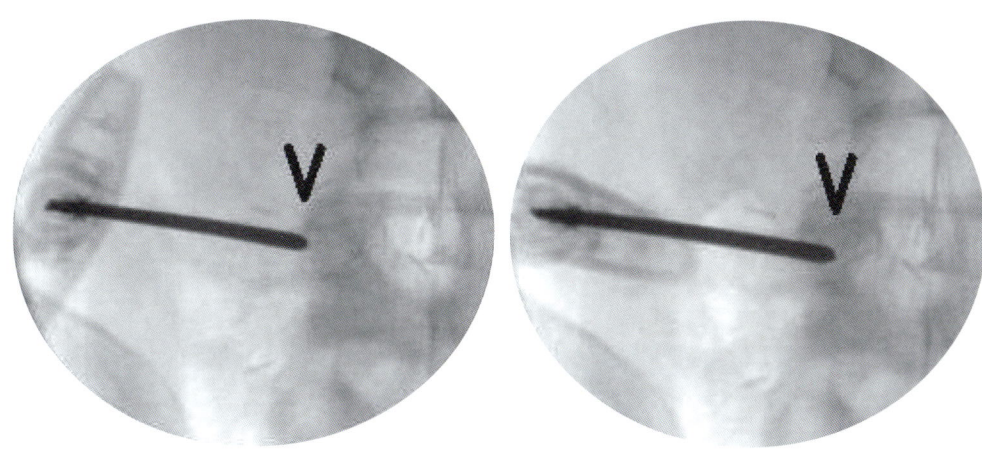

图37-11

步骤3要点

- 获得标准的平行于椎体上终板的正位透视图像对于经皮成功植入螺钉是非常重要的。
- 标记 Jamshidi 导针深度的好处在于：可以将导丝安全插入，并且节省了频繁进行正侧位透视所花费的时间。

- 图 37-12A、B 示经 Jamshidi 导针穿入的导丝。
- 使用配套器械，如开口锥和丝攻，对椎弓根的钉道进行处理，以备螺钉的植入。
- 进行攻丝时应进行肌电图监测，以免器械穿透椎弓根皮质（图37-13）。
- 使用侧位透视监测经导丝进入器械的深度（图37-14）。
- 当推进手术器械时，一定要将导丝固定牢固，避免导丝的位置发生改变。
- 攻丝后植入椎弓根螺钉。

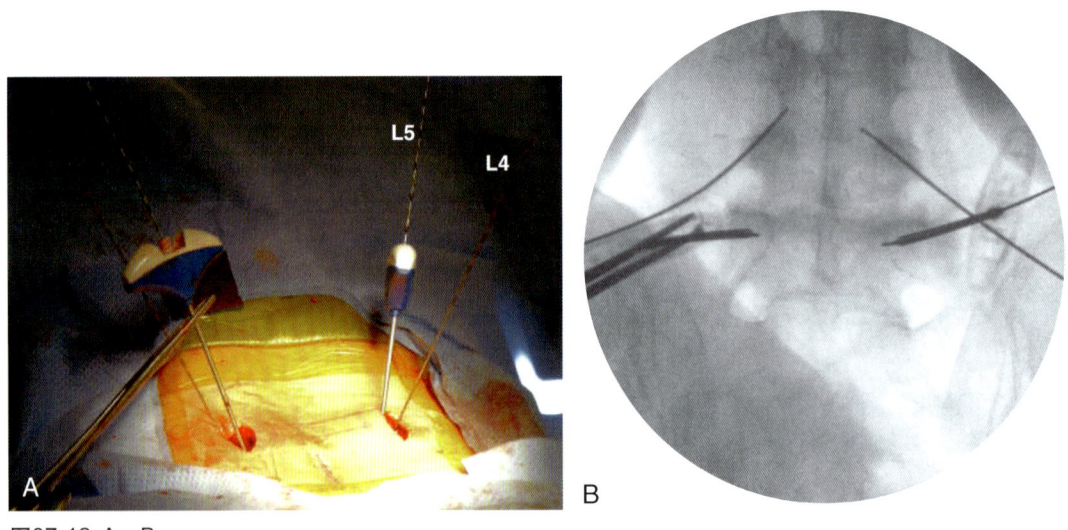

图37-12 A、B

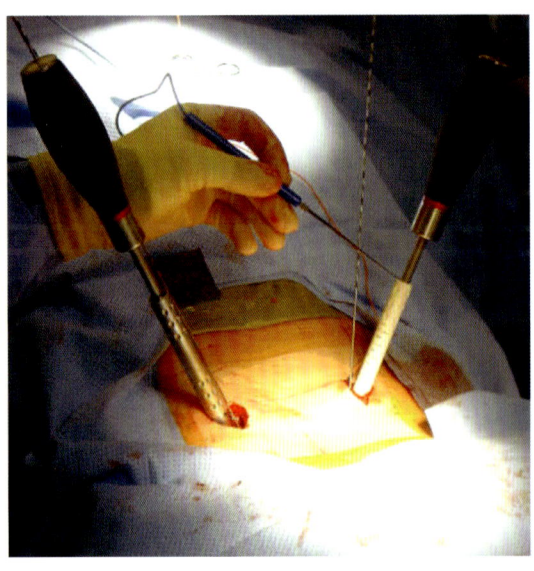

图37-13

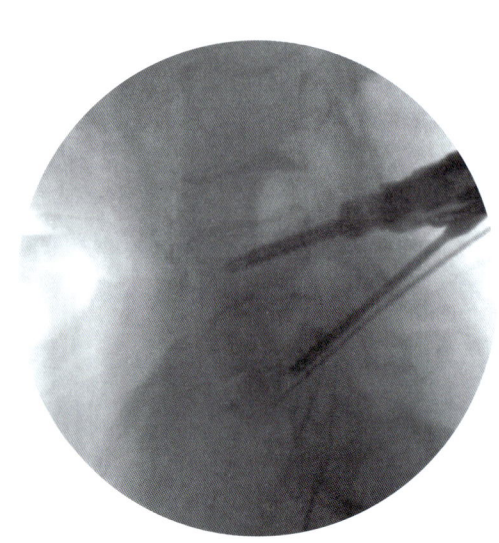

图37-14

步骤3提示
• 当推进手术器械时,一定要将导丝固定牢固。

- 准确植入固定棒并将其锁紧(图37-15、图37-16)。
- 最后再进行正侧位透视检查(图37-17),确保融合器械植入准确。
- 作者倾向于使用皮下可吸收线缝合伤口,以达到理想的美容效果(图37-18)。

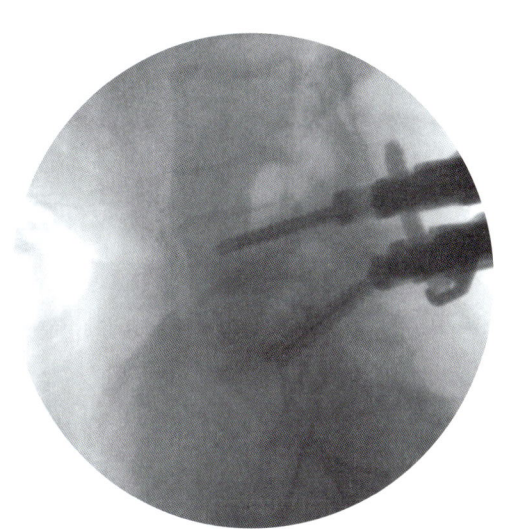

图37-15

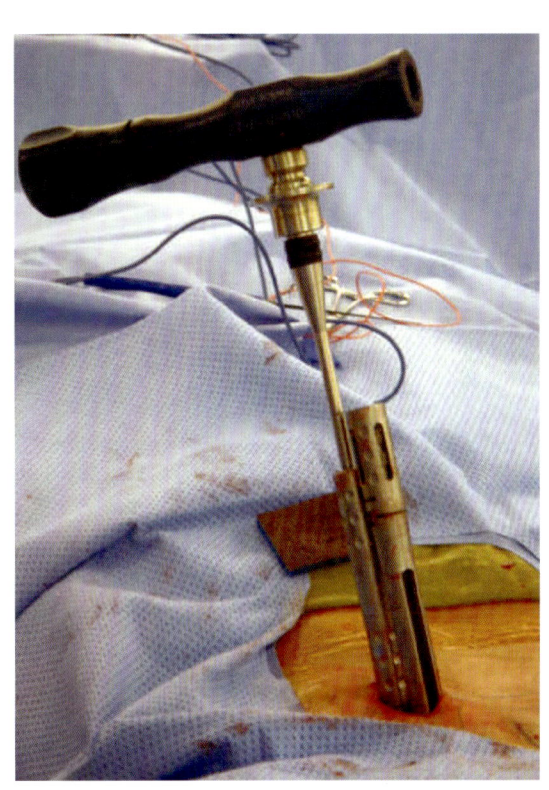

图37-16

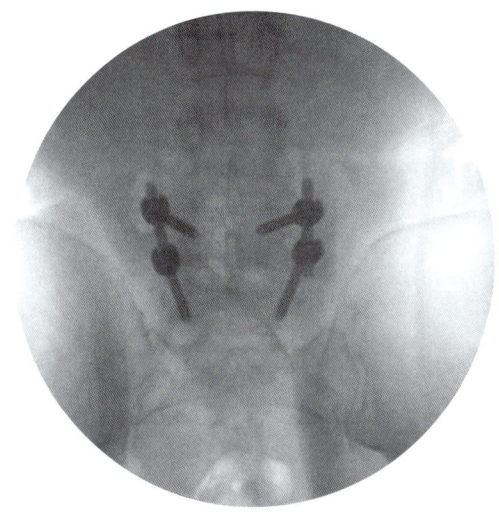

图37-17

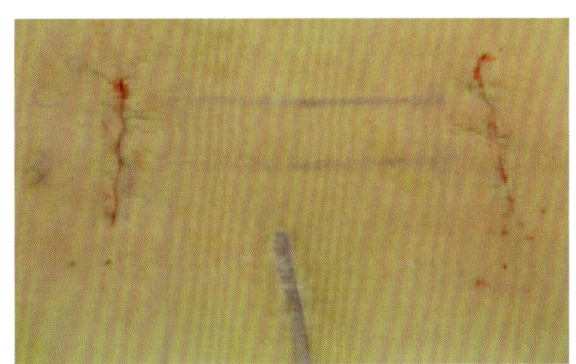

图37-18

术后护理和预后

- 微创术后的护理和传统开放手术相类似，但与后者相比，微创术后患者疼痛程度较轻，可以更早开始下床活动。
- 作者鼓励患者术后当天开始下床活动。患者如果接受口服给药，即可以出院。
- 尽管微创手术也存在着诸多类似于开放手术后的并发症，如伤口感染、大出血等，但这些并发症发生的的概率很小。
- 术前认真把握适应证并进行细致、充分的术前准备，对于获得长期满意的术后效果非常重要。

循证文献

Bosacco SJ, Gardner MJ, Guille JT. Evaluation and treatment of dural tears in lumbar spine surgery: a review. Clin Orthop Relat Res 2001;389:238-47.
  术中硬脊膜囊损伤并不常见，但是忽视这个问题就可能引起严重的并发症。本文对术中硬脊膜囊损伤的发生情况及相应治疗方法的选择进行了综述。

German JW, Foley KT. Minimal access surgical techniques in the management of the painful lumbar motion segment. Spine 2005;30(Suppl):S52-9.
  本文报道了微创椎体融合术的良好效果。尽管短期的数据比较好，但是长期的情况还有待于进一步研究。

Jaikumar S, Kim DH, Kam AC. History of minimally invasive spine surgery. Neurosurgery 2002;51(Suppl):S1-14.
  微创脊柱手术作为新近出现的脊柱手术技术，由于其恢复时间快、创伤较小的优点，得到广泛的开展。这项技术的开展与激光、内镜及透视机等密切相关。对微创脊柱手术的发展历史进行回顾将有助于对其更好地认识和了解。

Khoo LT, Palmer S, Laich DT, Fessler AG. Minimally invasive percutaneous posterior lumbar interbody fusion. Neurosurgery 2002;51(Suppl):S166-71.
  微创经后路椎体间融合操作安全，并能够获得较满意的手术效果。然而，这些操作是否真正有效仍需要进一步的研究来证实。

Lehman RA, Vaccaro AR, Bartagnoli R, Kuklo TR. Standard and minimally invasive approaches to the spine. Orthop Clin North Am 2005;36:281-92.
  人们设计了小切口通道撑开器及其他手术器械，通过微创手术的方法来治疗不同类型的脊柱疾病。这些微创手术方法是安全有效的，并且可以避免标准开放手术的缺陷及术后复发的问题。

Seldomridge JA, Phillips FM. Minimally invasive spine surgery. Am J Orthop 2005;34:224-32.
  本文对微创脊柱手术技术的基本原理进行了综述，突出了微创脊柱手术的优势，并对常见的手术方式进行了讲解。

Tafazal SI, Sell PJ. Incidental durotomy in lumbar spine surgery: incidence and management. Eur Spine J 2004;14:287-90.
  本文描述了术中硬脊膜囊损伤的发生率以及一旦发现硬脊膜囊损伤后的处理方法。

Wu RH, Fraser JF, Härtl R. Minimal access versus open transforaminal lumbar interbody fusion: meta-analysis of fusion rates. Spine 2010;35:2273-81.
  本文通过 Meta 分析的方法，对开放或者微创经椎间孔腰椎椎体间融合术进行了比较。结果显示：两者的融合率相似，但是微创经椎间孔腰椎椎体间融合术的术后并发症较传统开放手术方式更少。

38

半椎体切除术

Rani Nasser, Matías G. Petracchi, Oheneba Boachie-Adjei, John K. Ratliff

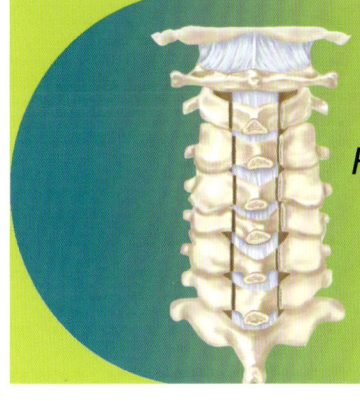

适应证提示

- 由于青春期发育较快，患有先天性脊柱后凸的青少年，因为脊髓受压可能会导致病情进展快速。
  - 青少年迅速生长的平均年龄为 13.7 岁。
- 高位脊柱半椎体（颈椎或胸椎）患者存在椎管内畸形的可能性更大。

适应证

- 半椎体切除术的主要目的是防止严重的脊柱畸形进一步加重。
- 半椎体切除术可以在代偿性侧凸进一步发展之前对其矫形。最佳的手术适应证患者应该具备：
  - Cobb 角 >40°
  - 骨盆倾斜引起脊柱不稳
- 胸腰段单个完全分节型半椎体导致脊柱侧凸每年加重 2°～3.5°。
- 半椎体可能会引起进展迅速的扭转畸形。
  - 神经受压起初是由解剖性凸出造成的，发生扭转后，凹侧机械性压力导致了神经受压。

术前检查

- 既往史询问和体格检查（图 38-1）
- 进行常规既往史询问和体格检查的同时也应该注意检查脊柱畸形的进展情况
  - 对半椎体畸形的遗传方式尚不清楚
  - 排除伴随畸形
    - VACTERL 综合征：椎体畸形、肛门直肠闭锁、心血管系统发育异常、气管食管瘘、食管闭锁、肾发育异常以及肢体缺陷（婴儿中发生率为 1/10000～1/40000）
    - 泌尿生殖道畸形（26%）
    - 心脏缺损（26%）
- 影像学检查
  - X 线片：正位片（图 38-2A、C）和向侧方弯曲及纵向牵引下的 X 线平片（图 38-2B）
  - CT：冠状面、矢状面及三维重建图像
  - 使用 MRI 检查评估可能合并的脊髓畸形（图 38-3A，矢状面；B，冠状面）
    - 包括 Arnold-Chiari 畸形、脊髓空洞症、脊髓纵裂或脊髓栓系综合征

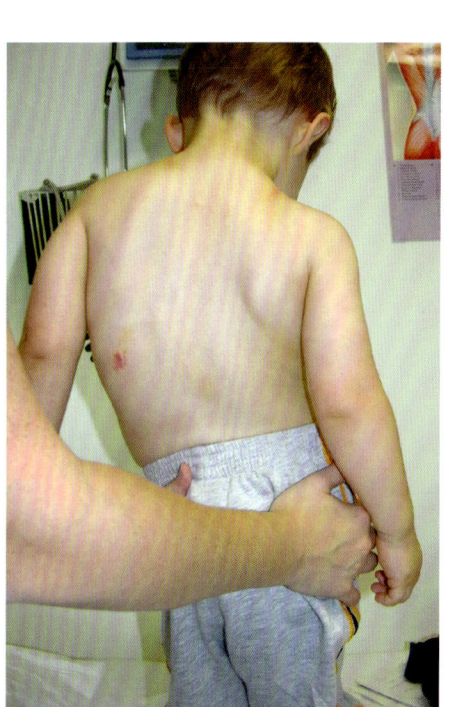

图 38-1

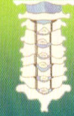

其他治疗方案

- 原位后路融合术
  - 不适用于骨骼系统发育成熟的患者。
  - 对于年幼患者不推荐单纯使用后路融合，因为矫形效果可能不理想。
  - 术后36%的患儿在4岁之前会出现脊柱前凸，并且随着未融合节段前方椎体继续生长，融合节段会发生弯曲。这种现象称为"曲轴现象"。
  - 主要治疗目的是阻止病情进展，而不是矫正畸形。
- 前后路联合融合术
  - 通过前后路联合手术，切除椎间盘，完成脊柱矫形
  - 术后无"曲轴现象"发生
  - 减少假关节形成风险
  - 弯曲角度可能矫正不全，融合椎体不能够继续生长发育
- 单侧椎体骺骨干固定术
  - 术后凸侧脊柱发育停止，凹侧脊柱仍可以继续发育。
  - 术后凹侧脊柱生长情况难以预测，并且脊柱后柱继续生长会导致出现后凸畸形。
    - 凸侧骺骨干固定范围应包含整个所测量到的侧弯。
  - 最佳适应证：5岁以下的患儿且侧凸角度不超过60°。
- 半椎体切除术
  - 阻止脊柱畸形进一步加重，可以矫正侧凸角度的60%～70%
  - 不累及临近节段，对术后脊柱发育无影响
  - 减少假关节形成和出现"曲轴现象"的风险
  - 可通过前后联合入路（一期手术完成或间隔10天分期手术）或单纯后路手术完成

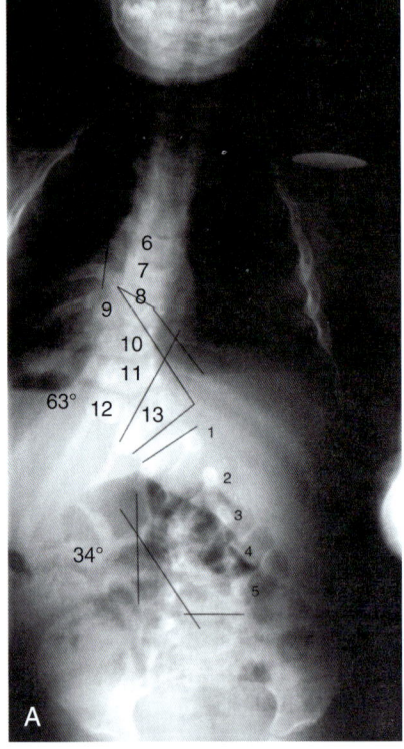
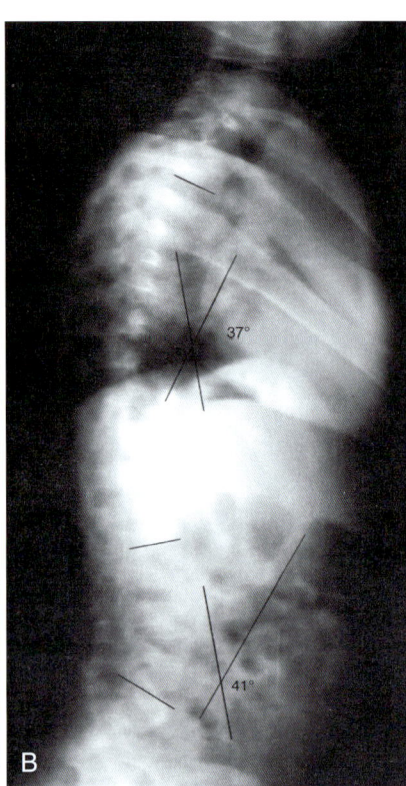
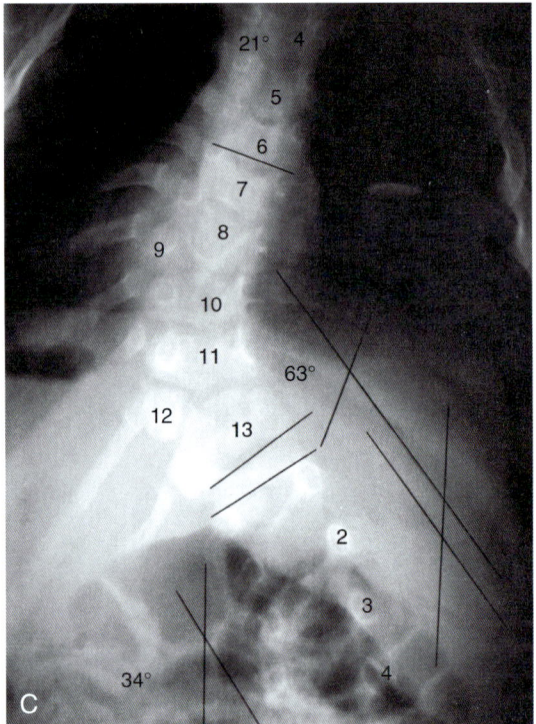

图38-2 A～C

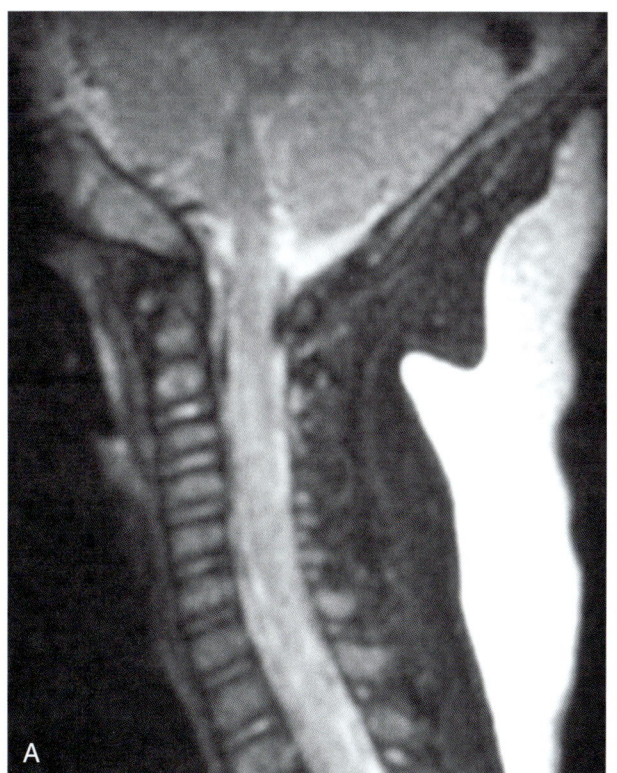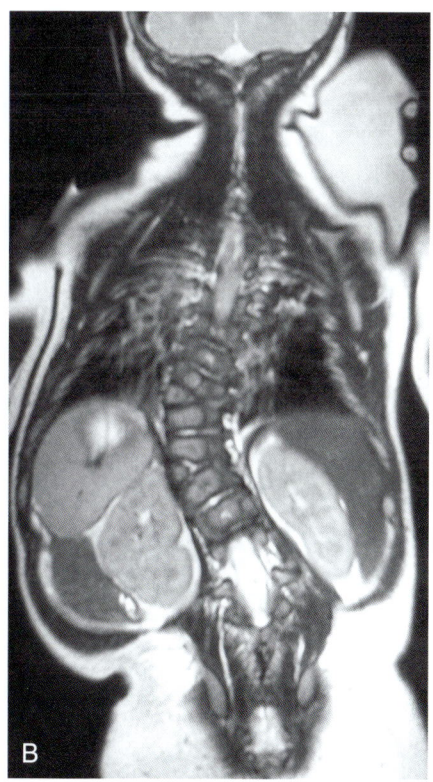

图38-3 A、B

体位提示
• 俯卧位时注意避免腹腔受压

体位设备
• Relton-Hall 四脚架（俯卧位）

入路/显露提示
• 如果术中无法进行监测时，应该减少操作，并在稳定后对患者进行唤醒试验。

入路/显露设备
• 透视机 • 血液回收机 • 术中躯体感觉-运动诱发电位监测仪

外科解剖
- 暴露半椎体凸侧面和腹侧面。

体位
- 侧卧位
  - 使用后外侧入路或前后位联合入路。
  - 注意将半椎体凸侧面朝上。
- 俯卧位
  - 使用后外侧入路或前后位联合入路
  - Relton-Hall 四脚架（或类似的装置）

入路/显露
- 在胸段或胸腰段进行操作时，需要切除半椎体上方 1~2 根肋骨。
- 骨膜下切除病变椎体的后方结构。

方法A：外后侧入路行半椎体切除+前路矫形内固定术

步骤1

- 患者行半椎体凹侧面侧卧位。
- 在后正中线旁 3.5cm 处自上而下做"L"形纵向侧切口（图38-4A）。
- 骨膜下暴露椎体凸侧的后方结构。
- 切除半椎体的椎板、小关节、椎弓根、横突及其他后柱结构。
  - 完全切除半椎体的上下椎间盘。
  - 切除半椎体骨骺板。

步骤2

- 从前侧入路进入。
- 从前方切除残余的半椎体。
- 利用婴儿 Cotrel–Dubousset Horizon 器械或微型哈灵顿棒装置使椎体结构或者稳定并对其进行加压。

> **步骤1要点**
> - 直接切除半椎体及其附属结构即可以矫正畸形。
> - 术中进行诱发电位监测。
> - 自凸侧面向凹侧面对半椎体进行切除。
> - 显露硬脊膜后，用凝血酶明胶海绵对其进行覆盖。
> - 将切除的半椎体咬碎，作为后续植骨融合的骨移植材料。

> **步骤1提示**
> - 使用椎板钩临时固定时，应避免损伤神经。

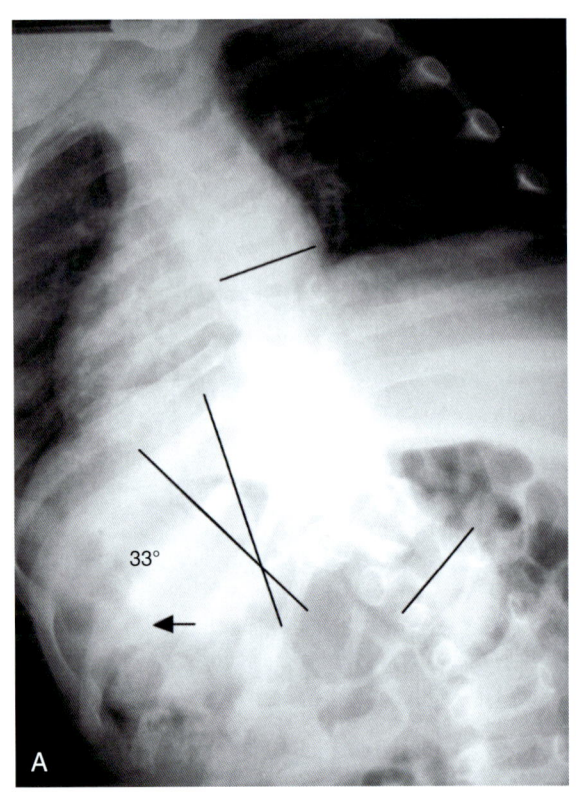
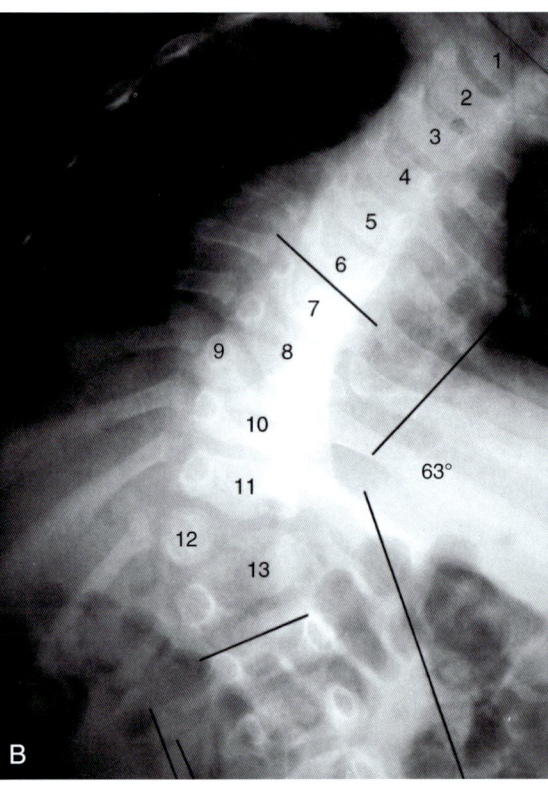

图38-4 A、B

步骤1器械/内植物
• 椎板钩

步骤2要点
• 切除部分腓骨作为结构性植骨块支撑于相邻椎体之间，以免进一步发生后凸畸形。 • 必须对凸侧半椎体的上下椎板和小关节进行去皮质化处理。

步骤2提示
• 半椎体切除后，尽量避免后方出现间隙和死腔。

步骤2器械/内植物
• 婴儿 Cotrel–Dubousset（CD）Horizon 器械 • 微型哈灵顿棒

步骤1要点
• 显露硬脊膜后，使用凝血酶明胶海绵将其覆盖。 • 在凹侧面保留少量的椎间盘纤维环结构，以发挥类似于铰链的作用，避免临近椎体结构向侧方发生移动。 • 将切除的半椎体咬碎，作为后续植骨融合的骨移植材料。

步骤1提示
• 避免损伤从椎弓根下方发出的神经根。 • 术中硬膜外静脉受损发生出血，可以按以下方式进行处理： • 如果可以定位出血点，则使用双极电凝进行局部止血。 • 或者使用凝血酶明胶海绵等止血材料进行止血。 • 在开始后路手术之前，建议临时固定椎体，以避免发生神经损伤。

步骤2提示
• 进行该步骤操作之前，必须达到步骤1中所提及的脊柱初步稳定性。

方法B：前后路联合半椎体切除融合术

步骤1
- 前方入路
  - 沿从近侧到对侧的方向做一直切口。
  - 将腰肌和胸膜从椎体前方牵开。
  - 切除半椎体上下位的椎间盘。
- 切除椎体（图 38-4B）

步骤2
- 从骨膜下进行剥离，切除后方结构。
  - 切除半椎体的椎板、小关节、横突和残留的椎弓根。
- 通过压缩半椎体的凸侧来达到结构稳定。
- 也可以考虑石膏固定
  - 裤式人字形石膏

方法C：后路半椎体切除矫形术

步骤1
- 沿弯曲脊柱做纵行切口（见图 38-2C）。
- 在病椎骨膜下进行剥离，暴露横突外侧尖端。
- 切除半椎体的棘突、椎板及小关节。
- 显露至病椎椎体前外侧骨皮质后，切除椎弓根。
- 切除椎间盘和终板。

步骤2
- 半椎体切除后，植入椎板钩和椎弓根螺钉（图 38-5A、B，正、侧位片）。
- 将固定棒折弯，置于凸侧。
- 对截骨术后形成的间隙进行挤压，矫正脊柱后凸和侧凸畸形。
- 对横突和椎体后部结构进行去皮质化。

步骤2器械/内植物

- 手术中常用的器械包括：螺钉（椎弓根螺钉、髂骨螺钉）、拉钩和钢丝
- 裤式人字形石膏

步骤1要点

- 应该在能够直视脊髓的情况下，完成对椎弓根和横突的切除。
- 对于胸椎段的半椎体，应该将其附着的肋骨切除3cm。
- 由于椎体凸侧的压力，没必要去除骨皮质。
  - 局部的皮质骨将会被压碎并填充于截骨间隙中。

步骤1提示

- 切除凹侧椎间盘后可能会出现问题。
  - 外侧的椎间盘结构将有助于矫形。
  - 残留的椎间盘和纤维环可以起到"铰链"的作用，防止椎体发生移位。

步骤2要点

- 通过椎板钩可以对椎体凸侧进行施压，所以选择椎板钩植入位置时要考虑到这一点。
- 应该对凹侧进行撑开。
- 凹侧也使用固定棒进行固定，以获得更好的稳定性。

步骤2提示

- 切除半椎体的部位会留下骨性间隙。

步骤2器械/植入物

- 手术中需要准备的器械包括：螺钉（椎弓根螺钉、髂骨螺钉）、椎板钩和钢丝（图38-5）

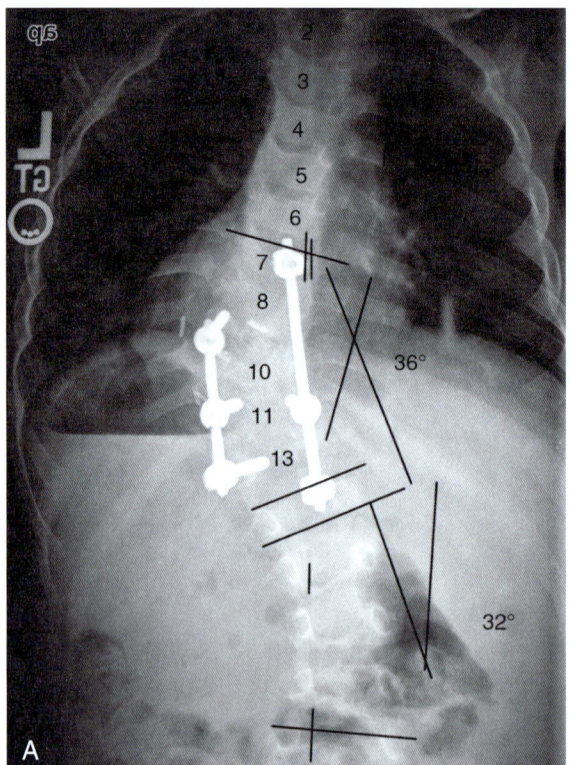

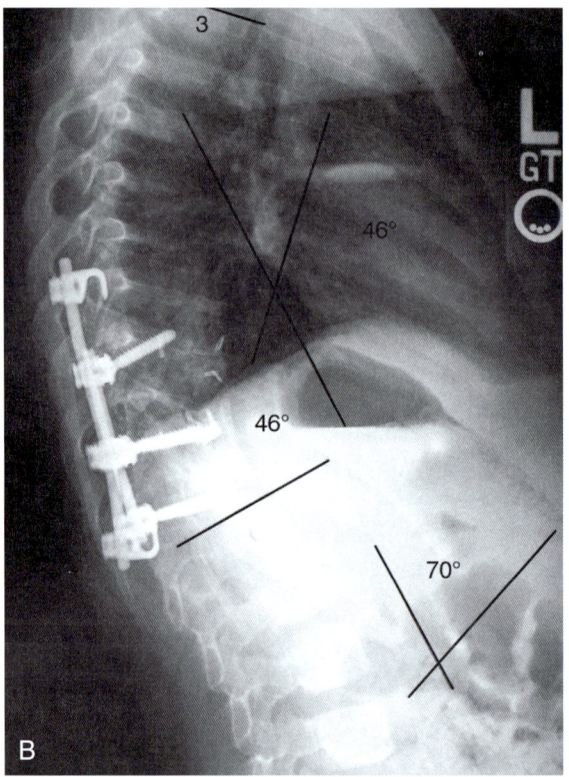

图38-5 A、B

术后要点
• 术后检查血常规，评估红细胞压积和血红蛋白是否正常。

术后器械/内植物
• 术后需佩戴定制支架 6 个月。

术后护理和预后

- 患者出院前，佩戴支具拍摄站立位全长脊柱正侧位平片。
  - 复诊前也需要拍摄同样的 X 线片。

循证文献

Bollini G, Docquier PL, Viehweger E, Launay F, Jouve JL. Lumbar hemivertebra resection. J Bone Joint Surg Am 2006;88:1043-52.

这项研究表明，行腰椎半椎体切除术是安全的，可以获得稳定的矫形效果，并且应该尽早使用该手术方案进行治疗。

Bollini G, Docquier PL, Viehweger E, Launay F, Jouve JL. Thoracolumbar hemivertebrae resection by double approach in a single procedure: long-term follow-up. Spine 2006;31:1745-57.

这项研究表明，经前后路行胸腰段半椎体切除术是安全的，切除后进行短节段融合，可以获得长期的矫形效果。

Hedequist DJ, Emans JB. Congenital scoliosis. J Am Acad Orthop Surg 2004;12: 266-75.

本文对先天性脊柱侧凸、胚胎时期脊柱发育障碍、对疾病自然史的预测及矫形治疗方式进行了综述。

Hedequist DJ, Emans JB. The correlation of preoperative three-dimensional computed tomography reconstructions with operative findings in congenital scoliosis. Spine 2003;28:2531-4.

数据表明，可以使用 CT 三维重建检查评估半椎体相关性的椎体后方畸形。

Hedequist DJ, Hall JE, Emans JB. Hemivertebra excision in children via simultaneous anterior and posterior exposures. J Pediatr Orthop 2005;25:60-3.

本研究表明，使用前后路联合术式治疗先天性半椎体畸形是安全、有效的。其在矫形效果方面与单纯后路手术或者前后路分期手术相当。

Lazar RD, Hall JE. Simultaneous anterior and posterior hemivertebra excision. Clin Orthop Relat Res 1999;364:76-84.

本项研究中，对 11 例病患行前后路联合半椎体切术 + 后路矫形术，结果发现术后平均弯曲度数为 13°（范围：1°~40°）。在平均 28 周的随访时间内，平均曲度增至 14°（范围：1°~47°）。

McMaster MJ, Ohtsuka K. The natural history of congenital scoliosis: a study of two hundred and fifty-one patients. J Bone Joint Surg Am 1982;64:1128-47.

本项研究描述了 251 名先天性脊柱侧凸患者的疾病自然史。

Nasca RJ, Stilling FH III, Stell HH. Progression of congenital scoliosis due to hemivertebrae and hemivertebrae with bars. J Bone Joint Surg Am 1975;57:456-66.

此项研究发现脊柱侧凸的进展速度是不同的，每年可增加 1°~33°（平均每年增加 4°）。

Ruf M, Harms J. Posterior hemivertebra resection with transpedicular instrumentation: early correction in children aged 1 to 6 years. Spine 2003;28:2132-8.

该研究主张在发生严重的局部脊柱畸形和继发脊柱结构性改变之前，对先天性脊柱侧凸患者行早期手术治疗。

Shono Y, Abumi K, Kaneda K. One-stage posterior hemivertebra resection and correction using segmental posterior instrumentation. Spine 2001;26:752-7.

本研究表明，可一期行后路椎体半切术 + 后路矫形术来治疗由单个半椎体引起的脊柱后凸畸形。

Solomon BD. VACTERL/VATER Association. Drphanet J Rare Dis 2011;6:56.

39

腰椎椎板切除减压术

Sunil Jeswani, Eli M. Baron, Neel Anand

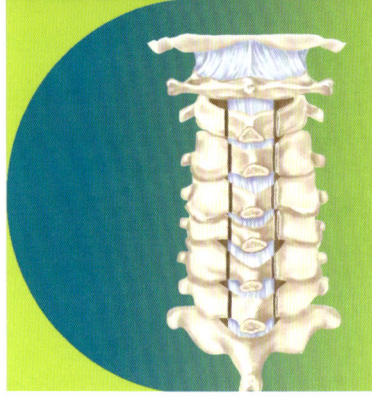

适应证提示
- 畸形腰椎部位如果存在椎体侧向滑脱或椎弓根结构异常导致的椎管狭窄，则可能会导致手术失败。

其他治疗方案
- 腰椎椎板切除术
- 双侧椎孔切开术 + 椎间关节切除术
- 腰椎融合术

体位要点
- 也可以将患者置于 Jackson 手术床上。使脊柱处于伸展状态，该体位可以更好地模拟正常的站立体位。在这种体位下可以对脊髓进行更加彻底的减压。

适应证
- 腰椎椎管狭窄
- 单侧腰椎间盘突出引起的椎管狭窄
- 轻度退行性腰椎滑脱，不伴有屈伸位的严重失稳

外科解剖
- 术中要明确椎弓峡部的位置，因为损伤峡部可能导致腰椎不稳。
- 术中应尽早对椎弓根进行定位。通常是定位于进行减压节段靠尾端的椎弓根（例如：对 L4-5 节段进行减压时，定位在 L5 椎弓根上）。
- 腰椎的解剖结构将会对能否更顺利地进行手术操作造成影响。如果存在椎管横径先天性狭窄，那么椎管后方的椎板方向将会相对垂直。在这种情况下，显微镜的角度会更加合适，有利于对侧骨质及黄韧带的加压操作。相反，如果存在椎管矢状径先天性狭窄，椎管后方的椎板方向将会相对水平，在这种情况下，要清楚地看到对侧的结构将会更加困难。

体位
- 患者俯卧于 Wilson 架上。
- 使患者腰椎稍屈曲，以增加椎板间的宽度。

入路/显露
- 理论上讲，微创腰椎半椎板切除减压术要优于双侧微创减压手术以及开放性椎板切除术。因为单侧显露能减少脊柱稳定性受到破坏的风险，并且可以减少术后疼痛症状。
- 由于只剥离了一侧的椎旁肌肉，对侧肌肉保持完整，这样能充分保留对侧骨骼/肌肉结构。因此，与传统双侧入路相比，腰椎半椎板切除减压术后脊柱稳定性会更好。

- Adams 等研究发现，后弓以及椎间关节囊上的肌肉附着点具有包裹椎间关节，增加其稳定性以及防止其发生移位的作用。
- 该手术技术只对一侧的多裂肌进行剥离和牵拉，能够降低手术部位形成死腔的风险。
- 术后形成死腔的后果非常严重，较大的死腔会导致更多的失血。并且为细菌的生长提供了理想的培养基，会增加术后感染的风险。

手术步骤

步骤1

- 在目标椎体表面皮肤上做纵切口。
- 然后在症状较明显侧距后正中线 1cm 的位置切开腰背筋膜。
- 将多裂肌从棘突和椎板上剥离。
- 也可以选择使用管状牵开器入路（前文已述）。

步骤2

- 使用高速磨钻和 Kerrison 咬骨钳切除同侧椎板的头侧部分直到黄韧带的附着点，显露硬脊膜。切除时可以通过调整显微镜的角度，进行"喇叭口"样切除，以保留尽可能多的椎板。
- 切除下关节突以显露上关节突。图 39-1 为后路椎板切除术术中的照片，该照片显示下关节突已被切除。注意观察显露的上关节面。

> **步骤2要点**
> - 作者通常使用直刮匙将黄韧带从下椎板和上关节突上剥离，然后使用角度刮匙进一步确定黄韧带剥离已完成。
> - 然后，使用2号 Kerrison 咬骨钳咬除骨质，避免术后神经受压。
> - 作者通常避免切除下椎板喙状边缘的骨质，以防造成峡部骨折。

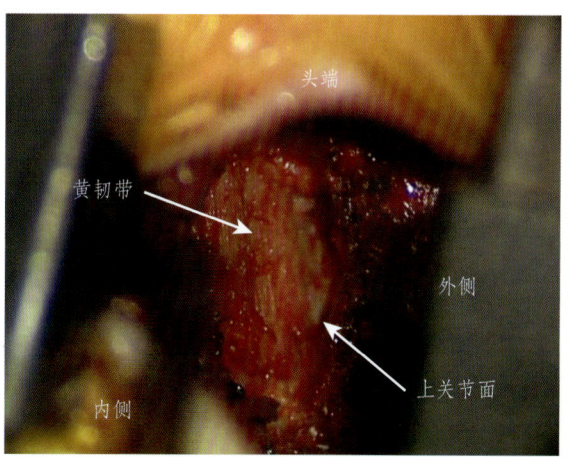

图39-1

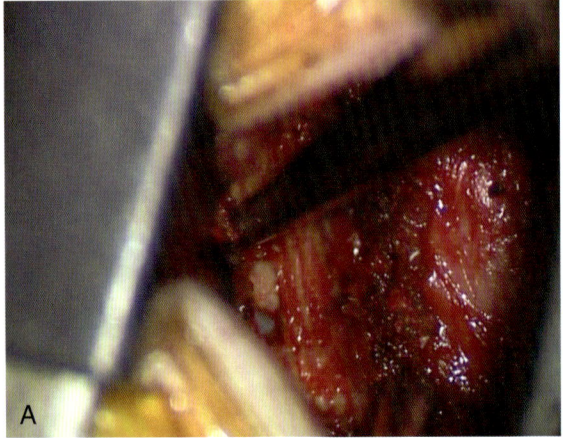

图39-2 A、B

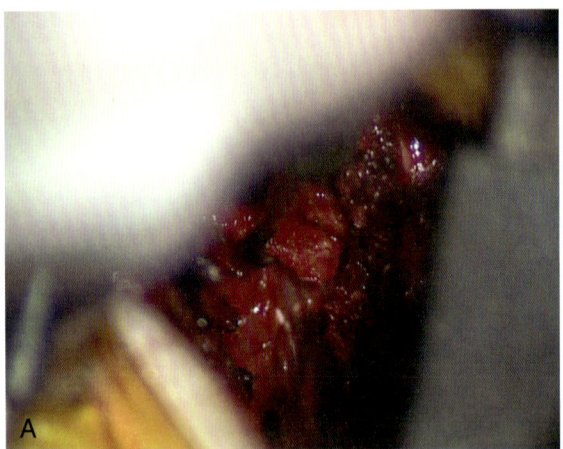

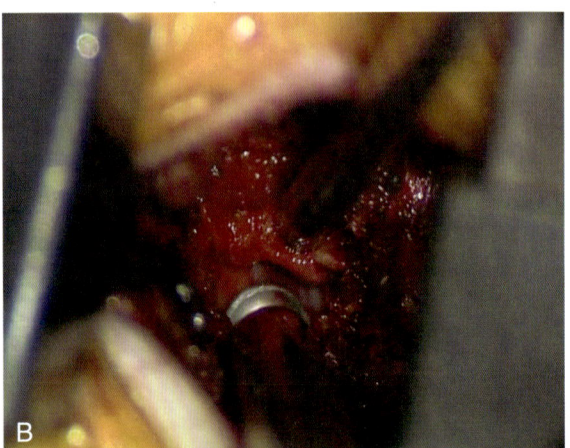

图39-3 A、B

- 用刮匙和剥离器剥离黄韧带。使用刮匙自内向外游离黄韧带（图39-2A、B）。注意：刮匙应该在骨和韧带之间进行分离操作。
- 切除黄韧带。使用牙科器械剥离黄韧带（图39-2A）后再使用Kerrison咬骨钳切除黄韧带（图39-2B）。调整显微镜角度，使其进入同侧关节突及椎间关节下区域。
- 进入椎管后，应首先明确椎弓根的位置。椎弓根是减压操作的参照点。术者根据椎弓根的位置还可以进一步定位椎间孔和神经结构。

步骤3

- 利用Kerrison咬骨钳，对同侧侧隐窝和椎间孔进行减压（图39-4），应将侧隐窝和椎间孔部位的软组织及造成骨性狭窄的结构完全切除。
- 减压后，Murphy探针或Woodson剥离器能够通畅地进出椎间孔。

> **步骤3要点**
> - 对于严重的中央型椎管狭窄，应该先切除黄韧带的中间区域，以免在椎间孔区域进行操作时压迫到神经结构，造成神经损伤。

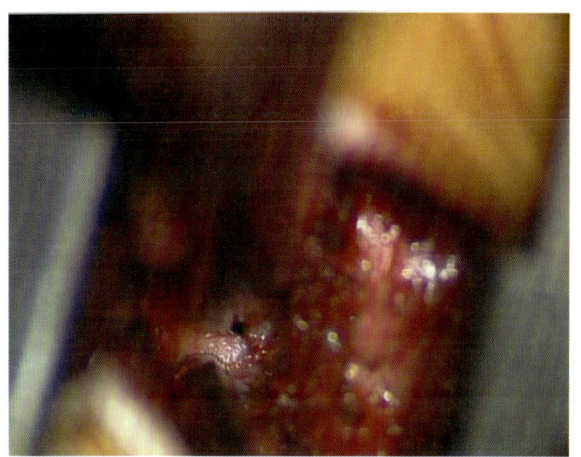

图39-4

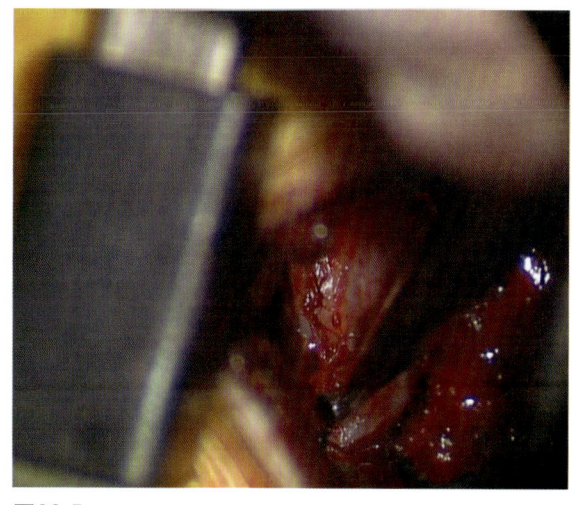

图39-5

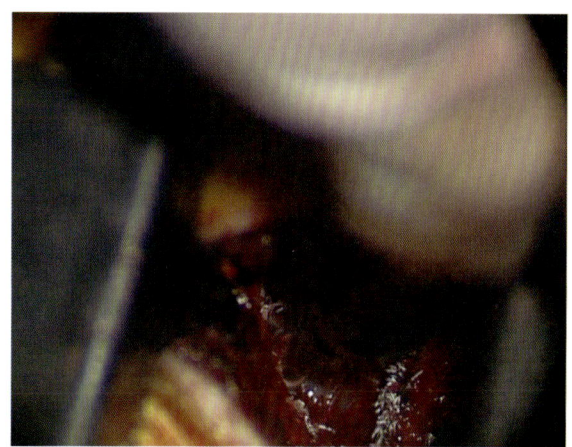

图39-6

- "喇叭口"式切除椎体关节面，以保留椎弓根峡部及椎间关节。
- 使用高速磨钻削磨椎间关节下关节突的根部，避免破坏椎间关节的稳定性。

步骤4

- 开始进行对侧的减压操作。
- 将显微镜角度调整至对侧，同时将患者向对侧倾斜，以便看清楚棘间韧带下方的结构。
- 使用磨钻从腹侧对棘突基底部和棘突韧带的最深部进行削磨，以扩大椎管矢状径，注意避免削磨过度而导致棘突完全游离。通常，需要切除椎板与椎弓根连接处头侧和尾侧的骨质。使用高速磨钻从腹侧削磨棘突及对侧椎板下缘（图39-5）。
- 看到对侧黄韧带后，利用剥离器确认黄韧带腹侧是否与硬膜囊粘连。如果有粘连，应使用刮匙将硬膜囊和黄韧带分离（图39-6）。

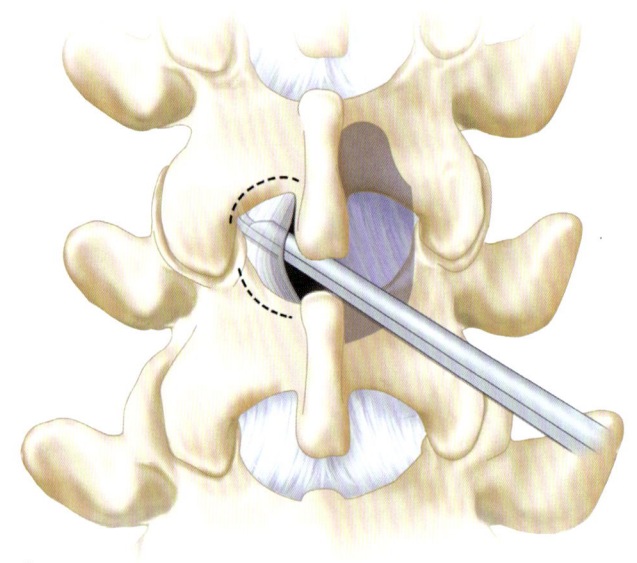
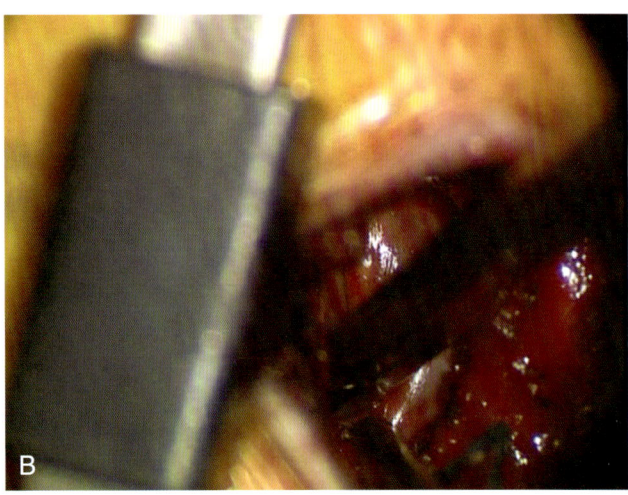

图39-7 A、B

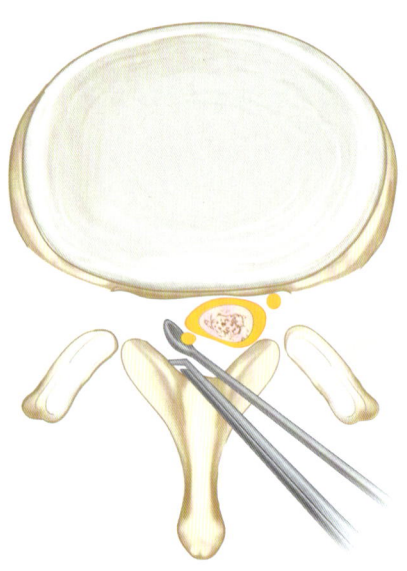

图39-8

步骤4要点

- 如果黄韧带与硬脊膜粘连严重，可将发生粘连的黄韧带切开，以便松解硬膜囊。
- 黄韧带和双侧内侧小关节的切除可以有效地增加椎管的横截面积。
- 图39-11A、B以示意图和照片的方式显示了单侧椎板切除联合双侧减压术后的椎管情况。

- 利用Kerrison咬骨钳及刮匙切除黄韧带。图39-7A显示使用Kerrison咬骨钳切除黄韧带。图39-7B显示在手术显微镜下切除对侧黄韧带。
- 可将一个可伸展牵开器或者Penfield剥离器置于棘突下面，以便在减压过程中可以保护硬膜囊和神经（图39-8）。
- 最后，使用Kerrison咬骨钳咬除对侧内侧关节突腹侧面的骨质，直到探针可以顺利地通过椎间孔。至此，减压过程结束。图39-9显示使用Kerrison咬骨钳对对侧的侧隐窝和椎间孔进行减压。图39-10显示使用牙科剥离器检查对侧和对侧侧隐窝减压是否充分。

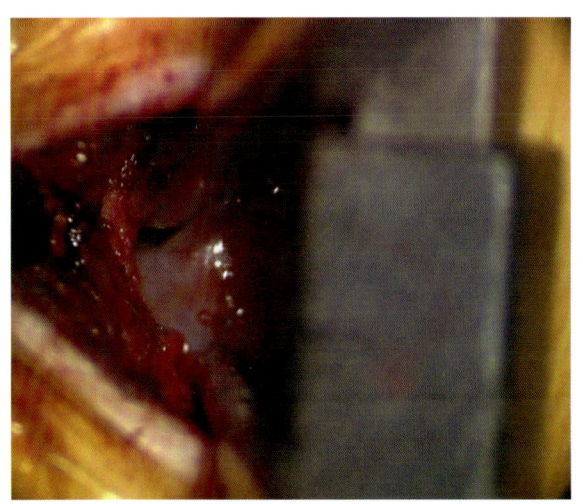

图39-9

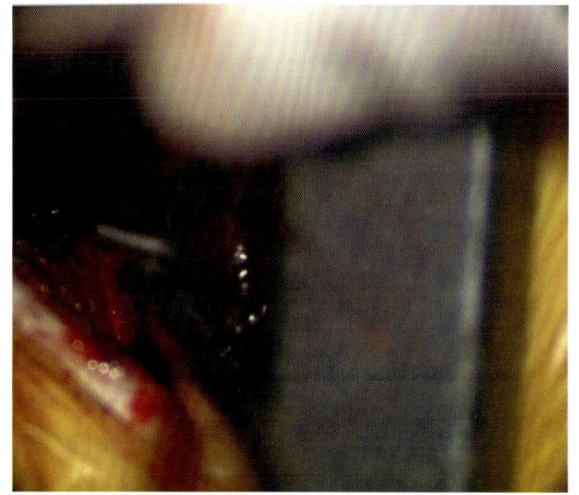

图39-10

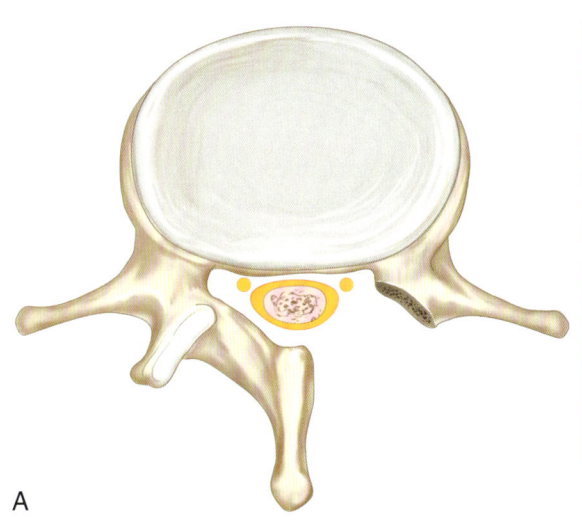

A

图39-11 A、B

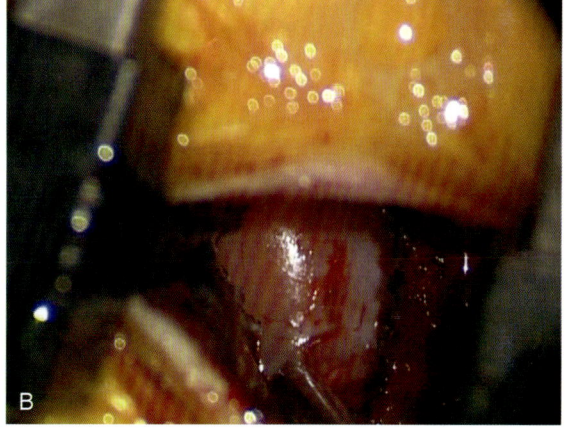

步骤4提示

- 误伤硬膜囊可能是最常见的术中并发症。发生后应立即缝补，并用胶原材料覆盖。作者常使用纤维蛋白胶，也可以使用水凝胶聚合物进行修复。
- 如果神经根囊或者其他由于非常薄而不能进行缝合的硬膜囊被误伤时，可以直接用胶原进行覆盖黏合，而不需要缝合。

步骤 5
- 彻底冲洗伤口、止血。依次缝合筋膜、皮下组织及皮肤。
- 根据术者习惯和出血量选择使用筋膜下或者筋膜上引流。

术后护理及预后

- 术后相关并发症包括感染、误伤硬脊膜引起的脑脊液漏、神经根损伤、术后椎体不稳。
- 减压后椎体不稳的发生率为 10%~15%。
- 对于腰椎滑脱或畸形的患者，手术失败的风险相对较高。对此，术前必须向患者讲解清楚。

循证文献

Adams M, Hutton W, Stott J. The resistance to flexion of the lumbar intervertebral joint. Spine 1980;5:245-53.

Oertel M, Ryang Y, Korinth M, et al. Long-term results of microsurgical treatment of lumbar spinal stenosis by unilateral laminotomy for bilateral decompression. Neurosurgery 2006;59:1264-9.

作者对 102 例接受半椎板切除双侧减压术的患者进行了长期随访（平均随访时间 5.6 年），发现 92.2% 的患者症状缓解，有 7 名患者因椎管再次狭窄而接受了第二次手术治疗，有 2 名患者发生腰椎滑脱。

Orpen N, Corner J, Shetty R, et al. Micro-decompression for lumbar spinal stenosis: the early outcome using a modified surgical technique. J Bone Joint Surg Br 2010;92:550-4.

经统计，374 名接受该手术方式的患者中，成功率达 87.9%，总体并发症发生率为 2.41%。作者发生过 5 例硬膜囊误切事件。另外，研究者还发现了有 0.8% 的患者存在屈伸位时椎体不稳的情况。

Spetzger U, Bertalanffy H, Reinges M, et al. Unilateral laminotomy for bilateral decompression of lumbar spinal stenosis. Part II: clinical experiences. Acta Neurochirugica 1997;139:397-403.

29 名患者接受了半椎板切除双侧减压术。对其中 25 名患者进行了平均 18 个月的随访，其中 88% 的患者术后效果良好，80% 的患者诉症状完全消失或下背部疼痛减轻，所有患者的神经性跛行症状得到缓解，1 例患者术中发生硬脊膜损伤。形态测量研究发现术后椎管横截面积增大。术前有退行性腰椎滑脱的患者，随访期间病情没有加重。

Weiner B, Walker M, Brower R, McCulloch JA. Microdecompression for lumbar spinal canal stenosis. Spine 1999;24:2268-72.

这是一篇关于半椎板切除双侧减压技术的文章，30 例患者接受了该手术，结果显示 26 例患者术后效果非常好。

40

微创经皮前路腰骶椎间轴向融合术

Zachary A. Smith, Murat Cosar, Ian T. Johnson, Daniel Raphael, Larry T. Khoo

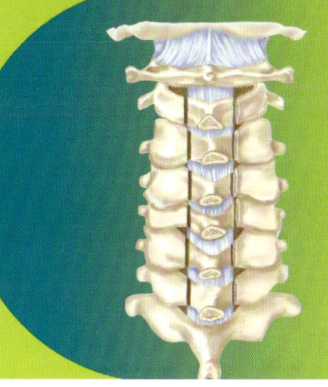

引言

- 腰椎融合术作为一种临床上常见的手术方式可以治疗一系列脊柱疾病,包括:创伤或医源性损伤引起的有临床症状的腰椎不稳、椎管狭窄、腰椎滑脱及脊柱侧凸。传统的手术治疗方式往往采用经前路或后路开放性手术,由于手术可能会广泛地牵拉剥离肌肉、破坏韧带、剥离骨质、牵拉神经、破坏纤维环、损害交感神经、损伤肠道,前路手术还可能会损伤血管,因此,不少患者难以耐受手术。另外,传统的脊柱前路手术还可能会损伤腹腔脏器、输尿管、腹膜后结构、交感神经丛及大血管。外科医生也可以利用微创脊柱手术技术进行椎间融合和螺钉植入等操作。和传统手术方法相比,微创技术可以减少肌肉破坏,减轻疼痛,减少出血,缩短术后住院时间,减少术后用药剂量。

- 下腰椎的前柱结构承受了超过80%的腰椎正常负荷,因此,腰椎间盘退行性疾病会影响到腰骶椎前柱的稳定性。临床上使用传统的开放性融合手术治疗L4-5、L5-S1节段椎体失稳及下背部疼痛也非常普遍。考虑到开放性手术可能出现的并发症,不少外科医生主张使用微创技术。小切口微创技术可以应用于后外侧入路或前路手术,对组织的破坏更少。近年来,随着脊柱微创技术的发展,临床上开始使用一种保留软组织的微创技术治疗腰骶椎部位的病变。

适应证

- 椎间盘退行性疾病
- 假关节形成
- 椎板切除术后脊柱失稳
- 腰椎滑脱(1度或2度)
- 前期椎体融合术失败

禁忌证

- 腰椎滑脱（3度或4度）
- 直肠周围感染
- 患者体型异常
- 有直肠手术史
- 直肠瘘
- 骶骨前瘢痕形成

术前检查

- 经骶前腹膜后入路进入时需要分离 Waldeyer 筋膜（直肠骶骨筋膜），以安全地到达 S1-2 连接部。
- 术前从 L4 到骶骨、尾骨尖范围的影像学资料对于制订手术方案非常重要。
- 注意仔细询问患者病史，并结合 MRI 和 CT 检查结果，判断是否存在骶前软组织瘢痕。这对于评估患者是否可以接受此手术非常重要。
- 一定要仔细询问患者既往史，高度警惕有盆腔手术史、骨盆创伤、盆腔炎、肛周感染或其他引起骶骨前会阴脂肪垫和 Waldeyer 筋膜粘连疾病的患者。此外，术前可使用矢状面增强 CT 扫描或盆腔 MRI 检查排除骶骨前脂肪垫粘连。
- 植入经骶骨内植物的前提是椎体间内固定坚强牢固。因此，术前必须明确患者 L4、L5 或者骶椎椎体是否存在骨质减少或骨质疏松，这一点非常重要。术前可使用骨密度扫描仪评估病灶部位的骨密度。如果病灶部位骨质丢失严重，可能会出现内植物植入困难、内植物下沉风险增加及（或）内植物早期发生松动。

外科解剖

- 走行于骶骨前间隙的神经有下腹神经和副交感神经。下腹神经骶骨岬平面位于中点旁开 1cm 处，在 S1-2 平面位于中线旁开数厘米之处；副交感神经起源于骶丛，男性由 S3-4 骶神经前支组成，女性由 S2-4 骶神经前支组成。手术的工作通道位于骶骨前正中线，因此一般不会损伤上述神经。
- 骶前间隙的血管有骶正中动脉和静脉。但在 S2 平面，骶正中动脉往往非常细小，甚至不存在。术中损伤骶横静脉或者骶正中动脉是有可能的，血管损伤的风险相对较小，因为手术过程中，先要用钝头的扩张器把骶前的软组织推开。
- 联合使用 AxiaLif 操作系统更能突显微创脊柱手术的优点。通过尾骨旁 2cm 的切口插入套管针，在双平面透视引导下，沿着骶骨的腹侧面推进，并通过 L5-S1 椎间隙中心区域。这种微创入路可以保留肌肉、韧带、血管及纤维环的完整性。

术前检查提示

- 选择合适的手术患者非常重要，可以避免腰骶部解剖结构异常导致的手术入路困难和（或）轴向融合器植入失败。常见的解剖结构异常包括
  - 骶骨曲度过大
  - 未复位的 1 度或更严重的腰椎滑脱
  - 骶骨扁平、局部炎症、粘连严重或骶前腹膜后脂肪垫瘢痕形成
- 曾经手术史及术后炎性改变都可能会导致瘢痕形成，从而导致术中分离难度及风险增加。同时，这些瘢痕组织及炎性组织可能会引起直肠、结肠、输尿管甚至血管结构和骶骨表面发生粘连，导致术中进行钝性分离时更加困难、更加危险。

其他治疗方案

- 后外侧融合术
- 椎间孔椎间融合术
- 后路椎间融合术
- 前路椎间融合术

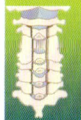

- 将套管针穿过骶前脂肪垫推进，可以避免进入前侧腹腔，伤及大血管、神经结构、关节面、椎板及背侧的肌肉韧带复合体。由于韧带和纤维环的完整性未遭破坏，保留了坚强的韧带支撑，同时也为保证植入轴向融合器的牢固提供了条件。
- 该技术的另外一个优点是在植入假体时可以避免对血管或神经造成牵拉，因为影响假体植入的是上述步骤建立通道的直径而非血管或神经结构。由于轴向融合器末端的传动螺钉可以撑开椎间隙，所以可以通过选用不同的器械来获得较理想的椎间隙高度。在植入轴向融合器之前，可以联合使用经皮椎弓根螺钉系统进一步对脊柱进行撑开、加压或者复位操作。与使用腓骨结构性植骨治疗峡部裂性腰椎滑脱类似，轴向植入轴向融合器（例如 AxialLif 经骶骨轴向融合器）可以成功地对抗椎体移位屈伸产生的剪切力，然而传统的椎体间固定方式通常难以对抗这样的应力。
- 术者可以通过这种经尾骨旁 - 骶骨的入路方式到达 L5-S1 椎间隙，并可以切除椎间盘而不损伤纤维环或周围韧带，从而明显提高了在牵开状态下 L5-S1 节段运动的稳定性。此外，该技术不涉及椎间盘周围以及血管神经结构，避免术后瘢痕组织形成。从而为将来的翻修或者邻近节段的手术创造了条件。近来，该技术得到进一步的发展，可以对 L4 至 S1 进行多节段的融合，术中可以使用的器械种类和适应证也相应地得到丰富和扩展。

体位

- 使用后路腰椎手术的标准体位：术者站在患者左侧或右侧，助手站在术者对侧，器械护士站在术者同侧。根据术者的位置摆放 C 臂透视机和显示器（图 40-1A、B）。
- 全身麻醉后，将患者俯卧于透 X 线的手术床上（图 40-1C）。
- 将 20 号 French 导管插入直肠，向气囊注入 10～12ml 空气，以利于侧位透视时直肠的显影，避免术中操作损伤肠道。
- 然后，用干净敷料填塞肛门，并将其于尾骨旁区域分隔开来。把 C 臂机放在患者骶尾部，以提供术中全程、即时的正侧位影像。常规在骶尾部消毒、铺单。

> **体位要点**
> - 术中行减压、撑开椎体及植入螺钉时，应行肌电图和（或）体感诱发电位检查以监测神经功能。

376　第三部分　腰　椎

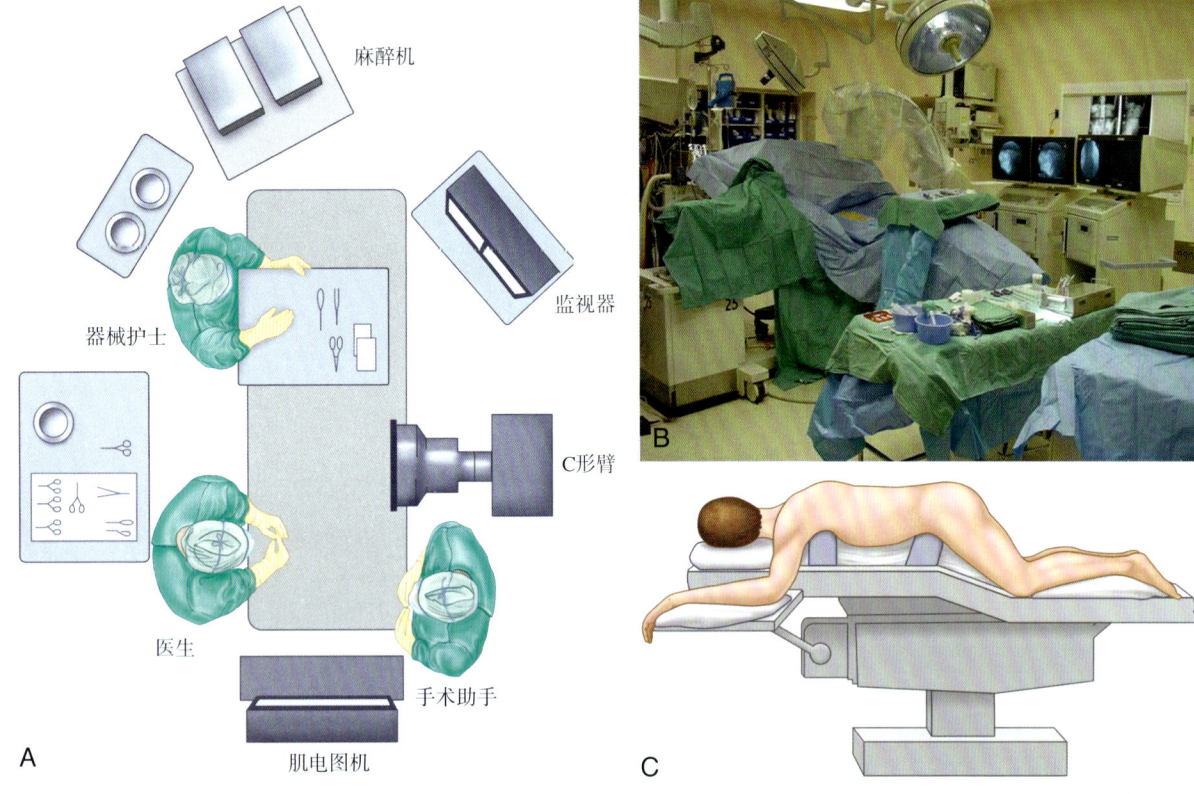

图40-1 A～C

体位提示	体位设备
• 手术24h前行肠道准备，清空直、结肠内容物，以避免内脏或肠腔发生穿孔。灌肠剂中应添加抗生素，诸如甲硝唑及针对革兰阴性菌及常见的革兰阳性菌的抗生素。 • 由于所有操作都是经皮进行的，术中获得清晰的透视图像非常重要。因此要使用可透射线的手术床。将双下肢用圆枕分开，以便手术器械能够以合适的角度进入骶前间隙。	• 经皮前路腰骶椎间轴向融合术所需设备。 • 带无菌保护套的C臂机。 • 经皮腰椎轴向融合（AxiaLIF）系统。 • 标准后路腰椎微创手术器械。 • 图40-2显示AxiaLif系统：定位针、扩张器及其他相关器械（图40-2A）。还要用到3D-轴向融合器（AxiaLif轴向融合器）（图40-2B）、特殊的钢丝刷样收集器（图40-2C）和切割环装置及椎间盘摘除器（图40-2D）。

40 微创经皮前路腰骶椎间轴向融合术　377

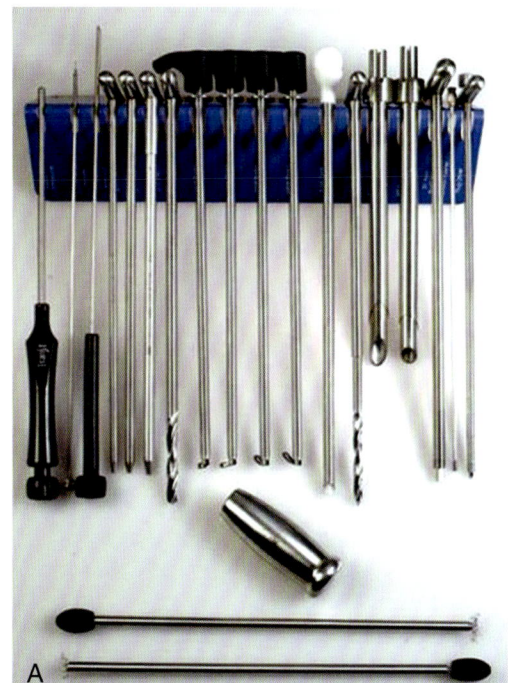
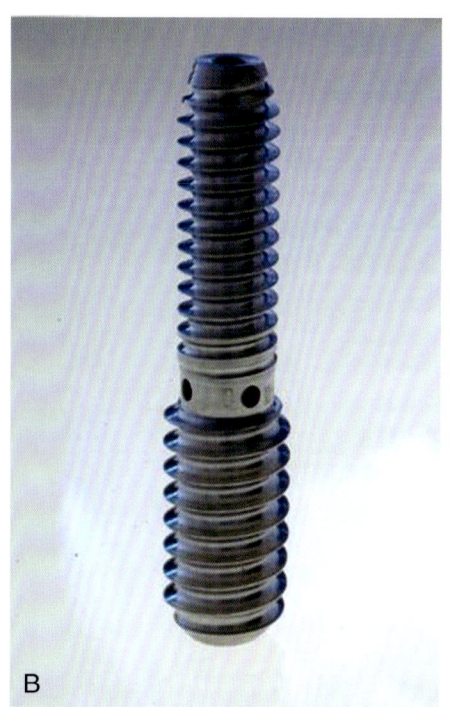
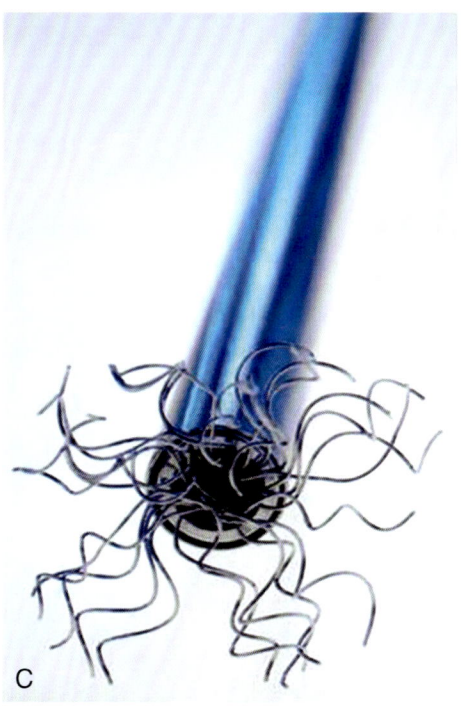
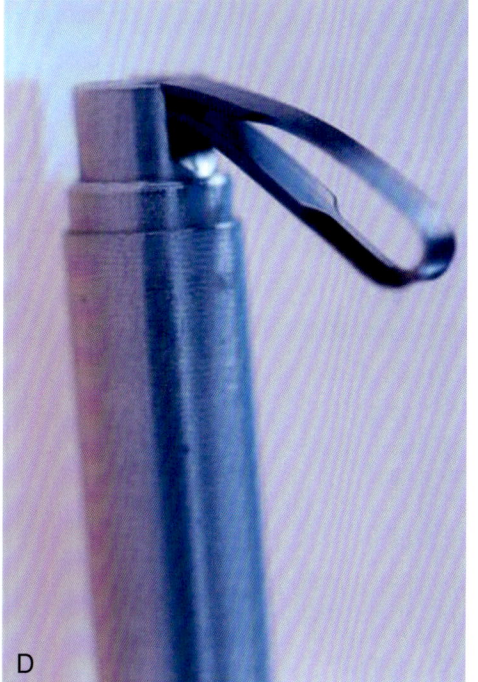

图40-2 A～D

378　第三部分　腰　椎

步骤1要点

- 使用手指在尾骨前对骶骨前间隙进行分离，对筋膜层进行分离并将腹膜后脂肪向前方推动。这样的操作对组织的损伤较小，减少了锐性分离操作，因此较少出现危险。使用手指进行充分分离后，再使用钝头探针继续分离至S1-2连接部。
- 用透视仪反复确认斯氏针、导针和相关器械的轨迹和角度，避免内植物发生移位或者操作套管从骶骨的安全骨性通道中脱出。

手术步骤

步骤1

- 局部麻醉后，在左侧或右侧尾骨旁切迹的尾端20mm处做15~20mm长的切口（图40-3）。
- 用手指做钝性分离，确保筋膜层已适当显露。
- 导针导向器和管芯组装后以合适的角度插入切口（图40-4 A），紧贴骶骨腹面沿正中线向前缓慢移动，并在双平面全程透视下向前推开腹部内容物。侧位透视图像显示导向器沿着骶骨腹侧面移动（图40-4 B~D）。
  - 根据手感确保导向器顶端持续与骨面保持接触。

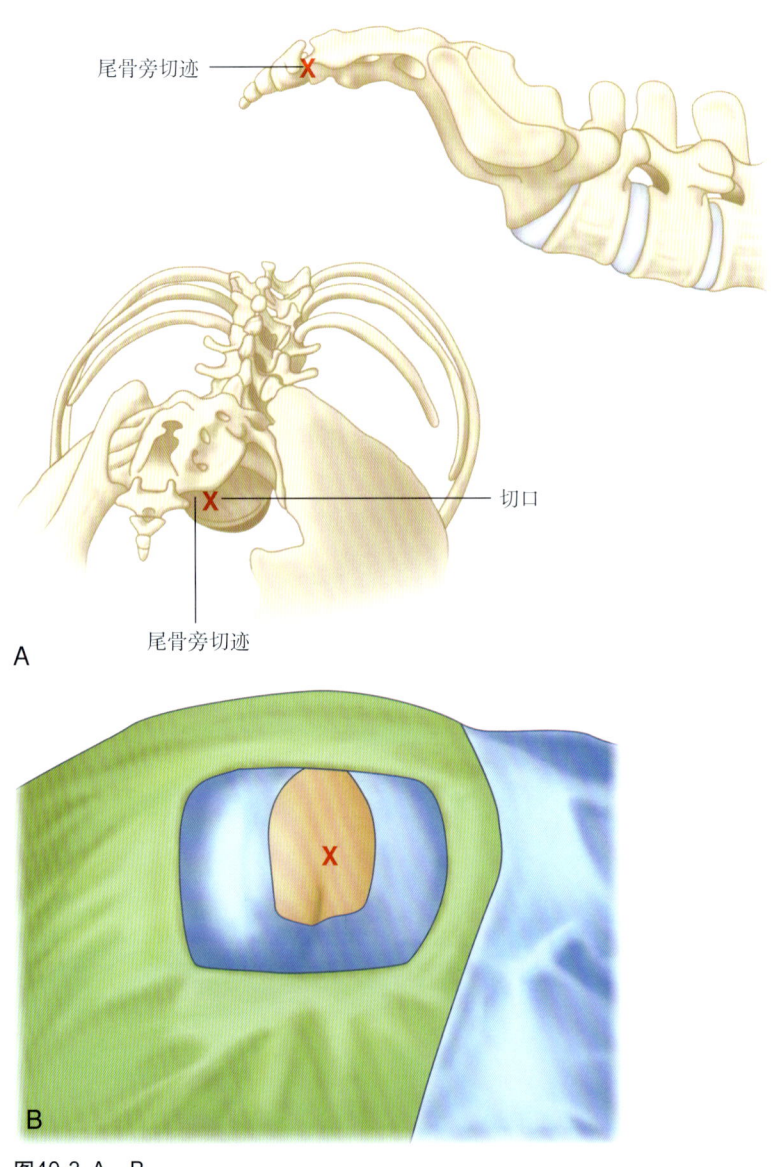

图40-3 A、B

- 在正侧位透视监测下，有规律地小幅度摆动导向器，以清除骶前的脂肪组织，并将骶前脏器从骶骨前面分离，推向腹侧。
- 最终导针导向器的尖端应到达 S1-2 连接部的腹侧皮质。
- 到达 S1-2 连接部的腹侧皮质后，建立贯穿骶骨、L5-S1 椎间盘中前部，到达 L5 椎体前部的通道。
  - AxiaLif 螺纹轴向融合器将从上述通路植入。
  - 管芯将穿过 L5-S1 椎间隙的前中部，并最终抵在 L5 椎体的前柱上。
  - 正位透视显示的最终穿椎间盘的通道应该在中线附近，不能偏离中线太多。
- 设定好最优植入轨迹后，将钝头导向器换成尖头导向针，并将其抵在 S1-2 交界处。

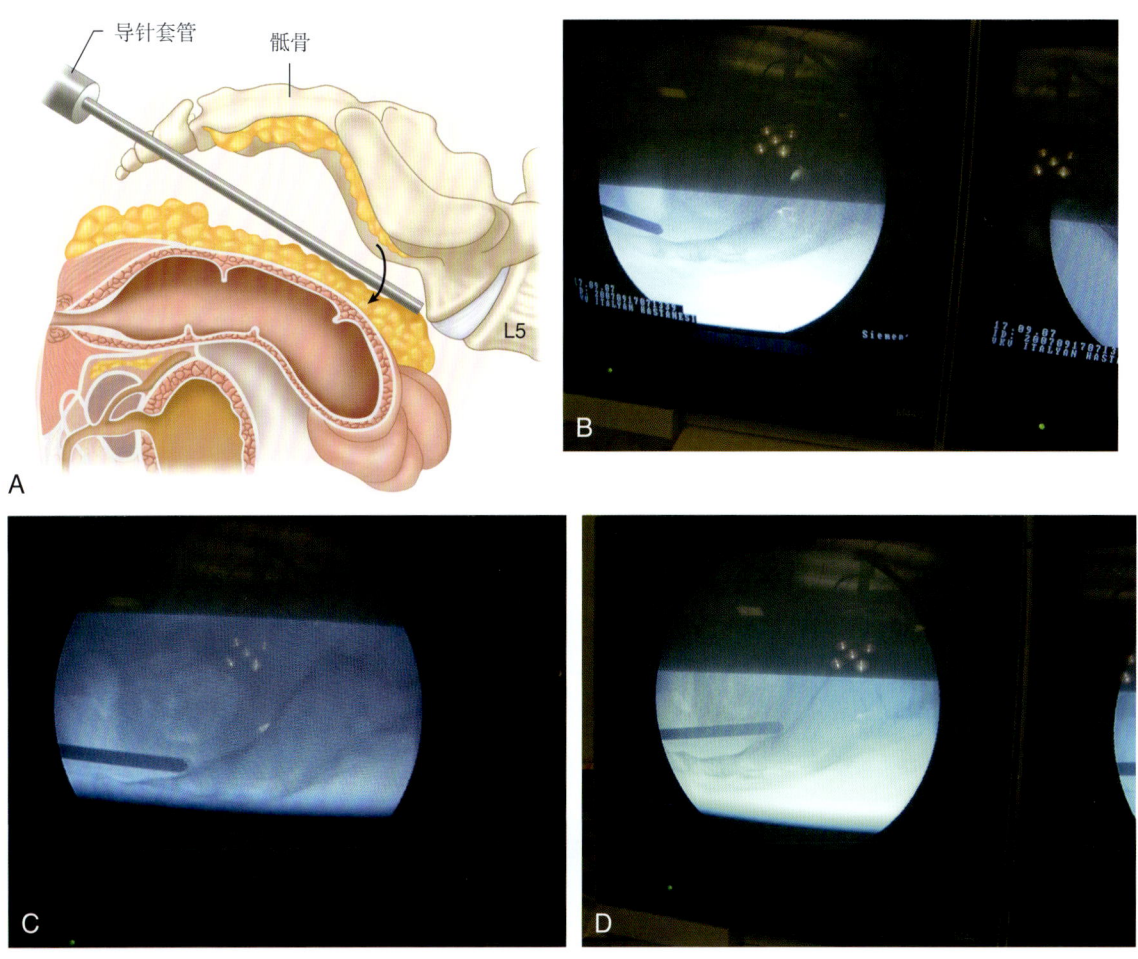

图40-4 A～D

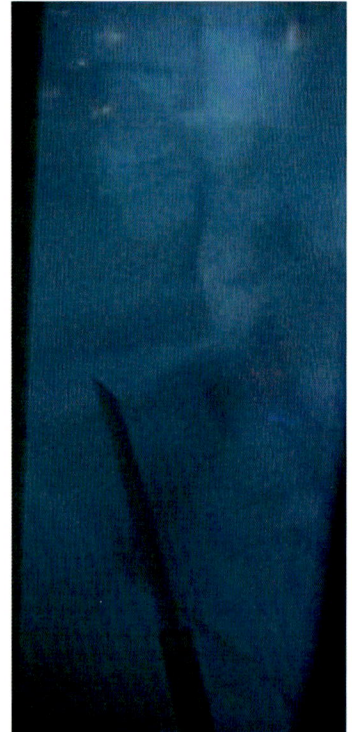
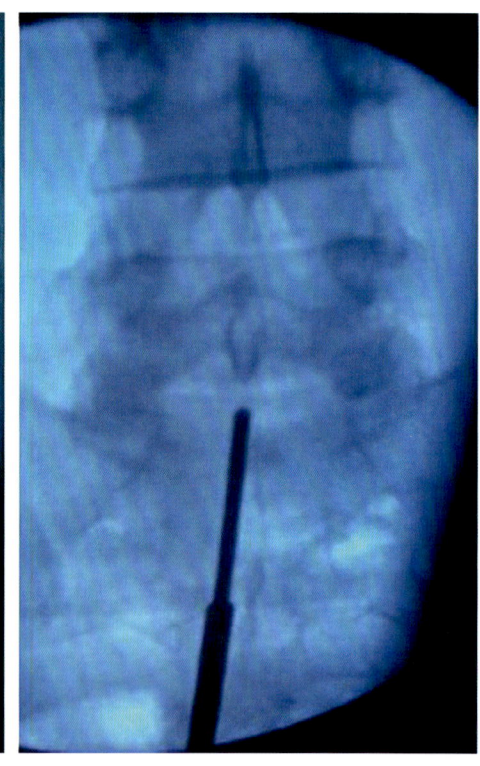

图40-5

步骤2：切除骨化的后纵韧带

- 用滑动撞锤把导针打入骶骨。经正侧位透视确认导向器的位置正确，拔出钝头导针，插入尖头导针，并将其穿过骶骨（图40-5）。
- 放置扩张器。扩张器的作用是推开骶前的软组织，在骶骨内形成骨性工作通道。
- 首先，用滑动撞锤沿着导针插入6mm的斜角扩张器，斜面朝向腹侧，利于推开腹侧的脏器。
- 当扩张器的顶端到达骶骨时，旋转180°使其斜面适应骶骨的倾斜角度。
- 击打扩张器尾部使其顶端沉入骶骨骨面数毫米，与骶骨紧密嵌合。
- 将6mm扩张器取出，植入8mm扩张器，并重复上述操作。
- 将8mm扩张器更换成10mm扩张器（图40-6）。
- 最后，沿10mm扩张器的外面插入一个薄壁套管（图40-7）。
  - 在正侧位透视下用滑动锤将套管牢固地打入骶骨。固定扩张器保护鞘与骶骨平面时，要在透视仪下进行。
- 拔出所有组合装置，只保留扩张器套管。这样，一个安全的骶前-经骶骨工作通道就建好了，为随后进入椎体间、切除椎间隙、扩张、撑开和植入融合器等操作提供了条件。

40 微创经皮前路腰骶椎间轴向融合术   381

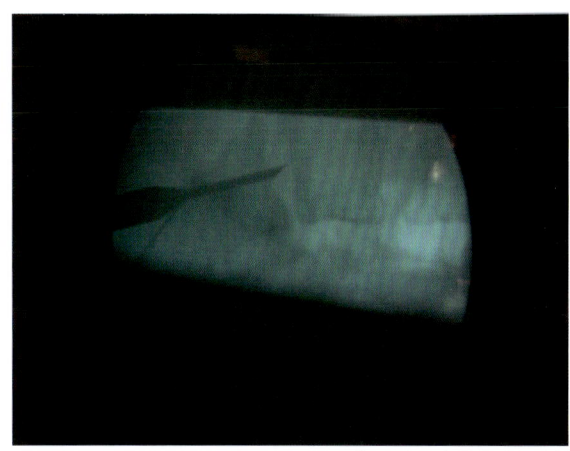

图40-6

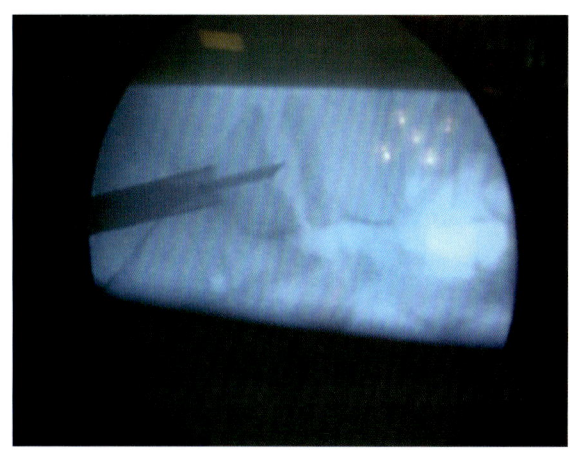

图40-7

步骤3

- 经工作通道放入9mm的螺纹铰刀。该铰刀可在骶骨内形成一骨性隧道直达L5-S1椎间盘。在透视监测下一边旋转一边推进铰刀，使其穿过S1终板和L5-S1椎间盘。尖端恰好位于L5下终板下方，不要穿透L5下终板。
- 撤出铰刀，保留螺纹上的骨屑以备植骨之用。

步骤4

- 使用特制的镍钛记忆合金切割环及椎间盘摘除器部分切除椎间盘（图40-8C）。
  - 将预置角度及曲度的切割环插入L5-S1间隙中，在透视条件下进行不同角度、不同程度的切割，完成椎间盘旋转切除术。
- 在一定压力下上下移动切割环在软骨终板面上进行反复刮除，使其出血，以利于融合。
- 放入钢丝刷样收集器，收集椎间盘碎片（图40-8D）。
  - 这样，椎间盘中间部分的髓核就大部切除了，外层纤维环保持完整。

步骤4要点

- 使用镍钛合金切割环切除终板软骨和椎间盘非常重要。TranS1公司可以提供各种各样的切割环、铰刀以及刮匙，以便于最好地完成椎间隙的准备工作，提高了融合的成功率。

步骤4提示

- 操作过程中，无论是使用刷子、切割环，还是铰刀或更换套管，一定要保持操作套管位于骶骨中。
- 操作套管一旦发生位移或者脱出骶骨，术者应重新使用钝头扩张器，按上述方法再次放置操作管道。切勿尝试直接将操作管道插回骶骨，以免将肠内容物或者其他盆腔组织嵌入骶骨，发生难以预料的损伤。

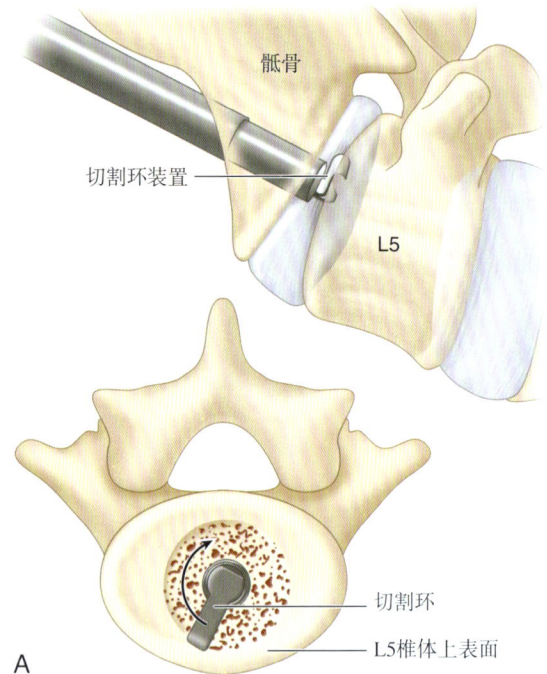
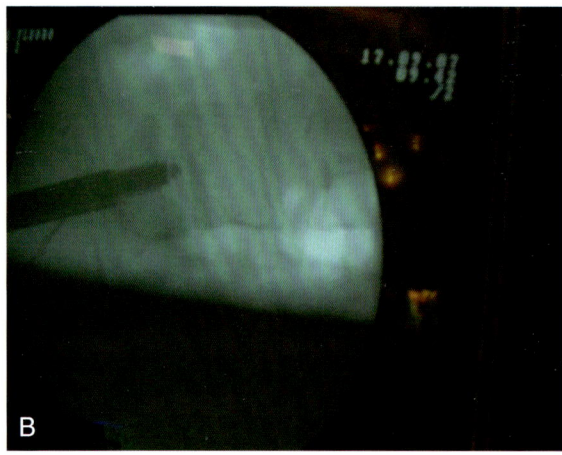
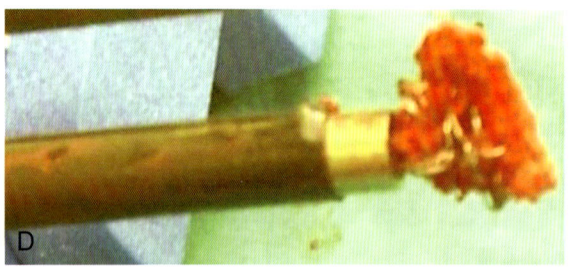
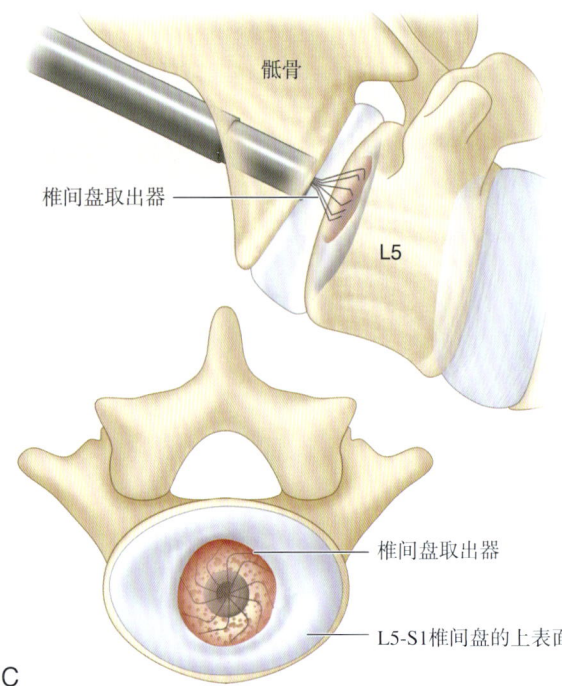

图40-8 A～D

步骤5

- 放置漏斗形套筒在 L5-S1 椎间隙用于植骨。
- 植骨材料可选用：铰刀取下的骨屑、含有离心/未离心的髂骨骨髓的支架材料、脱矿的骨基质或三磷酸钙。
- 将 10～15ml 植骨材料植入椎间隙（图 40-9）。

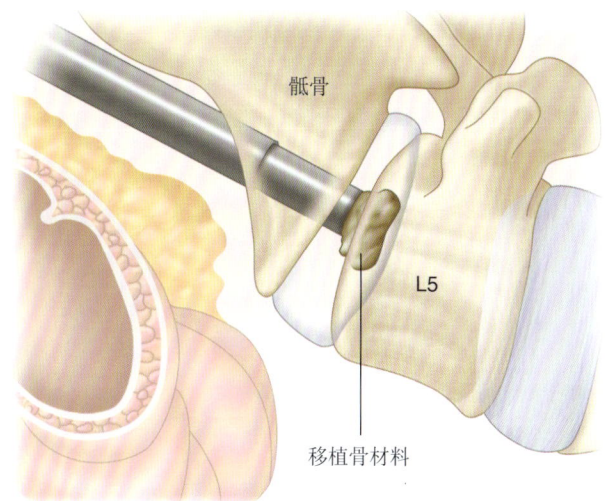

图40-9

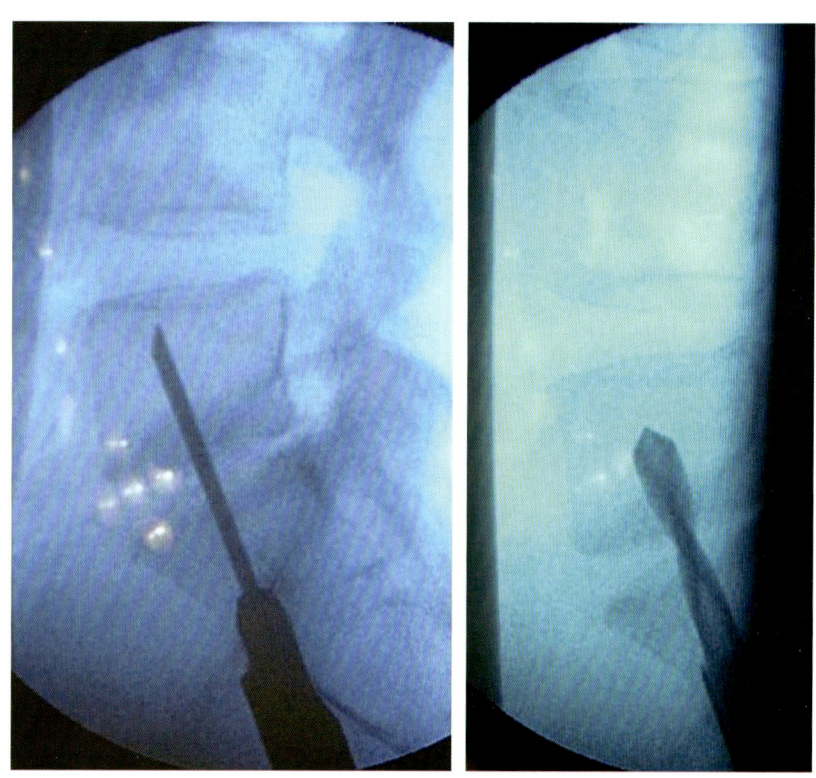

图40-10

步骤6

- 通过工作通道放置7.5mm直径的钻头,透视引导下穿过L5-S1椎间隙进入L5椎体。
- 在正侧位透视下,将7.5mm钻头缓慢钻入L5,直至钻头尖距上终板约1cm的距离(图40-10)。
- 拔出铰刀后,再次通过工作通道插进导针。
- 用血管钳夹住导针,测量出所需的三维轴向融合器的长度。

- 首先，经通道插入导针使其尽可能多地插入 L5 椎体，此时在紧贴管状扩张器的位置钳夹导针。
- 然后，缓慢拔出导针，在其刚刚穿过骶骨双侧皮质的位置停下，并再次钳夹。
- 两把血管钳之间的距离即是需植入的融合器的长度。

步骤 7

- 拔出撑开器套管，再顺导丝插入另一个较大的套管，该套管专用于植入轴向融合器。
  - 轴向融合器呈螺纹杆状，由钛制成，螺纹分两部分，并且两部分螺纹的螺距也不相同。
  - 融合器的上半部分直径 11mm，将进入 L5 椎体，螺纹间距较宽；下半部分直径 14mm，位于骶骨内，螺纹间距较窄。
  - 由于螺纹间距的差异，当轴向融合器拧入时，在 L5-S1 椎间隙形成撑开机制。
- 将大小合适的 3D-轴向融合器沿着导针缓慢拧入（图 40-11A）。
- 用 T 型手柄将假体旋转通过骶骨进入 L5-S1 椎间隙。当假体通过椎间隙进入 L5 椎体时，由于螺距不同，撑开机制发生作用。
- 拔出导针，在透视下将 3D-轴向融合器继续拧入至 L5 上终板（图 40-11B）。
- 可以将髂骨骨髓、骨形态发生蛋白或者其他材料通过融合器中心注入椎间隙内。
- 注入完成后，用螺纹塞封堵注射通道防止移植材料外漏。

步骤 8

- 拔出套管，用含抗生素的冲洗液冲洗伤口。
- 冲洗后，关闭切口。

步骤 9

- 椎体间轴向融合后，可继续通过经皮的方法后路行 L5-S1 钉棒系统内固定。
- 在正侧位透视下，用 11 号针定位并标记出 L5-S1 椎弓根位置。
- 行双侧小切口切开皮肤和筋膜。
- 正侧位透视下将 11 号 Jamshidi 针沿着椎弓根推进，操作过程确保不侵犯椎管。
- 拔出套管后插入克氏针。该方法在以前的联合经骶固定技术中描述过，与目前经皮椎弓根固定技术相同。
- 对通道进行扩张后沿导丝对椎弓根进行攻丝，插入扩张器，并在透视监测下，置入大小合适的空心螺钉。按同样的方法植入其余 3 颗螺钉。
- 植入两个尺寸合适的连接棒，然后在钉尾拧入尾帽并锁紧。
- 移除套管，用 0 号 Vicryl 缝线缝合筋膜、3-0 号 Vicryl 缝线缝合皮下。最后，再次透视以确认内置物位置正确（图 40-11B）。

步骤 7 要点

- 确定融合器最终植入位置后，切勿再过度撑开椎间隙，以免增加融合器发生下沉的风险。
- 同样的，融合器上端也不能离 L5 终板太近，因为椎体融合术后假体发生一定的下沉是不可避免的。
- 在侧位片上，轴向融合器的末端需落在椎弓根中轴线上。
- 对于骶骨部分，最好保持骶骨端 1~2 个螺纹在骶骨面外，以增强融合器对骶骨的把持力，并降低融合器发生移位和下沉的风险。

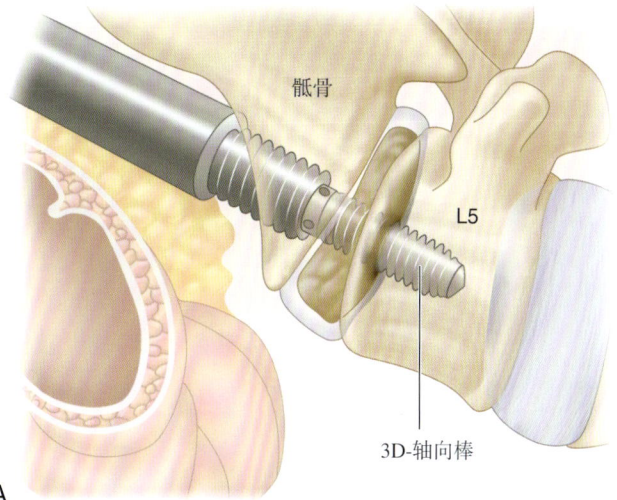

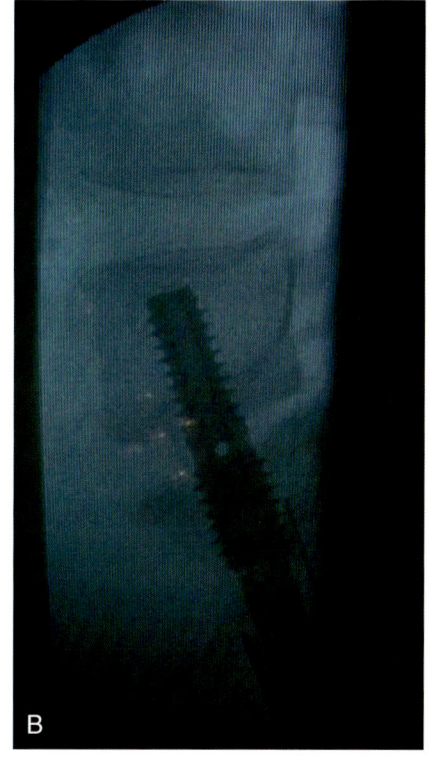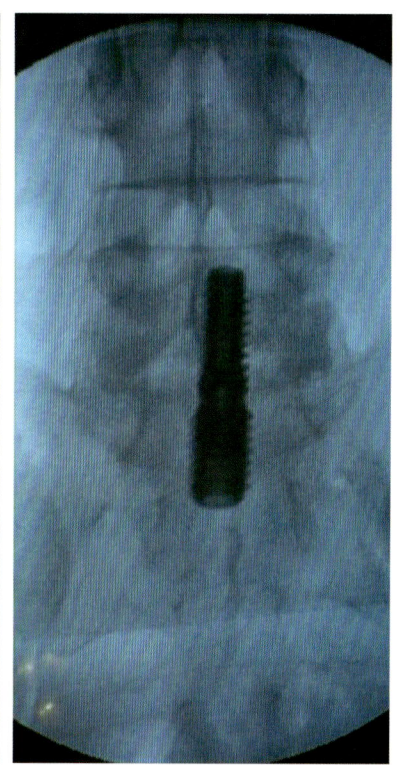

图40-11 A、B

附加步骤（双节段椎间轴向融合术）

- 进行双节段椎间轴向融合术时，手术室的布局与上述的单节段椎间轴向融合术相似。
- 患者的体位与单节段椎间融合类似，切口的位置与L5-S1节段融合术相同。
- 手术入路、建立工作通道、扩张操作及椎间盘切除术和椎间隙植骨操作的方式与单节段融合术相同。但是，在植入轴向椎间融合器之前，术者应该钻穿L5椎体。
- 这一步是使用9mm的钻头沿扩张套管钻入并抵在L4的下终板上面。
- 考虑到双节段融合技术置棒距离较长，获得正确的轴向融合器轨迹非常重要。

- 轴向融合器上端应该位于 L4 椎体内，并且距离椎体前缘至少有 1cm 的距离。
- 进入 L4-5 椎间隙后，完全切除椎间盘及植骨技术与上述的 L5-S1 椎间隙操作相同。
- 植入 L4-5 轴向融合器时，应使用试模并全程透视引导。
- 选择 L4-5 融合器时，要保证融合器的 B 部分与 L4 椎体高度匹配良好。调整试模 A、B 部分的长度，以融合器植入后，其 A、B 部分交界处正好位于 L5 上终板的上侧。
- 插入 7.5mm 双节段铰刀。使其穿过骶骨、L5-S1 和 L4-5 椎间隙、L5 椎体，并最终进入 L4 椎体。
- 根据试模的大小确定铰刀进入 L4 椎体的深度；通常情况下，铰刀与 L3-4 椎间隙的距离还比较远。然后以逆时针方向拔出铰刀，以免将之前的植入骨材料带出。
- 选择合适的融合器。用来确定 L4-5 融合器大小的试模也决定了内植物骶骨内部分的尺寸。这取决于理想的撑开角度和骶骨的解剖。一般来讲，融合器骶骨内部分达到 25mm 就足够了。然而，如果需要撑开更多，可能需要 30mm 才能满足要求。
- 确定融合器两部分的尺寸后，沿扩张器套管插入双节段导针。沿导针插入角度套管，并将其旋转 180° 使其切面朝向骶骨腹侧面并向前推进。在透视引导下植入 L4-5 轴向融合器。该融合器的植骨材料出口应位于 L4-5 椎间隙，融合器近端位于 L5 下终板水平。
- 更换套管后，将融合器的 S1 部分沿着套管推进直到抵上骶骨。将其向前穿过骶骨拧入并进入 L4-5 固定棒的入口。一旦融合器的 S1 部分进入到 L4-5 部分，可继续旋转拧入，直到获得比较满意的撑开角度。
- 该融合器螺距的不同是其产生撑开作用的机制所在。通过撑开作用，重建了椎间盘的高度，并且打开了神经孔，间接性地起到了减压的作用。
- 将尾帽拧入融合器以封闭下端的出口，关闭切口。

术后要点

- 术中应通过联合使用镍钛合金环切器、钢丝刷收集器、三磷酸钙、骶骨碎骨片、骨髓（未使用骨形态发生蛋白）仔细完成椎间隙部位相关操作。CT 显示，术后 18 个月的融合率可达到 90%~95%。

术后护理和预后

- 患者术后可立刻仰卧。
- 术后当天给予肌松药。
- 术后第 1 天，患者可下床活动。
- 通常在术后当天行腹部放射学检查。
- 患者一般可以在术后 2~3 天出院。
  - 个别病患出院时间还可以提前。
- 鼓励患者继续工作，建议术后 3~4 周后返回工作岗位。

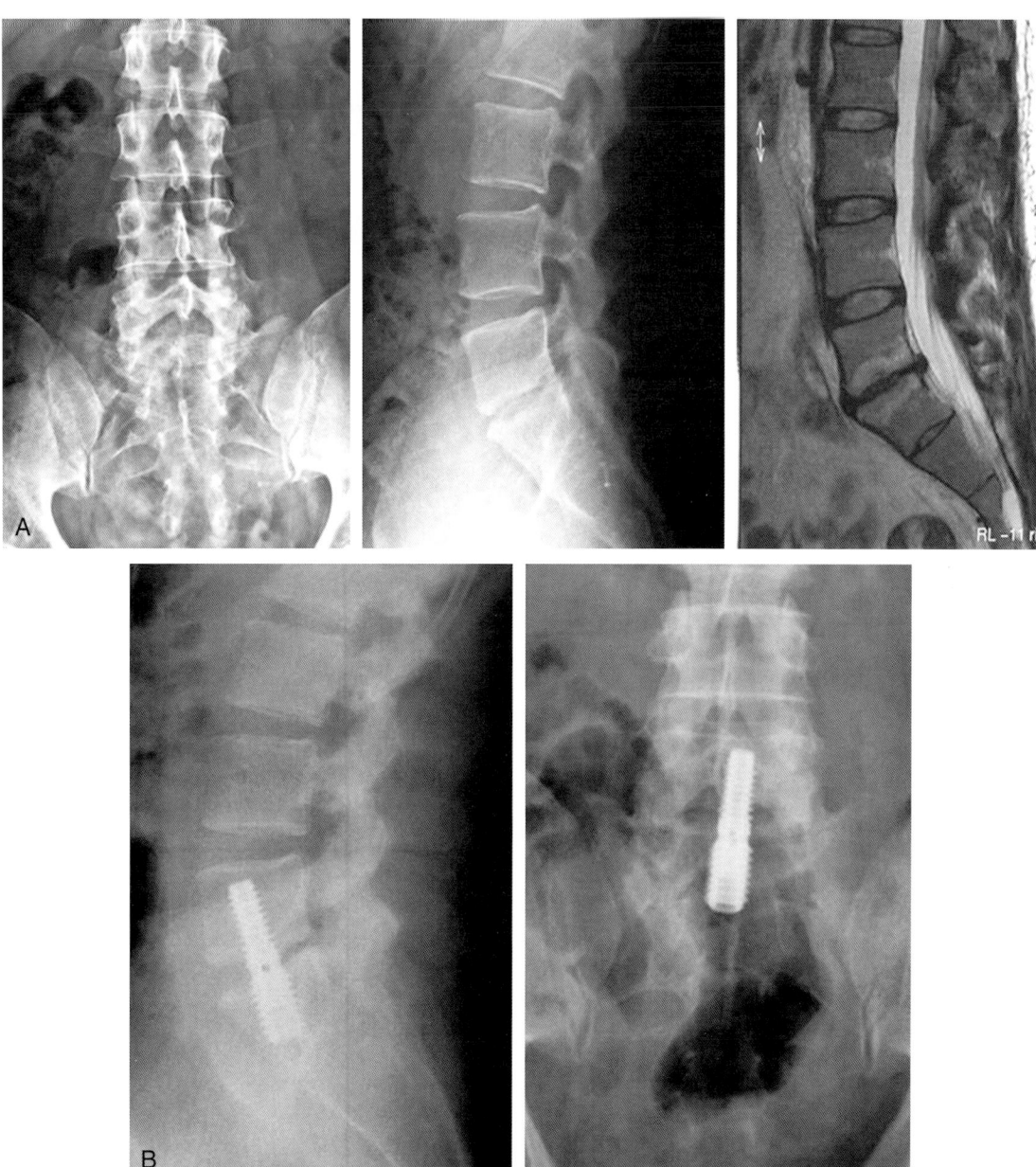

图40-12 A、B

病例报道

- 病例1（AxialLIF，单节段融合技术）
    - 患者男性，62岁，肥胖，因下背部疼痛到神经外科就诊。无腰背部手术史和外伤史。体格检查未见明显异常。
    - 术前放射学检查结果和矢状位T2加权像MRI（图40-12A）显示L5-S1节段椎间隙高度明显丢失、椎间盘退行性变。
    - 另外，L5-S1椎间盘造影结果阳性，L4-5椎间盘造影结果阴性。
    - 患者接受了经骶轴向椎间融合手术。
        - 手术时间2小时，出血量约50ml。
        - 患者于术后第2天出院。

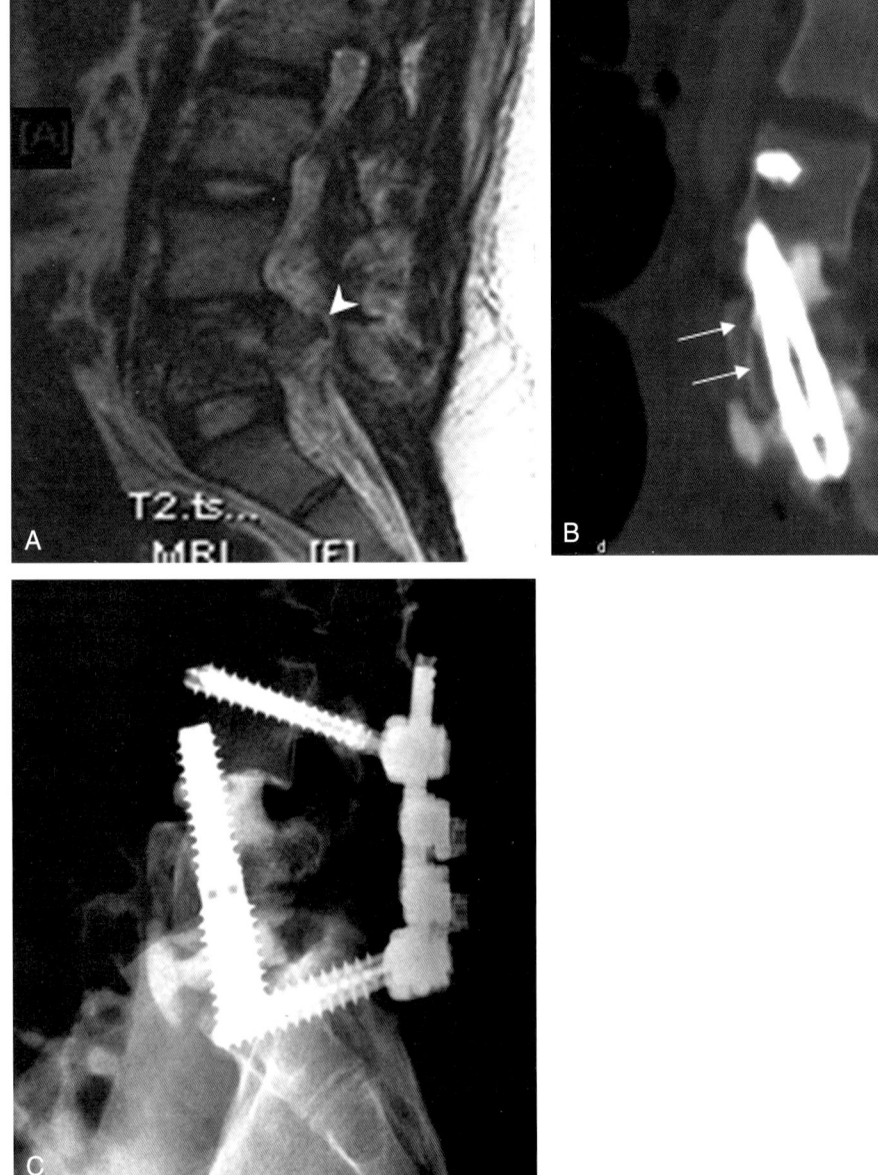

图40-13 A～C

- 术后第3周,患者停止服用止痛药,并开始正常工作。
- 术后放射学检查结果(图40-12B)显示:AxiaLif椎间融合器及螺钉位置良好,椎间隙内可见早期骨性桥接形成。

■ 病例2(AxialLIF,双节段融合技术)

- 患者女性,15岁,因发生高速摩托车事故而被送至作者医院,诉下背部剧烈疼痛、双下肢麻木无力。
- 体格检查发现鞍区、L5感觉平面感觉丧失;双下肢肌肉及肛门括约肌肌力下降。
- 影像学检查提示L5椎体爆裂性骨折、骨折碎片进入骶管导致的骶管狭窄、左侧气胸和腹膜后血肿。图40-13,A:矢状面T2加权像MRI提示L5爆裂性骨折(箭头所示)。

- 患者接受急诊微创双侧 L5 椎板切除术和经椎弓根 L5 椎体次全切术完成了对椎管的减压。随后一期又进行了 L4-S1 双节段椎间轴性融合及椎弓根螺钉固定术。
■ 患者取俯卧位，利用经骶 AxiaLIF 系统完成 L4-S1 双节段轴向椎间融合术。
■ 术后影像学检查显示 L4-S1 内植物位置满意、椎管内骨折片已清除，并且椎弓根螺钉位置准确。图 40-13 中，B 和 C 分别显示了正中矢状面 CT 扫描及侧位平片图像。图像显示了 L4-S1 双节段 AxiaLIF 轴向融合器和椎弓根螺钉系统以及 L5 爆裂性骨折经椎弓根椎体次全切术后表现。
■ 术后 6 个月的随访发现，患者肌力和感觉完全恢复。
■ 在持续 1 年的随访期内，患者恢复良好。

循证文献

Cragg A, Carl A, Casteneda A, et al. New percutaneous access method for minimally invasive anterior lumbosacral surgery. J Spinal Disord Tech 2004;17:21-8.

Ethier DB, Cain JE, Yaszemski MJ. The influence of anulotomy selection on disc competence. A radiographic, biomechanical, and histologic analysis. Spine 1994;19:2071-6.

Guiot BH, Khoo LT, Fessler RG. A minimally invasive technique for decompression of lumbar spine. Spine 2002;27:432-8.

Khoo LT, Fessler RG. Microendoscopic decompressive laminotomy for the treatment of lumbar stenosis. Neurosurgery 2002;51(Suppl 2):144-51.

Khoo LT, Palmer S, Laich DT, et al. Minimally invasive percutaneous posterior lumbar interbody fusion. Neurosurgery 2002;51(Suppl 2):166-81.

Ledet EH, Carl LA, Cragg A. Novel lumbosacral axial fixation techniques. Expert Rev Med Devices 2006;3:327-34.

Marotta N, Cosar M, Pimenta L, Khoo LT. A New minimally invasive presacral approach and instrumentation technique for anterior L5-S1 intervertebral discectomy and fusion. Neurosurg Focus 2006;20:E9.

Perin NI. Complications of minimally invasive spinal surgery. Neurosurgery 2002;51(Suppl 6):26-36.

Slosar PJ, Reynolds JB, Koestler M. The axial cage. A pilot study for interbody fusion in a higher-grade spondylolisthesis. Spine J 2001;1:115-20.

Trambert JJ. Percutaneous interventions in the presacral space: CT-guided precoccygeal approach-early experience. Radiology 1999;213:901-4.

Yuan PS, Day TF, Albert TJ, et al. Anatomy of the percutaneous presacral space for a novel fusion technique. J Spinal Disord Tech 2006;19:237-41.

索 引

A

Adamkiewicz 动脉 147, 268
Alexander 骨膜剥离器 227
Andrews 架 259
Arnold-Chiari 畸形 359
AxiaLif 操作系统 374

B

Brooks-jenkins 技术 69
半椎体切除术 359, 360
爆裂性骨折 388
闭孔神经 315

C

Caspar 牵开器 260
Cobb 骨膜剥离器 226, 229
Crockard 经口牵开器 21
CT 椎间盘造影术 257
侧方椎体滑脱 314
侧路腹膜后椎间融合术 298
肠系膜上动脉综合征 168
成人退变性脊柱侧凸 240
齿突骨折 2
齿突螺钉固定术 28
垂直可扩张的钛肋骨假体 191
磁共振血流成像术 17

D

Doyen 肋骨剥离器 150
单侧椎体骶骨干固定术 360
单皮质固定技术 247
骶骨切除术 240
骶骨翼螺钉 243, 247
骶管狭窄 388

骶髂螺钉 247
骶正中动脉 374
骶正中线 209
多轴螺钉 105

E

Epstein 刮匙 133

F

Freer 骨膜剥离器 227
French 导管 375
肺不张 189
副神经 39
腹膜后间隙 298
腹膜后血肿 388
腹膜囊 330
腹下丛 298
腹直肌筋膜 330
腹直肌鞘 298
腹主动脉 298

G

Galveston 棒固定 248
Gardner-Wells 钉 3
Gardner-Wells 牵引器 274
Gigli 锯 234
钩椎关节 52
股外侧皮神经 315
骨盆骶骨固定术 240
骨水泥 342
骨形态发生蛋白 302, 384
骨质疏松症 297, 305
固定棒 357

H

Halifax 椎板夹 69, 80
Halo 架 7
Halter 牵引架 31
Hangman 骨折 7
Harms 技术 77
Harrington 骶骨棒 250
Hoffmann 征 136
Horner 综合征 41
横突孔畸形 111
喉返神经损伤 52
后路/胸膜外胸廓成形术 225
后路半椎体切除矫形术 363
后路横突间融合术 298
后路寰枢椎多轴钉棒固定 77
后路寰枢椎融合术 77
后路脊柱融合 166
后路颈椎截骨术 126
后路全椎体切除 167
后路腰椎椎间融合术 315
后路椎体间融合术 305, 346, 347, 351
后外侧融合术 305, 347
后纵韧带 45
后纵韧带骨化 46, 135
寰齿间隙 28
寰枢椎不稳 38
寰枢椎融合术 29
寰枢椎旋转半脱位 18
寰枕融合 61
寰椎侧块螺钉 74
寰椎前弓 23

I

Israel 拉钩 196

J

Jackson 架 264
Jackson 手术台 259
Jamshidi 导针 354, 355
Jefferson 骨折 7
极外侧型椎间盘突出 256
极外侧椎体间融合术 305

急性胸廓出口综合征 205
棘上韧带 273
脊膜瘤 170
脊神经 260
脊髓后移 124
脊髓型颈椎病 43
脊髓造影 120
脊柱侧凸 373
脊柱侧凸研究学会 209
脊柱侧弯前路松解术 178
脊柱后凸 166
计算机辅助植入螺钉 117
假关节形成 101
间歇性跛行 285
近端融合椎 209
经口齿突切除术 16
经前路胸椎间盘切除术 144
经胸（腹）膜外入路椎体切除术 263
经腰大肌外侧入路椎间融合术 353
经腰肌椎体间融合术 314
经椎弓根截骨术 276
经椎间孔腰椎椎体间融合术 305
经椎间孔椎体间融合术 290, 305, 346, 347
颈动脉鞘 30, 44
颈椎不稳 56
颈椎侧块螺钉固定术 101
颈椎前路人工椎间盘置换术 56
颈椎椎板成形术 135
颈椎椎弓根螺钉内固定术 108
聚甲基丙烯酸甲酯 146
聚醚醚酮 310

K

Kerrison 咬骨钳 133
Kiel 钢板 67
开放式前路胸腰椎脊柱融合术 158

L

肋间神经痛 189
肋间神经血管束 225
类风湿关节炎 16
连枷胸 199, 229

颅骨牵引 2
颅骨牵引复位术 2

M

Magerl 技术 77
Mayfield 头架 70
McCullough 自动撑开器 139
Minerva 背心 26
Murphy 探针 368
麻卡因 260
明胶海绵 46
拇指偏移试验 191

N

内镜下胸椎间盘切除术 178
内植物移位 313
逆向射精 297
颞肌 2
扭力扳手 106

O

Omni 牵开器 266
Oswestry 健康评分 278

P

Penfield 骨膜剥离器 57
Ponte 截骨术 128,270
ProDisc-C 人工颈椎间盘 59
平背综合征 264

Q

髂动脉 298
髂骨连接棒 250
髂骨螺钉 248
髂骨翼螺钉 250
髂后上棘 243
髂静脉 298
髂前下棘 243
髂腰静脉 160
前后路联合半椎体切除融合术 363
前后路联合融合术 360
前路/胸膜内胸廓成形术 225
前路后纵韧带骨化切除术 50
前路寰枢关节融合术 38
前路颈椎间盘切除融合术 137
前路颈椎椎体次全切除/椎间盘切除术 43
前路腰椎椎体间融合术 346
前路椎间融合术 374
前路椎体次全切融合术 137
前路椎体间融合术 305,353
前路椎体螺钉 161
青少年特发性脊柱侧凸 208
曲轴现象 158,360
全椎体切除术 232

R

Relton-Hall 四脚架 361
Relton-Hall 支架 113,213
Roy-Camille 技术 105

S

Smith-Petersen 截骨术 128,270,275
Smith-Robinson 颈椎前入路 57
Smith-Robinson 切口 32
Spetzler-Sonntag 牵开器 21
神经根孔 111
神经根炎 313
神经鞘瘤 170
神经纤维瘤 175
肾上腺素 260
生殖股神经 160
施万细胞瘤 175
十字形铰刀 289
枢椎椎板螺钉 74
枢椎椎板螺钉固定技术 69
双节段椎间轴向融合术 385
双能 X 线吸收测量法 327
髓外脊柱肿瘤切除术 170

T

特发性脊柱侧凸 158
体感诱发电位 39
头孢曲松 54
退行性脊柱侧凸 314

臀肌上动脉 254

V
VACTERL 综合征 359
Valsala 动作 324
VAS 评分 313

W
Waldeyer 筋膜 374
Weitlaner 牵开器 71
Wilson 架 259
Wiltse 椎旁肌间隙入路 308
Woodson 剥离器 276，278
微创椎间盘切除术 347

X
峡部裂 280
先天性脊柱畸形 191
先天性颅底凹陷 16
纤维蛋白胶 371
小关节紊乱症 261
胸部开放楔形造口 198
胸廓成形术 225
胸廓功能不全综合征 191
胸廓开放楔形造口术 201
胸肋关节外侧 234
胸腔镜入路 149
胸锁乳突肌缝合 41
胸腰骶支具 237

Y
腰骶部枢轴点 241
腰椎椎板切除减压术 366
腰椎管狭窄 257
腰椎滑脱 257，373
腰椎间盘退行性变 297
腰椎间盘置换术 327
腰椎减压术 347
腰椎前路椎间融合术 297
腰椎融合术 366，373

腰椎微创手术 346
腰椎椎板切除术 366
医源性脊髓缺血 151
医源性椎间孔狭窄 121
异位骨化 313
隐匿性气胸 268
隐性脊柱裂 305
硬膜外血肿 343
原位后路融合术 360
远端融合椎 209

Z
枕颈不稳 61
枕颈融合 61
枕颈融合术 61
直接外侧椎体融合术 305
轴向经骶椎体融合术 305
轴向融合器 375
轴性疼痛 146
椎板钩 283
椎板椎孔切开术 305
椎弓根截骨术 270
椎弓根截骨术 126
椎弓根螺钉 283
椎管狭窄 117
椎间盘切除 45
椎间盘突出症 305
椎间盘退行性疾病 373
椎间融合器 302
椎体成形术 337
椎体次全切除术 144
椎体后凸成形术 336
椎体滑脱 305
椎体压缩性骨折 336
自体筋膜移植 54
自体脂肪移植 54
坐骨神经 254